全国高等职业院校临床医学专业第二轮教材

诊断学

第2版

（供临床医学专业用）

主　编　张小娟　单伟超

副主编　李素红　刘　伟　周　源　王晓芹

编　者　（以姓氏笔画为序）

万平华［重庆市沙坪坝区陈家桥医院（重庆医药高等专科学校附属医院）］

王　照（长沙卫生职业学院）

王晓芹（四川中医药高等专科学校）

毛　胜（曲靖医学高等专科学校）

刘　伟（邢台医学高等专科学校）

刘　莉（益阳医学高等专科学校）

刘雪梅（山东医学高等专科学校）

李素红［漯河市中心医院（漯河医学高等专科学校第一附属医院）］

何　耀（遵义医药高等专科学校）

邹怡航（红河卫生职业学院）

张小娟（重庆医药高等专科学校）

林小翼［重庆市沙坪坝区陈家桥医院（重庆医药高等专科学校附属医院）］

周　源（重庆医药高等专科学校）

单伟超（承德医学院附属医院）

董　靖（重庆医药高等专科学校）

熊兴容［重庆市沙坪坝区陈家桥医院（重庆医药高等专科学校附属医院）］

中国健康传媒集团
中国医药科技出版社

内容提要

本教材为"全国高等职业院校临床医学专业第二轮教材"之一，系根据本套教材的编写总体思路与原则，结合专业培养目标和本课程的教学目标、内容与任务要求编写而成。教材充分体现教育立德树人的根本要求，对接执业助理医师资格考试要求，紧密结合岗位知识和职业能力要求，专业针对性强，理论与临床结合密切。具体内容包括病史采集与常见症状、检体诊断、实验诊断、医学影像诊断、器械检查、常用诊断技术、病历书写及临床思维方法等。本教材为书网融合教材，即纸质教材有机融合电子教材、教学配套资源（PPT、微课、视频等）、题库系统、数字化教学服务（在线教学、在线作业、在线考试）。

本教材主要供全国高等职业院校临床医学专业师生作为教材使用，也可供预防医学、口腔医学等专业选用，适合自学及从事相关工作的人员作为参考用书使用。

图书在版编目（CIP）数据

诊断学/张小娟，单伟超主编．—2版．—北京：中国医药科技出版社，2022.12

全国高等职业院校临床医学专业第二轮教材

ISBN 978-7-5214-3532-0

Ⅰ.①诊… Ⅱ.①张… ②单… Ⅲ.①诊断学-高等职业教育-教材 Ⅳ.①R44

中国版本图书馆CIP数据核字（2022）第241413号

美术编辑 陈君杞
版式设计 友全图文

出版 **中国健康传媒集团** | 中国医药科技出版社
地址 北京市海淀区文慧园北路甲22号
邮编 100082
电话 发行：010-62227427 邮购：010-62236938
网址 www.cmstp.com
规格 889×1194mm $^{1}/_{16}$
印张 $29\ ^{1}/_{4}$
字数 823千字
初版 2018年8月第1版
版次 2022年12月第2版
印次 2022年12月第1次印刷
印刷 三河市万龙印装有限公司
经销 全国各地新华书店
书号 ISBN 978-7-5214-3532-0
定价 98.00元

出版说明

为贯彻落实《国家职业教育改革实施方案》《职业教育提质培优行动计划（2020—2023年）》《关于推动现代职业教育高质量发展的意见》等有关文件精神，不断推动职业教育教学改革，对标国家健康战略、对接医药市场需求、服务健康产业转型升级，支撑高质量现代职业教育体系发展的需要，中国医药科技出版社在教育部、国家药品监督管理局的领导下，在本套教材建设指导委员会主任委员厦门医学院王斌教授，以及长春医学高等专科学校、江苏医药职业学院、江苏护理职业学院、益阳医学高等专科学校、山东医学高等专科学校、遵义医学高等专科学校、长沙卫生职业学院、重庆医药高等专科学校、重庆三峡医药高等专科学校、漯河医学高等专科学校、辽宁医药职业学院、承德护理职业学院、楚雄医药高等专科学校等副主任委员单位的指导和顶层设计下，通过走访主要院校对2018年出版的“全国高职高专院校临床医学专业‘十三五’规划教材”进行了广泛征求意见，有针对性地制定了第二版教材的出版方案，旨在赋予再版教材以下特点。

1. 强化课程思政，体现立德树人

坚决把立德树人贯穿、落实到教材建设全过程的各方面、各环节。教材编写应将价值塑造、知识传授和能力培养三者融为一体，在教材专业内容中渗透我国医疗卫生事业人才培养需要的有温度、有情怀的职业素养要求，着重体现加强救死扶伤的道术、心中有爱的仁术、知识扎实的学术、本领过硬的技术、方法科学的艺术的教育，为人民培养医德高尚、医术精湛的健康守护者。

2. 体现职教精神，突出必需够用

教材编写坚持现代职教改革方向，体现高职教育特点，根据《高等职业学校专业教学标准》《职业教育专业目录（2021）》要求，以人才培养目标为依据，以岗位需求为导向，进一步优化精简内容，落实必需够用原则，以培养满足岗位需求、教学需求和社会需求的高素质技能型人才准确定位教材。

3. 坚持工学结合，注重德技并修

本套教材融入行业人员参与编写，强化以岗位需求为导向的理实教学，注重理论知识与岗位需求相结合，对接职业标准和岗位要求。在教材正文适当插入临床案例，起到边读边想、边读边悟、边读边练，做到理论与临床相关岗位相结合，强化培养学生临床思维能力和操作能力。

4. 体现行业发展，更新教材内容

教材建设要根据行业发展要求调整结构、更新内容。构建教材内容应紧密结合当前临床实际要求，注重吸收临床新技术、新方法、新材料，体现教材的先进性。体现临床程序贯穿于教学的全过程，培养学生的整体临床意识；体现国家相关执业资格考试的有关新精神、新动向和新要求；满足以学生为中心而开展的各种教学方法的需要，充分发挥学生的主观能动性。

5. 建设立体教材，丰富教学资源

依托"医药大学堂"在线学习平台搭建与教材配套的数字化资源（数字教材、教学课件、图片、视频、动画及练习题等），丰富多样化、立体化教学资源，并提升教学手段，促进师生互动，满足教学管理需要，为提高教育教学水平和质量提供支撑。

本套教材凝聚了全国高等职业院校教育工作者的集体智慧，体现了凝心聚力、精益求精的工作作风，谨此向有关单位和个人致以衷心的感谢！

尽管所有参与者尽心竭力、字斟句酌，教材仍然有进一步提升的空间，敬请广大师生提出宝贵意见，以便不断修订完善！

数字化教材编委会

主　编　张小娟　单伟超

副主编　李素红　刘　伟　周　源　王晓芹

编　者　（以姓氏笔画为序）

万平华［重庆市沙坪坝区陈家桥医院（重庆医药高等专科学校附属医院）］

王　照（长沙卫生职业学院）

王晓芹（四川中医药高等专科学校）

毛　胜（曲靖医学高等专科学校）

刘　伟（邢台医学高等专科学校）

刘　莉（益阳医学高等专科学校）

刘雪梅（山东医学高等专科学校）

李素红［漯河市中心医院（漯河医学高等专科学校第一附属医院）］

何　耀（遵义医药高等专科学校）

邹怡航（红河卫生职业学院）

张小娟（重庆医药高等专科学校）

林小翼［重庆市沙坪坝区陈家桥医院（重庆医药高等专科学校附属医院）］

周　源（重庆医药高等专科学校）

单伟超（承德医学院附属医院）

董　靖（重庆医药高等专科学校）

熊兴容［重庆市沙坪坝区陈家桥医院（重庆医药高等专科学校附属医院）］

前言 PREFACE

为贯彻落实《国家职业教育改革实施方案》《职业教育提质培优行动计划（2020—2023 年）》《关于推动现代职业教育高质量发展的意见》等有关文件精神，不断推动职业教育教学改革，遵循医学专科人才培养的基本要求，根据本套教材的编写总体思路与原则，结合《诊断学》的教学大纲，编写团队严谨细致地完成了本教材的编写。本书紧密围绕医学高职高专教育的培养目标，贴近职业教育，突出专业特色，注重整体优化，注重素质教育，注重能力培养。在编写内容上突出“必需、够用、实用”，与执业助理医师资格考试大纲接轨，着重强调基本理论、基本知识、基本技能训练。

本教材在第一版的基础上进行了进一步修订，更新和完善了部分内容。比如，对接执业助理医师资格考试和临床工作岗位需求，在常见症状部分增加了“痫性发作与惊厥”。本教材内容包括病史采集与常见症状、实验诊断、医学影像诊断、器械检查、常用诊断技术、病历书写及临床思维方法等，其内容有一定的深度、广度和难度。全书提供了丰富的临床典型的病例图片，贴近临床实际，启发性强。此外，在内容和编排方式上有创新点，各章设有“学习目标”“情境导入”“素质提升”“目标检测”“本章小结”等模块，将知识学习与立德树人相融合。本教材为书网融合教材，即纸质教材有机融合电子教材、教学配套资源（PPT、微课、视频、图片等）、题库系统、数字化教学服务（在线教学、在线作业、在线考试）。

本教材主要供全国高等职业院校临床医学专业师生使用，也可供预防医学、口腔医学等专业选用。本教材的编写得到了相关院校领导及专家的大力支持，全体编者以高度负责、认真严谨的态度完成了编写任务，在此表示衷心感谢。限于时间与水平，编写中难免存在疏漏与不足之处，敬请读者提出宝贵意见，以期日臻完善。

编　者

2022 年 10 月

CONTENTS 目录

第三篇 实验诊断学

第四篇 医学影像诊断

第五篇 器械检查

第六篇 常用诊断技术

第七篇 病历书写及临床思维方法

绪　论

学习目标

1. 通过本部分内容的学习，重点把握诊断学的概念、临床诊断种类与步骤。

2. 学会根据病史、体格检查、实验室检查和其他检查所提供的资料做出分析、初步诊断；具有严肃认真的工作态度，以人为本、关怀服务的意识，以及良好的医患沟通能力。

诊断学（diagnostics）是研究诊断疾病的基本理论、基本知识、基本技能和诊断思维的一门临床学科。它是连接基础医学与临床医学的一门桥梁课，也是打开临床医疗工作大门的一把钥匙。

一、诊断学的内容

1. 问诊　又称病史采集，是医生以询问的方式与患者或知情人了解疾病发生、发展过程与健康状态的一种方法。这是医师最基本的一项临床技能。只要患者神志清晰，无论在门诊或住院的场合下均可进行。许多疾病经过详细的病史采集，配合系统的体格检查，即可提出初步诊断。

2. 常见症状　是机体患病后患者主观上的异常感觉和不适。如瘙痒、疼痛、发热、咳嗽等，这种异常感觉出现的早期，临床上往往尚未能客观地查出，但在问诊时则可由患者的陈述中获得。症状是病史的重要组成部分，研究症状的发生、发展及演变，对做出初步诊断或印象，可发挥十分重要的作用。

3. 体格检查　是医生用自己的感官或传统的辅助器具（听诊器、叩诊锤、血压计、体温计等）对患者进行系统的检查，从而揭示机体正常和异常征象的一种诊断方法。体征是机体出现的客观改变，大部分经医师检查发现，如肝大、心脏杂音，少数可由患者自行感知，如水肿。体格检查时应做到既不使患者感到不适，又能获得准确结果，以期尽早达到明确诊断的目的。体格检查具有很强的技艺性，必须经过反复严格的训练，才能正确运用和熟练掌握。这部分是医学生必须掌握的又一项技能。

4. 实验室检查　是通过物理、化学和生物学等实验室方法对患者的血液、体液、分泌物、排泄物、细胞取样和组织标本等进行检查，从而获得病原学、病理形态学或器官功能状态等资料，结合病史、临床症状和体征进行全面分析的诊断方法。当实验室检查结果与临床表现不符时，应结合临床慎重考虑或进行必要的复查。实验室检查偶尔阳性或数次阴性的结果，均不能作为肯定或否定临床诊断的依据。

5. 辅助检查　包括影像学诊断、心电图、肺功能和各种内镜检查，以及临床上常用的各种诊断操作技术等，这些辅助检查在临床上诊断疾病时，亦常发挥重要的作用。

6. 病历书写　是医生根据对患者问诊、体格检查、实验室检查及辅助检查所获得的临床资料，经过医学的思维加工形成书面记录的过程。病历是医师进行诊治的根本依据，同时病历还是一个人的健康档案及医疗保险、医疗诉讼的重要依据。书写完整而规范的病历是医师必须掌握的一项基本技能，病历书写的质量可以反映医师医疗质量和学术水平。

7. 临床思维方法　是医生在认识、判断和治疗疾病等临床实践中采用的一种逻辑推理方法。诊断疾病过程中的临床思维就是将疾病的一般规律应用到判断特定个体所患疾病的思维过程。学习诊断学是训练医学生逐步掌握科学、系统的临床思维方法的过程，也是培养临床医生不可或缺的基础训练。

二、临床诊断的种类与步骤

（一）临床诊断的种类

一个完整的诊断应除需了解解剖学、功能学和影像学的诊断外，在条件许可的情况下要尽可能做出病理学、细胞学和病原学的诊断。否则将会造成治疗上的盲目性或延误病情。临床医师不能满足于或仅停留于临床诊断，亦不能将功能诊断和影像学诊断来取代病理学和病原学诊断。只有紧紧把握住病理学和病原学诊断，才能使临床诊断更完善、更准确、更可靠，才能使患者得到及时而有效的治疗。

1. 病因诊断 依据致病因素提出诊断，如病毒性肝炎、结核性腹膜炎、风湿性心脏病。

2. 病理解剖学诊断 依据病理形态及病变的部位、性质、组织结构、细胞水平的病变提出的诊断，如大叶性肺炎、二尖瓣狭窄等。

3. 病理生理学诊断 依据疾病发生时器官或机体功能状态提出诊断，如心力衰竭、肾衰竭等。

某些情况下也可依据患者症状（特别是未查明原因的症状）提出诊断，如腹痛、眩晕、黄疸等。

（二）临床诊断的步骤

临床诊断一般从问诊开始，然后进行全面详细的体格检查，对具有典型症状和体征者，可直接做出初步诊断；对于症状和体征不典型者，则需要借助于有关的实验室检查或其他检查项目，进行鉴别诊断，逐一排除一些容易混淆的疾病，才能获得初步诊断；对于一些复杂的疾病一时难以得出确切诊断者，可根据可能的诊断，进行验证性治疗或经过病理活检或通过手术探查的方法，得出准确的诊断。疾病是不断变化的。诊断疾病的过程也是对疾病认识不断深化的过程。初步的诊断可能在疾病的发展过程中得以证实，也可能被否定，因此，对疾病的诊断不是一次性的，应该贯穿于整个疾病的发展过程之中，在治疗过程中应及时修改或更正原来的诊断，这样才能做出符合疾病本质的、正确而完整的诊断。诊断的确立，关系到下一步治疗方案和措施的制定，关系到患者病情的转归和预后，所以，作为临床医生应尽一切努力及早得出正确完整的诊断。

三、学习诊断学的方法

1. 正确理解诊断学的主要学习任务 医学生在学习诊断学之前，已经学习了基础医学的各门课程，但是，还没有学习临床各学科的课程，也没有全面学习各种疾病的相关知识，因此，其任务更主要是学习如何接触患者，如何与患者进行交流与沟通，如何通过问诊确切而客观地了解病情，如何正确地运用体格检查的基本方法，以及恰当选择实验室检查和辅助检查等。病历书写和临床诊断思维的基本原则与方法，也是学习诊断学课程的主要任务。

2. 诊断学学习的基本方法 课堂讲授、案例讨论、小组探究式学习、实验课、基于各种模型的模拟教学、角色扮演、标准化患者（SP）教学法、临床见习、网络学习等都是常用的教与学的方法。医学知识更新快，诊疗技术日新月异，还应该特别注重自学能力的培养。

3. 反复实践并不断总结 临床医学是实践性极强的一门科学，要获得全面可靠的临床资料，关键是医生必须亲临“床旁”，这对病史、体征、实验室检查和辅助检查结果的收集与正确判断至关重要。

4. 重视诊断学基本知识、基本理论和基本技能的学习 当前医学科学的飞速发展，突出表现在诊断领域高新技术的应用，如仿真内镜、磁共振肠道造影、正电子发射断层摄影术（positron emission tomography）、DNA 重组技术、荧光定量 PCR 技术及计算机生物芯片技术等。这些新技术极大地提高了临床诊疗水平。然而，这些检查手段虽能提供更微观、更细致的病理改变或图像，甚至可以作出病因学或病理学的决定性诊断，但不能因此而削弱、淡化以及忽略基本的问诊、体格检查，同时，各种高精尖检查不可能盲目进行，必须在问诊、体格检查和基本的实验室检查基础上，综合分析这些信息后才能做出选择。否则，一味追求高精尖检查，不进行成本－效益分析，不仅会造成医疗资源的极大浪费，而且还可能使诊断陷入误区。

5. 注重综合分析能力和临床诊断思维的培养 各种疾病的表现错综复杂，同一疾病在不同的患者表现也可能存在巨大差异。某些局限于一个系统或一个器官的疾病，可有全身性的临床表现，而某些全身性的疾病也可表现为某局部器官的临床征象。例如，患者诉头痛，那么必须注意区别引起该症状的原因区分是由于工作紧张、睡眠不足所致的大脑生理功能紊乱，还是由于颅内炎症或肿瘤等病变所致的颅内压力升高或脑水肿。又如体检触诊右上腹触及包块，那么其病理生理基础可能是肿大的胆囊，也可能是来自肝脏的肿瘤。对这些临床表现必须进行综合分析，最后才能提出诊断。

6. 重视医学人文知识学习 医学包括医学科学和医学人文两个部分。诊断学的学习要将以人为本的思想和关怀服务的意识贯穿始终。诊断学涉及大量人文医学的内容，从生物、心理和社会的角度给患者以充分的人文关怀和尽可能好的诊疗服务，是构建良好医患关系的基础。在诊断学和临床各学科的学习以及未来临床工作中，须始终重视和坚持。

四、学习诊断学的基本要求

诊断学是实践性极强的一门科学，学习诊断学只是一个涉及临床医学课程的重要开端，或仅为步入学习临床学科的起点或前奏，需要经过长时间的反复实践和不断训练。在诊断学的教学活动中，学生经常要面对患者，因此，必须要求学生要耐心倾听患者的陈述，细心观察病情的变化，关心体贴患者的疾苦，取得患者的信任和配合，一切从患者的利益出发，全心全意为患者服务，做一个具有高尚医德的医务工作者。学习诊断学的基本要求如下。

（1）能独立进行系统的问诊，能较熟练掌握症状、体征间的内在联系和临床意义。

（2）能以规范化手法进行系统全面、重点、有序地体格检查。

（3）熟悉临床常用实验室检查的目的和临床意义，学会规范填写和解释临床常见的化验单。

（4）能熟练操作心电图机，熟悉正常心电图及异常心电图的图像分析。能辨认常见的异常心电图改变。

（5）能说出超声检查适应证及特征性图像的临床意义。

（6）能说出常用 X 线检查的适应证，熟悉常见疾病的典型 X 线表现及临床意义。

（7）能掌握临床常用诊断操作技术，熟悉其适应证及临床意义。

（8）能将问诊和体格检查资料进行系统的整理，写出格式正确规范的病历。

（9）能根据病史、体格检查、实验室检查和辅助检查所提供的资料，进行分析并做出初步诊断。

（张小娟）

第一篇　病史采集和常见症状

第一章　病史采集

PPT

学习目标

1. 通过本章学习，重点把握问诊的内容、问诊的方法和技巧；问诊的注意事项。

2. 学会运用所学问诊的知识能够全面、系统地获取临床病例资料；具有良好的医患沟通及问诊中的临床思维能力。

情境导入

情境描述　患者，女性，40 岁。持续性下腹部疼痛 3 小时入院。

讨论　如何收集患者的临床病历资料？

第一节　问诊的重要性与医德要求 微课

一、问诊的重要性

问诊是医生通过对患者或有关人员系统全面地询问而获得病史资料的一种诊断方法。问诊是病史采集的主要手段。病史是否完整和准确直接影响着疾病的诊断和治疗。因此，问诊是每个临床医生必须掌握的基本技能。

通过问诊而获得的病史资料对疾病的诊断具有极其重要的意义，也为随后对患者进行的各种检查安排提供了最重要的基本资料。在临床工作中，很多疾病常常可通过问诊就能提出较为准确的诊断。相反，忽视问诊，必然使病史资料残缺不全、病情了解不够详细准确，造成漏诊或误诊。尤其是对于病情复杂而又缺乏典型症状和体征的病例，深入、细致的问诊就更为重要。

采集病史是医生诊治患者的第一步，其重要性还在于它是医患沟通、建立良好医患关系的最重要时机。正确的方法和良好的问诊技巧，使患者感到医生的亲切和可靠，有信心与医生合作，对诊治疾病十分重要。问诊的过程除收集患者的疾病资料用于诊断和治疗外，还有其他功能，如教育患者，向患者提供信息，有时候甚至交流本身也具有治疗作用。医学生从接触患者开始，就必须认真学习和领会与患者交流的内容和技巧。交流与沟通技能是现代医生重要的素质特征。

二、问诊的医德要求

医德属于职业道德，涵盖的内容很多。问诊是医患沟通的第一步，在双方的交流中会涉及很多方面的问题。例如医生会接触到患者疾病、生活等方面的资料，包括一些患者不愿讲的隐私。因此，在问诊中必须注意以下医德要求。

1. 严肃认真　认真才能给患者以信心，才能保证患者的合作，才能以科学的方式收集到完整、准确的病史资料。

2. 尊重隐私　对患者提供的任何情况只能作为解决患者疾苦的科学依据，而绝不作他用。对患者本人或其他人的任何隐私，不能传播给无关的任何人。

3. 对任何患者一视同仁　不能因为患者的经济状况、社会地位、文化程度、家庭背景、性别、年龄、种族等不同而采用不同的态度和言行。

4. 对同道不随意评价　不在患者面前诋毁别的医生。病史采集过程中，患者会诉说其过去的诊疗经过，有时会对过去医生的诊断和（或）治疗提出质疑，甚至表达其不满和愤怒。医生不能随意对此作评价，不能指责其他医生。

5. 患者教育和健康指导　利用与患者交流的机会对患者及其家属进行教育和指导，包括有关疾病的知识，以及如何多方共同承担起维护健康、促进康复的责任。医生重诊疗，也重预防。对患者进行健康教育是医生对社会、对大众的义务和责任，也是问诊的医德要求之一。

素质提升

加强医患沟通，建立良好的医患关系

医学家罗生特说过：“一个医生必须有音乐家的耳朵，戏剧家的嘴巴。在患者痛苦时，能用精确的听觉去辨别病情，用明快的语言消除疑虑，安抚患者，减轻患者的痛苦”。做实际工作情商很重要，同样适用于医学问诊过程中，问诊是医生诊疗活动的开始，也是医患交流的开始，并贯穿医疗活动的全过程。问诊能否顺利进行，不仅需要医生具有相当的医学理论知识和临床实践经验，还必须具备一定的人文素养以及与不同文化背景人的沟通能力。良好的医患沟通不仅仅体现在有声语言上，无声语言甚至可以表达超语言的意义，包括仪表、表情、目光、举止等几个方面。作为有思想、有感情、有丰富内心体验的鲜活个体，患者希望从心理层面得到更多的理解、支持与引导，这就要求医生交谈中注意观察患者的神态、站在患者的角度去想问题、体验分享患者的情绪与心境，设身处地分析其心理状态产生的原因，并以其思维方式预测其心理反应和行为走向，拉近彼此的心理距离。

第二节　问诊的内容

问诊的内容即住院病历所需要的内容，在问诊的过程中按照一定的顺序进行问诊才能取得完整的资料。问诊内容包括以下几个方面。

1. 一般项目　包括姓名、性别、年龄、民族、籍贯、婚姻、职业、联系电话、工作单位、通讯地址、入院日期、记录日期、病史陈述者及可靠程度等。若病史陈述者不是本人，应注明与患者的关系。因年龄本身也具有诊断参考意义，在记录年龄时应填写具体年龄，不能用“儿”或“成”代替。为避免问诊初始过于生硬，可将某些内容如职业、婚姻等放在个人史中穿插询问。

2. 主诉　是患者感受最主要的痛苦或最明显的症状或（和）体征，也是本次就诊最主要的原因及其持续时间。确切的主诉可初步反映病情轻重与缓急，并提供对某系统疾患的诊断线索。主诉应简单明了，突出本次就诊的主要原因，注明主诉自发生到就诊的时间，如：“头痛、头晕2天”。若主诉包括先后出现不同时间的几个症状，则按其发生的先后顺序排列，如：“发热 2 天，伴咳嗽咳痰 1 天”。对病程长、病情复杂，主要症状不突出的病例，医生需要根据其病史中主要的症状或就诊的主要原因加以归纳整理记录。记录主诉尽可能用患者自己描述的症状，不能是医生对患者的诊断用语。对当前无症状，诊断资料和入院目的又十分明确的患者，也可以用以下方式记录主诉，如“体检发现血压升高 1 周”。

3. 现病史 是病史的主体部分，是围绕主诉详细描述患者自患病以来疾病的全过程，包括发生、发展、演变和诊治经过。可按以下的内容和顺序询问。

（1）起病情况与患病的时间 每种疾病的起病或发作有轻重缓急等不同的特点，有些疾病的起病还与某些因素有关，详细询问起病的情况对诊断疾病具有重要的鉴别作用。患病时间是指从起病到就诊或入院的时间。如先后出现几个症状则需追溯到首发症状的时间，并按时间顺序询问整个病史后分别记录，时间长短可按数年、数月、数日计算，发病急骤者可按小时、分钟为计时单位。

（2）主要症状的特点 包括主要症状出现的部位、性质、持续时间和程度，有无缓解或加重的因素，了解这些特点对判断疾病所在的系统或器官以及病变的部位、范围和性质有很大帮助。

（3）病因与诱因 尽可能了解与本次发病有关的病因和诱因，有助于明确诊断与拟定治疗措施。当患者无法准确提供的病因或诱因时，医生应加以科学判断，不能盲目记入病历。

（4）病情的发展与演变 包括患病过程中主要症状的变化或新症状的出现。

（5）伴随病状 在主要症状的基础上出现的其他症状。伴随症状常是鉴别诊断的依据，或提示出现了并发症。一份好的病史不应放过任何一个主要症状之外的伴随症状或阴性症状，因为它们在明确诊断方面有时会起到很重要的作用。

（6）诊治经过 患者于本次就诊前在何时、何地接受过哪些检查，及使用过的药物名称、剂量、时间和疗效，为本次诊治疾病提供参考。但不可以用既往的诊断代替自己的诊断。

（7）病程中的一般情况 在现病史的最后应记述患者患病后的精神、体力状态，食欲及食量的改变，睡眠与大小便的情况等。

4. 既往史 包括患者既往的健康状况和过去曾经患过的疾病（包括各种传染病）、外伤手术、预防接种、过敏，特别是与现患疾病有密切关系的情况。在记述既往史时应注意不要和现病史发生混淆。此外，对居住或生活地区的主要传染病和地方病史，外伤、手术史，预防接种史，以及对药物、食物和其他接触物的过敏史等，也应记录于既往史中。记录顺序一般按年月的先后排列。

5. 系统回顾 为了避免遗漏，需按机体各系统疾病的主要症状进行有顺序的系统询问，以帮助医师了解患者除现在所患疾病以外的其他各系统是否发生目前尚存在或已痊愈的疾病，以及这些疾病与本次疾病之间是否存在着因果关系。

（1）头颅及五官 有无视力障碍、耳聋、耳鸣、眩晕、鼻出血、牙痛、牙龈出血、咽喉痛、声音嘶哑等。

（2）呼吸系统 有无咳嗽、咳痰、咯血、呼吸困难、胸痛等症状。咳嗽的性质、程度、频率、与气候变化及体位改变的关系；痰的颜色、量、黏稠度和气味等；咯血的颜色和量；呼吸困难的性质、程度和出现的时间；胸痛的部位、性质以及与呼吸、咳嗽、体位的关系；有无发冷、发热、盗汗、食欲缺乏等。

（3）循环系统 有无心悸、胸闷、呼吸困难、水肿等。心悸发生的时间与诱因，心前区疼痛的性质、程度以及出现和持续的时间，有无放射、放射的部位，引起疼痛发作的诱因和缓解方法。呼吸困难出现的诱因和程度，发作时与体力活动和体位的关系。有无咳嗽、咯血等。水肿出现的部位和时间；尿量多少，昼夜间的改变；有无腹水、肝区疼痛、头痛、头晕、晕厥等。有无风湿热、心脏疾病、高血压病、动脉硬化等病史。女性患者应询问妊娠、分娩时有无高血压和心功能不全的情况。

（4）消化系统　有无腹痛、腹泻、食欲改变、嗳气、反酸、腹胀、黑便、便秘等。上述症状与食物种类、性质的关系及有无精神因素的影响。呕吐的诱因、次数及呕吐物的内容、量、颜色及气味。呕血的量及颜色。腹痛的部位、程度、性质和持续时间，有无规律性，是否向其他部位放射，与饮食、气候及精神因素的关系，按压时疼痛减轻或加重。排便次数，粪便颜色、性状、量和气味。排便时有无腹痛和里急后重，有无发热与皮肤巩膜黄染。

（5）泌尿系统　有无尿频、尿急、尿痛和排尿困难；尿量和夜尿量多少，尿的颜色（洗肉水样或酱油色）、清浊度，有无尿潴留及尿失禁等。

（6）造血系统　有无乏力、头晕、视物模糊、耳鸣等。皮肤黏膜有无苍白、黄染、出血点、瘀斑、血肿及淋巴结、肝、脾大，骨痛等。

（7）内分泌系统及代谢　有无畏热、多汗、乏力、畏寒、头痛、视力障碍、心悸、食欲异常、烦渴、多尿、水肿等；有无肌肉震颤及痉挛。有无性格、智力、体格、骨骼、甲状腺、体重、皮肤、毛发的改变及性器官的发育。有无产后大出血。

（8）神经精神系统　有无头痛、失眠、嗜睡、记忆力减退、意识障碍、晕厥、痉挛、瘫痪、视力障碍、感觉及运动异常、性格改变、感觉与定向障碍。如疑有精神状态改变，还应了解情绪状态、思维过程、智能、自知力等。

（9）肌肉骨骼系统　有无肢体肌肉麻木、疼痛、痉挛、萎缩、瘫痪等。有无关节肿痛、运动障碍、外伤、骨折、关节脱位、先天畸形等。

6. 个人史

（1）社会经历　包括出生地、居住地区和居留时间（尤其是疫源地和地方病流行区）、受教育程度、经济生活和业余爱好等。

（2）职业及工作条件　包括工种、劳动环境、工作情况等，如与工业毒物、化学药品、放射性物质的接触情况及时间。

（3）习惯与嗜好　起居与卫生习惯、饮食习惯、烟酒嗜好时间与摄入量。

（4）冶游史　有无不洁性交，是否患过性病等。

（5）吸毒史　有无吸毒史及毒物种类、用量和时间，是否成瘾等。

7. 婚姻史　婚姻状况、结婚年龄、配偶健康状况、性生活情况、夫妻关系等。

8. 月经史　月经初潮的年龄、月经周期和经期天数，经血的量和颜色，经期症状，有无痛经与白带，末次月经日期，闭经日期，绝经年龄。

9. 生育史　妊娠与生育次数，人工或自然流产的次数，有无死产、手术产、围生期感染、计划生育、避孕措施（安全期、避孕药、避孕环、子宫帽、阴茎套等）等。记录格式为：足月产 - 早产 - 流产 - 存活数。对男性患者应询问是否患过影响生育的疾病。

10. 家族史　询问双亲与兄弟、姐妹及子女的健康与疾病情况，特别应询问是否有与患者同样的疾病，有无血友病、白化病、遗传性球形红细胞增多症、遗传性出血性毛细血管扩张症、家族性甲状腺功能减退症、糖尿病、精神病等与遗传有关的疾病。对已死亡的直系亲属要问明死因与年龄。

第三节　问诊的方法与技巧

问诊的方法和技巧与获取病史资料的数量和质量有密切的关系，在不同的临床情景，要根据具体情况采用相应的方法和某些技巧进行问诊。

1. 问诊前要沟通　患者就诊时常有紧张情绪，医生应主动创造一种宽松和谐的环境以解除患者的不安心情。注意保护患者隐私，最好不要当着陌生人开始问诊。必要时可以同意患者家属在场。一般从礼节性的交谈开始，可先作自我介绍（佩戴胸牌是很好的自我介绍方式），讲明自己的职责。态度要和蔼、亲切，这样会有助于建立良好的医患关系，取得患者配合，改善互不了解的生疏局面，使病史采集能顺利地进行下去。

2. 询问病史要程序化 问诊应从主诉开始，逐步深入进行有顺序、有层次、有目的地询问。收集资料要以主诉为中心，从简单问题开始，即由患者感受明显、容易回答的问题开始，先提一些简单、易回答的问题，如“您哪儿不舒服？有多长时间了？”之后围绕主诉逐步深入询问病史的全部内容。问诊过程中，医生应不断思考、综合判断，从而发现问题。

3. 询问时间要准确 问诊过程中要明确主诉和现病史中症状或体征出现的先后顺序，包括症状或体征开始的确切时间及直至目前的演变过程。询问过程中可以根据时间顺序了解疾病发生发展的过程，可避免杂乱无章或遗漏重要的病情资料。

4. 询问症状要详细 对主要症状或体征要详细询问特点，包括出现的部位、性质、程度、持续时间、缓解和加剧的因素等。详细询问伴随症状出现的时间、特征及演变情况，并了解伴随症状与主要症状之间的关系。如患者有两种以上疾病，则应按其疾病发生的前后顺序描述。对应该出现而实际并未出现的一些重要伴随症状，也应询问清楚，并加以记录，以资鉴别诊断。

5. 特殊患者要注意技巧 问诊过程中，应根据不同情况的患者采取相应的方法与技巧，必要时要陪同人员协助提供病史。

（1）焦虑与抑郁　应鼓励焦虑患者讲出其感受，注意其语言的和非语言的各种异常的线索，确定问题性质。抑郁是很常见的临床问题，且易于忽略，应予特别重视，如考虑有抑郁症可能，则应按精神科要求采集病史和作精神检查。

（2）愤怒与敌意　面对充满愤怒或不满的患者，医生一定不能发怒，应采取坦然、理解、不卑不亢的态度，尽量发现患者发怒的原因并予以说明，注意切勿使其迁怒他人或医院其他部门。提问应该缓慢而清晰，内容主要限于现病史为好，对某些可能比较敏感的问题，询问要十分谨慎，或分次进行，以免触怒患者。

（3）缄默与忧伤　医生应有耐心，采取同情、安抚、等待、减慢问诊速度等办法，使患者镇定后继续叙述病史。问诊时，医生应注意观察患者的表情、目光和躯体姿势，为可能的诊断提供线索；同时，也要以尊重的态度，鼓励其客观地叙述其病史。

（4）多话与唠叨　对这类患者，提问应限定在主要问题上；根据初步判断，在患者提供不相关的内容时，巧妙地打断，同时仔细观察患者有无思维奔逸或逻辑混乱等情况，必要时按精神科要求采集病史和作精神检查。

（5）多种症状并存　有的患者因病程长及并发症存在，多种症状并存，应注意在其描述的大量症状中抓住关键、把握实质；另一方面，在注意排除器质性疾病的同时，亦考虑其可能由精神因素引起，一经核实，不必深究，必要时可建议其作精神检查。但初学者在判断功能性问题时应特别谨慎。

（6）儿童　小儿病史多由家长或保育人员代述，应注意病史材料的可靠程度并在病历记录中注明。问病史时应注意认真地对待家长或保育人员所提供的每个症状，因家长或保育人员最了解情况，最能早期发现小儿病情的变化。5～6 岁以上的小儿，可让他补充叙述一些有关病情的细节，但应注意其记忆及表达的准确性。有些患儿由于惧怕住院、打针等而不肯实说病情，在与他们交谈时仔细观察并全面分析，有助于判断其可靠性。

（7）老年人　老年人由于听力、记忆力减退，或反应迟钝，在病史采集中应注意，说话适当大声，先提简单清楚、容易回答的问题，并减慢提问的速度，使患者有足够时间进行思考、回忆，必要时重复提问，或向家属和朋友收集补充病史。

（8）精神疾病患者　对有自知力的精神疾病患者，问诊对象是患者本人。对缺乏自知力的患者，问诊对象是患者的家属或相关人员。

（9）残疾患者　对残疾患者需要更多的同情、关心和耐心采集病史。

（10）重危和晚期患者　重危患者需要高度浓缩病史采集及体格检查，并可将其同时进行，经初步处理，病情稳定后，再详细询问病史。

第四节　临床问诊思维

【病例一】

患者，女性，37 岁。发热 1 周，咳嗽、咳铁锈色痰 3 天。围绕以上简要病史，医师将如何询问患者现病史及相关的内容？

【临床问诊思维】

1. 症状特点　发热、咳嗽、咳铁锈色痰。

2. 可能出现的疾病　肺炎球菌性肺炎。

3. 需鉴别的疾病　其他细菌性肺炎、急性肺脓肿等。

4. 现病史及问诊的重要内容

（1）根据现病史询问

1）发病时间及诱因：发热、咳嗽、咳铁锈色痰出现的时间，有无受凉、劳累等。

2）发热：发热的程度、热型、临床经过与特点、病程长短等。

3）咳嗽、咳铁锈色痰：发病年龄，咳嗽的程度、性质、音色、时间与节律，痰的颜色、性状、量和气味。

4）伴随症状：有无低热、盗汗、消瘦、鼻塞、流涕、咯血、大量恶臭脓性痰、白色或粉红色泡沫样痰，有无胸痛、呼吸困难等。

5）诊疗经过：①是否到医院就诊？做过哪些检查？②治疗及用药情况如何？

6）一般情况：起病后饮食、睡眠、排便及体重变化情况。

（2）其他有关病史

1）是否有药物过敏史。

2）与该病有关的其他病史：有无慢性肺部疾病史、心血管疾病史、吸烟史。

5. 问诊技巧

（1）条理性强，能抓住发热、咳嗽、咳铁锈色痰等重点。

（2）能够围绕发热、咳嗽、咳铁锈色痰及相关鉴别诊断询问。

【病例二】

患者，男性，70 岁。突然口角歪斜、右侧肢体瘫痪、昏迷 3 小时。有高血压病史 15 年。围绕以上简要病史，医师将如何询问患者现病史及相关的内容？

【临床问诊思维】

1. 症状特点　突然口角歪斜、右侧肢体瘫痪、昏迷。

2. 可能出现的疾病　原发性高血压、脑血管意外（脑血栓形成、脑出血）。

3. 需鉴别的疾病　中毒、中暑、癫痫、脑外伤及其他原因引起的昏迷。

4. 现病史及问诊的重要内容

（1）根据主诉及相关鉴别诊断询问

1）发病诱因：起病时间，加重时间，有无激动、劳累、外伤、高温环境、中毒等，在活动中还是安静时起病。

2）口角歪斜、右侧肢体瘫痪：程度、范围、肌力、肌张力、时间长短、瘫痪类型等。

3）昏迷：发生的缓急、程度（浅、中、深昏迷）、进展等。

4）伴随症状：有无发热、头痛、呼吸困难、胸痛、恶心、呕吐、尿失禁、排便失禁和舌咬伤，有无抽搐、四肢肌张力改变。

5）诊疗经过：①是否到医院就诊？做过哪些检查？②治疗及用药情况如何？

6）一般情况：尿量、食欲、睡眠及体重变化情况。

（2）其他有关病史

1）是否有药物过敏史。

2）与该病有关的其他病史；既往有无类似发作，有无高血压、动脉硬化、肝病、肾病、糖尿病、神经精神性疾病、全身出血性疾病，有无烟、酒嗜好。

5. 问诊技巧

（1）条理性强，能抓住昏迷的重点。

（2）能够围绕昏迷病情及相关鉴别诊断询问。

（李素红）

目标检测

答案解析

一、选择题

【A1/A2 型题】

1. 问诊的内容不包括
   A. 主诉　B. 现病史　C. 既往史
   D. 收入情况　E. 工作单位

2. 主诉的内容包括
   A. 此次发病的全过程　B. 发病持续的时间　C. 对治疗的反应
   D. 就诊过程　E. 治疗过程

3. 属于现病史的是
   A. 习惯与嗜好　B. 发病时间　C. 药物过敏情况
   D. 月经情况　E. 家族史

4. 下列不符合主诉要求的是
   A. 活动后心慌气短 1 年，下肢水肿半个月
   B. 尿急、尿频、尿痛 2 天
   C. 反复咳嗽、咳痰、喘息 15 年，加重半年
   D. 反复发作左侧头痛
   E. 上腹部疼痛反复发作 3 年，2 小时前呕血约 200ml

5. 既往史不包括
   A. 既往健康情况　B. 预防接种史及药物过敏史　C. 家族史、遗传史
   D. 手术史、外伤史　E. 传染病史及接触史

6. 下列问诊不恰当的是
   A. 您病了有多久了　B. 您发热是不是在下午　C. 您在什么情况下疼痛加重
   D. 您哪儿不舒服　E. 您生病以后到哪儿看过病吗

7. 下列属于诱导性提问的是

A. 生病以后去医院或诊所看过病吗
B. 您感觉哪儿不舒服
C. 您哪里痛
D. 除了肚子痛，还有哪儿不舒服
E. 您的大便是黑色的吧

8. 患者，男性，72 岁。15 年前开始出现反复咳嗽，以夜间和晨起明显，咳白色黏液痰。3 天前因受凉感冒症状加重，痰液变为黄色脓痰，伴发热，夜间喘息明显，不能平卧，无咯血。关于该患者的主诉记录最准确的是

A. 咳嗽、咳痰 15 年
B. 咳嗽、咳痰 15 年，加重 3 天
C. 咳嗽、咳痰伴喘息 15 年
D. 咳嗽、咳痰伴喘息 15 年，加重 3 天
E. 咳嗽、咳痰 15 年，发热伴喘息 3 天

9. 患者，男性，51 岁。6 年前开始出现反复中上腹痛，夜间明显，食少量苏打饼干后可缓解，无腹泻。5 小时前腹痛复发加重，伴头晕，乏力。关于该患者的主诉记录最准确的是

A. 反复腹痛 6 年
B. 反复腹痛 6 年，加重 5 小时
C. 反复腹痛 6 年，复发 5 小时
D. 反复腹痛 6 年，头晕、乏力 5 小时
E. 反复腹痛 6 年，复发伴头晕、乏力 5 小时

【A3/A4 型题】

（10 ~ 12 题共用题干）

患者，男，65 岁，退休干部。6 年前剧烈运动后出现心悸、气促、胸闷，经过休息后可缓解；随后体力逐渐下降，轻微活动即感气促、胸闷、夜间时有突然憋醒，病后心前区无疼痛。1 个月前受凉后咳嗽，咳白色黏液痰，气促明显，不能平卧，尿量减少，下肢对称性凹陷性水肿。有高血压病病史 20 余年，未经任何治疗；吸烟 40 年，不饮酒。

10. 该患者的现病史内容不包括

A. 活动后心悸　B. 胸闷　C. 下肢水肿
D. 尿量减少　E. 高血压病

11. 属于患者既往史内容的是

A. 尿量减少　B. 高血压病　C. 下肢水肿
D. 活动后心悸　E. 胸闷

12. “吸烟 40 年”属于该患者的

A. 现病史　B. 既往史　C. 个人史
D. 家族史　E. 一般项目

二、病史采集题

患者男性，67 岁。咳嗽、咳痰伴发热 10 天。右胸痛 2 天门诊就诊。作为住院医师，围绕以上简要病史，请问如何询问患者现病史及相关病史的内容？

书网融合……

本章小结　微课　题库

第二章　常见症状

学习目标

1. 通过本章的学习，重点把握常见症状的概念、临床表现及问诊要点。

2. 学会运用所学常见症状的知识点进行独立问诊；具有对常见症状的病因及伴随症状进行分析的能力；以及严肃认真、耐心细致的工作态度，良好的医患沟通能力，关爱患者，以人为本的职业精神。

症状是指患者主观感受到的不适，或被发现的客观病态改变。症状表现为多种形式，有些只有主观能感觉到，如头痛、眩晕等；有些既有主观感觉，客观检查时也能发现，如发热、呼吸困难等，也有的症状主观无异常，只有客观检查时才能发现，如黏膜出血、腹部包块等；还有些生命现象发生了质量变化（不足或超过），如消瘦、多尿等，需通过客观评定才能确定的。这些在广义上均可视为症状，也包括了一些体征。体征是指医师或其他人客观检查到的患者的异常改变。症状是问诊的主要内容，是疾病诊断、鉴别诊断的线索和依据，是反映患者病情的重要指标之一。疾病的症状很多，同一症状可在不同疾病中出现，同一疾病也可出现多个不同症状，因此，在诊断疾病时，必须结合临床所有资料，进行综合分析，切忌单凭一个或几个症状做出错误的诊断。

第一节　发　热

PPT

情境导入

情境描述　患者，男性，26岁。12小时前淋雨后出现乏力、寒战、高热，自测体温39.5～39.9℃，伴咳嗽咳痰。遂来我院就诊。查体：体温39.8℃，呼吸28次/分，脉搏108次/分，血压正常。

讨论　该患者的发热是由什么原因引起的？热型有何特点？

正常人的体温受体温调节中枢调控，并通过神经、体液因素使产热和散热过程呈动态平衡，保持体温在相对恒定的范围内。当机体在致热原的作用下或各种原因引起体温调节中枢的功能障碍时，体温升高超出正常范围，称为发热。

正常人体温一般为36～37℃，不同个体之间略有差异，且受机体内、外因素的影响，稍有波动，范围不超过1℃。24小时内下午体温较早晨稍高，剧烈运动或进食后体温也可略升高，妇女月经前及妊娠期体温略高。老年人因代谢率稍低，体温较青壮年略低。此外，高温环境下体温也会稍升高。

一、病因

发热的病因很多，根据致热原来源和性质不同，分为感染性和非感染性两大类，以前者多见。

1. 感染性发热　是指因各种病原体如病毒、细菌、真菌、支原体、立克次体、寄生虫等侵入机体后，引起相应的疾病并出现发热，占发热病因的50%～60%，其中细菌感染占40%以上。

2. 非感染性发热　是指病原体以外的各种物质引起的发热。主要有下列病因。

（1）血液病　如白血病、淋巴瘤、恶性组织细胞病等。

（2）风湿性疾病　如系统性红斑狼疮、类风湿关节炎等。

（3）抗原－抗体反应　如风湿热、药物热、溶血反应等。

（4）内分泌与代谢疾病　如甲亢、痛风、重度脱水等。

（5）血栓及栓塞性疾病　如心肌梗死、肺梗死、肢体坏死等，常称为吸收热。

（6）颅内疾病　如脑震荡、脑出血等，因中枢神经系统病变引起体温调节中枢异常所致，称为中枢性发热，也可见于癫痫等。

（7）恶性肿瘤　各种恶性肿瘤均有可能出现发热。

（8）皮肤病变　皮肤广泛病变导致皮肤散热减少而发热，一般为低热，常见于广泛性皮炎等。

（9）自主神经功能紊乱　自主神经功能紊乱会影响正常体温调节过程，使产热大于散热，体温升高，多为低热，常伴有自主神经功能紊乱的其他表现。

二、发病机制

各种原因导致产热增加或散热减少都会引起发热。

1. 致热原性发热　致热原分为外源性致热原和内源性致热原。

（1）外源性致热原　如病原微生物（细菌、病毒、衣原体、真菌等）及其产物、炎性渗出物、无菌性坏死组织及抗原抗体复合物等，其特点为不能直接作用于体温调节中枢，需通过内源性致热原发挥作用。能激活中性粒细胞、嗜酸性粒细胞和单核－吞噬细胞释放内热源（EP），引起发热。

（2）内源性致热原　有白细胞介素－1、肿瘤坏死因子、干扰素和白细胞介素－6等细胞因子，可通过血－脑屏障直接作用于体温调节中枢，使体温调定点上移，导致产热增加，散热减少，体温上升。

2. 非致热原性发热　见于①体温调节中枢直接受损，如颅脑损伤、炎症；②引起产热过多的疾病，如癫痫持续状态、甲状腺功能亢进症等；③引起散热减少的疾病，如广泛性皮肤病、心力衰竭等。

三、临床表现

1. 发热的分度　通常以口腔温度为标准，按照发热时体温的高低分度，体温在37.3～38℃为低热，38.1～39℃为中度发热，39.1～41℃为高热，41℃以上为超高热。

2. 发热的临床过程及特点　发热的临床过程一般分为三个阶段。

（1）体温上升期　产热大于散热。常有疲乏无力、肌肉酸痛、皮肤苍白、畏寒或寒战等表现。体温在数小时内达39～40℃或以上，多见于疟疾、大叶性肺炎、败血症、流行性感冒等，常伴有寒战；体温逐渐上升，数日内达到高峰，多见于伤寒、结核病等，多不伴寒战。

（2）高热期　产热与散热在较高水平保持相对平衡，即体温上升达到高峰后保持一定时间，持续时间的长短可因病因不同而有所差异，如疟疾可持续数小时，大叶性肺炎可持续数天，伤寒可持续数周。在此期间，体温已达到或高于上移的体温调定点水平，体温调节中枢不再发出寒战冲动，故寒战消失；皮肤血管由收缩转为舒张，故皮肤发红并有灼热感，呼吸加深加快，开始出汗并逐渐增多。

（3）体温下降期　散热大于产热。由于病因的消除，致热原的作用逐渐减弱或消失，体温中枢的体温调定点逐渐下降至正常水平，体温降至正常。表现为汗多、皮肤潮湿。

3. 热型及临床意义　将发热患者在不同时间测得的体温数值分别记录在体温单上，将各体温数值点连接起来形成体温曲线，该曲线的不同形状（形态）称为热型。不同的病因所致发热的热型也常不相同，常见以下几种。

（1）稽留热　体温恒定地维持在39～40℃以上的高水平，达数天或数周，24小时内体温波动范围不超过1℃。常见于大叶性肺炎及伤寒高热期等（图2－1）。

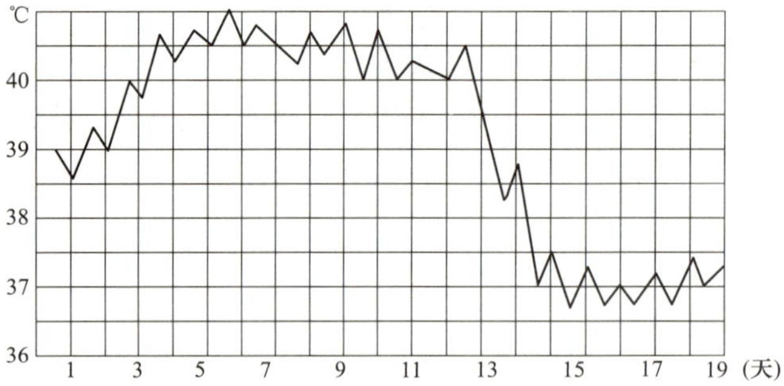

图2－1　稽留热

（2）弛张热　又称为败血症热型，体温常在39℃以上，24小时内波动范围超过2℃，但都在正常水平以上。常见于败血症、风湿热等（图2－2）。

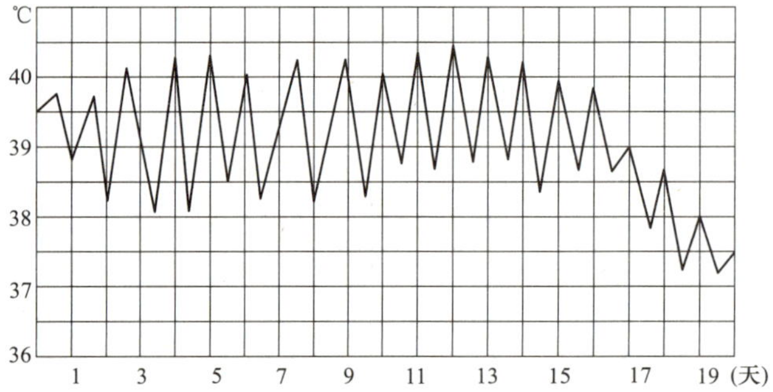

图2－2　弛张热

（3）间歇热　也称为消耗热，体温骤升达高峰后持续数小时，又迅速下降至正常水平，间歇期（无热期）可持续1天至数天，如此高热期与间歇期反复交替出现。常见于疟疾、急性肾盂肾炎等（图2－3）。

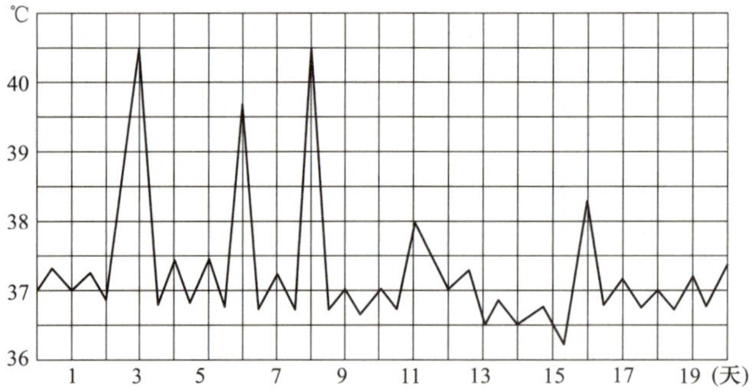

图2－3　间歇热

（4）波状热　体温逐渐上升达39℃或以上，数天后又逐渐下降至正常水平，持续数天后又逐渐升高，如此反复多次。常见于布氏杆菌病（图2－4）。

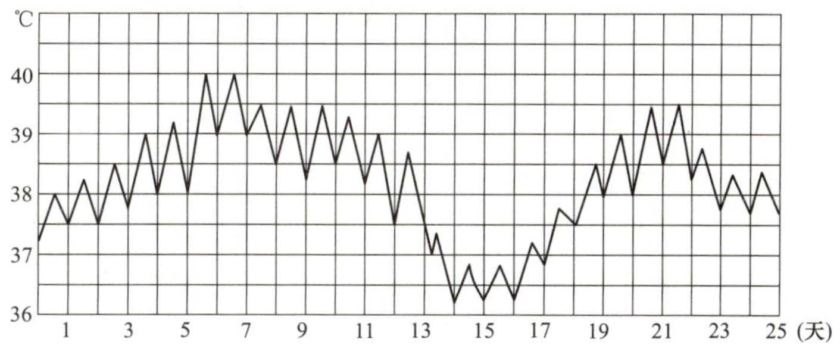

图2－4　波状热

（5）回归热　体温急剧上升达39℃或以上，持续数天后又骤然下降至正常水平。高热期与无热期各持续若干天后规律性交换一次。常见于回归热、霍奇金病等（图2－5）。

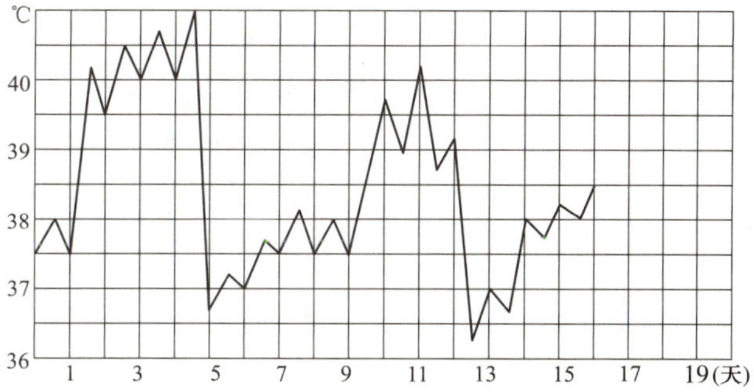

图2－5　回归热

（6）不规则热　发热的体温曲线多无规律，常见于结核病、风湿热、支气管肺炎、渗出性胸膜炎等（图2－6）。

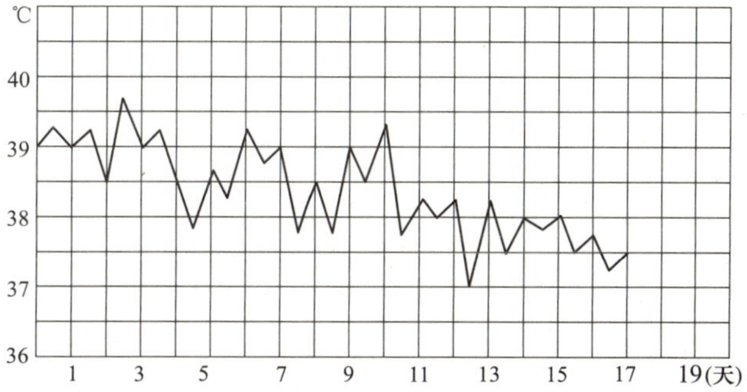

图2－6　不规则热

根据热型的不同有助于发热病因的诊断和鉴别诊断。但必须注意：①由于抗生素的广泛应用，或因解热药及肾上腺皮质激素的应用，可使某些疾病的特征性热型变得不典型或呈不规则热型。②热型也与个体反应性强弱有关，如老年人休克性肺炎时可仅有低热或无发热，而不具备肺炎的典型热型。

四、伴随症状

1. 发热伴寒战　常见于大叶性肺炎、败血症、疟疾、急性肾盂肾炎、急性胆囊炎、流行性脑脊髓膜炎、钩端螺旋体病、药物热、急性溶血或输血反应等。

2. 发热伴咳嗽、咳痰　常见于多种支气管及肺部疾病。

3. 发热伴结膜充血　常见于麻疹、斑疹伤寒、流行性出血热、钩端螺旋体病等。

4. 发热伴单纯疱疹 常见于大叶性肺炎、流行性脑脊髓膜炎、间日疟等。口唇单纯疱疹常见于急性发热性疾病。

5. 发热伴淋巴结肿大 常见于传染性单核细胞增多症、风疹、淋巴结结核、局灶性化脓性感染、丝虫病、白血病、淋巴瘤、转移癌等。

6. 发热伴肝脾肿大 常见于传染性单核细胞增多症、病毒性肝炎、肝及胆道感染、布氏杆菌病、疟疾、结缔组织病、白血病、淋巴瘤及黑热病、急性血吸虫病等。

7. 发热伴出血 发热伴皮肤黏膜出血可见于重症感染及某些急性传染病，如流行性出血热、病毒性肝炎、斑疹伤寒、败血症等。也可见于某些血液病，如急性白血病、重症再生障碍性贫血、恶性组织细胞病等。

8. 发热伴关节肿痛 常见于败血症、猩红热、布氏杆菌病、风湿热、结缔组织病、痛风等。

9. 发热伴皮疹 常见于麻疹、猩红热、风疹、水痘、斑疹伤寒、风湿热、风湿性疾病、药物热等。

10. 发热伴昏迷 先发热后昏迷者常见于流行性乙型脑炎、斑疹伤寒、流行性脑脊髓膜炎、中毒性菌痢、中暑等。先昏迷后发热者常见于巴比妥类药物中毒等。

五、问诊要点

1. 起病时间、季节、起病情况（缓急）、病程、程度（热度高低）、频度（间歇性或持续性）、诱因。

2. 有无畏寒、寒战、大汗或盗汗。

3. 多系统症状询问，是否伴有咳嗽、咳痰、咯血、胸痛；腹痛、恶心、呕吐、腹泻；尿频、尿急、尿痛；皮疹、出血、头痛、肌肉关节痛等。

4. 患病以来的一般情况，如精神状态、食欲、体重改变、睡眠及大小便情况。

5. 诊治经过，如是否服用药物、服用剂量及疗效等。

6. 传染病接触史、疫水接触史、手术史、流产或分娩史、服药史、职业特点等。

PPT

第二节 疼 痛

情境导入

情境描述 患者，女性，56岁。1个月来每于晨练时出现心前区憋闷，休息2～3分钟后缓解。

讨论 该患者的胸痛有什么特点？可能的原因是什么？

本节主要介绍头痛、胸痛、腹痛、腰背痛、关节痛的诊断要点。

一、头痛

头痛是指额、顶、颞及枕部的疼痛，见于多种疾病，大多无特异性。但反复发作、持续或逐渐加重的头痛可能是某些器质性疾病的信号，应认真检查。

（一）病因

1. 颅脑病变

（1）感染 脑炎、脑膜炎、脑脓肿等。

（2）血管病变 脑出血、蛛网膜下腔出血、脑血栓形成、脑梗死、高血压脑病、脑供血不足、脑血管畸形及血栓性脉管炎等。

（3）占位性病变　脑肿瘤、颅内转移瘤、颅内囊虫病或包虫病等。

（4）颅脑外伤　脑震荡、脑挫伤、硬膜下血肿、颅内血肿及脑外伤后遗症等。

（5）其他　偏头痛、头痛型癫痫等。

2. 颅外病变

（1）颅骨疾病　颅底凹入症、颅骨肿瘤等。

（2）三叉神经、舌神经及枕大神经痛等。

（3）颈椎病及颈部其他疾病。

（4）眼、耳、鼻和口腔疾病所致的头痛，例如青光眼、中耳炎、鼻窦炎和牙髓炎等。

3. 全身性疾病

（1）急性感染　如流行性感冒、肺炎、细菌性痢疾、伤寒等发热性疾病。

（2）心血管疾病　如原发性高血压。

（3）中毒　一氧化碳、有机磷、铅、酒精中毒。

（4）其他　低血糖、肺性脑病、肝性脑病、尿毒症、贫血、系统性红斑狼疮、中暑、月经期与绝经期头痛等。

4. 神经官能症　神经衰弱及癔症。

（二）发病机制

头痛的发病机制：①颅内及颅外血管的收缩、扩张以及血管受牵引或伸展；②脑膜受刺激或牵拉；③具有痛觉的脑神经（三叉神经、舌咽神经、迷走神经和颈神经）受刺激挤压或牵拉；④头颈部肌肉的收缩；⑤内分泌紊乱；⑥五官和颈椎病变；⑦神经功能紊乱。

（三）临床表现

1. 发病情况

（1）急性头痛　急性起病并有发热者常为感染性疾病所致。急性剧烈的头痛，持续不减，伴有不同程度的意识障碍，无发热，提示颅内血管性病变（蛛网膜下腔出血）。

（2）慢性头痛　长期反复发作的头痛或搏动性头痛，多为血管性头痛或神经官能症。慢性进行性头痛伴有颅内高压表现，应考虑为颅内占位性病变。慢性头痛突然加剧并伴有意识障碍，提示可能有脑疝的发生。

（3）间断性头痛　见于偏头痛、紧张性头痛、原发性高血压。

（4）进展性头痛　见于颅内肿瘤、结核性脑膜炎。

2. 头痛部位　头痛的部位因原发病变不同而异。①全身性或颅内感染性疾病的头痛多为全头痛；②高血压引起的头痛部位多在额部或整个头部；③蛛网膜下腔出血或脑脊髓膜炎除有头痛外，尚有颈痛；④偏头痛及丛集性头痛往往在一侧；⑤颅外病变所致的头痛多较局限及表浅，常在刺激点近处或神经分布区内，如眼源性头痛为浅在性且局限在眼眶、前额或颞部，鼻源性或牙源性头痛也多为浅表性疼痛；⑥枕大神经痛局限在枕部，颅内病变所致头痛较深而弥散。

3. 头痛程度与性质　头痛的轻重程度与病情的严重性没有正比关系。①血管性头痛多为胀痛、搏动性痛；②神经性头痛常为电击、烧灼样痛或刺痛；③三叉神经痛、偏头痛及脑膜刺激征的疼痛最剧烈；④脑肿瘤的疼痛往往较轻；⑤肌收缩性头痛常为重压感、钳夹感或紧箍感；⑥神经症性头痛的性质一般不定。

4. 头痛发生与持续的时间　①清晨头痛多见于鼻窦炎，为清晨或上午发生，逐渐加重，于午后减轻。颅内占位性病变引起的头痛常为持续性，通常清晨加剧。②偏头痛下午明显。③丛集性头痛多为晚间发生。④阅读后头痛多见于屈光不正。⑤女性偏头痛多与月经周期有关。⑥神经性头痛常短暂。

5. 影响头痛的因素 血管性头痛与颅内高压性及脑肿瘤性头痛可在用力、转体、摇头、咳嗽等活动后加剧；通过按摩颈肌可减轻颈肌收缩性头痛；从集性头痛在直立时可减轻；应用麦角胺后通常可缓解偏头痛。

（四）伴随症状

1. 头痛伴发热 见于颅内感染或全身感染性疾病。

2. 头痛伴剧烈喷射状呕吐 说明颅内压增高，头痛在呕吐后减轻可见于偏头痛。

3. 头痛伴眩晕 多于小脑肿瘤、椎基底动脉供血不足的情况下出现。

4. 头痛伴视力障碍 见于青光眼、脑肿瘤。

5. 头痛伴脑膜刺激征阳性 提示脑膜炎、蛛网膜下腔出血等。

6. 头痛伴癫痫发作 提示脑血管畸形、脑肿瘤、脑内寄生虫病等疾病的可能性。

7. 头痛伴神经功能紊乱症状 可考虑为神经症性头痛。

（五）问诊要点

1. 发病情况 起病时间、缓急，有无剧烈运动、过度疲劳、情绪波动、脑外伤等。

2. 临床表现 头痛出现的时间、病程长短、程度、部位与范围、性质、持续时间与规律、激发或缓解因素等。

3. 伴随症状 是否伴有失眠、焦虑、剧烈呕吐（是否喷射性）、头晕、眩晕、晕厥、出汗、抽搐、视力障碍、感觉或运动异常、精神异常、嗜睡及意识障碍等相关症状。

4. 诊疗经过 是否到过医院就诊，做过何种检查及治疗。

5. 一般情况 起病后饮食、睡眠、排便情况，精神状态，体重变化等。

6. 相关病史 有无高血压、动脉硬化、颅脑外伤、肿瘤、精神疾病、癫痫及神经症；有无眼、耳、鼻、牙齿等部位病变；职业特点及毒物接触史。

二、胸痛

胸痛主要由胸部疾病所致，也可由其他疾病引起，是临床上常见的症状。胸痛的程度因个体痛阈的差异而不同，与疾病病情轻重程度不完全一致。

（一）病因

各种化学、物理因素及刺激因子均可刺激胸部的感觉神经纤维产生痛觉冲动，并传至大脑皮层的痛觉中枢引起胸痛。常见原因如下。

1. 胸壁疾病 如肋骨骨折、肋间神经炎、肋软骨炎、急性皮炎、皮下蜂窝织炎、带状疱疹、流行性肌炎、急性白血病、多发性骨髓瘤等。

2. 心血管疾病 冠状动脉粥样硬化性心脏病（如心绞痛、心肌梗死等）、胸主动脉瘤（夹层动脉瘤）、肺梗死、心肌病、二尖瓣或主动脉瓣病变、急性心包炎、肺动脉高压以及神经症等。

3. 呼吸系统疾病 自发性气胸、血胸、胸膜炎、胸膜肿瘤、支气管炎、支气管肺癌等。

4. 纵隔疾病 纵隔肿瘤、纵隔炎、纵隔气肿等。

5. 其他 痛风、食管炎、食管癌、食管裂孔疝、膈下脓肿、肝脓肿、脾梗死、过度通气综合征等。

（二）临床表现

1. 发病年龄 青壮年胸痛多考虑自发性气胸、结核性胸膜炎、心肌炎、心肌病、风湿性心瓣膜病；40 岁以上则须注意心绞痛、心肌梗死和支气管肺癌。

2. 胸痛部位　大部分疾病引起的胸痛常有特定部位。如胸壁疾病所致的胸痛常固定在病变部位，且局部有压痛，若为胸壁皮肤的炎症性病变，局部可有红、肿、热、痛表现；肋软骨炎引起胸痛，常在第一、二肋软骨处见单个或多个隆起，局部有压痛，但无红肿表现；心绞痛及心肌梗死的疼痛多在心前区及胸骨后方或剑突下，可向左肩和左臂内侧放射，甚至达环指与小指，也可放射于左颈或面颊部，临床易误认为牙痛；胸膜炎引起的疼痛多在胸侧部；食管及纵隔病变引起的胸痛多在胸骨后；带状疱疹所致胸痛，可见成簇的水泡沿一侧肋间神经分布伴剧痛，且疱疹不超过体表中线；夹层动脉瘤引起疼痛多位于胸背部，向下放射至下腹、腰部与两侧腹股沟和下肢；肝胆疾病及膈下脓肿引起的胸痛多在右下胸，侵犯膈肌中心部时疼痛放射至右肩部；肺尖部肺癌（肺上沟癌、Pancoast 癌）引起疼痛多以肩部、腋下为主，向上肢内侧放射。

3. 胸痛性质　胸痛的程度可呈轻微、剧烈和隐痛。胸痛的性质多种多样。例如肋间神经痛为阵发性灼痛或刺痛；心绞痛呈绞榨样痛并有重压窒息感；心肌梗死则疼痛更为剧烈并有恐惧、濒死感；气胸在发病初期有撕裂样疼痛；胸膜炎常呈隐痛、钝痛和刺痛；食管炎多呈烧灼痛；带状疱疹呈刀割样或灼热样剧痛；夹层动脉瘤常呈突然发生胸背部撕裂样剧痛或锥痛；肺梗死亦可突然发生胸部剧痛或绞痛，常伴呼吸困难与发绀。

4. 疼痛持续时间　平滑肌痉挛或血管狭窄缺血所致的疼痛为阵发性；炎症、肿瘤、栓塞或梗死所致疼痛呈持续性。如心绞痛发作时间短暂（持续 1～5 分钟），而心肌梗死疼痛持续时间很长（数小时或更长）且不易缓解。

5. 影响疼痛因素　主要为疼痛发生的诱因、加重与缓解的因素。如心绞痛发作可在劳力或精神紧张时诱发，休息后或含服硝酸甘油或硝酸异山梨酯 1～2 分钟内可缓解，而对心肌梗死所致疼痛，服上药无效。胸膜炎及心包炎的胸痛可因咳嗽或用力呼吸而加剧。食管疾病多在进食时发作或加剧，服用抗酸剂和促动力药物可减轻或消失。

（三）伴随症状

1. 胸痛伴吞咽困难　常提示食管疾病，如胃食管反流病等。

2. 胸痛伴呼吸困难　常提示病变累及范围较大，如大叶性肺炎、自发性气胸、渗出性胸膜炎和肺梗死等。

3. 胸痛伴有咳嗽、咳痰和（或）发热　常见于气管、支气管和肺部疾病。

4. 胸痛伴咯血　常见于肺梗死、支气管肺癌。

5. 胸痛伴苍白、大汗、血压下降或休克　常见于心肌梗死、夹层动脉瘤、主动脉窦瘤破裂和大块肺梗死等。

（四）问诊要点

1. 一般资料　包括发病年龄、发病急缓、诱因、加重与缓解的方式。

2. 胸痛表现　包括胸痛部位、性质、程度、持续时间及其有无放射痛。

3. 伴随症状　包括呼吸、心血管、消化系统及其他各系统症状和程度。

4. 其他　有无烟酒史、外伤史、类似发作史及高血压、糖尿病等疾病史。

三、腹痛

腹痛是临床极其常见的症状。腹痛多由腹部脏器疾病所致，但腹腔外疾病及全身性疾病也可引起。腹痛的性质和程度，既受病变性质和刺激程度的影响，也受到神经和心理因素的影响。由于发病原因比较复杂，因此，必须仔细了解患者病史，认真进行全面体格检查和必要的辅助检查（包括化验检查与器械检查），并联系病理生理改变，进行综合分析，才能做出正确诊断。临床上一般将腹痛分为急性腹痛和慢性腹痛。其中属于外科范围（须作外科紧急处理）的急性腹痛称为“急腹症”。

（一）病因

1. 急性腹痛 有起病急、病情重和变化快的特点。

（1）腹腔器官急性炎症 如急性胃炎、急性肠炎、急性胰腺炎、急性胆囊炎、急性阑尾炎等。

（2）腹膜炎症 多由胃肠穿孔、肠梗阻等引起，少部分可见自发性腹膜炎。

（3）脏器扭转或破裂 如肠扭转、肠绞窄、胃肠穿孔、肠系膜或大网膜扭转、卵巢扭转、肝破裂、脾破裂、异位妊娠破裂等。

（4）空腔脏器阻塞或扩张 如肠梗阻、肠套叠、胆道结石、胆道蛔虫症、泌尿系统结石梗阻等。

（5）腹腔内血管阻塞 如缺血性肠病、腹主动脉夹层和门静脉血栓形成。

（6）腹壁疾病 如腹壁挫伤、腹壁脓肿及腹壁皮肤带状疱疹。

（7）胸腔疾病所致的腹部牵涉性痛 如肺炎、肺梗死、心绞痛、心肌梗死、急性心包炎、胸膜炎、食管裂孔疝。

（8）全身性疾病所致的腹痛 如腹型过敏性紫癜、腹型风湿热、糖尿病酸中毒、尿毒症、血卟啉病、铅中毒等。

2. 慢性腹痛 起病慢、病程长，多为间歇性，或为急性起病腹痛迁延不愈。

（1）腹腔脏器的慢性炎症 如慢性胃肠炎、慢性胆囊炎及胆道感染、慢性胰腺炎、结核性腹膜炎、溃疡性结肠炎、Crohn 病等。

（2）溃疡 如胃、十二指肠溃疡。

（3）消化道运动障碍 如功能性消化不良、肠易激综合征等。

（4）腹腔脏器扭转或梗阻 如慢性肠梗阻、慢性胃、肠扭转、十二指肠壅滞。

（5）脏器包膜的牵张 实质性器官因病变肿胀，导致包膜张力增加而发生的腹痛，如肝淤血、肝炎、肝脓肿等。

（6）中毒与代谢障碍 如铅中毒、尿毒症等。

（7）肿瘤压迫及浸润 以恶性肿瘤居多，可能与肿瘤不断肿大压迫和侵犯感觉神经有关。

（二）临床表现

1. 腹痛发生的缓急 突发的腹痛，常见于急性胃肠穿孔、急性胰腺炎、阑尾炎、尿道结石、内脏出血等。缓慢起病者，多见于慢性肝胆疾病、溃疡病、肠寄生虫病等。

2. 诱发因素 胆囊炎或胆石症发作前常有进油腻食物史；急性胰腺炎发作前则常有酗酒史、暴饮暴食史；部分机械性肠梗阻多与腹部手术有关；腹部外伤或受暴力作用引起的剧痛并有休克者，可能是肝、脾破裂所致。

3. 腹痛部位 一般腹痛部位多为病变所在部位。如胃、十二指肠和胰腺疾病，疼痛多在中上腹部。胆囊炎、胆石症、肝脓肿等疼痛多在右上腹。急性阑尾炎疼痛在右下腹麦氏（McBurney）点。小肠疾病疼痛多在脐部或脐周。结肠疾病疼痛多在左下腹部。膀胱炎、盆腔炎及异位妊娠破裂，疼痛在下腹部。弥漫性或部位不定的疼痛见于急性弥漫性腹膜炎、机械性肠梗阻、急性出血坏死性肠炎、腹型过敏性紫癜、血卟啉病、铅中毒等。

4. 腹痛性质及程度 突发的中上腹剧烈刀割样痛、烧灼样痛多为胃、十二指肠溃疡穿孔。中上腹持续性隐痛多为慢性胃炎及胃、十二指肠溃疡。上腹部持续性钝痛或刀割样疼痛呈阵发性加剧应考虑为急性胰腺炎。胆石症或泌尿系统结石常为阵发性绞痛，疼痛剧烈，致使患者辗转不安。阵发性剑突下钻顶样疼痛是胆道蛔虫症的典型表现。持续性、广泛性剧烈腹痛伴腹壁肌紧张或板样强直，提示为急性弥漫性腹膜炎。其中隐痛或钝痛多为内脏性疼痛，由胃肠张力变化或轻度炎症引起，胀痛可能为实质脏器包膜牵张所致。

5. 发作时间　餐后痛多由于胆胰疾病、胃部肿瘤或消化不良所致；周期性、节律性上腹痛见于胃、十二指肠溃疡；子宫内膜异位患者，腹痛与月经来潮相关。

6. 与体位的关系　某些体位可使腹痛加剧或减轻，有可能成为诊断的线索。如胃食管反流病患者烧灼痛在躯体前屈时明显，直立位时减轻；胃黏膜脱垂患者左侧卧位可使疼痛减轻；十二指肠壅滞症患者胸膝卧位或俯卧位可使腹痛及呕吐等症状缓解；胰体癌患者仰卧位时疼痛明显，而前倾位或俯卧位时则减轻。

（三）伴随症状

1. 腹痛伴发热、寒战　常提示有炎症存在，见于急性胆系感染、肝脓肿、腹腔脓肿，也可见于腹腔外感染性疾病。

2. 腹痛伴呕吐、反酸、腹泻　提示食管、胃肠病变，呕吐量大常见于胃肠道梗阻；伴反酸、嗳气者提示胃十二指肠溃疡或胃炎；伴腹泻者提示消化吸收障碍或肠道炎症、肠溃疡或肿瘤。

3. 腹痛伴黄疸　见于肝及胆道炎症、胆石症、胰头癌等。急性溶血性贫血也可出现腹痛与黄疸。

4. 腹痛伴血尿　见于泌尿系疾病（如泌尿系结石）。

5. 腹痛伴血便　见于溃疡性结肠炎、肠结核、急性出血性坏死性肠炎等。

6. 腹痛伴休克　同时伴有贫血者可能是腹腔脏器破裂（如肝、脾或异位妊娠破裂）；无贫血者则见于胃肠穿孔、绞窄性肠梗阻、肠扭转、急性出血坏死性胰腺炎等。腹腔外疾病如心肌梗死、肺炎也可有腹痛与休克，应特别警惕。

（四）问诊要点

1. 腹痛与年龄、性别、职业的关系　幼儿腹痛常见原因有先天畸形、肠套叠、蛔虫病等；青壮年腹痛以消化性溃疡、急性阑尾炎、胰腺炎等多见；中老年以胆囊炎、胆石症、恶性肿瘤、心血管疾病多见；育龄期妇女应考虑卵巢囊肿扭转、异位妊娠等；如有长期铅接触史的腹痛患者，要考虑铅中毒。

2. 腹痛起病情况　有无不洁饮食、外科手术等诱因。急性起病者应特别注意各种急腹症的鉴别，仔细询问、寻找诊断线索。缓慢起病者涉及功能性与器质性及良性与恶性疾病的区别，除须注意病因、诱因外，还应特别注意缓解因素。

3. 腹痛的部位及变化　腹痛的部位一般多为病变所在部位。临床上不少疾病的腹痛涉及多种发生机制，如阑尾炎早期疼痛在脐周或上腹部，常有恶心、呕吐，为内脏性疼痛。随着疾病的发展，持续而强烈的炎症刺激影响相应脊髓节段的躯体传入纤维，出现牵涉痛，疼痛转移至右下腹麦氏（McBurney）点；当炎症进一步发展波及腹膜壁层，则出现躯体性疼痛，程度剧烈，伴以压痛、肌紧张及反跳痛。

4. 腹痛的性质和严重程度　腹痛的性质与病变性质密切相关。持续钝痛可能为实质脏器牵张或腹膜外刺激所致；剧烈刀割样疼痛多见于脏器穿孔或严重炎症；隐痛或胀痛反映病变轻微，可能由于脏器轻度扩张或包膜牵扯等；烧灼样痛多与化学性刺激（如胃酸的刺激）有关；绞痛多由空腔脏器痉挛、扩张或梗阻引起，临床常见者有肠绞痛、胆绞痛和肾绞痛，三者鉴别要点如表2-1。

表2-1　肠绞痛、胆绞痛及肾绞痛的鉴别要点

疼痛类别	疼痛部位	伴随症状
肠绞痛	脐周或下腹部	伴恶心、呕吐、腹泻、肠鸣音增强、便秘等
胆绞痛	右上腹，可放射右背部	伴发热、黄疸，Murphy征阳性或肝大
肾绞痛	腰部，向腹股沟、大腿内侧放射	伴尿频、尿急、尿中有红细胞、蛋白质等

5. 腹痛的时间　尤其是与进食、活动、体位的关系，已如前述。饥饿时疼痛、进食后缓解多考虑

高酸分泌性胃病，如十二指肠溃疡。

6. 既往病史询问 既往相关病史对于腹痛的诊断颇有帮助，如有消化性溃疡病史要考虑溃疡复发或穿孔；有心血管病史要考虑血管栓塞；有酗酒史要考虑急性胰腺炎和急性胃炎；育龄期妇女有停经史要考虑异位妊娠。

四、腰背痛

腰背痛是临床常见的症状之一。许多疾病可引起腰背痛，局部病变引起者占多数，可能与腰背部长期负重，其结构易于损伤有关。邻近器官病变波及或放射性腰背痛也很常见。

（一）病因与发生机制

腰背痛的病因与发生机制复杂多样，腰背部的组织自外向内包括皮肤、皮下组织、肌肉、韧带、脊椎、肋骨和脊髓，上述任何组织的病变均可引起腰背痛。此外，腰背部的邻近器官病变也可引起腰背痛。

1. 按引起腰背痛的病因可分为五大类

（1）外伤性

1）急性损伤：因各种直接或间接暴力、肌肉拉力所致的腰椎骨折、脱位或腰肌软组织损伤。

2）慢性损伤：工作时的不良体位、劳动姿势、搬运重物等引起的慢性累积性损伤，遇到潮湿寒冷等物理性刺激后极易发生腰背痛。

（2）炎症性

1）感染性：可见于结核菌、化脓菌或伤寒菌对腰部及软组织的侵犯形成感染性炎症。

2）无菌性炎症：寒冷、潮湿、变态反应和重手法推拿可引起骨及软组织炎症，病理表现为骨膜、韧带、筋膜和肌纤维的渗出、肿胀和变性。

（3）退行性变 近年来因胸腰椎的退行性改变引起的腰背痛呈上升趋势。人体发育一旦停止，其退行性改变则随之而来，一般认为人从 20～25 岁脊柱开始退变，包括纤维环及髓核组织退变。如过度活动、经常处于负重状态，则髓核易于脱出。前后纵韧带，小关节随椎体松动移位，引起韧带骨膜下出血，微血肿机化，骨化形成骨刺。髓核突出和骨刺可压迫或刺激神经引起疼痛。

（4）先天性疾病 最常见于腰骶部，是引起下腰痛的常见病因。常见的有隐性脊柱裂、腰椎骶化或骶椎腰化、漂浮棘突、发育性椎管狭窄和椎体畸形等。此类疾病在年轻时常无症状。但以上骨性结构所形成的薄弱环节，为累积性损伤时出现腰背痛提供了基础。

（5）肿瘤性疾病 原发性或转移性肿瘤对胸腰椎及软组织的侵犯。

2. 按引起腰背痛的原发病部位可分为四大类

（1）脊椎疾病 如脊椎骨折，椎间盘突出，增生性脊柱炎、感染性脊柱炎、脊椎肿瘤、先天性畸形等。

（2）脊柱旁软组织疾病 如腰肌劳损，腰肌纤维组织炎、风湿性多肌炎。

（3）脊神经根病变 如脊髓压迫症、急性脊髓炎、腰骶神经炎、颈椎炎。

（4）内脏疾病 呼吸系统疾病如肺胸膜病变引起上背部疼痛；泌尿系统疾病如肾输尿管结石、炎症；盆腔、直肠、前列腺及附件炎症均可引起放射性腰背部疼痛。

（二）临床表现

1. 脊椎病变

（1）脊椎骨折 有明显的外伤史，且多由高空坠下，足或臀部先着地所致，骨折部有压痛和叩痛，脊椎可能有后突或侧突畸形，并有活动障碍。

（2）椎间盘突出　青壮年多见，以腰4～骶1易发。常有搬重物或扭伤史，可突然或缓慢发病。主要表现为腰痛和坐骨神经痛，二者可同时或单独存在。咳嗽、喷嚏时疼痛加重，卧床休息时缓解。可有下肢麻木、冷感或间歇性跛行。

（3）增生性脊柱炎　又称退行性脊柱炎，多见于50岁以上患者，晨起时感腰痛、酸胀，僵直而活动不便，活动腰部后疼痛好转，但过多活动后腰痛又加重。疼痛以傍晚时明显，平卧可缓解。疼痛不剧烈，叩击腰部有舒适感。腰椎无明显压痛。

（4）结核性脊椎炎　是感染性脊椎炎中最常见的疾病，腰椎最易受累，其次为胸椎。背痛常为结核性脊椎炎的首发症状。疼痛局限于病变部位，呈隐痛、钝痛或酸痛，夜间明显，活动后加剧，伴有低热，盗汗、乏力、食欲下降等。晚期可有脊柱畸形，冷脓肿及脊髓压迫症状。

（5）化脓性脊柱炎　本病不多见，常因败血症、外伤、腰椎手术、腰穿和椎间盘造影感染所致。患者感剧烈腰背痛，有明显压痛及叩痛，伴畏寒、高热等全身中毒症状。

（6）脊椎肿瘤　以转移性恶性肿瘤多见，如前列腺癌、甲状腺癌和乳腺癌等转移或多发性骨髓瘤累及脊椎。其表现为顽固性腰背痛，剧烈而持续，休息和药物均难缓解，并有放射性神经根痛。

2. 脊柱旁组织病变

（1）腰肌劳损　表现为腰骶酸痛、钝痛，休息时缓解，劳累后加重。特别是弯腰工作时疼痛明显，而伸腰或叩击腰部时疼痛可缓解。

（2）腰肌纤维炎　表现为腰背部弥漫性疼痛，以腰椎两旁肌肉及髂嵴上方为主，晨起时加重，活动数分钟后好转，但活动过多疼痛又加重。轻叩腰部疼痛可缓解。

3. 脊神经根病变

（1）脊髓压迫症　见于椎管内原发性或转移性肿瘤、硬膜外脓肿或椎间盘突出等。主要表现为神经根激惹征，患者常感觉颈背痛或腰痛，并沿一根或多根脊神经后根分布区放射，疼痛剧烈，呈烧灼样或绞窄样痛，脊柱活动、咳嗽、喷嚏时加重。有一定定位性疼痛，并可有感觉障碍。

（2）蛛网膜下腔出血　蛛网膜下腔所出的血液刺激脊膜和脊神经后根时可引起剧烈的腰背痛。

（3）腰骶神经根炎　主要为下背部和腰骶部疼痛，并有僵直感，疼痛向臀部及下肢放射，腰骶部有明显压痛，严重时有节段性感觉障碍，下肢无力，肌萎缩，腱反射减退。

4. 内脏疾病引起的腰背痛

（1）泌尿系统疾病　肾炎、肾盂肾炎、泌尿道结石、结核、肿瘤、肾下垂和肾积水等多种疾病可引起腰背痛。不同疾病有其不同特点。肾炎呈深部胀痛，位于腰肋三角区，并有轻微叩痛；肾盂肾炎腰痛较鲜明，叩痛较明显；肾脓肿多为单侧腰痛，常伴有局部肌紧张和压痛；肾结石多为绞痛，叩痛剧烈；肾肿瘤引起的腰痛多为钝痛或胀痛，有时呈绞痛。

（2）盆腔器官疾病　男性前列腺炎和前列腺癌常引起下腰骶部疼痛，伴有尿频、尿急、排尿困难；女性慢性附件炎，宫颈炎，子宫脱垂和盆腔炎等可引起腰骶部疼痛，且伴有下腹坠胀感和盆腔压痛。

（3）消化系统疾病　消化道及脏器的传入纤维的传入与一定皮肤区的传入纤维进入相同的脊髓段，故内脏传入疼痛感觉刺激兴奋了皮肤区的传入纤维，引起感应性疼痛。胃、十二指肠溃疡，后壁慢性穿孔时直接累及脊柱周围组织，引起腰背肌肉痉挛出现疼痛。上腹部疼痛的同时，可出现下胸上腰椎区域疼痛；急性胰腺炎常有左侧腰背部放射痛；四分之一的胰腺癌可出现腰背痛，取前倾坐位时疼痛缓解，仰卧位时加重；溃疡性结肠炎和克罗恩病，消化道功能紊乱时，常伴有下腰痛。

（4）呼吸系统疾病　胸膜炎、肺结核和支气管肺癌等可引起后胸和侧胸肩胛部疼痛。背痛的同时常伴有呼吸系统症状及体征，胸膜病变时常在深呼吸时加重，而脊柱本身无病变、无压痛、运动不受限。

（三）伴随症状

1. 伴脊柱畸形 外伤后畸形多因脊柱骨折，错位所致；自幼畸形多为先天性脊柱疾病所致；缓慢起病者见于脊柱结核和强直性脊柱炎。

2. 伴活动受限 见于脊柱外伤，强直性脊柱炎，肾部软组织急性扭挫伤。

3. 伴发热 伴长期低热者见于脊柱结核和类风湿关节炎；伴高热者见于化脓性脊柱炎和椎旁脓肿。

4. 伴尿频、尿急及排尿不尽 见于尿路感染、前列腺炎或前列腺肥大；腰背剧痛伴血尿，见于肾或输尿管结石。

5. 伴嗳气、反酸和上腹胀痛 见于胃、十二指肠溃疡或胰腺病变。

6. 伴腹泻或便秘 见于溃疡性结肠炎或克罗恩病。

7. 下腰痛伴月经异常、痛经、白带过多 见于宫颈炎，盆腔炎、卵巢及附件炎症或肿瘤。

（四）问诊要点

1. 一般资料 包括发病年龄、职业特点、发病急缓、诱因、加重与缓解的方式。

2. 疼痛表现 包括部位，程度，性质，持续性抑或间断性，有无规律，白天重抑或夜间重，休息后可否缓解，活动后加重抑或缓解。

3. 伴随症状 除腰背痛外，是否有相应脏器病变的症状。

4. 诊治经过。

5. 其他 有无烟酒史、外伤史、家族史等疾病史。

五、关节痛

关节痛是关节疾病最常见的症状，可因单纯的关节病变或全身性疾病所致。关节痛分为急性和慢性两类。急性关节痛以关节及其周围组织的炎性反应为主，慢性关节痛则以关节囊肥厚及骨质增生为主。

（一）病因与发生机制

引起关节痛的疾病种类繁多，病因复杂，常见的有如下几类。

1. 外伤性

（1）急性损伤 因外力碰撞关节或使关节过度伸展扭曲，关节骨质、肌肉、韧带等结构损伤，造成关节脱位或骨折，血管破裂出血，组织液渗出，关节肿胀而引起疼痛。

（2）慢性损伤 持续的慢性机械损伤，或急性外伤后关节面破损留下粗糙瘢痕，使关节润滑作用消失，长期摩擦关节面，产生慢性损伤。长期负重，使关节软骨及关节面破坏；关节活动过度，可造成关节软骨的累积性损伤；关节扭伤处理不当或骨折愈合不良，畸形愈合所致负重不平衡，造成关节慢性损伤。

2. 感染性 细菌直接侵入关节内，如外伤后细菌侵入关节；败血症时细菌经血液到达关节内；关节邻近骨髓炎，软组织炎症、脓肿蔓延至关节内；关节穿刺时消毒不严或将关节外细菌带入关节内。常见的病原菌有葡萄球菌，肺炎链球菌、脑膜炎球菌、结核杆菌和梅毒螺旋体等。

3. 变态反应和自身免疫性

（1）变态反应性关节炎 因病原微生物及其产物、药物、异种血清与血液中的抗体形成免疫复合物，流经关节沉积在关节腔，引起组织损伤和关节病变。如类风湿关节炎、细菌性痢疾、过敏性紫癜和结核菌感染所致的反应性关节炎。

（2）自身免疫性关节炎 外来抗原或理化因素使宿主组织成分改变，形成自身抗原刺激机体产生自身抗体，引起器官和非器官特异性自身免疫病。关节病变是全身性损害之一，表现为滑膜充血水肿，软骨进行性破坏，导致关节畸形。如类风湿关节炎、系统性红斑狼疮引起的关节病变。

4. 退行性关节病 又称增生性关节炎或肥大性关节炎。分原发性和继发性两种。原发性无明显局部病因。多见于肥胖老人，女性多见，有家族史，常有多关节受累。继发性骨关节病变多有创伤、感染或先天性畸形等基础病变，并与吸烟、肥胖和重体力劳动有关。多由于关节的炎症或慢性劳损、局部损伤等引起关节面发生退行性改变，软骨下骨板反应性增生，形成骨刺，导致关节肿胀、疼痛及功能受限。

5. 代谢性骨病 维生素 D 代谢障碍所致的骨质软化性骨关节病，如阳光照射不足，消化不良、维生素 D 缺乏和磷摄入不足等。各种病因所致的骨质疏松性关节病，如老年性、失用性骨质疏松；脂质代谢障碍所致的高脂血症性关节病，骨膜和关节腔组织脂蛋白转运代谢障碍性关节炎；嘌呤代谢障碍所致的痛风；某些代谢内分泌疾病如糖尿病性骨病、皮质醇增多症性骨病、甲状腺或甲状旁腺疾病引起的骨关节病等均可出现关节疼痛。

6. 骨关节肿瘤 良性肿瘤如骨样骨瘤、骨软骨瘤、骨巨细胞瘤和骨纤维异常增殖症。恶性骨肿瘤如骨肉瘤、软骨肉瘤、骨纤维肉瘤、滑膜肉瘤和转移性骨肿瘤。

（二）临床表现

1. 外伤性关节痛 急性外伤性关节痛常在外伤后即出现受损关节疼痛、肿胀和功能障碍。慢性外伤性关节炎有明确的外伤史，反复出现关节痛，常于过度活动和负重及气候寒冷等刺激时诱发，药物及物理治疗后缓解。

2. 化脓性关节炎 起病急，全身中毒症状明显，早期则有畏寒、寒战和高热，体温高达 39℃ 以上。病变关节红、肿、热、痛。位置较深的肩关节和髋关节则红肿不明显。患者常感病变关节持续疼痛，功能严重障碍，各个方向的被动活动均引起剧烈疼痛，患者常不愿活动患肢。

3. 结核性关节炎 儿童和青壮年多见。负重大、活动多，肌肉不发达的关节易患。脊柱最常见，其次为髋关节和膝关节。早期症状和体征不明显。活动期常有乏力、低热、盗汗及食欲下降。病变关节肿胀疼痛，但疼痛程度较化脓性关节炎轻。活动后疼痛加重。晚期有关节畸形和功能障碍。如关节旁有窦道形成，常可见有干酪样物质流出。

4. 风湿性关节炎 起病急剧。常为链球菌感染后出现，以膝、踝、肩和髋关节多见。病变关节出现红、肿、热、痛，呈游走性，肿胀时间短，消失快，常在 1～6 周内自然消肿，不留下关节僵直和畸形改变。

5. 类风湿关节炎 多由一个关节起病，以手中指指间关节首发疼痛。继而出现其他指间关节和腕关节的肿胀疼痛。也可累及踝、膝和髋关节，常对称。病变关节活动受限，晨僵。可伴有全身发热。晚期常因关节附近肌肉萎缩、关节软骨增生而出现畸形。

6. 退行性关节炎 早期表现为步行、久站和天气变化时病变关节疼痛，休息后缓解。如受累关节为掌指及指间关节，除关节疼痛外，患者常感觉手指僵硬肿胀，活动不便。如病变在膝关节则常伴有关节腔积液，皮温升高，关节边缘有压痛。晚期病变关节疼痛加重，持续并向他处放射，关节有摩擦感，活动时有响声。关节周围肌肉挛缩常呈屈曲畸形，患者常有跛行。

7. 痛风关节炎 常在饮酒、劳累或高嘌呤饮食后急起关节剧痛，局部皮肤红肿灼热。患者常于夜间痛醒。以第 1 跖趾关节、拇指关节多见。踝、手、膝、腕和肘关节也可受累。病变呈自限性，有时在 1～2 周内自行消退，但经常复发。晚期可出现关节畸形，皮肤破溃，经久不愈，常有白色乳酪状分泌物流出。

（三）伴随症状

1. 伴高热、畏寒、局部红肿灼热，见于化脓性关节炎。

2. 伴低热、乏力、盗汗、消瘦、食欲下降，见于结核性关节炎。

3. 全身小关节对称性疼痛伴晨僵和关节畸形，见于类风湿关节炎。

4. 关节疼痛呈游走性伴心肌炎、舞蹈病，见于风湿热。

5. 伴血尿酸升高、局部红肿灼热，见于痛风。

6. 伴皮肤红斑、光过敏、低热和多器官损害，见于系统性红斑狼疮。

7. 伴皮肤紫癜、腹痛、腹泻，见于关节受累型过敏性紫癜。

（四）问诊要点

1. 关节痛的时间、性质、范围、程度、与活动的关系；关节痛是否具有游走性或进行性、自限性等。

2. 休息后可否缓解，有无起床后感觉关节不灵活，活动后逐渐缓解；有无外伤史、手术史等。

3. 是否伴有活动受限以及受限的范围和程度；有无伴随发热、咽痛、咳嗽、出血等。

4. 有无特殊用药史，如激素、抗菌药物、利尿剂、抗结核药物等；关节有无创性检查和治疗史，如关节镜检查、关节腔穿刺等。

5. 既往史、个人史及家族史。

第三节　咳嗽与咳痰

PPT

情境导入

情境描述　患者，男性，31岁。以“咳嗽、咳脓痰8年，加重3天伴咯血”入院。患者8年前开始，每年反复咳嗽、咳痰，受凉感冒后加重，脓痰量较多。近3天来，感冒后，痰量增多，伴少量咯血。既往5岁时有麻疹后肺炎病史。查体：左下肺可闻及湿音，双手可见杵状指。

讨论　该患者咳嗽、咳痰的临床特点是什么？是由什么病因引起？

咳嗽、咳痰是临床最常见的症状之一。咳嗽是一种反射性防御动作，通过咳嗽可以清除呼吸道分泌物及气道内异物。但咳嗽也有不利的一面，例如咳嗽可使呼吸道内感染扩散，剧烈的咳嗽可导致呼吸道出血，甚至诱发自发性气胸，频繁的咳嗽也会影响正常的工作与休息。痰是气管、支气管的分泌物或肺泡内的渗出液，借助于支气管黏膜上皮纤毛运动和平滑肌收缩及咳嗽运动将其排出称为咳痰。

一、病因

1. 呼吸道疾病　当鼻咽部至小支气管整个呼吸道黏膜受到刺激时，均可引起咳嗽。当肺泡内有分泌物、渗出物、漏出物进入小支气管即可引起咳嗽，或某些化学刺激物刺激分布于肺的C纤维末梢亦可引起咳嗽。如咽喉炎、喉结核、喉癌等可引起干咳，气管-支气管炎、支气管扩张、支气管哮喘、支气管内膜结核，各种物理（包括异物）、化学、过敏因素对气管、支气管的刺激，肺部细菌、结核杆菌、真菌、病毒、支原体或寄生虫感染，以及肺部肿瘤均可引起咳嗽和（或）咳痰。而呼吸道感染是引起咳嗽、咳痰最常见的原因。

2. 胸膜疾病　如各种原因所致的胸膜炎、胸膜间皮瘤、自发性气胸或胸腔穿刺等均可引起咳嗽。

3. 心血管疾病　二尖瓣狭窄或各种原因所致左心衰竭引起肺淤血或肺水肿时，或因右心或体循环静脉栓子脱落造成肺梗死时，肺泡与支气管内水肿液、漏出或渗出物均可刺激肺泡壁及支气管黏膜引起咳嗽。

4. 中枢神经因素 从大脑皮质发出冲动传至延髓咳嗽中枢，人可随意引起咳嗽反射或抑制咳嗽反射。如皮肤受冷刺激或三叉神经分布的鼻黏膜及舌咽神经支配的咽峡炎黏膜受刺激时，均可反射性引起咳嗽。脑炎、脑膜炎时也可出现咳嗽。

5. 其他因素 所致慢性咳嗽如服用血管紧张素转化酶抑制剂后咳嗽、胃食管反流病所致咳嗽、习惯性及心理性咳嗽等。

二、临床表现

1. 年龄与性别 小儿呛咳的主要原因是异物吸入或支气管淋巴结肿大；青壮年长期咳嗽多见于肺结核、支气管扩张；青年女性长期咳嗽可见于支气管黏膜结核、支气管腺瘤；40 岁以上吸烟男性咳嗽多见于慢性支气管炎、支气管肺癌等。

2. 咳嗽的性质 咳嗽无痰或痰量极少，称为干性咳嗽，常见于急性或慢性咽喉炎、急性支气管炎初期、喉癌、气管受压、支气管异物、支气管肿瘤、胸膜疾病、原发性肺动脉高压以及二尖瓣狭窄等。咳嗽伴有咳痰称为湿性咳嗽，常见于慢性支气管炎、肺炎、支气管扩张、肺脓肿和空洞型肺结核等。

3. 咳嗽的时间与规律 发作性咳嗽见于百日咳、支气管内膜结核以及以咳嗽为主要症状的支气管哮喘（变异性哮喘）等。突发性咳嗽常由于吸入刺激性气体或异物、气管或支气管分叉处受淋巴结或肿瘤等压迫引起。长期慢性咳嗽，多见于慢性支气管炎、支气管扩张、哮喘、肺脓肿及肺结核等。夜间咳嗽加重常见于左心衰竭和肺结核患者，引起夜间咳嗽的原因，可能与夜间肺淤血加重及迷走神经兴奋性增高有关。

4. 咳嗽的音色 即咳嗽声音的特点。①咳嗽声音嘶哑，多为声带的炎症或肿瘤压迫喉返神经所致；②鸡鸣样咳嗽，多见于百日咳、会厌和喉部疾患或气管受压，表现为连续阵发性剧咳伴有高调吸气回声；③金属音咳嗽，常因纵隔肿瘤、主动脉瘤或支气管癌直接压迫气管所致；④咳嗽声音低微或无力，见于严重肺气肿、声带麻痹及极度衰弱的患者。

5. 痰量和性质 健康人很少有痰，急性呼吸道炎症时痰量较少，支气管扩张、肺脓肿和支气管胸膜瘘时痰量增多。排痰与体位有关，痰量多时静置后可出现分层现象：上层为泡沫，中层为浆液或浆液脓性，下层为坏死物质。痰的性质可分为以下四类。

（1）黏液性痰 多见于急性支气管炎、支气管哮喘及大叶性肺炎的初期，也可见于慢性支气管炎、肺结核等。

（2）浆液性痰 见于肺水肿。

（3）脓性痰 见于化脓性细菌性下呼吸道感染。

（4）血性痰 是由于呼吸道黏膜受侵害、损害毛细血管或血液渗入肺泡所致。

上述各种痰液均可带血。痰液的颜色和气味对某些肺部疾病常有提示作用。如恶臭痰提示有厌氧菌感染；铁锈色痰为典型肺炎球菌肺炎的特征；黄绿色或翠绿色痰，提示铜绿假单胞菌感染；痰白黏稠且牵拉成丝难以咳出，提示有真菌感染；粉红色泡沫痰是肺水肿的特征；大量稀薄浆液性痰中含粉皮样物，提示棘球蚴病（包虫病）；日咳数百至上千毫升浆液泡沫痰，要警惕肺泡癌的可能。

三、伴随症状

1. 咳嗽伴发热 常提示感染性疾病。多见于急性呼吸道感染、肺结核、胸膜炎等。

2. 咳嗽伴胸痛 多见于各种肺炎、胸膜炎、支气管肺癌、肺梗死和自发性气胸等。

3. 咳嗽伴咯血 常见于支气管扩张、肺结核、肺脓肿、支气管肺癌、二尖瓣狭窄及支气管结石等。

4. 咳嗽伴呼吸困难 见于喉水肿、喉肿瘤、支气管哮喘、慢性阻塞性肺疾病、重症肺炎、肺结核、大量胸腔积液、气胸、肺淤血、肺水肿及气管或支气管异物。

5. 咳嗽伴大量脓痰 常见于支气管扩张、肺脓肿和支气管胸膜瘘。

6. 咳嗽伴有哮鸣音 提示气道狭窄或痉挛性病变存在。多见于支气管哮喘、慢性喘息性支气管炎、心源性哮喘或弥漫性泛细支气管炎，固定性哮鸣音见于气管和支气管异物、支气管内膜结核及肺癌等。

7. 咳嗽伴有杵状指（趾） 常见于支气管扩张、慢性肺脓肿、支气管肺癌和脓胸等。

8. 咳嗽伴有发绀 常见于重症心肺疾患，如自发性气胸、肺源性心脏病伴有心功能不全。

四、问诊要点

1. 性别与年龄 疾病的发生与性别和年龄有一定关系。如异物吸入或支气管淋巴结肿大是儿童呛咳的主要原因；长期咳嗽对青壮年来说首先考虑肺结核、支气管扩张，而对 40 岁以上吸烟男性应考虑慢性支气管炎、肺气肿及支气管肺癌，对青年女性患者需注意支气管结核和支气管腺瘤。

2. 咳嗽的时间 慢性支气管炎、支气管扩张及肺脓肿患者咳嗽多于清晨或夜间变动体位时明显；左心衰和肺结核患者则夜间咳嗽明显。慢性支气管炎的咳嗽还与季节有关，多发生于秋冬季，气候转暖后减轻或缓解；哮喘引起的咳嗽多发生于春秋季，常在夜间更明显。

3. 咳嗽的程度与音色 咳嗽程度是重是轻，是单声还是连续性咳嗽或者发作性剧咳，对咳嗽病因的鉴别具有重要意义。如单声咳嗽常出现在干性胸膜炎、大叶性肺炎等患者；声嘶多出现在声带的炎症或肿瘤压迫喉返神经的患者；鸡鸣样咳嗽多出现在百日咳、喉部疾患患者；金属音咳嗽多为胸部肿瘤患者的表现；发作性咳嗽或嗅到不同异味时咳嗽加剧多见于支气管哮喘患者。慢性干咳（3 个月以上）需注意有无后鼻部分泌物滴流、变异性哮喘、慢性支气管炎和胃食管反流的存在。

4. 咳嗽伴随症状 伴随症状是鉴别诊断的重要依据。伴高热、胸痛多考虑肺炎、肺脓肿、脓胸、胸膜炎等疾病；伴咯血首先考虑支气管扩张、肺结核（尤其是空洞型）和支气管肺癌等疾病；伴大量脓臭痰，将痰收集静置后出现明显分层现象多见于支气管扩张和肺脓肿患者；伴随有体重进行性下降需考虑支气管肺癌或肺结核等。

PPT

第四节 咯 血

情境导入

情境描述 患者，男性，57 岁。5 天前无诱因出现咳嗽、痰中带血丝，伴左上胸部隐痛。既往体健，无肺结核等传染病病史。吸烟 30 年，每天 2 包。查体：左上侧胸部呼吸运动减弱，触诊语颤减弱，叩诊为浊音，听诊呼吸音降低。

讨论 患者咯血的病因是什么？临床特点有哪些？

咯血是指喉及喉部以下的呼吸道的出血，经口腔咯出。少量咯血有时仅表现为痰中带血，大咯血时血液从口鼻涌出，常可阻塞呼吸道，造成窒息死亡。一旦出现经口腔排血，医生需要仔细鉴别是口腔、鼻腔、上消化道的出血还是咯血。鉴别时须先检查口腔与鼻咽部，观察局部有无出血灶，鼻出血多自前鼻孔流出，鼻中隔前下方常能发现出血灶；鼻腔后部出血，尤其是出血量较多时，易与咯血混淆，此时血液经后鼻孔沿软腭与咽后壁下流，使患者在咽部有异物感，用鼻咽镜检查即可确诊。其次，还需要与呕血进行鉴别。呕血是指上消化道如食管、胃及十二指肠出血经口腔呕出，对于咯血与呕血可根据病史、体征及其他检查方法进行鉴别（表 2-2）。

表 2-2 咯血与呕血的鉴别

鉴别要点	咯血	呕血
病因	肺结核、肺癌、支气管扩张、心脏病	消化道溃疡、肝硬化、急性胃黏膜病变
前驱症状	胸闷、咳嗽及咽喉痒感等	恶心、呕吐及上腹部不适等
出血方式	咯出	呕出
出血的颜色	鲜红色	暗红色、棕色，偶见鲜红色
血中的混合物	痰、泡沫	胃液、食物残渣
黑便	无，咽下血液较多时可见	有，多为柏油样便，可持续数日
酸碱反应	碱性	酸性
出血后痰的性状	常有血痰数日	无痰

一、病因

咯血原因较多，主要见于呼吸系统和心血管系统疾病。

1. 支气管疾病 常见于支气管扩张、支气管肺癌、支气管结核和慢性支气管炎等；少见于有支气管结石、支气管腺瘤、支气管黏膜非特异性溃疡等。其发生机制主要是支气管黏膜或毛细血管通透性增加（炎症、肿瘤、结石等），或黏膜下血管破裂所致。

2. 肺部疾病 常见于肺炎、肺结核、肺脓肿等；较少见于肺淤血、肺梗死、肺寄生虫病、肺真菌病、肺泡炎等。肺炎出现的咯血，常见于金黄色葡萄球菌肺炎、肺炎球菌肺炎、肺炎杆菌肺炎和军团菌肺炎，支原体肺炎有时也可出现痰中带血。在我国，引起咯血的首要原因仍为肺结核。发生咯血的肺结核多为浸润型或空洞型肺结核，急性血行播散型肺结核较少出现咯血。肺结核咯血的机制为结核病变使毛细血管通透性增高，血液渗出，导致痰中带血或小血块；如病变累及小血管使管壁破溃，则造成中等量咯血；如空洞壁肺动脉分支形成的小动脉瘤破裂，或继发的结核性支气管扩张形成的动静脉瘘破裂，则造成大量咯血，甚至危及生命。

3. 心血管系统疾病 常见于二尖瓣狭窄，其次为先天性心脏病所致肺动脉高压或原发性肺动脉高压，也有肺梗死、肺血管炎、高血压病等。心血管系统疾病可引起小量咯血或痰中带血、大咯血、粉红色泡沫样血痰和黏稠暗红色血痰。少量咯血系肺泡壁或支气管内膜毛细血管破裂所致，大量咯血是由支气管黏膜下层支气管静脉破裂出血引起，急性肺水肿时出现粉红色泡沫样痰。

4. 其他 血液病如白血病、血小板减少性紫癜、血友病、再生障碍性贫血等；某些急性传染病如流行性出血热、肺出血型钩端螺旋体病等；风湿性疾病如系统性红斑狼疮、结节性多动脉炎、白塞病等；气管、支气管子宫内膜异位症等均可引起咯血。

二、临床表现

1. 年龄 青壮年咯血常见于肺结核、支气管扩张、二尖瓣狭窄等。40 岁以上有长期吸烟史（纸烟 20 支/日 ×20 年）者，应高度注意支气管肺癌的可能性。儿童慢性咳嗽伴少量咯血与低色素贫血，须注意特发性含铁血黄素沉着症的可能。

2. 咯血量 咯血量多少的标准尚无明确的界定，但一般认为每日咯血量在 100ml 以内为少量，100～500ml 为中等量，500ml 以上或一次咯血 300～500ml 为大量。大量咯血常见于空洞性肺结核、支气管扩张和慢性肺脓肿。支气管肺癌主要表现为痰中带血，呈持续或间断性，少有大咯血。慢性支气管炎和支原体肺炎也可出现痰中带血或血性痰，但常伴有剧烈咳嗽。

3. 颜色和性状 咯鲜红色血多见于肺结核、支气管扩张、肺脓肿和出血性疾病；铁锈色血痰可见于典型的肺炎球菌肺炎，也可见于肺吸虫病和肺泡出血；砖红色胶冻样痰见于典型的肺炎克雷伯菌肺炎。左心衰竭所致咯血为浆液性粉红色泡沫痰；肺梗死引起咯血为黏稠暗红色血痰；二尖瓣狭窄所致咯血多为暗红色。

三、伴随症状

1. 咯血伴发热 多见于肺炎、肺结核，肺脓肿、流行性出血热、支气管肺癌、肺出血型钩端螺旋体病等。

2. 咯血伴胸痛 多见于肺结核、肺梗死、肺炎球菌肺炎、支气管肺癌等。

3. 咯血伴黄疸 多见于钩端螺旋体病、肺炎球菌肺炎、肺梗死等。

4. 咯血伴呛咳 多见于支气管肺癌、支原体肺炎等。

5. 咯血伴皮肤黏膜出血 可见于血液病、风湿病及肺出血型钩端螺旋体病和流行性出血热等。

6. 咯血伴杵状指 多见于支气管扩张、肺脓肿、支气管肺癌等。

7. 咯血伴脓痰 多见于支气管扩张、肺脓肿、空洞性肺结核继发细菌感染等。其中干性支气管扩张则仅表现为反复咯血而无脓痰。

四、问诊要点

1. 确定是否咯血 首先须鉴别是咯血还是呕血。注意询问出血有无明显病因及前驱症状，出血的颜色及其血中混合物等。

2. 发病年龄及咯血性状 仔细询问发病年龄及咯血性状对分析咯血病因有重要意义。如青壮年大咯血多考虑支气管扩张、肺结核等；中年以上持续或间断痰中带血则需高度警惕支气管肺癌的可能；中老年有慢性潜在疾病并出现咳砖红色胶冻样血痰时多考虑克雷伯菌肺炎等。

3. 伴随症状 询问有无伴随症状是进行鉴别诊断的重要步骤。如伴有发热、咳嗽、咳痰、胸痛首先须考虑肺炎、肺结核、肺脓肿等；伴有呛咳、杵状指须考虑支气管肺癌；伴有皮肤黏膜出血须注意血液病、风湿病及肺出血型钩端螺旋体病和流行性出血热等。

4. 个人史 需注意有无吸烟史、结核病接触史、职业性粉尘接触史、生食海鲜史及月经史等。

第五节　呼吸困难

PPT

情境导入

情境描述　患者，男性，60岁。间断咳嗽、咳痰15年。1周前受凉后症状加重，发热、咳脓痰，呼吸困难。有吸烟史35年。

讨论　该患者呼吸困难的病因是什么？

呼吸困难是指患者主观感到空气不足、呼吸费力，客观上表现为呼吸运动用力，严重时可出现张口呼吸、鼻翼扇动、端坐呼吸甚至发绀，并且有呼吸频率、深度及节律的改变。

一、病因

引起呼吸困难的原因较多，其中呼吸系统和心血管系统疾病较为常见。

1. 呼吸系统疾病 常见于：①气道阻塞或气流受限：如喉、气管、支气管的水肿、炎症、肿瘤或异物所致的狭窄或阻塞，以及支气管哮喘、慢性阻塞性肺疾病等。②肺部疾病：如肺炎、肺结核、肺脓肿、肺不张、肺淤血、肺水肿、弥漫性肺间质疾病、细支气管肺泡癌等。③胸壁、胸廓、胸膜腔疾病：如胸壁炎症、严重胸廓畸形、胸腔积液、自发性气胸、广泛胸膜粘连、外伤等。④神经肌肉疾病：如脊髓灰质炎病变累及颈髓、急性多发性神经根神经炎和重症肌无力累及呼吸肌，药物导致的呼吸肌麻痹等。⑤膈肌运动障碍：如膈肌麻痹、大量腹腔积液、腹腔巨大肿瘤、胃扩张和妊娠末期等。

2. 循环系统疾病　常见于各种原因所致的左心和（或）右心衰竭、肺梗死、心包压塞和原发性肺动脉高压等。

3. 中毒　各种中毒所致，如糖尿病酮症酸中毒、有机磷农药中毒、吗啡类药物中毒、氰化物中毒、亚硝酸盐中毒和急性一氧化碳中毒等。

4. 神经精神性疾病　如脑外伤、脑出血、脑肿瘤、脑炎、脑膜炎、脑脓肿等颅脑疾病引起呼吸中枢功能障碍和精神因素所致的呼吸困难。

5. 血液病　常见于重度贫血、高铁血红蛋白血症和硫化血红蛋白血症等。

二、临床表现

根据发生机制及临床表现特点，将呼吸困难归纳分为以下五种类型。

1. 肺源性呼吸困难　主要是呼吸系统疾病引起的通气、换气功能障碍导致缺氧和（或）二氧化碳潴留引起。临床上常分为三种类型。

（1）吸气性呼吸困难　表现为吸气显著费力，吸气加深，严重者吸气时由于呼吸肌极度用力，胸腔内负压增加，可见“三凹征”，表现为胸骨上窝、锁骨上窝和肋间隙明显凹陷，此时亦可伴有干咳及高调吸气性喉鸣。常见于喉部、气管、大支气管的狭窄与阻塞。

（2）呼气性呼吸困难　表现为呼气缓慢、费力，呼吸时间明显延长，常伴有呼气期哮鸣音。主要由于小支气管的痉挛或炎症和（或）肺泡弹性减弱所致。常见于慢性阻塞性肺气肿、支气管哮喘、慢性支气管炎（喘息型）、弥漫性泛细支气管炎等。

（3）混合性呼吸困难　表现为吸气期及呼气期均感呼吸费力、呼吸频率增快、深度变浅，可伴有病理性呼吸音或呼吸音异常。主要是由于肺或胸膜腔病变使肺呼吸面积减少导致换气功能障碍所致。常见于大量胸腔积液、气胸、重症肺炎、重症肺结核、大面积肺梗死、弥漫性肺间质疾病、广泛性胸膜增厚等。

2. 心源性呼吸困难　主要由于活动时心脏负荷加重，机体耗氧量增加；坐位时下半身回心血量减少、肺淤血减轻，且坐位时膈肌活动增大，肺活量增加。因此，左心衰时呼吸困难表现为混合性呼吸困难，活动时呼吸困难出现或加重，休息时减轻或消失，卧位明显，坐位或立位时减轻，故而当患者病情较重时，往往被迫采取半坐位或端坐体位呼吸。急性左心衰竭时，常可出现夜间阵发性呼吸困难，表现为夜间睡眠中突感胸闷气急，被迫坐起，惊恐不安。轻者数分钟至数十分钟后症状逐渐减轻、消失；重者可见端坐呼吸、面色发绀、大汗、有哮鸣音，咳浆液性粉红色泡沫痰，两肺底有较多湿啰音，心率加快，可有奔马律。此种呼吸困难是由于各种心脏病发生急性左心功能不全，导致急性肺水肿所致，称“心源性哮喘”。应用强心剂、利尿剂和血管扩张剂改善左心功能后呼吸困难症状随之好转。常见于高血压心脏病、冠状动脉粥样硬化性心脏病等。右心衰竭严重时也可引起呼吸困难，但程度较左心衰竭轻，其主要原因为体循环淤血所致，临床上主要见于慢性肺源性心脏病、某些先天性心脏病或由左心衰竭发展而来。也可见于各种原因所致的急性或慢性心包积液。

3. 中毒性呼吸困难　代谢性酸中毒可导致血中代谢产物增多，刺激颈动脉窦、主动脉体化学受体或直接兴奋刺激呼吸中枢引起呼吸困难。如尿毒症、糖尿病酮症时，主要表现为深长而规则的呼吸，可伴有鼾音，称为酸中毒大呼吸（Kussmaul 呼吸）。某些药物如吗啡类、巴比妥类等中枢抑制药物和有机磷杀虫药中毒时，可抑制呼吸中枢引起呼吸困难，表现为呼吸缓慢、变浅伴有呼吸节律异常的改变如 Cheyne－Stokes 呼吸（潮式呼吸）或 Biots 呼吸（间停呼吸）。

4. 神经精神性呼吸困难 神经性呼吸困难主要是由于颅内压增高和供血减少刺激呼吸中枢，使呼吸变为慢而深，并常伴有呼吸节律的改变，如双吸气（抽泣样呼吸）、呼吸遏制（吸气突然停止）等。临床上常见于重症颅脑疾患，如脑出血、脑炎、脑膜炎、脑脓肿、脑外伤及脑肿瘤等。

5. 血源性呼吸困难 多由红细胞携氧量减少，血氧含量降低所致。表现为呼吸浅，心率快。临床常见于重度贫血、高铁血红蛋白血症、硫化血红蛋白血症。另外，大出血或休克时，因缺氧和血压下降，刺激呼吸中枢，也可使呼吸加快。

三、伴随症状

1. 呼吸困难伴发热 多见于肺炎、肺脓肿、肺结核、胸膜炎、急性心包炎等。

2. 发作性呼吸困难伴哮鸣音 多见于支气管哮喘、心源性哮喘；突发性重度呼吸困难见于急性喉水肿、自发性气胸、气管异物、大面积肺梗死等。

3. 呼吸困难伴咳嗽、咳痰 见于慢性支气管炎、支气管扩张、阻塞性肺气肿继发肺部感染、肺脓肿等；伴粉红色泡沫痰见于急性左心衰竭；伴大量泡沫痰可见于有机磷农药中毒。

4. 呼吸困难伴一侧胸痛 常见于大叶性肺炎、自发性气胸、急性渗出性胸膜炎、肺梗死、急性心肌梗死、支气管肺癌等。

5. 呼吸困难伴意识障碍 见于脑出血、脑膜炎、糖尿病酮症酸中毒、尿毒症、肺性脑病、急性中毒、休克型肺炎等。

四、问诊要点

1. 呼吸困难发生的诱因 包括有无引起呼吸困难的基础病因和直接诱因，如心肺疾病、肾病、代谢性疾病病史和有无头痛、意识障碍、颅脑外伤史及药物、毒物摄入史。

2. 呼吸困难发生的方式 询问起病是缓慢发生、突然发生、还是渐进发生或者有明显的时间性，对疾病的诊断有重要意义。

3. 呼吸困难与活动、体位的关系 如左心衰竭引起的呼吸困难多在活动后或夜间卧位时发生。

4. 伴随症状 如发热、咳嗽、咳痰、胸痛、咯血及发绀等症状。

第六节 发 绀

PPT

情境导入

情境描述 患者，21 岁。4 天前“感冒”后咳嗽、咳痰，为黄色黏痰，伴气促，活动后症状加重入院。查体：体温 37.4℃，脉搏 114 次/分，呼吸 30 次/分，血压 94/70mmHg，急性病容，呼吸急促，面部及口唇、甲床发绀，颈静脉怒张，双下肢轻度凹陷性水肿。有先天性心脏病房间隔缺损。

讨论 该患者发绀的病因是什么？有何特点？

发绀是指血液中还原血红蛋白增多，使皮肤、黏膜呈青紫色改变的一种现象。这种改变常发生在皮肤较薄、色素较少和毛细血管较丰富的部位，如口唇、鼻尖、颊部、指（趾）及甲床等。

一、发病机制

发绀主要是因为血液中还原血红蛋白含量绝对增多及血液中存在异常血红蛋白。氧是维持生命活动所必需的物质。缺氧是造成细胞损伤最常见的原因，也是临床上多种疾病的基本病理生理过程。正常情况下，1g 血红蛋白可结合 1.34ml 氧，按血红蛋白 150g/L 计算，正常血氧容量约 200ml/L。一般而言，当毛细血管内还原血红蛋白的平均浓度超过 50g/L 时，即可表现发绀。但临床所见并不完全如此。以正常血红蛋白浓度 150g/L 计算，若还原血红蛋白为 500g/L，提示有 1/3 血红蛋白氧不饱和。而当动脉血氧饱和度（SaO_2）为 66% 时，相应动脉血氧分压（PaO_2）已低至 34mmHg 的危险水平。事实上，血红蛋白浓度正常者若 $SaO_2 < 85\%$ 时，舌和口腔黏膜的发绀已很明显；轻度发绀者，约 60% 患者 $SaO_2 > 85\%$。此外，红细胞增多症时，血红蛋白浓度增加，脱氧血红蛋白浓度也随之增加，即使 $SaO_2 > 85\%$，亦会表现发绀。相反，重度贫血（血红蛋白 <60g/L）时患者表现面色苍白，即使 SaO_2 明显降低，由于其脱氧血红蛋白浓度达不到 50g/L，因而不会出现发绀。临床上发绀是缺氧的典型表现，但发绀本身还不能准确反映动脉血氧下降的情况。

二、病因与临床表现

根据引起发绀的原因将其分为两大类。

1. 血液中还原血红蛋白增加（真性发绀）

（1）中心性发绀　多由心、肺疾病引起呼吸功能不全、通气与换气功能障碍、肺氧合作用不足导致 SaO_2 降低所致。此类发绀的表现为全身性，包括四肢、颜面、躯干的皮肤和黏膜（如舌、口腔黏膜），但受累部位的皮肤是温暖的。一般可分为两类。①肺性发绀：由于呼吸功能不全、肺氧合作用不足所致。常见于各种严重的呼吸系统疾病，如呼吸道（喉、气管、支气管）的阻塞、肺部疾病（肺炎、阻塞性肺气肿等）、胸膜疾病（大量胸腔积液、气胸、严重胸膜增厚等）、肺血管疾病（原发性肺动脉高压等）及肺水肿、肺淤血、急性呼吸窘迫综合征等。②心性发绀：由于异常通道分流，使部分静脉血未通过肺进行氧合作用而入体循环动脉，如分流量超过心输出量的 1/3 即可出现发绀。常见于发绀型先天性心脏病。

（2）周围性发绀　多由于周围循环血流障碍所致。表现为发绀常出现于肢体的末端与下垂部位。常伴局部皮肤发凉，若给予按摩或加温，使皮肤转暖，发绀可消退。此特点亦可作为与中心性发绀的鉴别点，中心性发绀即使按摩或加温使局部皮肤转暖，发绀仍存在。

周围性发绀一般分为两类。①淤血性周围性发绀：如右心衰竭、渗出性心包炎心包压塞、缩窄性心包炎、血栓性静脉炎、上腔静脉阻塞综合征、下肢静脉曲张等，由于体循环淤血、周围血流缓慢，使组织过多摄取氧，导致发绀。②缺血性周围性发绀：常见于严重休克。由于心排出量减少，周围血管收缩，循环血容量不足，周围组织血流灌注不足、缺氧，皮肤黏膜呈青紫色。此外，某些疾病（如血栓闭塞性脉管炎、Raynaud 综合征、肢端发绀症、冷球蛋白血症等）或暴露于寒冷中，由于肢体动脉阻塞或小动脉遇到寒冷强烈收缩，使局部血循环障碍，也可引起发绀。

（3）混合性发绀　可见于心力衰竭。此时，中心性发绀与周围性发绀同时存在。

2. 血液中存在异常血红蛋白衍生物

（1）获得性高铁血红蛋白血症　由于药物或各种化学物质（如硝基苯、伯氨喹、亚硝酸盐、苯胺、氯酸钾及磺胺类等）中毒引起血红蛋白分子中二价铁被三价铁所取代，失去与氧结合的能力。当血中高铁血红蛋白量达到 30g/L 时，可出现发绀。其特点是发绀快速出现，暂时性，病情危重，抽出的静脉血呈深棕色，虽给予氧疗但发绀不能改善，只有给予静脉注射亚甲蓝或大量维生素 C，发绀方可消退，用分光镜检查可证实血中高铁血红蛋白存在。大量进食含亚硝酸盐的变质蔬菜，引起中毒性高铁血红蛋白血症，也可出现发绀，称“肠源性青紫症”。

（2）先天性高铁血红蛋白血症　自幼即有发绀，而无心、肺疾病及引起异常血红蛋白的其他原因，有家族史，身体一般状况较好。

（3）硫化血红蛋白血症　为后天获得性。正常细胞内无硫化血红蛋白，当患者服用某些含硫药物或化学品后，使血液中硫化血红蛋白达到 5g/L 时，即可发生发绀。但一般认为本病患者须同时有便秘或服用含硫药物在肠内形成大量硫化氢为先决条件。其特点是持续时间长，可达数月以上，血液呈蓝褐色，分光镜检查可证明有硫化血红蛋白的存在。

三、伴随症状

1. 发绀伴呼吸困难　常见于重症心、肺疾病及急性呼吸道梗阻、大量气胸等。高铁血红蛋白血症虽有明显发绀，但一般无呼吸困难。

2. 发绀伴低血压　见于心力衰竭、休克患者。

3. 发绀伴杵状指（趾）　提示病程较长，主要见于发绀型或先天性心脏病及某些慢性肺部疾病。

4. 发绀伴意识障碍　主要见于某些药物或化学物质中毒、休克、急性肺部感染等。

四、问诊要点

1. 发病年龄　自出生或幼年即出现发绀者，常见于发绀型先天性心脏病或先天性高铁血红蛋白血症。

2. 性别　特发性阵发性高铁血红蛋白血症可见于育龄女性，且发绀出现多与月经周期有关。

3. 发绀部位及特点　用以判断发绀的类型。如全身性发绀，应注意询问与心肺疾病相关的症状，如咳嗽、心悸、呼吸困难、胸痛等。如周围性发绀，则须注意某个肢体或肢端是否有肿胀、疼痛、发冷和受寒等。

4. 发病诱因及病程　急性起病又无心肺疾病表现的发绀。需询问有无摄入相关药物、化学物品、变质蔬菜以及在有便秘情况下服用含硫化物病史。

第七节　心　悸

PPT

情境导入

情境描述　患者，女性，58 岁。因心慌 20 余年入院。患者 20 年前活动或劳累后出现心慌，休息后可缓解，心慌为阵发性。10 余年前患者劳动后再次出现心慌，并伴气短，下肢水肿，在当地医院就诊后症状好转。此次患者受凉后再度出现心慌气短，前来就诊。查体：心率 128 次/分，律不齐，心音强弱不等，短绌脉，心尖部可闻及舒张期隆隆样杂音。心电图示：心房颤动。

讨论　引起该患者心悸的可能原因是什么？

心悸是一种自觉心脏跳动的不适感或心慌感。发生心悸时，心率可以正常，也可快、可慢，心律可以正常或心律失常。常见于心脏病患者，也可见于部分正常人。

一、病因

1. 心脏搏动增强 心脏收缩力增强引起的心悸，可为生理性或病理性。

（1）生理性心脏搏动增强 ①健康人在剧烈运动或精神过度紧张时；②饮酒、喝浓茶或咖啡后；③应用某些药物，如肾上腺素、阿托品、麻黄碱、咖啡因或甲状腺激素类药物等。

（2）病理性心脏搏动增强 ①心室肥大：高血压性心脏病、二尖瓣关闭不全及主动脉瓣关闭不全等引起的左心室肥大，心肌收缩力增强，从而引起心悸。动脉导管未闭、室间隔缺损等，由于回心血量增多，增加心脏的负荷量，从而导致心室肥大，也可引起心悸。此外，心肌代谢障碍性疾病，如维生素 B_1 缺乏，周围小动脉扩张，阻力降低，回心血流增多，心脏负荷增加，也可出现心悸。②其他引起心脏搏动增强的疾病：如甲状腺功能亢进，由于基础代谢与交感神经兴奋性增高，导致心率加快；贫血时血液携氧量减少，器官及组织缺氧，机体为保证氧的供应，通过增加心率，提高排出量来代偿，心率加快导致心悸，以急性失血时心悸最明显；发热时基础代谢率增高，心率加快，心排血量增加，也可引起心悸；低血糖症、嗜铬细胞瘤等引起的肾上腺素释放增多，心率加快，也可发生心悸。

2. 心律失常 心动过速、过缓或其他心律失常时，均可出现心悸。

（1）心动过速 各种原因引起的窦性心动过速、室性或阵发性室上性心动过速等，均可发生心悸。

（2）心动过缓 窦性心动过缓、高度房室传导阻滞（二、三度房室传导阻滞）或病态窦房结综合征，由于心率缓慢，舒张期延长，心室充盈度增加，心搏强而有力，引起心悸。

（3）其他心律失常 心房扑动、颤动或期前收缩等，由于心脏跳动不规则或有一段间歇，使患者感到心悸，甚至有心跳停搏的感觉。

3. 心脏神经症 多见于青年女性，患者心脏并无器质性病变，而是由自主神经功能紊乱所引起。临床表现除心悸外，常有心前区或心尖部隐痛、心率加快以及头晕、头痛、失眠、疲乏、耳鸣、记忆力减退等神经衰弱表现，且在情绪激动、焦虑等情况下更易发生。

二、伴随症状

1. 心悸伴发热 见于风湿热、心肌炎、心包炎、急性传染病及感染性心内膜炎等。

2. 心悸伴心前区痛 见于冠状动脉粥样硬化性心脏病（如心绞痛、心肌梗死）、心肌炎、心包炎及心脏神经症等。

3. 心悸伴呼吸困难 见于心力衰竭、急性心肌梗死、心肌炎、心包炎、重症贫血等。

4. 心悸伴晕厥或抽搐 见于心室颤动、阵发性室性心动过速、高度房室传导阻滞及病态窦房结综合征等。

5. 心悸伴贫血 见于各种原因引起的急性失血，此时患者常有虚汗、脉搏微弱、血压下降或休克等表现。慢性贫血时，心悸多在劳累后较明显。

6. 心悸伴消瘦及出汗 见于甲状腺功能亢进者。

三、问诊要点

1. 发作诱因、时间、病程、频率。

2. 有无发热、心前区疼痛、头晕、头痛、呼吸困难、晕厥、抽搐、消瘦及多汗、失眠、焦虑等相关症状。

3. 有无心脏病、内分泌疾病、贫血性疾病、神经症等病史。

4. 有无烟酒、浓茶、咖啡嗜好，有无精神刺激史。

第八节　恶心与呕吐

PPT

情境导入

情境描述　患者，男性，50 岁。2 周来每于傍晚常有恶心、呕吐，呕吐物量大，含有隔宿食物，有腐臭气味；同时中上腹胀痛，呕吐后腹胀减轻。查体：消瘦病容，中上腹稍隆起，偶见胃蠕动波和胃型，有振水音，肝脾肋下未触及。

讨论　引起该患者恶心、呕吐的疾病有哪些？

恶心、呕吐是临床常见症状。恶心为上腹部不适、紧迫欲吐的感觉，常为呕吐的前奏，严重时可伴有迷走神经兴奋的症状，如皮肤苍白、出汗、流涎、血压降低及心动过缓等。呕吐是胃的反射性强烈收缩，迫使胃或部分小肠的内容物经食管、口腔排出体外。频繁和剧烈的呕吐可引起水、电解质紊乱、食管贲门黏膜撕裂和营养缺乏。一般恶心后随之呕吐，但也可仅有恶心而无呕吐，或仅有呕吐而无恶心。二者均为复杂的反射动作，可由多种原因引起。

一、病因

引起恶心与呕吐的病因几乎涉及各个系统，按发病机制可归纳为以下几类。

1. 反射性呕吐　当机体某器官或组织发生病理改变或受刺激时，可经神经反射引起恶心与呕吐。常见病因如下。

（1）咽部受到刺激　如吸烟、剧咳、鼻咽部炎症或溢脓等。

（2）胃、十二指肠疾病　急慢性胃肠炎、功能性消化不良、消化性溃疡、急性胃扩张或幽门梗阻等。

（3）肠道疾病　急性阑尾炎、各型肠梗阻、急性出血坏死性肠炎、腹型过敏性紫癜等。

（4）肝胆胰疾病　急性肝炎、肝硬化、急慢性胆囊炎或胰腺炎等。

（5）腹膜及肠系膜疾病　如急性腹膜炎。

（6）其他疾病　如急性肾盂肾炎、泌尿系统结石、尿毒症、急性盆腔炎、异位妊娠破裂等。急性心肌梗死早期、充血性心力衰竭、急性心包炎、青光眼、屈光不正等亦可引起恶心、呕吐。

2. 中枢性呕吐　由中枢神经系统化学感受器触发区的刺激引起呕吐中枢兴奋而发生呕吐。常见病因如下。

（1）中枢神经系统疾病　①脑血管疾病：如脑出血、脑梗死、高血压脑病及椎－基底动脉供血不足等。②颅内感染：如各种脑炎、脑膜炎、脑脓肿、脑寄生虫病等。③颅脑损伤：如脑挫裂伤或颅内血肿。④其他：如偏头痛、癫痫（特别是癫痫持续状态）。

（2）全身性疾病　肾上腺皮质功能不全、尿毒症、肝性脑病、糖尿病酮症酸中毒、甲状腺危象、甲状旁腺危象、低钠血症、低血糖及早孕均可引起呕吐。

（3）药物反应　如应用某些抗生素、抗癌药、洋地黄、吗啡、环磷酰胺等可因兴奋呕吐中枢而致呕吐。

（4）中毒　如有机磷农药、鼠药、乙醇、一氧化碳、重金属中毒等均可引起呕吐。

3. 前庭障碍性呕吐　凡呕吐伴有听力障碍、眩晕等耳科症状时，需考虑为前庭障碍性呕吐。常见有迷路炎，是化脓性中耳炎的常见并发症；梅尼埃病，为突发性旋转性眩晕伴恶心呕吐；晕动病，一般在乘船和乘车时发生。

4. 精神性呕吐 如神经性厌食、癔症等。

二、临床表现

1. 呕吐的时间 育龄妇女晨起呕吐多见于早期妊娠，亦可见于尿毒症、慢性酒精中毒或功能性消化不良；鼻窦炎患者由于起床后脓液刺激咽部，亦可导致晨起恶心、干呕。晚上或夜间呕吐见于幽门梗阻。

2. 呕吐与进食的关系 餐后近期呕吐，特别是集体发病者，多见于食物中毒。餐后即刻呕吐，多为精神性呕吐或幽门管溃疡；餐后较久或数餐后呕吐，常见于幽门梗阻，呕吐物可有隔夜宿食。

3. 呕吐的特点 进食后立刻呕吐，恶心很轻，呕吐后又可进食，长期反复发作而营养状态不受影响者，多为神经功能性呕吐。喷射状呕吐多见于颅内高压性疾病。

4. 呕吐物的性质 带发酵、腐败气味提示胃潴留；带粪臭味提示低位小肠梗阻；不含胆汁说明梗阻平面在十二指肠乳头以上，含较多胆汁则提示在此平面以下；含有大量酸性液体者多有胃泌素瘤或十二指肠溃疡。上消化道出血常为咖啡色样呕吐物。

三、伴随症状

1. 呕吐伴腹痛、腹泻 多见于急性胃肠炎或细菌性食物中毒、霍乱、副霍乱和各种原因引起的急性中毒。

2. 呕吐伴右上腹痛及发热、寒战或有黄疸 应考虑胆囊炎或胆结石。

3. 恶心伴头痛、喷射性呕吐 多见于颅内高压症或青光眼。

4. 呕吐伴眩晕、眼球震颤 提示前庭器官疾病。

5. 呕吐大量宿食 常在夜间发生，提示有幽门梗阻、胃潴留或十二指肠淤滞，呕吐物多且有粪臭者，常见于低位肠梗阻。

四、问诊要点

1. 起病的急缓、症状的特点与变化 急性起病或缓慢起病，呕吐的时间是晨起还是夜间，是间歇性或持续性，与饮食、活动等有无关系；呕吐物的特征、呕吐物性状及气味，由此可以推测是否中毒、有无消化道器质性疾病或梗阻等；根据是否有酸味可区别胃潴留与贲门失弛缓症；是否有胆汁，可区分十二指肠乳头平面以上还是以下梗阻；根据呕吐物的量可确定有无上消化道梗阻，并估计液体丢失量。

2. 发作病因与诱因 如有无腹部手术史，有无体位、进食、咽部刺激、药物、精神因素等，对育龄期女性应询问有无停经史。

3. 症状的特点与变化 如症状发作频率、持续时间、严重程度等。

4. 加重与缓解因素 如神经性呕吐的发生和加重与精神因素有关，呕吐发生在餐后，为少量多次，多不伴有恶心；药物引起的呕吐，在停药后减轻或消失。

5. 诊治情况 如是否做 X 线钡餐、胃镜、腹部 B 超、CT、血糖、尿素氮等检查。

第九节 呕血与便血

PPT

情境导入

情境描述 患者，男性，21 岁。近两天感上腹部不适，伴恶心、呕吐，呕吐物呈咖啡色，大便每天2次，黑如柏油状，不成形。同时觉乏力、心悸、头晕。既往有“十二指肠溃疡”病史。查体：贫血貌，腹软，剑突下偏右方轻压痛，肝脾未触及，肠鸣音10次/分。

讨论 该患者呕血的可能原因是什么？为什么排便呈黑色？

呕血是上消化道（指屈氏韧带以上的消化道，包括食管、胃、十二指肠、肝、胆、胰）疾病或全身性疾病所致的上消化道出血，血液积聚在胃内，达一定量后经口腔呕出。常伴有黑便，严重时可有急性周围循环衰竭的表现。呕血应与咯血相鉴别，其鉴别要点见本章第三节。除此之外，口、鼻、咽、喉等部位出血，血液被咽入胃内后再呕出，称为“假性呕血”，也应与呕血区别。

消化道出血后，血液由肛门排出称为便血。便血颜色可呈鲜红、暗红或黑色。确定便血，首先要排除某些药物（如铁剂）和食物（如动物血）的影响。出血量较少时，粪便颜色无明显改变，需经隐血试验才能确定者，称为隐血便。

一、病因

1. 消化道疾病

（1）上消化道疾病　①食管疾病如食管胃底静脉曲张破裂、食管癌及食管外伤等；②胃、十二指肠疾病如消化性溃疡、胃癌、十二指肠炎或钩虫病等；③肝、胆疾病如门静脉高压合并食管－胃底静脉曲张破裂、胆道蛔虫等；④胰腺疾病如胰腺癌、重症急性胰腺炎等。

（2）下消化道疾病　①空、回肠疾病如肠套叠、肠结核、克罗恩病等；②结、直肠疾病如细菌性痢疾、阿米巴痢疾、癌等；③肛管疾病如痔、肛裂及肛瘘等。

2. 其他疾病

（1）血液病　过敏性紫癜、白血病、再生障碍性贫血、血小板减少性紫癜、血友病及弥散性血管内凝血等。

（2）急性感染性疾病　伤寒及副伤寒、重症病毒性肝炎、流行性出血热等。

（3）其他　尿毒症、呼吸衰竭等。

二、临床表现

呕血和便血是消化道出血的特征表现，呕血前患者多有上腹部不适及恶心，继之呕血。出现呕血，胃内积血量多在250ml以上。呕血可呈鲜红或暗红色，可混有血块。当血液在胃内停留时间较长时，血红蛋白受胃酸作用，生成酸化正铁血红素，此时呕血颜色呈咖啡样褐色。便血颜色可为鲜红、暗红、紫红色，也可为黑色（柏油样便）。黑便是因血红蛋白在肠腔内与硫化物作用，生成了黑色的硫化亚铁；粪便表面附有较多的黏液而发亮，外观如柏油状，因此称柏油样便。

决定呕血、便血及出血颜色的因素主要有两方面。①消化道出血的部位：上消化道出血主要表现为呕血和黑便。呕血时病变一般位于胃幽门以上，有时十二指肠出血，血液可反流入胃，也可呕出。呕血常伴随黑便，但有些上消化道出血患者无呕血，仅表现为黑便。下消化道出血时，一般表现为血便，而无呕血。高位结肠出血时，血液与粪便常均匀混合，乙状结肠或直肠出血时，新鲜血液常附着于粪便的表面。②出血速度、出血量及血液在消化道内停留的时间：若上消化道出血量大、速度快，呕血常为红色，若出血量少、速度慢，血液在胃内停留时间较长，则呕出咖啡色胃内容物。持续少量的空、回肠出血，常表现为黑便。黑便提示患者消化道出血量超过50ml，每天出血量5ml左右时，可有隐血便。

成人消化道出血量＞400ml，患者常出现失血后贫血的表现，如面色苍白、头晕、心悸等；出血量＞1000ml时，则出现急性外周循环功能障碍，如冷汗、尿少、血压下降、脉搏细速甚至发生晕厥或休克。此外大出血后患者可出现低热，体温38℃左右，持续3～5天。

三、伴随症状

1. 呕血伴慢性、周期性、节律性上腹痛 见于消化性溃疡。

2. 呕血伴肝掌、蜘蛛痣 应考虑肝硬化门静脉高压。

3. 呕血伴剧烈呕吐或干呕 常见于食管贲门黏膜撕裂症。

4. 呕血伴皮肤黏膜出血 见于凝血功能障碍、血液病等。

5. 便血伴里急后重 见于细菌性痢疾、直肠炎及直肠癌等。

6. 便血伴腹部包块 见于肠结核、克罗恩病及肠套叠等。

7. 便血伴排便习惯改变，粪便变细 见于乙状结肠癌、直肠癌。

四、问诊要点

1. 呕血或便血的临床经过和表现 确定是否为消化道出血，与咯血、假性呕血鉴别。

2. 病因和诱因 饮食情况，是否有服药史、酗酒史等。

3. 呕血或便血的颜色、量、时间、频率 有助于判断出血部位、速度、出血量及有无活动性出血。因呕血中常有胃内容物，便血中有粪块，部分血液滞留在消化道，再加上患者及家属多有恐惧心理，常夸大其词，需根据出血后的全身反应和血液学检测结果，才能较确切地估计出血量。

4. 失血后的全身症状 包括贫血和外周循环功能障碍的表现，如口渴、头晕、心悸等。

5. 伴随症状 特别是腹痛、腹泻、排便习惯改变、呕吐或干呕、寒战、发热、黄疸等。

6. 既往史 有无胃肠道、肝、胆疾病病史，相关检查、治疗情况等。

第十节 腹 泻

PPT

情境导入

情境描述 患者，男性，55岁。20余年来，每于饮食不当或受凉后即腹泻，每日3～4次，稀便有时带少许脓血，伴左下腹痛。服用抗菌药物后可缓解。近两个月来大便每日5～6次，不成形，食欲缺乏，体重明显减轻。粪便常规检查有脓细胞、红细胞，潜血试验阳性。血Hb 100g/L。

讨论 是什么原因引起该患者的腹泻？

腹泻指排便次数增多（>3次/日）、粪便量增加（>200g/d），并伴有粪质稀薄，或带有黏液、脓血或未消化的食物。腹泻按病程可分为急性与慢性两种，超过2个月者属慢性腹泻。

一、病因

1. 急性腹泻 感染性腹泻最常见，约占90%。

（1）肠道疾病 包括由病毒、细菌、真菌、原虫、蠕虫等感染所引起的肠炎及急性出血性坏死性肠炎、Crohn病或溃疡性结肠炎急性发作、急性缺血性肠病等。长期使用抗生素亦可导致抗生素相关性小肠或结肠炎。

（2）全身性感染 如败血症、伤寒或副伤寒、钩端螺旋体病等。

（3）急性中毒 食用毒蕈、桐油、河豚、鱼胆及化学药物（如砷、磷、铅、汞）等引起的腹泻。

（4）其他 如变态反应性肠炎、过敏性紫癜，某些内分泌疾病（如肾上腺皮质功能减退危象、甲状腺危象），服用某些药物如氟尿嘧啶、利舍平及新斯的明等所引起的腹泻。

2. 慢性腹泻

（1）消化系统疾病　①胃部疾病：如慢性萎缩性胃炎、胃大部切除后胃酸缺乏等。②肠道感染：如肠结核、慢性细菌性痢疾、慢性阿米巴痢疾、肠鞭毛原虫病、血吸虫病、钩虫病及绦虫病等。③肠道非感染性病变：如溃疡性结肠炎、Crohn 病、结肠多发性息肉及吸收不良综合征等。④胃肠道肿瘤：胃泌素瘤、小肠淋巴瘤、结肠息肉、结肠绒毛状腺瘤、肠道恶性肿瘤等。⑤胰腺疾病：如慢性胰腺炎、胰腺癌、胰腺切除术后等。⑥肝胆疾病：如肝硬化、胆汁淤积性黄疸、慢性胆囊炎及胆石症等。

（2）全身性疾病　①内分泌及代谢障碍疾病：如甲状腺功能亢进、肾上腺皮质功能减退、糖尿病性肠病、类癌综合征及血管活性肠肽（VIP）瘤。②其他系统疾病：如系统性红斑狼疮、硬皮病、尿毒症及放射性肠炎等。③药物不良反应：如利舍平、甲状腺素、洋地黄类药物、考来烯胺、某些抗肿瘤药物和抗生素的使用，可导致腹泻。④神经功能紊乱：如肠易激综合征等。

二、临床表现

1. 起病和病程　急性腹泻起病骤然，病程较短，多为急性肠道感染或食物中毒所致。慢性腹泻起病缓慢，病程较长，常见于慢性肠道感染、非特异性炎症、肠道肿瘤、吸收不良、消化功能障碍或神经功能紊乱等。

2. 腹泻频率和粪便性质　急性感染性腹泻常有不洁饮食史，于进食后 24 小时内发病，排便次数可多达每天 10 次以上。多呈糊状或水样便，少数为脓血便。慢性腹泻每天排便次数增多，多为稀便，可带黏液、脓血，常见于慢性细菌性痢疾、炎症性肠病及结肠、直肠癌等。阿米巴痢疾的粪便呈暗红色或果酱样。粪便中带大量黏液而无病理成分者常见于肠易激综合征。

3. 腹泻与腹痛的关系　急性腹泻常有腹痛，尤以感染性腹泻较为明显。结肠病变疼痛多在下腹，便后疼痛常可缓解。小肠疾病的腹泻疼痛常在脐周，便后腹痛缓解不明显。分泌性腹泻多无明显腹痛。

三、伴随症状

腹泻的伴随症状，对于了解腹泻的病因、机制及病理生理改变，乃至做出临床诊断都有重要价值。

1. 腹泻伴发热　常见于急性细菌性痢疾、伤寒或副伤寒、肠结核、肠道淋巴瘤、Crohn 病、溃疡性结肠炎急性发作期及败血症等。

2. 腹泻伴里急后重　提示病变以结肠直肠为主，如细菌性痢疾、直肠炎、直肠肿瘤等。

3. 腹泻伴腹部包块　见于胃肠道恶性肿瘤、肠结核、Crohn 病及血吸虫性肉芽肿。

4. 腹泻伴皮疹或皮下出血　多见于败血症、伤寒或副伤寒、麻疹、过敏性紫癜及糙皮病等。

5. 腹泻伴关节痛或关节肿胀　提示 Crohn 病、溃疡性结肠炎、系统性红斑狼疮及肠结核等。

6. 腹泻伴明显消瘦　多提示病变位于小肠，如胃肠道恶性肿瘤、肠结核及吸收不良综合征。

7. 腹泻伴重度失水　常见于分泌性腹泻，如霍乱、细菌性食物中毒或尿毒症等。

四、问诊要点

1. 腹泻的起病和病程　急性起病伴呕吐或腹痛者，常有不洁饮食、旅行、聚餐等病史，多发于夏秋季节，提示急性胃肠炎或食物中毒，病程较短；慢性起病伴消瘦者，常见于慢性结肠炎、非特异性肠炎、肠道肿瘤或神经功能紊乱等，病程较长。

2. 粪便的性状和数量　黏液脓血便伴腹痛、发热，多见于急性细菌性痢疾或溃疡性结肠炎；稀便伴里急后重、便后腹痛缓解见于大肠性腹泻；大量水样便伴脐周疼痛、便后不缓解则见于小肠性腹泻；

粪便带油腻或不消化食物，提示胆胰疾病；粪便呈暗红色或果酱样，提示为阿米巴痢疾。

3. 腹泻加重和缓解的因素　与进食的关系及抗生素使用史等。

4. 病后一般情况变化　功能性腹泻、下段结肠病变对患者一般情况影响较小；而器质性疾病（如炎症、肿瘤、肝胆胰疾患）及小肠病变对患者病后影响则较大。

第十一节　黄　疸

PPT

情境导入

情境描述　患者，女性，37岁。2天前进油腻食物后出现右上腹剧烈疼痛，阵发性加剧。伴畏寒、发热，体温达39℃；尿黄、皮肤黄染。

讨论　该患者的黄疸是由何类病因所致？

黄疸是由于血清中胆红素浓度升高，致使皮肤、黏膜及巩膜发黄的症状和体征。正常血清总胆红素浓度为1.7～17.1μmol/L。总胆红素在17.1～34.2μmol/L，临床无肉眼性黄疸出现，不易察觉，称为隐性黄疸；当血清总胆红素超过34.2μmol/L时，临床上可见皮肤、黏膜及巩膜明显黄染，称为显性黄疸。引起黄疸的疾病很多，发生机制各异，全面理解胆红素的代谢过程对黄疸的鉴别诊断有重要意义。

一、胆红素的正常代谢

体内胆红素主要来源于血红蛋白。正常人每日生成胆红素250～350mg，其中80%～85%来自于血液循环中衰老的红细胞。正常红细胞的平均寿命约为120天，血循环中衰老的红细胞经单核－巨噬细胞破坏，释放出血红蛋白，经分解后成为胆红素、铁和珠蛋白。上述形成的胆红素称为游离胆红素或非结合胆红素（UCB），与血清清蛋白结合而输送，不溶于水，不能从肾小球滤出，故尿液中不出现非结合胆红素。非结合胆红素通过血循环运输至肝脏后，与清蛋白分离并被肝细胞所摄取，在肝细胞内和Y、Z两种载体蛋白结合，并被运输至肝细胞光面内质网的微粒体内，大部分经葡萄糖醛酸转移酶的催化作用与葡萄糖醛酸结合，形成结合胆红素（CB）。结合胆红素为水溶性，可通过肾小球滤过从尿中排出。结合胆红素从肝细胞经胆管排入肠道后，在回肠末端及结肠经细菌酶的分解与还原作用，形成尿胆原。尿胆原大部分从粪便排出，称为粪胆原。小部分（10%～20%）经肠道重吸收，通过肝门静脉血回到肝内，其中的大部分再转变为结合胆红素，又随胆汁排入肠内，这一过程称为“胆红素的肠肝循环”。被吸收回肝的小部分尿胆原进入体循环由肾排出体外（图2－7）。

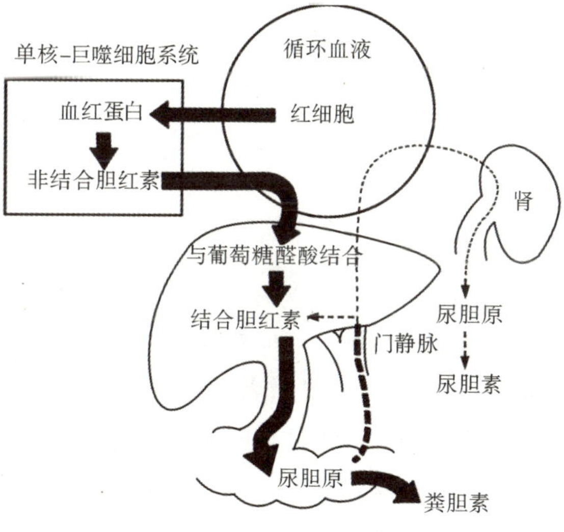

图2－7　胆红素的正常代谢

正常情况下，胆红素进入与离开血循环保持动态平衡，故血中胆红素的浓度保持相对恒定，总胆红素（TB）1.7～17.1μmol/L，其中结合胆红素（CB）0～3.42μmol/L，非结合胆红素（UCB）1.7～13.68μmol/L。

二、病因、发病机制和临床表现

（一）溶血性黄疸

1. 病因 凡能引起溶血的疾病都可产生溶血性黄疸。

（1）先天性溶血性贫血 如遗传性球红细胞增多症及海洋性贫血等。

（2）后天获得性溶血性贫血 如自身免疫性溶血性贫血、新生儿溶血、异型输血后溶血以及遗传性葡萄糖-6-磷酸脱氢酶缺乏（蚕豆病）、阵发性睡眠性血红蛋白尿、某些药物或毒物（如伯氨喹、蛇毒、毒蕈等）等引起的溶血。

2. 发病机制 由于红细胞破坏增多，形成大量非结合胆红素，超过肝细胞的摄取、结合与排泌能力。同时，由于溶血性贫血引起的缺氧和红细胞破坏释放的毒性物质，削弱了肝细胞对胆红素的代谢功能，使非结合胆红素在血中潴留，超出正常水平而发生黄疸。非结合胆红素增多，肝细胞内形成的结合胆红素代偿性增多，排泄到肠道的结合胆红素也相应增多，从而使尿胆原的形成增多（图2-8）。

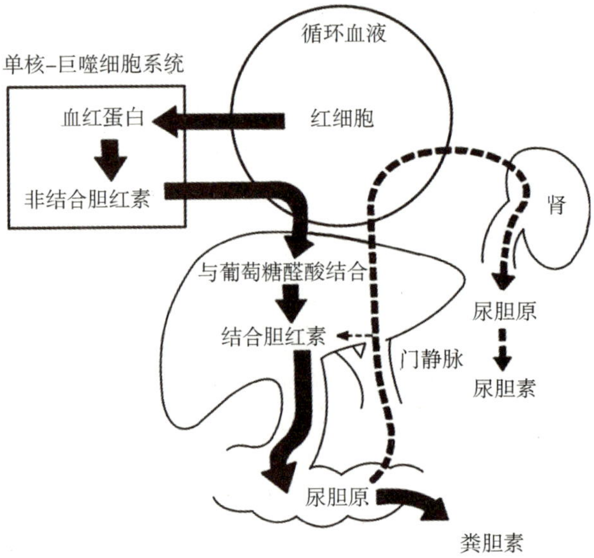

图2-8 溶血性黄疸的胆红素代谢

3. 临床表现 一般为轻度黄疸，呈浅柠檬色，不伴皮肤瘙痒，其他症状主要为原发病的表现。急性溶血时，起病急骤，可伴有发热、寒战、头痛、腰痛、呕吐，并有不同程度的贫血和血红蛋白尿（尿呈酱油色或浓茶色），严重者可出现急性肾衰竭。慢性溶血多为先天性，除伴贫血外尚有脾大。长期溶血，可并发胆道结石及肝功能损害。

（二）肝细胞性黄疸

1. 病因 凡能引起肝细胞广泛损害的疾病均可导致黄疸发生，如病毒性肝炎、中毒性肝炎、肝硬化、肝癌、钩端螺旋体病、败血症等。

2. 发病机制 由于肝细胞的损伤致使肝细胞对胆红素的摄取、结合及排泄能力下降，因而血中的非结合胆红素增加。而未受损的肝细胞仍能将部分非结合胆红素转变为结合胆红素，结合胆红素部分仍经毛细胆管从胆道排泄，另一部分则由于肝内小胆管阻塞而反流入血循环中，导致血中结合胆红素也增多而出现黄疸（图2-9）。

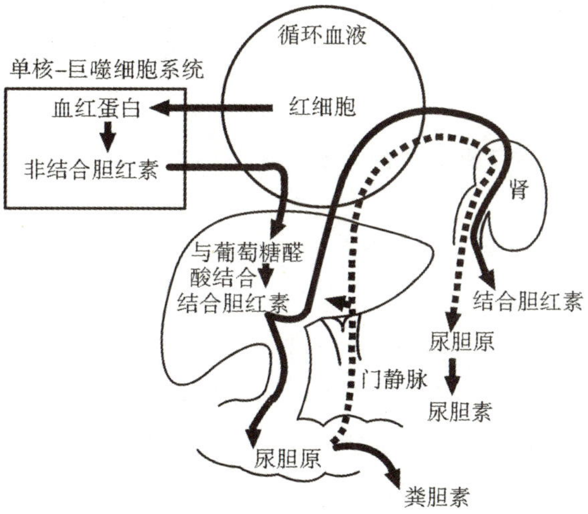

图2-9 肝细胞性黄疸的胆红素代谢

3. 临床表现 皮肤、黏膜呈浅黄至深黄色，可伴有轻度皮肤瘙痒，其他为肝脏原发病的表现，如乏力、食欲减退、恶心、呕吐，严重者可有出血倾向、腹水、昏迷、肝脾大等。

（三）胆汁淤积性黄疸

1. 病因 根据胆汁淤积发生的解剖部位不同，可分为肝内胆汁淤积和肝外胆汁淤积。

（1）肝内胆汁淤积 ①肝内阻塞性胆汁淤积：见于肝内泥沙样结石、癌栓、寄生虫病（如华支睾吸虫病）。②肝内非阻塞性胆汁淤积：见于病毒性肝炎、药物性胆汁淤积（如氯丙嗪、甲基睾酮和口服避孕药等）、原发性胆汁性肝硬化、妊娠期复发性黄疸等。

（2）肝外性胆汁淤积 常见于外科疾病，如胆总管结石、胆管狭窄、胆道炎性水肿、肿瘤及蛔虫等引起的阻塞。

2. 发病机制 由于胆道阻塞，阻塞上方的胆管压力升高，胆管扩张，最后导致肝内小胆管与毛细胆管破裂，胆红素随胆汁反流入血，故血中结合胆红素增多，而非结合胆红素一般不升高。由于胆红素肠肝循环被阻断，导致尿胆原减少甚至消失（图2-10）。此外，有些肝内胆汁淤积并非由机械因素引起，而是由于胆汁分泌功能障碍、毛细胆管的通透性增加，胆汁浓缩而流量减少，导致胆道内胆盐沉淀与胆栓形成。

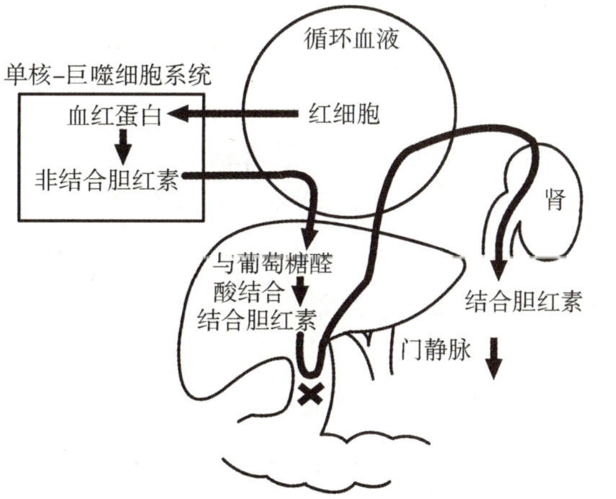

图2-10 胆汁淤积性黄疸的胆红素代谢

3. 临床表现 皮肤呈暗黄色，完全阻塞者颜色更深，甚至呈黄绿色。胆酸盐反流入血，刺激皮肤可引起瘙痒，刺激迷走神经可引起心动过缓。尿色深，粪便颜色变浅或呈白陶土色。

（四）先天性非溶血性黄疸

系肝细胞对胆红素的摄取、结合和排泄有先天性缺陷所致的黄疸，本组疾病临床上少见，可见以下四种。

1. Gilbert 综合征 系由肝细胞摄取非结合胆红素功能障碍及微粒体中葡萄糖醛酸转移酶不足，致血中非结合胆红素增高而出现黄疸。这类患者除黄疸外症状不多，肝功能也正常。

2. Dubin－Johnson 综合征 系由肝细胞对结合胆红素及某些阴离子（如靛青绿、X 线造影剂）向毛细胆管排泄的过程中存在遗传缺陷，使血清结合胆红素增加而发生黄疸。

3. Crigler－Najjar 综合征 系由肝细胞缺乏葡萄糖醛酸转移酶，不能将非结合胆红素转变为结合胆红素，导致血中非结合胆红素增多而出现黄疸。本病由于血中非结合胆红素异常增多，可产生核黄疸，常见于新生儿，预后极差。

4. Rotor 综合征 系由肝细胞对摄取非结合胆红素和排泄结合胆红素存在先天性缺陷导致血中胆红素增高而出现黄疸。

临床上常见的三种黄疸实验室检查的鉴别如下（表 2－3）。

表 2－3 三种黄疸实验室检查的鉴别

项目	溶血性黄疸	肝细胞性黄疸	胆汁淤积性黄疸
UCB	增加	增加	正常
CB	正常	增加	明显增加
CB/TB	<20%	>30%	>60%
尿胆原	增加	轻度增加	减少或消失
尿胆红素	－	＋	＋＋
ALP	正常	增高	明显增高
GGT	正常	增高	明显增高
ALT、AST	正常	明显增高	可增高
胆固醇	正常	轻度增加或降低	明显增加
血浆蛋白	正常	清蛋白降低，球蛋白升高	正常
对维生素 K 反应	无	差	好

三、伴随症状

1. 黄疸伴发热 多见于胆石症、急性胆管炎、肝脓肿、急性胰腺炎、壶腹癌、胆总管癌、钩端螺旋体病、败血症、大叶性肺炎等。病毒性肝炎或急性溶血可先有发热而后出现黄疸。

2. 黄疸伴腹痛 可见于胆道结石、急慢性胆囊炎、肝脓肿或胆道蛔虫病。右上腹剧痛、寒战高热和黄疸为查科（Charcot）三联征，提示急性化脓性胆管炎。持续性右上腹钝痛或胀痛常见于病毒性肝炎、肝脓肿或原发性肝癌。

3. 黄疸伴肝大 若轻度至中度肿大，质地软或中等硬度且表面光滑者，见于病毒性肝炎、急性胆道感染或胆道梗阻。肝大不明显，质地较硬边缘不整，表面有小结节者见于肝硬化。明显肿大，质地坚硬，表面凹凸不平有结节者见于原发或继发性肝癌。

4. 黄疸伴胆囊肿大 提示胆总管梗阻，常见于胰头癌、壶腹癌、胆总管癌、胆总管结石等。

5. 黄疸伴脾大 见于病毒性肝炎、肝硬化、钩端螺旋体病、败血症、疟疾、淋巴瘤及各种原因引起的溶血性贫血等。

6. 黄疸伴腹水 常见于重症肝炎、肝硬化失代偿期及肝癌等。

7. 黄疸伴消化道出血 应考虑肝硬化、重症肝炎及壶腹癌等。

8. 黄疸伴贫血 常见于各种溶血性贫血、原发性肝癌、胰头癌、壶腹癌及胆总管癌等。

四、问诊要点

1. 黄疸的确定 所指发黄应注意与皮肤苍白、球结膜下脂肪及高胡萝卜素血症等相区别。应仔细检查巩膜有无黄染及尿色有无改变。

2. 黄疸的起病 急起或缓起，有无群集发病、血吸虫病疫水接触史、药物性肝病史，有无长期酗酒或肝炎史。

3. 黄疸的伴随症状 伴发热、腹痛多提示胆道化脓性感染、结石或急性病毒性肝炎；伴肝大、胆囊肿大、消瘦及皮肤瘙痒多提示胆总管结石、胰头癌、壶腹癌或原发性肝癌等；伴腹胀、乏力、食欲缺乏及厌油腻常提示病毒性肝炎、酒精性肝炎、肝硬化等；无明显伴随症状，除黄疸外无其他肝功能异常，病程较长者，多提示先天性黄疸。

4. 黄疸对全身健康的影响 肝细胞性黄疸的深度与肝功能损害程度呈正相关，先天性非溶血性黄疸全身情况较好。

第十二节 消 瘦

PPT

情境导入

情境描述 患者，男性，64岁。近1个月体重减轻5kg，伴面色苍白、乏力，无发热、无腹痛腹泻。

讨论 该患者消瘦的可能原因是什么？

消瘦（emaciation）是指由于各种原因造成体重低于正常低限的一种状态。通常认为，体重低于标准体重的10%就可诊断为消瘦。目前国内外多采用体重指数（BMI）判定消瘦，BMI $<18.5kg/m^2$ 为消瘦。

一、病因及发病机制

多种原因使机体摄入营养物质减少或机体对营养物质消耗增加，形成负氮平衡而引起消瘦，引起消瘦的病因有下列几种。

1. 营养物质摄入不足 各种原因引起糖类、蛋白质和脂肪摄入不足均可导致消瘦。

（1）进食减少 ①消化系统疾病：如慢性萎缩性胃炎、胃淀粉样变、胆囊炎、胰腺炎、肝硬化及糖尿病引起的胃轻瘫等；②慢性感染性疾病：见于慢性重症感染；③呼吸系统疾病：见于各种原因引起的肺功能不全；④循环系统疾病：见于各种原因引起的心功能不全；⑤肾脏疾病：见于慢性肾衰竭；⑥神经精神疾病：如抑郁症，神经性厌食，反应性精神病等。

（2）吞咽困难 ①口腔疾病：如口腔炎、急性扁桃体炎、咽后壁脓肿、舌癌等；②食管、贲门疾病：如食管癌、贲门癌及食管损伤等；③神经肌肉疾病：如重症肌无力、延髓性麻痹等。

2. 营养物质消化、吸收障碍 如果消化、吸收功能障碍，尽管营养物质摄入体内，同样可引起消瘦。消化、吸收障碍可分为以下几种。

（1）胃源性 指由于胃部疾病所引起。见于重症胃炎、溃疡、胃切除术后、胃泌素瘤、倾倒综合征和皮革胃等。

（2）肠源性　见于各种肠道疾病及先天性乳糖酶缺乏症、蔗糖酶缺乏症、短肠综合征等。

（3）肝源性　见于重症肝炎、肝硬化、肝癌等。

（4）胰源性　见于慢性胰腺炎、胰腺癌、胰腺大部切除术后及胰瘘等。

（5）胆源性　见于慢性胆囊炎、胆囊癌、胆囊切除术后、胆道功能障碍综合征、原发性胆汁性肝硬化、原发性硬化性胆管炎、肝胆管癌等。

3. 营养物质利用障碍　糖尿病患者，糖被机体吸收后，因胰岛素缺乏，不能被体内细胞利用，糖从尿中排出而引起消瘦。

4. 营养物质消耗增加

（1）内分泌代谢性疾病　见于糖尿病、甲状腺功能亢进症等。

（2）慢性消耗性疾病　如重症结核病、某些慢性感染及肿瘤等。

（3）大面积烧伤　因有大量血浆从创面渗出，发生负氮平衡而致消瘦。

（4）高热　体温每升高1℃，营养物质的代谢率就提高13%，加之患者食欲不佳，进食减少，持久高热，可使体重显著下降。

5. 减肥　主动限制饮食，加大运动量，服用减肥药物抑制食欲、减少吸收、促进排泄，使体重减轻而消瘦。

6. 体质性消瘦　营养物质摄入、消化和吸收正常却出现身体消瘦，可能与自身体质有关，常有家族遗传性，经过检查无其他异常。

二、临床表现

消瘦以体重减轻为最主要的临床表现。根据病因的不同而出现不同的临床表现。按系统分类可有下列几方面表现。

1. 消化系统疾病　包括口腔、食管、胃肠及肝、胆、胰等各种疾病，除每种疾病特异性表现之外，一般均有食欲不振、恶心呕吐、腹胀、腹痛、腹泻等症状。

2. 神经系统疾病　包括神经性厌食、延髓性麻痹和重症肌无力等，可表现为厌食、吞咽困难、恶心呕吐等症状。

3. 内分泌代谢疾病　①糖尿病：可有多尿、多饮、多食和消瘦。②甲状腺功能亢进症：可伴有多汗、心悸、性情急躁、震颤多动、突眼和甲状腺肿大。③肾上腺皮质功能减退症（艾迪生病）：可伴皮肤黏膜色素沉着、乏力、低血压及厌食、腹泻等。④希恩综合征（Sheehan syndrome）：见于生育期妇女，因产后大出血致腺垂体缺血坏死而引起腺垂体功能减退。可有消瘦、性功能减退、闭经、厌食、恶心呕吐和毛发脱落等表现。

4. 慢性消耗性疾病　结核病可伴有低热、盗汗、乏力、咯血等。慢性感染可因不同的感染疾病而出现相应的症状和体征。肿瘤可有各种肿瘤特有的症状和体征。

5. 神经精神疾病　如抑郁症患者可有食欲不振、情绪低落、思维缓慢、自卑、无自信心、睡眠障碍等症状。

三、伴随症状

1. 伴有吞咽困难　见于口、咽及食管疾病。

2. 伴有上腹部不适、疼痛　见于慢性胃炎、溃疡病、胃癌及胆囊、胰腺等疾病。

3. 伴有上腹痛、呕血　见于溃疡病、胃癌等。

4. 伴有下腹部不适、疼痛　见于慢性肠炎、慢性痢疾、肠结核及肿瘤等。

5. 伴有腹泻　见于慢性肠炎、慢性痢疾、肠结核、短肠综合征、倾倒综合征及乳糖酶缺乏症等。

6. 伴有便血　见于炎症性肠病、肝硬化、胃癌等。

7. 伴有黄疸　见于肝、胆、胰等疾病。
8. 伴有咯血　见于肺结核、肺癌等。
9. 伴有发热　见于慢性感染、肺结核及肿瘤等。
10. 伴有多尿、多饮、多食　见于糖尿病。
11. 伴有多汗、心悸、震颤多动　见于甲状腺功能亢进症。
12. 伴有情绪低落、食欲不振、自卑　见于抑郁症。
13. 伴有低血压、皮肤黏膜色素沉着　见于肾上腺皮质功能减退症。

四、问诊要点

1. 体重减轻出现的时间、体重减轻的程度。
2. 询问有无减肥、食欲减退、情绪低落等。
3. **询问伴随症状**　是否有消化道症状伴随症状，如吞咽困难、呕血便血、呕吐腹泻，以及腹部不适、疼痛；有无多尿、多饮、多食；有无多汗、心悸、震颤多动等；有无发热等。
4. 是否到医院就诊，做过哪些检查，诊治情况。
5. 有无消化道疾病如慢性胃炎、胃溃疡、肿瘤、肝病、甲亢等病史。

第十三节　水　肿

PPT

情境导入

情境描述　患者，男性，18 岁。晨起发现眼睑和面部水肿 3 天，1 周前有受凉咽部疼痛不适，测量血压 160/95mmHg。
讨论　该患者水肿的可能原因是什么？

水肿是指人体组织间隙有过多的液体积聚使组织肿胀。水肿可分为全身性和局部性水肿。当液体在体内组织间隙呈弥漫性分布时称为全身性水肿（常为凹陷性）；液体积聚在局部组织间隙时称为局部水肿；发生于体腔内称积液，如胸腔积液、腹腔积液及心包积液等。一般情况下，水肿这一术语，不包括如脑水肿、肺水肿等内脏器官局部的水肿。

素质提升

了解水肿的历史沿革，增强文化自信，激发创新精神

我国传统医学很早以前就对水肿有了记载。《黄帝内经》称水肿为“水”，分风水、石水、涌水。《素问·水热穴论》提出水肿“其本在肾，其末在肺”。张仲景在《金匮要略》提出水肿的分类，按表里上下分为风水、皮水、正水、石水、黄汗；按五脏病机及证候分为心水、肝水、肺水、脾水、肾水。孙思邈在《备急千金要方·水肿》中首次提出了水肿必须忌盐，并指出水肿有五不治。宋代严用和将水肿分为阴水、阳水，区分虚实两类水肿，在前人汗、利、攻的基础上开创了补法。《仁斋直指方·虚肿方论》创用活血利水法治疗瘀血水肿。明代李梴《医学入门·水肿》提出疮毒致水肿的病因学说。

从水肿的历史沿革我们了解到古代医家对于水肿病的病因学说和辨证论治作出了各自的重要贡献。同时，后人在总结前人的经验基础之上不断完善和创新，体现出医学作为一门科学，要不断发展、创新，以更好造福人类。

一、病因及发病机制

（一）全身性水肿

1. 心源性水肿 主要见于各种原因引起的心力衰竭，如肺源性心脏病、缩窄性心包炎等。发生机制主要是有效循环血量减少，肾血流量减少，醛固酮继发性增多引起水钠潴留、静脉淤血，毛细血管滤过压增高，组织液回吸收减少。水肿程度可由于心衰程度而不同，可自轻度的踝部水肿以至严重的全身性水肿。

2. 肾源性水肿 可见于各型肾炎和肾病，如急慢性肾小球肾炎、肾病综合征、梗阻性肾病等。发生机制主要是由上述因素引起肾排泄水钠减少，导致水钠潴留，细胞外液增多，毛细血管静水压升高，引起水肿。

3. 肝源性水肿 常见于肝硬化失代偿期、重症肝炎、肝肿瘤等。门脉高压症、肝淋巴液回流障碍、低蛋白血症、继发性醛固酮增多等因素是水肿与腹水形成的主要机制。

4. 营养不良性水肿 见于慢性消耗性疾病，长期营养缺乏、蛋白丢失性胃肠病、重度烧伤等所致低蛋白血症或维生素缺乏，可产生水肿。

5. 其他 ①甲状腺功能减退时黏液性水肿：表现为非凹陷性水肿（是由于组织液含蛋白量较高之故），颜面和下肢较明显。②经前期紧张综合征：特点为月经前7～14天出现眼睑、踝部等的轻度水肿，可伴乳房胀痛及盆腔沉重感，月经过后水肿逐渐消退。③药物性水肿：可见于糖皮质激素、雄激素、雌激素、胰岛素、萝芙木制剂和甘草制剂等疗程中所致水钠潴留。④特发性水肿：主要见于妇女，表现在身体下垂部分，原因未明，常认为是内分泌功能失调与直立体位的反应异常所致。⑤其他：可见于妊娠高血压综合征、硬皮病、皮肌炎、血清病、间脑综合征、血管神经性水肿及老年性水肿等。

（二）局部性水肿

1. 局部静脉回流受阻 如浅部或深部静脉血栓、上腔静脉综合征及静脉曲张等。

2. 淋巴回流受阻 如丝虫病所致象皮肿、淋巴组织损伤或受压和淋巴管炎等。

3. 毛细血管通透性增加 见于局部炎症、创伤或过敏等引起的血管神经性水肿。

二、临床表现

根据引起水肿的病因，水肿可分为以下几种。

1. 心源性水肿 特点是首先出现身体下垂部位（下垂部流体静水压较高）的水肿。能起床活动者，最早出现于踝内侧，逐渐向上延及全身，活动后加重，休息后减轻或消失；经常卧床者以腰骶部为明显。颜面部一般不肿。水肿为对称性、凹陷性。此外，常伴有静脉压升高、颈静脉怒张、肝大，严重时还可出现胸水、腹水等右心衰竭的其他表现。

2. 肾源性水肿 特点是疾病早期晨间起床时有眼睑与颜面水肿，以后逐渐发展为全身水肿（肾病综合征时为重度水肿）。常有尿常规改变、高血压及肾功能损害的表现。在水肿出现之前常有上呼吸道感染、皮肤感染等前驱病史。肾源性水肿需与心源性水肿相鉴别，鉴别要点见表2－4所示。

表2－4 心源性水肿与肾源性水肿的鉴别

鉴别点	开始部位	发展快慢	水肿性质	伴随病征
心源性水肿	从足部开始，向上延及全身	发展较缓慢	较坚实而移动性小	常伴有心力衰竭病征：如心脏增大、心脏杂音、肝大和颈静脉压升高等
肾源性水肿	从眼睑、颜面开始而延及全身	发展较迅速	软而移动性大	常伴有肾脏病变的其他病征：如高血压、蛋白尿、血尿和眼底改变等

3. 肝源性水肿　失代偿期肝硬化主要表现是腹水，也可首先出现踝部水肿，逐渐向上蔓延，而头、面部及上肢常无水肿。

4. 营养不良性水肿　其特点是水肿发生前常有消瘦、体重减轻等。发生机制为皮下脂肪减少导致组织松弛，组织压降低，加重了液体潴留。水肿常从足部开始，逐渐蔓延至全身。

三、伴随症状

1. 水肿伴肝大可为心源性、肝源性或营养不良性，若同时有颈静脉怒张者为心源性，而同时有腹水者则为肝源性。
2. 水肿伴重度蛋白尿常为肾源性，而轻度蛋白尿也可见于心源性水肿。
3. 水肿伴呼吸困难与发绀，常提示由心脏病、上腔静脉阻塞综合征等所致。
4. 水肿伴消瘦、体重减轻，可见于营养不良性水肿。
5. 水肿与月经周期有明显关系同时伴失眠、烦躁且思想不集中者，可见于经前期紧张综合征。

四、问诊要点

（1）水肿出现的时间、急缓、部位（起始部位及蔓延情况）、全身性或局部性、是否对称性、是否凹陷性，与体位变化及活动的关系。

（2）询问诱因和病因：如急性肾炎前期可有上呼吸道感染；水肿与饮食、药物、月经及妊娠的关系有无。

（3）有无伴心、肝、肾、内分泌及过敏性疾病相关症状。

（4）是否到医院就诊，做过哪些检查，结果如何，治疗的情况。

（5）注意询问有无心脏病、肾脏、肝脏病等病史。

第十四节　血　尿

PPT

情境导入

情境描述　患者，男性，10岁。发现血尿、眼睑水肿2天。2周前有咽喉肿痛症状。测血压150/90mmHg。尿检示红细胞（++++），蛋白（++）。

讨论　引起该患者血尿的可能原因是什么？

正常人尿液中无或偶见红细胞。如尿液中有较多红细胞时称为血尿（hematuria），包括镜下血尿和肉眼血尿。镜下血尿是指尿色正常，须经显微镜检查才能确定，通常离心沉淀后的尿液镜检，每高倍视野有红细胞3个以上。肉眼血尿是指尿呈洗肉水色或血色，肉眼即可见的血尿。 微课

一、病因

血尿是泌尿系统疾病最常见的症状之一。约98%的血尿是由泌尿系统疾病引起，2%的血尿由全身或泌尿系统邻近器官病变所致。

1. 泌尿系统疾病　肾小球疾病如肾小球肾炎、IgA肾病等，各种间质性肾炎，泌尿系结石、结核、肿瘤或一般细菌感染，泌尿系损伤如外伤或手术器械损伤，泌尿系畸形如多囊肾及血管异常、尿路憩室和息肉等。

2. 全身性疾病

（1）感染性疾病　如败血症、流行性出血热、猩红热、钩端螺旋体病、丝虫病等。

（2）血液病　如白血病、再生障碍性贫血、血小板减少性紫癜、过敏性紫癜和血友病。

（3）免疫和自身免疫性疾病　如系统性红斑狼疮、结节性多动脉炎、皮肌炎、类风湿关节炎、系统性硬化症等。

（4）心血管疾病　如亚急性感染性心内膜炎、急进型高血压、慢性心力衰竭、肾动脉栓塞和肾静脉血栓形成等。

3. 尿路邻近器官疾病　如急、慢性前列腺炎，精囊腺炎，急性盆腔炎或脓肿，输卵管炎，阴道炎，宫颈癌，急性阑尾炎，直肠和结肠癌等。

4. 化学品或药品对尿路的损害　如磺胺药、吲哚美辛、甘露醇或汞、铅、镉等重金属对肾小管的损害；环磷酰胺可引起出血性膀胱炎；抗凝剂（如肝素）过量也可出现血尿。

5. 功能性血尿　日常运动量较小的健康人，突然加大运动量会出现运动性血尿。

二、发病机制

血尿的发生机制主要如下。

1. 免疫异常　在一些致病因素作用下机体产生自身免疫反应，肾小球基底膜的功能被破坏，红细胞进入尿液形成血尿。

2. 泌尿系统组织破坏　泌尿系统肿瘤、结石和外伤破坏侵蚀泌尿系统组织造成出血，形成血尿。

3. 感染引起的炎性反应　泌尿系统感染如尿道感染，使尿路的黏膜出现炎性反应，水肿、淤血、小血管被破坏。

4. 运动损伤　运动可导致肾脏过度挤压、移动、缺血、血管牵扯或扭曲等。

5. 其他　过敏、中毒、肾血管畸形等原因都导致肾实质缺血坏死而出现血尿。

三、临床表现

1. 尿颜色的改变　是血尿主要的临床表现。镜下血尿者尿颜色正常，肉眼血尿则根据出血量多少而尿呈不同颜色。尿呈淡红色如洗肉水样，提示每升尿含血量超过1ml；出血严重时尿可呈血液状；肾脏出血时，尿与血混合均匀，致使尿呈暗红色；膀胱或前列腺出血时尿色深红，有时有血凝块。但红色尿并不一定是血尿，需仔细辨别。如尿呈暗红色或酱油色，不混浊无沉淀，镜检无或仅有少量红细胞，见于血红蛋白尿；若呈棕红色或葡萄酒色，不混浊，镜检无红细胞见于卟啉尿；服用某些药物如大黄、利福平或进食某些红色蔬菜也可排红色尿，但镜检无红细胞。

2. 分段尿异常　将全程尿分段观察颜色，如尿三杯试验，用三个清洁玻璃杯分别留起始段、中段和终末段尿观察，如起始段血尿提示病变在尿道；终末段血尿提示病变在膀胱颈部、三角区或后尿道的前列腺和精囊腺；三段尿均呈红色即全程血尿提示血尿来源于肾脏或输尿管。

3. 镜下血尿　若尿颜色正常，但显微镜检查可确定血尿，并可判断为肾性或肾后性血尿。镜下红细胞大小不一、形态多样为肾小球性血尿，常见于肾小球肾炎。因红细胞从肾小球基底膜漏出，通过不同渗透梯度的肾小管，受其理化作用而使红细胞膜受损，血红蛋白溢出变形。如镜下红细胞形态单一，与外周血近似，为均一型血尿，提示其来源于肾后，多见于肾盂肾盏、输尿管、膀胱和前列腺病变等。

4. 症状性血尿　血尿同时伴有全身或局部症状，但以泌尿系统症状为主。如伴有肾区钝痛或绞痛提示病变在肾脏。膀胱和尿道病变则常伴有尿频、尿急和排尿困难。

5. 无症状血尿　部分血尿患者既无泌尿系症状也无全身症状，见于某些疾病的早期，如肾结核、肾癌或膀胱癌早期。

无痛性肉眼血尿多考虑泌尿系肿瘤。血尿伴绞痛多见于肾或输尿管结石。

四、伴随症状

1. 血尿伴肾绞痛　见于肾或输尿管结石。

2. 血尿伴尿流中断或排尿困难　见于膀胱和尿道结石。

3. 血尿伴尿频、尿急、尿痛　见于膀胱炎、尿道炎，而同时伴腰痛、高热畏寒者常为肾盂肾炎。

4. 血尿伴水肿、高血压、蛋白尿　见于肾小球肾炎。

5. 血尿伴肾肿块　单侧肿大可见于肿瘤、肾积水和肾囊肿；双侧肿大见于先天性多囊肾；若触及移动性肾脏见于肾下垂或游走肾。

6. 血尿伴皮肤黏膜及其他部位出血　见于血液病和某些感染性疾病。

7. 血尿合并乳糜尿　见于慢性肾盂肾炎和丝虫病。

五、问诊要点

1. 尿的颜色如为红色，应进一步了解是否因进食某些药物或食物引起，是否为月经期，以排除假性血尿。

2. 血尿出现在尿程的哪一段，是否全程血尿，有无血块。

3. 是否伴有全身或泌尿系统症状。

4. 是否到医院就诊，做过哪些检查，治疗的经过和效果。

5. 病史中有无腰腹部新近外伤或泌尿道器械检查史，过去是否有高血压和肾炎史，家族中有无耳聋和肾炎史。

PPT

第十五节　无尿、少尿与多尿

情境导入

情境描述　患者，男性，12岁。因“尿量减少5天”入院。尿量300～500ml/d，伴颜面部及双下肢水肿。实验室检查示：血尿素氮（BUN）9.77mmol/L，肌酐（Scr）168μmol/L。

讨论　该患者尿量减少的可能原因是什么？

正常成人24小时正常尿量为1000～2000ml。少尿（oliguria）是指24小时尿量少于400ml，或每小时尿量少于17ml；无尿（anuria）是指24小时尿量少于100ml或12小时完全无尿。多尿（polyuria）是指24小时尿量超过2500ml。少尿与无尿是临床上常见的急症，常合并尿素氮及肌酐升高，以及水、电解质代谢紊乱等，需要及时发现并迅速处理。

一、病因及发病机制

（一）少尿和无尿的常见病因

1. 肾前性　各种原因引起有效血容量不足、心排血量下降或肾内血流异常，导致肾有效灌注减少，从而发生少尿。

（1）有效血容量减少　见于多种原因引起的重度失水、休克、大出血等，导致血流明显地下降、肾血管收缩。当肾血流量明显下降时，尿量相应减少。肾病综合征和肝肾综合征患者，因血浆清蛋白浓度显著偏低，血浆胶体渗透压降低，组织间隙和浆膜腔渗入大量水分，导致效血容量减少，从而导致尿量减少。

（2）心脏排血功能下降　各种原因所致心功能不全、恶性心律失常、心脏压塞、心肺复苏后等病理情况下，体循环功能不稳定，心排血量下降致肾血流量减少。

（3）肾血管病变　肾血管炎症或狭窄、肾病综合征、狼疮肾炎、长期卧床所致的肾动脉栓塞或血栓形成；妊娠期高血压疾病、高血压危象等引起肾动脉持续痉挛、肾缺血导致急性肾衰竭。

2. 肾性　各种肾实质疾病或由于肾前性病因无法及时去除导致肾实质损伤，包括肾小球、肾间质、肾小管的病变。

（1）肾小球病变　急性肾小球肾炎、急进性肾炎、狼疮肾炎、慢性肾炎严重感染等，血压持续增高引起肾功能急剧恶化。

（2）肾间质病变　主要由以下 4 类病因导致。①药物：如某些具有肾毒性的抗生素、免疫抑制药、非甾体抗炎药、某些中草药等；②感染：如慢性肾盂肾炎、肾结核等；③自身免疫病；④肿瘤细胞浸润：如淋巴瘤、白血病、肉瘤及结节病等。

（3）肾小管病变　①缺血性：肾前性肾衰竭可导致其缺血坏死；②肾毒性物质：应用某些药物、重金属、造影剂、有机溶剂等；③色素尿：如肌红蛋白尿、血红蛋白尿等。其中，由肾缺血或中毒因素导致的急性肾小管坏死是急性肾衰竭最常见的原因。

（4）肾移植后急性排异反应　主要由于免疫排斥反应导致少尿。

2. 肾后性　肾盂及其以下尿路的阻塞或受压导致尿排出不畅，引起少尿或无尿。

（1）各种原因引起的机械性尿路梗阻　如泌尿系统结石、血凝块、坏死组织阻塞输尿管和膀胱出入口或后尿道。

（2）尿路外压迫　如肿瘤、腹膜后淋巴瘤、特发性腹膜后纤维化及前列腺肥大。

（3）其他　输尿管手术后，泌尿系统结核或溃疡愈合后瘢痕挛缩，肾严重下垂或游走肾所致的肾扭转，神经源性膀胱等。

（二）多尿的病因

1. 暂时性多尿　短时间内摄入过多水、饮料和含水分多的食物；利尿药使用后可出现短时间多尿。

2. 持续性多尿

（1）内分泌代谢障碍　①垂体性尿崩症：因下丘脑、垂体病变使抗利尿激素（antidiuretic hormone，ADH）分泌减少或缺乏，肾远曲小管重吸收水分下降，排出低密度尿，量可达到 5000ml/d 以上。②糖尿病：尿内含糖多引起溶质性利尿，尿量增多。③原发性甲状旁腺功能亢进症：血液中过多的钙和尿中高浓度磷，需要大量水分将其排出而形成尿量增多。④原发性醛固酮增多症：醛固酮增多，保钠作用增强，引起血中钠浓度升高，刺激渗透压感受器，摄入水分增多，尿量增多。

（2）肾病　①肾性尿崩症：肾远曲小管和集合管存在先天或获得性缺陷，对抗利尿激素反应性降低，水分重吸收减少而出现尿量增多。②肾小管浓缩功能不全：见于慢性肾炎、慢性肾盂肾炎、肾小管酸中毒、肾小球硬化、药物及化学物品或重金属对肾小管的损害，也可见于急性肾衰竭多尿期等。

（3）精神因素　精神性多饮患者常因自觉烦渴而大量饮水引起多尿。

二、临床表现

（一）少尿与无尿

1. 少尿与无尿的诱因 ①肾前性少尿：患者多有恶心、呕吐、摄入减少、大出血、休克、心功能不全等病史。②肾性少尿：应关注有无使用过肾毒性药物、化学药品或生食鱼胆等病史。③肾后性少尿：可有泌尿系统结石或手术史等诱发泌尿系统梗阻的因素。

2. 尿的颜色 ①乳白色尿：严重泌尿道感染、化脓，如肾盂肾炎、膀胱炎、尿道炎、肾结核等，可使尿呈乳白色。②深黄色尿：见于急性脱水或肝病。③酱油尿：严重烧伤、溶血性贫血、急性肾炎、输错血型的血液、急性黄疸性肝炎等患者会排出如同酱油般颜色的尿。④血尿：提示泌尿系统疾病或其他全身性疾病。

（二）多尿

1. 多尿的诱因 ①暂时性多尿：多有短期内大量饮水或使用利尿药等病史。②持续性多尿：可有肾病、相关内分泌疾病、精神疾病等病史。

2. 多尿的程度 准确收集每日尿量，连续3天，每日总尿量均超过2500ml可诊断为多尿。尿频致排尿次数增多，但全日总量不超过2500ml，不属于多尿。急性肾衰竭多尿期尿量可达3000～5000ml/d，通常持续1～3周。垂体性尿崩症患者尿量较多，一般在8～10L/d，饮水量常与尿量相等。

三、伴随症状

（一）少尿常见的伴随症状

1. 伴肾绞痛 见于肾动脉血栓形成或肾结石、栓塞。

2. 伴心悸、胸闷、气促、不能平卧 见于心功能不全。

3. 伴水肿、大量蛋白尿、高脂血症和低蛋白血症 见于肾病综合征。

4. 伴乏力、食欲减退、腹水和皮肤黄染 见于肝肾综合征。

5. 伴血尿、蛋白尿、高血压和水肿 见于急性肾炎、急进性肾小球肾炎。

6. 伴发热、腰痛、尿频、尿急、尿痛 见于急性肾盂肾炎。

7. 伴排尿困难 见于前列腺肥大。

（二）多尿常见的伴随症状

1. 伴烦渴、多饮、低密度尿 见于尿崩症。

2. 伴多饮、多食和消瘦 见于糖尿病。

3. 伴高血压、低血钾和周期性瘫痪 见于原发性醛固酮增多症。

4. 伴酸中毒、骨痛和肌麻痹 见于肾小管性酸中毒。

5. 多尿伴神经症状 可能为精神性多饮。

四、问诊要点

1. 发病情况 发病年龄、性别、缓急、病程、有无诱因等。

2. 临床症状 具体的尿量、尿的颜色。

3. 伴随症状 有无心悸、苍白、脉搏加快、低血压；有无水肿、高血压、血尿等；有无尿急、尿频、排尿困难等。

4. 诊疗经过 是否检查尿常规、尿隐血、24 小时尿量、肾功能及腹部 B 超等。

5. 一般情况 精神、饮食、睡眠、排便情况，体力及体重变化等。

第十六节 尿频、尿急、尿痛

PPT

情境导入

情境描述 患者，女性，38 岁。3 天前劳累后出现排尿次数增多，每次尿量明显减少，休息后不能缓解，排尿时感觉会阴部和尿道内刺痛、烧灼感，无发热、乏力等表现。

讨论 该患者尿频尿痛的可能原因是什么？

正常成人白天平均排尿 4～6 次，夜间 0～2 次。尿频是指单位时间内排尿次数明显增多。尿急是指患者一有尿意即迫不及待须立即排尿，难以控制。尿痛是指患者排尿时感觉尿道内甚至耻骨上区、会阴部有疼痛或烧灼感。临床上，尿频、尿急和尿痛合称为膀胱刺激征，是膀胱、尿道及前列腺炎症的特征性表现。

一、病因

引起膀胱刺激征的病因很多，主要是膀胱及尿道疾病，最常见于泌尿系统感染，也可由非感染性疾病或泌尿系统邻近器官病变引起。

1. 泌尿系统疾病 常见于肾盂肾炎、间质性肾炎、膀胱炎、结石、肾结核、肾积脓、肿瘤及尿道疾病等。

2. 生殖系统疾病 如阴道炎、前列腺炎、生殖器感染、淋病等。

3. 膀胱、尿道邻近器官疾病 如子宫、卵巢、输尿管、结肠、直肠或阑尾的炎症、脓肿、肿瘤及妊娠子宫压迫等。

4. 全身性疾病 见于 Reiter 综合征、Behcet 综合征及 Crohn 病等。

5. 精神神经系统疾病 如癔症、精神紧张和神经源性膀胱等。

二、临床表现

（一）尿频

1. 生理性尿频 因饮水过多，精神紧张或气候寒冷所致排尿次数增多，属正常现象。特点是每次尿量不少，但不伴随尿频、尿急等其他症状。

2. 病理性尿频 ①多尿性尿频：排尿次数增多而每次尿量不少，全日总尿量增多。常见于糖尿病、尿崩症、精神性多饮和急性肾衰竭多尿期。②炎症性尿频：尿频而每次尿量少，多伴有尿急和尿痛，尿液镜检可见炎症细胞。见于膀胱炎、尿道炎、前列腺炎、尿道旁腺炎、附件炎和阑尾炎等。③神经性尿频：尿频而每次尿量少，不伴尿急、尿痛，尿液镜检无炎症细胞。见于中枢及周围神经病变，如癔症和神经源性膀胱。④膀胱容量减少性尿频：表现为持续性尿频，每次尿量少，药物治疗难以缓解。见于膀胱占位性病变或卵巢囊肿等压迫膀胱、膀胱结核引起膀胱纤维性缩窄等。⑤尿道口周围病变：表现为尿频，每次尿量少，见于尿道口息肉、处女膜伞和尿道旁腺囊肿等刺激尿道口引起尿频。

（二）尿急、尿痛

临床上尿急、尿痛多同时出现。急性膀胱炎、尿道炎，特别是膀胱三角区和后尿道炎症时，尿急症状特别明显；急性前列腺炎常有尿急，慢性前列腺炎因伴有腺体增生肥大，故有排尿困难、尿线细和尿流中断。尿痛的疼痛部位多在尿道内、耻骨上区和会阴部，尿痛性质可为灼痛或刺痛。尿道炎多在排尿开始时出现疼痛；后尿道炎、膀胱炎和前列腺炎常出现终末性尿痛。

尿频、尿急、尿痛伴发热，多考虑尿路感染。

三、伴随症状

1. 尿频伴尿急、尿痛多见于膀胱炎和尿道炎，膀胱刺激征存在但不剧烈而伴有双侧腰痛者见于肾盂肾炎，伴有会阴部、腹股沟和睾丸胀痛者见于急性前列腺炎。
2. 尿频、尿急、尿痛伴发热见于尿路感染、结核、盆腔炎和阑尾炎等。
3. 尿频不伴尿急和尿痛，但伴有多饮、多尿和口渴见于精神性多饮、糖尿病和尿崩症。
4. 尿频、尿急、尿痛伴血尿见于急性膀胱炎、膀胱结石和膀胱肿瘤。
5. 尿频、尿急、尿痛伴脓尿见于泌尿道感染及结核。
6. 老年男性尿频伴有尿线细、进行性排尿困难见于前列腺增生。
7. 尿频、尿急、尿痛伴有尿流突然中断见于膀胱结石堵住出口或后尿道结石嵌顿。
8. 尿频、尿急、尿痛伴尿失禁见于神经源性膀胱。

四、问诊要点

1. 出现尿频、尿急、尿痛前是否有明显原因，如劳累、受凉或月经期，有无接受导尿、尿路器械检查或人工流产术等，这些常为尿路感染的诱因。
2. 了解排尿频率和尿频程度，如每天排尿次数、每次排尿间隔时间和每次排尿量。
3. 询问尿痛的部位和时间，若排尿时耻骨上区痛多为膀胱炎，排尿开始时尿道内或尿道口痛多为尿道炎。
4. 尿频是否伴有尿急、尿痛，三者皆有多为炎症，单纯尿频应逐一分析其病因。
5. 是否伴有全身症状，如发热、畏寒、乏力、盗汗、肢体麻木、腹痛、腰痛、精神抑郁等，如有以上症状应作相应检查，排除相关疾病。
6. 有无尿路感染的反复发作史，发作间隔多长时间，是否做过尿培养。如有，细菌种类有哪些以及使用药物的种类和疗程。
7. 有无慢性病史，如结核病、糖尿病、尿路结石和肾炎等，这些疾病本身可以出现尿路刺激症状，同时也是尿路感染易发和难以治愈的因素。

第十七节　痫性发作与惊厥

PPT

情境导入

情境描述　患者，女性，40岁。因车祸伤急诊入院，入院后患者突发四肢抽搐，伴意识丧失，两眼上翻，口吐白沫，口唇发绀。体格检查：意识障碍，双侧瞳孔散大，双侧病理征阳性。

讨论　该患者为何种痫性发作？

痫性发作是神经元异常放电引起的短暂性脑功能障碍。根据大脑病灶部位及发作时间不同，可出现抽搐、阵挛、意识障碍、感觉异常、精神异常等不同临床表现。痫性发作与惊厥有相同点，也有不相同点。临床上癫痫大发作与惊厥的概念相同，而其他发作类型则不应称为惊厥。

一、病因

痫性发作的病因可分为特发性与症状性。特发性痫性发作病因暂不明确，可能由于先天性脑部不稳定状态所致。症状性痫性发作病因有以下几种。

（一）脑部疾病

1. 感染 如脑炎、脑膜炎、脑脓肿、脑结核及脑灰质炎等。

2. 外伤 如颅脑外伤、产伤等。

3. 肿瘤 如原发性肿瘤、脑转移瘤。

4. 血管疾病 如缺血或出血性脑卒中、海绵状血管瘤、蛛网膜下腔出血和硬膜外出血等。

5. 寄生虫病 如脑血吸虫病、脑型疟疾、脑棘球蚴病及脑囊病等。

6. 其他 ①先天性脑发育障碍；②神经变性病，如阿尔茨海默等；③病原因未明的大脑变性，如结节性硬化、播散性硬化等。

（二）全身性疾病

1. 感染 如急性胃肠炎、中毒型菌痢、链球菌败血症、狂犬病、中耳炎、百日咳、破伤风等。小儿高热惊厥主要由急性感染所致。

2. 中毒 ①内源性，如肝性脑病、尿毒症等；②外源性，如酒精、汞、铅、砷、苯、氯喹、阿托品、樟脑、白果及有机磷等中毒。

3. 心血管疾病 高血压脑病或阿－斯（Adams－Stokes）综合征等。

4. 代谢障碍 如低血钙、低血糖、低镁血症、急性间歇性血卟啉病、子痫等。其中低血钙可表现为典型的手足搐搦症。

5. 自身免疫病 如脑血管炎、系统性红斑狼疮、神经白塞病、桥本脑病等。

6. 其他 如热射病、溺水、窒息、电击等；突然撤停催眠药、抗癫痫药等。

二、临床表现

由于病因不同，痫性发作的临床表现形式也不一样，通常可分为全面性和部分性两种。

（一）全面性发作

全面性发作常以全身骨骼肌痉挛为主要表现，通常无先兆，多伴有意识丧失。

1. 癫痫大发作（全身性强直－阵挛发作） ①强直期：意识丧失伴肢体肌肉强直性收缩，持续10～30秒，肢体先屈曲、后伸直，背部和颈部明显。可伴有呼吸肌强直性收缩，产生喊叫或呻吟以及发绀。咀嚼肌收缩可能导致舌咬伤。②阵挛期：出现在强直期之后，表现为对称性肢体抽动，持续30～60秒或更长时间。强直期终止后通气功能可立即恢复，发绀消失。口腔可能有唾液呈泡沫样吐出。随着时间推移，抽动频率减慢，直至最后所有动作停止，肌肉变得松弛，括约肌或逼尿肌收缩，可能引起尿失禁。③恢复期：发作停止后不久意识逐渐恢复，常伴有头痛，定向力完全恢复通常需要10～30分钟甚至更久。

癫痫大发作时可有瞳孔散大，对光反射消失或迟钝、病理反射阳性等体征。上述症状可反复发作，发作间期意识恢复不完全或持续发作30分钟以上而不自行停止，称为癫痫持续状态（status epilepticus，SE）。

2. 阵挛发作 特征为重复的、阵挛性抽动，伴意识丧失，无最初的强直期。

3. 强直发作　特征为连续性肌肉收缩，伴随通气运动停止及发绀，可伴意识丧失，但无阵挛期。

4. 肌阵挛发作　特征为突然、短暂、振动样收缩，可能局限于单个肢体，也可广泛发作，青少年较为常见。

（二）部分性发作

1. 单纯部分性发作　可表现为面部、肢体或咽部单一肌群的阵挛性运动，可自行终止或连续发生。

2. 复杂部分性发作　亦称颞叶发作或精神运动性发作。症状表现为部分性发作伴不同程度意识障碍。临床表现可差异较大，可先出现单纯部分性发作，再出现意识障碍。也可开始即有意识障碍，甚至单纯表现意识障碍。

三、伴随症状

1. 伴发热　多见于小儿的急性感染，也可见于胃肠功能紊乱、重度失水等。但须注意，惊厥也可引起发热。

2. 伴血压增高　见于高血压、肾炎、子痫、铅中毒等。

3. 伴脑膜刺激征　见于脑膜炎、脑膜脑炎、假性脑膜炎、蛛网膜下腔出血等。

4. 伴瞳孔扩大与舌咬伤　见于癫痫大发作。

5. 伴剧烈头痛　见于高血压、急性感染、蛛网膜下腔出血、颅脑外伤、颅内占位性病变等。

6. 伴意识丧失　见于癫痫大发作、重症颅脑疾病等。

四、问诊要点

1. 痫性发作的表现形式　发作的部位，是全身性还是局部性；发作的表现，如强直、阵挛、肌阵挛等；发作持续的时间。发病前后情况及诱因，病程进展。

2. 发作时伴随症状　是否有意识障碍、发热、头痛等。

3. 是否到医院检查过，做了哪些检查，治疗经过和效果。

4. 有无脑部疾病如颅脑外伤、癫痫、脑部血管疾病、肿瘤等病史。

5. 是否有毒物接触、自身免疫疾病、心血管疾病、肾炎等。

第十八节　意识障碍

PPT

情境导入

情境描述　患者，男性，65岁。4小时前晨练时突感剧烈头痛、右侧肢体无力，伴恶心呕吐，为胃内容物，继之意识不清、呼之不应，遂送往医院就诊。既往有高血压病史10年。测血压180/120mmHg。

讨论　引起该患者意识障碍的可能原因是什么？

意识障碍是指机体对自身状态及周围环境的识别和觉察能力出现障碍。意识障碍多由于高级神经中枢功能活动（意识、感觉和运动）受损所引起，可表现为嗜睡、昏睡、意识模糊，严重的甚至出现昏迷。

一、病因

1. 急性重症感染　包括颅脑感染（脑炎、脑膜脑炎、脑型疟疾）和重症肺炎、中毒型细菌性痢疾、败血症、伤寒、斑疹伤寒、恙虫病等。

2. 颅脑非感染性疾病 如①脑血管疾病：脑出血、蛛网膜下隙出血、脑缺血、脑梗死、高血压脑病及颅内静脉窦血栓形成等；②脑占位性疾病：如脑肿瘤、脑脓肿等；③颅脑损伤：如脑震荡、脑挫裂伤、外伤性颅内血肿、脑疝、颅骨骨折等；④癫痫等。

3. 内分泌与代谢障碍 如甲状腺功能减退、甲状腺危象、尿毒症、肝性脑病、肺性脑病、糖尿病酮症酸中毒、高血糖高渗状态、低血糖、乳酸酸中毒、妊娠中毒症等。

4. 水、电解质平衡紊乱 如低钠血症、低氯性碱中毒、高氯性酸中毒等。

5. 外源性中毒 如安眠药、急性一氧化碳、酒精、有机磷杀虫药、氰化物、吗啡等中毒。

6. 物理性及缺氧性损害 如高温中暑、日射病、触电等物理性损害，以及高原反应时的缺氧性脑损害等。

二、临床表现

1. 嗜睡 是一种病理性倦睡，为最轻的意识障碍，患者陷入持续的睡眠状态，可被唤醒，醒后定向力基本完整，并能正确回答简单问题和做出各种反应，但当刺激去除后很快又继续入睡。

2. 意识模糊 是较嗜睡为深的一种意识障碍，主要表现为意识水平的轻度下降。患者能保持简单的精神活动，但对时间、地点、人物的定向力发生障碍，对疼痛、声、光等外界刺激有反应，但低于正常水平。

3. 昏睡 是一种接近于不省人事的意识状态。患者处于熟睡状态，不易被唤醒。在强烈的刺激下（如摇动患者身体、压迫眶上神经等）可被唤醒，醒后答话含糊或答非所问，当刺激减弱后很快又陷入熟睡状态。

4. 昏迷 为最严重的意识障碍，患者常表现为意识持续地中断或完全丧失，各种强刺激不能使其觉醒，可有无目的自主活动，但不能自发睁眼。临床上按其严重程度可分为3个阶段。

（1）轻度昏迷 患者意识大部分丧失，无自主运动，对声、光刺激无反应，对疼痛刺激尚可有痛苦的表情和肢体退缩等防御反应，但不能觉醒。瞳孔对光反射、角膜反射、眼球运动、吞咽反射等可存在。生命体征无明显改变。

（2）中度昏迷 对外界各种刺激均无反应，对于剧烈刺激可出现防御反射。瞳孔对光反射迟钝、角膜反射减弱，眼球无转动。可出现大小便潴留或失禁，可见呼吸节律紊乱等生命体征轻度改变。

（3）深度昏迷 全身肌肉松弛，对任何刺激全无反应，无任何自主运动。深、浅反射均消失，眼球固定，瞳孔散大。生命体征出现显著改变，呼吸不规则、血压下降，大小便失禁。

另外，还有一种以兴奋性增高为主的急性高级神经中枢活动失调状态，称为谵妄。主要表现为意识模糊、定向力丧失、感觉错乱（出现幻觉、错觉）、言语杂乱、躁动不安、思维推理迟钝等。谵妄常发生于急性感染的发热期间，也可见于某些药物中毒（如急性酒精中毒、颠茄类药物中毒等）、中枢神经疾病、代谢障碍（如肝性脑病）、循环障碍等。由于病因不同，部分患者可以康复，部分患者可发展为昏迷状态。

三、伴随症状

1. 意识障碍伴发热 先发热然后有意识障碍，可见于重症感染性疾病；先有意识障碍然后有发热，见于蛛网膜下隙出血、脑出血、巴比妥类药物中毒等。

2. 意识障碍伴呼吸缓慢 是呼吸中枢受抑制的表现，可见于巴比妥类、吗啡、有机磷农药等中毒以及银环蛇咬伤等。

3. 意识障碍伴脑膜刺激征 见于蛛网膜下隙出血、脑膜炎等。

4. 意识障碍伴瞳孔散大 可见于乙醇、颠茄类、氰化物等中毒和癫痫、低血糖状态等。

5. 意识障碍伴瞳孔缩小 可见于巴比妥类、吗啡类、有机磷农药等中毒。

6. 意识障碍伴心动过缓 可见于颅内高压症、房室传导阻滞以及吗啡类、毒蕈等中毒。

7. 意识障碍伴高血压 可见于脑血管意外、高血压脑病、肾炎、尿毒症等。

8. 意识障碍伴低血压 多见于各种原因引起的休克。

9. 意识障碍伴皮肤黏膜改变（出血点、瘀斑和紫癜等） 可见于严重感染和出血性疾病；口唇呈樱红色提示急性一氧化碳中毒。

四、问诊要点

1. 起病时间，发病前后情况及诱因，病程进展及病情严重程度。
2. 有无发热、头痛、腹泻、呕吐、皮肤黏膜出血及感觉与运动障碍等相关伴随症状。
3. 诊疗经过：是否到医院检查过，做了哪些检查，治疗经过与效果。
4. 有无急性感染性休克、颅脑外伤、高血压、动脉硬化、肺源性心脏病、肝肾疾病、糖尿病、癫痫、肿瘤等及毒物接触史。

（李素红 张小娟）

答案解析

目标检测

一、选择题

【A1/A2 型题】

1. 引起发热的病因甚多，临床上最为常见的疾病是
   A. 感染性发热疾病
   B. 皮肤散热减少性疾病
   C. 体温调节中枢功能失常性疾病
   D. 心脏、肺、脾等内脏梗死或肢体坏死
   E. 组织坏死与细胞破坏性疾病
2. 急性肺水肿时，痰液常为
   A. 鲜红色血痰　B. 铁锈色痰　C. 粉红色泡沫痰
   D. 棕色痰　E. 绿色痰
3. 腰痛伴尿频尿急，见于
   A. 尿路感染　B. 盆腔炎　C. 附件炎
   D. 子宫炎症　E. 卵巢疾病
4. 突发上腹部刀割样剧烈疼痛或烧灼样疼痛，多见于
   A. 消化性溃疡穿孔　B. 慢性胃炎　C. 急性阑尾炎
   D. 胆石症　E. 急性胰腺炎
5. 下列疾病不易引起腹泻的是
   A. 甲状腺功能亢进　B. 小肠吸收不良

C. 肠易激综合征　　D. 尿毒症性胃肠炎

E. 缺铁性贫血

6. 患者，女性，41 岁。近 10 天来，恶心、乏力、厌食。查体：T 36.5℃，巩膜黄染，心肺未见异常、腹软、无压痛、肝脾未触及。实验室检查：血中直接胆红素与间接胆红素均增加，血清转氨酶增高。最可能的诊断是

A. 慢性胆囊炎　　B. 病毒性肝炎

C. 胆管癌　　D. 自身免疫性溶血性贫血

E. 遗传性球形红细胞增多症

7. 患者，26 岁。近 1 个月来，以夜间咳嗽为主，痰中带血丝，伴低热、盗汗。应首先考虑的是

A. 肺结核　　B. 支气管扩张

C. 肺癌　　D. 风湿性心脏病（二尖瓣狭窄）

E. 急性肺水肿

8. 胸痛伴发热，咳铁锈样痰见于

A. 肺炎链球菌肺炎　　B. 肺脓肿　　C. 肺癌

D. 胸膜炎　　E. 肺梗死

9. 长期反复咯血伴脓痰量多，应首先考虑

A. 肺炎　　B. 支气管炎　　C. 支气管扩张

D. 支气管哮喘　　E. 支气管肺癌

10. 中枢性发绀见于

A. 右心衰竭　　B. Fallot 四联症　　C. 休克

D. 缩窄性心包炎　　E. 全心衰竭

11. 夜间阵发性呼吸困难常见于

A. 胸腔积液　　B. 支气管哮喘

C. 急性左心功能不全　　D. 急性右心功能不全

E. 胸膜炎

12. 下列不是左心衰竭引起的呼吸困难的特点的是

A. 活动时出现　　B. 休息时减轻　　C. 仰卧位减轻

D. 坐位减轻　　E. 有肺淤血表现

13. 呼吸困难患者出现“三凹征”，提示

A. 肺部炎症　　B. 胸膜炎　　C. 气管、大支气管阻塞

D. 小支气管阻塞　　E. 肺结核

14. 心悸伴晕厥或抽搐最常见于

A. 一度窦房传导阻滞

B. 心室颤动或阵发性室性心动过速、病态窦房结综合征

C. 甲状腺功能亢进

D. 心脏神经症

E. 急性失血

15. 呕吐呈喷射状，应首先考虑

A. 颅内高压　　B. 偏头痛　　C. 尿毒症

D. 胃神经症　　E. 胃炎

16. 腹泻伴里急后重可见于

A. 肠结核　　B. 结肠癌　　C. 伤寒

D. 副伤寒　　E. 急性细菌性痢疾

【A3/A4 型题】

（17～18 题共用题干）

患者，男性，25 岁。5 年前患乙型肝炎，肝功能反复异常，最近 1 个月出现纳差乏力、右上腹疼痛伴腹部逐渐增大，踝部水肿。

17. 首先怀疑应是

A. 右心衰竭　　B. 肝炎复发　　C. 肝硬化

D. 肝癌　　E. 肠梗阻

18. 引起踝部水肿应考虑为

A. 局部静脉回流受阻　　B. 低蛋白血症　　C. 心力衰竭

D. 营养不良　　E. 蛋白丢失过多

二、思考题

患者，女性，40 岁，腹痛伴发热 1 天。作为住院医师，围绕以上主诉，请叙述应如何询问？该患者可能的诊断是什么？

书网融合……

本章小结　　微课　　题库

第二篇　检体诊断

第三章　基本检查方法

PPT

学习目标

1. 通过本章学习，重点把握视诊、触诊、叩诊、听诊检查法的适用范围及其动作要领。

2. 学会触诊、叩诊、听诊的基本操作，具有与患者及家属有效沟通的能力和在诊查中注意人文关怀，保护患者隐私的意识。

情境导入

情境描述　患者，女性，17岁。因“发热、咳嗽咳痰1天”入院。1天前淋雨受凉后，出现发热，体温39.4℃，开始咳嗽、咳痰，痰量增多，色黄。

讨论　如何对该患者进行体格检查？

体格检查的基本方法有五种，即视诊、触诊、叩诊、听诊、嗅诊。要想熟练地进行全面、有序、重点、规范的体格检查并会灵活运用，必须认真学习，反复实践。体格检查不仅是诊断疾病的步骤，也是与患者沟通、建立互信的医患关系过程。在体格检查中应注意以下内容。

1. 以患者为中心，要关心、爱护患者。做到端庄大方，态度和蔼可亲。具有良好的医德修养和高度的责任感。

2. 体检前应礼貌地向患者进行自我介绍，说明检查的原因、目的和要求，取得患者的配合；体检结束时应对患者的配合表示感谢。

3. 体检时，在适当的光线、室温和安静的环境中进行。医师应站在患者的右侧，充分暴露被检部位，注意保护患者隐私。检查手法要细致、轻柔且规范、准确、有序。顾及患者感受。

4. 一般要按规定的顺序进行体格检查，全面并有重点，避免反复翻动患者，避免重复或遗漏。通常先进行生命体征和一般状态检查，然后依次检查头、颈、胸、腹、脊柱、四肢、神经系统，必要时进行生殖器、肛门和直肠检查。注意对照左、右、相邻部位。

5. 根据病情轻重缓急，避免影响检查结果等因素，合理调整检查顺序，以利于抢救和处理患者。且根据病情变化及时进行复查，有利于了解病情，用以补充或修正诊断。

6. 避免交叉感染，体检前做好消毒清洁措施，必要时穿隔离衣，戴口罩帽子，做好消毒隔离工作。

第一节　视　诊

微课

视诊是医师用眼睛观察患者全身或局部表现的诊断方法。用于一般状态检查及许多全身性体征，如年龄、发育、营养、意识状态、面容、表情、体位、步态、姿势等。局部视诊可了解患者身体各部分的病变，如皮肤、黏膜、眼、耳、鼻、口、舌、颈、胸廓、腹形、肌肉、关节外形等。某些特殊部位视诊，则需借助内镜、耳镜、喉镜、检眼镜等仪器帮助检查。

不同部位视诊，内容和方法各有不同。但它简便易行，适用范围广，能提供重要的诊断资料和线索。但要求医师具有敏锐、系统的观察能力，扎实的医学知识和丰富的临床经验，通过对全身或局部仔细、全面、深入的观察，并与其他检查方法相结合才可能发现对确立诊断具有重要意义的临床征象。

第二节 触 诊

触诊是医师通过手的感觉，来判断被检部位的一种诊断方法。触诊还可进一步明确视诊所不能肯定或不能察觉的体征，如体温、湿度、波动、震颤、摩擦感等。触诊范围可遍及全身各部，尤以腹部触诊更为重要。手指的指腹对触觉敏感，掌指关节部掌面皮肤对震动觉敏感，手背皮肤对温度较为敏感，触诊可多用这些部位。

一、触诊方法

由于检查目的不同，施压力亦不同，故触诊可分为浅部触诊法和深部触诊法。

（一）浅部触诊法

适用于检查表浅病变，如关节、软组织、皮肤、浅表动脉、静脉、淋巴结、神经、阴囊和精索等。触诊时应注意被查部位有无肿块、压痛、抵抗感或其他变化。一手轻放于被检查的部位，利用掌指关节和腕关节的协同动作轻柔地进行滑动触摸。浅触诊的深度约为1cm。

（二）深部触诊法

适用于腹部脏器及腹腔病变的检查。一手或两手重叠，由浅入深，逐渐加压达深部，来确定深部病变部位和性质。触诊深度常在2cm以上，可达4～5cm。根据检查目的不同有下列几种方法。

1. 深部滑行触诊法 受检者张口平静呼吸，或与其交谈，转移其注意力，使腹肌尽量松弛。医师以右手并拢的二、三、四指平放腹壁上，逐渐触向腹腔脏器或包块，在被触及的脏器或包块表面进行上下左右滑动触摸，若为肠管或条索状包块，则应作与长轴相垂直方向的滑动触摸。此种触诊法常用于腹腔深部脏器的检查。

2. 双手触诊法 医师将右手置于被检查部位，左手置于被检查脏器或肿块的背后，将被检查部位的脏器、肿块推向右手方向，使脏器、肿块被固定且更接近体表利于右手触诊。检查时嘱咐患者配合腹式呼吸。此法主要用于肝、脾、肾等脏器及腹腔肿块的检查（图3－1）。

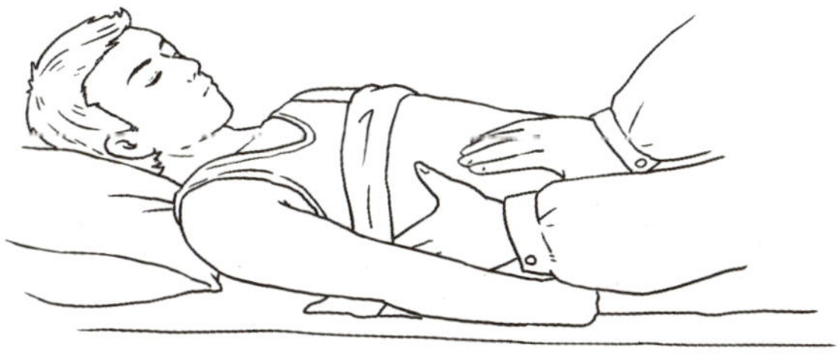

图3－1 双手触诊法

3. 深压触诊法 用一或两个并拢的手指逐渐深压腹壁被检部位，探测腹腔深部病变的位置或确定腹腔压痛点，如胆囊压痛点、阑尾压痛点等。检查反跳痛时，即在深压的基础上稍停片刻，迅速抬起手，患者感觉疼痛加重或出现痛苦表情，即可认为有反跳痛。

4. 冲击触诊法 又称浮沉触诊法。检查时，右手并拢的示、中、环指指端与腹壁取 70°～90°，置于腹壁拟检部位，进行快速而较有力的连续冲击，在冲击时即会出现腹腔脏器或包块在指端沉浮的感觉。这种方法常用于大量腹水时肝脾难以触及或腹腔包块者。由于急速冲击，腹水从腹腔脏器表面暂时移去，使得指端易于触及。冲击触诊法会使患者感到不舒适，操作时应避免用力过猛（图 3－2）。

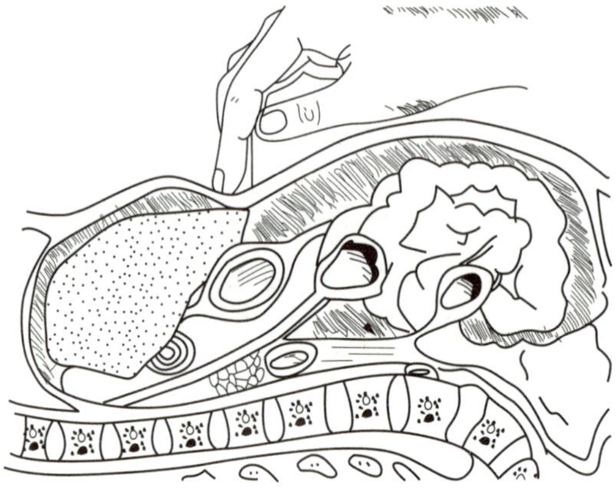

图 3－2 冲击触诊法

二、触诊注意事项

1. 检查前医师应向患者讲清检查目的和需要配合的动作，消除患者紧张情绪，取得配合。检查时手应温暖，手法轻柔。

2. 患者应采取适当体位。医师站于患者右侧，面向患者，随时观察患者表情。患者通常取屈膝仰卧位，使腹肌放松。检查脾、肾时，可嘱其取侧卧位。合适的体位对于获得正确的检查结果非常重要。

3. 腹部检查前，应嘱受检者排尿、排便，以免将充盈的膀胱或粪团误认为腹腔肿块。

4. 触诊时，需结合病变的解剖部位和毗邻关系，将所学的医学知识进行思考分析，以明确病变的性质，判断源于何种脏器。

第三节 叩 诊

叩诊是医师用手指叩击身体某部位表面，使之震动产生声响，根据震动和声响的特点，判断被检部位的内部脏器的状态及病变情况的一种诊断方法。人体各部位组织的弹性、密度和含气量不同，出现的叩诊音也各不相同。

一、叩诊方法

由于叩诊的手法及目的不同，分为间接与直接叩诊两种。

1. 间接叩诊法 为应用最多的叩诊方法。医师将左手中指第二指节紧贴于被叩诊部位，其他手指稍微抬起离开体表；右手自然弯曲，右手中指指端垂直叩击左手中指末端指关节或第二节指骨远端，叩诊时主要靠腕关节与掌指关节的活动，避免肘、肩关节参与运动。叩击动作要灵活、短促，叩击后右手中指立即抬起，以免影响对叩诊音的判断。同一部位通常只需连续叩击 2～3 次。应避免不间断、连续快速叩击（图 3－3）。

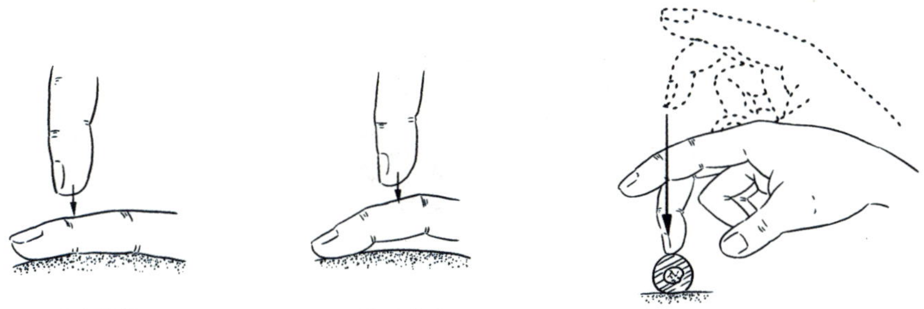

图 3－3　间接叩诊法

2. 直接叩诊法　医师用右手中间三指并拢，手指掌面直接拍击被检查部位，借拍击震动产生的音响来判断病变的情况。这种方法适用于胸腹部面积较广泛的病变，如大量胸腔积液或腹水、气胸等。

二、叩诊音

叩诊音为叩诊时被叩击部位产生的声响。叩诊部位的组织和脏器的密度、弹性、含气量以及与体表的间距不同，叩击时产生的声响亦不同。根据声音的高低、强弱、长短，临床上分为清音、浊音、实音、鼓音、过清音等五种。

1. 清音为一种音调较低、音响较强、震动持续时间较长的声音，是正常肺部的叩诊音。

2. 浊音为一种音调较高、音响较弱、震动持续时间较短的声音。生理状态下，当叩击被少量含气组织覆盖的实质脏器时产生，如心脏被肺的边缘覆盖的部分；病理状态下，当肺组织含气量减少时出现如肺炎。

3. 实音为一种音调较浊音更高、音响更弱、震动持续时间更短的声音。生理状态下叩击肌肉、实质性脏器如心脏、肝脏和脾脏时产生；病理状态见于大量肺实变或胸腔积液等。

4. 鼓音为一种和谐的低音，类似击鼓声，与清音相比音响更强、震动持续时间也更长，在叩击含有大量气体的空腔脏器时出现。生理状态下见于左下胸胃泡区及腹部；病理状态下，见于气胸、气腹等。

5. 过清音为一种音调较清音低，音响较清音强，介于清音与鼓音之间。正常成人不会出现，多见于肺组织含气量增多、弹性减退时，如慢性阻塞性肺疾病等。

第四节　听　诊

听诊是医师直接用耳或借助听诊器在被检查者体表听取身体各部发出的声音，判断正常与否的一种诊断方法。

一、听诊方法

1. 直接听诊法　是医师将耳郭直接贴于患者体表进行听诊的方法。此法所听到的体内声音微弱，辨识度低，且不方便，只在特殊情况下才会使用。

2. 间接听诊法　指医师借助听诊器在患者体表进行听诊的方法。此法对听诊音有放大效果，临床适用范围很广，除用于心、肺、腹部的听诊外，也适用于其他如骨摩擦音、血管音、皮下捻发音等的听诊（图 3－4）。

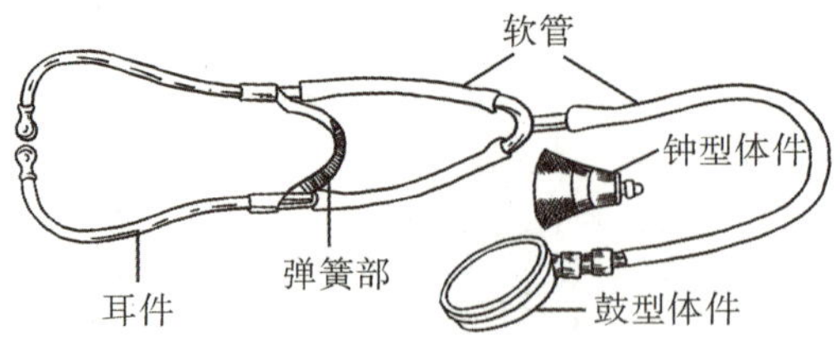

图 3－4　听诊器

素质提升

"听诊器的发明"——一名好医生的灵感

听诊是一项古老的诊断方法，早在古希腊《希波克拉底文集》中，就记载了医生用耳贴近患者胸廓诊察心肺声音的方法，也即今天所称的"直接听诊法"。该法延用了数千年，但也有不少弊端，如姿势不雅，尤其对于女性患者，而且听得不清楚，干扰多。十九世纪，法国医生勒内·雷奈克对直接听诊法的这些弊端也十分不满，并决心改变这种情况。后来经过不断的研究和探索，1816 年他突然灵光一闪，发明了世界上第一种听诊器，听诊器的发明不但使听诊更雅观，而且让医生听得更清晰。1819 年雷奈克医生总结听诊器在临床中运用的基础上，出版了《论间接听诊法及主要运用这种新手段探索心肺疾病》。这部著作和听诊器一起成为了现代医学的一块奠基石。雷奈克医生敢于突破常规，采用创新性的方法和手段解决了实际的医疗问题，无疑为"如何成为一名好医生?"作出了很好的回答。

二、听诊注意事项

1. 听诊时，环境要安静、温暖，避免患者紧张，姿态自然，肌肉尽量放松。

2. 听诊时，温暖听诊器器件，需直接接触皮肤听诊以获取确切的听诊结果。切忌隔衣听诊。

3. 选择适合患者的听诊体位。取坐位时，医师与患者对坐；取卧位时，医师应站在患者右侧；应尽可能减少患者改变体位的次数，以减少痛苦。

4. 选择合适的听诊器。一般高音调声音，则选用膜型体件适宜，如主动脉瓣关闭不全的杂音、呼吸音、肠鸣音等；而低音调声音，用钟型体件较好，如二尖瓣狭窄的舒张期隆隆样杂音。

5. 听诊时注意力要集中。肺部听诊时要排除心音的干扰；心脏听诊时要排除呼吸音的干扰；同时注意排除其他外来声音影响，如室内声响、听诊器与皮肤的摩擦音、肌束颤动的附加音等。必要时，嘱咐患者控制呼吸，配合听诊。

第五节　嗅　诊

嗅诊是医师通过嗅觉判断发自患者的异常气味与疾病之间关系的一种诊断方法。气味主要来自患者呼吸道、汗腺、胃肠道、分泌物、呕吐物、排泄物、脓液、血液等。其特征性的气味有临床提示意义。

1. 呼吸气味　烂苹果味见于糖尿病酮症酸中毒；大蒜味见于有机磷农药中毒；氨味见于尿毒症；肝腥味见于肝性脑病；浓烈的酒味，见于饮酒后或酒精中毒。

2. 汗液气味　特殊的狐臭味见于腋臭等患者；酸性汗味见于风湿热患者或长期服用水杨酸、阿司匹林等药物者。

3. 口腔气味　口臭是口腔发出的难闻的气味，多见于口腔炎性病变、胃炎等疾病。

4. 呕吐物气味　粪臭味见于低位性肠梗阻或胃结肠瘘者；酸味见于胃潴留、幽门梗阻。

5. 痰液气味　恶臭味提示厌氧菌感染，见于支气管扩张或肺脓肿；血腥味见于大量咯血。

6. 脓液气味　恶臭的脓液可见于气性坏疽。

7. 粪便气味　肝腥味见于阿米巴痢疾；粪便带有腐败性臭味，提示消化不良或胰腺病变；腥臭味见于细菌性痢疾。

8. 尿液气味　尿液有大蒜味，见于大量食蒜者或有机磷农药中毒；浓烈的氨味可见于膀胱炎，是尿液在膀胱内被细菌发酵所致。

（毛　胜）

目标检测

答案解析

一、选择题

【A1/A2 型题】

1. 下列选项中，适用于浅部触诊法的是
   A. 胆囊压痛点　　B. 肝、脾触诊　　C. 腹部反跳痛
   D. 阑尾压痛点　　E. 腹部压痛及腹肌紧张度

2. 幽门梗阻可见
   A. 呕吐物呈酸臭味　　B. 痰液具有恶臭味
   C. 呼出气为腥臭味　　D. 呼出气为烂苹果味
   E. 呼出气为刺激性蒜味

3. 糖尿病酮症酸中毒可见
   A. 呕吐物呈酸臭味　　B. 痰液具有恶臭味
   C. 呼出气为腥臭味　　D. 呼出气为烂苹果味
   E. 呼出气为刺激性蒜味

4. 最易忽视的检查方法是
   A. 视诊　　B. 触诊　　C. 叩诊
   D. 听诊　　E. 嗅诊

5. 腹部最常见的检查方法是
   A. 视诊　　B. 触诊　　C. 叩诊
   D. 听诊　　E. 嗅诊

6. 用于大量腹水时肝脾及腹腔包块检查的是
   A. 深部滑行触诊法　　B. 深压触诊法
   C. 双手触诊法　　D. 冲击触诊法
   E. 浅部触诊法

7. 乳房视诊包括
   A. 对称性　　B. 表面情况　　C. 乳头
   D. 皮肤回缩　　E. 都是

8. 叩击被少量含气组织覆盖的实质脏器时产生的叩诊音为
A. 实音 B. 清音 C. 鼓音
D. 过清音 E. 浊音
9. 主要用于腹腔内病变和脏器检查的方法是
A. 视诊 B. 触诊 C. 叩诊
D. 听诊 E. 嗅诊
10. 对于腹痛患者，为明确有无压痛点适宜的检查手法是
A. 双合诊 B. 深部滑行触诊 C. 双手对应触诊
D. 深压触诊 E. 冲击触诊
11. 下列体征检查中，不适于用深部触诊法的是
A. 板状腹 B. 阑尾点压痛和反跳痛
C. 中输尿管点压痛 D. 乙状结肠包块
E. 左肾下极

二、思考题

患者，男性，50 岁。有饮酒史 20 年，每日半斤白酒。2 年来间断性上腹隐痛，腹胀乏力，大便不成形，双下肢水肿。作为住院医师，如考虑肝硬化，可采用体格检查的哪些基本方法？

书网融合……

本章小结 微课 题库

第四章　一般检查

PPT

学习目标

1. 通过本章学习，重点把握全身状态检查的主要内容、正常表现及异常表现的临床意义；把握全身浅表淋巴结的分布部位、检查方法及淋巴结肿大的意义。

2. 学会正确地测量四大生命体征，并根据患者特征性面容与表情、体位、步态等辨别其临床意义；具有敏锐的观察力和规范的动手能力。

情境导入

情境描述　患者，男性，45 岁。黑便 2 天。查体：精神差，面色灰暗，唇舌色淡，表情疲惫，胸前壁有数个蜘蛛痣，腹部膨隆，肝未触及，脾肋下 4cm。有乙型病毒性肝炎病史 18 年。

讨论　该患者是什么面容？该患者最可能是什么疾病？

一般检查是对患者全身状态的概括性观察，检查方法以视诊为主，必要时辅以触诊、听诊等检查方法。一般检查包括全身状态检查、皮肤及淋巴结检查。微课

第一节　全身状态检查

一、性别

性别根据性征特点辨别，一般不难判断。女性受雄激素影响，大阴唇、阴蒂发育，腋毛、阴毛生长；受雌激素影响，乳房、子宫及卵巢发育。男性受雄激素影响，睾丸、阴茎发育，腋毛、阴毛生长，声音低而洪亮。但某些特殊疾病的患者，性别不易通过性征特点辨认，需做专科检查和细胞染色体核型分析才能确定。

性别也与某些疾病的发生有关，如甲状腺疾病及系统性红斑狼疮好发于女性，而冠心病、痛风、甲型血友病等好发于男性。

二、年龄

年龄一般通过问诊了解。但某些特殊情况下，则需通过观察来判断受检者的年龄。如意识障碍、濒死或故意隐瞒真实年龄者。年龄的判断是通过观察皮肤的弹性与光泽、肌肉的状态、毛发的颜色和分布、面与颈部皮肤的皱纹、牙齿的状态等为依据。

年龄与疾病的发生及预后有密切的关系，如佝偻病、麻疹、白喉等多发生于儿童；结核病、风湿热多发生于青少年；动脉粥样硬化、某些恶性肿瘤多发生于中老年人。一般情况下，青少年病后较易恢复，老年人则恢复较慢。药物的用量及某些诊疗方法的选择也需考虑年龄因素。

三、生命体征

生命体征包括体温、脉搏、呼吸、血压，是评价生命活动是否存在及其质量的重要征象，是体格检

查必须检查的项目之一。测量之后应及时而准确地记录于病历和体温记录单上。

（一）体温

1. 体温测量及正常范围 测量体温的常用方法有3种。现在耳测法和额测法也不少见。医师可根据患者的具体情况，选择适宜的方法进行测量。测量工具包括水银体温计、电子体温计和红外体温计。

（1）腋测法 将体温计头端置于受检者腋窝深处，嘱受检者用上臂将体温计夹紧，10分钟后读数，正常值范围为36～37℃。该法简便、安全，不易发生交叉感染，是最常用的体温测定方法。

（2）口测法 将消毒后的体温计置于受检者舌下，让其紧闭口唇，5分钟后读数。正常值范围为36.3～37.2℃。该法测量结果较为准确，但不易保持卫生，不能用于婴幼儿及神志不清者。

（3）肛测法 让受检者取侧卧位，将肛门体温计头端涂以润滑剂后，徐徐插入肛门内达体温计长度的一半为止，5分钟后读数。正常值为36.5～37.7℃。该法测值稳定，多用于婴幼儿及神志不清者。

（4）耳测法 是用红外耳式体温计，测量鼓膜的温度，此法多用于婴幼儿。

2. 体温的记录方法 体温测定的结果应按时记录于体温记录单上，描绘出体温曲线。某些发热性疾病，其体温曲线的变化具有一定的规律性，称为热型，对疾病的诊断有一定意义。

3. 体温测量误差的常见原因 临床上有时出现体温测量结果与病情不一致，应分析原因，重新测量，避免导致诊断和治疗的错误。体温测量常见误差的原因有以下几个方面。

（1）测量前未将体温计的汞柱甩到35℃以下，致使测量结果高于实际体温。

（2）采用腋测法时，受检者未将体温计夹紧，致使测量结果低于实际体温。常见于明显消瘦、病情危重或神志不清的患者。

（3）体温计附近有冷热物体，可对测定结果造成影响，如用温水漱口、局部放置冰袋或热水袋等。

（二）呼吸

观察并记录受检者的呼吸方式、频率、节律及深度。检测方法及临床意义见第二篇第六章第三节。

（三）脉搏

观察并记录受检者脉搏的频率、节律、强弱及与呼吸的关系。检测方法及临床意义见第二篇第六章第六节。

（四）血压

测量并记录受检者动脉血压的高低。检测方法及临床意义见第二篇第六章第六节。

四、发育与体型

（一）发育

发育应通过年龄与智力、体格成长状态（包括身高、体重及第二性征）之间的关系进行综合判断。发育正常者，年龄与智力、体格成长状态、第二性征之间的关系是均衡一致的。

机体的发育受种族遗传、内分泌、营养代谢、生活条件及体育锻炼等多种因素的影响。正常成人发育的指标有：头部的长度为身高的1/7～1/8，胸围约为身高的一半；双上肢伸展开后，左右中指指端的距离约等于身高；坐高约等于下肢的长度。

发育异常与内分泌的关系非常密切。在发育成熟前，如垂体前叶功能亢进，生长激素分泌过多，可致体格异常高大称为巨人症；如垂体功能减退，可致体格异常矮小称为垂体性侏儒症；如甲状腺功能低下，可致小儿体格矮小，智力低下，称为呆小症。性激素决定第二性征的发育，当性激素分泌受损，可导致第二性征的改变。男性患者出现“阉人”征，表现为上、下肢过长，骨盆宽大，无胡须、毛发稀少，皮下脂肪丰满，外生殖器发育不良，声音如女声；女性患者出现乳房发育不良、闭经、体格男性化、多毛、皮下脂肪减少、声音如男声。性激素对体格亦具有一定的影响，性早熟儿童，患病初期可较同龄儿童体格发育快，但常因骨骺过早闭合限制其后期的体格发育，往往在成年后体格比同龄人小。

（二）体型

体型是身体各部发育的外观表现，包括骨骼、肌肉的生长与脂肪分布的状态等。临床上将成人的体型分为以下三种。

1. 无力型（瘦长型） 体高肌瘦、颈细长、肩窄下垂、胸廓扁平、腹上角小于90°。

2. 正力型（匀称型） 身体各个部分结构匀称适中，腹上角约90°，一般正常成人多见于此型。

3. 超力型（矮胖型） 体格粗壮、颈粗短、面红、肩宽平、胸围大、腹上角大于90°。

五、营养状态

营养状态是鉴定健康和疾病程度的标准之一。通常根据皮肤、毛发、皮下脂肪、肌肉的发育情况进行综合判断。

（一）营养状态分级

临床上通常用良好、中等、不良三个等级描述。

1. 营养良好皮肤红润、弹性良好、有光泽，皮下脂肪丰满，肌肉结实，指甲、毛发润泽。

2. 营养不良皮肤黏膜干燥、弹性降低，皮下脂肪菲薄，肌肉松弛，指甲粗糙无光泽、毛发枯燥，锁骨上窝凹陷，肩胛骨和髂骨嶙峋突出。

3. 营养中等介于两者之间。

（二）常见的营养异常状态

1. 营养不良 由于摄食不足或消耗增多引起。体重减轻低于正常（标准体重）的10%，或BMI < 18.5kg/m^2，称为消瘦，极度消瘦者称为恶病质。常见原因如下。

（1）摄食及消化吸收障碍　多见于消化系统疾病，如胃食管反流病、消化性溃疡、肝硬化、胰腺炎等。严重的恶心、呕吐可致摄食障碍；消化液或酶生成减少会影响消化和吸收。

（2）消耗增多　各种慢性消耗性疾病如恶性肿瘤、活动性肺结核、糖尿病、甲状腺功能亢进等。

2. 营养过度 又称肥胖症，表现为体内脂肪积聚过多。主要原因为热量摄入过多，超过消耗量，常与内分泌、遗传、生活方式、运动和精神因素有关。

临床上将肥胖分为两类，即原发性肥胖和继发性肥胖。

（1）原发性肥胖　又称单纯性肥胖，为摄入热量过多所致，表现为全身脂肪分布均匀，一般无异常表现，常有一定的遗传倾向。

（2）继发性肥胖　多由某些内分泌疾病引起，如肾上腺皮质功能亢进（Cushing 综合征），表现为向心性肥胖。

六、意识状态

意识是人对环境和自身状态的认知和觉察能力，是大脑高级神经中枢功能活动的综合表现。正常人意识清晰，情感活动和语言表达能力正常，思维合理。凡能影响大脑功能活动的疾病均可引起程度不等的意识改变，称为意识障碍。根据意识障碍的程度可将其分为嗜睡、意识模糊、昏睡、昏迷、谵妄等，详见第一篇第一章第十八节。

判断受检者意识状态多采用问诊，通过交谈了解的其思维、反应、情感活动及定向力等，必要时还可做痛觉试验、角膜反射、瞳孔对光反射等检查，以确定意识障碍的程度。

七、面容与表情

面容是指面部呈现的状态；表情是在面部或姿态上思想感情的表现。健康人表情自然，神态自若。患病后因病痛困扰，常出现痛苦、忧虑或疲惫的面容与表情。某些疾病可出现特征性的面容与表情，对疾病的诊断有一定帮助。临床上常见的典型面容如下。

1. 急性病容 表现为面色潮红，兴奋不安，表情痛苦，时有鼻翼扇动，口唇疱疹等。常见于急性感染性疾病，如肺炎球菌肺炎、疟疾等。

2. 慢性病容 面容憔悴，面色晦暗或苍白无华，目光暗淡。见于慢性消耗性疾病，如恶性肿瘤、肝硬化、严重结核病等。

3. 贫血面容 面色苍白，唇舌色淡，表情疲惫。见于各种原因所致的贫血。

4. 肝病面容 面色晦暗，额部、鼻背、双颊有褐色色素沉着，有时可见蜘蛛痣。见于慢性肝脏疾病。

5. 甲状腺功能亢进面容 面容惊愕，眼裂增宽，眼球凸出，目光炯炯，兴奋不安，烦躁易怒。见于甲状腺功能亢进症（图4－1）。

6. 黏液性水肿面容 颜面水肿苍白，睑厚面宽，目光呆滞，反应迟钝，表情淡漠，毛发稀疏。见于甲状腺功能减退症（图4－2）。

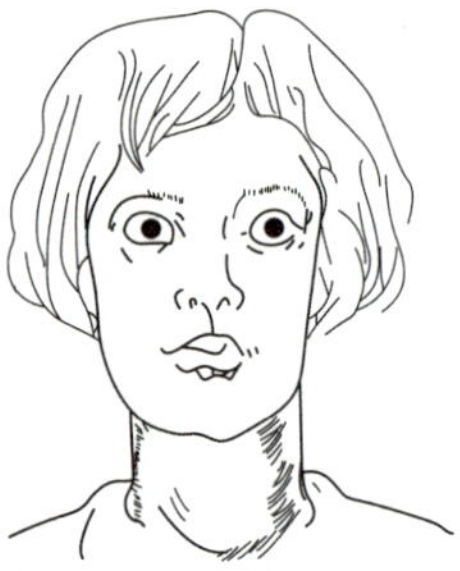

图4－1 甲状腺功能亢进面容

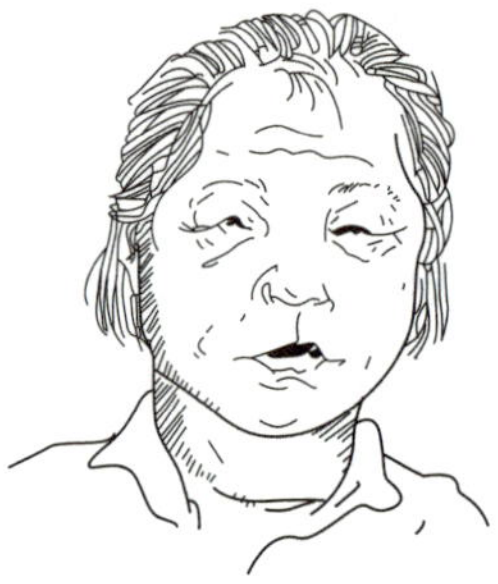

图4－2 黏液性水肿面容

7. 二尖瓣面容 面色晦暗、双颊紫红、口唇轻度发绀。见于风湿性心瓣膜病二尖瓣狭窄（图4－3）。

8. 肢端肥大症面容 头颅增大，面部变长，下颌增大、向前突出，眉弓及颧骨隆起，唇舌肥厚，耳鼻增大。见于肢端肥大症（图4－4）。

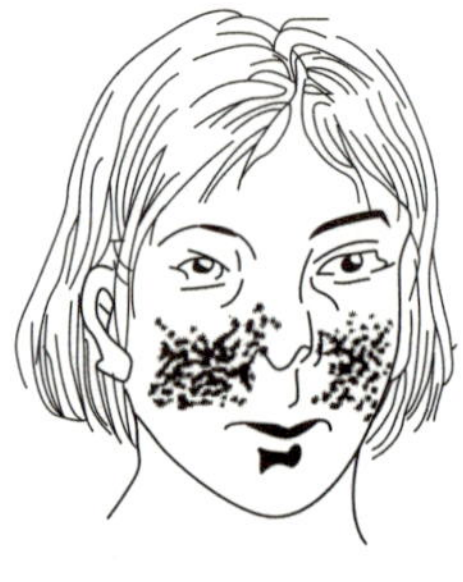

图4－3 二尖瓣面容

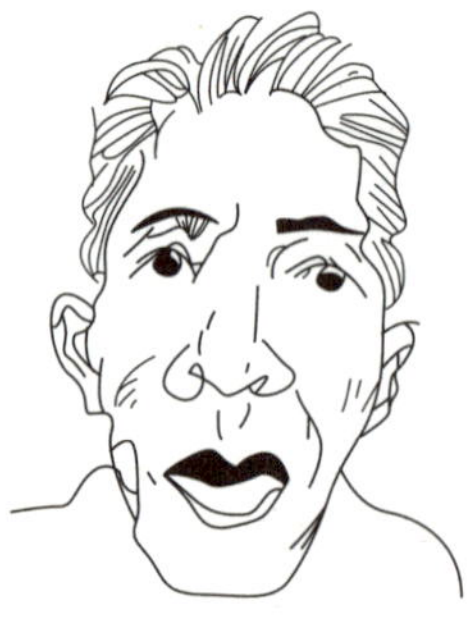

图4－4 肢端肥大症面容

9. 伤寒面容 表情淡漠，反应迟钝呈无欲状。见于伤寒、脑脊髓膜炎等。

10. 苦笑面容　牙关紧闭，面肌痉挛，呈苦笑状。见于破伤风。

11. 满月面容　面圆如满月，皮肤发红，常伴痤疮和胡须生长。见于库欣综合征及长期应用糖皮质激素者（图4－5）。

12. 面具面容　面部呆板、无表情，似面具样。见于帕金森病、脑炎等。

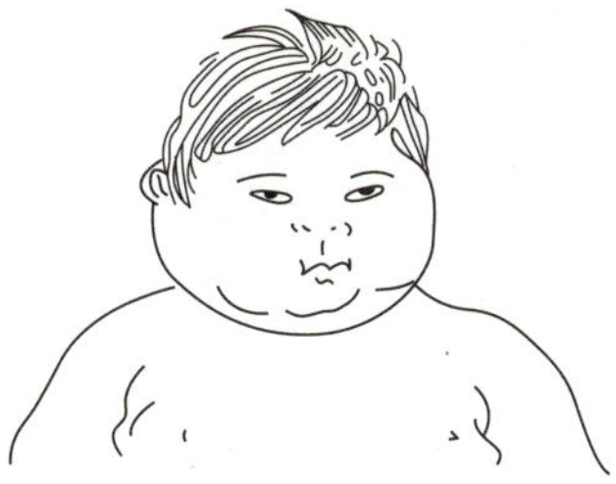

图4－5　满月面容

八、体位

体位是指患者身体所处的状态。体位的改变对某些疾病的诊断具有一定的意义。常见的体位如下。

1. 自主体位　身体活动自如，不受限制。见于正常人、轻症和疾病早期患者。

2. 被动体位　患者不能自己调整或变换身体的位置。见于瘫痪、极度衰竭或意识丧失者。

3. 强迫体位　患者为减轻痛苦，被迫采取某种特殊的体位。临床常见的强迫体位如下。

（1）强迫仰卧位　患者仰卧，双腿屈曲，以减轻腹部肌肉紧张程度。见于急性腹膜炎等。

（2）强迫俯卧位　患者俯卧以减轻脊背肌肉紧张程度。常见于脊柱疾病。

（3）强迫侧卧位　胸膜疾病患者卧向患侧可减轻疼痛，并有利于健侧肺代偿呼吸。常见于一侧胸膜炎和大量胸腔积液。

（4）强迫坐位　亦称端坐呼吸。患者不能平卧而取坐位，双下肢下垂，两手置于膝盖或扶持床边，以改善呼吸，下肢血液回流减少，可减轻心脏负担。见于严重心、肺功能不全者。

（5）强迫蹲位　患者在活动过程中，因呼吸困难和心悸而停止活动并采用蹲踞位或膝胸位以缓解症状。常见于先天性发绀型心脏病。

（6）强迫停立位　患者在行走时心前区疼痛突然发作，被迫停止行走，常以右手按抚心前区，待症状稍缓解后才继续行走。常见于心绞痛。

（7）辗转体位　患者辗转反侧，坐卧不安。见于胆石症、胆道蛔虫症、肾绞痛等。

（8）角弓反张位　患者颈背肌肉强直，头部极度后仰，胸腹前凸，背过伸，躯干呈弓形。见于破伤风及小儿脑膜炎。

九、姿势

姿势是指举止的状态。健康人躯干端正，肢体活动灵活适度。正常的姿势主要依靠骨骼结构和各部分肌肉的紧张度来保持。健康状况及精神状态对姿势有一定影响，如颈椎疾患时颈部活动受限；疲劳和情绪低沉时可出现垂肩、弯背、拖拉蹒跚的步态；腹部疼痛时可有躯干制动或弯曲。

十、步态

步态是指走动时所表现的姿态。当患某些疾病时可导致步态发生显著改变，并具有一定的特征性，有助于疾病的诊断。常见的典型异常步态有以下几种。

1. 蹒跚步态　行走时身体左右摇摆似鸭行。见于佝偻病、大骨节病、进行性肌营养不良或先天性双侧髋关节脱位等。

2. 醉酒步态　行走时躯干重心不稳，步态混乱如醉酒状。见于小脑疾病、酒精及巴比妥中毒。

3. 共济失调步态　起步时一脚高抬，骤然垂落，双目向下注视，两脚间距较宽，以防身体倾斜，闭目时则不能保持平衡。见于脊髓病变。

4. 慌张步态　起步后身体前倾，小步急速趋行，越走越快，有难以止步之势。见于帕金森病（图4－6）。

5. 跨阈步态 由于踝部肌腱、肌肉弛缓，患足下垂，行走时必须抬高下肢才能起步。见于腓总神经麻痹（图4－7）。

6. 剪刀式步态 由于双下肢肌张力增高，特别是伸肌和内收肌张力增高明显，移步时下肢内收过度，两腿交叉呈剪刀状。见于脑性瘫痪与截瘫患者（图4－8）。

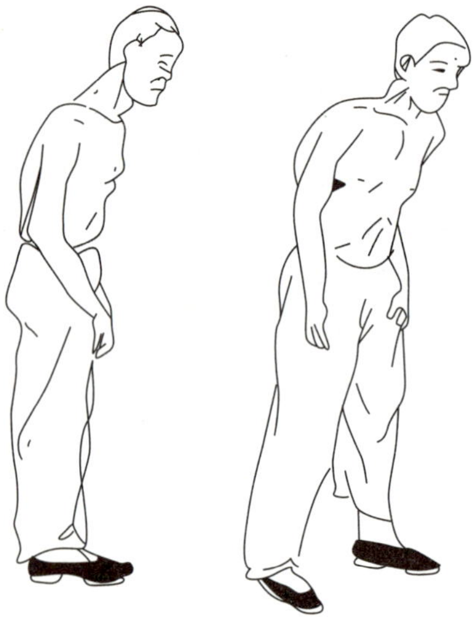

图4－6 慌张步态

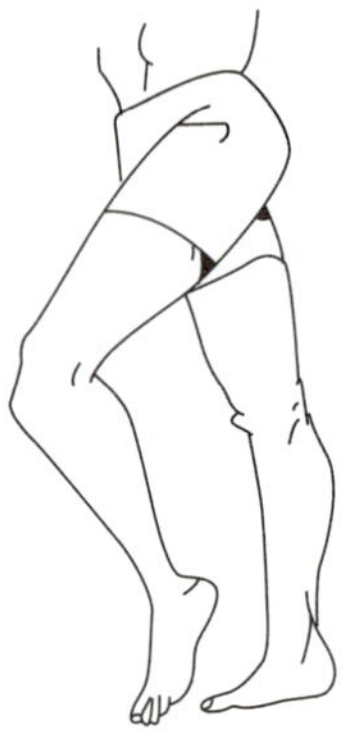

图4－7 跨阈步态

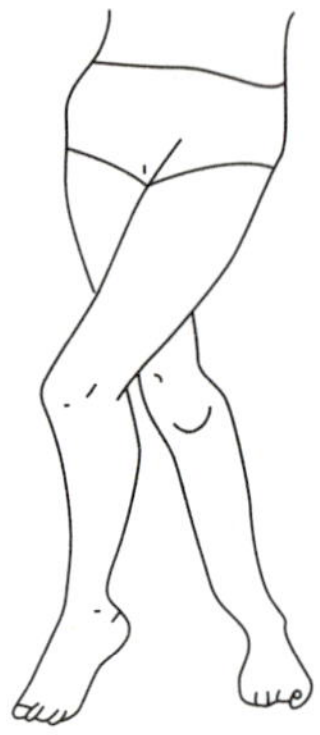

图4－8 剪刀式步态

7. 间歇性跛行 行走中常因下肢突发性酸痛乏力，被迫停止行进，需稍停片刻后才能继续行走。见于高血压、动脉硬化患者。

第二节 皮 肤

皮肤出现异常不仅可由皮肤本身的病变引起，还可由多种内脏及全身性疾病引起。皮肤检查包括对皮肤、汗腺、毛发以及可见黏膜的检查，主要以视诊为主，必要时配合触诊检查。

一、颜色

皮肤的颜色除与种族有关外，还与毛细血管的分布、血液的充盈度、色素量的多少、皮下脂肪的厚薄有关。临床常见的皮肤颜色改变如下。

1. 苍白 皮肤黏膜苍白可由贫血、末梢毛细血管痉挛或充盈不足引起，如寒冷、惊恐、休克、主动脉瓣关闭不全等。仅见肢端苍白，可能与肢体动脉痉挛或阻塞有关，如雷诺病、血栓闭塞性脉管炎等。

2. 发红 皮肤发红是由于毛细血管扩张充血、血流量增多、血流加速及红细胞量增多引起。生理情况下常见于运动、饮酒后；病理情况下见于发热性疾病，如肺炎球菌肺炎、肺结核、猩红热、阿托品及一氧化碳中毒等。皮肤持久性发红见于库欣综合征及真性红细胞增多症。

3. 发绀 皮肤呈青紫色，常出现于口唇、耳郭、面颊及肢端。主要由还原血红蛋白增多引起或异常血红蛋白血症，详见第一篇第一章第六节。

4. 黄染 皮肤黏膜发黄称为黄染，常见的原因如下。

（1）黄疸 由于血清中胆红素浓度增高而使皮肤黏膜乃至体液及其他组织黄染的现象为黄疸。详见第一篇第一章第十一节。

（2）胡萝卜素增高　过多食用胡萝卜、南瓜、橘子、橘子汁等可引起血中胡萝卜素增高，当超过 2.5g/L 时，可使皮肤黄染。其特点是：①黄染首先出现于手掌、足底、前额及鼻部皮肤；②一般不出现巩膜和口腔黏膜黄染；③血中胆红素不高；④停止食用富含胡萝卜素的蔬菜或果汁后，皮肤黄染逐渐消退。

（3）长期服用含有黄色素的药物　如米帕林、呋喃类药物等也可引起皮肤黄染。

5. 色素沉着　由于表皮基底层的黑色素增多所致的部分或全身皮肤色泽加深，称为色素沉着。正常人身体的外露部分及乳头、腋窝、生殖器官、关节、肛门周围等处皮肤色素较深。如果这些部位的色素明显加深，或其他部位出现色素沉着，则提示为病理征象。常见于慢性肾上腺皮质功能减退、肝硬化、晚期肝癌以及使用某些药物如砷剂和抗肿瘤药物等；妇女妊娠期间，面部、额部可出现棕褐色对称性色素斑，称为妊娠斑；老年人也可出现全身或面部的散在色素斑，称为老年斑。

6. 色素脱失　正常皮肤均含有一定量的色素，皮肤丧失原有的色素，形成脱色斑片称为色素脱失，是由于酪氨酸酶合成障碍，导致体内酪氨酸不能转化为多巴，使黑色素合成减少所致。常见如下。

（1）白癜　为形状不一、大小不等的色素脱失斑片。其进展缓慢，无自觉症状亦不引起色素脱失部位生理功能改变。见于白癜风，偶见于甲状腺功能亢进、肾上腺皮质功能减退及恶性贫血等。

（2）白斑　多为圆形或椭圆形色素脱失斑片，面积一般不大，常发生于口腔黏膜及女性外阴部，部分白斑可发生癌变。

（3）白化症　为全身皮肤和毛发色素脱失，头发可呈浅黄色，属于遗传性疾病，由于先天性酪氨酸酶缺乏引起。

二、湿度

皮肤的湿度与汗腺分泌功能有关，出汗多者皮肤比较湿润，出汗少者比较干燥。在气温高、湿度大的环境中出汗增多是生理的调节功能。在病理情况下，可发生出汗增多或无汗，有一定的诊断价值。如风湿病、结核病和布氏杆菌病、甲状腺功能亢进症、佝偻病及脑炎后遗症常伴有多汗。夜间睡后出汗称为盗汗，多见于结核病。手足皮肤发凉而大汗淋漓称为冷汗，见于休克和虚脱患者。皮肤少汗或无汗，见于维生素 A 缺乏、黏液性水肿、尿毒症、脱水、干燥综合征等。

三、弹性

皮肤弹性与年龄、营养状态、皮下脂肪及组织间隙所含液体量有关。儿童及青年皮肤紧张富有弹性；中年以后皮肤组织逐渐松弛，弹性减弱；老年皮肤组织萎缩，皮下脂肪减少，弹性减退。皮肤弹性检查常选择手背或上臂内侧肘上 3～4cm 处皮肤，以拇指和示指将皮肤提起，松手后如皮肤皱褶迅速平复为弹性正常，如皱褶平复缓慢为弹性减弱，后者见于长期消耗性疾病或严重脱水者。发热时血液循环加速，周围血管充盈，可使皮肤弹性增加。

四、皮疹

皮疹是皮肤疾病和全身性疾病的重要体征之一。皮疹的种类很多，病因各异，其形态特点和出现规律有一定特异性，对诊断有意义。检查时应仔细观察和记录其出现与消失的时间、发展顺序、分布部位、形态大小、颜色、压之是否褪色、平坦或隆起、有无瘙痒及脱屑等。常见的皮疹如下。

1. 斑疹　表现为局部皮肤颜色改变，形态大小不一，一般不隆起皮面。见于斑疹伤寒、丹毒、风湿性多形性红斑等。

2. 丘疹　表现为病灶除颜色改变外，凸出皮肤表面，触之较硬。见于药物疹、麻疹及湿疹等。

3. 斑丘疹 在丘疹周围有皮肤发红的底盘称为斑丘疹。见于风疹、猩红热和药物疹等。

4. 玫瑰疹 为一种鲜红色圆形斑疹，直径 2 ~ 3mm，为病灶周围血管扩张所致，手指按压可消退，松开时又复出现，多出现于胸腹部。为伤寒和副伤寒的特征性皮疹。

5. 荨麻疹 又称风团，为稍隆起皮肤表面的苍白或红色的局限性水肿，大小不等，形态各异，有瘙痒和灼痛感，为速发性皮肤变态反应所致，常见于各种过敏反应。

6. 疱疹 为局部皮肤出现高出皮面的腔性皮损，腔内液体为血清、淋巴液，直径小于 1cm 者为小水疱，可见于单纯性疱疹、水痘；直径大于 1cm 者为大水疱。疱内含脓者为脓疱，可见于水疱感染、糖尿病足和烫伤。

五、脱屑

脱屑常见于正常皮肤表层不断角化和更新，因量少，一般不易察觉。病理状态下可见大量皮肤脱屑，如米糠样脱屑常见于麻疹；片状脱屑常见于猩红热；银白色鳞状脱屑见于银屑病。

六、皮下出血

皮下出血根据其直径大小及伴随情况分为以下几种：小于 2mm 称为瘀点；3 ~ 5mm 称为紫癜，大于 5mm 称为瘀斑；片状出血并伴有皮肤显著隆起称为血肿。较小的瘀点应注意与红色皮疹或小红痣进行鉴别，皮疹受压时可褪色或消失，瘀点和小红痣受压后不褪色，且小红痣触诊时可感到稍高于皮肤表面，且表面光亮。皮下出血常见于血液系统疾病、重症感染、某些血管损害性疾病以及毒物或药物中毒等。

七、蜘蛛痣与肝掌

蜘蛛痣是由于皮肤小动脉末端分支性扩张所形成的血管痣，形似蜘蛛，故称为蜘蛛痣（图 4 - 9）。蜘蛛痣大小不等，多出现于上腔静脉分布的区域内，如面、颈、手背、上臂、前胸和肩部等处。检查时用棉签或粗针头压迫蜘蛛痣的中心，其辐射状小血管网立即褪色，去除压力后又出现。一般认为蜘蛛痣的出现与肝脏对雌激素的灭活作用减弱有关，常见于急、慢性肝炎或肝硬化。健康妇女在妊娠期间也可出现。

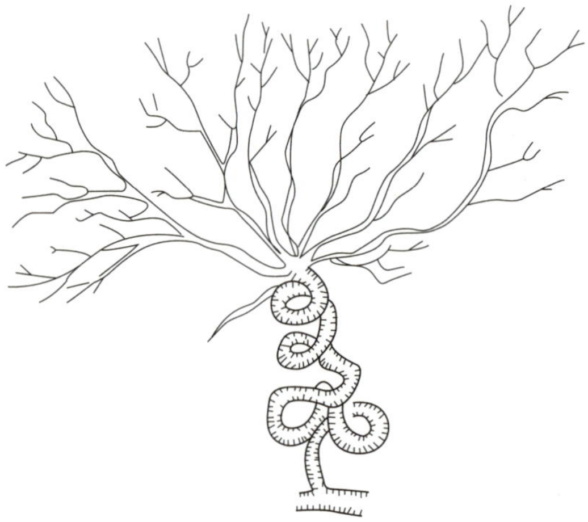

图 4 - 9　蜘蛛痣

肝掌见于慢性肝病患者，其手掌大、小鱼际处常发红，加压后褪色，称为肝掌，发生机制及临床意义和蜘蛛痣相同。

八、水肿

水肿是皮下组织的细胞内及组织间隙内液体积聚过多所致。根据水肿的范围和程度，可分为轻、中、重三度。

1. 轻度　仅见于眼睑、胫骨前、踝部等皮下组织疏松与下垂部位，指压后可见组织轻度下陷，平复较快。

2. 中度　全身组织均可见明显水肿，指压后可出现明显的或较深的组织下陷，平复缓慢。

3. 重度　全身组织严重水肿，身体低垂部位皮肤紧张发亮，甚至有液体渗出，同时常伴胸腔或腹腔积液，外阴部亦可见严重水肿。

九、溃疡与瘢痕

溃疡应注意其部位、大小、数目、形状、深浅和表面分泌物的情况。溃疡常由外伤、炎症、局部血液循环障碍、恶性肿瘤等引起。瘢痕是皮肤外伤或病变愈合期由于结缔组织增生形成的斑块。外伤、感染及手术等均可在皮肤上遗留瘢痕，为曾患某些疾病的证据。如患过皮肤疮疖者在相应部位可遗留瘢痕。

十、皮下结节

皮下结节较大可通过视诊发现，较小结节可通过触诊查及。发现结节时应注意其部位、数目、大小、硬度、活动度及有无压痛等。位于关节附近，圆形硬质，无压痛小结节多为风湿小结；如结节沿末梢动脉分布，可为结节性多动脉炎；如指尖、足趾、大小鱼际肌腱部位存在粉红色有压痛的小结节，称为欧氏小结，见于感染性心内膜炎。

十一、毛发

毛发的颜色、曲直与种族有关，其分布、多少和颜色可因性别与年龄而不同，也受遗传、营养和精神状态的影响。检查时应注意其分布、疏密和色泽。病理情况下，阴毛过早出现为性早熟的标志，内分泌功能障碍者可无阴毛。神经营养障碍、脂溢性皮炎、黏液性水肿、腺垂体功能减退、某些抗癌药物（如环磷酰胺）等可引起毛发脱落；肾上腺皮质功能亢进或长期使用糖皮质激素及性激素的患者，毛发可异常增多，女性患者除一般体毛增多外，还可出现胡须。

第三节　淋巴结

淋巴结分布于全身，体格检查只能检查身体各部表浅淋巴结。正常淋巴结体积较小，直径多在0.2~0.5cm，质地柔软，表面光滑，与毗邻组织无粘连，亦无压痛，不易触及。

一、表浅淋巴结分布

表浅淋巴结呈组群分布，一个组群的淋巴结收集一定区域内的淋巴液，局部炎症或肿瘤往往引起相应区域的淋巴结肿大。常见如下。

（一）头颈部（图4-10）

1. 耳前淋巴结　位于耳屏前方。

2. 耳后淋巴结　位于耳后乳突表面、胸锁乳突肌止点处，亦称为乳突淋巴结。

3. 枕淋巴结 位于枕部皮下，斜方肌起点与胸锁乳突肌止点之间。

4. 颌下淋巴结 位于颌下腺附近，在下颌角与颏部之间中间部分。

5. 颏下淋巴结 位于颏下三角内，下颌舌骨肌表面，两侧下颌骨前端中点后方。

6. 颈前淋巴结 位于胸锁乳突肌表面及下颌角处。

7. 颈后淋巴结 位于斜方肌前缘。

8. 锁骨上淋巴结 位于锁骨与胸锁乳突肌所形成的夹角处。

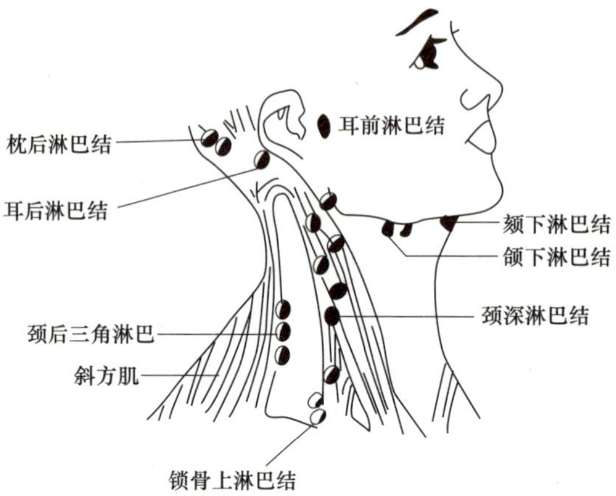

图 4-10 头颈部淋巴结

（二）上肢

1. 腋窝淋巴结 是上肢最大的淋巴结组群，可分为五群。

（1）外侧淋巴结群 位于腋窝外侧壁。

（2）胸肌淋巴结群 位于胸大肌下缘深部。

（3）肩胛下淋巴结群 位于腋窝后皱襞深部。

（4）中央淋巴结群 位于腋窝内侧壁近肋骨及前锯肌处。

（5）腋尖淋巴结群 位于腋窝顶部。

2. 滑车上淋巴结 位于上臂内侧，内上髁上方 3～4cm 处，肱二头肌与肱三头肌之间的间沟内。

（三）下肢

1. 腹股沟淋巴结 位于腹股沟韧带下方股三角内，分为上、下两群。

（1）上群 位于腹股沟韧带下方，与韧带平行排列。

（2）下群 位于大隐静脉上端，沿静脉走向排列。

2. 腘窝淋巴结 位于小隐静脉和腘静脉的汇合处。

二、检查顺序、方法及内容

1. 检查顺序 为避免遗漏，应按顺序进行。头颈部淋巴结检查顺序为：耳前、耳后、枕部、颌下、颏下、颈前、颈后、锁骨上淋巴结。上肢淋巴结检查顺序为：腋窝（尖群、中央群、胸肌群、肩胛下群和外侧群）、滑车上淋巴结。下肢淋巴结检查顺序为：腹股沟部（上群、下群）、腘窝淋巴结。

2. 检查方法 检查淋巴结的方法为视诊和触诊。视诊主要观察局部征象，触诊是检查淋巴结的主要方法。检查手法要正确，手指紧贴被检查部位，由浅入深滑行触诊。

（1）检查颈部淋巴结时，可站在受检者前面或背后，让其头稍低，或偏向检查侧，以使皮肤或肌肉松弛，便于触诊。

（2）检查锁骨上窝淋巴结时，受检者取坐位或仰卧位，头部稍向前屈，医师站在受检者前面，用双手进行触摸，左手触诊右侧，右手触诊左侧。

（3）检查腋窝淋巴结时，受检者取坐位或卧位，医师左手抬起受检者左上肢，充分暴露腋窝，右手四指对腋窝的前壁、后壁、侧壁和穹隆部进行触诊。同理，医师用右手抬起右上肢进行触诊。

（4）检查滑车上淋巴结时，医师用左手托扶受检者左前臂，以右手向滑车上由浅入深进行触诊。对侧反之。

（5）检查腹股沟淋巴结时，嘱受检者仰卧位两下肢稍屈曲，医师站在右侧，右手检查左侧，左手检查右侧，由浅入深进行触诊。

3. 检查内容　发现淋巴结肿大时，应注意其部位、大小、数目、硬度、压痛、活动度、有无粘连，局部皮肤有无红肿、瘢痕、瘘管等。同时注意寻找引起淋巴结肿大的原发病灶。

三、淋巴结肿大的病因及临床意义

（一）局部淋巴结肿大

1. 非特异性淋巴结炎　由引流区域的急、慢性炎症所引起，如急性化脓性扁桃体炎、齿龈炎可引起颈部淋巴结肿大。急性炎症开始时，肿大的淋巴结柔软、有压痛，表面光滑、无粘连，肿大至一定程度即停止。慢性炎症时，淋巴结较硬，最终可缩小或消退。

2. 单纯性淋巴结炎　为淋巴结本身的急性炎症。肿大的淋巴结有疼痛，中度质硬，触摸有压痛，多发生于颈部淋巴结。

3. 淋巴结结核　肿大的淋巴结常发生于颈部血管周围，多发性，质地稍硬，大小不等，可相互粘连，或与周围组织粘连，如发生干酪性坏死，则可触及波动感。晚期破溃后可形成瘘管，经久不愈，愈合后可形成瘢痕。

4. 恶性肿瘤淋巴结转移　肿大的淋巴结质地坚硬，或有橡皮样感，表面可光滑或突起，与周围组织粘连，不易推动，一般无压痛。胸部肿瘤如肺癌可向右侧锁骨上窝或腋窝淋巴结群转移；胃癌、食管癌多向左侧锁骨上窝淋巴结群转移，这种肿大的淋巴结称为 Virchow 淋巴结。

肺癌常向右侧锁骨上窝或腋窝淋巴结转移，肿大的淋巴结质硬，无压痛。

（二）全身性淋巴结肿大

肿大淋巴结的部位可以遍及全身，大小不等，活动，无粘连，光滑，不痛。可见于淋巴瘤、各型急、慢性白血病、系统性红斑狼疮及某些感染性疾病，如传染性单核细胞增多症、艾滋病、布氏杆菌病、钩端螺旋体病等。

（毛　胜）

答案解析

目标检测

一、选择题

【A1/A2 型题】

1. 关于年龄与疾病的关系，下列错误的是

　A. 佝偻病、麻疹多见于幼儿与儿童

B. 白喉多见于幼儿与儿童
C. 结核病多见于老年人
D. 风湿热多见于少年与青年
E. 动脉硬化、冠心病多见于老年人

2. 关于发育与体型的概念，下列正确的是
A. 判断发育正常与否，体格成长状态是唯一的条件
B. 体型是身体各部发育的外观表现
C. 甲状腺对体格发育无促进作用
D. 性腺分泌对体格发育无影响
E. 除正力型以外，超力型、无力型均属病态

3. 下列因素与人体发育无明显相关的是
A. 种族遗传　B. 内分泌　C. 营养代谢
D. 休息　E. 体育锻炼

4. 一般判断成人正常发育的指标，下列正确的是
A. 头长为身高的 1/10　B. 胸围等于身高的 1/2
C. 两上肢展开的长度略小于身高　D. 坐高小于下肢的长度
E. 体型应为正力型

5. 下列不属于意识障碍的是
A. 嗜睡　B. 谵妄　C. 精神萎靡
D. 昏睡　E. 昏迷

6. 某患者气促，诊断为右侧大量胸腔积液。该患者采用的体位是
A. 自主体位　B. 被动体位　C. 强迫蹲位
D. 右侧卧位　E. 左侧卧位

7. 被动体位见于
A. 极度衰竭或意识丧失者　B. 急性腹膜炎
C. 大量胸腔积液　D. 心力衰竭
E. 脊柱疾病

8. 患者不能自己调整或变换肢体的位置，称为
A. 自主体位　B. 被动体位　C. 强迫体位
D. 强迫仰卧位　E. 强迫侧卧位

9. 慌张步态，是指起步后小步急速趋行，身体前倾，有难以止步之势，其见于
A. 大骨节病　B. 酒精中毒　C. 震颤性麻痹
D. 高血压心脏病　E. 下肢畸形

10. 检查皮肤弹性时，常选择的部位是
A. 上腹部　B. 手背或上臂内侧部
C. 前臂内侧或上臂内侧部　D. 前臂内侧或上臂内侧部
E. 手背或胫前

11. 下列不属于皮肤或黏膜下出血
A. 瘀点　B. 紫癜　C. 蜘蛛痣
D. 瘀斑　E. 血肿

12. 关于蜘蛛痣的概念，下列错误的是

A. 出现的部位大多在上腔静脉分布的区域内

B. 大小不等，直径可由帽针头大到数厘米以上

C. 体检发现蜘蛛痣便可诊断肝硬变

D. 蜘蛛痣的发生一般认为与肝对体内雌激素的灭活作用减弱有关

E. 蜘蛛痣常见于急、慢性肝炎或肝硬化

【A3/A4 型题】

（13～14 题共用题干）

新生儿，出生后 7 天出现喂养困难，继而出现阵发性全身肌肉强直痉挛，牙关紧闭，面肌痉挛，呈苦笑状。

13. 该患儿面容是

A. 面具面容　　B. 伤寒面容　　C. 苦笑面容

D. 满月面容　　E. 黏液性水肿面容

14. 最可能的疾病是

A. 新生儿颅内出血　　B. 低钙血症　　C. 破伤风

D. 低血糖症　　E. 癫痫大发作

二、思考题

患者，男性，75 岁。反复咳嗽、咳痰、喘息十余年，复发加重 1 周，多在天气变冷时发病，此次发病后食欲缺乏，活动后胸闷，伴畏寒，睡眠颠倒。请问：作为接诊医师，在对患者进行一般检查时，会重点检查哪些内容？

书网融合……

本章小结　　微课　　题库

第五章　头颈部检查

PPT

学习目标

1. 通过本章学习，重点把握瞳孔、扁桃体、甲状腺、气管的检查方法及临床意义。
2. 学会对患者头颈部进行检查，具有识别正常和异常体征的能力。

情境导入

情境描述　患者，女性，56岁。突发意识障碍伴喷射性呕吐2小时。

讨论　如何对患者进行瞳孔检查？该患者瞳孔可能的改变及临床意义是什么？

第一节　头　部

头部检查包括头发、头皮、头颅等，检查以视诊为主，辅以触诊检查。

一、头发

头发的检查要注意颜色、疏密度、脱发的类型与特点。头发的颜色、曲直和疏密度可因种族遗传因素和年龄而不同。脱发可由疾病引起，如伤寒、甲状腺功能低下、斑秃等，也可由物理与化学因素引起，如放射治疗和抗癌药物治疗等，检查时要注意其发生部位、形状与头发改变的特点。

二、头皮

头皮的检查需拨开头发观察头皮颜色，有无头皮屑、头癣、疖痈、外伤、血肿及瘢痕等。

三、头颅 微课1

头颅的检查应注意大小、外形和活动情况。头颅的大小以头围来衡量，测量时以软尺自眉间绕到颅后通过枕骨粗隆绕头一周。新生儿约34cm，18岁可达53cm或以上，以后几乎不再变化。矢状缝和其他颅缝大多在出生后6个月骨化，骨化过早会影响颅脑的发育。

头颅的大小异常或畸形是一些疾病的典型体征，临床常见的如下。

1. 小颅　小儿囟门多在12～18个月内闭合，如过早闭合可形成小颅畸形，常伴有智力发育障碍。

2. 巨颅　额、顶、颞及枕部突出膨大呈圆形，颈部静脉充盈，对比之下颜面很小。由于颅内压增高，压迫眼球，形成双目下视，巩膜上部外露，称落日现象，见于脑积水（图5－1）。

3. 方颅　前额左右突出，头顶平坦呈方形。见于小儿佝偻病或先天性梅毒。

4. 尖颅　亦称塔颅，头顶部尖突高起，与颜面比例异常。是由于矢状缝与冠状缝过早闭合所致。见于先天性尖颅并指（趾）畸形，即Apert综合征（图5－2）。

5. 长颅　自颅顶至下颌部的长度明显增大，见于Marfan综合征及肢端肥大症。

6. 变形颅　发生于中年人，以颅骨增大变形为特征，同时伴有长骨的骨质增厚与弯曲，见于变形性骨炎（Paget 病）。

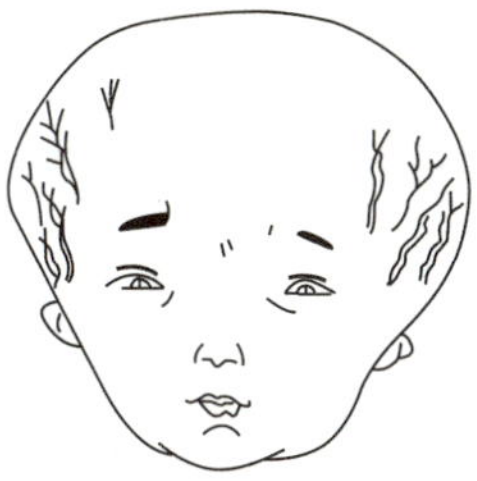

图 5－1　巨颅

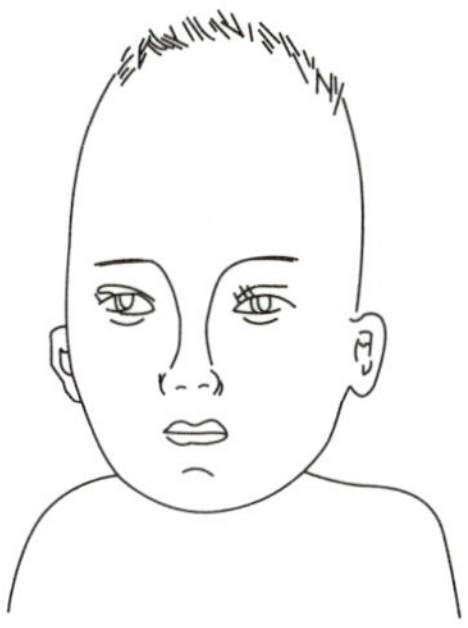

图 5－2　尖颅

第二节　头部器官

一、眼

（一）眼眉

正常人眉毛的疏密不完全相同，一般内侧与中间部分比较浓密，外侧部分较稀。如果外 1/3 眉毛过于稀疏或脱落，见于黏液性水肿、腺垂体功能减退、麻风病等。

（二）眼睑

1. 睑内翻　由于瘢痕形成使睑缘向内翻转，常见于沙眼。

2. 上睑下垂　双侧睑下垂见于先天性上睑下垂、重症肌无力；单侧上睑下垂多见于动眼神经麻痹，常见于脑炎、脑脓肿、脑外伤等。

3. 眼睑闭合障碍　双侧眼睑闭合障碍可见于甲状腺功能亢进症；单侧闭合障碍常见于面神经麻痹。

4. 眼睑水肿　眼睑皮下组织疏松，一些疾病早期的水肿常在眼睑表现出来。如肾炎、慢性肝病、营养不良、血管神经性水肿等。

（三）结膜

结膜分睑结膜、穹隆部结膜与球结膜三部分。检查上睑结膜时需翻转眼睑。翻转要领为：嘱被检查者向下看，用示指和拇指捏住上睑中外 1/3 交界处的边缘，轻轻向前下方牵拉，然后示指向下压迫睑板上缘，并与拇指配合将睑缘向上捻转即可将眼睑翻开。检查下睑结膜时，用拇指或示指放在下睑中央部睑缘稍下方往下牵拉下睑，同时嘱受检者向上看，下睑结膜和穹隆结膜可暴露。

结膜常见的改变为：充血时黏膜发红可见血管充盈，见于结膜炎、角膜炎；颗粒与滤泡见于沙眼；结膜苍白见于贫血；结膜发黄见于黄疸；若有多少不等散在的出血点时，可见于感染性心内膜炎；若有大片的结膜下出血，可见于高血压、动脉硬化。

（四）角膜

角膜有丰富的感觉神经末梢，因此角膜的感觉十分灵敏。检查时应注意其透明度，有无云翳、白斑、软化、溃疡、新生血管等。云翳与白斑如发生在角膜的瞳孔部位，可引起不同程度的视力障碍；角膜周边血管增生可为严重沙眼所致；角膜软化见于婴幼儿营养不良、维生素 A 缺乏等；角膜边缘及周围出现灰白色混浊环，多见于老年人，故称为老年环，是类脂质沉着的结果，无自觉症状，不妨碍视力。角膜边缘若出现黄色或棕褐色的色素环，环的外缘较清晰，内缘较模糊，称为凯－弗环（Kayser－Fleischer 环)，是铜代谢障碍的结果，见于肝豆状核变性（Wilson 病）。

（五）巩膜

巩膜不透明，血管极少，呈瓷白色。在发生黄疸时，巩膜比其他黏膜更先出现黄染而容易被发现。中年以后在内眦部可出现黄色斑块，为脂肪沉着所形成，这种斑块呈不均匀性分布，应与黄疸鉴别。血液中其他黄色色素成分增多时（如胡萝卜素等），一般黄染只出现于角膜周围。

（六）虹膜

为眼球葡萄膜的最前部分，中央有瞳孔。瞳孔的大小，由瞳孔括约肌和扩大肌调节。正常虹膜纹理呈放射状排列。纹理模糊或消失见于虹膜炎症、水肿。形态异常或有裂孔见于虹膜后粘连、外伤、先天性虹膜缺损等。

（七）瞳孔

检查瞳孔应注意瞳孔的形状、大小、位置、双侧是否等大、等圆，对光及集合反射等。

1. 瞳孔的形状与大小 正常瞳孔为圆形，直径 3～4mm，双侧等大、等圆。青光眼或眼内肿瘤时可呈椭圆形；虹膜粘连时形状可不规则。临床上引起瞳孔大小改变的因素很多，瞳孔缩小见于虹膜炎症、中毒（有机磷类农药）、药物反应（毛果芸香碱、吗啡、氯丙嗪）等。瞳孔扩大见于外伤、颈交感神经刺激、青光眼绝对期、视神经萎缩、药物影响（阿托品、可卡因）等。双侧瞳孔散大并伴有对光反射消失为濒死状态的表现。双侧瞳孔大小不等常提示有颅内病变，如脑外伤、脑肿瘤、脑疝等。

2. 对光反射 包括直接对光反射和间接对光反射。用手电筒直接照射瞳孔，瞳孔立即缩小，移开光源后很快恢复，称直接对光反射。以手隔开两眼，光线照射一侧瞳孔，对侧瞳孔也同时收缩，称间接对光反射。对光反射迟钝或消失，见于昏迷患者。

3. 调节与辐辏反射 嘱患者注视 1m 以外的目标（通常是检查者的示指尖），然后将目标逐渐移近眼球（距眼球 5～10cm），正常人在目标移近眼球 40cm 处瞳孔开始缩小，称为调节反射，在出现调节反射的同时双眼内聚，称为辐辏反射，总称为集合反射。动眼神经功能损害时，睫状肌和双眼内直肌麻痹，集合反射消失。

对光反射迟钝或消失多见于昏迷患者。

（八）眼球

检查时注意眼球的外形与运动。

1. 眼球突出 双侧眼球突出见于甲状腺功能亢进症。患者除突眼外，还有以下眼征：①Stellwag 征（图 5－3）：瞬目减少。②Graefe 征（图 5－4）：眼球下转时上睑不能相应下垂。③Mobius 征（图 5－5）：表现为集合能力减弱。④Joffroy 征（图 5－6）：上视时无额纹出现。⑤Dalrymple 征：眼球向正前注视时，角膜上缘的上方露出长条巩膜，呈受惊的眼部表情。单侧眼球突出，多由于局部炎症或眶内占位性病变所致，偶见于颅内病变。

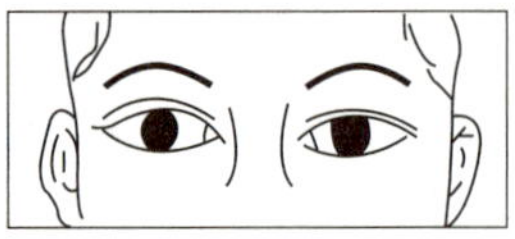

图 5－3 Stellwag 征

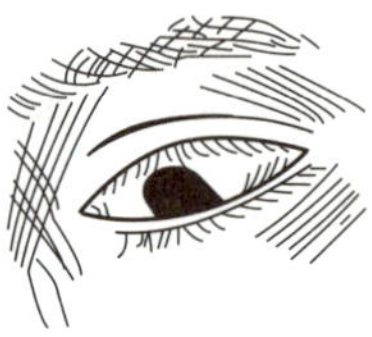

图 5－4 Graefe 征

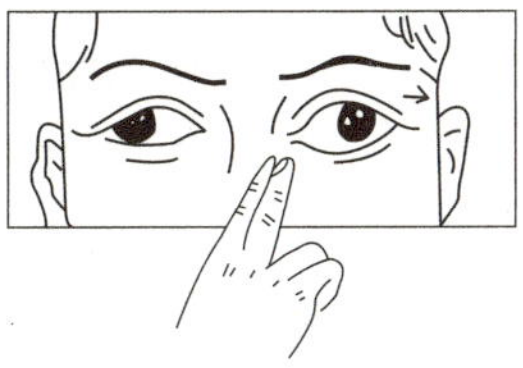

图 5-5　Mobius 征

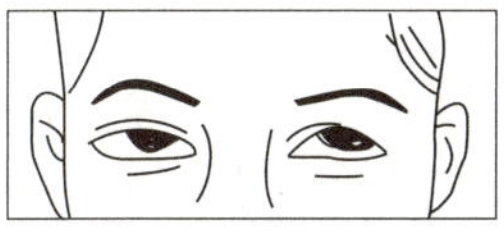

图 5-6　Joffroy 征

2. 眼球下陷　双侧下陷见于严重脱水，单侧下陷，见于霍纳（Horner）综合征或眶尖骨折。Horner 综合征，指一侧眼交感神经麻痹，出现瞳孔缩小，眼睑下垂和眼球下陷，同侧结膜充血及面部无汗。

3. 眼球运动　检查时医师将目标物（棉签或手指尖）置于受检者眼前 30～40cm 处，嘱其头位固定，眼球随目标方向移动，一般按被检查左→左上→左下，右→右上→右下 6 个方向的顺序进行，每一方向代表双眼的一对配偶肌的功能。另外，眼球运动受动眼神经、滑车神经、外展神经支配，当这些神经麻痹时就会出现眼球运动障碍，并伴有复视，多由于颅脑外伤、鼻咽癌、脑炎、脑膜炎、脑血管疾病所致。

双侧眼球发生一系列有规律的快速往返运动，称为眼球震颤。运动方向以水平方向常见，垂直和旋转方向较少见。检查方法是，嘱患者眼球随医师手指所示方向（水平和垂直）运动数次，观察是否出现震颤。自发的眼球震颤见于耳源性眩晕、小脑疾患和视力严重低下等。

4. 眼压　眼压可采用触诊法或眼压计来测量。应用触诊法时，让受检者向下看（不能闭眼），检查者用双手示指交替地轻按上眼睑，其他手指放在额部和颊部，以判断眼球波动的软硬度。如发现眼球张力异常，则需用眼压计进一步测量。

眼内压增高常见于颅内压增高、青光眼；眼压降低见于各种原因所致的严重脱水、眼球萎缩等。

二、耳

1. 耳廓及外耳道　注意耳廓的外形、大小，有无畸形、瘢痕、红肿、瘘管、结节等。耳廓上触及痛性小结节常见于痛风患者；耳廓红肿并有局部发热和疼痛常见于感染。注意外耳道有无红肿、分泌物、流血、溢脓等。如有浆液性或脓性液体流出并有痒痛，常为外耳道炎或中耳炎；有局部红肿疼痛，耳屏有牵拉痛，常为疖肿。有血液或脑脊液流出则应考虑到颅底骨折。对耳鸣患者则应注意是否存在外耳道瘢痕狭窄、耵聍或异物堵塞。

2. 中耳　观察鼓膜是否穿孔，注意穿孔位置，如有溢脓并有恶臭，可能为表皮样瘤。

3. 乳突　乳突内腔与中耳道相连，患化脓性中耳炎引流不畅时可蔓延为乳突炎，检查时可发现耳廓后方皮肤有红肿，乳突有明显压痛，有时可见瘘管。严重时，可继发耳源性脑脓肿或脑膜炎。

4. 听力　粗略检测听力的方法为：在静室内嘱被检查者闭目坐于椅子上，用手指堵塞一侧耳道，医师持手表或以拇指与示指互相摩擦，自 1m 以外逐渐移近被检查者耳部，直到被检查者听到声音为止，测量距离，同样方法检查另一耳。比较两耳的测试结果并与检查者（正常人）的听力进行对照。正常人一般在 1m 处可闻机械表声或捻指声。精测方法是使用规定频率的音叉或电测听设备所进行的一系列较精确的测试，对明确诊断更有价值。

听力减退见于耳道有耵聍或异物、听神经损害、局部或全身血管硬化、中耳炎、耳硬化等。粗测发现被检查者有听力减退，则应进行精确的听力测试和其他相应的专科检查。

三、鼻

（一）鼻外观

注意鼻部皮肤颜色和鼻外形的改变。如鼻梁皮肤出现黑褐色斑点或斑片为日晒后或其他原因所致的色素沉着，如慢性肝脏疾病、黑热病等。如鼻梁部皮肤出现红色斑块，病损处高起皮面并向两侧面颊部扩展，见于系统性红斑狼疮。如发红的皮肤损害主要在鼻尖和鼻翼，并有毛细血管扩张和组织肥厚，见于酒渣鼻。鼻骨骨折是最常见的骨折之一，凡鼻外伤引起鼻出血患者都应仔细检查有无鼻骨或软骨的骨折或移位。鼻翼扩大、鼻腔完全堵塞、鼻梁增宽变平如蛙状，称为蛙状鼻，见于肥大性或多发性鼻息肉。鼻骨破坏、鼻梁塌陷呈鞍鼻，见于壁骨折、鼻骨发育不良、先天性梅毒和麻风病。吸气时鼻孔张大，呼气时鼻孔回缩，可见于呼吸困难或高热患者。

（二）鼻腔

注意鼻腔是否通畅，鼻前庭有无分泌物、出血，黏膜有无红肿、溃烂、溃疡、结痂等，鼻中隔有无明显偏曲。鼻腔通气不畅，见于鼻腔炎症和鼻息肉等。大量清水样鼻涕多见于过敏性鼻炎。黄绿色黏稠带腥味的鼻涕常见于化脓性鼻窦炎。鼻腔分泌物减少、黏膜干燥、鼻腔扩大伴嗅觉减退或消失见于萎缩性鼻炎。鼻出血常见于外伤、鼻腔感染、局部血管损伤、鼻咽癌、鼻中隔偏曲及全身性疾病等。

（三）鼻窦

鼻窦为鼻腔周围含气的骨质空腔，共四对（图5－7），都有窦口与鼻腔相通，当引流不畅时容易发生炎症。鼻窦炎时可出现鼻塞、流涕、头痛和鼻窦压痛。

各鼻窦区压痛检查法如下。

1. 额窦 一手扶持受检者枕部，用另一拇指或示指置于眼眶上缘内侧用力向后向上按压。或以两手固定头部，双手拇指置于眼眶上缘内侧向后向上按压。

2. 筛窦 双手置于受检者两侧耳后，拇指分别置于鼻根部与眼内眦之间向后方按压。

3. 上颌窦 双手置于受检者两侧耳后，拇指分别置于左右颧部向后按压。

4. 蝶窦 因解剖位置较深，不能在体表进行检查。

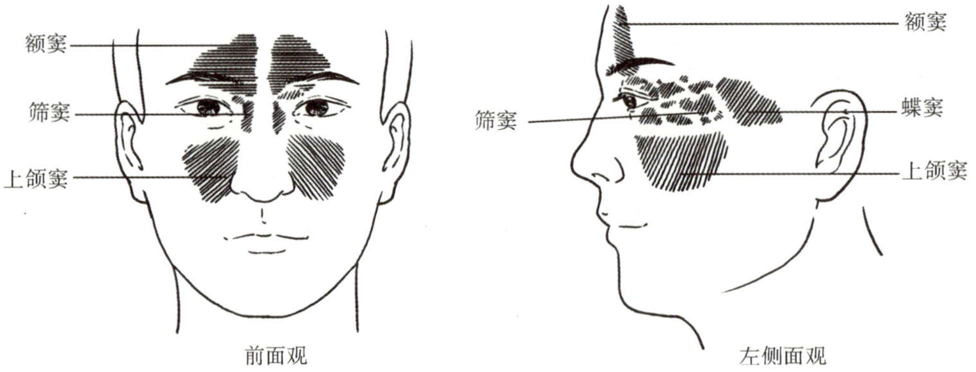

图5－7 鼻窦体表位置示意图

四、口

口的检查包括口唇、口腔内器官和组织以及口腔气味等。

（一）口唇

注意口唇色泽、有无疱疹、口角糜烂及歪斜。健康人口唇红润光泽。口唇苍白见于贫血、虚脱、主动脉瓣关闭不全等；口唇颜色深红见于急性发热性疾病。口唇发绀见于心力衰竭和呼吸衰竭等。口唇干燥并有皲裂见于严重脱水患者。口唇疱疹常见于大叶性肺炎、感冒、流行性脑脊髓膜炎、疟疾等。口唇突然发生非炎症性、无痛性肿胀，见于血管神经性水肿。唇裂为先天性发育畸形。

（二）口腔黏膜

正常口腔黏膜光洁呈粉红色。如出现蓝黑色色素沉着斑片多为肾上腺皮质功能减退症（Addison病）。如见大小不等的黏膜下出血点或瘀斑，则可能为各种出血性疾病或维生素 C 缺乏所引起。若在相当于第二磨牙的颊黏膜处出现帽针头大小白色斑点，称为麻疹黏膜斑（Koplik 斑），为麻疹的早期特征。此外，黏膜充血、肿胀并伴有小出血点，称为黏膜疹，多为对称性，见于猩红热、风疹和某些药物中毒。黏膜溃疡可见于慢性复发性口疮。鹅口疮为白色念珠菌感染，多见于衰弱的病儿或老年患者，也可出现于长期使用广谱抗生素和抗癌药之后。

（三）牙齿

注意有无龋齿、残根、缺牙和义齿等。如发现牙疾患，应按下列格式标明所在部位。

上

右	8	7	6	5	4	3	2	1	1	2	3	4	5	6	7	8	左
	8	7	6	5	4	3	2	1	1	2	3	4	5	6	7	8	

下

1. 中切牙；2. 侧切牙；3. 尖牙；4. 第一前磨牙；5. 第二前磨牙；6. 第一磨牙；7. 第二磨牙；8. 第三磨牙

如：|6 为左上第 磨牙；1| 为右下中切牙

牙的色泽与形态改变具有临床意义，正常牙齿为瓷白色，如牙齿呈黄褐色称斑釉牙，为长期饮用含氟量过高的水所引起。儿童曾经长期服用四环素可使牙齿变黄，称四环素牙。中切牙切缘呈月牙形凹陷且牙间隙分离过宽，称为哈钦森（Hutchinson）牙，为先天性梅毒的重要体征之一。单纯牙间隙过宽见于肢端肥大症。

（四）牙龈

正常牙龈呈粉红色，质坚韧且与牙颈部紧密贴合，检查时经压迫无出血及溢脓。牙龈水肿见于慢性牙周炎，牙龈缘出血常为口腔内局部因素引起，如牙石等，也可由全身性疾病所致，如维生素 C 缺乏症、肝脏疾病或血液系统出血性疾病等。牙龈经挤压后有脓液溢出见于慢性牙周炎、牙龈瘘管等。牙龈的游离缘出现蓝灰色点线称为铅线，是铅中毒的特征。在铋、汞、砷等中毒时可出现类似的黑褐色点线状色素沉着，应结合病史注意鉴别。

（五）舌

检查时注意舌质、舌苔及舌的活动状态。正常人舌淡红、湿润、柔软，活动自如，伸舌居中，无震颤，舌苔薄白。舌体肥大常见于肢端肥大症和黏液性水肿；舌乳头萎缩、舌体变小见于缺铁性贫血、恶性贫血及慢性萎缩性胃炎；舌面光滑呈粉红色或红色，称镜面舌（光滑舌）；舌乳头肿胀突出呈鲜红色形如草莓，称草莓舌，见于猩红热；舌上皮有不规则隆起，状如地图，称地图舌，常见于维生素 B_2 缺乏；舌面敷有黑色或黄褐色毛，故称毛舌，见于久病衰弱或长期使用广谱抗生素（引起真菌生长）的患者。伸舌有震颤常见于甲状腺功能亢进症；舌偏斜见于舌下神经麻痹。

（六）咽部和扁桃体

咽部分为鼻咽、口咽和喉咽三部分。咽部检查一般指口咽部。口咽位于软腭平面之上、会厌上缘的上方，前方直对口腔软腭向下延续，形成前后两层黏膜皱襞，前称舌腭弓，后称咽腭弓。扁桃体位于舌腭弓和咽腭弓之间的扁桃体窝中。咽腭弓的后方称咽后壁。

咽部的检查方法：受检者取坐位，头略后仰，张口并发“啊”音，同时医师用压舌板在舌的前2/3与后1/3交界处迅速下压，此时软腭上抬，在照明的配合下即可见软腭、腭垂、软腭弓、扁桃体、咽后壁等。

检查时若发现咽部黏膜充血、红肿，黏膜腺分泌增多，多见于急性咽炎。若咽部黏膜充血、表面粗糙，淋巴滤泡呈簇状增殖，见于慢性咽炎。扁桃体炎时，腺体红肿、增大，在扁桃体隐窝内有黄白色分泌物，或渗出物形成的苔片状假膜，很易剥离，这点与咽白喉在扁桃体上所形成的假膜不同，白喉假膜不易剥离，若强行剥离则易引起出血。扁桃体增大一般分为三度（图5－8）：不超过咽腭弓者为Ⅰ度；超过咽腭弓者为Ⅱ度；达到或超过咽后壁中线者为Ⅲ度。

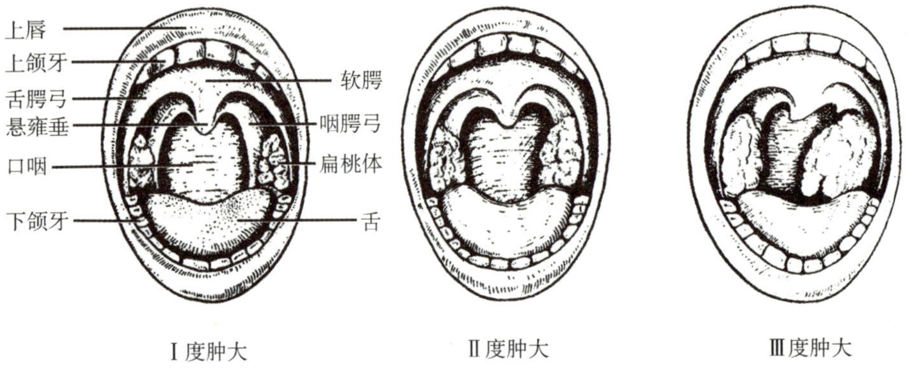

图5－8　扁桃体位置及其大小分度示意图

（七）喉

位于喉咽之下，向下连接气管。喉为软骨、肌肉韧带、纤维组织及黏膜所组成的一个管腔结构，是发音的主要器官。但声音的协调和语言的构成还需肺、气管、咽部、口腔、鼻腔、鼻窦等多方面的配合才能完成。以上任何部分发生病损时，都会使声音发生变化。急性嘶哑或失音常见于急性炎症，慢性失音要考虑喉癌。喉的神经支配有喉上神经与喉返神经。上述神经受到损害，如纵隔或喉肿瘤时，可引起声带麻痹以至失音。

（八）口腔气味

健康人口腔无特殊气味。如疾病原因导致口腔有特殊气味称为口臭，可由口腔或非口腔疾病引起。牙龈炎、龋齿、牙周炎可产生臭味；牙槽脓肿为腥臭味；牙龈出血为血腥味。糖尿病酮症酸中毒可有烂苹果味；尿毒症可有尿味；肝坏死可有肝臭味；有机磷农药中毒可闻到大蒜味。

五、腮腺

腮腺位于耳屏、下颌角及颧弓所构成的三角区内，正常腮腺体薄而软，触诊时摸不出腺体轮廓（图5－9）。腮腺肿大时可见到以耳垂为中心的隆起，并可触及边缘不明显的包块。腮腺导管位于颧骨下1.5cm处，横过嚼肌表面，开口相当于上颌第二磨牙对侧的颊黏膜上。检查时应注意导管口有无分泌物。腮腺肿大见于急性流行性腮腺炎、急性化脓性腮腺炎、腮腺肿瘤。

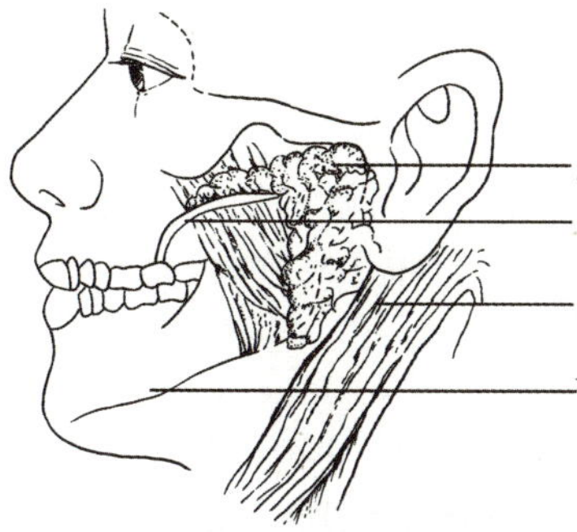

图 5－9 腮腺与腮腺导管的位置

第三节 颈 部

颈部检查应注意颈部姿势与运动、颈部血管、甲状腺和气管等。

一、颈部外形与分区

正常人颈部直立时两侧对称。男性甲状软骨比较突出，女性则较平坦不显露。转头时可见胸锁乳突肌突起。为描述和标记颈部病变的部位，颈部每侧又可分为两个大三角区域。

颈前三角：为胸锁乳突肌内缘、下颌骨下缘与前正中线之间的区域。

颈后三角：为胸锁乳突肌的后缘、锁骨上缘与斜方肌前缘之间的区域。

二、颈部姿势与运动

正常人坐位时颈部直立，伸屈、转动自如。如头不能抬起，见于严重消耗性疾病的晚期、重症肌无力、脊髓前角细胞炎、进行性肌萎缩等。头部向一侧偏斜称为斜颈，见于颈肌外伤、瘢痕收缩、先天性颈肌挛缩和斜颈。颈部运动受限并伴有疼痛，可见于软组织炎症、颈肌扭伤、肥大性脊椎炎、颈椎结核或肿瘤等。

三、颈部包块

颈部包块应注意其部位、数目、大小、质地、活动度、与邻近器官的关系和有无压痛等特点。如为淋巴结肿大，质地不硬，有轻度压痛时，可能为非特异性淋巴结炎；如质地较硬且伴有纵隔、胸腔或腹腔病变的症状或体征，则应考虑恶性肿瘤的淋巴结转移；如为全身性、无痛性淋巴结肿大，则多见于血液系统疾病。如包块圆形、表面光滑、有囊样感、压迫能使之缩小，则可能为囊状瘤。若颈部包块有弹性多见于囊肿。

四、颈部血管

（一）颈静脉

正常人立位或坐位时颈外静脉常不显露，平卧时可稍见充盈，半卧位（身体呈 45°）时充盈的水平仅限于锁骨上缘至下颌角距离的下 2/3 以内。在半卧位时，颈静脉充盈超过正常水平，或立位时可见颈静脉明显充盈称颈静脉怒张，提示颈静脉压增高，常见于右心衰竭、缩窄性心包炎、心包积液、上腔静脉阻塞综合征等。颈静脉搏动可见于三尖瓣关闭不全等。颈静脉与右心房的压力改变，右侧颈部较左侧颈部明显，因此常取右侧颈静脉进行观察。

（二）颈动脉

正常人颈部动脉的搏动，只在剧烈活动后心搏出量增加时可见，且很微弱。如在安静状态下出现颈动脉的明显搏动，则多见于主动脉瓣关闭不全、高血压、甲状腺功能亢进及严重贫血患者。

（三）颈部血管听诊

一般让受检者取坐位，用钟型听诊器听诊，注意有无杂音。如在颈部大血管区听到血管性杂音，应考虑颈动脉或椎动脉狭窄，多由大动脉炎或动脉硬化引起。如在锁骨上窝处听到杂音，则可能为锁骨下动脉狭窄。如在右锁骨上窝听到低调、柔和的连续性杂音，则可能为颈静脉血流快速流入上腔静脉口径较宽的球部所产生，这种静脉音是生理性的，用手指压迫颈静脉后即可消失。

五、甲状腺 微课2

甲状腺位于甲状软骨下方和两侧（图5－10），呈蝶形，表面光滑，柔软不易触及。在做吞咽动作时可上下移动，借此可与颈前其他包块鉴别。

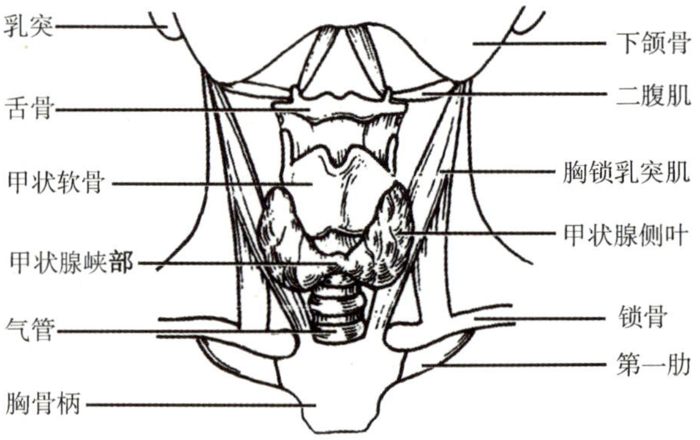

图5－10　甲状腺位置示意图

（一）甲状腺检查法

1. 视诊　观察甲状腺的大小和对称性。正常人甲状腺外观不明显，女性在青春发育期可略增大。检查时嘱被检查者做吞咽动作，可见甲状腺随吞咽动作向上移动，不易辨认时，再嘱被检查者两手放于枕后，头向后仰，再进行观察即较明显。

2. 触诊　为甲状腺检查的基本方法。包括甲状腺峡部和甲状腺侧叶的触诊。触诊时应注意甲状腺的大小、质地、是否对称及有无结节、压痛、震颤等。

（1）触诊甲状腺峡部　甲状腺峡部位于环状软骨下方第二至第四气管环前面。受检者取坐位，医生站于受检者前面用拇指或站于受检者后面用示指从胸骨上切迹向上触摸，可感到气管前软组织，嘱受检者做吞咽动作，可感到此软组织在手指下滑动，判断有无增厚、肿块等。

（2）触诊甲状腺侧叶　嘱受检者头稍前屈，并偏向检查侧以松弛皮肤和肌肉。前面触诊：一手拇指施压于一侧甲状软骨，将气管推向对侧，另一手示、中指在对侧胸锁乳突肌后缘向前推挤甲状腺侧叶，拇指在胸锁乳突肌前缘触诊，配合吞咽动作，重复检查，可触及被推挤的甲状腺（图5－11）。用同样方法检查另一侧甲状腺。

后面触诊：一手示、中指施压于一侧甲状软骨，将气管推向对侧，另一手拇指在对侧胸锁乳突肌后缘向前推挤甲状腺，示、中指在其前缘触诊甲状腺。配合吞咽动作，重复检查（图5－12）。用同样方法检查另一侧甲状腺。

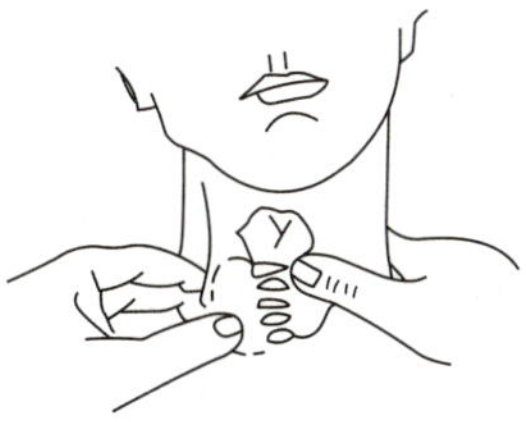

图 5-11　从前面触诊甲状腺示意图

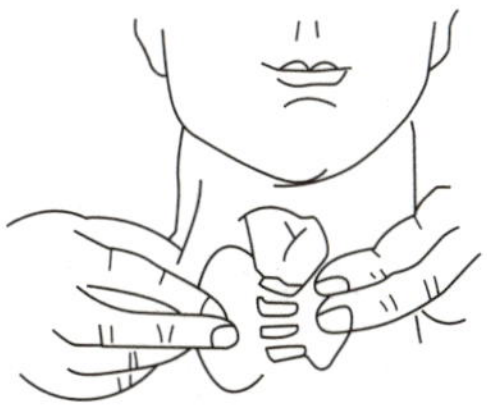

图 5-12　从后面触诊甲状腺示意图

3. 听诊　当触到甲状腺肿大时，用钟型听诊器直接放在肿大的甲状腺上，如听到收缩期动脉杂音，对诊断甲状腺功能亢进症很有帮助。甲状腺弥漫性肿大伴震颤是甲状腺功能亢进的特征性表现。

（二）甲状腺肿大分度及原因

甲状腺肿大可分三度：不能看出肿大但能触及者为Ⅰ度；能看到肿大又能触及，但在胸锁乳突肌以内者为Ⅱ度；超过胸锁乳突肌外缘者为Ⅲ度。

引起甲状腺肿大的常见疾病如下。

1. 甲状腺功能亢进症　肿大的甲状腺质地柔软，两侧可对称或不对称，触诊时可有震颤，听诊有血管杂音。

2. 单纯性甲状腺肿　腺体肿大显著，可为弥漫性肿大，也可为结节性肿大，不伴有甲状腺功能亢进体征。

3. 甲状腺癌　触诊时包块可有结节感，不规则、质硬，可与周围组织发生粘连使甲状腺移动受限。

4. 慢性淋巴性甲状腺炎（桥本甲状腺炎）　甲状腺呈弥漫性或结节性肿大，表面光滑，质地似橡胶，有时可出现质地较硬的结节。易与甲状腺癌相混淆。

5. 甲状腺腺瘤　生长缓慢，多为单个，呈圆形或椭圆形，无压痛，质地较韧。

六、气管

正常人气管位于颈前正中部。检查时让患者取舒适坐位或卧位，使颈部处于自然直立状态，医生将示指与环指分别置于两侧胸锁关节上，然后将中指置于气管之上，观察中指是否在示指与环指中间。如两侧距离不等，则表示气管有偏移。根据气管的偏移方向可以判断病变的性质。如大量胸腔积液、积气、纵隔肿瘤以及单侧甲状腺肿大可将气管推向健侧，而肺不张、肺纤维化、胸膜粘连可将气管拉向患侧。

此外，主动脉弓动脉瘤时，由于心脏收缩时瘤体膨大将气管压向后下，因而每随心脏搏动可以触到气管的向下拽动，称为 Oliver 征。

（毛　胜）

目标检测

答案解析

一、选择题

【A1/A2 型题】

1. 小儿囟门闭合时间多在

A. 6~10个月　B. 6~12个月　C. 12~18个月
D. 12~20个月　E. 18~24个月

2. 甲状腺肿大伴震颤和血管杂音最常见于
A. 单纯性甲状腺肿　B. 慢性甲状腺炎　C. 甲状腺瘤
D. 甲状腺功能亢进症　E. 结节性甲状腺肿

3. 关于麻疹黏膜斑（Koplik斑）的描述，下列正确的是
A. 颊黏膜瘀斑
B. 颊黏膜蓝黑色素沉着
C. 颊黏膜充血、肿胀并伴有小出血点
D. 颊黏膜白色斑块，大小不等高出表面
E. 相当于第二磨牙的颊黏膜处帽针头大小白色斑点

4. 不能在体表进行检查的是
A. 上颌窦　B. 额寒　C. 筛窦
D. 蝶窦　E. 以上都不是

5. 瞳孔缩小见于
A. 有机磷类农药中毒　B. 阿托品中毒
C. 青光眼绝对期　D. 视神经萎缩
E. 可卡因药物反应

6. 外耳道有血液或脑脊液流出，应考虑到
A. 外耳道炎　B. 脑疮　C. 急性中耳炎
D. 颅底骨折　E. 胆脂瘤

7. 诊断甲状腺功能亢进的特征性改变是
A. 甲状腺质地柔软
B. 甲状腺弥漫、对称性肿大
C. 甲状腺出现结节性改变
D. 甲状腺可随吞咽上下移动
E. 可触及震颤或能听到杂音

8. 下列疾病可出现颈静脉搏动的是
A. 严重贫血　B. 三尖瓣关闭不全　C. 二尖瓣关闭不全
D. 甲状腺功能亢进　E. 主动脉瓣关闭不全

9. 患儿，4岁。额、顶、颞及枕部突出膨大呈圆形，颈静脉充盈，颜面显小，双目下视，巩膜外露。该患儿最可能出现
A. 小颅　B. 方颅　C. 尖颅
D. 长颅　E. 巨颅

10. 颈后三角的构成结构是
A. 胸锁乳突肌内缘、下颌骨下缘、前正中线
B. 下颌骨下缘、锁骨上缘、胸锁乳突肌后缘
C. 前正中线、锁骨上缘、下颌骨下缘
D. 斜方肌前缘、锁骨上缘、胸锁乳突肌后缘
E. 锁骨上缘、前正中线、胸锁乳突肌后缘

【A3/A4 型题】

（11～13 题共用题干）

患者，男性，66 岁。头晕 5 年，因受凉感冒就诊，查体发现于颈部大血管区可闻及杂音。

11. 应首先考虑的病变是

A. 颈静脉狭窄　　B. 颈动脉扩张　　C. 颈动脉狭窄

D. 颈静脉扩张　　E. 生理性

12. 为明确病因首选的体格检查方法是

A. 视诊　　B. 触诊　　C. 叩诊

D. 听诊　　E. 嗅诊

13. 造成该患者出现上述表现最可能的原因是

A. 颈肋压迫　　B. 上腔静脉增宽　　C. 动脉粥样硬化

D. 锁骨下动脉扩张　　E. 锁骨下动脉狭窄

二、思考题

患者，女性，37 岁。发现颈部肿物半年，心悸、消瘦 1 个月。请问作为接诊医师，会着重检查患者什么部位？应采取哪些体格检查方法？

书网融合……

本章小结　　微课 1　　微课 2　　题库

第六章　胸部检查

PPT

学习目标

1. 通过本章学习，能够识别胸部的体表标志、肺部正常体征，说出胸部常见异常体征及发生机制、临床意义。能够进行正确的血管检查。

2. 学会视、触、叩、听诊的基本检查方法在胸部查体应用，具有识别呼吸系统疾病和循环系统疾病常见疾病的主要症状和体征的能力。具有严肃认真、耐心细致的工作态度，良好的医患沟通能力，关爱患者、以人为本的职业精神。

胸部指颈部以下、腹部以上的区域。胸部检查是体格检查中的重要部分，主要内容包括胸壁、胸廓、乳房、纵隔、支气管、肺、胸膜、心脏、血管和淋巴结等。胸部物理检查包括视诊、触诊、叩诊和听诊四个部分。检查应在合适的温度和光线充足的环境中进行。尽可能暴露全部胸廓，视病情或检查需要患者采取坐位或卧位，全面系统地按视、触、叩、听顺序进行检查。一般先检查前胸部及两侧胸部，然后再检查背部。查体时医师要态度亲切、语言和蔼，动作轻柔，按体表标记记录体征。

情境导入

情境描述　患者，男性，60 岁。因发作性胸痛 20 余年，呼吸困难 3 年，加重 1 个月就诊。既往有高血压病史、糖尿病病史 20 年。

讨论　如何对该患者进行体格检查？

第一节　胸部的体表标志

微课

体表标志包括胸廓上的骨骼标志、自然陷窝和一些人为划线及分区。在胸部体检时，可以准确地描述胸壁和胸腔内脏器及其病变所在的部位和范围。

一、骨骼标志

1. 胸骨　胸骨位于前胸壁的正中。由胸骨柄、胸骨体及剑突三部分组成。

2. 胸骨柄　为胸骨上端略呈六角形的骨块。其上部两侧与左右锁骨的胸骨端相连接，下方则与胸骨体相连。

3. 胸骨上切迹　位于胸骨柄的上方。正常情况下气管位于切迹正中。

4. 胸骨角　胸骨柄与胸骨体交接处向前突起而成，又称 Louis 角。该角与第 2 肋软骨相连，为计数肋骨的重要标志。其相当于心房上缘、气管分叉部和第 5 胸椎水平。

5. 肋骨　共 12 对。胸骨角与两侧第 2 肋软骨相连，其下为第 2 肋间隙，其余以此类推。在前胸部两侧，第 1～10 肋骨与相应肋软骨连接，再与胸骨相连，第 11～12 肋骨不与胸骨相连，称为浮肋。在背部两侧肋骨与相应的胸椎相连。

6. 肋间隙 为两个肋骨之间的空隙，用以标记病变的水平位置。第 1 肋骨下的间隙为第 1 肋间隙，第 2 肋骨下的间隙为第 2 肋间隙，其他依此类推。除第 1 肋骨前部因与锁骨相重叠，常不能触及外，其他大多数肋骨均可在胸壁上触及。

7. 肩胛骨 位于背部两侧的上方，肩胛骨最下端称为肩胛下角。被检查者取直立位，两上肢自然下垂时，肩胛下角位于第 7 或第 8 肋骨的水平，或相当于第 8 胸椎水平，亦为计数肋骨的重要标志。

8. 脊柱棘突 后正中线的标志。以第 7 颈椎棘突最为突出，其下即为胸椎的起点，可以此为计数胸椎的标志。

9. 肋脊角 为第 12 肋骨与脊柱构成的夹角。肾脏及输尿管上端位于该角的前方（图 6－1）。

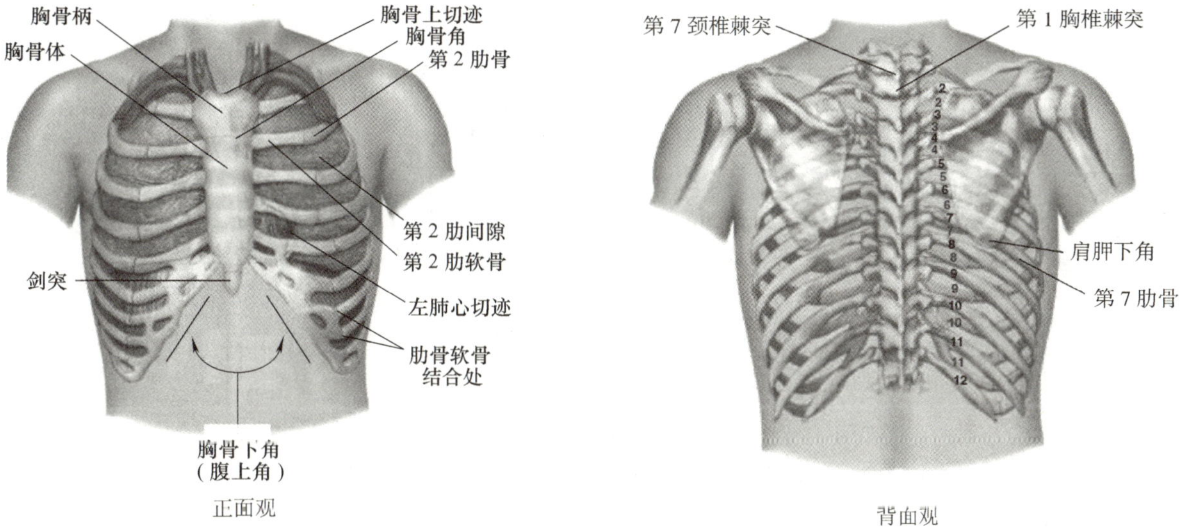

图 6－1 胸廓的骨骼结构

二、垂直线标志

1. 前正中线（胸骨中线） 为通过胸骨正中的垂直线。

2. 锁骨中线（左、右） 为通过锁骨胸骨端与其肩峰端两点连线中点的垂直线。

3. 胸骨线（左、右） 为沿胸骨边缘与前正中线平行的垂直线。

4. 胸骨旁线（左、右） 为通过胸骨线和锁骨中线中间的垂直线。

5. 腋前线（左、右） 为通过腋窝前皱襞的垂直线。

6. 腋后线（左、右） 为通过腋窝后皱襞的垂直线。

7. 腋中线（左、右） 为通过腋窝顶部的垂直线，即腋前线与腋后线等距离的平行线。

8. 肩胛线（左、右） 亦称肩胛下角线。两臂自然下垂时，通过肩胛下角与后正中线平行的垂直线。

9. 后正中线 为通过椎骨棘突的垂直线，即脊柱中线（图 6－2，图 6－3，图 6－4）。

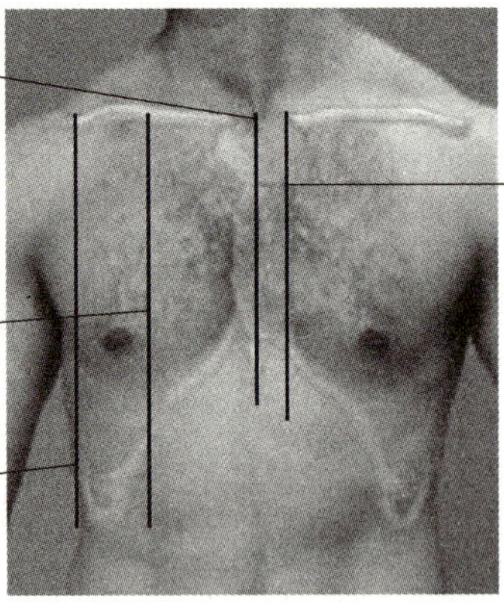

图 6－2　胸壁垂直标志正面观

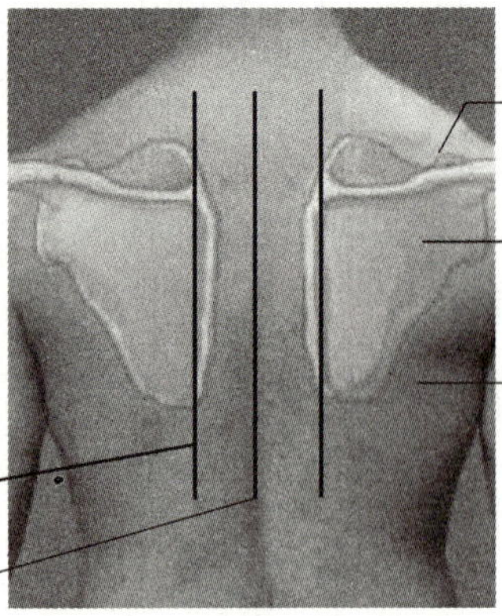

图 6－3　胸壁垂直标志背面观

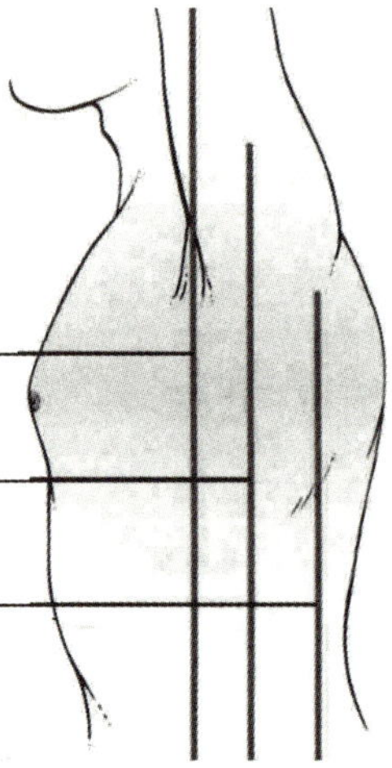

图 6－4　侧胸壁垂直标志

三、自然陷窝和解剖区域

1. 胸骨上窝　为胸骨柄上方的凹陷部，气管位于其后正中。

2. 锁骨上窝（左、右）　为锁骨上方的凹陷部，相当于两肺尖的上部。

3. 锁骨下窝（左、右）　为锁骨下方的凹陷部，其下界为第 3 肋骨下缘，相当于两肺尖的下部。

4. 腋窝（左、右）　为上肢内上缘与胸壁相连的凹陷部。

5. 腹上角　由第 7～10 肋软骨构成的两侧肋弓，汇合于胸骨下端所形成的夹角。正常人为 70°～110°，瘦长者常为锐角，矮胖者常为钝角。

6. 肩胛上区（左、右）　为肩胛冈以上的区域，相当于两肺尖的下部。

7. 肩胛下区（左、右）　为两肩胛下角的连线与第 12 胸椎水平线之间的区域。后正中线将其分为左右两部分。

8. 肩胛间区（左、右）　为两肩胛骨内缘之间的区域。后正中线将其分为左右两部分。

第二节　胸壁、胸廓与乳房

一、胸壁

主要通过视诊和触诊进行。检查胸壁时，除注意皮肤、脂肪、肌肉及淋巴结等外，还应注意重点检查一下内容。

1. 静脉　正常胸壁的静脉不易见到，如有明显的胸壁静脉充盈或曲张则为异常，多见于静脉梗阻。当血流方向自下而上时，为下腔静脉梗阻，反之，则为上腔静脉梗阻。血流方向检查方法见本篇第七章。

2. 皮下气肿　气体积存于皮下称为皮下气肿。检查时用手按压皮肤，可有握雪感或捻发感；用听诊器加压听诊皮下气肿的皮肤，可听到类似捻发的声音。皮下气肿的产生多由于肺、气管或胸膜受损，气体逸出积存于皮下所致，偶见于胸壁局部产气杆菌感染。严重的皮下气肿，气体可由胸壁皮下向颈部、腹部或其他部位的皮下蔓延。

3. 胸部压痛　正常情况下胸壁无压痛。胸部压痛可见于肋间压痛，多为肋间神经炎；肋软骨压痛，可伴局部肿胀，为肋软骨炎；胸壁局部压痛，多见于胸壁软组织炎症、脓肿或肋骨骨折等；胸骨压痛及叩击痛，见于白血病；肌肉压痛，见于肌炎、流行性肌痛等。

4. 肋间隙　吸气时肋间隙回缩提示呼吸道阻塞；肋间隙膨隆见于大量胸腔积液、张力性气胸或严重肺气肿患者用力呼气时。

二、胸廓

正常胸廓两侧对称，成人胸廓前后径短于左右径，二者之比约1∶1.5；小儿和老年人胸廓前后径略小于横径或二者几乎相等。常见的胸廓畸形如下（图6－5）。

1. 扁平胸　胸廓前后径不及左右径的一半，呈扁平状，多见于慢性消耗性疾病，如肺结核等，亦可见于瘦长体型者。

2. 桶状胸　胸廓前后径增大与左右径几乎相等，呈圆桶状，两侧肋骨平举，肋间隙变宽、饱满。见于慢性阻塞性肺疾病，亦可见于部分老年人或矮胖体型者。

3. 佝偻病胸　为佝偻病所致的胸廓改变，见于佝偻病的儿童。

（1）鸡胸　胸廓的上下径较短，前后径略长于左右径，胸骨下端前突，前胸部两侧肋骨凹陷。

（2）佝偻病串珠　沿两侧各肋软骨与肋骨交界处隆起，形成串珠状。

（3）肋膈沟　胸部前下肋骨外翻，自胸骨剑突沿膈肌附着处向内凹陷，形成一带状沟。

（4）漏斗胸　胸骨下部剑突处显著向内凹陷，形状似漏斗。

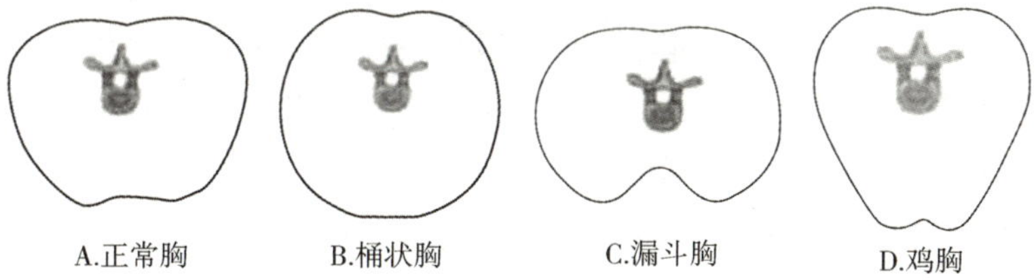

图6－5　正常胸廓及常见胸廓畸形

4. 脊柱疾病引起的胸廓畸形　脊柱发育不良、结核、肿瘤、外伤等，均可引起脊柱变形，如前凸、后凹、侧凸等畸形，致使胸廓前后、左右极不对称，肋间隙变窄或增宽。严重畸形可引起呼吸、循环功能障碍。

5. 胸廓一侧或局部变形　胸廓局部隆起，见于心脏扩大、心包积液、升主动脉夹层、胸壁肿瘤及肋软骨炎等。一侧膨隆，多为一侧胸腔积液、气胸、胸腔巨大肿瘤或代偿性慢性阻塞性肺疾病等。胸廓局部或一侧凹陷，可见于肺不张、肺纤维化和广泛胸膜肥厚粘连等。

三、乳房

正常男性和儿童乳房不大，乳头位于双侧锁骨中线第4肋间隙。女性乳房于青春期逐渐增大，呈半球形。中、老年妇女乳房多下垂或呈袋状，孕妇及哺乳期乳房增大前突或下垂，乳晕扩大，色素加深。

检查乳房时，取坐位为宜，也可以仰卧位，或两种体位结合进行。应充分暴露双侧乳房。按视诊、触诊的顺序检查两侧乳房及其引流淋巴结，先健侧后患侧，应检查引流乳房部位的淋巴结；一般先做视诊，然后再做触诊。

（一）视诊

1. 对称性 正常女性坐位时两侧乳房基本对称。两侧乳房不对称，见于一侧乳房发育不全、先天畸形、囊肿、炎症或肿瘤等。

2. 乳头 需注意乳头的位置、大小、两侧是否对称，有无乳头内陷。乳房局限性隆起或凹陷，皮肤水肿、毛囊下陷呈橘皮状、乳头上牵或内陷，常为乳腺癌体征。非哺乳期乳头有分泌物，表明乳腺导管病变，如为血性分泌物可能为乳腺癌。乳房红、肿、热、痛，严重时破溃，为乳腺炎表现。乳房瘘管及溃疡形成提示乳腺结核或脓肿。

3. 乳房外观情况 包括双侧乳房的位置、大小、形态及有无溃疡、瘢痕、色素沉着、水肿、过度角化等。孕妇及哺乳期妇女乳房明显增大，向前突出或下垂，乳晕扩大，色素加深，腋下丰满，乳房皮肤可见浅表静脉扩张。有时乳房组织可扩展至腋窝顶部。

乳房皮肤发红提示局部炎症或乳腺癌。急性乳腺炎时除表现为乳房发红外，还有局部肿、热、痛的表现；而乳腺癌累及浅表淋巴管引起癌性淋巴管炎者局部皮肤呈深红色，不伴热、痛，同时因局部血供增加，皮肤浅表血管可见。

乳房水肿见于炎症和乳腺癌，此时，毛囊和毛囊开口变得明显可见。炎性水肿由于炎症刺激使毛细血管通透性增加，血浆渗出至血管外，并进入细胞间隙之故，常同时有皮肤发红。

4. 皮肤回缩 乳房局部的外伤或炎症使局部脂肪坏死，成纤维细胞增生，造成病变区域乳房表层和深层之间悬韧带纤维缩短，引起局部皮肤回缩。但是，如果患者没有确切的急性乳房炎症病史，出现皮肤回缩常提示恶性肿瘤的可能。尤其对尚未出现局部肿块、皮肤溃疡等晚期乳腺癌表现的患者，轻度的皮肤回缩常为乳腺癌的早期征象。为了能早期发现乳房皮肤回缩的现象，检查时应请患者接受各种能使前胸肌收缩、乳房悬韧带拉紧的上肢动作，如双手上举超过头部，或相互推压双手掌面或双手推压两侧髋部等，均有助于查见乳房皮肤或乳头回缩的征象。

5. 腋窝和锁骨上窝 完整的乳房视诊还应包括乳房淋巴引流最重要的区域——腋窝和锁骨上窝。应仔细观察腋窝和锁骨上窝有无红肿、包块、溃疡、瘘管和瘢痕等。

（二）触诊

乳房的上界是第2或第3肋骨，下界是第6或第7肋骨，内界起自胸骨缘，外界止于腋前线。触诊乳房时，受检者取坐位，双臂下垂进行检查；然后双臂高举超过头部或双手叉腰再进一步检查，先检查健侧，后检查患侧。检查时，以乳头为中心做一水平线和一垂直线，将乳房分为4个象限（图6-6）。分别为1（外上象限）、2（外下象限）、3（内下象限）、4（内上象限），以便于乳房病变的定位与划区，记录病变的部位。

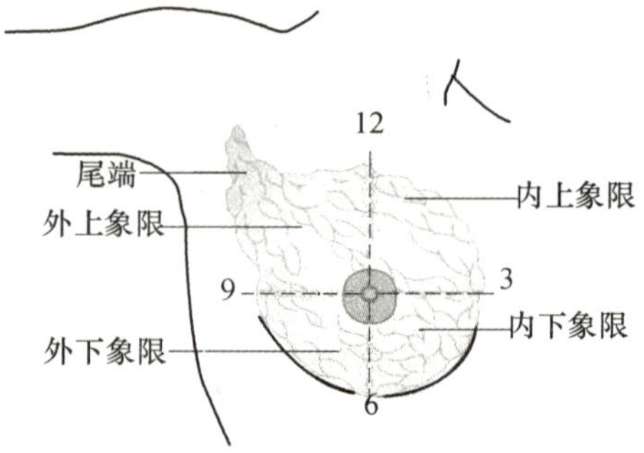

图6-6 乳房病变的定位及划区

在外上象限外上部有一突出部分称乳房尾部。医师将手指和手掌平放在乳房上，向胸部方向轻施加压力，做滑动触诊。检查顺序为左乳房从外上象限及尾部开始，沿顺时针方向进行由浅入深地触诊 4 个象限。最后触诊乳头。以同样方法检查右侧乳房，沿逆时针方向触诊。注意乳房的质地、弹性、有无压痛及肿块等，发现病变详细记录。

触诊时检查者的手指和手掌应平置在乳房上，应用指腹，轻施压力，以旋转或来回滑动行触诊。先触诊健侧，后触诊患侧。触诊时必须注意乳房的硬度和弹性、有无压痛及包块。

正常乳房柔软有弹性，可有颗粒及柔韧感，皮下脂肪组织的多寡，可影响乳房触诊的感觉，青年人乳房柔软，质地均匀一致，而老年人则多呈纤维和结节感。乳房是由腺体组织的小叶所组成，当触及小叶时，切勿误认为是肿块。月经期乳房小叶充血，乳房有紧张感，月经后充血迅即消退。妊娠期乳房增大并有柔韧感，而哺乳期则呈结节感。触及包块须注意其部位、大小、外形、硬度、压痛及活动度。乳房触诊后，还应触诊腋窝、锁骨上窝及颈部淋巴结有无肿大或其他异常。触诊乳房时须注意下列物理征象。

1. 硬度和弹性 硬度增加和弹性消失提示皮下组织被炎症或新生物所浸润。此外，还应注意乳头的硬度和弹性，当乳晕下有肿瘤存在时，该区域皮肤的弹性常消失。

2. 压痛 乳房的某一区域压痛常提示其下有炎症存在。月经期乳房亦较敏感，而恶性病变则甚少出现压痛。

3. 包块 胸部扪及肿块，应首先判断其是否来源于乳房。来自前胸壁的肿块（如肋软骨炎、肋骨肿瘤、胸壁结核等）在推移乳房时，肿块不会因乳房位置的变动而移动。当明确乳房肿块时，应注意以下特征。

（1）部位 必须指明包块的确切部位。一般包块的定位方法是以乳头为中心，按时钟钟点的方位和轴向予以描述。此外，还应做出包块与乳头间距离的记录，使包块的定位确切无误。

（2）大小 必须描写其长度、宽度和厚度，以便为将来包块增大或缩小时进行比较。

（3）外形 包块的外形是否规则，边缘是否迟钝或与周围组织粘连固定。大多数良性肿瘤表面多光滑、规整，而恶性肿瘤则凹凸不平，边缘多固定。然而，炎性病变亦可出现不规则的外形。

（4）硬度 包块的软硬度必须明确叙述。一般可描述为柔软的、囊性的、中等硬度或极硬等。良性肿瘤多呈柔软或囊性感觉；坚硬伴表面不规则者多提示恶性病变，但亦可由炎性病变引起。

（5）压痛 必须确定包块是否有压痛及其程度。一般炎性病变常表现为中度至重度压痛，而大多数恶性病变压痛则不明显。

（6）活动度 检查者应确定病变是否可自由移动，如仅能向某一方向移动或固定不动，则应明确包块系固定于皮肤、胸大肌或前锯肌等。轻柔捻起肿块表面皮肤，可以获知肿块是否与皮肤粘连；如果有粘连而无炎症表现，则尤应警惕乳腺癌的可能。大多数良性病变的包块活动度较大，炎性病变则较固定，而早期恶性包块虽可活动，但当病程发展至晚期，其他结构被癌肿侵犯时，其固定度则明显增加。

4. 腋窝淋巴结 乳房触诊后，还应仔细触诊腋窝、锁骨上窝及颈部的淋巴结有无肿大和其他异常。因此处常为乳房炎症或恶性肿瘤扩展和转移所在。

素质提升

体格检查中的人文关怀

人，不仅具有自然属性，还具有社会属性。医学更该关注人的社会属性，因为这才是人和自然界中其他生物的最大区别。医学在本质上是“求真、崇善、尚美、达圣”的事业，人文精神是医学的灵魂，科学精神是医学的躯干。不仅要求医生具备专业的学科知识和精湛的诊疗技术，同时还要求医生对患者有切身的人文关怀和情感体验。这正是医学独特的地方所在，因为医学服务的对象是人，这就使得医学不同于其他的自然科学，而具有人文色彩。随着医学模式由传统“生物医学模式”向现今“生物－心理－社会医学模式”的转化，强烈地表现出医学对人文精神的渴求，这是种种医疗问题和社会发展对医疗卫生服务的必然要求。医学人文精神，是医学精神的核心价值，也是对医生的基本要求——关爱生命、尊重患者权利、营造患者康复的心理－社会环境等，强调医学向人本化、人性化、人文化回归，在治疗疾病的同时让患者感受到来自医生对自己的切身关注。

第三节　肺与胸膜

检查胸部时，受检者采取坐位或仰卧位，充分暴露胸部。室内环境应舒适、温暖、洁净。检查顺序：先上后下，先前胸后侧胸及背部。应注意左右相应部位的对比。

一、视诊

（一）呼吸运动

正常人自主而有节律的呼吸，此系通过中枢神经、神经反射的调节来实现的。另外，呼吸节律还可受意识的支配。

呼吸运动是借膈肌和肋间肌的收缩和弛张使胸廓缩小和扩大，从而带动肺的扩张和回缩。以肋间肌运动为主的呼吸，称为胸式呼吸。吸气时肋间肌收缩，可见胸廓前部肋骨向上外方移动，呼气时向内下方移动。以膈肌运动为主，胸廓下部及下腹部的动度较大的呼吸，称为腹式呼吸。吸气时膈肌收缩使腹部隆起，呼气时膈肌松弛，腹部回缩。实际上这两种呼吸运动均同时、不同程度地存在。

正常男性和儿童呼吸时，以膈肌运动为主，为腹式呼吸；女性呼吸时，以肋间肌为主，为胸式呼吸。实际上，正常人通常表现为混合式的呼吸运动。当肺和胸膜疾病时，如肺结核、肺炎、胸膜炎等，胸式呼吸减弱，腹式呼吸增强；腹膜炎、大量腹水、腹腔巨大肿物等，腹式呼吸减弱，胸式呼吸增强。

根据呼吸道阻塞的部位及呼吸费力发生的时相不同，分为吸气性和呼气性呼吸困难。吸气性呼吸困难者表现为吸气费力、吸气时间延长，见于气管异物、气管肿瘤等所致的上呼吸道部分阻塞的患者。因气流不能顺利进入肺，故当吸气时呼吸肌收缩，造成肺内负压极度增高，从而表现为锁骨上窝、胸骨上窝及肋间隙向内凹陷，称为“三凹征”。患者主观感到吸气费力，客观表现为吸气时间延长。呼气性呼吸困难表现为呼气费力、呼气时间延长，见于支气管哮喘或慢性阻塞性肺疾病所致的下呼吸道阻塞的患者，因气流呼出不畅或肺组织弹性下降，呼气费力，从而引起肋间隙膨隆，呼气时间延长。

因引起呼吸困难的原因不同，患者往往采取不同的体位。充血性心力衰竭所致的呼吸困难，患者往往取端坐呼吸的体位；而肺叶切除术后、神经性疾病、肝硬化及低血容量所致的呼吸困难，患者往往采取平卧呼吸的体位。重症哮喘、肺气肿、慢性支气管炎患者也往往采取端坐呼吸的体位。

引起呼吸困难的疾病很多，了解各种疾病引起呼吸困难的特点及其伴随症状，有助于诊断和鉴别诊断。引起呼吸困难的常见疾病及其特点见表6－1。

表6－1　呼吸困难的常见疾病、特点和伴随症状

疾病	呼吸困难	其他伴随症状
哮喘	发作性，两次发作期间无症状	喘息、胸闷、咳嗽、咳痰
肺水肿	突发	呼吸增快、咳嗽、端坐呼吸和阵发性夜间呼吸困难
肺纤维化	进行性	呼吸增快、干咳
气胸	突然发作，中至重度呼吸困难	突感胸痛
慢性阻塞性肺疾病	逐渐加重呼吸困难	当疾病进展时可出现咳嗽
肺梗塞	突发或逐渐，中至重度呼吸困难	胸痛、咯血、静脉栓塞征象

（二）呼吸频率

正常成人静息状态下，呼吸节律规整，深浅适度，频率16～20次/分，婴幼儿较成人快，为44次/分。呼吸与脉搏之比为1∶4（图6－7）。

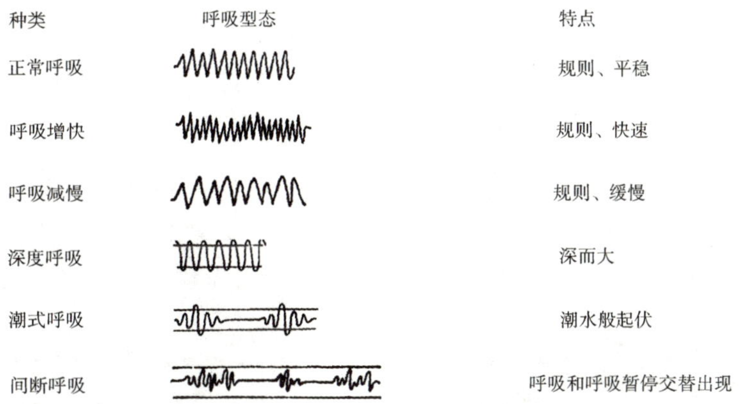

图6－7　常见呼吸类型和特点

1. 过快　指呼吸频率＞20次/分，见于发热、剧烈运动、大叶性肺炎、气胸及心力衰竭等。

2. 过慢　指呼吸频率＜12次/分，呼吸浅慢，见于麻醉剂（如吗啡）或镇静剂（如巴比妥）过量和颅内压增高等。

（三）呼吸深度

1. 呼吸深快　见于剧烈运动、情绪激动或紧张时。当重度代谢性酸中毒时，亦出现深而大的呼吸，此时为了中和内生的酸性代谢产物，细胞外液的碳酸氢根被大量消耗，致体内碳酸相对增多，pH降低，肺通过排出二氧化碳进行代偿来调节细胞外酸碱平衡。见于糖尿病酮症酸中毒和尿毒症性酸中毒等。此种深大呼吸称为库斯莫尔（Kussmaul）呼吸。

2. 呼吸浅快　见于肺炎、胸腔积液、气胸、间质性肺疾病、呼吸肌麻痹、大量腹水、高度鼓肠等。

（四）呼吸节律变化

1. 潮式呼吸　亦称陈－施（Cheyne－Stokes）呼吸。其特点是一种由浅慢逐渐变为深快，而后又变浅慢，此期持续30秒至2分钟，随后经过5～30秒呼吸暂停，再重复上述过程的周期样呼吸。常见病因为药物引起的呼吸抑制、充血性心力衰竭及大脑皮质损伤等。

2. 间停呼吸　亦称比奥（Biots）呼吸。表现为有规律地呼吸几次后，突然停止，间隔几秒钟后又

开始呼吸，如此周而复始。与潮式呼吸不同，该呼吸的节律和深度大致相等。

以上两种呼吸节律变化的机制是由于呼吸中枢的兴奋性降低，使调节呼吸的反馈系统失常所致。临床上以潮式呼吸多见，而间停呼吸则提示病情更严重，常于呼吸停止前出现。两者多见于中枢神经系统疾病及某些中毒，如颅内压增高、脑炎、脑膜炎、糖尿病酮症酸中毒、巴比妥中毒等。部分老年人熟睡时，亦可出现潮式呼吸，为脑动脉硬化的表现。

3. 抑制性呼吸　此为胸部发生剧痛所致的吸气时相突然中断，呼吸运动被短暂遏止，呈断续性浅快的呼吸。多见于急性胸膜炎、胸膜恶性肿瘤、肋骨骨折及胸部严重外伤等。

2. 叹气样呼吸　表现为正常的呼吸节律被深吸气打断，继以深而长的呼气，常伴有清晰的叹气声。多被当作是“神经质”的标志。见于神经衰弱、精神紧张和抑郁症。

二、触诊

（一）胸廓扩张度

呼吸时，胸廓随之扩大和回缩，有一定运动度即胸廓扩张度。检查方法：将两手掌平放于前胸下部两侧，拇指沿肋缘指向剑突，拇指尖置于前正中线两侧对称部位；拇指间距2cm，嘱患者做深呼吸运动，观察比较两手的动度是否一致（图6－8）。亦可将两手掌贴于背部肩胛下区对称部位，约于第10肋骨水平，两拇指在后正中线相遇或拇指与中线平行，并将两侧皮肤向中线轻推，嘱受检者做深呼吸，两手随之移动，观察两手拇指分开的距离。正常两侧胸廓扩张度一致，两手拇指移动距离相等，当胸腔积液、气胸、肺不张、胸膜增厚及大叶性肺炎等，病侧胸廓扩张度减弱。

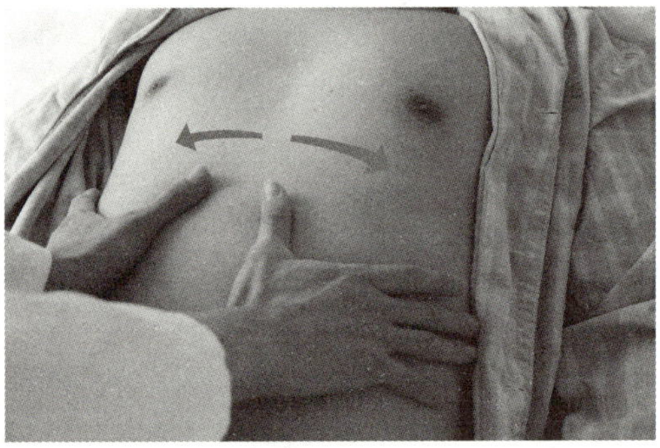

前胸壁吸气相

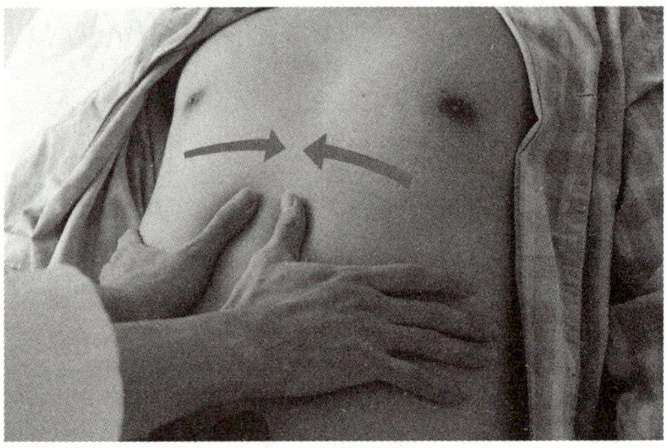

前胸壁呼气相

图6－8　胸廓扩张度检查

（二）语音震颤

语音震颤为受检者发出语音时，声波起源于喉部，沿气管、支气管及肺泡，传到胸壁所引起共鸣的振动，可由检查者的手触及，故又称触觉语颤。根据其震动的增强或减弱，可判断胸内病变的性质。检查方法：检查者将左右手掌的尺侧缘或掌面轻放于两侧胸壁的对称部位，嘱受检者用同等强度到外，双手交换，左右对比（图6－9）。

正常人语音震颤的强度受发音的强弱、音调的高低、胸壁的厚薄、邻近组织及器官等情况的影响，故正常人胸部的语音震颤与年龄、性别、体型及部位有关：成人较儿童强；男性较女性强；瘦者较胖者强；前胸上部较下部强；右胸上部较左胸上部强；后背下部较上部强，肩胛间区较强。

病理情况下，影响语音震颤强度的主要因素有气管与支气管是否通畅、肺组织的密度、胸膜腔有无病变、胸壁传导是否良好等。

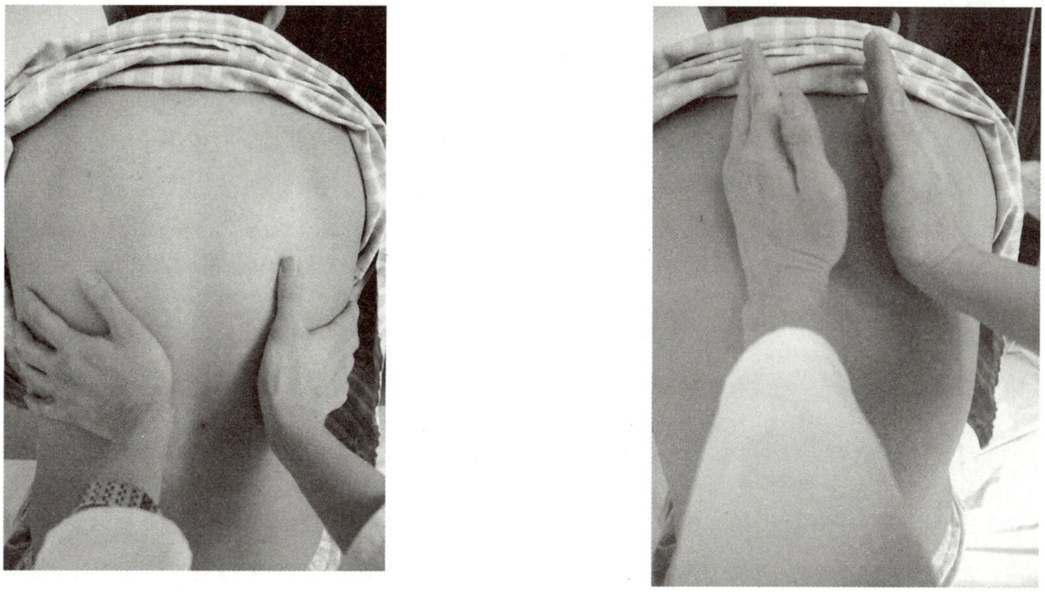

图6-9　语音震颤检查手法

1. 增强　见于以下情况。

（1）肺组织实变　肺泡内有炎性浸润，肺组织密度增高，声波传导良好，如大叶性肺炎实变期、大片肺梗死。

（2）肺内大空腔　肺内有接近胸壁的巨大空腔，且与支气管相通，声波在空腔中产生共鸣，若空腔周围有炎症浸润或与胸壁粘连，更有利于声波传导，如肺结核空洞、肺脓肿等。

（3）压迫性肺不张　如胸腔积液压迫肺组织，使肺膨胀不全，组织变致密，传导良好，在积液上方可触及语音震颤增强。

2. 减弱或消失　见于以下情况。①支气管阻塞：声波传导受阻，如阻塞性肺不张。②慢性阻塞性肺疾病：肺内含气量增多。③胸腔积液或气胸。④严重胸膜肥厚。⑤胸壁皮下气肿和水肿等。

（三）胸膜摩擦感

正常人胸膜光滑，胸膜腔内有少量浆液起润滑作用，呼吸时不产生摩擦感。当急性胸膜炎时，因纤维蛋白沉着于两层胸膜的表面，使其表面变为粗糙，呼吸时脏层和壁层胸膜相互摩擦，触诊有似皮革相互摩擦的感觉，称为胸膜摩擦感。通常于呼气、吸气两相均可触及，但有时只能在吸气相末触到。该征象常于胸廓的下前侧部触及，因该处为呼吸时胸廓动度最大的区域，屏住呼吸则消失。常见于各种原因所致的胸膜炎早期，大量胸腔积液时则消失。

必须注意，当空气通过呼吸道内的黏稠渗出物或狭窄的气管、支气管时，也可产生一种震颤传至胸壁，应与胸膜摩擦感相鉴别。一般前者可于患者咳嗽后而消失，而后者则否。

三、叩诊

胸壁叩诊是利用胸廓、肺组织的物理特性，叩击时产生不同音响，以判断肺部疾病的存在及其性质。

（一）叩诊方法

1. 体位和姿势　胸部叩诊时，受检者取坐位或仰卧位，放松肌肉，两臂垂放，呼吸均匀。首先检查前胸，胸部稍向前挺；其次检查侧胸壁，嘱被检查者举起上臂置于头部；最后检查背部，被检查者上身稍前倾，头略低，双手交叉抱肩或抱肘。取卧位时，先仰卧位检查前胸，然后侧卧检查侧胸部及背部。

2. 方法 胸部叩诊有间接叩诊和直接叩诊两种方法，以前者常用。叩诊前胸、侧胸及肩胛下区时，左手中指（板指）平置于肋间隙，与肋骨平行；叩诊肩胛间区时，板指与脊柱平行。

3. 顺序 自肺尖开始，自上而下，由外向内，两侧对比，逐个肋间隙进行叩诊。先前胸，再侧胸，后背部，并注意叩诊音的变化。

（二）叩诊音的种类

详见本篇第三章。

（三）正常叩诊音

正常胸部叩诊呈清音，但因各部位含气量不同，胸壁的厚薄及邻近器官的影响，叩诊音的音响及音调亦不完全相同。①前胸上部较下部稍浊，这是由于肺上叶较下叶体积小，含气量少，且胸上部肌肉较发达之故；②右上肺较左上肺叩诊音稍浊，是因右肺尖位置较低，右肺上叶较左肺上叶体积小，且右侧胸大肌较发达之故；③左侧第3、4肋间靠近心脏，叩诊音较右侧相应部位稍浊；④右侧肺肝交界与重叠区，叩诊音稍浊；⑤背部肌肉较发达，故背部叩诊音较前胸稍浊；⑥左下肺靠近胃泡，叩诊呈鼓音，鼓音区的大小随胃泡含气量多寡而改变（图6－10）。

（四）肺界叩诊

肺界叩诊采取由清音移至浊音的原则，由清音变浊音处即为相应的肺界。

1. 肺上界 肺上界即肺尖宽度，内侧为颈肌，外侧为肩胛带。叩诊方法：受检者取坐位，双臂下垂，自斜方肌前缘中央部开始叩诊为清音，逐渐叩向外侧，当由清音变为浊音时，划一标记；然后再由上述中央部叩向内侧，直至清音变为浊音时，再划一标记。两标记之间的清音带的宽度即为肺尖的宽度，亦称 Kronig 峡，宽度 4～6cm，右侧较左侧稍窄。肺上界变窄或叩诊浊音，见于肺尖含气量减少，如肺尖结核、肿瘤及胸膜肥厚；肺上界变宽，叩诊稍呈过清音，多见于慢性阻塞性肺疾病或气胸（图6－11）。

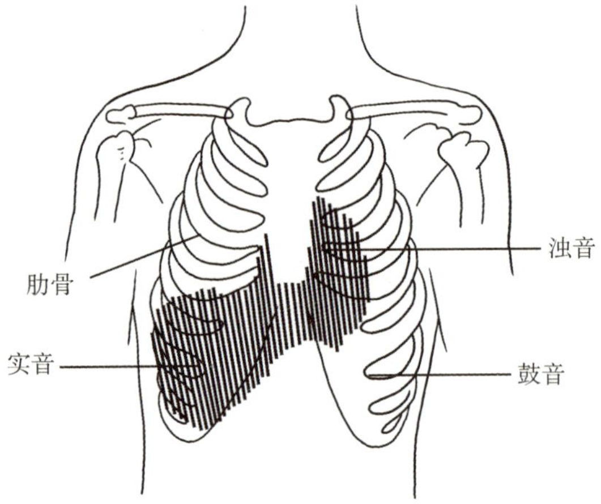

图6－10　正常前胸叩诊音

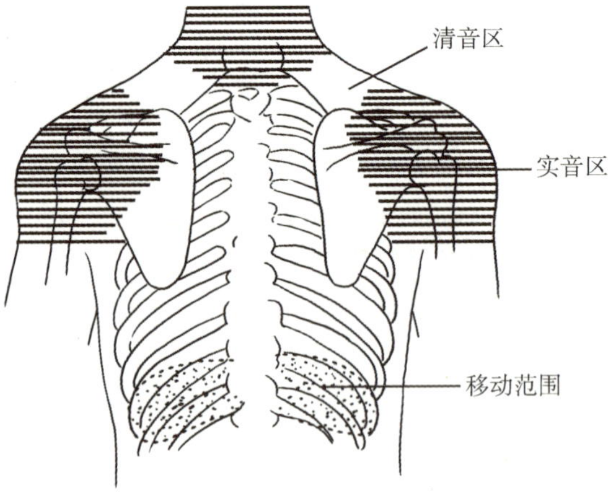

图6－11　正常肺尖宽度与肺下界移动度

2. 肺前界 正常人左肺前界相当于心脏的绝对浊音界，右肺前界相当于胸骨右缘。临床应用甚少。

3. 肺下界 正常人平静呼吸时，肺下界在锁骨中线、腋中线、肩胛角线的位置分别为第6、8、10肋间隙。两肺下界大致相同。叩诊方法：在右锁骨中线由上而下叩诊，清音变浊音为肝上界，浊音变实音即为肺下界；腋中线、肩胛角线由上而下叩诊，清音变浊音即为相应的肺下界。左侧由于心浊音界的影响，可只叩出腋中线、肩胛角线的肺下界。

正常肺下界的位置可因体型、发育等情况不同而有差异，如矮胖体型、妊娠者可上移1肋间隙；瘦长体型者下移1肋间隙。病理情况下，如肺不张、肺纤维化、大量腹水、腹腔巨大肿瘤、膈肌麻痹等，则肺下界上移；慢性阻塞性肺疾病、腹腔脏器下垂，则肺下界下移。

4. 肺下界移动度范围 肺下界移动度相当于膈肌移动范围。正常肺下界的移动范围为6～8cm。一般腋中线及腋后线上移动度最大。

叩诊方法：首先在平静呼吸时，于肩胛下角线上由清音至浊音叩出肺下界，板指在原位不动，嘱受检者深吸气后屏住呼吸，在原位迅速叩诊，由浊音变为清音，然后向下叩诊至浊音处作标记。待受检者恢复平静呼吸后，嘱受检者做深呼气并屏住呼吸，迅速于肩胛下角线上由清音至浊音叩出肺下界，并做标记。测量深吸气至深呼气时两个标记的距离，即为肺下界移动度。

肺下界移动度减弱，即肺下界移动度<4cm，可见于：①肺组织萎缩，如肺纤维化、肺不张等；②肺组织弹性减弱或消失，如慢性阻塞性肺疾病；③肺组织炎症和水肿；④局部胸膜粘连。以上病变均可使单侧或双侧的肺下界移动度减弱。

大量胸腔积液、气胸、广泛胸膜肥厚粘连时，肺下界及其移动度均不能叩出。

（五）肺部病理性叩诊音

在正常肺部的清音区，若出现浊音、实音、过清音或鼓音时，即为病理性叩诊音，提示肺、胸膜、胸壁有病理性改变。病理性叩诊音的性质和范围取决于病变的大小、性质及病变部位的深浅。一般病变部位深度距体表5cm以上、病变范围直径<3cm或少量胸腔积液，常不能分辨出叩诊音的改变。

1. 浊音和实音 浊音或实音出现于下列病变：①肺部大面积含气量减少，如肺炎、肺不张、肺栓塞及重度肺水肿等；②肺内有不含气的病灶，如肺肿瘤、未液化的肺脓肿等；③胸腔积液、胸膜肥厚及胸壁肿物等。

2. 鼓音 接近胸壁的肺内大空腔，其直径>3～4cm时，病变区叩诊呈鼓音，如液化的肺脓肿、空洞性肺结核、肺囊肿、癌性肺空洞等；气胸时病侧呈鼓音。

3. 过清音 系由于肺泡含气量增加且弹力减弱所致，性质介于清音和鼓音之间，见于慢性阻塞性肺疾病。

4. 浊鼓音 当肺泡壁松弛、肺泡含气量减少时，如压迫性肺不张、肺水肿、肺炎充血期和消散期等，叩诊音呈兼有浊音和鼓音特点的混合音。

四、听诊

肺部听诊，是肺部检查中最主要和最基本的方法。听诊注意事项是：受检者最好取坐位，这种体位可使肺部活动自如，防止床面对呼吸音的影响。但病情严重者可取卧位；嘱受检者微张口作均匀呼吸，必要时做深呼吸或咳嗽；由肺尖开始自上而下，左右、上下对比，由前胸到侧胸，最后听背部。

（一）正常呼吸音

正常人呼吸时，气流进出呼吸道及肺泡，发生湍流引起振动，产生音响，在体表可以听到，即呼吸音。根据呼吸音的强度、性质、音调、时相长短和不同的听诊部位，将呼吸音分为三种。

1. 支气管呼吸音 是呼吸时气流在声门、气管形成湍流所产生的声音，类似将舌高，经口腔呼气时所发出的“哈”音。吸气是主动运动，吸气时声门增宽，气流通过快；呼气是被动运动，声门变窄，气流通过较慢，因而呼气时相比吸气时相较长，音调较高，音响较强。听诊部位在喉部、胸骨上窝、背部6、7颈椎及1、2胸椎两侧。

2. 肺泡呼吸音 吸气时，气流经过支气管进入肺泡，冲击肺泡壁，使肺泡由松弛变为紧张，呼气时肺泡由紧张变为松弛，肺泡弹性的变化和气流产生的振动，形成肺泡呼吸音。此音类似上牙咬住下唇，吹气时发出的“夫”音。声音较柔和，性质呈吹风样。吸气为主动运动，单位时间内进入肺泡的气体流量大、流速快，肺泡维持紧张状态的时间较长，故吸气时相较呼气时相长，音调较高，音响较强；而呼气是被动运动，呼气的气流逐渐减弱，肺泡随之松弛，音响逐渐变弱，在呼气时相终止前声音即消失，因而呼气时呼吸音较弱，音调较低，时相较短。除支气管呼吸音及支气管肺泡呼吸音分布区域的肺部听诊区域，均可听到肺泡呼吸音。肺泡呼吸音的强弱，与呼吸的深浅、胸壁的厚薄、肺组织的弹性以及受检者的体型、年龄、性别等有关：呼吸愈深愈快，肺泡呼吸音愈强；年龄愈小、胸壁愈薄、肺组织的弹性愈好，肺泡呼吸音则愈强，所以儿童强于成人，青、中年强于老年人；男性强于女性，系因男性呼吸运动力量较强，且皮下脂肪较少之故；肺组织较多、肌肉较薄的部位，如乳房下部、腋窝下部、肩胛下区肺泡呼吸音较强，肺尖、肺底较弱。

3. 支气管肺泡呼吸音 该呼吸音兼有支气管呼吸音和肺泡呼吸音二者的特点，亦称混合性呼吸音。其吸气相近似肺泡呼吸音，但音响较强，音调较高；呼气相近似支气管呼吸音，但音响较弱，音调较低，吸气相与呼气相大致相等。正常人听诊部位在胸骨角两侧、肩胛间区3、4胸椎两侧及肺尖附近（图6－12）。

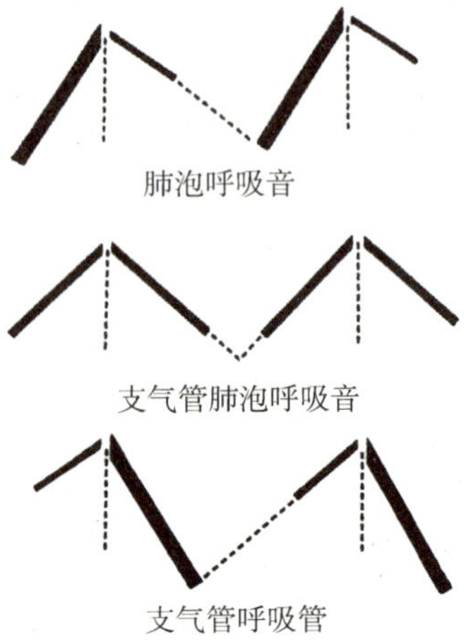

图6－12　三种正常呼吸音

（二）异常呼吸音

1. 异常肺泡呼吸音

（1）肺泡呼吸音减弱或消失　其原因与进入肺泡的空气量减少、气流速度减慢及呼吸音传导障碍有关。可出现于双侧、单侧或局部。常见原因有：①全身衰竭，呼吸无力；②胸廓活动受限，如胸痛、肋软骨骨化、肋骨切除等；③呼吸肌疾病，如重症肌无力、膈肌麻痹或痉挛等；④支气管狭窄或阻塞，如阻塞性肺不张、重症支气管哮喘等；⑤肺部疾病，如慢性阻塞性肺疾病、肺炎早期及肺纤维化等；⑥胸膜疾病，如气胸、胸腔积液及胸膜肥厚粘连等；⑦腹部疾病，如大量腹水、腹部巨大肿瘤等。

（2）肺泡呼吸音增强　双侧肺泡呼吸音增强，系因呼吸运动及通气功能增强，使进入肺泡的空气增多和（或）进入肺泡的气流速度加快所致，可见于运动后、发热、代谢亢进、贫血及代谢性酸中毒等。一侧肺或胸膜疾病，健侧代偿性肺泡呼吸音增强。

（3）呼气音延长　指肺泡呼吸音呼气相延长。因下呼吸道狭窄或部分阻塞，使呼气阻力增加；或肺泡壁弹性减弱，使呼气驱动力下降所致，如支气管哮喘、慢性支气管炎和慢性阻塞性肺疾病等。

（4）断续性呼吸音　又称齿轮呼吸音，由于肺内局部炎症或小支气管狭窄，空气不能均匀、连续地进入肺泡，使肺泡呼吸音呈现断续或不规则间歇，常见于肺炎、肺结核等。当剧烈疼痛、寒冷、精神紧张时，亦可听到断续性肌肉收缩的附加音，但与呼吸运动无关，应予鉴别。

（5）粗糙性呼吸音　多为呼吸道黏膜的炎性浸润或水肿，致使黏膜不光滑或有黏稠分泌物附着，气流通过不畅，产生湍流所致，见于支气管炎、支气管肺炎。

2. 异常支气管呼吸音 凡在肺泡呼吸音听诊范围内听到支气管呼吸音，即为异常支气管呼吸音，或称管状呼吸音。常见于以下病变。

（1）肺组织实变　支气管呼吸音通过致密的实变部位，由于传导良好，在胸壁易于听到。实变范围愈大、愈浅，其声音愈强，反之则弱。见于大叶性肺炎实变期、大片肺梗死等。

（2）肺内大空腔　当空腔较大与支气管相通，且其周围肺组织又有实变时，音响在空腔内产生共鸣，加之实变组织传导良好，故可在胸壁听到支气管呼吸音。

（3）压迫性肺不张　如胸腔积液压迫肺组织，使肺膨胀不全，组织变致密，传导良好，在积液上方可听到较弱的支气管呼吸音。心包积液时，由于肺受扩大心包的挤压，可于左肩胛下区闻及支气管呼吸音。

3. 异常支气管肺泡呼吸音（异常混合性呼吸音）　凡在正常肺泡呼吸音的部位，听到支气管肺泡呼吸音，即为异常支气管肺泡呼吸音。其产生机制是：①实变部位较深，被正常肺组织遮盖；②实变范围较小，且与正常肺组织相互掺杂存在，见于支气管肺炎、大叶性肺炎早期、肺结核等。在胸腔积液上方压迫性肺膨胀不全区域亦可听及。

（三）啰音

啰音是呼吸音以外的附加音。依据其性质的不同，分为干啰音和湿啰音两种。

1. 干啰音

（1）产生机制　气管、支气管及细支气管狭窄或部分阻塞，气流通过时，产生湍流或黏稠分泌物的振动而产生音响。其病理基础主要有：①炎症引起的呼吸道黏膜充血、肿胀、黏稠分泌物增多；②支气管平滑肌痉挛；③管腔内有肿块、异物；④管壁外有淋巴结或肿物压迫（图 6－13）。

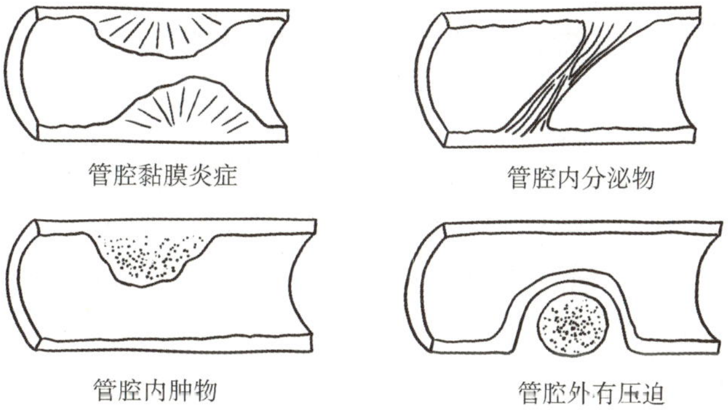

图 6－13　干啰音产生机制

（2）听诊特点　干啰音为一种持续时间较长、音乐性的呼吸附加音，音调较高；吸气与呼气均可听到，主要在呼气时听到；强度、性质、部位和数量均易改变。发生于主支气管以上大气管的干啰音，有时不用听诊器亦可听及，谓之喘鸣。

（3）分类　根据其音调高低分为两种。①鼾音：又称低调干啰音，音调低，频率低于 200Hz，类似熟睡时的鼾声。发生于气管或主支气管。②哨笛音：又称高调干啰音，音调高，频率可达 500Hz 以上，似乐音，根据其性质被描述为哮鸣音、飞箭音等。多因中等直径以下的支气管，尤其是细支气管狭窄或痉挛所致。

（4）临床意义　发生于双侧肺部的干啰音，尤其是哮鸣音，常见于支气管哮喘、慢性阻塞性肺疾病和心源性哮喘；局限性干啰音，部位固定者，见于支气管结核或肿瘤。

2. 湿啰音

（1）产生机制　①呼吸过程中，气体通过气管、支气管及细支气管腔内的稀薄分泌物，如渗出液、痰液、血液及脓液等，形成的水泡破裂所产生的声音，又称水泡音；②小支气管、细支气管管壁及肺泡壁因分泌物粘着而陷闭，吸气时突然被冲开重新充气所产生的爆裂音。

（2）听诊特点　①断续而短暂，一次连续多个出现，两种或三种水泡音可同时存在；②吸气、呼气早期均可听到，但以吸气时或吸气末明显；③性质及部位易变性小，但咳嗽后可出现或消失。

（3）分类　按其发生的呼吸道直径分为大、中、小水泡音和捻发音。①大水泡音：又称粗湿啰音，产生于气管、主支气管或肺脓肿空洞，于吸气早期出现，见于肺水肿、支气管扩张症、肺结核及液化的肺脓肿。昏迷或濒死的患者，无力咳出分泌物，可出现大水泡音，谓之痰鸣。②中水泡音：又称中湿啰音，产生于中等直径的支气管，多发生于吸气中期，常见于支气管炎、支气管肺炎等。③小水泡音：又称细湿啰音，产生于小支气管和细支气管，多出现于吸气晚期，见于细支气管炎、支气管肺炎、肺淤血及肺栓塞等。弥漫性肺间质纤维化患者，吸气晚期出现高调、近耳似撕开尼龙扣时发出的声音，谓之 Velcro 啰音。④捻发音：为一种极细而均匀一致的湿啰音，似在耳边用手捻搓一束头发所发出的声音，多于吸气末出现，发生于两肺下方。系由于未展开或被少许分泌物黏合的细支气管和肺泡，吸气时被冲开重新充气，所产生的极细的高调爆裂音。见于细支气管和肺泡充血及炎症，如肺炎早期、肺淤血、肺泡炎等。老年人或长期卧床患者，初次深呼吸时，可在肺底听到捻发音，经数次呼吸后消失，无临床意义（图 6-14）。

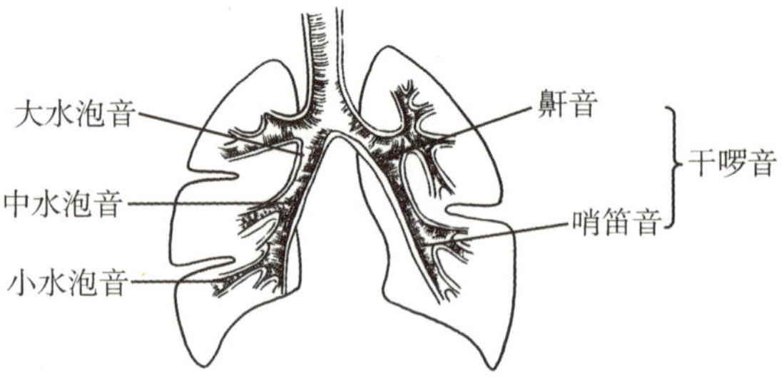

图 6-14 各种啰音发生部位示意图

（4）临床意义　局限性湿啰音，提示该部位有局限性病变，如肺炎、肺结核、支气管扩张症等；发生于两侧肺底，多见于肺淤血、支气管肺炎等；两肺满布湿啰音，多为急性肺水肿。

（四）语音共振

受检者重复发“衣”的长音，声波经气管、支气管、肺泡传至胸壁，用听诊器可以听到柔和而不清晰的声音，称为语音共振。检查时需注意两侧对称部位对比，比较其强度与性质的改变。其发生机制及临床意义与语音震颤相同。语音共振减弱见于支气管阻塞、慢性阻塞性肺疾病、气胸、胸腔积液、胸膜肥厚、胸壁水肿、肥胖及胸壁皮下气肿等。

（五）胸膜摩擦音

正常胸膜表面光滑，胸膜腔内有少量浆液润滑，呼吸时不产生音响。当胸膜由于炎症、纤维素渗出而变得粗糙时，随着呼吸两层胸膜相互摩擦发出的声音，通过听诊器听到，即胸膜摩擦音。

1. 听诊特点　①为断续、长短不一的声音，粗糙、响亮、如在耳边，似两手背或两张皮革相互摩擦的声音；②吸气和呼气均可听到，以吸气末呼气初最清楚，深吸气或在听诊器体件上加压时更明显，屏气时消失；③持续时间可长可短，可随体位改变，亦可随积液出现而消失，积液吸收过程中可再现；④最易在呼吸动度大的部位听到，如前下侧胸壁。

2. 临床意义　胸膜摩擦音常见于：①纤维素性胸膜炎、肺炎、肺梗死等；②胸膜肿瘤和转移癌；③尿毒症。

胸膜摩擦音与心包摩擦音应予区别，前者屏气时消失；后者与心跳一致，屏气时，尤其在呼气末屏住呼吸时更清楚。

第四节　呼吸系统常见疾病的主要症状和体征

一、肺炎链球菌肺炎

肺炎链球菌肺炎是呈大叶分布的肺炎性病变。其病原菌为肺炎球菌。病理改变分为三期，即充血期、实变期、消散期。

1. 症状　患者多为青壮年，受凉、疲劳、酗酒常为其诱因；起病多急骤，寒战、高热体温可达 39～40℃，常呈稽留热。胸痛、气促、咳嗽及咳铁锈色痰。

2. 体征

（1）视诊　急性发热面容，呼吸急促，鼻翼扇动，常有口周疱疹，可有发绀。胸廓对称，患侧呼吸运动减弱。

（2）触诊　气管居中，患侧胸廓扩张度减弱，语音震颤增强。

（3）叩诊　病变区呈浊音或实音。

（4）听诊　病变区可听到异常支气管呼吸音、支气管语音、胸语音，可有湿啰音。病变若累及胸膜，可闻及胸膜摩擦音。

二、慢性阻塞性肺疾病

慢性阻塞性肺疾病（chronic obstructive pulmonary disease，COPD）简称慢阻肺，是气道、肺实质、肺血管慢性非特异性炎症。是一种以持续气流受阻为特征的可以预防和治疗的常见病。通常与显著暴露于有害颗粒或气体相关，遗传易感性、异常的炎症反应以及肺异常发育等众多的宿主因素参与发病过程。晚期多发展为肺动脉高压和慢性肺源性心脏病。

1. 症状　年龄多在中年以上，慢性咳嗽、咳痰和呼吸困难。COPD 的主要症状是逐渐加重的呼吸困难。

2. 体征

（1）视诊　桶状胸，双侧呼吸运动减弱。

（2）触诊　双侧胸廓扩张度及语音震颤减弱。

（3）叩诊　两肺过清音，肺下界下移，肺下界移动度减弱，心浊音界缩小，肝浊音界下移。

（4）听诊　呼吸音普遍减弱，呼气延长，可闻及干性啰音或哮鸣音和（或）湿啰音。心音遥远，剑突下心音较清晰响亮。

三、支气管哮喘

支气管哮喘（bronchial asthma）是由多种细胞（如嗜酸性粒细胞、肥大细胞、T 细胞、中性粒细胞、气道上皮细胞等）和细胞组分参与的气道慢性炎症。这种慢性炎症导致气道高反应性，通常出现广泛多变的可逆性气流受限，并引起反复发作的一系列症状。

1. 症状　多在幼年或青年发病，反复发作，有一定季节性。发作前常有鼻咽发痒、喷嚏、流涕或干咳等先兆，继之突然出现呼气性呼吸困难或发作性胸闷和咳嗽，伴有喘鸣。经历数小时或数日，可自行缓解或经治疗缓解。发作将终止前，常常咳有许多稀薄痰液，气急减轻，发作停止。

2. 体征　缓解期胸部体征不明显。发作时可有以下体征。

（1）视诊　表情痛苦，端坐位，张口呼吸，双手前撑，两肩高耸，大汗淋漓，发绀。呼气性呼吸困难，胸廓饱满，双侧呼吸运动减弱。

（2）触诊　双侧胸廓扩张度减弱，语音震颤减弱。

（3）叩诊　呈过清音，肺下界下移，肺下界移动度减弱。心浊音界缩小。

（4）听诊　两肺满布哮鸣音，呼气延长。语音共振减弱。合并感染时可有湿啰音。

四、胸腔积液

胸腔积液（pleural effusion）是指胸膜腔内积有超过正常数量的液体。根据积液的性质分为渗出液及漏出液两种。由胸膜的炎症、肿瘤或风湿病等引起者多为渗出液；由心力衰竭、低蛋白血症等所致者多为漏出液。

1. 症状 胸腔积液 <300ml 时症状多不明显，但少量炎性积液以纤维素性渗出为主的患者常诉刺激性干咳，患侧胸痛，于吸气时加重。喜患侧卧位以减少呼吸动度，减轻疼痛。当积液增多时，胸膜脏层与壁层分开，胸痛可减轻或消失。胸腔积液 >500ml 的患者，常诉气短、胸闷，大量积液时因纵隔脏器受压而出现心悸、呼吸困难，甚至端坐呼吸并出现发绀。

2. 体征 少量积液者，常无明显体征或仅见患侧胸廓呼吸运动减弱。中等及大量积液时体征较明显。心尖搏动向健侧移位。慢性胸腔积液或有胸膜粘连时可有患侧胸廓塌陷，肋间隙变窄。

（1）视诊 患者常取患侧卧位或端坐位，呼吸急促。患侧胸廓饱满，呼吸运动减弱或消失。

（2）触诊 气管移向健侧，积液区语音震颤减弱或消失。积液上方由于肺组织受压，语音震颤可增强。

（3）叩诊 积液区呈浊音或实音，左侧积液时心界叩不出来，右侧积液时心界向左侧移位。

（4）听诊 积液区呼吸音减弱或消失。积液上方可听到异常支气管呼吸音或异常支气管肺泡呼吸音。

五、气胸

气胸（pneumothorax）是指胸膜腔内积有气体。可因肺大疱破裂或肺组织病变侵及脏层胸膜所致，亦可因外伤或胸膜穿刺引起。

1. 症状 症状的轻重与发病的急缓、积气量的多少、原发病的性质以及肺功能状态有关。少量积气或起病缓者，症状不明显；起病急、积气多者，可突然胸痛、呼吸困难，严重者高度呼吸困难和发绀，并有大汗淋漓、烦躁不安，甚至休克。

2. 体征 小量气胸可无明显体征，积气量多时可有以下典型气胸的体征（表6-2）。

（1）视诊 患侧胸廓饱满，呼吸运动减弱。

（2）触诊 气管移向健侧，患侧语音震颤减弱或消失。

（3）叩诊 患侧呈鼓音，左侧气胸时心浊音界消失，右侧气胸时肝浊音界下移或消失。液气胸时，上方叩诊为鼓音，下方叩诊呈浊音。

（4）听诊 患侧呼吸音减弱或消失。左侧气胸时，心音遥远。

表6-2 肺与胸膜常见病变的体征

病变	视诊	触诊	叩诊	听诊
肺炎链球菌肺炎	患侧呼吸运动减弱	病变区语颤增强	病变区浊音或实音	病变区异常支气管呼吸音，语音共振增强，可有湿啰音
支气管哮喘	胸廓饱满，双侧呼吸运动减弱	双侧胸廓扩张度减弱，语颤减弱	叩诊过清音	双肺呼吸音减弱，呼气延长，语音共振减弱，心音遥远。发作时两肺布满哮鸣音
胸腔积液	患侧胸廓饱满，呼吸运动减弱或消失，气管移向健侧	积液区语颤减弱或消失	积液区浊音或实音	积液区呼吸音和语音共振减弱或消失
气胸	患侧胸廓饱满，呼吸运动减弱或消失，气管移向健侧	患侧语颤减弱或消失	患侧鼓音	患侧呼吸音和语音共振减弱或消失
慢性阻塞性肺疾病	桶状胸，双侧呼吸运动减弱	双侧语颤减弱	两肺过清音	两肺呼吸音和语音共振减弱，呼气延长

第五节 心脏检查

心脏在胸腔中纵隔内，位于胸骨和第2～6肋软骨后方，其上方（心底部）与大血管相连。下方为膈，约2/3居正中线左侧，1/3在右侧，心尖位于左前下方。

心脏检查包括心脏的视诊、触诊、叩诊、听诊，是诊断心血管疾病的基本手段，对于初步判断有无心脏疾病及其病因、性质等具有重要意义。许多心血管疾病经过上述检查，结合详细病史，常可得出正确诊断，或获得初步诊断方向再选择进一步的特殊检查。尽管现代心血管疾病检查方法日新月异，但某些体征是目前常规仪器检查所不能发现的，如心音改变、心脏杂音、奔马律等。

一、视诊

患者尽可能取卧位，除一般观察胸廓轮廓外，必要时医师也可将视线与胸廓同高，以便更好地了解心前区有无隆起、心尖搏动和异常搏动等。

（一）心前区隆起

正常人前胸左右基本对称。儿童时期患心脏病（如先天性心脏病、风湿性心瓣膜病）常伴心脏增大，特别是右心室肥大时，可将发育中的胸壁向外挤推而致心前区隆起。大量心包积液，心前区外观可显得饱满。

（二）心尖搏动

1. 正常心尖搏动 位于左锁骨中线内侧0.5～1.0cm，搏动范围为2.0～2.5 cm。部分正常人可看不到心尖搏动。

2. 心尖搏动移位

（1）生理性因素 左侧卧位，心尖搏动向左移；右侧卧位可向右移。肥胖体型者、小儿及妊娠时心尖搏动向上外移。体型瘦长心尖搏动移向内下。

（2）病理性因素 见表6－3。

表6－3 心尖搏动移位的常见病理因素

因素	心尖搏动移位	临床常见疾病
心脏因素		
左心室增大	向左下移位	主动脉瓣关闭不全
右心室增大	向左侧移位	二尖瓣狭窄
左、右心室增大	向左下移位，伴心浊音界两侧扩大	扩张型心肌病等
右位心	心尖搏动位于右侧心壁	先天性右位心
纵隔移位	心尖搏动向患侧移位 心尖搏动向病变对侧移位	一侧胸膜增厚或肺不张 一侧胸腔积液或气胸等
横膈移位	心尖搏动向左外侧移位 心尖搏动移向内下，可达第6肋间	大量腹水等，横膈抬高使心脏横位严重肺气肿，横膈下移使心脏垂位

3. 心尖搏动强度与范围的改变 生理情况下，心尖搏动较弱见于胸壁肥厚、乳房悬垂或肋间隙狭窄。心尖搏动增强见于胸壁薄或肋间隙增宽、剧烈运动与情绪激动。

病理情况下心尖搏动增强见于高热、严重贫血、甲状腺功能亢进或左心室肥厚心功能代偿期。心尖搏动较弱见于：①心肌收缩力下降，如扩张型心肌病和急性心肌梗死等。②心包积液、缩窄性心包炎。③肺气肿、左侧大量胸水或气胸等。

4. 负性心尖搏动 心脏收缩时，心尖搏动内陷，称负性心尖搏动。见于①粘连性心包炎或心包与周围组织广泛粘连；②重度右室肥大。

（三）心前区其他部位异常搏动

1. 胸骨左缘第 2 肋间搏动 见于肺动脉扩张或肺动脉高压，也可见于正常青年人。

2. 胸骨左缘第 3、4 肋间搏动 见于右心室肥大。

3. 胸骨右缘第 2 肋间搏动 见于升主动脉扩张或主动脉弓动脉瘤。

4. 剑突下搏动 见于右心室肥大，特别是同时伴有慢性阻塞性肺疾病者。腹主动脉夹层时，或腹壁薄而凹陷的正常人，剑突下可见由腹主动脉导致的搏动。两者鉴别方法是：嘱受检者深吸气，搏动增强则为右心室搏动，搏动减弱则为腹主动脉瘤；或将手指平放于剑突下，向上后方加压，如搏动冲击指尖且吸气时增强，则为右心室搏动，如搏动冲击手指掌面且吸气时减弱，则为腹主动脉瘤。

二、触诊

触诊方法是检查者先用右手全手掌开始检查，置于心前区，然后逐渐缩小到用手掌尺侧（小鱼际）或示指和中指指腹并拢同时触诊，必要时也可单指指腹触诊。

（一）心尖搏动及心前区搏动

检查心尖搏动的位置、强弱和范围，触诊较视诊更准确，尤其在视诊看不清心尖搏动的情况下，触诊常能发现。心尖抬举性搏动为左室肥大的特征，触诊时可感觉到手指被强有力的心尖搏动抬起并停留片刻，且搏动范围扩大。由于心尖搏动的外向运动标志着心室收缩期的开始，故可用此来帮助确定震颤、心音和杂音的时期。

（二）震颤

震颤为触诊时手掌感到的一种细小震动感，与在猫喉部摸到的呼吸震颤类似，又称猫喘。震颤的发生机制与杂音相同（表 6－4）。发现震颤后应首先确定部位及来源（瓣膜、大血管或间隔缺损），其次确定其处于心动周期中的时相（收缩期、舒张期或连续性），最后分析其临床意义。

表 6－4　心前区震颤的临床意义

部位	时相	常见病变
胸骨右缘第 2 肋间	收缩期	主动脉瓣狭窄
胸骨左缘第 2 肋间	收缩期	肺动脉瓣狭窄
胸骨左缘第 3～4 肋间	收缩期	室间隔缺损
胸骨左缘第 2 肋间	连续性	动脉导管未闭
心尖区	舒张期	二尖瓣狭窄
心尖区	收缩期	重度二尖瓣关闭不全

（三）心包摩擦感

心包摩擦感是急性心包炎时在心前区或胸骨左缘第 3、4 肋间可触到的一种粗糙摩擦感。其发生机制是：炎症时，心包膜纤维蛋白渗出致表面粗糙，心脏搏动时，脏、壁两层心包相互摩擦产生振动传至胸壁所致。

触诊特点是：心脏收缩期和舒张期双相均能触知，在收缩期、前倾体位和呼气末更易触及。随心包腔内渗液增多，摩擦感消失。

三、叩诊

心脏叩诊的目的主要在于确定心界大小及其形状，包括相对及绝对浊音界两部分，通常心脏相对浊音界反映心脏的实际大小。但是，在早期右心室肥大时，相对浊音界可能改变不多，而绝对浊音界则增大；心包积液量较多时，绝对与相对浊音界较为接近。

（一）叩诊方法

叩诊采用间接叩诊法，受检者一般取平卧位，以左手中指作为叩诊板指，板指与肋间平行放置；如果取坐位时，板指可与肋间垂直。以右手中指借右腕关节活动均匀叩击板指，并且由外向内逐渐移动板指，以听到声音由清变浊来确定心浊音界。

（二）叩诊顺序

通常的顺序是先叩左界，后叩右界。左侧在心尖搏动外 2~3 cm 处开始，由外向内，逐个肋间向上，直至第 2 肋间。右界叩诊先叩出肝上界，然后于其上一肋间由外向内，逐一肋间向上叩诊，直至第 2 肋间。对各肋间叩得的浊音界逐一做出标记，并测量其与胸骨中线间的垂直距离。

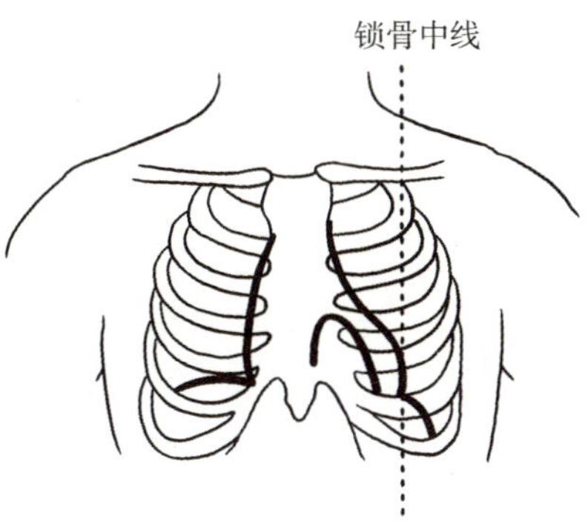

图 6－15 心脏绝对浊音界和相对浊音界

（三）正常心浊音界

正常人心左界在第 2 肋间几乎与胸骨左缘一致，其下方则逐渐左移形成一向左下方凸起的弧形。右界除第 4 肋间处于胸骨右缘稍外方，余各肋间几乎与胸骨右缘一致。正常人心脏相对浊音界与前正中线的平均距离见图 6－15 及表 6－5。

表 6－5 正常成人心脏相对浊音界

右界（cm）	肋间	左界（cm）
2~3	Ⅱ	2~3
2~3	Ⅲ	3.5~4.5
3~4	Ⅳ	5~6
	Ⅴ	7~9

注：正常成人左锁骨中线距前正中线的距离为 8~10cm。

（四）心浊音界各部的组成

心脏左界第 2 肋间处相当于肺动脉段，第 3 肋间为左心房耳部，第 4、5 肋间为左心室，其中血管与心脏左心交接处向内凹陷，称心腰。右界第 2 肋间相当于升主动脉和上腔静脉，第 3 肋间以下为右心房（图 6－16）。

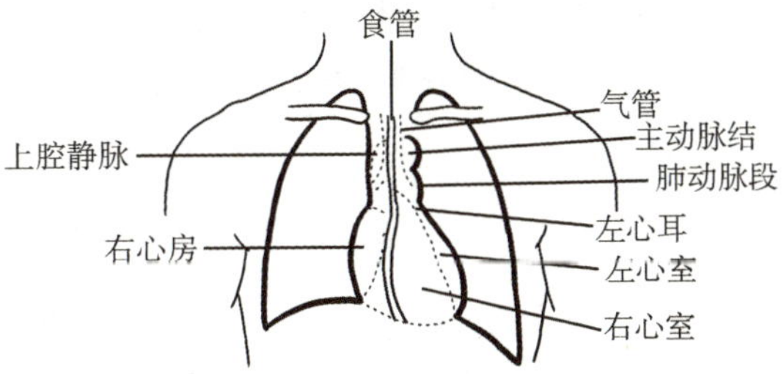

图 6－16 心各部在胸壁的投影

（五）心浊音界改变及其临床意义

1. 心外因素 ①胸部疾病：一侧大量胸腔积液或气胸可使心界移向健侧；一侧胸膜粘连、增厚与肺不张则使心界移向病侧；肺气肿时心浊音界变小。②腹部疾病：大量腹水或腹腔巨大肿瘤可使心界向左增大。

2. 心脏因素 见表6-6。

表6-6 心浊音界改变的心脏因素和临床常见疾病

因素	心浊音界	临床常见疾病
左心室增大	向左下增大，心腰加深，心界似靴形（图6-17）	主动脉瓣关闭不全等
右心室增大	轻度增大：绝对浊音界增大，相对浊音界无明显改变 显著增大：心界向左右两侧增大	肺源性心脏病或房间隔缺损等
左、右心室增大	心浊音界向两侧增大，且左界向左下增大，称普大形	扩张型心肌病等
左心房增大或合并肺动脉段扩大	左房显著增大：胸骨左缘第3肋间心界增大，心腰消失 左房与肺动脉段均增大：胸骨左缘第2、3肋间心界增大，心腰更为丰满或膨出，心界如梨形（图6-18）	二尖瓣狭窄等
主动脉扩张	胸骨右缘第1、2肋间浊音界增宽，常伴收缩期搏动	升主动脉瘤等
心包积液	两侧增大，相对、绝对浊音界几乎相同，并随体位而改变，坐位时心界呈三角形烧瓶样，卧位时心底部浊音界增宽	心包积液

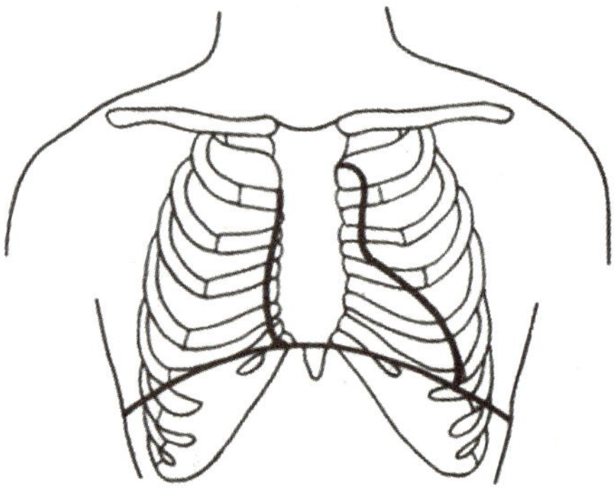

图6-17 主动脉瓣关闭不全的心浊音界

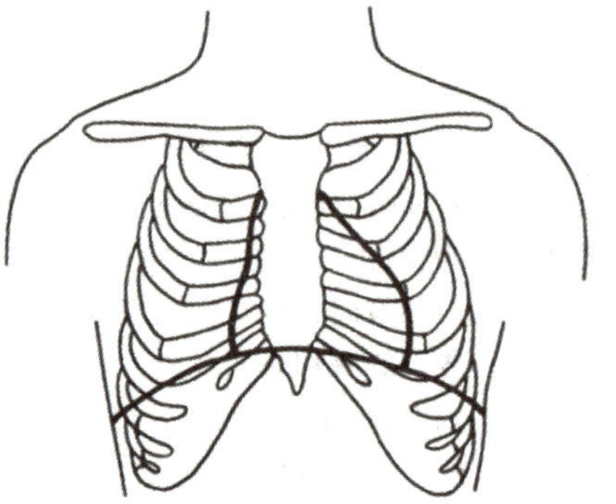

图6-18 二尖瓣狭窄的心浊音界

四、听诊

听诊时，患者多取卧位或坐位。对疑有二尖瓣狭窄者，宜嘱患者取左侧卧位；对疑有主动脉瓣关闭不全者宜取坐位且上半身前倾。听诊器钟型体件适用于听低音调声音；膜型体件适用于听高音调声音。

（一）心脏瓣膜听诊区

心脏瓣膜开放与关闭时所产生的声音在前胸壁听诊最清楚的区域，称心脏瓣膜听诊区。瓣膜产生的声音传导至胸壁受血流方向（沿血流方向传导）和其间传导介质的物理特性的影响。因此，各瓣膜的听诊区与其解剖位置不完全一致。传统的心脏瓣膜听诊区如下（图6-19，图6-20）。

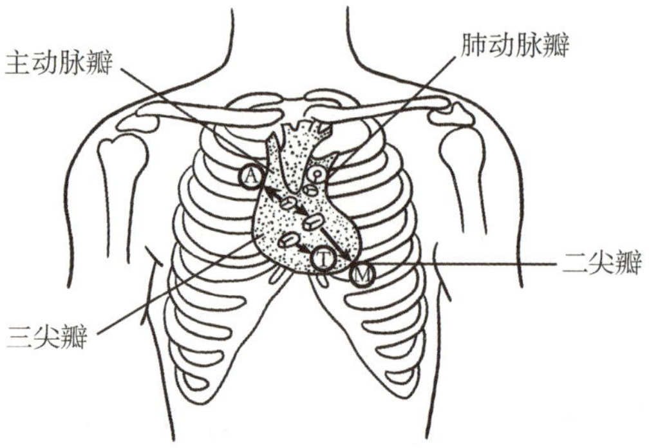

图6-19 心脏瓣膜解剖部位及其在胸壁的投影

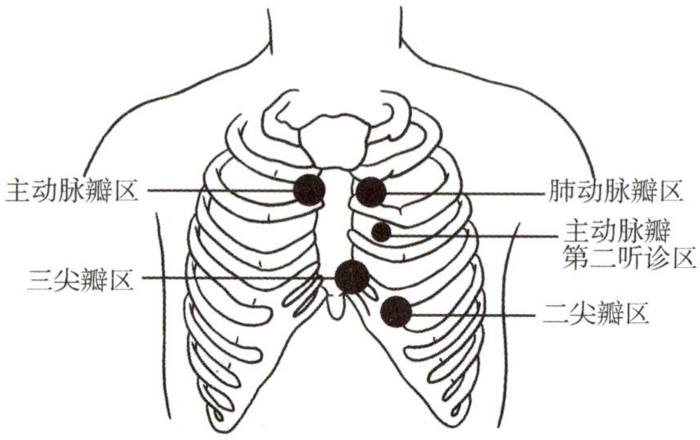

图6-20 心脏瓣膜听诊区

1. 二尖瓣区（M） 位于心尖部，即左侧第5肋间锁骨中线稍内侧。心脏增大，心尖发生移位时，选择心尖搏动最强点为二尖瓣听诊区。

2. 肺动脉瓣区（P） 在胸骨左缘第2肋间。

3. 主动脉瓣区（A） 在胸骨右缘第2肋间。

4. 主动脉瓣第二听诊区（E） 在胸骨左缘第3肋间，又称Erb区。

5. 三尖瓣区（T） 在胸骨体下端左缘，即胸骨左缘第4、5肋间。

除上述听诊区外，根据不同的心脏病变，还可听诊其他部位，如腋下、颈部、背部、剑突下等。

（二）听诊顺序

通常从心尖部开始按逆时针方向依次听诊，即二尖瓣区→肺动脉瓣区→主动脉瓣区→主动脉瓣第二听诊区→三尖瓣区。

（三）听诊内容

包括心率、心律、心音、额外心音、杂音和心包摩擦音等。

1. 心率 指每分钟心搏次数，计数时以第一心音为准。正常成人在安静、清醒的情况下心率为60～100次/分，老年人多偏慢，女性稍快，儿童较快。如成人心率>100次/分，婴幼儿>150次/分，称为心动过速。如成人心率<60次/分，称为心动过缓。

2. 心律 指心脏跳动的节律。正常人心律基本规则，部分青年人可出现随呼吸改变的窦性心律不齐。听诊所能发现的心律失常有：①期前收缩是指在规则心律基础上，突然提前出现一次心跳，其后有一较长间歇。②心房颤动的听诊特点是心律绝对不规则、心率>脉率，后者称脉搏短绌。

3. 心音 心音有4个，按其在心动周期中出现的先后顺序命名为第一心音（S_1）、第二心音（S_2）、第三心音（S_3）和第四心音（S_4）。通常听到的是S_1和S_2，在部分健康儿童和青少年可听到S_3。S_4一般听不到，如能听到则属于病理性（表6-7）。第一心音与第二心音的判别是：①S_1音调较S_2低，时限较长，在心尖区最响；S_2时限较短，在心底部较响；②S_1至S_2的距离较S_2至下一心搏S_1的距离短。在复杂心律失常时的判别是：①心尖或颈动脉的向外搏动与S_1同步或几乎同步，其中利用颈动脉搏动判别S_1更为方便；②当心尖部听诊难以区分S_1和S_2时，可先听心底部即肺动脉瓣区和主动脉瓣区，心底部的S_1与S_2易于区分，再将听诊器体件逐步移向心尖部，边移边默诵S_1、S_2节律，进而确定心尖部的S_1和S_2。

表6-7　心音产生机制和听诊特点

心音	产生机制	听诊特点
S_1	心室开始收缩时，二尖瓣、三尖瓣关闭，瓣叶突然紧张产生振动而发出声音，其他如半月瓣的开放等也参与S_1的形成	音调较低钝，强度较响，历时较长（持续约0.1秒），与心尖搏动同步在心尖部最响
S_2	心室舒张时主动脉与肺动脉内突然减速和半月瓣突然关闭引起瓣膜振动所致，其他如房室瓣的开放等也参与S_2的形成	音调较高而脆，强度较S_1弱，历时较短（约0.08秒），不与心尖搏动同步，在心底部最响
S_3	出现在心室舒张早期，快速充盈期之末，认为是由于心室快速充盈的血液自心房冲击室壁，使心室壁、腱索和乳头肌突然紧张、振动所致	音调轻而低，持续时间短（约0.04秒），局限心尖部及其内上方，仰卧位、呼气时较清楚
S_4	出现在心室舒张末期，收缩期前。一般认为S_4的产生与心房收缩使房室瓣及其相关结构（瓣膜、瓣环、腱索和乳头肌）突然紧张、振动有关	心尖部及其内侧较明显，低调、沉浊而弱。属病理性

4. 心音的改变及其临床意义

（1）心音强度改变

1）第一心音强度的改变　①S_1增强：常见于二尖瓣狭窄、高热、贫血、甲状腺功能亢进等。但二尖瓣狭窄如果伴有严重的瓣叶显著纤维化或钙化，则S_1反而减弱。②S_1减弱：常见于二尖瓣关闭不全、心电图 P－R 间期延长、主动脉瓣关闭不全、心肌炎、心肌病、心肌梗死或心力衰竭。③S_1强弱不等：常见于心房颤动和完全性房室传导阻滞。

2）第二心音强度的改变　一般情况下，青少年 $P_2 > A_2$，成年人 $P_2 = A_2$，而老年人 $P_2 < A_2$。①S_2增强：常见于高血压、动脉粥样硬化、肺源性心脏病、左向右分流的先天性心脏病（如房间隔缺损、室间隔缺损、动脉导管未闭等）、二尖瓣狭窄伴肺动脉高压等。②S_2减弱：常见于低血压、主动脉瓣或肺动脉瓣狭窄等。

（2）心音性质改变　心肌严重病变时可形成“单音律”。大面积心肌梗死和重症心肌炎时可形成“钟摆律”和“胎心律”。

（3）心音的分裂

1）S1 分裂　常见于电活动延迟如完全性右束支传导阻滞，机械活动延迟如肺动脉高压。

2）S_2分裂　①生理性分裂：青少年常见。②通常分裂：见于二尖瓣狭窄伴肺动脉高压、肺动脉瓣狭窄、二尖瓣关闭不全、室间隔缺损等。③固定分裂：见于房间隔缺损。④反常分裂：又称逆分裂：见于完全性左束支传导阴滞、主动脉瓣狭窄或重度高血压时（图 6－21）。

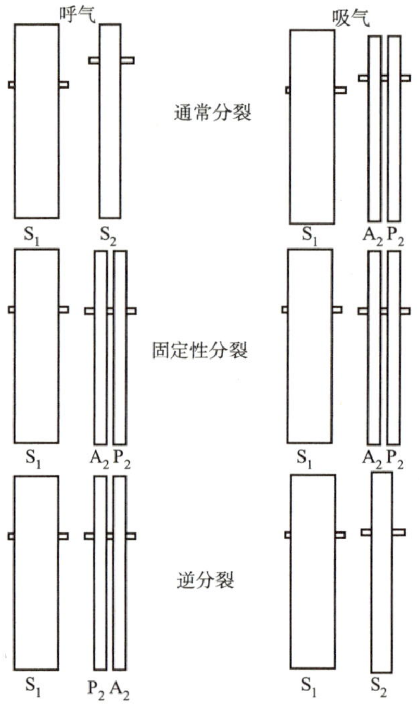

图 6－21　第二心音分裂

S_1：第一心音；S_2：第二心音；

A_2：主动脉瓣区第二心音；P_2：肺动脉瓣区第二心音

5. 额外心音　指在正常 S_1、S_2之外听到的附加心音，与心脏杂音不同。多数为病理性，大部分出现在 S_2之后即舒张期，与原有的心音 S_1、S_2构成三音律，如奔马律、开瓣音和心包叩击音等；也可出现在 S_1之后即收缩期，如收缩期喷射音。少数可出现两个附加心音，则构成四音律。

（1）舒张期额外心音

1）奔马律　①舒张早期奔马律：是病理性的 S_3。听诊音调低、强度弱。常见于心力衰竭、急性心肌梗死、重症心肌炎与扩张型心肌病等。②舒张晚期奔马律：多见于高血压性心脏病、肥厚型心肌病、主动脉瓣狭窄等。③重叠型奔马律：常见于心肌病或心力衰竭。开瓣音：又称二尖瓣开放拍击声，见于二尖瓣狭窄而瓣膜尚柔软时。开瓣音的存在可作为二尖瓣瓣叶弹性及活动尚好的间接指标，是二尖瓣分离术适应证的重要参考条件。

2）心包叩击音　见于缩窄性心包炎。在 S_2 后约0.09～0.12秒出现的中频、较响而短促的额外心音。

3）肿瘤扑落音　见于心房黏液瘤患者。

（2）收缩期额外心音

1）收缩早期喷射音　又称收缩早期喀喇音。在心底部听诊最清楚。其产生机制为扩大的肺动脉或主动脉在心室射血时动脉壁振动，以及在主、肺动脉阻力增高的情况下半月瓣瓣叶用力开启，或狭窄的瓣叶在开启时突然受限产生振动所致。①肺动脉收缩期喷射音：见于肺动脉高压、原发性肺动脉扩张、轻中度肺动脉瓣狭窄和房间隔缺损、室间隔缺损等疾病。②主动脉收缩期喷射音：见于高血压、主动脉瘤、主动脉瓣狭窄、主动脉瓣关闭不全与主动脉缩窄等。

2）收缩中、晚期喀喇音　由于二尖瓣脱垂可造成二尖瓣关闭不全。

（3）医源性额外音　①人工瓣膜音：在置换人工金属瓣后。②人工起搏音：安置起搏器后有可能出现二种额外音：起搏音、膈肌音。

几种主要的三音律和心音分裂听诊特点的比较见表6－8。

表6－8　几种主要的三音律和心音分裂听诊特点的比较

	听诊部位	性质	时间	呼吸影响	临床意义
生理性 S_3	心尖部或其内上方	音较弱、音调低	舒张早期，$(S_2 \sim S_3) < (S_1 \sim S_2)$	呼气末明显	健康青少年
S_2 分裂	肺动脉瓣区	音短促，两音相同	S_2 的两个成分间隔＞0.03秒	多为吸气末明显	健康青少年、肺动脉瓣狭窄
S_1 分裂	心尖部	音短促，两音相同	S_1 的两个成分间隔＞0.03秒		肺动脉高压等
舒张早期奔马律	心尖部（左室）或剑突下（右室）	音调低、强度弱	舒张早期，心率快使 $S_2 \sim S_3$ 与 $S_1 \sim S_2$ 相仿	呼气末（左室）或吸气时较响（右室）	心肌损伤等
舒张晚期奔马律	心尖部稍内侧	音调较低，强度较弱	舒张晚期，前约0.1秒	呼气末较响	心肌肥厚伴心肌损伤等
开瓣音	同上	音调高，响亮、清脆、短促呈拍击样	舒张早期，S_2 后0.05～0.06秒		二尖瓣狭窄
心包叩击音	胸骨左缘	中频，较响，短促	舒张早期，S_2 后0.09～0.12秒		缩窄性心包炎
肿瘤扑落音	心尖部内侧	音调较低，随体位改变	S_2 后0.08～0.12秒		心房黏液瘤
收缩早期喀喇音	主动脉瓣区或肺动脉瓣区	音调高、清脆短促的高频爆裂样声音	紧跟后0.05～0.07秒		主动脉瓣狭窄或肺动脉高压等
收缩中晚期喀喇音	心尖部或其内侧	高调、短促、清脆，可伴收缩晚期杂音	S_1 后0.08秒或以上		二尖瓣脱垂

6. 心脏杂音　心脏杂音是指在心音与额外心音之外，在心脏收缩或舒张过程中的异常声音。

（1）杂音产生的机制　正常血流呈层流状态。杂音是由于血流流速、方向异常或血管管径异常产生湍流，使心壁、瓣膜或大血管壁产生振动所致。具体机制如下（图6－22）。

（2）杂音听诊要点　杂音的听诊有一定的难度，应根据以下要点进行仔细分辨并分析。

部位：杂音最响部位与病变部位、血流方向和传导介质有关。一般说来，杂音在某瓣膜听诊区最响，提示病变在该区相应的瓣膜。例如，杂音在心尖部最响，提示病变在二尖瓣；在主动脉瓣区最响，提示主动脉瓣病变；在肺动脉瓣区最响，提示病变在肺动脉瓣；在胸骨下端最响，提示病变在三尖瓣。

如在胸骨左缘第3、4肋间听到响亮而粗糙的收缩期杂音，则可能为室间隔缺损。

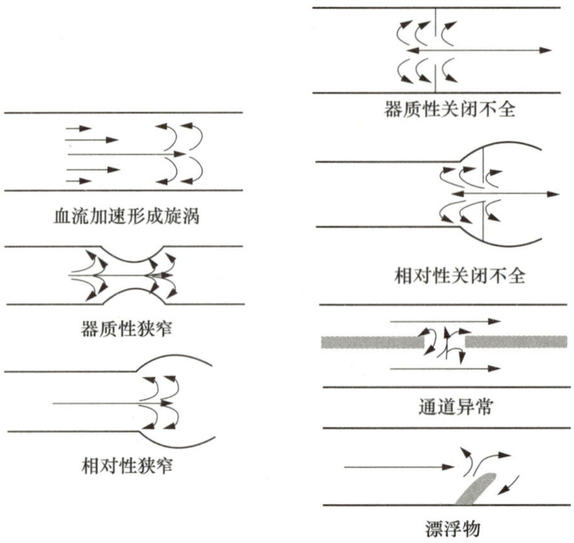

图6-22　心脏杂音产生机制

时期：发生在第一心音与第二心音之间的杂音，称为收缩期杂音（SM）。发生在第二心音与下一心动周期的第一心音之间者，称为舒张期杂音（DM）。杂音在收缩期和舒张期连续出现者，称为连续性杂音。杂音在收缩期与舒张期均出现但不连续的杂音，称为双期杂音。按杂音在收缩期或舒张期出现的早晚和持续时间的长短，又可分为早期、中期、晚期和全期杂音。例如：主动脉瓣狭窄的杂音常为收缩中期杂音；二尖瓣关闭不全的杂音可占据整个收缩期，称全收缩期杂音；主动脉瓣关闭不全的杂音多为舒张早期杂音；二尖瓣狭窄的杂音则出现在舒张中、晚期。临床上，舒张期和连续性杂音均为病理性，收缩期杂音则有病理性（器质性）和功能性两种。

性质：杂音的性质是指杂音的音调和音色，它取决于振动频率。临床上常用于形容杂音的音调为柔和、粗糙。杂音的音色可形容为吹风样、隆隆样、喷射样、叹气样、机器声样、乐音样等。不同音调和音色的杂音，反映不同的病理变化。吹风样杂音常见于二尖瓣区和肺动脉瓣区；柔和的吹风样杂音常为功能性杂音；二尖瓣区粗糙的吹风样收缩期杂音，常提示二尖瓣关闭不全；心尖部隆隆样舒张期杂音是二尖瓣狭窄的特征。主动脉瓣区喷射样杂音，见于主动脉狭窄。主动脉瓣区叹气样杂音，为主动脉瓣关闭不全的特征性杂音。机器样杂音主要见于动脉导管未闭。乐音样杂音见于感染性心内膜炎、梅毒性主动脉瓣疾病等。一般而言，器质性杂音多较粗糙，功能性杂音多较柔和。

传导：杂音常沿血流方向传导，亦经周围组织扩散。根据杂音最响部位及其传导方向，可判断杂音来源及其病理性质。二尖瓣关闭不全的收缩期杂音向左腋下传导；主动脉瓣狭窄的收缩期杂音可向颈部传导；主动脉瓣关闭不全的舒张期杂音，自主动脉瓣第二听诊区沿胸骨左缘下传并可达心尖。有的杂音较局限，如二尖瓣狭窄的舒张期杂音常局限于心尖部。杂音传导越远，声音越弱，但性质不变。如果在两个瓣膜区听到时期和性质相同的杂音时，为了判断是来自一个瓣膜区或两个瓣膜区，可将听诊器从其中一个瓣膜逐渐移向另一区来听诊。若杂音逐渐减弱，或逐渐增强，则可能杂音来自最响处的瓣膜有病变；若杂音先逐渐减弱，当移近另一瓣膜区时，杂音又增强，则可能为两个瓣膜均有病变。

强度与形态：即杂音的响度及其在心动周期中的变化。杂音的强度取决于：①狭窄程度：一般情况下，狭窄越重，杂音越强，但极度狭窄以致通过的血流极少时，杂音反而减弱或消失；②血流速度：速度越快，杂音越强；③压力阶差：病变部两侧的压力差越大，杂音越响；④心肌收缩力：心力衰竭时，心肌收缩力减弱，杂音减弱，心力衰竭纠正后，心肌收缩力增强使压力阶差增大，血流速度加快，杂音增强。

杂音形态是指在心动周期中杂音强度的变化规律，常见的杂音形态有 5 种。①递增型：杂音由弱逐渐增强，如二尖瓣狭窄的舒张期隆隆样杂音。②递减型：杂音由较强逐渐减弱，如主动脉瓣关闭不全的舒张期叹气样杂音。③递增递减型：又称菱形杂音，即杂音由弱转强，再由强转弱，如主动脉瓣狭窄的收缩期喷射样杂音。④连续型杂音：杂音由收缩期开始，逐渐增强，在 S_2 处达最高峰，舒张期开始渐减，直到下一心动周期的 S_1 前消失，如动脉导管未闭时的杂音。⑤一贯型：杂音强度始终保持基本一致，如二尖瓣关闭不全的收缩期杂音（图 6－23）。

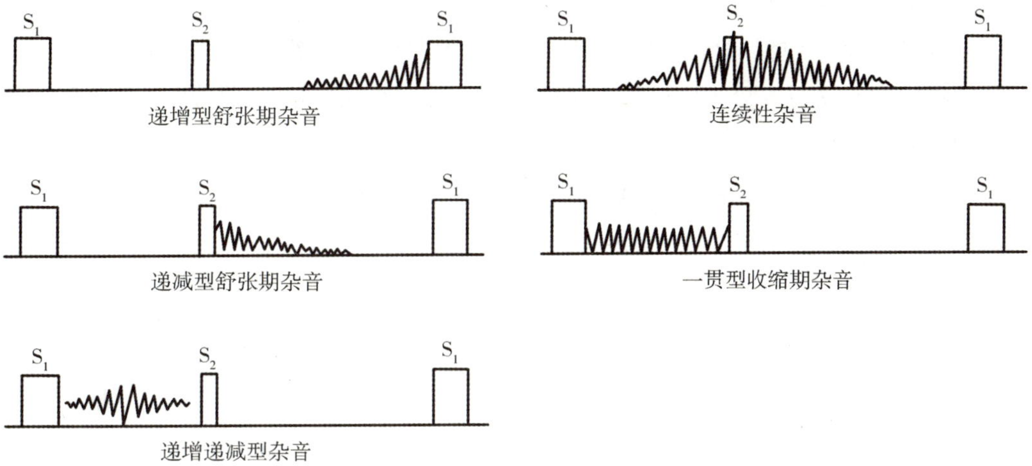

图 6－23　心脏杂音

杂音强度的记录方法：杂音级别为分子，6 为分母。例如，强度为 2 级的收缩期杂音，记录为 2/6 级收缩期杂音。因舒张期杂音绝大多数为器质性，所以一般不分级，若分级，具标准可参照上述 6 级分级法，但亦有只分为轻、中、重度三级。一般认为，2/6 级以下杂音多为功能性，常无病理意义，3/6 级和 3/6 级以上者多为器质性，具有病理意义。但杂音的强度有时不一定与病变的严重程度成正比，因此除强度外应结合杂音部位、性质、粗糙程度、传导情况等来判定临床意义（表 6－9）。

表 6－9　杂音强度分级

级别	响度	听诊特点	是否触及震颤
1	最轻	杂音很弱，在安静环境下仔细听诊才能听到	无
2	轻度	较易听到的弱杂音	无
3	中度	杂音较响亮，容易听到	无或有
4	响亮	杂音响亮	有
5	很响	杂音很响亮，听诊器体件边缘接触胸壁即可听到	明显
6	最响	杂音极响亮，听诊器体件稍离胸壁一定距离亦能听到	强烈

体位、呼吸和运动对杂音的影响：体位、呼吸和运动可使某些杂音增强或减弱，有助于杂音的判定和鉴别。

体位：左侧卧位时，二尖瓣狭窄的杂音更明显；坐位前倾时，主动脉瓣关闭不全的杂音更容易听到；仰卧位时，二尖瓣、三尖瓣和肺动脉瓣关闭不全的杂音更加明显。迅速改变体位，由于血流分布和回心血量的改变也可影响杂音的强度，如由蹲位或卧位迅速站立，回心血量瞬间减少，大多数心脏杂音减弱，而肥厚型梗阻性心肌病的杂音增强。

呼吸：深吸气时，胸腔内负压增大，体静脉回右心血量增多，使右心排血量增加；同时，心脏沿长轴顺钟向转位，使三尖瓣更接近胸壁，从而使起源于右心的杂音如三尖瓣关闭不全或狭窄、肺动脉瓣关闭不全或狭窄等的杂音增强。深呼气时，胸腔内压升高，经肺静脉回左心血量增多，使左心排血量增加；同时，心脏逆钟向转位，使二尖瓣更接近胸壁，从而使起源于左心的杂音如二尖瓣关闭不全或狭窄、主动脉瓣关闭不全或狭窄等杂音增强。紧闭声门，用力作呼气动作（Valsalva 动作）时，持续的胸腔内压增高使回心血量减少，心排血量降低，结果左、右心产生的杂音一般均减弱，而肥厚型梗阻性心肌病的杂音增强。

运动：运动时心率增快，心肌收缩力增强，心排血量和血流速度增加，可使器质性杂音增强。如二尖瓣狭窄时的舒张期隆隆样杂音于运动后可明显增强。

（3）杂音的临床意义　根据产生杂音的心脏部位有无器质性病变可区分为器质性杂音与功能性杂音；根据杂音的临床意义又可以分为病理性杂音和生理性杂音（包括无害性杂音）。生理性与器质性收缩期杂音的鉴别如表 6－10。

表 6－10　生理性与器质性收缩期杂音的鉴别要点

鉴别要点	功能性	器质性
年龄	儿童、青少年多见	任何年龄
部位	肺动脉瓣区（和）或心尖部	任何瓣膜区
性质	柔和、吹风样	粗糙，多样
持续时间	短	较长，常为全收缩期
强度	一般为 2/6 级或以下	常在 3/6 级以上
震颤	无	可有震颤
传导	较局限	较广泛而远
心脏形态	正常	有心房和（或）心室增大

根据杂音出现在心动周期中的时期与部位，将杂音的特点和临床意义分述如下。

1）收缩期杂音二尖瓣区　①功能性：常见于运动、发热、贫血、妊娠与甲状腺功能亢进等。杂音性质柔和、吹风样、强度 1/6～2/6 级，时限短、较局限。具有心脏病理意义的功能性杂音有左心增大引起的二尖瓣相对性关闭不全，如高血压性心脏病、冠心病、贫血性心脏病和扩张型心肌病等。杂音性质较粗糙、吹风样、强度 2/6～3/6 级，时限较长、可有一定传导。②器质性：主要见于风湿性心瓣膜病二尖瓣关闭不全等。杂音性质粗糙、吹风样、高调、强度≥3/6 级，时限长、可占整个收缩期，甚至掩盖 S_1，并向左腋下传导。主动脉瓣区　①功能性：见于升主动脉扩张，如高血压和主动脉粥样硬化。杂音柔和，常有 A_2亢进。②器质性：多见于各种病因的主动脉瓣狭窄。杂音为典型的喷射性收缩中期杂音，响亮而粗糙，递增递减型，向颈部传导，并伴有震颤，且 A_2减弱。肺动脉瓣区　①功能性：其中生理性杂音在青少年及儿童中多见。杂音性质柔和、吹风样、强度 1/6～2/6 级，时限短。心脏病理情况下的功能性杂音见于二尖瓣狭窄、先天性心脏病的房间隔缺损等。听诊特点与生理性类似，但杂音较响，P_2亢进。②器质性：见于肺动脉瓣狭窄。杂音呈典型的收缩中期杂音，喷射性、粗糙、强度≥3/6 级，伴有震颤，且 P_2减弱。三尖瓣区　①功能性：多见于右心室扩大的患者，如二尖瓣狭窄、肺心病。杂音性质柔和、吹风样，吸气时明显，一般在 3/6 级以下。②器质性：极少见。听诊特点与器质性二尖瓣关闭不全杂音类似，但不向腋下传导，但伴有颈静脉和肝脏收缩期搏动。其他部位　①功能性：在胸骨左缘第 2、3、4 肋间，部分青少年中可闻及生理性（无害性）杂音。②器质性：常见的有胸骨左缘第 3、4 肋间响亮而粗糙的收缩期杂音伴震颤，有时呈喷射性，提示室间隔缺损等。杂音 1/6～2/6 级，柔和、不传导。平卧位吸气时明显，坐位杂音减弱或消失。

2）舒张期杂音 二尖瓣区　①器质性：主要见于风湿性心脏病二尖瓣狭窄。杂音在心尖区最响，出现于舒张中、晚期，低调，呈隆隆样，递增型，较局限，常伴有 S_1 增强，可有开瓣音和震颤。②相对性：主要见于主动脉瓣关闭不全引起的相对性二尖瓣狭窄，其产生原因是主动脉反流的血液直接冲击二尖瓣前叶使之过早呈关闭状态及反流导致左心室舒张期压力增高，使二尖瓣基本处于半关闭状态，呈现相对狭窄。此杂音称为 Austin－Flint 杂音，其出现在舒张中晚期，柔和，呈递减型。主动脉瓣区　主要见于风湿性主动脉瓣关闭不全。杂音出现于舒张早期，呈递减型，为柔和叹气样，在主动脉瓣第二听诊区最清楚，沿胸骨左缘向下传导，可达心尖部，坐位前倾，呼气末屏住呼吸更易听到。肺动脉瓣区　多由于肺动脉高压伴肺动脉扩张引起的瓣膜相对关闭不全所致。常见于二尖瓣狭窄、肺源性心脏病等。杂音为舒张期递减型、吹风样，在肺动脉瓣区最响，平卧吸气末增强，常伴 P_2 亢进，称为 Graham－Steell 杂音。三尖瓣区　三尖瓣狭窄时，在胸骨下段左缘第 4、5 肋间可出现舒张期隆隆样杂音，深吸气时增强，但临床上极少见。

3）连续性杂音　常见于先天性心脏病动脉导管未闭、主肺动脉间隔缺损、冠状动－静脉瘘、冠状动脉窦瘤破裂。

7. 心包摩擦音　指脏层与壁层心包由于生物性或理化因素致纤维蛋白沉积而粗糙，以致在心脏搏动时产生摩擦而出现的声音。在心前区或胸骨左缘第 3、4 肋间最响亮，坐位前倾及呼气末更明显。典型者摩擦音的声音呈三相：心房收缩期－心室收缩期－心室舒张期，但多为心室收缩－心室舒张的双期摩擦音，有时也可仅出现在收缩期。见于各种感染性心包炎，也可见于急性心梗、尿毒症、心脏损伤后综合征和系统性红斑狼疮等非感染性情况。当心包腔有一定积液量后，摩擦音可消失。

第六节　血管检查

血管检查是心血管检查的重要组成部分。本节重点阐述周围血管检查，包括脉搏、血压、血管杂音和周围血管征。

一、脉搏

检查脉搏主要用触诊，也可用脉搏计描记波形。检查时可选择桡动脉、肱动脉、股动脉、颈动脉及足背动脉等。检查时需两侧脉搏情况对比，正常人两侧脉搏差异很小，不易察觉。某些疾病时，两侧脉搏明显不同，如缩窄性大动脉炎或无脉症。在检查脉搏时应注意脉率、脉律、紧张度和动脉壁弹性、强弱和脉波。

（一）脉率

脉率影响因素一般类似于心率。正常成人脉率在安静、清醒的情况下为 60～100 次/分，老年人偏慢，女性稍快，儿童较快，<3 岁的儿童多在 100 次/分以上。各种生理、病理情况或药物影响也可使脉率增快或减慢。此外，除脉率快慢外，还应观察脉率与心率是否一致。某些心律失常如心房颤动或较早出现期前收缩时，由于部分心脏收缩的搏出量低，不足以引起周围动脉搏动，故脉率可少于心率。

（二）脉律

脉搏的节律可反映心脏的节律。正常人脉律规则，有窦性心律不齐者的脉律可随呼吸改变，吸气时增快，呼气时减慢。各种心律失常患者均可影响脉律，如心房颤动者脉律绝对不规则，脉搏强弱不等，且脉率少于心率，后者称脉搏短绌；期前收缩呈二联律或三联律者可形成二联脉、三联脉；二度房室传导阻滞者可有脉搏脱漏，称脱落脉等。

（三）紧张度和动脉壁弹性

脉搏的紧张度与动脉硬化的程度有关。检查时，可将两个手指指腹置于桡动脉上，近心端手指用力按压阻断血流，使远心端手指触不到脉搏，通过施加压力的大小及感觉的血管壁弹性状态判断脉搏紧张度。例如将桡动脉压紧后，虽远端手指触不到动脉搏动，但可触及条状动脉的存在，并且硬而缺乏弹性，似条索状、迂曲或结节状，提示动脉硬化。

（四）强弱

脉搏的强弱与心搏出量、脉压和外周血管阻力相关。脉搏增强且振幅大，是由于心搏量大、脉压大和外周阻力低所致，见于高热、甲状腺功能亢进、主动脉瓣关闭不全等。脉搏减弱而振幅低是由于心搏量少、脉压小和外周阻力增高所致，见于心力衰竭、主动脉瓣狭窄与休克等。

（五）脉波

了解脉波变化有助于心血管疾病的诊断，通过仔细地触诊动脉（如桡动脉、肱动脉或股动脉）可发现各种脉波异常的脉搏（图 6－24）。

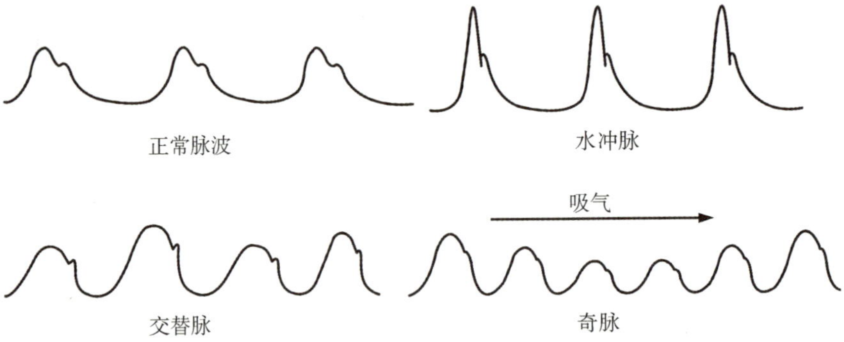

图 6－24　各种脉波波形

1. 正常脉波　由升支（叩击波）、波峰（潮波）和降支（重搏波）三部分构成。升支发生在左室收缩早期，由左室射血冲击主动脉壁所致。波峰出现在收缩中、晚期，系血液向动脉远端运行的同时部分逆反，冲击动脉壁引起。降支发生于心室舒张期，在降支上有一切迹称重搏波，来源于主动脉瓣关闭，血液由外周向近端折回后又向前，以及主动脉壁弹性回缩，使血流持续流向外周动脉所致。在明显主动脉硬化者，重搏波趋于不明显。

2. 水冲脉　脉搏骤起骤落，犹如潮水涨落，故名水冲脉。是由于周围血管扩张、血流量增大，或存在血液分流、反流所致。前者常见于甲状腺功能亢进、严重贫血等，后者常见于主动脉瓣关闭不全、先天性心脏病动脉导管未闭、动－静脉瘘等。检查者握紧患者手腕掌面，将其前臂高举过头部，可明显感知桡动脉犹如水冲的急促而有力的脉搏冲击。

3. 交替脉　系节律规则而强弱交替的脉搏，必要时嘱患者在呼气中期屏住呼吸，以排除呼吸变化所影响的可能性。如测量血压可发现强弱脉搏间有 10～30mmHg 的压力差，当气袖慢慢放气至脉搏声刚出现时，即代表强搏的声音，此时的频率是心率的一半。一般认为系左室收缩力强弱交替所致，为左心衰竭的重要体征之一。常见于高血压心脏病、急性心肌梗死和主动脉瓣关闭不全导致的心力衰竭等。

4. 奇脉　是指吸气时脉搏明显减弱或消失，系左心室搏血量减少所致。正常人脉搏强弱不受呼吸周期影响。当有心脏压塞或心包缩窄时，吸气时一方面由于右心舒张受限，回心血量减少而影响右心排血量，右心室排入肺循环的血量相应减少；另一方面肺循环受吸气时胸腔负压的影响，肺血管扩张，致使肺静脉回流入左心房血量减少，因而左室排血也减少。这些因素形成吸气时脉搏减弱，甚至不能触及，故又称“吸停脉”。明显的奇脉触诊时即可按知，不明显的可用血压计检测，吸气时收缩压较呼气时低 10mmHg 以上。

5. 无脉　即脉搏消失，可见于严重休克及多发性大动脉炎，后者系由于某一部位动脉闭塞而致相应部位脉搏消失。

二、血压

血压（blood pressure，BP）通常指体循环动脉血压，是重要的生命体征。

（一）血压的测量

血压测定有两种方法。①直接测压法：即经皮穿刺将导管送至周围动脉（如桡动脉）内，导管末端接监护测压系统，自动显示血压值。本法虽然精确、实时，但为有创方式，仅适用于危重、疑难病例。②间接测量法：即袖带加压法，以血压计测量。血压计有汞柱式、弹簧式和电子血压计，诊所或医院常用汞柱式血压计或经过验证合格的电子血压计进行测量。间接测量法的优点为简便易行，但易受多种因素影响，尤其是周围动脉舒缩变化的影响。

1. 测量方法 受检者半小时内禁烟、禁咖啡、排空膀胱，安静环境下在有靠背的椅子安静休息至少5分钟。取坐位（特殊情况下可以取仰卧位或站立位）测血压，受检者上肢裸露伸直并轻度外展，肘部置于心脏同一水平，将气袖均匀紧贴皮肤缠于上臂，使其下缘在肘窝以上约2.5cm，气袖之中央位于肱动脉表面。检查者触及肱动脉搏动后，将听诊器体件置于搏动上准备听诊。然后向袖带内充气，边充气边听诊，待肱动脉搏动声消失，再升高30mmHg后，缓慢放气（2～6mmHg/s），双眼随汞柱下降，平视汞柱表面，根据听诊结果读出血压值。根据Korotkoff 5期法，首先听到的响亮拍击声（第1期）代表收缩压，随后拍击声有所减弱和带有柔和吹风样杂音为第2期，在第3期当压力进一步降低而动脉血流量增加后，这些声音被比较响的杂音所代替，然后音调突然变得沉闷为第4期，最终声音消失即达第5期。第5期的血压值即舒张压。对于12岁以下儿童、妊娠妇女、严重贫血、甲状腺功能亢进、主动脉瓣关闭不全及Korotkoff音不消失者，可以第4期作为舒张压读数。血压至少应测量2次，间隔1～2分钟；如收缩压或舒张压2次读数相差5mmHg以上，应再次测量，以3次读数的平均值作为测量结果。收缩压与舒张压之差值为脉压，舒张压加1/3脉压为平均动脉压。需注意的是，部分被检查者偶尔可出现听诊间隙（在收缩压与舒张压之间出现的无声间隔），可能因未能识别而导致收缩压的低估，主要见于重度高血压或主动脉瓣狭窄等。因此，需注意向袖带内充气时肱动脉搏动声消失后，再升高30mmHg，一般能防止此误差。

气袖宽度：气袖大小应适合患者的上臂臂围，至少应包裹80%上臂。

2. 记录方法 血压的计量单位采用毫米汞柱（mmHg），如140/90mmHg。

（二）血压标准

正常成人血压标准的制定经历了多次改变，主要根据大规模流行病学资料分析获得。根据中国高血压防治指南（2018年修订版）的标准，18岁及以上成人血压标准及高血压分类见表6－11。

表6－11 成人血压水平的定义和分类

类别	收缩压（mmHg）	舒张压（mmHg）
正常血压	<120 和	<80
正常高值高血压	120～139 和（或）	80～89
1级高血压 （轻度）	140～159 和（或）	90～99
2级高血压 （中度）	160～179 和（或）	100～109
3级高血压 （重度）	≥180 和（或）	≥110
单纯收缩期高血压	≥140 和（或）	<90

注：当患者的收缩压与舒张压分属不同级别时，则以较高的分级为准；单纯收缩期高血压也可按照收缩压水平分为1、2、3级。

（三）血压变动的临床意义

1. 高血压　血压测量值受多种因素的影响，如情绪激动、紧张、运动等；若在安静、清醒和未使用降压药的条件下采用标准测量方法，至少3次非同日诊室血压值≥收缩压140mmHg和（或）舒张压90mmHg，即可认为有高血压，如果仅收缩压达到标准则称为单纯收缩期高血压。高血压绝大多数是原发性高血压，约5%继发于其他疾病，称为继发性高血压，如慢性肾炎、肾动脉狭窄等。高血压是动脉粥样硬化和冠心病的重要危险因素，也是心力衰竭的重要原因。

2. 低血压　血压<90/60mmHg时称低血压。急性的持续低血压状态多见于严重病症，如休克、心肌梗死、急性心脏压塞等。慢性低血压也可有体质的原因，患者自诉一贯血压偏低，一般无症状。另外，疑似直立性低血压患者，应同时测定站立位血压。站立位血压在卧位改为站立位后1和3分钟时测量。直立性低血压的诊断标准：从卧位转为立位后3分钟内收缩压下降≥20mmHg和（或）舒张压下降≥10mmHg，可伴或不伴低灌注症状。

3. 双侧上肢血压差别显著　正常双侧上肢血压差别达5～10mmHg，若超过此范围则属异常，见于多发性大动脉炎或先天性动脉畸形等。

4. 上下肢血压差异常　正常下肢血压高于上肢血压达20～40mmHg，如下肢血压低于上肢应考虑主动脉缩窄或胸腹主动脉型大动脉炎等。

5. 脉压改变　脉压明显增大，结合病史，可考虑甲状腺功能亢进、主动脉瓣关闭不全和动脉硬化等。若脉压减小，可见于主动脉瓣狭窄、心包积液及严重心力衰竭患者。

（四）动态血压监测

动态血压监测（ABPM），是高血压诊治的一个重要方面。测量应使用经验证合格的动态血压检测仪，按设定的间隔时间，24小时连续地记录血压。一般设白昼时间为6am～10pm；每15或20分钟测血压一次；晚间为10pm～次晨6am，每30分钟记录一次。动态血压的国内正常参考标准如下：24小时平均血压值<130/80mmHg；白昼平均值<135/85mmHg；夜间平均值<135/85 mmHg。正常情况下的夜间血压较白昼血压值低10%～20%。凡是疑有单纯性诊所高血压（白大衣高血压）、隐蔽性高血压、顽固难治性高血压、发作性高血压或低血压，以及降压治疗效果差的患者，应考虑作动态血压监测。

三、血管杂音及周围血管征

（一）静脉杂音

由于静脉压力低，不易出现湍流，故一般无杂音。临床上常见的有颈静脉嗡鸣音。在锁骨下，尤其是右侧可出现低调、柔和、连续性杂音，坐位及站立明显，以手指压迫颈静脉，杂音可消失。此外，门静脉高压引起腹壁静脉曲张时，可在脐周或上腹部闻及连续性静脉嗡鸣声。

（二）动脉杂音

动脉杂音多见于周围动脉、肺动脉和冠状动脉。如甲状腺功能亢进症在甲状腺侧叶的连续性杂音临床上多见，提示局部血流丰富；多发性大动脉炎的狭窄病变部位可听到收缩期杂音；肾动脉狭窄时，在上腹部或腰背部闻及收缩期杂音；肺内动－静脉瘘时，在胸部相应部位有连续性杂音；外周动－静脉瘘时则在病变部位出现连续性杂音；冠状动－静脉瘘时可在胸骨中下端出现较表浅而柔和的连续性杂音或双期杂音，部分以舒张期更为显著。还有在正常儿童及青年，锁骨上可有轻而短的呈递增递减型收缩期杂音，当双肩向后高度伸展可使杂音消失。该杂音发生机制尚不明确，可能来源于主动脉弓的头臂分支。

（三）周围血管征

脉压增大除可触及水冲脉外，还有以下体征。

1. 枪击音 在外周较大动脉表面，常选择股动脉，轻放听诊器膜型体件时可闻及与心跳一致短促如射枪的声音。

2. Duroziez 双重杂音 以听诊器钟型体件稍加压力于股动脉，并使体件开口方向稍偏向近心端，可闻及收缩期与舒张期双期吹风样杂音。

3. 毛细血管搏动征 用手指轻压患者指甲末端或以玻片轻压患者口唇黏膜，使局部发白，当心脏收缩和舒张时则发白的局部边缘发生有规律的红、白交替改变即为毛细血管搏动征。

凡体检时发现上述体征及水冲脉可统称周围血管征阳性，主要见于主动脉瓣重度关闭不全、甲状腺功能亢进和严重贫血等。

第七节 循环系统常见疾病的主要症状和体征

一、二尖瓣狭窄

二尖瓣狭窄主要病因为风湿性，是风湿热反复发作后遗留的慢性心脏瓣膜损害。主要病理生理改变为二尖瓣叶交界处发生炎症、水肿、相互粘连及融合使瓣口面积缩小，左房血液在舒张期流入左室受阻，导致左房增大和肺淤血，继而使肺动脉压增高，右室负荷增加，出现右心室肥厚与扩张，最终导致右心衰竭。

1. 症状 主要症状为劳力性呼吸困难，偶有阵发性夜间呼吸困难，可有咳嗽、咯血。左心房明显扩张压迫食管，可引起吞咽困难；由于扩大的左房和肺动脉压迫左喉返神经致其麻痹引起声音嘶哑。

2. 体征

（1）视诊 常有二尖瓣面容，心尖搏动正常或向左移位。

（2）触诊 心尖部常有舒张期震颤。

（3）叩诊 轻度二尖瓣狭窄时心浊音界无异常。中度以上狭窄时，心腰部膨出，心浊音界可呈梨形。

（4）听诊 ①心尖区的低调、隆隆样、舒张中晚期杂音，呈递增型，左侧卧位时更清晰，这是二尖瓣狭窄最重要而又特征性的体征；②心尖部第一心音增强，部分可闻及开瓣音；③肺动脉瓣第二音增强和分裂；有时可听到 Graham Steell 杂音。

二、二尖瓣关闭不全

二尖瓣关闭不全可有风湿和非风湿病（先天性、瓣膜脱垂、感染性心内膜炎等）因引起。可分为急性与慢性两种类型。急性常由感染或缺血坏死引起腱索断裂或乳头肌坏死，也可为人工瓣膜置换术后并发急性瓣周漏。慢性的病因可有风湿性、二尖瓣脱垂、冠心病乳头肌功能失调、老年性退行性变等。关闭不全使收缩期左室射出的部分血液通过关闭不全的瓣口反流至左房，导致左房充盈度和压力均增加，导致左心房扩张，也因左心房流入左心室的血量较正常增多，使左心室肥厚和扩大，最终发生左心衰竭。

1. 症状 轻度关闭不全者可无症状，较重者可有心悸、乏力，活动时气短。

2. 体征

（1）视诊 左心室增大时，心尖搏动向左下移位。

（2）触诊 抬举性心尖搏动。

（3）叩诊　心脏相对浊音界可向左下扩大。

（4）听诊　①心尖区可闻及响亮粗糙、音调较高的3/6级以上全收缩期吹风样杂音，向左腋下和左肩胛下传导；②第一心音减弱或被杂音遮盖；肺动脉瓣区第二心音增强和分裂。

三、主动脉瓣狭窄

主动脉瓣狭窄可由风湿性、先天性畸形及老年性主动脉瓣钙化等引起。主要改变是瓣口狭窄，左室排血阻力增高，产生左室肥厚；主动脉平均压降低，冠状动脉和周围动脉血流量减少。

1. 症状　轻度狭窄者可无症状。中、重度狭窄者，可发生晕厥、呼吸困难及心绞痛。

2. 体征

（1）视诊　心尖搏动正常或向左下移位。

（2）触诊　抬举性心尖搏动，胸骨右缘第2肋间可触及收缩期震颤。

（3）叩诊　心浊音界正常或稍向左下扩大。

（4）听诊　①在胸骨右缘第2肋间收缩期喷射性杂音，粗糙响亮，常在3/6级以上，向颈部传导；②主动脉瓣区第二心音减弱，伴第二心音反常分裂；心尖部可有第四心音。

四、主动脉瓣关闭不全

主动脉瓣关闭不全由风湿性与非风湿性病因（先天性、瓣膜脱垂、感染性心内膜炎等）引起。主要病理生理改变为舒张期主动脉血液反流至左室，使左室容量负荷过重，继而扩张；反流导致的左室容量和压力增加以及反流血液对二尖瓣前叶的冲击，使舒张期二尖瓣处于较高位置，形成相对性二尖瓣狭窄；血液反流使动脉舒张压降低，脉压增大。

1. 症状　症状出现较晚。可因心搏出量增多有心悸、头晕、头部搏动感等症状。存在心肌缺血时可出现心绞痛。

2. 体征

（1）视诊　心尖搏动向左下移位，部分重度关闭不全者颈动脉搏动明显。

（2）触诊　心尖搏动向左下移位，呈抬举性搏动。有水冲脉及毛细血管搏动征。

（3）叩诊　心浊音界向左下扩大，心腰加深，心浊音区呈靴形。

（4）听诊　①主动脉瓣第二听诊区可闻及叹息样舒张期杂音，呈递减型，可向心尖部传导，坐位前倾最清楚；主动脉瓣区第二心音减弱；可有相对二尖瓣狭窄所致的心尖区出现柔和、低调的递减型舒张中晚期隆隆样杂音，即Austin－Flint杂音。②周围血管征：点头运动、水冲脉、毛细血管搏动、枪击音、Duroziez双重杂音。

五、心包积液

心包积液是指心包腔内液体积聚过多（正常心包液约30ml）。大量或迅速生成的积液，使心包腔内压力增高，心脏舒张受限，导致静脉回流受阻，心排血量减少。可出现急性心脏压塞而危及生命。

1. 症状　多有心前区闷胀、心悸、呼吸困难、腹胀、水肿等，以及原发病的症状，如结核的低热、盗汗，化脓性感染的畏寒、高热等。严重的心脏压塞可出现休克。

2. 体征

（1）视诊　心前区饱满，心尖搏动明显减弱甚至消失。

（2）触诊　心尖搏动减弱或触不到，如能触及则在心浊音界内侧。在心包炎初期积液量较少时，可触及心包摩擦感。

（3）叩诊　心浊音界向两侧扩大，且随体位改变而变化。

（4）听诊　小量积液时可听到心包摩擦音；大量积液时心音弱而遥远，颈静脉怒张、肝颈静脉回流征阳性。由于左肺受压出现 Ewart 征，即左肩胛下区语颤增强，叩诊浊音，听诊可闻及支气管肺泡呼吸音。脉压减少，并可出现奇脉。

六、心力衰竭

心力衰竭指在静脉回流正常无器质性障碍的情况下，由于心肌舒缩功能障碍引起心排血量减少，不能满足机体代谢需要的一种综合征。临床上以肺和（或）体循环淤血及组织血液灌注不足为特征，又称充血性心力衰竭。

1. 症状

（1）左心衰竭　乏力，进行性劳力性呼吸困难，夜间阵发性呼吸困难、端坐呼吸，咳嗽、咳泡沫痰，少数出现咯血。

（2）右心衰竭　腹胀、食欲缺乏及少尿，甚至恶心、呕吐。

2. 体征

（1）左心衰竭　主要为肺淤血的体征。

视诊　有不同程度的呼吸急促，轻微发绀，半卧位或端坐位。急性肺水肿时可有大量粉红色泡沫样痰，呼吸窘迫，大汗淋漓。

触诊　重者可出现交替脉。

叩诊　除原有的心脏病体征外，常无特殊发现

听诊　心率增快，心尖部及其内侧可闻及舒张期奔马律，P_2 亢进，单侧或双侧肺底部可有细小湿啰音，急性肺水肿时双肺布满湿啰音及哮鸣音。

（2）右心衰竭　主要是体循环淤血的体征。

视诊　颈静脉怒张，可有周围性发绀、水肿。

触诊　可触及不同程度的肝大、压痛及肝颈静脉回流征阳性。下肢或腰骶部等下垂部位凹陷性水肿，严重者可全身水肿。

叩诊　可有胸腔积液（右侧多见）与腹水体征。

听诊　由于右心室扩大可在三尖瓣区闻及三尖瓣相对关闭不全的收缩期吹风样杂音，右心室舒张期奔马律。

除以上体征外，尚有原发性心脏病变和心力衰竭诱因的症状与体征。

（单伟超）

答案解析

目标检测

一、选择题

1. 肺部叩诊时顺序是
   A. 由背部开始，分别检查前胸、侧胸
   B. 自下而上分别检查前胸、侧胸和背部
   C. 自腋前线开始至肩胛线

D. 肺部叩诊坐位、卧位听诊顺序不一致
E. 由肺尖开始，自上而下分别检查前胸、侧胸和背部

2. 三凹征是指
A. 呼气时，胸骨上窝、腹部、肋间隙向内凹陷
B. 吸气时，腹上角、肋间隙、锁骨上窝凹陷
C. 吸气时，胸骨上窝、锁骨上窝、肋间隙向内凹陷
D. 吸气时，胸骨上窝、腹部、肋间隙向内凹陷
E. 呼气时，胸骨上窝、锁骨上窝、肋间隙向内凹陷

3. 肺上界叩诊开始于
A. 胸锁乳头肌前缘中央部
B. 斜方肌前缘中央部
C. 颈肌前缘中央部
D. 背廓肌前缘中央部
E. 肋间肌前缘中央部

4. 正常人心尖搏动位于
A. 左锁骨中线上
B. 左锁骨中线外侧 0.5～1.0cm
C. 左锁骨中线内侧 0.5～1.0cm
D. 左锁骨中线外侧 1.0cm
E. 左腋前线上

二、思考题

如何正确测量血压？

书网融合……

本章小结　　微课　　题库

第七章　腹部检查

PPT

学习目标

1. 通过本章学习，了解体表分区与腹部内脏的对应关系，熟悉腹部常见体征及临床意义，重点掌握腹部检查的内容及方法。

2. 学会运用所学腹部检查的知识能进行正确的腹部检查，准确记录检查结果；具有严肃认真、耐心细致的工作态度，能与患者及家属进行有效沟通，在诊查过程中注重人文关怀，保护患者隐私。

情境导入

情境描述　患者，男性，49 岁。20 年前患乙型肝炎，近 1 年来反复肝功能异常。2 个月前出现腹胀、尿少、下肢水肿。考虑为肝硬化失代偿期。

讨论　对该患者进行腹部检查，可能会发现哪些阳性体征?

腹部主要由腹壁、腹腔和腹腔内脏器组成；腹部范围上起横膈，下至骨盆。腹部上以两侧肋弓下缘和胸骨剑突与胸部为界，下至两侧腹股沟韧带和耻骨联合，前面和侧面由腹壁组成，后面为脊柱和腰肌。

腹腔内有消化、泌尿、生殖、内分泌、血液、及血管系统等重要脏器，故腹部检查是体格检查的重要组成部分，是诊断疾病的方法之一。腹部检查运用视诊、触诊、叩诊、听诊四种方法，尤以触诊最为重要。为了避免触诊引起胃肠蠕动增加，使肠鸣音发生变化，腹部检查的顺序改为视诊、听诊、触诊、叩诊，但记录时仍然是视诊、触诊、叩诊、听诊的顺序。

素质提升

张孝骞教授“严谨治学、心系患者”

张孝骞教授是中国现代医学先驱，是卓越的临床医学家、医学科学家和医学教育家，中国现代胃肠病学创始人。在 65 年的行医过程中，他不仅医术精湛，而且医德崇高。

张孝骞教授指出“医务工作者除了要有过硬的业务技术外，更要有一颗全心全意为人民服务的心，这是基本的、必备的要求”。全心全意为人民服务，是对医务工作者的基本要求。

医务工作是一种崇高、神圣的职业，关系到到人的生命。张孝骞教授把“戒、慎、恐、惧”四个字作为自己的座右铭。他常说“在患者面前，我们永远都是小学生”“知之为知之，不知为不知”“诊治患者就要有‘如临深渊，如履薄冰’的态度，一定要认真仔细，避免误诊漏诊情”“学医是学共性，而治病是治‘个性’”对技术精益求精，是医务工作者必备的素养。张孝骞教授认为，为患者诊治就像公安人员破案，不能满足于一次诊断，更不能认为成竹在胸。“勤于实践，反复验证”是他对临床医生的正确思想方法和工作作风的概括。他告诫学生，不要做“看书的郎中”，而是要去观察患者病情的变化，注重临床细节问题的发现和解决。作为医务人员，客观地、实事求是地对待患者和病情，是医务工作者必备的道德规范。张孝骞教授朴素的语言，认真严谨的工作态度，实实在在地体现了一位名医全心全意为人民服务的高尚医德。

第一节 腹部的体表标志及分区

一、腹部体表标志 微课1

为了准确描述病变部位，常用腹部体表标志见图7－1。其部位及意义见表7－1。

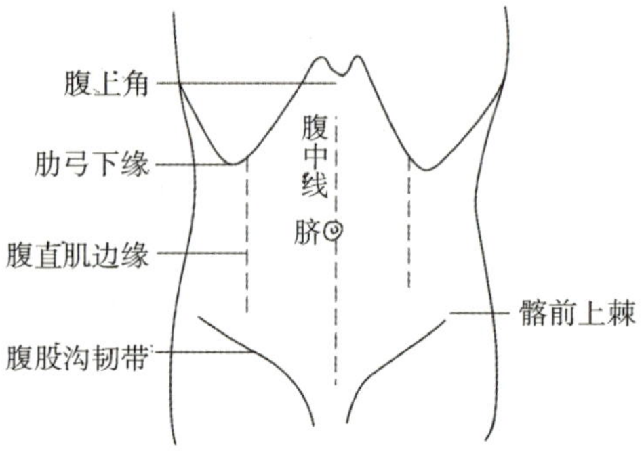

图7－1 常用腹部体表标志示意图

表7－1 腹部体表标志的部位和意义

标志	部位	临床意义
肋弓下缘	由第8～10肋软骨连接形成的肋缘和第11、12浮肋构成	肋弓下缘是腹部体表的上界。常用于腹部分区、肝、脾的测量和胆囊的定位
胸骨剑突	胸骨下端的软骨	是腹部体表的上界
腹上角	两侧肋弓至剑突根部的交角	常用于判断体型及肝脏的测量
脐	腹部中心，向后投影相当于第3～4腰椎之间	为腹部四区分法的标志
髂前上棘	是髂嵴前方突出点	为腹部九区分法的标志及常用骨髓穿刺的部位
腹直肌外缘	相当于锁骨中线在腹部的延续	常用于手术切口位置定位及胆囊点定位
腹中线	是胸骨中线在腹部的延续	是腹部四区分法的垂直线
腹股沟韧带	是腹部体表的下界	是寻找股动、静脉的标志，也是腹股沟疝的通过部位
耻骨联合	由两耻骨间的纤维软骨连接构成	与腹股沟韧带共同组成腹部体表下界
肋脊角	两侧背部第12肋骨与脊柱的交角	为检查肾叩击痛的位置

二、腹部分区

目前常用的腹部分区方法有四区分法和九区分法。

（一）四区分法

通过脐划一水平线与一垂直线，两线相交将腹部分为四区，即右上腹、右下腹、左上腹和左下腹（图7－2）。各区所包含主要脏器见表7－2。四区分法简单易行，但较粗略，难于准确定位。

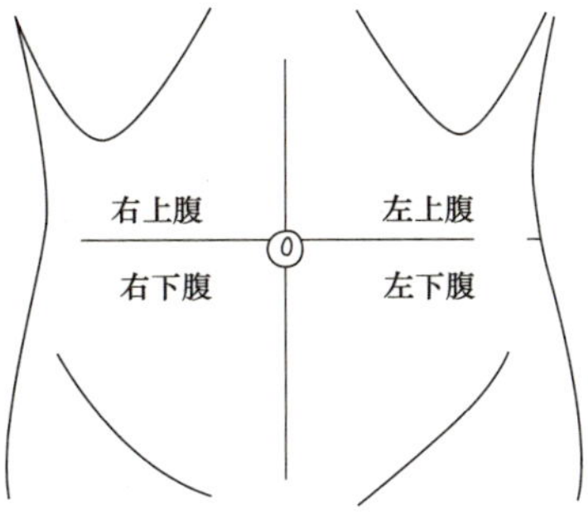

图 7-2 腹部四区分法示意图

表 7-2 腹部四区及其所含脏器

分区	所含脏器
右上腹部	肝脏、胆囊、幽门、十二指肠、小肠、胰头、右肾上腺、右肾、结肠肝曲、部分横结肠、腹主动脉、大网膜
右下腹部	盲肠、阑尾、部分升结肠、小肠、充盈的膀胱、淋巴结、女性右侧卵巢和输卵管、增大的子宫、男性右侧精索及右输尿管
左上腹部	肝左叶、脾、胃、小肠、胰体、胰尾、左肾上腺、左肾、结肠脾曲、部分横结肠、腹主动脉、大网膜
左下腹部	乙状结肠、部分降结肠、小肠、充盈的膀胱、女性左侧卵巢和输卵管、增大的子宫、男性左侧精索及左输尿管

（二）九区分法

以两侧肋弓下缘的连线和两侧髂前上棘连线为两条水平线，左、右髂前上棘至腹中线连线的中点所构成的两条垂直线，四线相交将腹部划分为“井”字形九区。即左、右上腹部（季肋部）、左、右侧腹部（腰部）、左、右下腹部（髂窝部）及上腹部、中腹部（脐部）和下腹部（耻骨上部）（图 7-3）。各区脏器分布见表 7-3。九区分法定位准确，但因各区范围较小，包含脏器常超过一个分区，加之患者体型不同，脏器位置可有差异。临床上常用四区分法，以九分区法补充其不足之处。

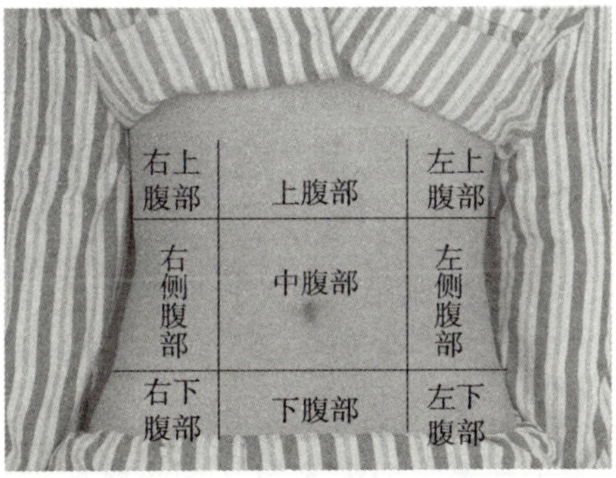

图 7-3 腹部九区分法示意图

表 7-3 腹部九区及其所含脏器

分区	所含脏器
左上腹部（左季肋部）	脾、胃、结肠脾曲、胰尾、左肾上腺、左肾
上腹部	胃、肝左叶、十二指肠、大网膜、横结肠、胰头、胰体及腹主动脉
右上腹部（右季肋部）	肝右叶、胆囊、结肠肝曲、右肾上腺、右肾
左侧腹部（左腰部）	降结肠、空肠、回肠、左肾
中腹部（脐部）	下垂的胃或横结肠、十二指肠、空肠、回肠、输尿管、腹主动脉、肠系膜及其淋巴结、大网膜

续表

分区	所含脏器
右侧腹部（右腰部）	升结肠、空肠、右肾
左下腹部（左髂窝部）	乙状结肠、女性左侧卵巢和输卵管、男性左侧精索
下腹部（耻骨上部）	回肠、乙状结肠、输尿管、充盈的膀胱、女性增大的子宫
右下腹部（右髂窝部）	盲肠、阑尾、回肠下端、淋巴结、女性右侧卵巢和输卵管、男性右侧精索

第二节 视 诊

一、腹部外形

正常人腹部外形对称，腹壁厚薄的程度常与营养状态有关。正常腹部外形一般描述为平坦、饱满或低平。健康匀称型成年人平卧时，前腹壁大致处于肋缘至耻骨联合的平面或略低凹，称为腹部平坦；小儿和肥胖者平卧时，前腹壁略高于肋缘至耻骨联合的平面，称为腹部饱满；老年人和消瘦者平卧时，前腹壁略低于肋缘至耻骨联合的平面，称为腹部低平。

（一）腹部膨隆

平卧时前腹壁明显高于肋缘与耻骨联合的平面，外观呈凸起状，称腹部膨隆。可见于肥胖、妊娠等生理状况，或腹水、腹内积气、巨大肿瘤等病理状况。

1. 全腹膨隆 弥漫性膨隆的腹部呈球形或椭圆形，脐部凹陷者多因肥胖、腹壁皮下脂肪明显增多所致；脐部突出者则多因腹腔内容物增多而腹壁无增厚，腹腔内压力增高所致，常见于下列情况。

（1）腹腔积液 腹腔内有积液称为腹水。平卧位，在大量腹腔积液的情况下，因液体下沉于腹腔两侧，使腹部明显膨出扁而宽，称为蛙腹。坐位或侧卧位时则因液体移动导致腹下部隆起。常见于肝硬化门脉高压症、右心衰竭、缩窄性心包炎、腹膜癌转移、肾病综合征或结核性腹膜炎等。

（2）腹内积气 腹内积气多在胃肠道内，大量积气可引起全腹膨隆，腹部呈球形而两侧腰部膨出不明显，变动体位时其形状无明显改变，见于各种原因引起的肠梗阻或肠麻痹；积气发生在腹腔内称为气腹，常见于胃肠穿孔或治疗性人工气腹。

（3）腹内巨大肿块 如足月妊娠、巨大卵巢囊肿、畸胎瘤等。

当全腹膨隆时，常需测量腹围，观察其程度和变化。测量方法是：让患者排尿后平卧，用软尺经脐绕腹一周，测得的周长即为腹围，通常以厘米为单位，也可同时测量及并记录最大腹围即腹部最大周长。定期在同样条件下测量比较可用于观察腹腔内容物（如腹水）的变化。

2. 局部膨隆 常见于脏器肿大，腹内肿瘤或炎性肿块、胃或肠胀气，腹壁上的肿物和疝等。视诊时应注意膨隆的部位、外形，是否随呼吸而移位或随体位而改变，有无搏动等。脏器肿大一般都在该脏器所在部位，并有该脏器的外形特征。常见有肝癌及各种原因引起的肝大、胆囊肿大、胃癌、脾大、多囊肾、子宫增大（妊娠、子宫肌瘤等）、卵巢癌或囊肿、胀大的膀胱（排尿后可消失）、回盲部结核或肿瘤、克罗恩病、阑尾周围脓肿、降结肠及乙状结肠肿瘤或干结粪块等。

有时局部膨隆并不是腹腔脏器病变，而是因腹壁上的肿块如皮下脂肪瘤、结核性脓肿所致。其鉴别方法是嘱患者取仰卧位并曲颈抬肩，使腹部肌肉紧张，若肿块变得更加明显，则说明肿块位于腹壁，反之则说明肿块位于腹腔内。

局部膨隆近圆形的多为囊肿、肿瘤或炎性肿块，有压痛、边缘不规则者多为炎性肿块；呈长形者的多为肠管病变如肠梗阻、肠扭转、肠套叠或巨结肠征等；膨隆伴有搏动者可能为动脉瘤，亦可能是位于腹主动脉上面的脏器或肿块；膨隆随体位变更而明显移位者，可能为游走的脏器（肾、脾等），带蒂肿物（卵巢囊肿等）或大网膜，肠系膜上的肿块；腹壁或腹膜后肿物（神经纤维瘤、纤维肉瘤等）一般不随体位变更而移位；局限性膨隆随呼吸移动者多为膈下脏器及肿块；在腹白线、脐、腹股沟或手术瘢痕部位于腹压增加时出现膨隆，而卧位或降低腹压后消失者，则为该部位的可复性疝。

（二）腹部凹陷

仰卧时前腹壁明显低于肋缘至耻骨的水平面，称腹部凹陷。全腹凹陷主要见于显著消瘦和严重脱水者。严重时，患者仰卧位前腹壁凹陷几乎贴近脊柱，肋弓、髂嵴和耻骨联合显露，腹外形如舟状，称舟状腹，见于恶病质，如结核病、恶性肿瘤等慢性消耗性疾病。局部凹陷较少见，多由于手术后腹壁瘢痕收缩所致，患者处于立位或加大腹压时，凹陷可更明显。

二、呼吸运动

正常人呼吸时腹壁上下起伏，吸气时上抬，呼气时下陷，即为腹式呼吸运动。正常成年男性及小儿以腹式呼吸为主，成年女性则以胸式呼吸为主。腹式呼吸减弱常见于腹膜炎症、腹水、急性腹痛、腹腔内巨大肿物或妊娠。腹式呼吸消失常见于胃肠穿孔所致急性腹膜炎或膈肌麻痹等。腹式呼吸增强不多见，常为癔症性呼吸或胸腔疾病。

三、腹壁静脉

正常人腹壁皮下静脉一般不显露，皮肤较薄而松弛的老年人可见静脉显露于皮肤，但无曲张征象。如腹水、腹腔巨大肿物、妊娠等导致腹压增加的情况下也可见静脉显露。

腹壁静脉曲张即腹壁静脉明显可见或迂曲变粗，常见于门静脉高压致循环障碍或上、下腔静脉回流受阻而有侧支循环形成者。

正常时脐水平线以上的腹壁静脉血流自下向上经胸壁静脉和腋静脉而进入上腔静脉，脐水平以下的腹壁静脉自上向下经大隐静脉而流入下腔静脉。门静脉高压时，血流方向与正常相同（图7-4）。当门静脉高压显著时，脐周曲张的静脉向四周放射，形如水母头。当下腔静脉阻塞时，脐水平以下的腹壁静脉血流方向转流向上（图7-5）。当上腔静脉阻塞时，上腹壁或胸壁的浅静脉曲张血流方向均转流向下。

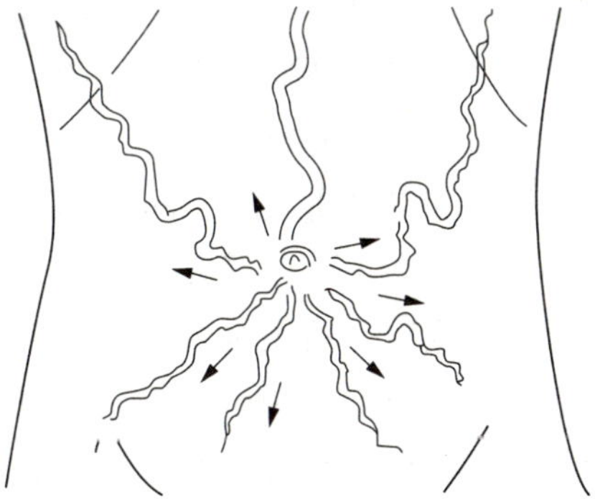

图7-4 门静脉高压时腹壁静脉血流分布及方向

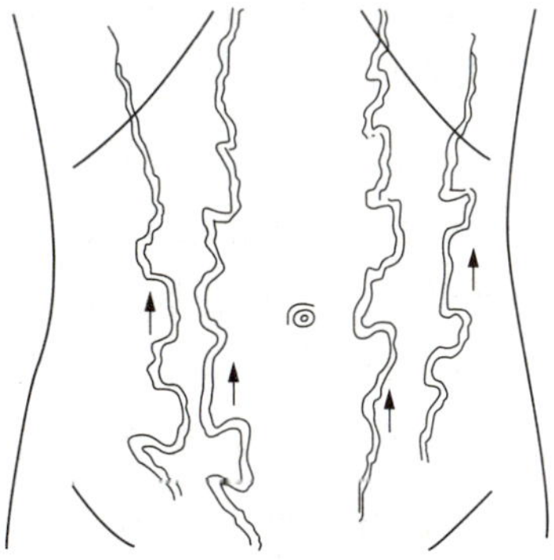

图7-5 下腔静脉阻塞时腹壁浅静脉血流分布及方向

检查腹壁曲张静脉的血流方向有助于判断静脉阻塞的部位。检查静脉血流方向可选择一段无分支的腹壁静脉，检查者将右手示指和中指并拢压在静脉上，一指紧压不动，另一指紧压静脉向外滑动，排空该段静脉内血液，至一定距离后放松该手指，观察静脉是否充盈，若静脉快速充盈，则血流方向是从放松的一端流向紧压手指的一端。再同法放松另一手指，观察静脉充盈速度，即可判断血流方向（图7－6）。

四、胃肠型和蠕动波

正常人腹部一般看不到胃肠型和蠕动波。胃肠道发生梗阻时，梗阻近端的胃或肠因内容物积聚、胀气而饱满隆起，在腹壁可显现胃或肠管的轮廓，称为胃型或肠型，伴有该部位的胃肠蠕动增强，可在腹壁上见到蠕动波。胃蠕动波自左肋缘下开始，缓慢地向右推进，到达右腹直肌旁（幽门区）消失，此为正蠕动波。有时尚可见到自右向左的逆蠕动波。机械性肠梗阻时，在腹壁上可看见肠蠕动波和肠型。小肠梗阻所致蠕动波多见于脐部。如发生了肠麻痹，则蠕动波消失。观察蠕动波时，让患者仰卧位，双下肢伸直，从侧面水平方向进行观察，亦可用手轻拍腹壁诱发蠕动波。

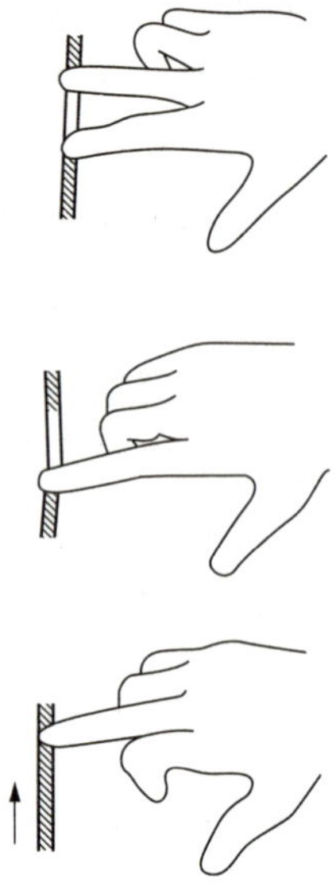

图7－6　检查静脉血流方向示意图

五、腹壁皮肤

1. 皮疹　不同种类的皮疹提示不同的疾病，充血性或出血性皮疹常出现于麻疹、猩红热、斑疹伤寒等传染病及药物过敏等。紫癜或荨麻疹可见于过敏性疾病。一侧腹部或腰部沿脊神经走行分布的疱疹多见于带状疱疹。

2. 色素　正常情况下，腹部皮肤颜色较暴露部位稍淡。皮肤皱褶处如腹股沟及系腰带部位有褐色素沉着，可见于肾上腺皮质功能减退（Addison病）。左腰部皮肤呈蓝色，见于急性出血坏死型胰腺炎，为血液自腹膜后间隙渗到侧腹壁的皮下所致（Grey－Turner征）；脐周或下腹壁皮肤呈蓝色，是腹腔内大出血的征象（Cullen征），见于异位妊娠破裂或急性出血坏死型胰腺炎。腹部和腰部不规则的斑片状色素沉着，见于多发性神经纤维瘤。

3. 腹纹　多分布于下腹部和左、右下腹部。白纹（银白色条纹）是由于腹壁真皮结缔组织因张力增高断裂所致，可见于肥胖者或经产妇女。妊娠纹在妊娠期呈淡蓝色或粉红色，产后则转为银白色而长期存在。紫纹（紫红色条纹）是皮质醇增多症的常见征象，可出现于下腹部两侧、股外侧，由于肥胖、皮肤薄、蛋白分解亢进、皮肤弹性纤维断裂所致。

4. 瘢痕　腹部瘢痕多为外伤、手术或皮肤感染的遗迹，有时对诊断和鉴别很有帮助，特别是某些特定部位的手术瘢痕，常提示患者的手术史。如右下腹McBurney点处切口瘢痕标志曾行阑尾手术，右上腹直肌旁切口瘢痕标志曾行胆囊手术，左上腹弧形切口瘢痕标志曾行脾切除术等。

5. 疝　为腹腔内容物经腹壁或骨盆壁的间隙或薄弱部分向体表突出而形成。脐疝多见于婴幼儿，成人则可见于经产妇或有大量腹水的患者；先天性腹直肌两侧闭合不良者可有白线疝；手术瘢痕愈合不良处可有切口疝；股疝位于腹股沟韧带中部，多见于女性；腹股沟疝则位于腹股沟内侧，男性腹股沟斜疝可下降至阴囊，直立位或咳嗽用力时明显，卧位时可缩小或消失，如有嵌顿则可引起急性腹痛。

6. 腹部体毛　男性胸骨前的体毛可向下延伸达脐部，阴毛呈三角形，尖端向上，可沿前正中线直达脐部；女性阴毛为倒三角形，上缘为一水平线，止于耻骨联合上缘处，界限清楚。腹部体毛增多或女性阴毛呈男性型分布见于皮质醇增多症和肾上腺性变态综合征。腹部体毛稀少见于腺垂体功能减退症、黏液性水肿和性腺功能减退症。

六、脐部

正常人脐与腹壁相平或稍凹陷。腹壁肥胖者脐常深陷；脐明显突出，见于大量腹水者；当腹内压显著增加时，脐可膨出，发生脐疝；正常脐部无分泌物。如脐凹分泌物有臭味，多为炎症所致；分泌物有尿味，呈水样，为脐尿管未闭的征象。脐部溃烂可能为化脓性或结核性炎症；脐部溃疡若坚硬、固定而突出，多为癌肿所致。

七、上腹部搏动

上腹部搏动大多由腹主动脉搏动传导而来，可见于正常人较瘦者。腹主动脉瘤及二尖瓣狭窄或三尖瓣关闭不全引起右心室增大，均可见明显的上腹部搏动，鉴别的方法可用示指和中指指腹贴于剑突下部，于吸气时指尖部感到搏动为右心室增大，如于呼气时指腹感到搏动明显，为腹主动脉搏动。

第三节 触 诊

触诊是腹部检查的主要方法。嘱患者排尿后取低枕仰卧位，双上肢自然放于躯体两侧，双下肢屈起并稍分开，使腹肌放松，作张口缓慢腹式呼吸。医师站于患者右侧，前臂应与腹部表面在同一水平。检查时，医师应态度和蔼，手温暖，指甲剪短，动作轻柔，由浅入深进行触诊。右手四指并拢，全手掌平放于腹部，使患者适应片刻，并感受腹肌紧张度，利用掌指关节和腕关节的活动进行滑动触诊。一般自左下腹开始逆时针方向至右下腹，再至脐部依次检查全腹。原则是先触诊健康部位，再逐渐移向患侧。边触诊边观察患者的反应及表情，对紧张或有痛苦者给予安慰和解释。亦可边触诊边与患者交谈以转移其注意力，减少腹肌紧张。

腹部触诊主要包括以下内容。

一、腹壁紧张度

正常人腹壁有一定张力，但触之柔软，较易压陷，称腹壁柔软。有部分受检者因不习惯触摸或怕痒而发笑致腹肌痉挛，称肌卫增强。在适当诱导或转移注意力后可消失，不属异常。

1. 腹壁紧张度增加

（1）全腹壁紧张　由于腹腔内容物增加，如肠胀气或气腹，腹腔内大量腹水时，腹壁紧张度可增加，但无肌肉痉挛及压痛；若因急性胃肠穿孔或脏器破裂所致急性弥漫性腹膜炎，因腹膜受刺激而引起腹肌痉挛，腹壁常有明显紧张，甚至强直硬如木板，称板状腹；结核性炎症或其他慢性病变由于发展较慢，对腹膜刺激缓和，且有腹膜增厚和肠管、肠系膜的粘连，触诊时腹壁柔韧而具抵抗力，不易压陷，称揉面感或柔韧感，亦可见于癌性腹膜炎。

（2）局部腹壁紧张　常因该处腹内脏器炎症波及腹膜而引起，如右上腹肌紧张常见于急性胆囊炎；右下腹肌紧张常见于急性阑尾炎。年老体弱、大量腹水、过度肥胖、腹肌发育不良及盆腔脏器炎症时，腹壁紧张可不明显。

2. 腹壁紧张度减低　腹壁松软无力，失去弹性，常因腹肌张力降低或消失所致。慢性消耗性疾病、大量放腹水后，经产妇、年老体弱、脱水患者等可致全腹紧张度减低；脊髓损伤所致腹肌瘫痪和重症肌无力可使腹壁紧张度消失。

二、压痛及反跳痛

正常腹部触诊时不会引起疼痛，重按时仅有一种压迫感。如由浅入深触诊发生疼痛，称压痛，腹部压痛多来自腹壁或腹腔内的病变。腹壁病变比较表浅，当抓捏腹壁或仰卧位抬头屈颈时可致腹肌紧张而触痛明显，可与腹腔内的病变相鉴别。腹腔内的病变，如脏器的炎症、瘀血、肿瘤、破裂、扭转以及腹膜的刺激等均可引起压痛，其出现的部位常提示相关脏器的病变。如胃炎或溃疡病在剑突下有压痛；急性胆囊炎常在右上腹有压痛；阑尾炎右下腹有压痛；脐部压痛见于小肠、肠系膜、横结肠或输尿管病变；左、右下腹压痛常见于膀胱和女性生殖器官及其周围组织病变（图7-7）。压痛局限于一点，称压痛点，常提示病变所在的位置，具有定位诊断的价值。一些位置较固定的压痛点常反映特定的疾病，如位于右锁骨中线与肋缘交界处的胆囊点压痛标志胆囊的病变；位于脐与右髂前上棘连线中、外1/3交界处的McBurney点（麦氏点）压痛提示阑尾的病变等。此外，胸部病变（如下叶肺炎、胸膜炎、心肌梗死等）也常在上腹部或季肋部出现压痛。

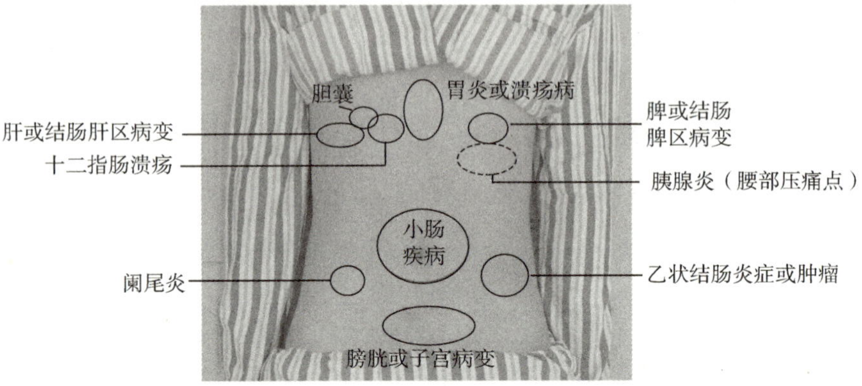

图7-7　腹部常见疾病压痛点

反跳痛检查方法是：当触诊腹部出现压痛后，用并拢的2~3个手指（示、中、环指）压于原处稍停片刻，使压痛感觉趋于稳定，然后迅速将手抬起，如此时患者感觉腹痛骤然加重，并伴有痛苦表情，称为反跳痛。反跳痛是腹膜壁层已受炎症累及的征象，提示局部或弥漫性腹膜炎。腹膜炎患者常有腹肌紧张、压痛与反跳痛，称腹膜刺激征，亦称腹膜炎三联征。当炎症尚未累及壁层腹膜时，可仅有压痛而无反跳痛。

三、脏器触诊 微课2

（一）肝脏触诊

1. 触诊方法

（1）单手触诊法　较为常用。检查者站在受检者右侧，将右手四指并拢，掌指关节伸直，与肋缘大致平行，自右脐平面开始，逐渐向上移动触诊。触诊应与呼吸配合，受检者呼气时，手指压向腹壁深部，再次吸气时，手指缓慢抬起朝肋缘向上迎触下移的肝缘，如此反复进行，手指逐渐向肋缘移动，直到触到肝缘或肋缘为止（图7-8）。需在右锁骨中线及前正中线上，分别触诊肝缘并测量其与肋缘或剑突根部的距离，以厘米表示。

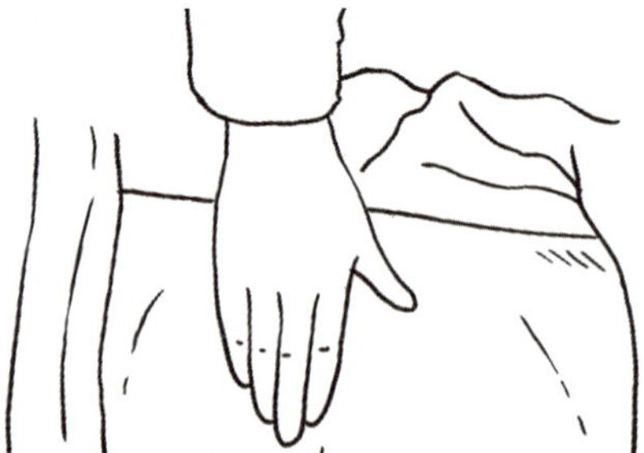

图7-8　肝脏单手触诊法

触诊肝脏时应注意：①以示指前外侧指腹接触肝脏。②若受检者腹肌发达，则检查者右手应置于腹直肌外缘稍外处。③触诊时需密切配合腹式呼吸动作，检查者的手指上抬速度要落后于腹壁的抬起，下压时间应提前于腹壁下陷。④如为腹水患者，深部触诊法不能触及肝脏，可用浮沉触诊法，即并拢三个手指，垂直于肝缘附近冲击式连续按压数次，可使腹水排开而脏器浮而触及肝脏，此法也可用于脾脏和腹部肿块的触诊。同时，应注意肝下缘与其他腹腔脏器如横结肠、腹直肌腱划、右肾下极的鉴别。

（2）双手触诊法 检查者右手位置同单手触诊法，用左手托住被检者右腰部，拇指张开置于右侧肋部，触诊时左手向上推，使肝下缘紧贴前腹壁下移，并限制右下胸扩张，以增加膈下移的幅度，吸气时下移的肝脏就更易碰到右手指，可提高触诊的效果（图 7－9）。

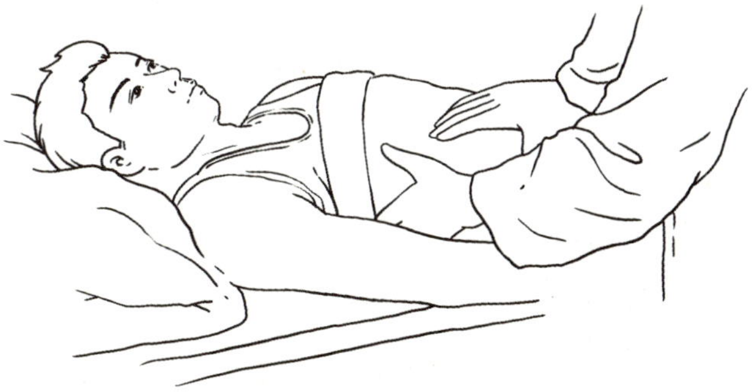

图 7－9 肝脏双手触诊法

（3）钩指触诊法 适用于儿童和腹壁薄软者。检查者站于受检者右肩旁，面向其足部，将双手掌搭在其右前胸下部，双手第 2～5 指弯成钩状，嘱被检者做深呼吸动作，随其吸气而更进一步屈曲指关节，以迎触下移的肝下缘。此法亦可单用右手进行触诊。

2. 触诊内容

（1）大小 正常成人的肝脏，一般在肋缘下触不到。腹壁松软的瘦长体型，在深吸气时可于肋弓下触及肝下缘，但仅在右肋缘下 1cm 及剑突下 3cm 以内。如超过上述标准，可能是肝下移或肝大。两者的鉴别点在于测量肝上下径，若正常则考虑肝下移，若正常或升高则提示肝大。其常见病因有：①肝下移：见于内脏下垂、肺气肿、右侧胸腔大量积液等导致隔肌下降引起的肝脏下移。②肝大：弥漫性肿大多见于肝炎、肝淤血、脂肪肝、早期肝硬化、白血病、血吸虫病等。局限性肝大见于肝脓肿、肝肿瘤及肝囊肿等。

（2）质地 一般将肝脏质地分为三级，如质软、质韧和质硬，其特点及临床意义见表 7－5。

表 7－5 肝脏质地特点及临床意义

质地	特点	临床意义
质软	如触嘴唇	正常肝脏
质韧	如触鼻尖	慢性肝炎及肝淤血
质硬	如触前额	肝硬化、肝癌

（3）边缘及表面情况 正常肝脏边缘整齐、厚薄一致、表面光滑。触诊时应注意肝脏边缘的厚薄，整齐与否，表面是否光滑及有无结节。肝边缘圆钝，多见于脂肪肝、肝淤血；肝脏边缘不规则，表面不光滑，呈不均匀的结节状，多见于肝癌、多囊肝、肝包虫病；肝脏表面呈大块状隆起，多见于巨块型肝癌、肝脓肿。

（4）压痛 正常肝脏无压痛。当肝包膜有炎症反应或受牵拉时，则出现压痛，弥漫性，轻度压痛见于肝炎、肝淤血等；局限性剧烈压痛见于较浅表的肝脓肿。当右心衰竭导致肝淤血肿大时，压迫淤血的肝脏使回心血量增加，已充血的右心房不能接受回心血液，使颈静脉压上升而出现颈静脉怒张更为明显，称之为肝－颈静脉回流征阳性。检查方法是：嘱受检者卧床，头垫一枕，张口平静呼吸，观察如有颈静脉怒张，则将床头抬高 30°～45°，使颈静脉怒张水平位于颈根部。检查者将右手放在右上腹肝区，逐渐加压持续 10 秒，同时观察颈静脉怒张程度。

（5）搏动　正常肝脏及因炎症、肿瘤等导致的肝大一般触不到搏动。如触及肝搏动，应区分是肝本身的传导性搏动还是扩张性搏动。检查者将两手掌置于肝脏表面，若有被推向上的感觉，则考虑为传导性搏动，是因为肝脏传导了腹主动脉的搏动所致；将两手掌置于肝脏左右叶或前后两面，若有被推向两侧的感觉，则为扩张性搏动，多见于三尖瓣关闭不全引起肝脏本身的搏动。

（6）肝区摩擦感　正常肝脏无摩擦感。检查者将右手掌置于肝区，嘱患者作腹式呼吸。当肝周围炎时，肝表面及邻近的腹膜可因有纤维素渗出而变得粗糙，两者相互摩擦而被手感知，为肝区摩擦感，听诊时可听到肝区摩擦音。

（二）胆囊触诊

胆囊触诊可用单手滑行触诊法或钩指触诊法进行。正常胆囊不能触及。胆囊肿大时，在右肋缘下、腹直肌外缘处可触及一梨形或卵圆形，表面光滑，张力较高的包块，随呼吸上下移动，质地视病变性质而定。如胆囊肿大，呈囊性感并有明显压痛，见于急性胆囊炎；胆囊呈囊性肿大，无压痛，常见于壶腹周围癌；胆囊呈实性肿大，常见于胆囊结石、胆囊癌。当胰头癌压迫胆总管导致胆道阻塞、黄疸进行性加深，胆囊明显肿大，但无压痛，称为 Courvoisier 征阳性。

当胆囊肿大不明显，不易触及时，可采用 Murphy 征判断胆囊情况。检查者将左手掌平放在受检者的右胸下部，以拇指指腹勾压于腹直肌外侧缘与右肋弓交界（胆囊点）处，然后嘱受检者深吸气。若吸气过程中，发炎的胆囊下移并触碰按压的拇指，从而引起受检者疼痛，为胆囊触痛，若因疼痛剧烈而导致吸气突然中止则称为 Murphy 征阳性（图 7－10）。Murphy 征阳性提示胆囊有炎症。

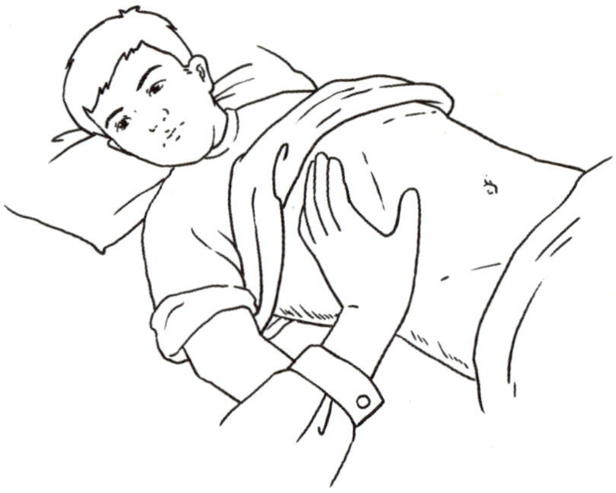

图 7－10　Murphy 征检查方法

（三）脾脏触诊

正常情况下脾脏不能触及。触及脾时，应注意大小、质地、边缘、表面情况、有无压痛及摩擦感等。

1. 触诊方法

（1）单手触诊法　适用于触诊明显肿大且位置表浅的脾脏。受检者仰卧，双下肢稍屈曲，检查者将右手放在脐部，并与左肋弓垂直，配合呼吸，从脐部和左侧腹部逐渐至脾缘或左肋缘进行触诊。

（2）双手触诊法　适用于触诊脾脏肿大不明显、位置较深的脾脏。受检者仰卧，下肢稍屈曲，检查者左手绕过受检者的腹前方，手掌置于左侧后胸壁第 9～11 肋处，将脾由后向前托起，右手放置位置及检查方法同单手触诊法（图 7－11）。若脾脏轻度肿大而仰卧位不易触到时，可嘱受检者右侧卧位，右下肢伸直，左下肢屈曲进行触诊，则较易触及。

2. 脾脏肿大的测量方法　一般用三条线来进行测量脾脏大小（以厘米为单位）。①Ⅰ线（甲乙线）：

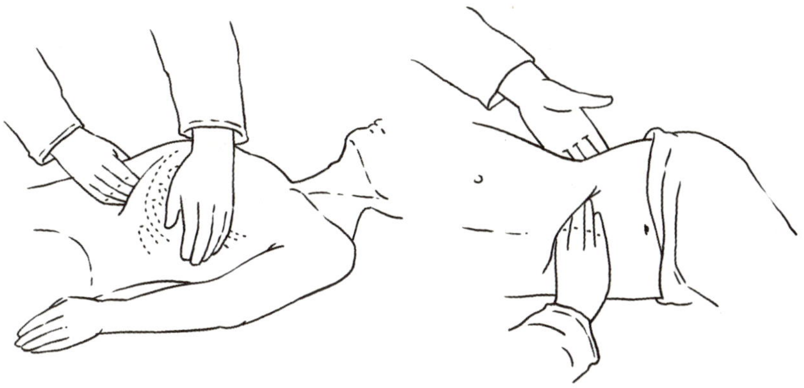

图 7-11 脾脏触诊

指左锁骨中线与左肋缘交点至脾下缘的距离。②Ⅱ线（甲丙线）：指左锁骨中线与左肋缘交点至脾脏最远点的距离。③Ⅲ线（丁戊线）：指脾最右缘与前正中线的距离。如脾脏右缘越过前正中线，则测量脾右缘至前正中线的最大距离，以“+”表示；未超过前正中线则测量脾右缘与前正中线的最短距离，以“-”表示（图 7-12）。

3. 脾脏肿大的分度及临床意义 肿大的脾脏通常分为轻度、中度和高度。脾缘＜肋下 2cm 为轻度肿大，质地柔软，常见于急慢性肝炎、伤寒、粟粒型肺结核、急性疟疾、感染性心内膜炎等；超过＞2cm 至脐水平线以上为中度肿大，质地较硬，多见于肝硬化、慢性淋巴细胞性白血病、慢性溶血性黄疸、淋巴瘤、系统性红斑狼疮等；超过脐水平线或前正中线则为高度肿大，即巨脾，表面光滑者常见于慢性粒细胞性白血病、黑热病、慢性疟疾等，表面不光滑而有结节者见于淋巴瘤和恶性组织细胞病。

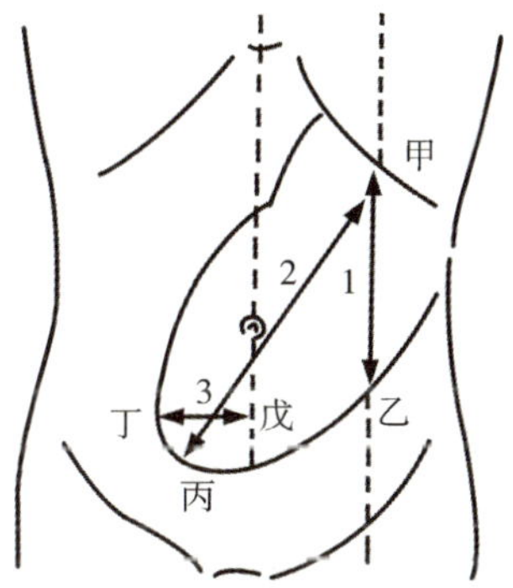

图 7-12 脾脏肿大的测量方法

（四）肾脏触诊

1. 触诊方法 一般采用双手触诊法。嘱受检者平卧位，双下肢稍屈曲，触诊右肾时，以左手托起受检者右腰部，右手掌平放在右上腹部，手指方向大致平行于右肋缘进行深部触诊，于受检者吸气时双手夹触肾脏。如触到光滑钝圆的脏器，可能为肾下极。如能在双手间握住更大部分，则略能感知其蚕豆状外形，握住时受检者常有酸痛或类似恶心的不适感。触诊左肾时，左手绕过受检者前方而托住左腰部，右手掌横置于患者左上腹部，依前法双手触诊左肾（图 7-13）。

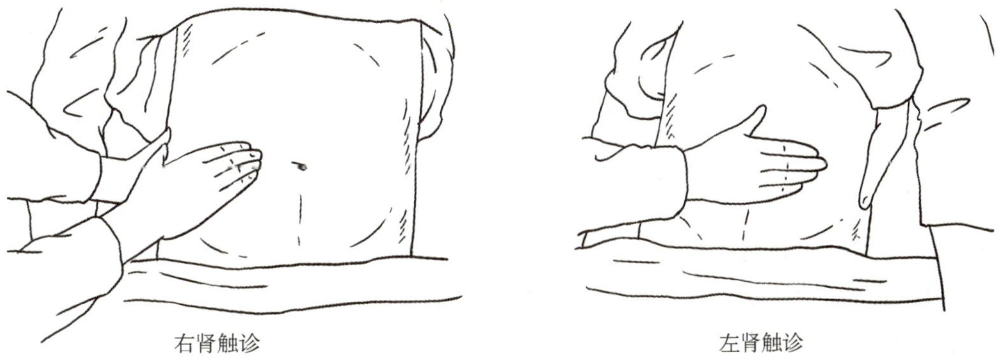

右肾触诊　　左肾触诊

图 7-13 肾脏触诊

2. 肾脏肿大的临床意义 正常人肾一般不易触及，有时可触到右肾下极。深吸气时若能触到 1/2 以上的肾即为肾下垂。肾下垂明显并能在腹腔各个方向移动称为游走肾。肾脏肿大见于肾盂积水或积脓、肾肿瘤、多囊肾等。当肾盂积水或积脓时，肾的质地柔软富有弹性，有时有波动感。多囊肾时，肾不规则增大，有囊性感。肾肿瘤时，肾表面不平，质地坚硬。

3. 肾脏及尿路疾病的压痛点 当肾和尿路有炎症或其他疾病时，可在某些部位出现压痛点。临床上常用的有以下几个。①季肋点：在第 10 肋骨前端（右侧位置稍低），相当于肾盂位置。②上输尿管点：在脐水平线上腹直肌外缘处。③中输尿管点：在髂前上棘水平腹直肌外缘处，相当于输尿管第二狭窄部位。④肋脊点：背部第 12 肋骨与脊柱夹角（肋脊角）的顶点。⑤肋腰点：第 12 肋骨与腰肌外缘的夹角（肋腰角）顶点（图 7－14）。

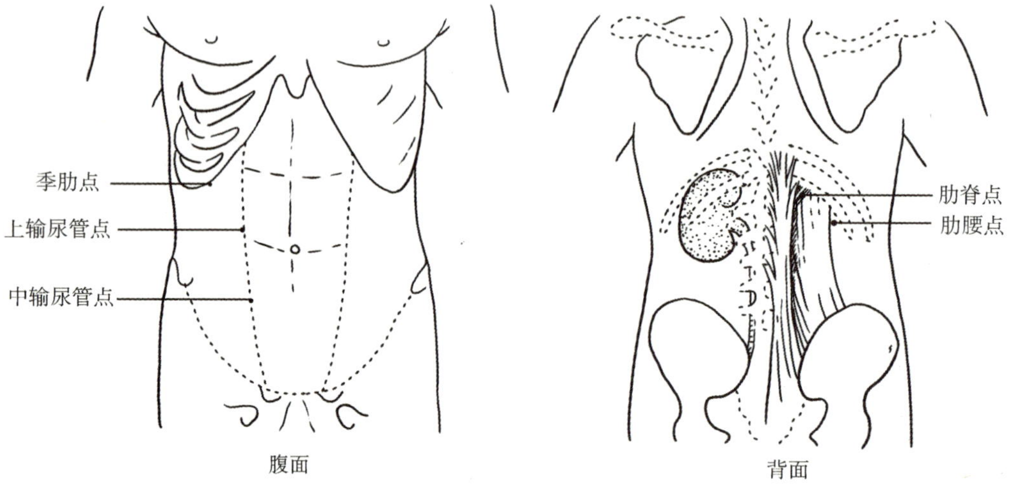

图 7－14 肾和尿路疾病压痛点示意图

（五）膀胱触诊

正常膀胱空虚时不易被触及，只有当膀胱积尿，充盈胀大时才可能被触及。膀胱触诊常用单手滑行触诊法。受检者仰卧屈膝，检查者以右手自脐开始向耻骨联合方向触摸，触及肿块时要详细观察其性质，以鉴别是否为膀胱、子宫或其他肿物。若膀胱增大因积尿引起，则触摸时呈圆形或扁圆形，有囊性感，不能用手推移，按压时有尿意，排尿或导尿后缩小或消失。借此可与妊娠子宫、直肠肿物及卵巢囊肿等相鉴别。膀胱肿大的常见原因有尿路梗阻、脊髓病所致尿潴留，或昏迷、腰椎或骶椎麻醉后、手术后局部伤口疼痛等。

四、腹部肿块

腹部肿块包括某些肿大或异位的脏器、炎症性肿块、肿瘤、囊肿、肿大的淋巴结、胃内结石、肠内粪块等。触诊时应了解包块的位置、大小、形态、硬度、压痛、搏动、移动度及与邻近组织的关系，将腹部病理性肿块与正常结构相区分。

（一）正常可触及的结构

1. 腹直肌肌腹及腱划 腹直肌肌腹常在腹肌发达者或运动员的腹壁中上部可触及，略呈圆形或方块，较硬，其间有横行凹沟为腱划。可能误认为腹壁肿物或肝缘。

2. 腰椎椎体及骶骨岬 正常瘦长体型及腹壁薄软者在脐附近中线处可触及骨样硬度的肿块，自后壁向前突起，不能推动，有时左前方可查到腹主动脉搏动，此为第 4～5 腰椎椎体或骶骨岬向前突出所致。初学者易误认为是后腹壁肿物。

3. 乙状结肠粪块 在左下腹部，为光滑条索状包块，可被手指推动，排便后可缩小或消失。

4. 横结肠 多在较瘦者的上腹部可触到一光滑柔软的横行索条，腊肠样粗细，可被手推动，无压痛。

5. 盲肠 大部分人可在右下腹 McBurney 点稍上内部位可触到盲肠，呈圆柱状，下部为梨状扩大的盲端，表面光滑可移动，无压痛。

（二）异常肿块

除上述正常腹部结构可触及的肿块均为异常，多为病理性肿块。若触及这些肿块，应注意以下几点。

1. 部位 某些部位的包块常来源于该部位的脏器。如上腹中部肿块多为胃、胰腺囊肿、肿瘤或胃内结石；右肋下肿块多与肝、胆有关；两侧腹部的肿块多为结肠肿瘤；脐周或右下腹有压痛、不规则的肿块多为肠粘连；下腹两侧类圆形、有压痛、可活动的肿块多为腹腔淋巴结肿大；位置较深、坚硬不规则的肿块多为腹膜后肿瘤；腹股沟韧带上方肿块多为来自盆腔脏器的病变。

2. 大小 凡触及肿块均要测量其大小，如上下、左右及前后径。也可用公认大小的实物比喻，如拳头、鸡蛋、核桃等。巨大肿块多发生于卵巢、肾、肝、脾、胰和子宫等实质性脏器，且以囊肿居多。腹膜后淋巴结结核和肿瘤多可呈进行性增大。炎性包块在较短时间内大小变化较明显。若包块大小变化不定，甚至会消失，可能是痉挛、充气的肠襻所引起。

3. 形态 触及的肿块应注意其形状、轮廓、表面情况、边缘、有无切迹等。圆形且表面光滑的肿块，以囊肿或淋巴结多见；形态不规则，表面凹凸不平且质地坚硬，多为恶性肿瘤、炎性肿物或结核性肿块；索条状或管状肿物，且短时间内形态多变者，多为蛔虫团或肠套叠。若在右上腹触到边缘光滑的卵圆形肿物，应疑为胆囊积液。

4. 质地 实质性肿块的质地多中等硬或坚硬，见于肿瘤、炎性或结核浸润包块等，如胃癌、肝癌、回盲部结核等；囊性肿块的质地多柔软，见于囊肿、脓肿，如卵巢囊肿、囊肾等。

5. 压痛 炎性肿块有明显压痛。如位于右下腹的肿块，伴有明显压痛，多为阑尾脓肿、肠结核或 Crohn 病等。

6. 搏动 在腹中线附近触及明显的膨胀性搏动，应考虑为腹主动脉或其分支动脉瘤。

7. 移动度 若肿块随呼吸而上下移动，多为肝、脾、胃、肾或其肿物；若肿块能用手推动者，可能来自胃、肠或肠系膜；移动度大的多为带蒂的肿物或游走的脏器。腹膜后肿块及局部炎性脓肿一般不易移动。

此外，还应注意所触及的肿块与腹壁和皮肤的关系，以区别腹腔内外的病变。

五、液波震颤

腹腔内有大量游离液体时，如用手指叩击腹部，可感到液波震颤，或称波动感。检查时嘱受检者平卧，检查者以一手掌面贴于患者一侧腹壁，另一手四指并拢屈曲，用指端叩击对侧腹壁，如有大量液体存在，则贴于腹壁的手掌有被液体波动冲击的感觉，即波动感。为防止腹壁本身的震动传至对侧，可让另一人将手掌尺侧缘压于脐部腹中线上，即可阻止之（图 7-15）。此法不如移动性浊音敏感，需腹腔积液达 3000～4000ml 以上时方可查出。

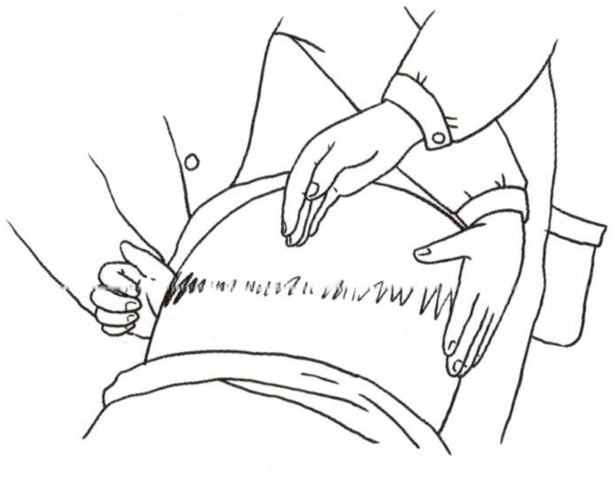

图 7-15 液波震颤检查法

第四节 叩诊

腹部叩诊的主要目的在于叩知某些脏器的大小，有无叩痛，胃肠道充气情况，膀胱充盈的程度，腹腔内有无积气、积液和包块等。腹部叩诊一般采用间接叩诊法。

一、腹部叩诊音

正常腹部除肝、脾所在部位及增大的膀胱和子宫占据的部位为浊音外，其余大部分部位均为鼓音。腹部叩诊一般从左下腹开始按逆时针方向叩至右下腹，再到脐部。在某些情况下，鼓音区的范围会发生改变。如大量腹水、腹腔内肿瘤、脏器重度肿大如肝大等，此时病变部位可出现浊音或实音，导致鼓音范围变小；如出现人工气腹、胃肠道穿孔、胃肠道高度胀气等情况时，鼓音范围可增大。

二、肝脏及胆囊叩诊

（一）肝脏叩诊

1. 肝界叩诊 叩诊肝上界时，分别沿右锁骨中线、右腋中线和右肩胛线，由肺区向下叩向腹部，当由清音转为浊音时，即为肝上界，此处相当于被肺遮盖的肝顶部，故又称肝相对浊音界；再向下叩 1 ~2 肋间，则浊音变为实音，此处的肝脏不再被肺所遮盖而直接贴近胸壁，称肝绝对浊音界。叩诊肝下界时，最好由腹部鼓音区沿右锁骨中线或正中线向上叩，由鼓音转为浊音处即为肝下界。

确定肝的上下界时需注意受检者的体型，在右锁骨中线上，匀称体型者的正常肝上界位于第 5 肋间，正常肝下界位于右肋缘，两者之间的距离即肝上下径，为 9 ~ 11cm；在右腋中线上肝上界为第 7 肋间，肝下界为第 10 肋间水平；在右肩胛线上肝上界为第 10 肋间。瘦长体型者肝上下界可低一个肋间，而矮胖体型者可高一个肋间。

2. 肝浊音界的变化 ①上移：多见于右肺纤维化、右下肺不张、腹水、气腹鼓肠等。②下移：多见于肺气肿、右侧张力性气胸等。③扩大：多见于肝癌、肝脓肿、肝炎、肝淤血、多囊肝等；当发生膈下脓肿时，因肝脏下移、膈升高，肝脏本身不增大而肝浊音区可扩大。④缩小：多见于急性重症肝炎、肝硬化、胃肠胀气等。⑤消失：呈鼓音，多为急性胃肠穿孔的重要征象，多由于肝表面覆有气体所致；也可见于腹部大手术后数日内，间位结肠及全内脏转位。

3. 肝区叩击痛 检查者左手掌平放于右前胸下部肝区，右手半握拳，以轻至中等力量叩击左手背（图 7 - 16）。正常人肝区无叩击痛。肝区叩击痛见于肝炎、肝脓肿或肝癌等。

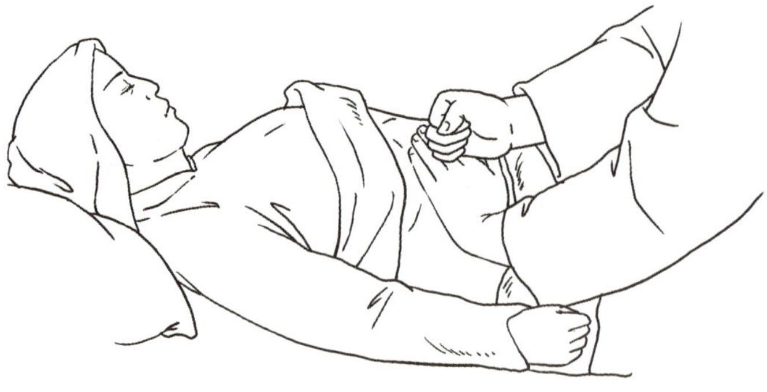

图 7 - 16 肝区叩击痛

三、胃泡鼓音区及脾叩诊

胃泡鼓音区（Traube 区）位于左前胸下部肋缘以上，约呈半圆形，为胃底穹隆含气而形成。其上界为横膈及肺下缘，下界为肋弓，左界为脾，右界为肝左缘。正常情况下有胃泡鼓音区，其大小受胃内含气量和周围组织病变的影响。鼓音区明显缩小或消失可见于中、重度脾大，左侧胸腔积液、心包积液、肝左叶肿大等。

当脾触诊不满意时，应采用脾脏叩诊进一步检查。脾浊音区的叩诊在左腋中线上进行，常采用轻叩法。正常在左腋中线第 9～11 肋之间叩到脾浊音区，宽度为 4～7cm，前界不超过腋前线。脾浊音区扩大见于各种原因导致的脾大；脾浊音区缩小见于左侧气胸、胃扩张、肠胀气等。

四、移动性浊音

正常情况下无移动性浊音。当腹腔内游离液体量 >1000ml 时，因重力关系，液体多积聚于腹腔的低处，此处叩诊呈浊音。受检者取仰卧位，由于含气的肠管在液面漂浮，液体潴积在腹部两侧，故腹中部叩诊呈鼓音，两侧腹叩诊呈浊音。检查者从腹中部脐水平开始向受检者左侧叩诊时，发现鼓音变为浊音处，板指固定不动，嘱受检者右侧卧位，再次叩诊，如浊音又变为鼓音，表明有浊音移动。同样的方法向右叩诊，叩到浊音后再嘱受检者左侧卧位，以核实浊音区是否移动。这种因体位改变而出现浊音区的变化的现象，称为移动性浊音阳性。

当肠梗阻时肠管内大量液体潴留或巨大卵巢囊肿时，易误被认为腹水，应注意鉴别。前者有移动性浊音，但常伴有肠梗阻体征。而巨大卵巢囊肿的腹部亦可出现大面积浊音，在仰卧时常固定在腹中部，为非移动性，而鼓音区则在腹部两侧，应注意与腹水相鉴别（图 7－17）。

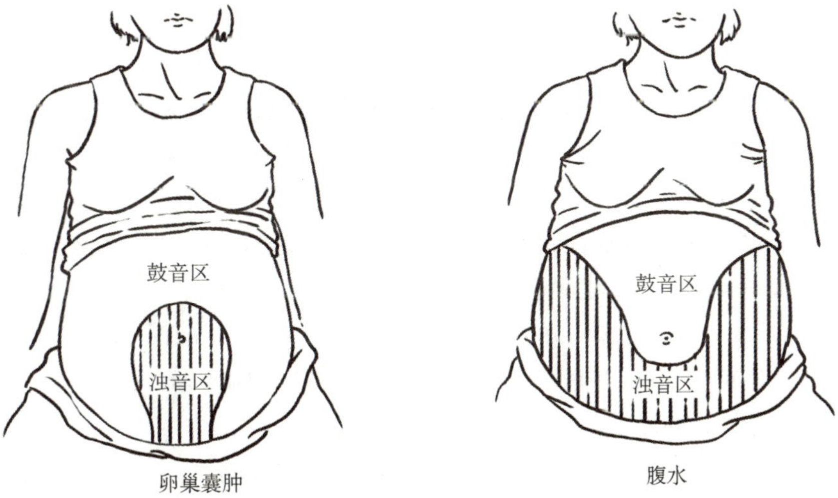

图 7－17 卵巢囊肿与腹水叩诊鉴别示意图

五、肾脏叩诊

肾脏叩诊主要用于检查肾区有无叩击痛，正常情况下无肾区叩击痛。受检者取坐位或侧卧位，检查者用左手掌平放在肾区（即肋脊角处），右手握拳，用由轻到中等的力量叩击左手手背，并询问受检者是否有疼痛或观察是否有痛苦表情（图 7－18）。当有肾炎、肾盂肾炎、肾结石、肾结核、肾周围炎症时，肾区可出现不同程度的叩击痛。

六、膀胱叩诊

当膀胱触诊不满意时，可用叩诊来判断膀胱膨胀的程度。一般由脐水平线叩向耻骨联合。如发现由鼓音转为浊音，且浊音区一直延续到耻骨联合上缘，并隐没于其后，呈圆形浊音区，则可能为胀大的膀胱。当尿排出后，浊音区叩诊则变为鼓音。而妊娠子宫、卵巢囊肿或子宫肌瘤时，在膀胱区均叩得浊音，应注意鉴别。

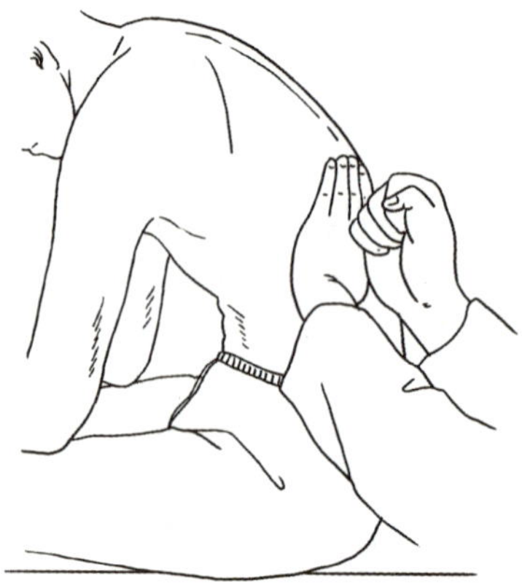

图 7－18　肾脏叩诊方法

第五节　听　诊

腹部听诊，应全面听诊各区，听诊时应重点注意上腹部、脐部、侧腹部、肝及脾各区。听诊内容包括肠鸣音、振水音、血管杂音等。妊娠 5 个月以上的妇女还可在脐下方听到胎儿心音。

一、肠鸣音

肠蠕动时，肠管内气体和液体随之流动，产生一种断断续续的咕噜声（或气过水声）称肠鸣音。常在右下腹部听诊，正常情况下，肠鸣音 4～5 次/分。当肠蠕动增强时，肠鸣音达 10 次/分以上，称肠鸣音活跃，常见于急性胃肠炎、服泻药后或胃肠道大出血等；若肠鸣音次数多且声音响亮、高亢，甚至呈金属音，称为肠鸣音亢进，常见于机械性肠梗阻；偶尔听到或持续听诊 3～5 分钟才听到一次或听不到者，称为肠鸣音减弱或消失，见于急性腹膜炎或麻痹性肠梗阻等。

二、振水音

当胃内有大量液体和气体时可出现振水音。受检者取仰卧位，检查者将耳凑近上腹部，或将听诊器体件放于上腹部，示、中、环指在上腹三指并拢置于上腹部，手指与腹壁呈 70°，作数次急速而有力的冲击动作，若听到气、液撞击的声音，称为振水音。正常人在大量饮水后可出现上腹部振水音。但清晨空腹或餐后 6～8 小时后仍可听到振水音，则提示幽门梗阻、胃扩张等。

三、血管杂音

正常情况下无血管杂音。腹部血管病变时可听到相应部位的血管杂音，包括动脉性杂音和静脉性杂音。

动脉性杂音常在腹中部或腹部两侧（图 7－19）。腹中部的收缩期血管杂音常提示腹主动脉瘤或腹主动脉狭窄。前者可触到该部位搏动的肿块；后者则搏动减弱，下肢血压低于上肢，严重者触不到足背动脉搏动。若收缩期血管杂音在左、右上腹，常提示肾动脉的狭窄，可见于年轻的高血压患者。若该杂音出现在下腹两侧，应考虑髂动脉狭窄。当左叶肝癌压迫肝动脉或腹主动脉时，也可在肿块部位听到吹风样杂音或在肿瘤部位听到轻微的连续性杂音。

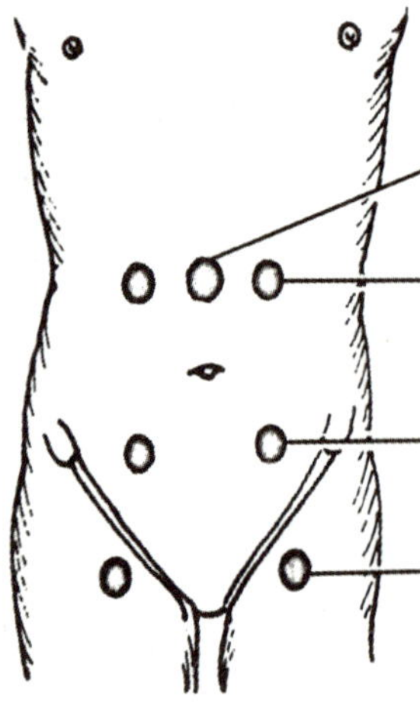

图 7－19　腹部动脉杂音听诊部位

静脉性杂音为一种柔和、连续的嗡鸣声，无收缩期和舒张期性质，常出现于脐周或上腹部。腹壁静脉曲张严重时，此音提示门静脉高压时的侧支循环形成。

第六节　腹部常见病变的主要症状和体征

一、消化性溃疡

消化性溃疡主要指发生在胃、十二指肠的深达黏膜肌层的慢性溃疡，是一种常见病、多发病。溃疡的形成与胃酸、胃蛋白酶的消化作用有关。

1. 症状　主要症状为长期性、周期性、节律性上腹痛。

（1）部位　胃溃疡多位于剑突下或偏左，十二指肠溃疡多位于中上腹或稍偏右，两者部位差异并非绝对。

（2）性质　疼痛性质不一，可为持续性隐痛、钝痛、胀痛、烧灼样痛、饥饿痛，溃疡穿透至浆膜层或穿孔时可有持续性剧痛。

（3）节律性　消化性溃疡的疼痛具有与进餐有关的节律性。胃溃疡疼痛多见于餐后 1 小时，至下一餐前已消失，呈进餐－疼痛－缓解；十二指肠溃疡疼痛多见于两餐之间，持续至下次进餐后缓解，呈疼痛－进餐－缓解，又称空腹痛或饥饿痛。晚间睡前或夜间出现疼痛，称夜间痛。

（4）周期性　疼痛好发于初春或秋末，发作期与缓解期相交替。

（5）长期性　呈慢性过程反复发作，多则数年、数十年。

（6）范围　一般如手掌大小，有局限的压痛点。当溃疡较深，特别是穿透性溃疡，疼痛可波及背部。

（7）诱因　饮食不当、烟酒嗜好、气候骤冷、过度紧张或服用损伤胃的药物，致疼痛发作或加重。

（8）伴随症状　腹胀、反酸、嗳气、恶心、呕吐、胃灼热、流涎等。

2. 体征　缓解期多无特异性体征，发作期如无并发症，仅于上腹疼痛区有压痛点，程度较轻。

二、肝硬化

肝硬化是一种肝细胞弥漫性损害引起肝组织纤维化和结节形成，导致正常肝小叶结构破坏、肝内循环障碍为特点的慢性肝病。临床上以肝功能损害和门脉高压为主要表现。

1. 症状　代偿期症状多较轻，缺乏特异性，常以乏力和食欲减退为主要表现，可伴有厌油、恶心、上腹不适或隐痛、腹胀、腹泻等症状。失代偿期上述症状加重，并可出现腹水、水肿、黄疸、出血及肝性脑病等。

2. 体征　肝硬化患者面色灰暗，无光泽，黄疸，蜘蛛痣，肝掌，男性乳房发育；肝脏早期肿大、晚期缩小，质地变硬，表面不光滑；脾脏轻至中度肿大；下肢水肿。失代偿期肝硬化均可出现门脉高压的表现。

（1）腹水　是失代偿期肝硬化最常见、最突出的临床表现。大量腹水时可见腹部隆起，腹壁绷紧，卧位呈蛙状腹，可有脐疝、下肢水肿，叩诊移动性浊音阳性，腹水量大时使膈抬高，可出现呼吸困难、心悸等不适。

（2）侧支循环的建立和开放　是门静脉高压的特征性表现。门静脉高压时导致静脉回流受阻，门静脉与腔静脉之间形成侧支循环。①食管－胃底静脉曲张：经门静脉系统的胃冠状静脉和经腔静脉系统的食管静脉形成侧支循环，使食管下端和胃底黏膜下形成静脉曲张，常因进食粗糙食物、胃酸侵蚀以及腹内压急剧增高导致曲张静脉破裂，表现为呕血、黑便、休克、肝性脑病，甚至危及生命。②腹壁静脉曲张：门静脉压力过高时使脐静脉与腹壁静脉之间形成侧支，使脐周静脉曲张，脐以上血流经胸壁静脉与腋静脉回流至上腔静脉，脐以下血流经大隐静脉与髂外静脉回流至下腔静脉，腹壁静脉高度曲张时可呈水母状外观，于脐附近或剑突下可听到呈连续性的静脉潺潺声。③痔静脉曲张：由分属门静脉系统、腔静脉系统的直肠上静脉与直肠下静脉和肛门静脉形成的侧支，扩张明显时可形成痔，痔破裂即可产生便血。

（3）脾大　脾脏因慢性淤血，纤维组织增生而肿大，可伴有脾功能亢进、全血细胞减少。

三、急性腹膜炎

当腹膜受到细菌感染或化学物质如胃、肠、胰液及胆汁的刺激时，即可引起腹膜急性炎症，称为急性腹膜炎。①按发病来源：可分为原发性和继发性。继发性腹膜炎多见，主要由腹腔内脏器穿孔、炎症、损伤破裂或手术感染等；原发性腹膜炎主要由病原体经血运而抵达腹腔，常见于抵抗力低下的患者，如肾病综合征或肝硬化患者。②按炎症范围：可分为弥漫性和局限性。弥漫性炎症广泛，可侵犯整个腹腔；局限性炎症被粘连分割在腹膜腔的局限区域。③按炎症开始时的性质：可分为无菌性和感染性。感染性腹膜炎则是由病原体直接侵袭腹膜所致。

1. 症状

（1）腹痛　剧烈呈持续性，常因变换体位而加剧。疼痛多自原发病变部位开始，炎症扩散后可延及全腹，但仍以原发病灶部位明显。

（2）恶心、呕吐　因腹膜受到刺激引起反射性恶心、呕吐，呕吐物为胃内容物。当出现麻痹性肠梗阻，呕吐物中含有胆汁甚至粪便样物。

（3）全身症状　常有发热，甚至休克。

2. 体征　急性危重面容、全身冷汗、表情痛苦、呼吸浅速，强迫仰卧位、双下肢屈曲；晚期精神萎靡、面色灰白、皮肤干燥、眼球内陷、血压下降、脉搏无力等。

腹部情况：典型腹膜炎三联征（腹肌紧张、压痛、反跳痛）。视诊可见腹式呼吸明显减弱或消失，炎性渗出物增多或肠管麻痹扩张时可见腹部膨隆。触诊时消化性溃疡穿孔导致腹膜受胃酸刺激腹肌强烈收缩而呈板状腹；当局限性腹膜炎局部脓肿形成、炎症与周围大网膜和肠管粘连时，局部可触及明显压痛的肿块。叩诊时由于胃肠穿孔，游离气体积聚于膈下，肝浊音界缩小或消失；腹腔有大量积液时，可叩出移动性浊音。听诊常发现肠鸣音减弱或消失。

四、急性阑尾炎

急性阑尾炎指阑尾的急性细菌性感染，急腹症中最常见的疾病。

1. 症状　主要表现为腹痛，多为转移性右下腹痛，即早期为中上腹或脐周弥散性疼痛，数小时后炎症波及浆膜层和腹膜壁层，出现右下腹疼痛。极少数患者因病情发展过快，疼痛一开始就局限于右下腹。常伴有恶心、呕吐、腹泻、便秘、发热等症状。

2. 体征　在病程早期上腹或脐周出现模糊不清的轻压痛，数小时后右下腹麦氏点出现显著而固定的压痛和反跳痛，这是诊断阑尾炎的重要依据。

当右手加压左下腹降结肠区，再用左手反复按压前上端，若出现右下腹痛，称为结肠充气征阳性，是由于结肠内气体倒流刺激发炎阑尾所致；当左侧卧位，两腿伸直，右腿被动向后过伸时发生右下腹痛，称为腰大肌征阳性，提示炎症阑尾位于盲肠后位。低位或盆腔内阑尾炎症，直肠右前壁明显局部触痛。

五、肠梗阻

肠梗阻是指肠内容物在肠道通过受阻所产生的一种常见的急腹症。根据产生原因可分为机械性肠梗阻、动力性肠梗阻、血运性肠梗阻等。

1. 症状

（1）腹痛　为最主要的症状。机械性肠梗阻时，由于平滑肌强烈收缩而出现阵发性剧烈绞痛，小肠梗阻的腹痛较大肠梗阻严重。高位肠梗阻腹痛多在上腹部，低位肠梗阻腹痛多在脐周，结肠梗阻腹痛多在下腹部。

（2）呕吐　早期即有反射性呕吐，呕吐物为胃肠内容物。高位梗阻呕吐发生早，呕吐量大，常有胃肠液及胆汁；低位肠梗阻呕吐发生较晚，可吐出粪臭味小肠内容物，如伴肠管血供障碍，可有咖啡色血性呕吐物；结肠梗阻一般无呕吐。

（3）腹胀及肛门停止排便排气　腹胀为肠道积气所致，小肠梗阻时以上腹部与中腹部明显，结肠梗阻时以上腹部与两侧腹部明显。患者常表现为肛门停止排便排气，但在完全性小肠梗阻的早期可排出大肠内的少量气体和粪便。

2. 体征　患者呈痛苦重症面容、脱水貌、脉搏细速、呼吸急促，甚至血压下降、休克等征象。腹部视诊可见腹部膨隆，小肠梗阻可见肠型及蠕动波。触诊可表现为腹肌紧张伴压痛，绞窄性肠梗阻时可有反跳痛。当腹腔有渗出液时移动性浊音阳性。机械性肠梗阻患者听诊时肠鸣音亢进，呈金属音调；麻痹性肠梗阻时肠鸣音减弱或消失。

（周　源）

目标检测

答案解析

一、选择题

【A1/A2 型题】

1. 腹部检查中，最为重要的是
   A. 视诊　B. 触诊　C. 听诊　D. 叩诊　E. 听诊

2. 腹部检查的正确顺序为
   A. 视诊、触诊、叩诊、听诊
   B. 视诊、听诊、触诊、叩诊
   C. 叩诊、视诊、触诊、听诊
   D. 听诊、视诊、触诊、叩诊
   E. 听诊、触诊、视诊、叩诊

3. 下列腹部检查错误的是
   A. 振水音可见于幽门梗阻
   B. 肋下扪及肝脏提示肝大
   C. 正常人不能扪及脾脏
   D. 肠鸣音消失可见于肠麻痹
   E. 正常人可触到腹主动脉搏动

4. 腹围正确的测量方法为
   A. 患者排尿后平卧，用软尺经脐绕腹一周，测得的周长为腹围
   B. 患者排尿后平卧，用软尺绕腹一周，测得的周长为腹围
   C. 患者排尿后平卧，用软尺经两髂前上棘绕腹一周，测得的周长为腹围
   D. 患者排尿后平卧，用软尺经两侧肋弓下缘绕腹一周，测得的周长为腹围
   E. 患者排尿后平卧，用软尺经上腹部绕腹一周，测得的周长为腹围

5. 腹部移动性浊音阳性，游离腹水量至少达
A. 300ml　B. 500ml　C. 800ml
D. 1000ml　E. 1500ml

6. 液波震颤阳性提示腹水量至少已达
A. 1000ml　B. 2000ml　C. 1500ml
D. 2500ml　E. 3000～4000ml

7. 下列病变可使肝浊音界下移的是
A. 肺不张　B. 肺气肿　C. 大叶性肺炎
D. 肝硬变　E. 肝脓肿

8. 腹水患者，深部触诊法不能触及肝脏时可用
A. 钩指触诊法　B. 单手触诊法　C. 浮沉触诊法
D. 双手触诊法　E. 滑动触诊法

9. 叩诊肝脏发现肝浊音界消失，见于
A. 暴发性肝炎　B. 胃肠胀气　C. 肝硬化
D. 急性胃肠穿孔　E. 急性肝坏死

10. 反复发作的上腹部空腹痛或夜间痛，吃食物或服碱性药物可缓解，提示
A. 胆囊炎　B. 胰腺炎　C. 胃溃疡
D. 十二指肠溃疡　E. 肝炎

11. 患者，女性，23 岁。满腹剧痛 10 小时，腹部检查发现腹式呼吸运动减弱，腹部稍隆起，触诊见全腹腹肌紧张，压痛和反跳痛。该患者最有可能的诊断是
A. 急性腹膜炎　B. 急性阑尾炎　C. 急性胰腺炎
D. 门静脉性肝硬变　E. 结核性腹膜炎

12. 患者，男性，21 岁。突发脐周疼痛，呈进行性加重并逐渐转至右下腹，伴恶心呕吐，右下腹局部压痛。最可能是
A. 急性阑尾炎　B. 急性胆囊炎　C. 急性胃穿孔
D. 胆道蛔虫症　E. 胆结石

13. 患者，男性，28 岁。腹部剧烈阵发性绞痛 3 小时，伴呕吐。腹部检查发现肠鸣音 9 次/分，高亢伴金属音。最有可能的诊断为
A. 机械性肠梗阻　B. 麻痹性肠梗阻　C. 急性胃肠炎
D. 急性胃肠出血　E. 血管性肠梗阻

【A3/A4 型题】

（14～15 题共用题干）

患者，女性，52 岁。有乙肝病史 20 年，近来感腹胀而就诊。查体：面部见蜘蛛痣，腹肌柔软，移动性浊音阳性。

14. 该患者病史及临床表现支持的诊断是
A. 肝硬化腹水　B. 卵巢囊肿　C. 肥胖
D. 肠穿孔　E. 肠梗阻

15. 治疗后移动性浊音消失。1 年后复查，腹部出现液波震颤，提示
A. 腹腔积液增多　B. 腹腔积液减少　C. 腹腔积液消失
D. 腹壁水肿　E. 肾盂积液

二、思考题

患者，男性，48 岁。20 年前患乙型病毒性肝炎，迁延未愈。近 4 年来，患者常感全身乏力、食欲欠佳，时有牙龈出血和鼻出血。半年来患者腹围明显增大，下肢水肿，尿量减少。请问：如何对该患者进行腹部检查？可能会发现哪些重要体征？

书网融合……

本章小结　　微课 1　　微课 2　　题库

第八章　生殖器、肛门和直肠检查

PPT

学习目标

1. 通过本章学习，重点把握直肠指诊的检查方法及临床意义、肛门和直肠检查常用体位及适应证。

2. 学会运用所学生殖器、肛门和直肠检查的知识能够初步为患者进行相关疾病的筛查，具有良好的医患沟通能力及科学、严谨的学习态度和工作作风。

情境导入

情境描述　患者，女性，50 岁。因“反复便血 1 个月”就诊。患者 1 个月前出现排便时出血，多为鲜血附于粪便表面，无局部疼痛，无肿块脱出。

讨论　患者初步诊断是什么？进行肛门、直肠检查时，患者应采取何种体位？

第一节　男性生殖器检查

微课

男性生殖器的检查主要包括外生殖器（阴茎及阴囊）和内生殖器（前列腺及精囊）。阴囊内有睾丸、附睾及精索等。检查时应让患者充分暴露外阴部，双下肢取外展位，视诊和触诊相结合，逐一检查外生殖器和内生殖器。

一、阴茎

阴茎为前端膨大的圆柱体，正常成年人阴茎长 7～10cm。阴茎分为头、体、根三部分，由 2 个阴茎海绵体和 1 个尿道海绵体组成。检查顺序和内容如下。

1. 包皮　阴茎的皮肤在阴茎前向内翻转覆盖于阴茎表面称为包皮。成年人阴茎松弛时包皮不应掩盖尿道口，翻起包皮后应露出阴茎头。若包皮翻起后不能露出尿道外口或阴茎头者称为包茎。见于先天性包皮口狭窄或炎症、外伤后粘连。若包皮长度超过阴茎头，但翻起后能露出尿道口或阴茎头者称为包皮过长。包皮过长或包茎易引起尿道外口或阴茎头感染、嵌顿，或导致污垢易于残留，常被视为阴茎癌的重要致病因素之一，故提倡早期手术处理。

2. 阴茎头与阴茎颈　阴茎前端膨大部分称阴茎头，俗称龟头。在阴茎头、颈交界处有一环形浅沟，称为阴茎颈或阴茎头冠。检查时应将包皮上翻暴露全部阴茎头及阴茎颈，观察其表面的色泽、有无充血、水肿、分泌物及结节等。正常阴茎头红润、光滑，无结节及红肿。常见的异常表现如下。①阴茎癌：有硬结并伴有暗红色溃疡、易出血或融合成菜花状。②下疳：阴茎颈部可出现单个椭圆形质硬溃疡，愈后有瘢痕，此征对梅毒的诊断有重要价值。③尖锐湿疣：阴茎头部可出现淡红色小丘疹融合成蕈样，呈乳头状突起。

3. 尿道口　检查者用拇指和示指轻轻挤压阴茎头使尿道张开，观察尿道口有无红肿、分泌物及溃疡，尿道口是否狭窄、有无尿道口异位。常见的异常表现有：①淋球菌或其他病原体感染所致的尿道炎常可见尿道口红肿、分泌物、溃疡、触痛等。②先天性畸形或炎症粘连可见尿道口狭窄。③尿道下裂时尿道口位于阴茎腹面，如嘱患者排尿，裂口处常有尿液溢出。

4. 阴茎大小与形态 成年人阴茎过小呈婴儿型阴茎，见于垂体功能或性腺功能不全患者；在儿童期阴茎过大呈成人型阴茎，见于性早熟，如促性腺激素过早分泌。假性性早熟见于睾丸间质细胞瘤患者。

二、阴囊

阴囊为腹壁的延续部分，阴囊内中间有一隔膜将其分为左、右两个囊腔，每囊内有睾丸、精索及附睾。检查时患者取立位或仰卧位，两腿稍分开，先观察阴囊的皮肤和外形，再进行阴囊触诊，方法是检查者将双手拇指置于阴囊前面，其余手指放在阴囊后面，拇指作来回滑动触诊，可双手同时进行，也可用单手触诊。

1. 阴囊皮肤及外形 正常阴囊皮肤呈深暗色，多皱褶。常见的异常表现有阴囊湿疹、阴囊水肿、阴囊象皮肿、阴囊鞘膜积液和阴囊疝等。阴囊鞘膜积液时阴囊肿大，触之有水囊样感，不同病因所致鞘膜积液有时难以鉴别，如阴囊疝与睾丸肿瘤，透光试验有助于两者的鉴别。透光试验简便易行，可用不透明的纸片卷成圆筒，一端置于肿大的阴囊部位，对侧阴囊用手电筒照，从纸筒另一端观察阴囊透光情况。阴囊呈橙红色均质的半透明状，而阴囊疝或睾丸肿瘤则不透光。

2. 睾丸 左、右各一，椭圆形，表面光滑柔韧。检查时应注意睾丸的大小、形状、硬度及有无触压痛等，并作两侧对比。睾丸急性肿痛伴压痛明显者，见于急性睾丸炎；睾丸慢性肿痛多由结核引起；一侧睾丸肿大、质硬并有结节，考虑睾丸肿瘤或白血病细胞浸润。

3. 附睾 是贮存精子和促进精子成熟的器官，位于睾丸后外侧，其上端膨大为附睾头，下端细小如囊锥状为附睾尾。检查时医师用拇指和示、中指触诊。触诊时应注意附睾的大小、有无结节和压痛；急性炎症时肿痛明显，且伴睾丸肿大，附睾和睾丸分界不清；慢性附睾炎则附睾肿大而压痛轻。若附睾肿大而无压痛，质硬并有结节感，伴有输精管增粗且呈串珠状，可能为附睾结核。结核病灶可与阴囊皮肤粘连，破溃后易形成瘘管。

4. 精索 为柔软的条索状圆形结构，由腹股沟管外口延续至附睾上端。检查时医师用拇指和示指触诊精索，从附睾摸到腹股沟环。正常精索柔软、无压痛。若呈串珠状肿胀，考虑为输精管结核；若有挤压痛伴局部皮肤红肿多见于精索急性炎症；靠近附睾的精索触及硬结，常由丝虫病所致；精索呈蚯蚓团样感多为精索静脉曲张所致。

三、前列腺

前列腺位于膀胱下方、耻骨联合后约2cm处，形状似前后稍扁的栗子，其上端宽大，下端窄小，后面较平坦。正中有纵行浅沟，将其分为左、右两叶，尿道从前列腺中纵行穿过，排泄管开口于尿道前列腺部。检查时被检查者取肘膝卧位，跪卧于检查台上，也可采用右侧卧位或站立弯腰位。检查者示指戴指套（或手套），指端涂适量润滑剂，徐徐插入肛门，向腹侧触诊（图8-1）。正常人前列腺质韧而有弹性，左、右两叶之间可触及正中沟。前列腺正中沟消失，表面光滑、质韧，无压痛及粘连，多见于老年人良性前列腺肥大；前列腺肿大且有明显压痛，多见于急性前列腺炎；前列腺肿大、质硬、无压痛，表面呈结节状，多见于前列腺癌。前列腺触诊时可同时作前列腺按摩留取前列腺液做化验检查。

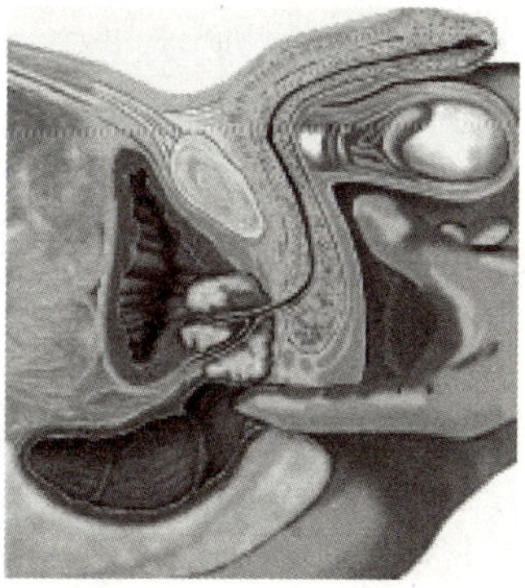

图8-1 前列腺指诊

四、精囊

精囊位于前列腺外上方，为菱锥形囊状非成对的附属性腺，其排泄管与输精管末端汇合成射精管。正常精囊柔软、光滑，肛门指检不易触及，精囊病变常继发于前列腺病变。精囊呈索条状肿胀并有触压痛多为炎症引起；精囊表面呈结节状多因结核所致；精囊表面触及肿大硬结应考虑前列腺癌。

素质提升

树立保护患者隐私的观念

在医疗过程中应严格遵循医学理论原则，医务人员在医疗中应一切从患者的利益出发，权衡利弊，充分尊重患者的权利和要求，严格遵循医学伦理原则，尽可能减少对患者造成身体上和精神上的伤害。医务人员切不可以医者自居迫使患者不自愿接受临床检查。在医疗过程中保护患者的隐私，是医务人员的基本职业道德规范。涉及患者隐私或隐私部位，没有患者的同意，医务人员不得泄露。不得随意议论患者的隐私，要有严肃的医疗态度，避免对患者产生言语或动作的不良刺激。只有严格遵循医学伦理原则，才能保障患者权利不受侵害，才能保证患者对医疗过程的支持与配合。

第二节　女性生殖器检查

女性生殖器包括内、外生殖器两部分，一般情况下女性患者不常规进行生殖器检查，如有适应证或疑有妇产科疾病时应进行此项检查。男医师检查女患者时，须有女医务人员在场。检查时患者应排空膀胱，暴露下身，仰卧于检查台上，两腿外展、屈膝，医师戴无菌手套进行检查。

一、外生殖器

1. 阴阜　位于耻骨联合前面，为皮下脂肪丰富、柔软的脂肪垫。性成熟后皮肤有呈倒三角形分布的阴毛，为女性第二性征。若阴毛先浓密后脱落而明显稀少或缺如，见于性功能减退症或希恩综合征等；阴毛明显增多，呈男性分布，多见于肾上腺皮质功能亢进。

2. 大阴唇　为一对纵行长圆形隆起的皮肤皱襞，富含脂肪及弹力纤维。性成熟后表面有阴毛，未生育妇女两侧大阴唇自然合拢遮盖外阴；经产妇两侧大阴唇常分开；老年人或绝经后则常萎缩。

3. 小阴唇　位于大阴唇的内侧，为一对较薄的皮肤皱襞，两侧小阴唇常合拢遮盖阴道外口，其表面光滑、呈浅红色或褐色，前端融合后包绕阴蒂，后端彼此会合形成阴唇系带。小阴唇炎症时常有红肿疼痛。局部色素脱失见于白斑症；若有结节、溃烂考虑癌变可能；如有乳突状或蕈样突起见于尖锐湿疣。

4. 阴蒂　为两侧小阴唇前端会合处与大阴唇前连合之间的隆起部分，外表为阴蒂包皮。阴蒂过小见于性发育不全，过大应考虑两性畸形；红肿见于外阴炎症。

5. 阴道前庭　为两侧小阴唇之间的菱形裂隙，前部有尿道口，后部有阴道口。前庭大腺分居于阴道口两侧，开口于小阴唇与处女膜的沟内。如有炎症则局部红肿、硬痛并有脓液溢出。肿大明显而压痛轻，可见于前庭大腺囊肿。

二、内生殖器

1. 阴道　为生殖通道，富于收缩和伸展性。检查时，医师用拇、示指分开两侧小阴唇，在前庭后部可见阴道外口，其周围有处女膜。处女膜外形有不同类型，未婚女性一般不做阴道检查，但已婚妇女有指征者不能省略该项检查。正常阴道黏膜呈浅红色，柔软、光滑。检查时应注意其紧张度，有无瘢痕、肿块、分泌物、出血等，并观察宫颈有无溃烂及新生物形成。

2. 子宫　为中空的肌质器官，位于骨盆腔中央，呈倒梨形。触诊子宫应以双合诊进行检查（图 8－2）。正常宫颈表面光滑，妊娠时质软呈紫色。检查时应注意宫颈有无充血、糜烂、肥大及息肉。环绕宫颈周围的阴道分前后，左右穹隆，后穹隆最深，为诊断性穿刺的部位。正常成年未孕子宫长约 7.5cm，宽约 4cm，厚约 2.5cm；产后妇女子宫增大，触之较韧，光滑无压痛，子宫体积匀称性增大见于妊娠；非匀称性增大见于各种肿瘤。

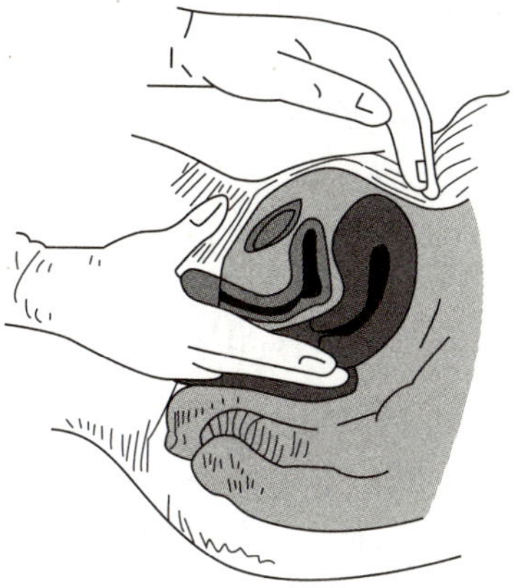

图 8－2　子宫双合诊

3. 输卵管　长 8～14cm。正常输卵管表面光滑、质韧无压痛。输卵管肿胀、增粗或有结节、弯曲或僵直，且常与周围组织粘连、固定，明显触压痛者，多见于急、慢性炎症或结核。明显肿大可为输卵管积脓或积水。双侧输卵管病变，管腔变窄或梗阻，则难以受孕。

4. 卵巢　为一对扁椭圆形性腺，触诊多用双合诊。成人女性的卵巢约 4cm×3cm×1cm 大小，表面光滑、质软；绝经后萎缩变小、变硬。卵巢增大有压痛常见于卵巢炎症；卵巢囊肿常可出现卵巢不同程度肿大。

第三节　肛门与直肠检查

进行肛门及直肠检查时，应向被检查者说明检查目的、步骤、重要性及可能的不适，以取得其配合。

一、检查体位

检查时可根据病情需要采取合适的体位，以达到所需的检查目的，常用体位包括以下几种（图 8－3）。

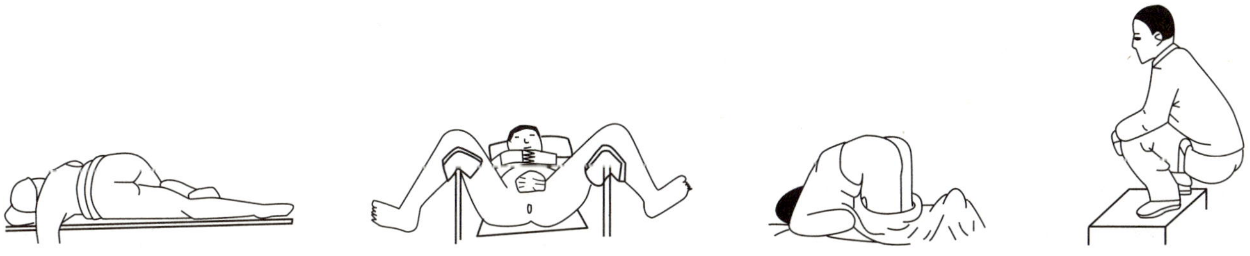

A　　B　　C　　D

图 8－3　肛门与直肠检查体位

A. 肘膝位　B. 左侧卧位　C. 截石位　D. 蹲位

1. 肘膝位　被检查者两肘关节屈曲，置于检查台上，胸部尽量靠近台面，两膝关节屈曲成直角跪于检查台上，臀部抬高。此体位常用于前列腺、精囊的检查及乙状结肠镜检、直肠镜检等。

2. 左侧卧位 被检查者取左侧卧位，左腿伸直，右腿向腹部屈曲，臀部靠近检查台右边。此体位适用于病重、年老体弱或女性患者。

3. 仰卧位或截石位 被检查者仰卧于检查台上、臀部垫高，两腿屈曲、抬高并外展。此体位适用于膀胱直肠窝的检查，也可进行直肠双合诊，即左手在下腹部，右手示指在直肠内，双手配合，以检查盆腔脏器病变情况。

4. 蹲位 被检查者下蹲呈排便姿势，屏气用力。此体位适用于检查直肠脱垂、内痔及直肠息肉等。

二、检查方法

肛门与直肠检查以视诊、触诊为主，辅以内镜检查。检查时所发现的病变如肿块、溃疡等应按时钟方向记录，并注明检查体位。如仰卧位时肛门前正中点为12点钟位，后正中点为6点钟位，而肘膝位的时钟位则与此相反。

（一）视诊

医师用手将被检查者臀部分开，观察肛门及其周围皮肤颜色及皱褶。正常皮肤颜色较深，皱褶自肛门呈放射状。常见的异常表现如下。

1. 肛门闭锁与狭窄 多见于新生儿先天性畸形。

2. 肛门瘢痕及红肿 肛门周围瘢痕多见于感染、外伤或手术；肛门周围红肿及压痛，常见于肛门周围脓肿或炎症。

3. 肛裂 是肛管下段（齿状线以下）深达皮肤全层的纵行及梭形裂口或感染性溃疡。患者排便时自觉疼痛，粪便可附有少许鲜血。视诊可见肛门有裂口。触诊时有明显触压痛。

4. 痔 是直肠下端黏膜下或肛管边缘皮下的静脉丛扩大和曲张所致的静脉团。内痔位于齿状线以上，表面被直肠下端黏膜所覆盖，在肛门内口可查到柔软的紫红色包块，排便时可突出肛门外。外痔位于齿状线以下，表面被肛管皮肤所覆盖，在肛门外口可见紫红色柔软包块。混合痔在齿状线上、下均可发现紫红色包块，具有内、外痔的特点（图8-4）。

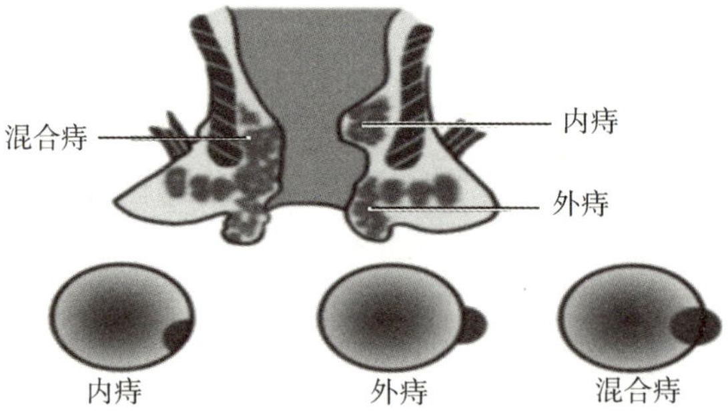

图8-4 内痔、外痔和混合痔

5. 肛门直肠瘘 简称肛瘘，有内口和外口，内口在直肠或肛管内，接管经过肛门软组织开口于肛门周围皮肤，肛瘘多为肛管或直肠周围脓肿与结核所致，不易愈合，检查时可见肛门周围皮肤有瘘管开口，有时有脓性分泌物流出，在直肠或肛管内可见接管的内口或伴有硬结。

6. 直肠脱垂 又称脱肛，是指肛管、直肠或乙状结肠下端的肠壁，部分或全层向外翻而脱出于肛门外。检查时患者取蹲位，观察肛门外有无突出物。如无突出物或突出不明显，让患者屏气作排便动作时肛门外可见紫红色球状突出物，且随排便力气加大而突出更为明显。此即直肠部分脱垂（黏膜脱垂），停止排便时突出物常可回复至肛门内；若突出物呈椭圆形块状物，表面有环形皱襞，即为直肠完全脱垂（直肠壁全层脱垂），停止排便时不易回复。

（二）触诊

肛门和直肠触诊通常称为肛诊或直肠指诊。患者可采取肘膝位、左侧卧位或仰卧位等。触诊时医生右手示指戴指套或手套，并涂以润滑剂，如液状石蜡，将示指置于肛门外口轻轻按摩，等患者肛门括约肌适应放松后，再缓缓插入肛门、直肠内。先检查肛门及括约肌的紧张度，再查肛管及直肠的内壁。注意有无压痛及黏膜是否光滑，有无肿块及搏动感。直肠指诊时应注意有无以下异常改变：①直肠剧烈触痛，常因肛裂及感染引起；②触痛伴有波动感见于肛门、直肠周围脓肿；③直肠内触及柔软、光滑而有弹性的包块常为直肠息肉；④触及坚硬凹凸不平的包块，应考虑直肠癌；⑤指诊后指套表面带有黏液、脓液或血液，应取其涂片镜检或作细菌学检查。如直肠病变病因不明，应进一步作内镜检查，如直肠镜和乙状结肠镜（见内镜检查），以助鉴别。男性直肠指检还可触诊前列腺与精囊，女性则可检查子宫颈、子宫、输卵管等。必要时配用双合诊。直肠指检对以上器官的疾病诊断有重要价值，此外对盆腔的其他疾病如阑尾炎也有诊断意义。

（邹怡航）

答案解析

目标检测

一、选择题

【A1/A2 型题】

1. 肛门、直肠视诊常见的异常表现不包括
   A. 肛门狭窄　B. 肛裂　C. 肛门闭锁
   D. 直肠息肉　E. 外痔
2. 阴囊透光试验阳性见于
   A. 阴囊湿疹　B. 睾丸肿瘤　C. 阴囊疝
   D. 阴囊鞘膜积液　E. 阴囊象皮肿
3. 直肠肛周脓肿者可表现为
   A. 直肠触痛伴有波动感
   B. 直肠剧烈触痛
   C. 直肠内触及坚硬、凹凸不平的包块
   D. 直肠内触及柔软、光滑而有弹性的包块
   E. 指诊后指套带有黏液、脓血或血块
4. 阴茎头表现为硬结并伴有暗红色溃疡、易出血或融合成菜花状，应考虑
   A. 尖锐湿疣　B. 梅毒　C. 淋病
   D. 阴茎癌　E. 湿疹
5. 患者，女性，88 岁。冠心病、高血压多年，怀疑直肠癌。行直肠指检时常采用的体位是
   A. 肘膝位　B. 右侧卧位　C. 蹲位
   D. 左侧卧位　E. 截石位

6. 患者，男性，36 岁。排便时有一组织团块脱出肛门，便后可自行回纳，伴无痛性出血。对脱出的组织团块进行视诊时常采用的体位是

A. 肘膝位　　B. 右侧卧位　　C. 蹲位

D. 左侧卧位　　E. 截石位

7. 患者，女性，40 岁。妇科检查时发现其小阴唇有乳突状突起，考虑是

A. 小阴唇炎症　　B. 梅毒　　C. 癌症

D. 正常　　E. 尖锐湿疣

书网融合……

本章小结　　微课　　题库

第九章 脊柱和四肢检查

PPT

学习目标

1. 通过本章学习，熟悉脊柱和四肢常见的异常表现及临床意义，重点掌握脊柱和四肢的检查方法。

2. 学会运用所学脊柱和四肢检查的知识能够初步为患者进行相关疾病的筛查，具有良好的医患沟通能力及敏锐的观察力。

情境导入

情境描述　患者，男性，52 岁。因“腰痛半年”就诊。患者诉半年前无明显诱因出现腰部疼痛，伴右下肢麻木感。入院初步诊断为腰椎间盘突出症。

讨论　查体时，可以做哪些检查了解患者的脊柱情况？

第一节　脊柱检查

微课

脊柱是躯体的中轴骨，具有支撑头、躯干、上肢的重量和附加重量，减缓振荡，维持躯干平衡，保护脊髓及神经根的重要作用。脊柱的病变主要表现为局部疼痛、姿势异常及活动受限。检查的内容主要包括：脊柱的弯曲度、活动度、压痛及叩击痛。

素质提升

“医者仁心”大爱情怀

梁益建，成都市第三人民医院骨科主任，国内顶级的极重度脊柱畸形矫正专家，从医三十年来梁益建凭借精湛的医术挽救了上千患者的生命，为无数“低头”病患开启了他们的“抬头人生”，除了过硬的技术他更富有一颗仁爱之心，鼓励患者笑对人生，主动帮患者解决难题，为贫困患者筹钱。在患者眼中，他是华佗再世；而在同行眼中，是勇攀医学高峰的勇者，不断探索医学的边界。

找到梁益建医生的，大多是无路可走的极重度脊柱畸形患者。为了让患者尽快得到治疗，他除了经常向医院申请减免患者就治费用外，还常常为拿不出钱来的患者向朋友或者公益基金筹款进行治疗。2014 年和 2015 年，梁益建联系智善基金两次奔赴西藏义诊，以他的精湛技艺和良好口碑获得基金会近五百万的捐款，帮助了 200 余名患者。从自己捐钱、找朋友帮助筹款，到与智善公益基金会展开合作，带动了社会投入帮助脊柱畸形患者，解除了大量患者的病痛。

一、脊柱弯曲度

（一）生理性弯曲

正常人直立时，脊柱从侧面观察有 4 个生理弯曲，即颈段稍向前凸、胸段稍向后凸、腰椎明显向前凸、骶椎明显向后凸。检查时，让患者取站立位或坐位，从后面观察脊柱有无侧弯。轻度侧弯时需借助触诊确定，检查者用示、中或拇指以适当的压力沿脊椎的棘突从上向下划压，使皮肤上出现一条红色充血痕，通过观察此痕判断脊柱有无侧弯。正常人脊柱无侧弯。除以上方法检查外还应侧面观察脊柱各部形态，判断脊柱有无前后突出畸形。

（二）病理性变形

1. 颈椎变形 检查颈部时患者立位处于自然姿势，观察颈部有无侧偏、前屈、过度后伸或僵直感。颈侧偏见于先天性斜颈，患者头向一侧倾斜，患侧胸锁乳突肌隆起。

2. 脊柱后凸 脊柱过度后弯称为脊柱后凸，俗称驼背，常发生在胸段脊柱，表现为前胸凹陷，头颈部前倾。脊柱胸段后凸的病因常见于佝偻病、结核病（脊柱结核因脊椎椎体破坏致使棘突明显向后突出，可呈现成角畸形）、强制性脊柱炎、脊柱退行性病变及外伤等。

3. 脊柱前凸 脊柱过度向前凸出性弯曲称为脊柱前凸，多发生在腰椎部位。主要表现为腹部明显向前突出，臀部明显向后突出。可见于妊娠晚期、腹腔巨大肿瘤、大量腹水、第五腰椎向前滑脱、水平骶椎（腰骶角 >34°）、先天性髋关节后脱位、髋关节结核等。

4. 脊柱侧凸 脊柱偏离后正中线向左、右或两侧均偏曲，称为脊柱侧凸，包括以下几种。

（1）姿势性侧凸 无脊柱结构的异常。早期脊柱的弯曲度多不固定，通过改变体位可使侧凸得以纠正，如平卧位或向前弯腰时脊柱侧凸可消失。常见病因有儿童发育期坐或立姿势不良、下肢长短不齐和肌力不平衡（如椎间盘突出症、脊髓灰质炎）等。

（2）器质性侧凸 特点是改变体位不能使侧凸得到纠正。常见病因有先天性脊柱发育不全、营养不良、肌肉麻痹、肩部或胸廓畸形、慢性胸膜肥厚及胸膜粘连等。

二、脊柱活动度

1. 正常活动度 正常脊柱具有一定的活动度，不同部位的脊柱活动范围不同，如颈、腰段脊柱活动度最大，胸段脊柱活动度最小，骶椎和尾椎几乎无活动性（成年人两者已融合成骨块状）。正常人在直立、骨盆固定时，颈段、胸段、腰段脊柱活动范围参考值如表 9－1。

表 9－1 颈、胸、腰椎活动范围

	前屈	后伸	左右侧弯	旋转度（一侧）
颈椎	35°～45°	35°～45°	45°	60°～80°
胸椎	30°	20°	20°	35°
腰椎	75°～90°	30°	20°～35°	30°
全脊柱	128°	125°	73.5°	115°

注：由于年龄、活动训练以及脊柱结构差异等因素，脊柱活动范围存在较大的个体差异。

2. 活动受限 检查颈段脊柱活动度时，医师固定患者肩部，嘱患者做前屈后伸，侧弯及左右旋转等动作。检查腰段时，固定骨盆，做相关活动检查。对脊柱外伤、可疑骨折或关节脱位者，应尽量避免脊柱活动，防止损伤脊髓，如需搬动，则需注意保护和固定脊柱（图 9－1）。颈及软组织有病变时，活动常不能达以上范围，否则有疼痛感，严重时出现僵直。脊柱颈椎段活动受限常见原因：①颈部肌纤维组织炎及韧带受损；②颈椎病；③结核或肿瘤浸润；④颈椎外伤、骨折或关节脱位等。脊柱腰椎段活动受限常见原因：①腰部肌纤维组织炎及韧带受损；②腰椎椎管狭窄；③椎间盘突出；④腰椎结核或肿瘤；⑤腰椎骨折或脱位等。

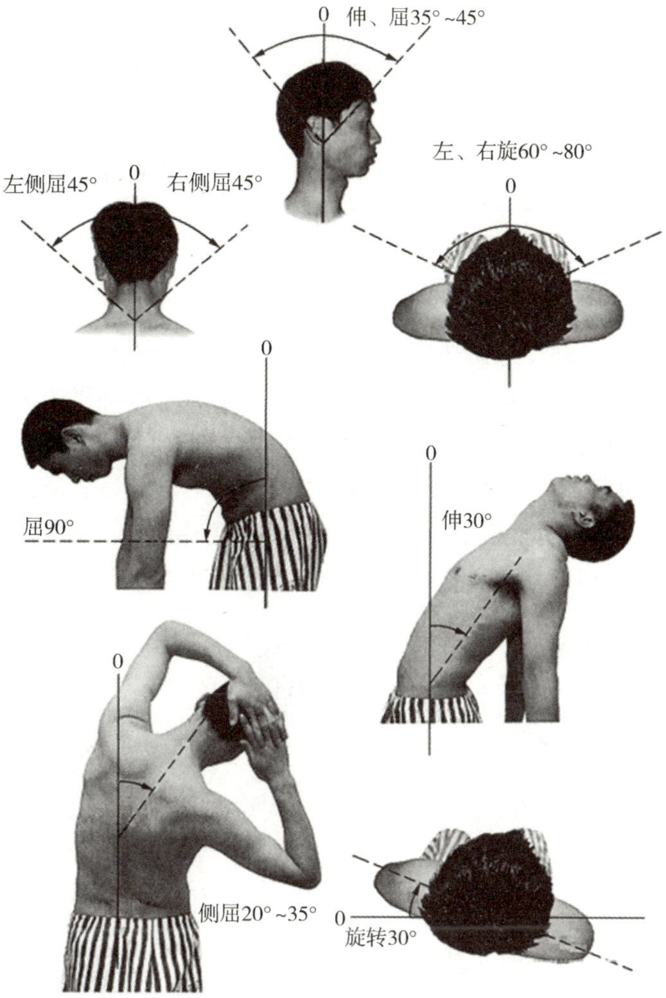

图 9-1　脊柱活动度示意图

三、脊柱压痛与叩击痛

1. 压痛　脊柱压痛检查方法是嘱患者取端坐位，身体略向前倾，检查者用右拇指自上而下逐一按压脊椎棘突及椎旁肌肉，正常情况应均无压痛。若有压痛，提示压痛部位可能有病变，并以第 7 颈椎棘突为标志计数病变椎体的位置。

颈椎压痛可见于颈椎病、颈部肌纤维组织炎、颈肋综合征、落枕等。胸腰椎压痛可见于胸腰椎外伤或骨折、椎间盘突出、结核、腰背肌纤维组织炎及劳损等。

2. 叩击痛　脊柱叩击方法有直接和间接叩击法。①直接叩击法：用叩诊锤或中指直接逐一垂直叩击脊椎棘突，了解有无叩击痛。此法多用于检查胸椎及腰椎；颈椎因位置深，其骨关节损伤时一般不用此法检查。②间接叩击法：患者取坐位，检查者将左手掌面放于患者头顶，右手半握拳以小鱼际部位叩击左手背，了解脊柱各部位有无疼痛，也称冲击痛或传导痛。

正常脊柱无叩击痛。如疼痛阳性可见于脊柱骨折、椎间盘突出、结核、肿瘤等。叩击痛的部位多为病变部位。但若有颈椎病或颈椎间盘脱出症，间接叩击时可出现上肢的放射痛。

第二节 四肢与关节检查

四肢及关节的检查以视诊和触诊为主，特殊情况下采用叩诊和听诊，注意双侧对比。检查内容主要包括关节、软组织、肢体的位置和形态、功能有无异常等。

一、上肢

1. 肩关节 嘱被检者脱去上衣，取坐位，在良好的照明情况下，观察双肩的外形有无改变，正常人双肩对称，呈弧形。嘱患者做自主运动，观察有无活动受限，或医师固定肩胛骨，另一手持前臂进行多个方向的活动。外展可达90°、内收45°、前屈90°、后伸35°、旋转45°。肩关节变形（图9－2）包括以下几种。①“方肩”：见于肩关节脱位或三角肌萎缩，表现为肩关节弧形轮廓消失，肩峰突出。②两侧肩关节高低不平，颈短耸肩，见于先天性肩胛高耸症和脊柱侧弯。③“肩章状肩”：见于外伤性肩锁关节脱位，表现为肩部突出畸形如戴肩章。④一侧肩关节下垂：见于锁骨骨折。

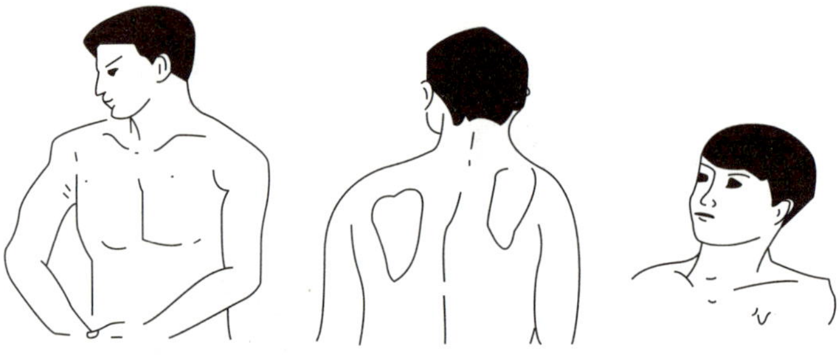

图9－2 常见肩关节变形

2. 肘关节 正常人肘关节双侧对称、伸直时呈轻度外翻呈一角度，称携物角，5°～15°。肘关节活动正常时屈135°～150°，旋前（手背向上转动）80°～90°，旋后（手背向下转动）80°～90°。检查时嘱患者伸直双上肢，手掌向前，左右对比。若此角＞15°为肘外翻，＜0°为肘内翻。肘关节变形包括：①髁上骨折，表现为肘窝上方突出。②桡骨头脱位，表现为肘窝外下方向桡侧突出。③肘关节后脱位，表现为鹰嘴向肘后方突出。

3. 腕关节 手的功能位置为腕背伸30°并稍偏尺侧，呈握茶杯姿势。手自然休息姿势呈半握拳状。导致腕关节形态异常的常见疾病如下。①腕关节脱位、腕关节骨折：可引起畸形。②腱鞘滑膜炎：腕关节背面或掌面呈结节状隆起，触之柔软，按之疼痛，多影响关节活动，见于类风湿关节炎或结核性病变。③腱鞘囊肿：腕关节背面或桡侧有圆形无痛性囊状隆起，触之坚韧，推之可沿肌腱的平行方向稍微移动，见于肌腱过度活动等。④腱鞘纤维脂肪瘤：腕关节背面见一柔韧的隆起物，随肌腱推动而来回移动，无压痛。⑤软组织炎症、扭伤等。⑥桡神经损伤：可致腕垂症。

4. 手指

（1）匙状甲 又称反甲，表现为指甲中央凹陷，边缘翘起，指甲变薄，表面粗糙有条纹，似匙状（图9－3）。常见于缺铁性贫血、高原疾病，偶见于风湿热、甲藓等。

（2）杵状指（趾） 表现为手指或脚趾末端增宽、增厚明显，指（趾）甲呈拱形隆起如杵状（图9－4）。其发病可能与慢性缺氧、代谢障碍及中毒性损害有关，缺氧时末端肢体毛细血管增生扩张，因血流丰富致软组织增生，末端膨大。常见于慢性肺脓肿、原发性支气管肺癌、发绀型先天性心脏病、亚急性感染性心内炎及肝硬化等疾病。

（3）指关节变形　①梭形关节：表现为关节呈梭状，常双侧受损，指关节或掌关节活动功能受限及僵直，常见于类风湿关节炎。②爪形手：手掌的骨间肌和小鱼际肌明显萎缩，致使手指关节呈鸟爪样，见于尺神经损伤、进行性肌萎缩、脊髓空洞及麻风等。③其他：如老年性骨关节炎等。

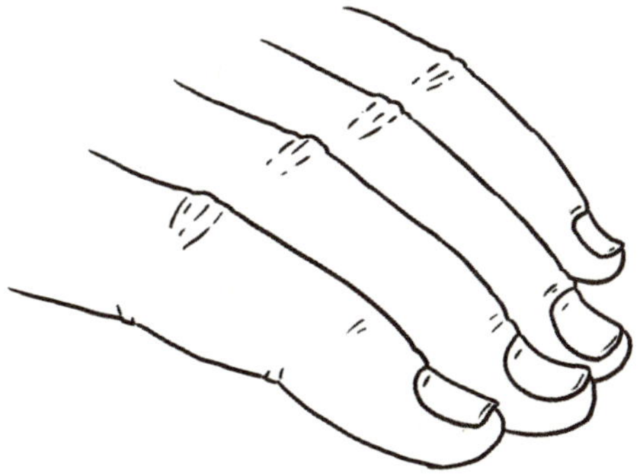

图 9－3　匙状甲

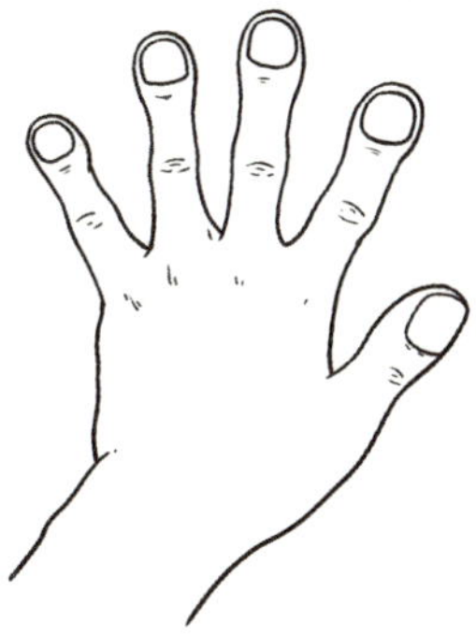

图 9－4　杵状指

二、下肢

正常双下肢等长，粗细一致，无肌肉萎缩、静脉曲张、肿胀、出血点等。双侧关节对称，活动不受限，无红肿热痛，无畸形。

1. 髋关节　髋关节变形的常见疾病有髋关节脱位、股骨干及股骨头骨折错位等。常见的异常改变如下。

（1）畸形　①内收畸形：正常时双下肢可伸直并拢，如一侧下肢向对侧偏移超越躯干正中线，不能外展。②外展畸形：下肢向外侧偏移，离开正中线，不能内收。③旋转畸形：正常人髌骨和拇趾均指向上方，若向内外侧偏斜，为髋关节内外旋畸形。

（2）肿胀及皮肤皱褶　腹股沟异常饱满，提示髋关节肿胀；臀部皱褶不对称，提示一侧髋关节脱位。

（3）肿块、窦道及瘢痕　注意髋关节周围皮肤有无肿块、窦道及瘢痕，髋关节结核时常有以上改变。

髋关节检查方法及活动范围见表 9－1。

表 9－1　髋关节检查方法及活动范围

检查内容	检查方法	活动度
屈曲	患者仰卧，医师一手按压髂嵴，另一手将屈曲膝关节推向前胸	130°～140°
后伸	患者仰卧，医师一手按压臀部，另一手握小腿下端，屈膝 90°后上提	15°～30°
内收	患者仰卧，双下肢伸直，固定骨盆，一侧下肢自中立位向对称下肢前面交叉内收	20°～30°
外展	患者仰卧，双下肢伸直，固定骨盆，使一侧下肢自中立位外展	30°～45°
旋转	患者仰卧，双下肢伸直，髌骨及足尖向上，医师双手放于患者大腿下部和膝部旋转大腿，也可让患者屈髋屈膝 90°，医师一手扶患者臀部，另一手握踝部，向相反方向运动，小腿作外展、内收动作时，髋关节则为外旋、内旋	45°

2. 膝关节

（1）正常人双脚并拢站立，双膝和双踝均能靠拢。膝关节屈曲可达 120°～150°，伸 5°～10°，内旋 10°，外旋 20°。医师一手置于患膝前方，另一手握住患者小腿做膝关节的伸屈动作，如膝部有摩擦感，提示膝关节面不光滑，见于炎症后遗症及创伤性关节炎。膝关节常见的畸形改变如下。①膝内翻：又称“O”型腿。患者双脚内踝靠拢时，双膝却向外分离，双下肢形成“O”状（图9－5）。②膝外翻：又称“X”型腿。患者两膝靠拢时，两内踝分离，双下肢呈“X”状（图9－6）。膝内、外翻常见于佝偻病及大骨节病等。③膝反张：又称膝反屈畸形，患者直立，见膝关节过度后伸形成向前的反屈状（图9－7）。见于小儿麻痹后遗症、膝关节结核等。

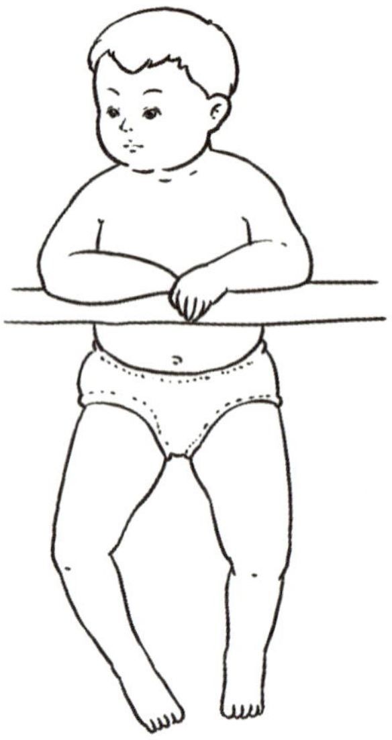

图9－5　膝内翻

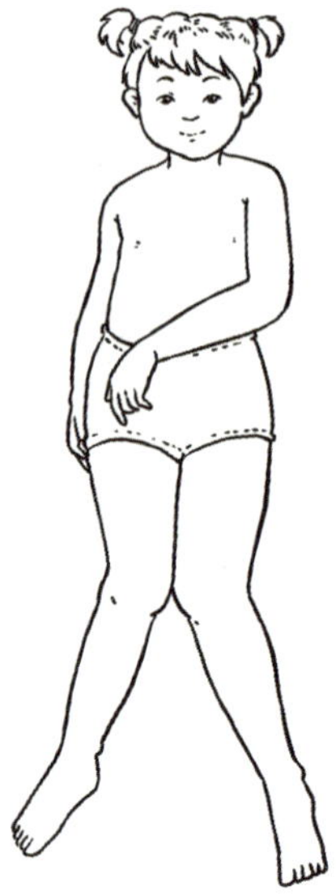

图9－6　膝外翻

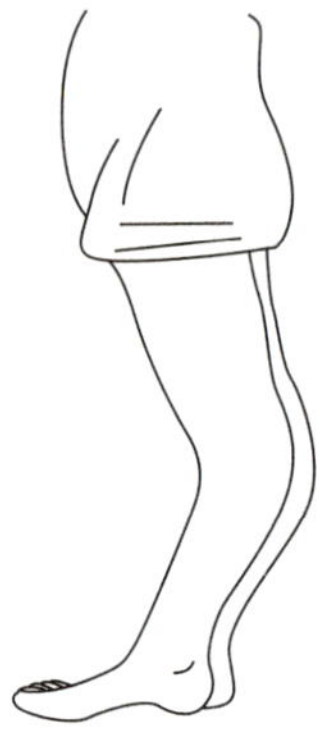

图9－7　膝反张

（2）浮髌试验（图9－8）　当考虑患者膝关节腔有中等量以上的积液（＞50ml）时，可做浮髌试验。嘱患者平卧，双下肢放松、伸直，医师将左手虎口卡于肿胀的膝关节上方，右手虎口卡于肿胀的膝关节下方，使关节腔内液体集中于髌骨底面，然后用右手示指垂直将髌骨向后方按压，连续数次，按压时髌骨与关节面有碰触感，松手时有髌骨浮起感，称为浮髌试验阳性。

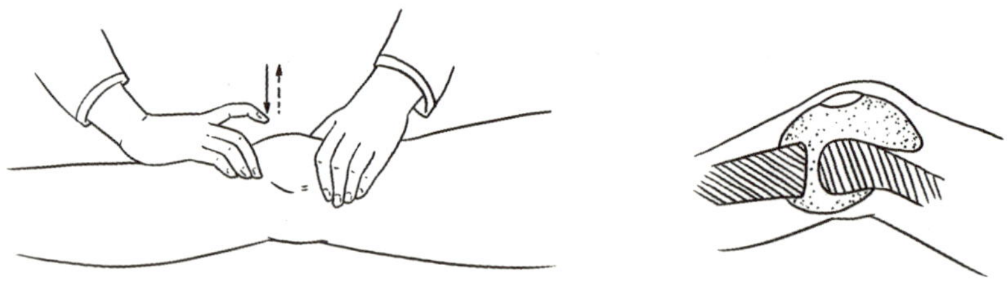

图9－8　浮髌试验

3. 踝关节及足

（1）足内翻、足外翻　正常人膝关节固定时，足掌可向内、外翻35°。足部常见异常改变如下。①足内翻：表现为前足内收，跟骨内旋，足纵弓高度增加，站立时足外侧着地，足掌部呈固定型内翻、内收位，见于小儿麻痹后遗症等。②足外翻：表现为前足外展，跟骨外旋，足纵弓塌陷，舟骨突出，足掌呈固定型外翻、外展位，见于胫前胫后肌麻痹。

（2）马蹄足和跟足畸形　①马蹄足：表现为踝关节跖屈，前半足着地，常见于腱挛缩或腓总神经麻痹。②跟足畸形：表现为足不能跖屈，行走和站立时足跟着地，常见于小腿三头肌麻痹，致伸肌牵拉使踝关节背伸。

三、四肢及关节其他异常

1. 静脉曲张 多见于小腿，表现为小腿静脉怒张，如蚯蚓状，久立加重，卧位抬高下肢时减轻。重者小腿有肿胀感，局部皮肤颜色呈紫暗伴色素沉着，甚至出现局部溃疡，见于栓塞性静脉炎或长期站立者。

2. 水肿 引起水肿的常见病因是：①局部静脉血或淋巴液回流受阻，可导致单侧肢体水肿，见于血栓性静脉炎、肿瘤压迫等。②淋巴管阻塞，可导致淋巴管扩张、破裂，淋巴液外溢，致使纤维组织大量增生，皮肤增厚变粗，按压无凹陷（称为“象皮肿”），见于丝虫病。③心源性、肾源性全身水肿等，下肢较上肢水肿明显，常呈凹陷性。

3. 肌萎缩 是指患肢肌肉体积缩小，软弱无力，常见于脊髓灰质炎、周围神经损害、严重股骨头坏死、长期肢体失用及肌炎等。

4. 肢端肥大 常与生长激素分泌过多有关，从而造成骨骼、韧带、软组织过度增生，导致肢体末端异常粗大。

5. 骨折与关节脱位 ①骨折：是指骨结构的完整性和连续性受到破坏，表现为肢体缩短或变形，局部红肿，有压痛，可听到骨擦音或触及骨擦感。②关节脱位：是指组成关节骨骼的错位或脱离，表现为关节脱位处疼痛、肿胀及关节运动受限，常伴关节畸形。

6. 运动障碍 在神经的调控下，由肌肉、肌腱带动关节活动而实现肢体正常的运动功能，任何一个环节出现损害，均会导致肢体的运动功能障碍。关节活动障碍可见相应部位骨折、脱位、肌腱、软组织损伤及关节炎、关节的退行性变等。运动功能的检查方法包括：①主动运动：嘱患者进行肢体、各关节活动，即患者凭借自己的力量活动，注意肢体、各关节活动方向及范围。②被动运动：医师用外力协助患者肢体、各关节活动，观察其有无疼痛及活动范围等。

（邹怡航）

答案解析

目标检测

一、选择题

【A1/A2 型题】

1. 老年人骨质退行性变时可出现

A. 脊柱前凸　B. 脊柱后凸　C. 脊柱侧凸
D. 膝内翻　E. 膝外翻

2. 匙状甲多见于

A. 风湿热　B. 支气管肺癌　C. 甲癣
D. 支气管扩张　E. 缺铁性贫血

3. 青少年时期出现脊柱后凸，多见于

A. 胸椎结核　B. 椎间盘脱出　C. 强直性脊柱炎
D. 骨质退行性变　E. 佝偻病

4. 支气管扩张患者常出现

A. 匙状甲　B. 杵状指　C. 爪形手

D. 膝内翻　　E. 膝外翻

5. 尺神经损伤者手部改变为

A. 爪形手　　B. 垂腕　　C. 猿掌

D. 梭形指　　E. 匙状甲

6. 患者，女性，50 岁，腰痛半年余。近 1 个月出现下肢的疼痛。进行体格检查时可能出现的阳性体征有

A. 浮髌试验阳性　　B. 直腿抬高试验阳性　　C. 爪形手

D. 垂腕　　E. 杵状指

7. 患者，男性，38 岁。膝关节疼痛 5 个月余，浮髌试验阳性，提示

A. 副韧带损伤　　B. 足内翻　　C. 膝关节结核

D. 关节积液 20ml　　E. 关节积液 60ml

书网融合……

本章小结　　微课　　题库

第十章　神经系统检查

PPT

学习目标

1. 通过本章学习，重点把握神经反射、脑膜刺激征的检查方法、异常反应及临床意义。

2. 学会运动功能、感觉功能、脑神经及自主神经功能检查的内容、方法和临床意义，具有熟练对患者进行神经系统检查的能力并鉴别其临床意义，严谨细致的工作态度，以人为本的爱伤观念。

情境导入

情境描述　患者，男性，60岁。清晨醒后出现左侧肢体瘫痪伴言语不清。查体示：左侧鼻唇沟变浅，伸舌偏向左侧，左侧肢体肌力3级，左侧深反射活跃，左侧 Babinski 征阳性。

讨论　如何对患者进行神经系统检查？

神经系统检查包括脑神经、运动系统、感觉系统、神经反射、脑膜刺激征及自主神经检查。在进行神经系统检查时，首先要确定被检者的意识状态，许多检查都要在被检者意识清晰状态下完成。检查时常用的工具有叩诊锤、棉签、大头针、音叉、试管、电筒、检眼镜及嗅觉、味觉测试工具等。

第一节　脑神经检查

一、嗅神经

检查前先确定被检者是否鼻孔通畅、有无鼻黏膜病变，然后嘱被检者闭目，先压住一侧鼻孔，用被检者熟悉的、无刺激性气味的物品（如牙膏、香烟或香皂等）置于另一鼻孔下，让被检者辨别嗅到的各种气味。然后，换另一侧鼻孔进行测试，注意双侧比较。嗅觉障碍如能排除鼻黏膜病变，常见于同侧嗅神经损害，如嗅沟病变压迫嗅球、嗅束可引起嗅觉丧失。

二、视神经

1. 视力检查　通常采用国际标准视力表分别检查两眼远视力和近视力。对视力减退较严重者，可让患者在50cm远处说出指数，如不能辨认眼前指动，可在暗室中用电筒照射眼，光感消失为失明。检查包括视力、视野和眼底检查。

2. 视野检查　视野是当眼球向正前方固视不动时所见的空间范围，与中央视力相对而言，它是周围视力，是检查黄斑中心凹以外的视网膜功能。手试法检查方法是：被检者与检查者相对而坐，距离约1m，如检查右眼，则嘱其用手遮住左眼，右眼注视检查者的左眼，此时，检查者亦应将自己的右眼遮盖；然后，检查者将其手指置于自己与被检者中间等距离处，分别自上、下、左、右等不同的方位从外周逐渐向眼的中央部移动，嘱被检者在发现手指时，立即示意。如被检者能在各方向与检查者同时看到手指，则大致属正常视野。如被检者视野不正常，应进一步做视野计检查。

视野的左或右一半缺失，称为偏盲。双眼视野颞侧偏盲或象限偏盲，见于视交叉以后的中枢病变，单侧不规则的视野缺损见于视神经和视网膜病变。

3. 眼底检查 一般要求在不扩瞳情况下进行检查，检查者和被检者都不戴眼镜。观察视神经乳头的形状、大小、色泽，边缘是否清晰。观察视网膜动、静脉，注意血管的粗细、行径以及动、静脉交叉处有无压迫或拱桥现象，正常动脉与静脉管径之比为2∶3。观察黄斑部，注意其中心凹反射是否存在，有无水肿、出血、渗出及色素紊乱等。观察视网膜，注意有无水肿、渗出、出血、脱离及新生血管等。视乳头水肿常见于颅内肿瘤、脑脓肿、脑出血、脑膜炎、脑炎等引起颅内压增高时。

三、动眼神经、滑车神经、展神经

动眼神经、滑车神经、展神经共同支配眼球运动，合称眼球运动神经，可同时检查。检查时需注意眼裂外观、眼球运动、瞳孔及对光反射、调节反射等（方法详见本篇第五章）。

检查中，如发现眼球运动向内、向上及向下活动受限，以及上睑下垂、调节反射消失均提示有动眼神经麻痹。如眼球向下及向外运动减弱，提示滑车神经有损害。眼球向外转动障碍则为展神经受损。瞳孔反射异常可由动眼神经或视神经受损所致。另外，眼球运动神经麻痹可导致斜视，单侧眼球运动神经麻痹可导致复视。

四、三叉神经

三叉神经是混合性神经。主要支配面部感觉和咀嚼肌运动。

1. 面部感觉 嘱被检者闭眼，以针刺检查痛觉、棉絮检查触觉和盛有冷或热水的试管检查温度觉。两侧及内外对比，观察被检者的感觉反应，同时确定感觉障碍区域。

2. 角膜反射 嘱被检者睁眼向内侧注视，以捻成细束的棉絮从被检者视野外接近并轻触外侧角膜，避免触及睫毛，正常反应为被刺激侧迅速闭眼和对侧也出现眼睑闭合反应，前者称为直接角膜反射，而后者称为间接角膜反射。直接与间接角膜反射均消失见于三叉神经病变（传入障碍）；直接反射消失，间接反射存在，见于患侧面神经瘫痪（传出障碍）。

3. 运动功能 检查者双手触按被检者颞肌、咀嚼肌，嘱被检者作咀嚼动作，对比双侧肌力强弱；再嘱被检者作张口运动或露齿，以上下门齿中缝为标准，观察张口时下颌有无偏斜。当一侧三叉神经运动纤维受损时，病侧咀嚼肌肌力减弱或出现萎缩，张口时由于翼状肌瘫痪，下颌偏向患侧。

五、面神经

面神经主要支配面部表情肌和具有舌前2/3味觉功能。

1. 运动功能 检查时，先观察双侧额纹、眼裂、鼻唇沟和口角是否对称。然后嘱被检查者作皱额、闭眼、露齿、微笑、鼓腮或吹哨动作。一侧面神经周围性（核或核下性）损害时，病侧额纹减少、眼裂增大、鼻唇沟变浅，不能皱额、闭眼，微笑或露齿时口角歪向健侧，鼓腮及吹口哨时病变侧漏气。中枢性（核上的皮质脑干束或皮质运动区）损害时，由于上半部面肌受双侧皮质运动区的支配，皱额、闭眼无明显影响，只出现病灶对侧下半部面部表情肌的瘫痪。

2. 味觉 检查嘱被检者伸舌，将少量不同味感的物质（食糖、食盐、醋或奎宁溶液）以棉签涂于一侧舌面测试味觉，被检者不能讲话、缩舌和吞咽，用手指指出事先写在纸上的甜、咸、酸或苦四个字之一。先试可疑侧，再试另侧。每种味觉试验完成后，用水漱口，再测试下一种味觉。

六、位听神经

位听神经包括前庭及耳蜗两种感觉神经。

1. 听力检查 为测定耳蜗神经的功能（详见本篇第五章）。

2. 前庭功能检查 询问被检者有无眩晕、平衡失调，检查有无自发性眼球震颤。

七、舌咽神经、迷走神经

舌咽神经和迷走神经共同支配腭、咽、喉部的肌肉运动以及舌后1/3的味觉。

1. 运动检查 检查时，注意被检者声音有无嘶哑，饮水有无呛咳，有无吞咽困难，并让其张口发“啊”音，观察腭垂有无偏斜，软腭上抬是否对称。

2. 咽反射 用压舌板轻触两侧咽后壁，观察有无咽部肌肉收缩、舌后缩及恶心等反应。

3. 感觉检查 可用棉签轻触两侧软腭和咽后壁，询问有无感觉。舌后1/3的味觉减退为舌咽神经损害，检查方法同面神经。

八、副神经

副神经支配胸锁乳突肌及斜方肌。检查时注意肌肉有无萎缩，嘱被检者作耸肩及转头运动时，检查者给予一定的阻力，比较两侧肌力。副神经受损时，向对侧转头及同侧耸肩无力或不能，同侧胸锁乳突肌及斜方肌萎缩。

九、舌下神经

舌下神经支配舌肌运动。检查时嘱被检者伸舌，注意观察有无伸舌偏斜、舌肌萎缩及肌束颤动。单侧舌下神经麻痹时伸舌舌尖偏向病侧，双侧麻痹者则不能伸舌。

素质提升

“张香桐星”

张香桐，河北正定人，著名神经生理学家，中科院院士，国际神经生理学的先驱者，也是中国神经科学的奠基人。张香桐院士首先提出大脑皮层运动区是代表肌肉的论点。根据视觉皮层诱发电位的分析提出视觉通路中三色传导学说，发现“光强化”现象，被世界生理学界命名为“张氏效应”。首次发现树突电位从事针刺镇痛机制研究，认为针刺镇痛是两种感觉传入在中枢神经系统相互作用的结果。张香桐院士热爱祖国，热爱党，是一位爱国奉献的科学大家。他热爱科学事业，治学严谨，淡泊名利，学识渊博，远见卓识，为我国科学事业和教育事业做出了卓越贡献。中科院紫金山天文台发现的国际编号为316450号小行星，2020年2月5日，经国际小行星命名委员会批准，正式命名为“张香桐星”。

第二节 运动功能检查

一、肌力

肌力是指肌肉运动时的最大收缩力。检查时令被检者作肢体伸屈动作，检查者从相反方向给予阻力，测试被检者对阻力的克服力量，并注意两侧比较。肌力的记录采用0～5级的六级分级法。

0级 完全瘫痪，测不到肌肉收缩。

1级 仅测到肌肉收缩，但不能产生动作。

2 级　肢体在床面上能水平移动，但不能抵抗自身重力，即不能抬离床面。

3 级　肢体能抬离床面，但不能抗阻力。

4 级　能作抗阻力动作，但不完全。

5 级　正常肌力。

不同程度的肌力减退可分别称为完全性瘫痪和不完全性瘫痪（轻瘫）。检查轻瘫时，可嘱受检者双上肢平举，掌心向上，轻瘫侧上肢逐渐下垂或旋前。根据范围不同，可将瘫痪分类如下。

1. 单瘫　单一肢体瘫痪，多见于脊髓灰质炎。

2. 偏瘫　为一侧肢体（上、下肢）瘫痪，常伴有同侧颅神经损害，多见于颅内病变或脑卒中。

3. 交叉性偏瘫　为一侧肢体瘫痪及对侧颅神经损害，多见于脑干病变。

4. 截瘫　为双侧下肢瘫痪，是脊髓横贯性损伤的结果，见于脊髓外伤、炎症等。

二、肌张力

肌张力是指静息状态下的肌肉紧张度和被动运动时遇到的阻力。检查时嘱被检者肌肉放松，检查者根据触摸肌肉的硬度以及伸屈其肢体时感知的肌肉对被动伸屈的阻力作判断。

增加触摸肌肉坚实感，伸屈肢体时阻力增加。①痉挛状态：在被动伸屈其肢体时，起始阻力大，终末突然阻力减弱，也称折刀现象，为锥体束损害现象。②铅管样强直：即伸肌和屈肌的肌张力均增高，做被动运动时各个方向的阻力增加是均匀一致的，为锥体外系损害现象。

三、不自主运动

不自主运动是指被检者意识清楚的情况下，随意肌不自主收缩所产生的一些无目的的异常动作，多为锥体外系损害的表现。

1. 震颤　两组拮抗肌交替收缩引起的不自主动作，可有以下几种类型。

（1）静止性震颤　静止时表现明显，而在运动时减轻，睡眠时消失，常伴肌张力增高，见于震颤麻痹。

（2）意向性震颤　又称动作性震颤。震颤在动作时发生，休息时消失，愈近目的物愈明显，见于小脑疾患。

2. 舞蹈样运动　为面部肌肉及肢体的快速、不规则、无目的、不对称的不自主运动，表现为做鬼脸、转颈、耸肩、手指间断性伸曲、摆手和伸臂等舞蹈样动作，精神紧张时加重，睡眠时可减轻或消失，多见于儿童期脑风湿性病变、舞蹈症等。

3. 手足徐动　为手指或足趾的一种缓慢持续的伸展扭曲动作，见于脑性瘫痪、肝豆状核变性和脑基底节变性。

四、共济运动

机体任一动作的完成均依赖于某组肌群协调一致的运动，称共济运动。这种协调主要靠小脑的功能以协调肌肉活动、维持平衡和帮助控制姿势，也需要运动系统的正常肌力，前庭神经系统的平衡功能，眼睛、头、身体动作的协调，以及感觉系统对位置的感觉共同参与作用。这些部位的任何损伤均可出现共济失调。常用的检查方法有以下几种。

1. 指鼻试验　嘱被检者先以示指接触距其前方 0.5m 检查者的示指，再以示指触自己的鼻尖，由慢到快，先睁眼后闭眼，重复进行。小脑半球病变时同侧指鼻不准；如睁眼时指鼻准确，闭眼时出现障碍则为感觉性共济失调。

2. 跟－膝－胫试验　嘱被检者仰卧，上抬一侧下肢，将足跟置于另一下肢膝盖下端，再沿胫骨前缘向下移动，先睁眼后闭眼重复进行。小脑损害时，睁闭眼动作均不稳；感觉性共济失调者则闭眼时足跟难以寻到膝盖。

3. 快速轮替动作　嘱被检者伸直手掌并以前臂作快速旋前旋后动作，或一手用手掌、手背连续交替拍打对侧手掌，共济失调者动作缓慢、不协调。

4. 闭目难立征　嘱被检者足跟并拢站立，双手向前平伸，先睁眼后闭眼。如睁眼时能站稳而闭眼时站立不稳，为感觉性共济失调。如睁眼闭眼均不稳，闭眼更明显，提示小脑或前庭病变。

第三节　感觉功能检查

检查时，被检者必须意识清晰。感觉功能检查主观性强，易产生误差，因此检查时必须注意嘱被检者闭目。如果被检者无神经系统疾病的临床症状或其他体征，感觉功能的检查可以简要地分析远端指（趾）的正常感觉是否存在，检查仅仅选择触觉、痛觉和震动觉。否则，被检者需依次进行下列的感觉功能检查。

一、浅感觉检查

1. 痛觉　用别针针尖均匀地轻刺被检者皮肤，询问被检者是否疼痛。为避免被检者将触觉与痛觉混淆，应交替使用别针的针尖和针帽进行检查比较。注意两侧对称比较，同时记录痛感障碍类型（正常、过敏、减退或消失）与范围。痛觉障碍见于脊髓丘脑侧束损害。

2. 触觉　用棉签轻触被检者的皮肤或黏膜，询问有无感觉。触觉障碍见于脊髓丘脑前束和后索病损。

3. 温度觉　用盛有热水（40～50℃）或冷水（5～10℃）的玻璃试管交替接触被检者皮肤，嘱被检者辨别冷、热感。温度觉障碍见于脊髓丘脑侧束损害。

二、深感觉检查

1. 运动觉　检查者轻轻夹住被检者的手指或足趾两侧，上或下移动，令被检者根据感觉说出“向上”或“向下”。运动觉障碍见于后索病损。

2. 位置觉　检查者将被检者的肢体摆成某一姿势，请被检者描述该姿势或用对侧肢体模仿，位置觉障碍见于后索病损。

3. 振动觉　用振动着的音叉（128Hz）柄置于骨突起处（如内、外踝，手指、桡骨茎突、尺骨茎突、胫骨、膝盖等），询问有无振动感觉，判断两侧有无差别，障碍见于后索病损。

三、复合感觉检查

复合感觉是大脑综合分析的结果，也称皮质感觉。

1. 皮肤定位觉　检查者以手指或棉签轻触被检者皮肤某处，让被检者指出被触部位。该功能障碍见于皮质病变。

2. 两点辨别觉　以钝角圆规的两针尖轻轻刺激皮肤上的两点（小心不要造成疼痛），检测被检者辨别两点的能力，再逐渐缩小圆规针尖间距，直到被检者感觉为一点时，测其实际间距，两侧比较。正常情况下，手指的辨别间距是2mm，脚趾是3～8mm，手掌是8～12mm，后背是40～60mm。检查时应注意个体差异，必须两侧对照。当触觉正常而两点辨别觉障碍时则为额叶病变。

3. 实体觉 嘱被检者用单手触摸熟悉的物体，如钢笔、钥匙、硬币等，并说出物体的名称。先测功能差的一侧，再测另一手。功能障碍见于皮质病变。

4. 体表图形觉 在被检者的皮肤上画图形（方、圆、三角形等）或写简单的字（一、二、十等），观察其能否识别，须双侧对照。如有障碍，常为丘脑水平以上病变。

第四节 神经反射检查 微课

神经反射由反射弧完成，反射弧包括感受器、传入神经元、中枢、传出神经元和效应器等。反射弧中任一环节有病变都可影响反射，使其减弱或消失；反射又受高级神经中枢控制，如锥体束以上病变，可使反射活动失去抑制而出现反射亢进。反射包括生理反射和病理反射。根据刺激的部位，又可将生理反射分为浅反射和深反射两部分。

一、浅反射

浅反射指刺激皮肤、黏膜或角膜等引起的反射。

1. 角膜反射 见本章第一节。

2. 腹壁反射 检查时，嘱被检者仰卧，下肢稍屈曲，使腹壁松弛，然后用钝头竹签分别沿肋缘下（胸髓7～8节）、脐平（胸髓9～10节）及腹股沟上（胸髓11～12节）三个水平由外向内轻划两侧腹壁皮肤（图10－1），分别称为上、中、下腹壁反射。正常反应是受到刺激时腹肌收缩。反射消失分别见于上述不同平面的胸髓病损。双侧上、中、下部反射均消失也见于昏迷和急性腹膜炎患者。一侧上、中、下部腹壁反射均消失见于同侧锥体束病损。肥胖、老年及经产妇由于腹壁过于松弛也会出现腹壁反射减弱或消失，应予以注意。

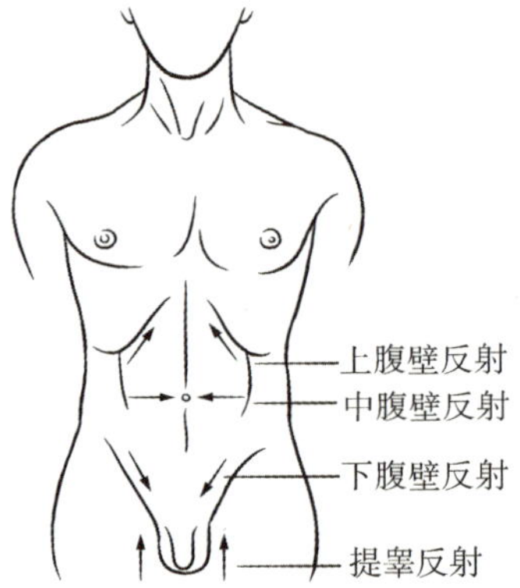

图10－1 腹壁反射和提睾反射

3. 提睾反射 检查者用钝头竹签由下而上轻划股内侧上方皮肤，可引起同侧提睾肌收缩，睾丸上提。双侧反射消失为腰髓1～2节病损。一侧反射减弱或消失见于锥体束损害。局部病变如腹股沟疝、阴囊水肿等也可影响提睾反射（图10－1）。

4. 跖反射 检查者用钝头竹签划被检者足底外侧，由足跟向前至近小趾掌关节处转向拇趾侧，正常反应为足趾跖屈曲。反射消失为骶髓1～2节病损（图10－2）。

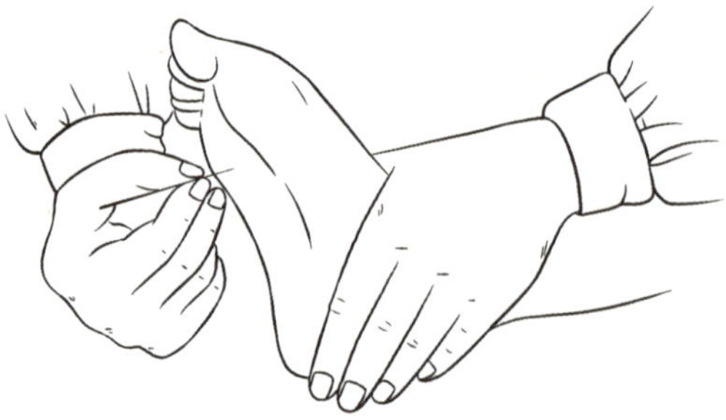

图10－2 跖反射

5. 肛门反射 检查者用大头针轻划肛门周围皮肤，可引起肛门外括约肌收缩。反射障碍为骶髓4～5节或肛尾神经病损。

二、深反射

刺激骨膜、肌腱引起的反射称深反射，又称腱反射。反射强度通常分为以下几级。

0：反射消失；

1+：肌肉收缩存在，但无相应关节活动，为反射减弱；

2+：肌肉收缩并导致关节活动，为正常反射；

3+：反射增强，可为正常或病理状况；

4+：反射亢进并伴有阵挛，为病理状况。

1. 肱二头肌反射　被检者前臂屈曲，检查者用左手托起被检者肘部，左手拇指置于被检者肱二头肌腱上，然后右手持叩诊锤叩击左拇指，正常反应为肱二头肌收缩、前臂屈曲（图10-3）。肱二头肌反射的传入、传出神经皆为肌皮神经，中枢为颈髓5~6节。

2. 肱三头肌反射　被检者半屈肘，检查者用左手托住其肘关节，右手用叩诊锤直接叩击鹰嘴上方的肱三头肌肌腱，正常反应为肱三头肌收缩，前臂稍伸展（图10-4）。肱三头肌反射的传入、传出神经皆为桡神经，中枢为颈髓6~7节。

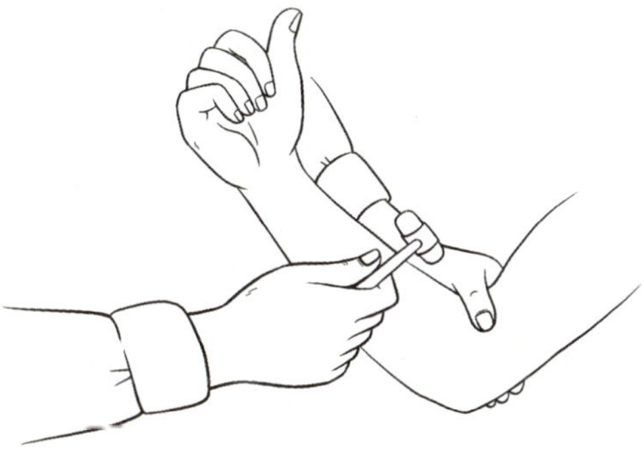

图10-3　肱二头肌反射

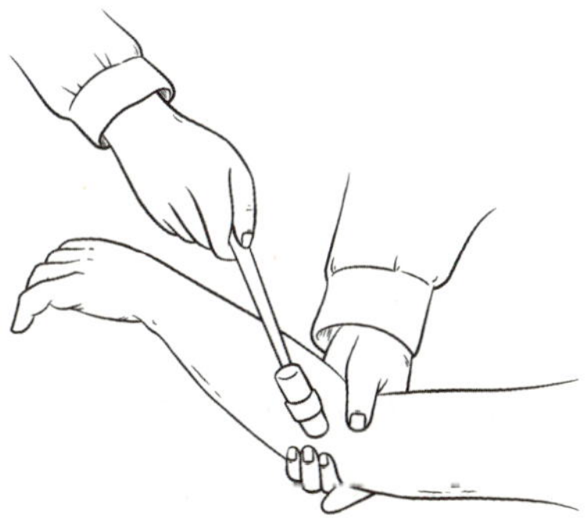

图10-4　肱三头肌反射

3. 桡骨膜反射　被检者前臂置于半屈半旋前位，检查者以左手托住其腕关节上方，使腕关节自然下垂，随即以叩诊锤叩桡骨茎突或桡骨下1/3处，正常反应为屈肘和前臂旋前动作（图10-5）。桡骨骨膜的传入神经为桡神经，传出神经为正中神经、桡神经、肌皮神经，中枢为颈髓5~6节。

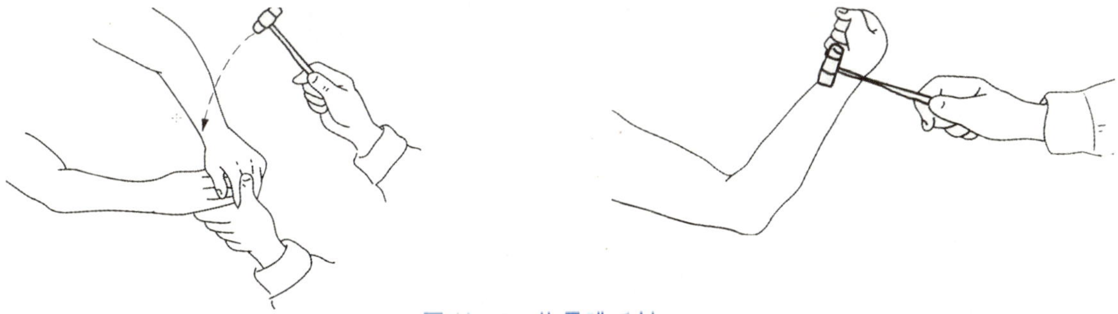

图10-5　桡骨膜反射

4. 膝反射　坐位检查时，被检者小腿完全松弛下垂与大腿成直角，卧位时检查者以左手托起其膝关节使之屈曲约120°，然后用右手持叩诊锤叩击髌骨下方股四头肌腱，正常反应为小腿伸展（图10-6）。膝反射的传入、传出神经皆为股神经，中枢在腰髓2~4节。

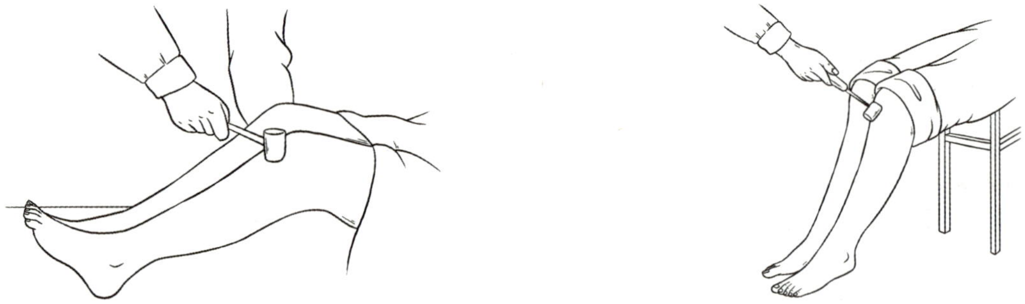

图 10－6　膝反射

5. 跟腱反射　又称踝反射。被检者仰卧，髋及膝关节屈曲，下肢取外旋外展位。检查者左手将被检者足部背屈成直角，以叩诊锤叩击跟腱，正常反应为足向跖面屈曲（图 10－7）。中枢为骶髓 1～2 节。

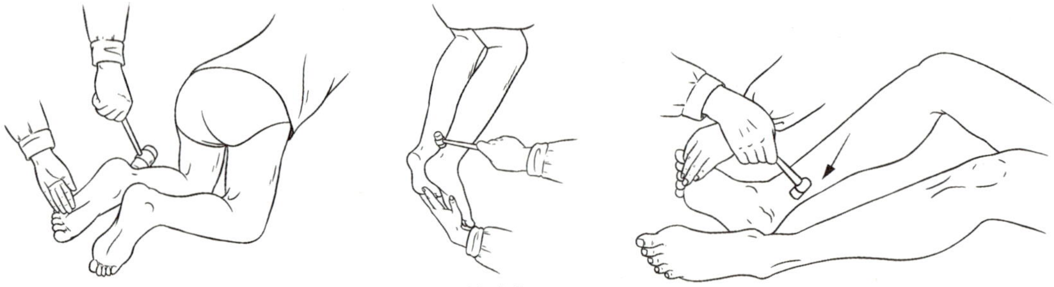

跪位　　俯卧位　　卧位

图 10－7　跟腱反射

6. 阵挛　在锥体束以上病变，深反射亢进时，用力使相关肌肉处于持续性紧张状态，该组肌肉发生节律性收缩，称为阵挛。常见的有以下两种。

（1）踝阵挛　被检者仰卧，髋与膝关节稍屈，医生一手持被检者小腿，一手持被检者足掌前端，突然用力使踝关节背屈并维持之。阳性表现为腓肠肌与比目鱼肌发生连续性节律性收缩，而致足部呈现交替性屈伸动作（图 10－8），系腱反射极度亢进。

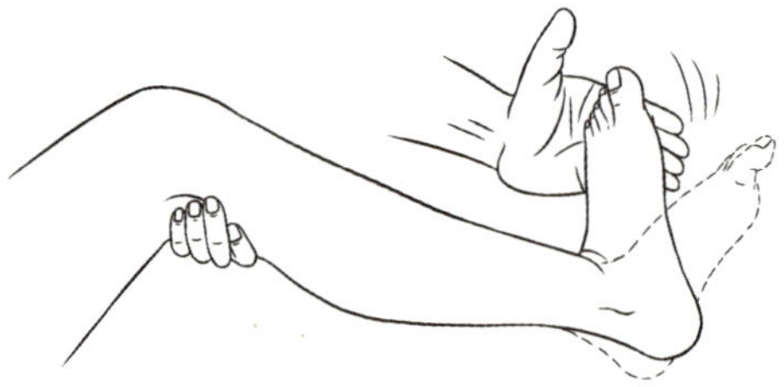

图 10－8　踝阵挛

（2）髌阵挛　被检者仰卧，下肢伸直，检查者以拇指与示指控住其髌骨上缘，用力向远端快速连续推动数次后维持推力。阳性反应为股四头肌发生节律性收缩使髌骨上下移动（图 10－9），意义同上。

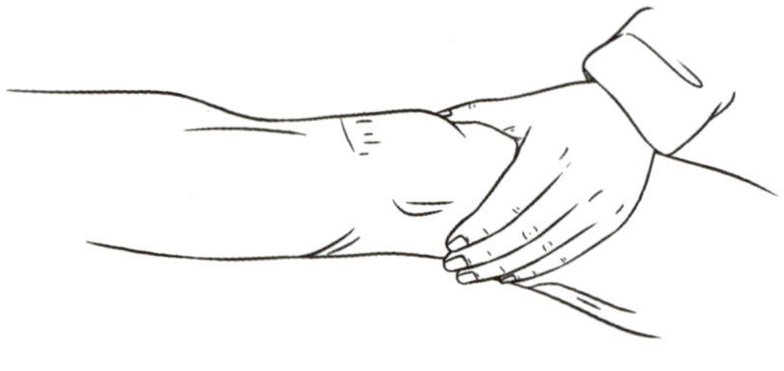

图 10－9　髌阵挛

三、病理反射

病理反射指锥体束病损时，大脑失去了对脑干和脊髓的抑制作用而出现的异常反射。1 岁半以内的婴幼儿由于神经系统发育未完善，也可出现这种反射，不属于病理性。

1. 巴宾斯基（Babinski）征 检查方法同跖反射，阳性反应为拇趾背伸，余趾呈扇形展开（图 10－10a）。

2. 查多克（Chaddock）征 检查者用钝头竹签划被检者外踝下方及足背边缘，阳性表现同巴宾斯基征（图 10－10b）。

3. 奥本海姆（Oppenheim）征 检查者用拇指及示指沿被检者胫骨前缘用力由上向下滑压，阳性表现同巴宾斯基征（图 10－10c）。

4. 戈登（Gordon）征 检查者用拇指和其他四指分别置于受检者腓肠肌两侧，以适当的力量捏压腓肠肌，阳性表现同巴宾斯基征（图 10－10d）。

以上四种体征临床意义相同，其中巴宾斯基征是最经典的病理反射。

5. 霍夫曼（Hoffmann）征 检查者用左手持被检者腕关节上方，使其腕关节稍背屈，右手以中指及示指挟持被检者中指第二节，稍向上提，并用拇指向下弹刮其中指指甲，阳性表现为拇指及其他四指屈曲。通常认为是病理反射，但也有认为是深反射亢进的表现，多见于颈髓病变（图 10－11）。

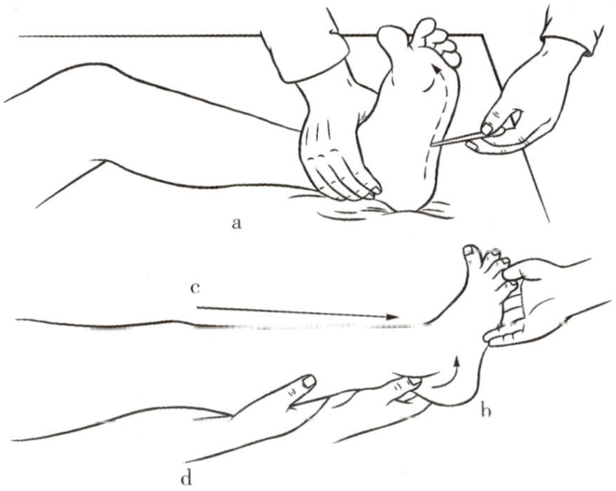

图 10－10 病理反射检查

a. 巴宾斯基征 b. 查多克征 c. 奥本海姆征 d. 戈登征

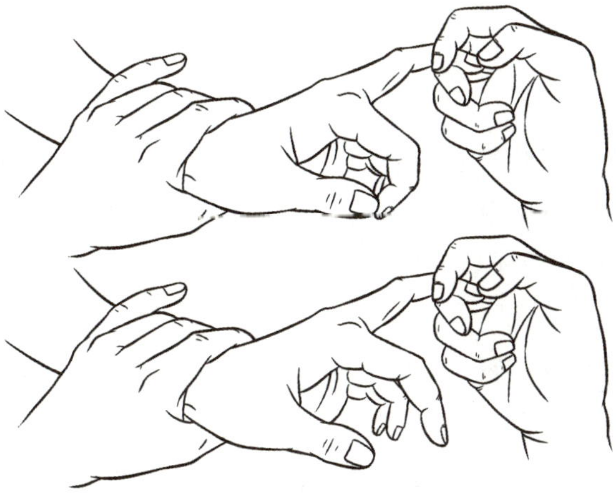

图 10－11 霍夫曼征

四、脑膜刺激征

脑膜刺激征为脑膜受激惹的体征，见于脑膜炎、蛛网膜下腔出血和颅内压增高等。

1. 颈强直 被检者去枕仰卧，检查者右手掌置于被检者胸前，左手托其枕部做被动屈颈动作测试颈肌抵抗力。阳性表现为下颏不能贴近前胸且有阻力。在除外颈椎或颈部肌肉局部病变后，即可认为有脑膜刺激征。

2. 凯尔尼格（Kernig）征 被检者仰卧，一侧下肢髋、膝关节屈曲成直角，检查者将其小腿抬高伸膝。正常人膝关节可伸达135°以上（图10－12）。阳性表现为伸膝受阻且伴疼痛与屈肌痉挛。

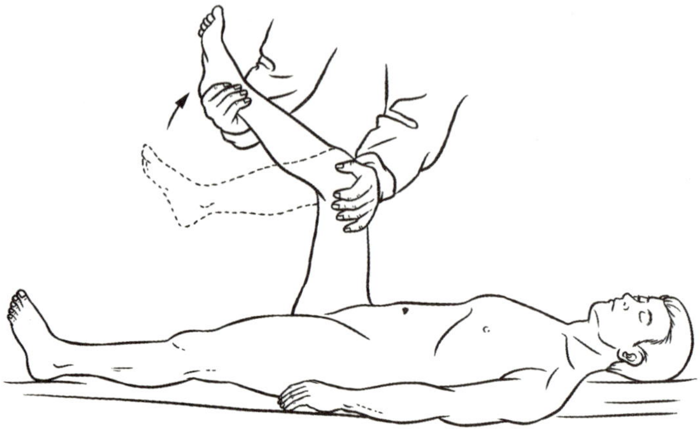

图10－12 凯尔尼格征

3. 布鲁津斯基（Brudzinski）征 检查方法同颈强直。阳性表现为当头部前屈时，双侧髋关节与膝关节同时屈曲（图10－13）。

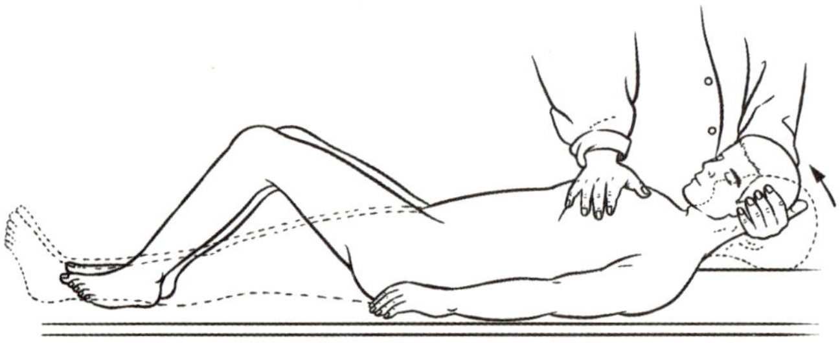

图10－13 布鲁津斯基征

五、拉赛格征

拉赛格（Lasegue）征为神经根受刺激的表现。被检者仰卧位，双下肢伸直，检查者抬高其一侧下肢，正常人伸直的下肢抬高可达70°。阳性表现为抬高小于30°并出现股后肌群疼痛（图10－14），常见于腰椎间盘突出症或腰骶神经根炎等所致的坐骨神经痛。

第五节 自主神经功能检查

自主神经分为交感神经系统与副交感神经系统两部分，主要功能是调节内脏、血管与腺体等活动，在大脑皮质的调节下，协调整个机体内、外环境的平衡。临床常用检查方法有以下几种。

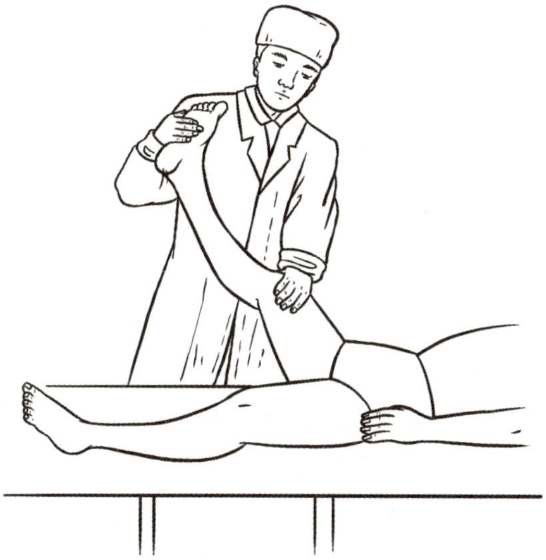

图 10－14 拉赛格征

一、眼心反射

被检者仰卧，双眼自然闭合，计数脉率。检查者用左手示指、中指分别置于被检者眼球两侧，逐渐加压，以被检者不痛为限。加压 20～30s 后计数脉率，正常可减少 10～12 次/分，＞12 次/分为阳性，提示副交感（迷走）神经功能增强。如压迫后脉率非但不减慢反而加速，则提示交感神经功能亢进。注意：操作时不可同时压迫两侧眼球，以防发生心脏骤停的危险。

二、卧立位试验

平卧位时计数脉率，然后起立站直，再计数脉率。如由卧位到立位脉率增加＞10～12 次/分为阳性，提示交感神经兴奋性增强。由立位到卧位，脉率减慢＞10～12 次/分则为迷走神经兴奋性增强。

三、皮肤划痕试验

用钝头竹签在皮肤上适度加压画一条线，数秒钟后，皮肤先出现白色划痕（血管收缩）高出皮面，以后变红，属正常反应。如白色划痕持续较久＞5 分钟，提示交感神经兴奋性增高。如红色划痕迅速出现、持续时间较长、明显增宽甚至隆起，提示副交感神经兴奋性增高或交感神经麻痹。

四、竖毛反射

竖毛肌由交感神经支配。将冰块置于被检者颈后或腋窝，数秒钟后可见竖毛肌收缩，毛囊处隆起如鸡皮。根据竖毛反射障碍的部位来判断交感神经功能障碍的范围。

五、发汗试验

常用碘淀粉法，即以碘 15g，蓖麻油 10ml，与 95% 乙醇 100ml 混合成淡碘酊涂布于皮肤，干后再敷以淀粉。皮下注射毛果芸香碱 10mg，作用于交感神经节后纤维而引起出汗，出汗处淀粉变蓝色，无汗处皮肤颜色不变，可协助判断交感神经功能障碍的范围。

六、Valsalva 动作

被检者深吸气后，在屏气状态下用力作呼气动作 10～15s。计算此期间最长心搏间期与最短心搏间期的比值，正常人≥14，如<14 则提示压力感受器功能不灵敏或其反射弧的传入纤维或传出纤维损害。

第六节　神经系统常见疾病的主要症状和体征

一、多发性神经炎

病变主要在周围神经的远端，故又称末梢神经炎。主要症状为双下肢或上肢远端对称性软弱无力、严重时行走困难或四肢瘫痪，并伴有四肢远端感觉异常，如手足麻木、疼痛、发凉或灼热等。常见体征是感觉异常呈对称手套、袜套样分布，触觉、痛觉、温度觉及指趾运动功能不同程度的障碍，严重者出现腕下垂与足下垂，肌张力减低、腱反射减弱或消失，无病理反射，晚期出现肌萎缩。可有皮肤菲薄、干燥、变色及泌汗、温度等自主神经功能障碍，还可以见到指（趾）甲粗糙、松脆现象。

二、急性脊髓炎

急性脊髓炎是各种感染后引起自身免疫反应所致的急性横贯性损害。病变可累及脊髓任何节段，但以胸髓第 3～5 节最常见。发病前 1～2 周常有上呼吸道感染、消化道症状或预防接种史。起病急，可有全身不适、躯干束带感，肢体麻木无力，大小便障碍。主要体征有脊髓病变以下节段支配的肢体深、浅感觉全部消失；病变早期脊髓休克期，表现为截瘫、肌张力减低、腱反射消失、无病理反射，一般持续 1～3 周，逐渐转为肌张力增高、腱反射亢进，病理反射阳性。

三、脑血栓形成

脑血栓形成是在各种原因引起的血管壁病变基础上，脑动脉主干或分支动脉管腔狭窄、闭塞或血栓形成，引起脑局部血流减少或供血中断，使脑组织缺血缺氧甚至坏死，出现局灶性神经系统症状和体征。常在安静或睡眠中发病，临床表现取决于闭塞血管的部位和大小。患者一般意识清楚，严重者可出现意识障碍，甚至危及生命。常见脑血管闭塞的表现如下。

（1）颈内动脉　单眼一过性黑矇，同侧霍纳（Horner）征，即病变侧瞳孔缩小，眼睑下垂，眼裂变小，眼球内陷，颜面少汗或无汗；病变对侧偏瘫、偏身感觉障碍，优势半球受累可有失语。

（2）大脑中动脉　主干闭塞导致“三偏征”，即病灶对侧偏瘫、偏身感觉障碍及偏盲伴头眼向病灶侧凝视；皮质支闭塞导致对侧面部、上下肢瘫痪和感觉障碍，下肢较上肢轻；深穿支闭塞导致病变对侧中枢性均等性轻瘫。

（3）大脑前动脉　皮质支闭塞导致对侧中枢性下肢瘫；深穿支闭塞导致对侧中枢性面舌瘫、上肢近端轻瘫；可伴有淡漠、欣快等精神症状。

（4）椎－基底动脉　主干闭塞可出现四肢瘫痪、延髓麻痹、昏迷，常迅速死亡。如小脑后下动脉闭塞可导致同侧霍纳征，同侧共济失调，同侧舌咽及迷走神经麻痹，交叉性感觉障碍（同侧面部及对侧半身痛、温觉减退）。

（王晓芹）

目标检测

答案解析

一、选择题

1. 不属于浅反射的是
   A. 角膜反射　B. 腹壁反射　C. 提睾反射
   D. 跖反射　E. 桡骨膜反射
2. 不属于深反射的是
   A. 阵挛　B. 跟腱反射　C. 肛门反射
   D. 肱三头肌反射　E. 膝反射
3. 不属于病理反射的是
   A. Hoffmann 征　B. Babinski 征　C. Brudzinski 征
   D. Gordon 征　E. Oppenheim 征
4. Babinski 征阳性表现为
   A. 踝关节节律性往复伸屈　B. 前臂快速屈曲
   C. 足向跖面屈曲　D. 前臂伸展
   E. 拇指缓慢背伸，其余四趾扇面展开
5. 坐骨神经痛患者可出现
   A. 颈强直　B. Lasegue 征　C. Brudzinski 征
   D. Kernig 征　E. Gordon 征

二、思考题

患者，男性，21 岁。突然剧烈头痛 2 小时，伴恶心、呕吐数次。查体：体温 36.8℃，脉搏 86 次/分，呼吸 24 次/分，血压 130/85mmHg。神志清，痛苦面容，颈抵抗（+），Kernig 征（+），四肢无力、肌张力无改变，Babinski 征（-）。请问：该患者神经系统检查有哪些阳性体征？患者可能的诊断是什么？需进一步做什么检查？

书网融合……

本章小结　微课　题库

第三篇　实验诊断学

第十一章　实验诊断学概论

PPT

学习目标

1. 通过本章学习，重点把握实验诊断学的定义及主要内容、实验诊断学的应用范围及参考范围。

2. 学会正确解释临床检验结果并分析其临床意义，具有将所学的基本知识和技能应用于基层社区的健康体格检查、慢性病管理、预防等工作中的能力。

实验诊断学通过临床实验室对取自人体的血液、体液、分泌物或脱落细胞等标本进行化学、生物学、微生物学、免疫学、生理学、病理学、细胞学、遗传学及分子生物学等方法分析，以获得实验室数据和信息，并与临床资料结合进行综合分析，协助临床预防、诊断、治疗疾病和判断预后的一门学科。它是诊断学的重要组成部分，是临床医生必须掌握的基本知识。

一、实验诊断学主要内容

1. 血液学检查　包括血液的一般检查、血细胞形态学检查、凝血功能检查、溶血的检查、血型与输血检查等。

2. 体液、排泄物与分泌物检查　包括尿、粪、痰、胃液、脑脊液、胆汁、泌尿生殖系分泌物，以及浆膜腔积液等的常规检查。

3. 生化学检查　包括糖类、脂肪、蛋白质、酶学、激素、微量元素、电解质和酸碱平衡等检查。

4. 免疫学检查　包括免疫功能检查、肿瘤标志物检查、自身免疫疾病等临床免疫学检查。

5. 病原学检查　包括感染性疾病、性传播疾病的病原体检查等。

二、实验诊断学应用范围

现在的医学模式涵盖了保健、预防、康复和心理多方面，故实验诊断学并不是单单为临床诊断所用，其应用范围包括服务于临床医疗工作，以及为疾病预防工作、社会普查、开展健康咨询与教育提供依据。

三、实验项目的选择及评价

（一）正确选择实验室检查项目

实验诊断是诊断学的一个重要组成部分，通过实验室对有关标本监测的结果，可以有不同的临床意义：有的疾病可直接得到确定的诊断，如白血病依靠骨髓检查、内分泌腺体疾病依靠内分泌功能检查就可明确诊断；有些检查可有辅助诊断价值，如肝病或肾病进行肝、肾功能检查，不能单凭这些检验就作出诊断，必须结合临床资料综合分析后才能明确诊断；有的检验项目具有鉴别诊断的意义，如发热患者外周血白细胞的变化，白细胞总数和中性粒细胞比值增高，考虑可能是由化脓感染所引起的，而淋巴细胞增高则可能为病毒感染所致。因此，选择项目时一定要在认真和详细地进行询问病史和体格检查得到初步诊断的基础上，从疾病诊断的实际需要出发，做到有的放矢，避免滥用和浪费。选择检验项目需遵循以下原则。

1. 针对性 检查项目繁多，每种都有其不同的临床意义，在疾病的诊断和监测过程中作用不尽相同，可以是疾病的早期预警或疾病诊断的金标准，也可以是手术或药物的疗效评估。因此，选择针对患者不同疾病阶段的最佳检查项目是临床诊疗的基础。

2. 有效性 检查项目对疾病的评价都兼具有效性和局限性，通常用灵敏度和特异性来评价检查项目对疾病的诊疗价值。由于不存在灵敏度和特异性都是100%的检查项目，因此，选择检查项目时应考虑假阴性和假阳性的存在。一般而言，人群筛查时，应考虑灵敏度较高的检查项目以防止假阴性。同样在临床诊断时为排除某些疾病，亦可选择灵敏度较高的检查项目，当结果阴性（或正常）时可缩小诊断范围。为了确诊，则应选用特异性较高的检查项目，或阳性似然比及验后概率比较高的检查项目。

3. 经济性 检查项目要合理选择，防止过度医疗。医疗机构间检查项目结果的互认可有效防止重复检验导致的浪费。

4. 及时性 在某些急症情况下，特定检验项目的选择可为疾病诊断和治疗提供重要信息。尤其在心脏缺血、感染诊断方面，优势显著。

（二）常用诊断性实验的评价指标

循证医学（evidence - based medicine）要求临床医生对患者诊治，都应该有充分的科学依据，任何决策需建立在科学证据的基础之上。随着新技术不断应用于临床检验，新的检验项目和新的测定方法不断增加。临床中迫切要求对检验项目在临床使用中的价值作出评价。临床实验室评价检验项目临床应用价值的指标主要有诊断灵敏度、诊断特异性和诊断准确度。

1. 诊断灵敏度 指某检验项目对某种疾病具有鉴别、确认的能力。诊断灵敏度的数学式为所有患者中获得真阳性结果的百分数。

2. 诊断特异性 指某检验项目确认无某种疾病的能力，它的数学式为所有非患者中获得真阴性结果的百分数。

3. 诊断准确度 指某检验项目在实际使用中，所有检验结果中诊断准确结果的百分比。

（三）检验结果解释需与临床结合

实验诊断在临床工作中虽然非常重要，但检查结果仅是静态的数据和现象，用来判断动态的复杂机体有一定的局限性。由于患者处于可变的生理或病理状态下，机体的反应性也因个体差异而有所不同，患同种疾病的患者可因健康素质、病期、病情轻重和个体差异等因素，出现不尽相同的检验结果。而有时不同的疾病进行同一项目检验却可出现相似的结果。因此，评价检验结果时必须紧密结合临床情况进行具体分析，才能恰当地作出合理的结论，指导临床诊治工作。

四、实验诊断学的参考范围、医学决定水平和危急值

在临床工作中，医生需依据检验项目的参考范围和医学决定水平，将检验结果和患者的临床表现相结合，才能做出正确的诊断和病情的评估。

1. 参考值和参考范围 检验的最终目的是衡量受检标本的结果是正常或是异常，因此各种检验项

目都应有其判断标准，即参考值或参考范围。

2. 医学决定水平 是指可用于排除或确定或提示某一种临床情况的限值，不同于参考值，也不同于一般所谓的临界值（检验结果略比参考值增高或降低）。通过观察实验检查结果是否高于或低于这些限值，在对疾病诊断、对某些疾病的分级或分类、对预后的评估、对某种治疗方案的决定等有帮助作用。

3. 危急值 是指某些检验结果出现异常超过一定界值时，可能危及患者的生命，医生必须紧急处理，称之为危急值。当出现这种检查结果，检验人员必须立即报告临床并记录，临床医生得到检验信息后，应紧急给予患者有效的处理，挽救患者生命。

（刘　莉）

目标检测

答案解析

名词解释

实验诊断　　　　灵敏度　　　　危急值

书网融合……

本章小结

第十二章　临床血液学检查

PPT

学习目标

1. 通过本章学习，重点把握血液检查内容及临床意义。

2. 学会正确解释临床检验结果并分析其临床意义，具有根据患者临床情况合理选择实验检测项目并对检测结果做出正确解析的能力，具有严谨的工作态度，耐心解释所做检测项目的必要性和重要性；具有良好的医患沟通能力；具有以人为本、关怀服务的意识。

情境导入

情境描述　患者，女性，30 岁。经常感到心慌、乏力，活动后症状更加明显。面色、甲床、睑结膜颜色浅淡苍白。无不良饮食习惯，月经经期较长，每次持续 7～10 天。

讨论　1. 简述该患者心慌、乏力的可能原因。

2. 需进一步做什么检查？可能的结果是什么？

第一节　血液一般检查

一、红细胞的检查　微课

（一）红细胞计数和血红蛋白检测

红细胞（RBC）和血红蛋白（Hb）二者是诊断贫血以及红细胞增多等有关疾病的主要指标。

1. 参考值　健康人群红细胞和血红蛋白参考值见表 12－1。

表 12－1　RBC 和 Hb 参考值

对象	RBC（$\times10^{12}$/L）	Hb（g/L）
男性	4.3～5.8	130～175
女性	3.8～5.1	115～150
新生儿	6.0～7.0	170～200

2. 临床意义　血红蛋白与红细胞变化规律基本一致，两者的生理变化和病理意义大致相同。

（1）增多　临床上分为两类。

1）生理性增多　见于胎儿、新生儿、高原居民等，因生理性红细胞生成素代偿性增加所致；剧烈运动和劳动、情绪激动等时，RBC 和 Hb 一过性增多。

2）病理性增多　①相对性增多：各种原因导致血浆量减少，使 RBC 计数相对性增对，多为暂时性，见于大面积烧伤、多汗、多尿、呕吐、腹泻、慢性肾上腺皮质功能减退、甲状腺功能亢进危象、糖尿病酮症酸中毒等。②绝对性增多：见于继发性红细胞增多，是血中红细胞生成素增多所致。多由缺氧性疾病如慢性阻塞性肺疾病、肺源性心脏病、先天性心脏病等使红细胞生成素呈代偿性增多；另某些肿瘤或肾脏疾病如肝癌、肾癌、卵巢皮样囊肿、肾上腺皮质腺瘤、子宫肌瘤以及肾盂积水等均能合成红细胞生成素，促使红细胞过度增生，红细胞增多。原发性红细胞增多：是原因不明的红细胞增多为主的骨髓增殖性疾病，即真性红细胞增多症。本病属慢性和良性增生，部分患者可转变为白血病等。

（2）减少　指单位容积血液中 RBC 及 Hb 低于正常值低限，常称贫血。临床上根据 Hb 减少程度将贫血分为四级。轻度贫血：参考值低限 120 ~ 90/L。中度贫血：90 ~ 60g/L。重度贫血：60 ~ 30g/L。极重度贫血：<30g/L。常见于：①生理性减少，多见于孕妇及某些老人。②病理性减少：见于各种贫血，如急、慢性失血，各种原因引起的溶血，造血原料缺乏，骨髓造血障碍等。

（3）红细胞形态改变　正常红细胞呈双凹圆盘形，大小较一致，直径 6 ~ 8.5μm，红细胞的厚度，边缘部约 2μm 左右，中央约 1μm，染色后四周呈浅橘红色，而中央呈淡染区，大小约相当于细胞直径的 1/3 ~ 2/5。病理情况下外周血中常见红细胞形态异常有大小异常、形态异常、染色反应异常、结构异常等。

1）大小异常　①小红细胞：红细胞直径小于 6μm。见于低色素性贫血，如缺铁性贫血。细胞体积可变小，中央淡染区扩大，红细胞呈小细胞低色素性。球形细胞的直径也小于 6μm，但其厚度增加，血红蛋白充盈好，细胞着色深，中央淡染区消失。②大红细胞：直径大于 10μm。见于溶血性贫血，急性失血性贫血，也可见于巨幼细胞贫血。③巨红细胞：直径大于 15μm。常见于叶酸或（和）维生素 B 缺乏所致的巨幼细胞贫血。巨红细胞常呈椭圆形，内含血红蛋白量高，中央淡染区常消失。④红细胞大小不均：红细胞大小悬殊，直径可相差一倍以上。这种现象见于病理造血，反映骨髓中红细胞系增生明显旺盛。在增生性贫血如缺铁性贫血、部分类型的溶血性贫血、慢性失血性贫血等，当贫血达中度以上时，均可见某种程度的红细胞大小不均。在巨幼细胞贫血时红细胞大小不等尤为明显。

2）形态异常　常见的有①球形细胞（spherocyte）：直径小于 6μm，厚度增加大于 2.9μm。细胞体积小，圆球形，表面积与体积比下降，染色后着色深，中央淡染区消失，主要见于遗传性球形细胞增多症，其球形红细胞数量常超过 25%。自身免疫性溶血性贫血、红细胞酶缺陷的溶血性贫血也可见到一些球形红细胞，但数量偏少。②椭圆形细胞（elliptocyte，ovalocyte）：红细胞的横径/长径 <0.78，呈卵圆形或两端钝圆的长柱状。血涂片中可约有 1% 的椭圆形细胞，属正常现象。遗传性椭圆形细胞增多症患者有严重贫血时可达 15% 以上。巨幼细胞贫血也易出现少量椭圆形红细胞，缺铁性贫血、骨髓纤维化和镰状细胞性贫血也可偶见。③口形细胞（stomatocyte）：红细胞中央淡染区呈扁平裂缝状，像微张口的嘴形或鱼口状。正常人血涂片中偶见，少量可见于弥散性血管内凝血（DIC）及酒精中毒，遗传性口形细胞增多症时可高达 10% 以上。④靶形细胞（target cell）：细胞的中央淡染区扩大，中心部位又有血红蛋白存留而深染，形状似射击之靶。有的靶形细胞的中央深染区像从红细胞边缘延伸出的半岛状或柄状。在珠蛋白生成障碍性贫血、异常血红蛋白病，靶形细胞常占 20% 以上。缺铁性贫血、其他类型的溶血性贫血以及黄疸或脾切除后也可见到少量靶形细胞。⑤镰形细胞（sickle cell）：形如镰刀状，见于镰状细胞贫血（HbS 病）。

3）着色异常　①低色素性（hypochromic）：Wright - Giemsa 染色后红细胞的橙红色染色过浅，中央苍白区扩大，提示血红蛋白含量明显减少。常见于缺铁性贫血、珠蛋白生成障碍性贫血、铁粒幼细胞性贫血，也可见于某些血红蛋白病。②高色素性（hyperchromic）：Wright - Giemsa 染色后红细胞的橙红色着色深，中央淡染区消失，其平均血红蛋白含量增高。常见于巨幼细胞贫血，球形细胞也呈高色素性。③嗜多色性（polychromatic）：Wright - Giemsa 染色后红细胞呈淡灰蓝或灰红色，实为刚脱去细胞核的网织红细胞，体积较正常红细胞稍大，称嗜多色性红细胞或多染性红细胞。正常人外周血中约占 1%。嗜多色性红细胞增多反映骨髓造血功能活跃、红细胞系增生旺盛、红细胞释放量增加。见于增生性贫血，尤以溶血性贫血时为最多见。

4）结构异常　结构异常指 Wright - Giemsa 染色后红细胞内存在特殊有形成分或结构。①嗜碱性点彩（basophilic stippling）：红细胞内含有细小的蓝色点状物质，有时与嗜多色性并存，也可发现于有核红细胞胞质内，产生机制目前还不太明确，可见于骨髓增生旺盛的贫血，如巨幼细胞贫血等。铅中毒时出现量增多并呈粗颗粒状点彩，因此可用于铅中毒的筛查。②染色质小体（Howell－Jolly body）：红细胞内含有圆形紫红色小体，直径1～2μm，可呈1个或数个，是核碎裂的残余物或染色质的断裂、丢失，亦可出现于晚幼红细胞中。多见于溶血性贫血、巨幼细胞贫血、纯红白血病及其他增生性贫血。③卡波环（Cabot ring）：成熟红细胞内出现一条很细的淡紫红色线状体呈环形或“8”字形，目前认为可能是纺锤体的残余物。见于严重贫血、溶血性贫血、巨幼细胞贫血、铅中毒及白血病等。④有核红细胞（nucleated erythrocyte）：外周血涂片中除新生儿可见到有核红细胞外，成人若出现均属病理现象，提示红细胞需求量、释放量明显增加或血髓屏障破坏。主要见于：①各种溶血性贫血；②白血病；③髓外造血，如骨髓纤维化；④骨髓转移癌；⑤脾切除后的滤血、清除功能丧失。

（二）血细胞比容测定和红细胞有关参数的应用

1. 血细胞比容　血细胞比容（Hct）又称红细胞压积（PCV），指血细胞在血液中所占容积的比值。

（1）参考值男性　0.40～0.50L/L；女性：0.35～0.45L/L；新生儿：0.6～0.7L/L。

（2）临床意义　Hct测定反映RBC数量的变化，但也受RBC体积大小及血浆容量改变的影响。

1）增高：多见于①各种原因所致的血液浓缩，如大面积烧伤、严重呕吐、腹泻、多尿等患者。②各种原因引起的红细胞增多，如真性红细胞增多症。临床上测定血细胞比容，常作为脱水患者的补液依据，也可是判断血液黏度的指标。

2）减少：见于各种贫血，随红细胞数的减少而有程度不同的降低。

2. 红细胞平均值　由于贫血类型不同，红细胞体积大小也有不同，血细胞比容的减少与红细胞数、血红蛋白减少并不完全一致，必须将三者结合起来，计算红细胞各项平均值才更有参考意义，用于贫血的形态分类。

红细胞平均值有三种。①红细胞平均体积（MCV）：指每个红细胞的平均体积，以飞升（fl）为单位。②红细胞平均血红蛋白量（MCH）：指每个红细胞内血红蛋白平均含量，以皮克（pg）表示。③红细胞平均血红蛋白浓度（MCHC）：指每升红细胞平均所含血红蛋白浓度，以g/L表示。

（1）参考值　MCV：80～100fl；MCH：27～34pg；MCHC：320～360g/L。

（2）临床意义　可作为贫血形态学分类（表12－2）。

表12－2　贫血的形态学分类

形态学分类	MCV	MCH	MCHC	病因
正常细胞性贫血	80～100	27～34	320～360	再生障碍性、急性失血、溶血、白血病
大细胞性贫血	>100	>34	320～360	巨幼细胞贫血、恶性贫血
小细胞低色素性贫血	<80	<27	<320	缺铁性贫血、珠蛋白生成障碍性贫血
单纯小细胞性贫血	<80	<27	320～360	慢性感染、炎症、慢性肝、肾疾病性贫血

二、白细胞的检测

白细胞的检测包括白细胞（WBC）计数和白细胞分类计数（DC）。白细胞计数是测定血液中各种白细胞的总数；白细胞分类计数是指分别计算中性粒细胞（N）、嗜酸性粒细胞（E）、嗜碱性粒细胞（B）、淋巴细胞（L）和单核细胞（M）5种类型白细胞占白细胞总数的比值（百分数）。

（一）白细胞计数

1. 参考值成人　(3.5～9.5)×10^9/L；6个月～2岁：(11.0～12.0)×10^9/L；新生儿：(15.0～

20.0）$\times10^9$/L。

2. 临床意义 成人白细胞数 >9.5 $\times10^9$/L，称白细胞增多；<3.5 $\times10^9$/L，称白细胞减少。白细胞总数的增多或减少主要受中性粒细胞数量的影响，故白细胞总数改变的临床意义详见白细胞分类计数中相关内容。

（二）白细胞的分类计数

1. 参考值 见表 12－3。

表 12－3 白细胞分类计数

细胞类型	百分比（%）	绝对值（$\times10^9$/L）
中性粒细胞（N）	40～75	1.8～6.3
淋巴细胞（L）	20～50	1.1～3.2
单核细胞（M）	3.0～10	0.1～0.6
嗜酸性粒细胞（E）	0.4～8.0	0.02～0.52
嗜碱性粒细胞（B）	0～1	0～0.06

2. 中性粒细胞数量变化的临床意义

（1）增多 在外周血中中性粒细胞可分为中性杆状核粒细胞（Nst）和中性分叶核粒细胞（Nsg）两类。

1）生理性增多 具有一定的生理性变化，如下午较早晨为高。饭后、妊娠、剧烈运动、严寒及高温等均可使其暂时性升高。

2）病理性增多 ①急性感染：尤其是化脓性球菌感染为最常见的原因。但在某些极重度感染时，白细胞总数反而可能减低。②严重的组织损伤及大量血细胞破坏：严重外伤、大手术后、大面积烧伤、急性心肌梗死及严重的血管内溶血后 12～36 小时。③急性大出血：在急性大出血后 1～2 小时内，尤其是内出血时，周围血中血红蛋白的含量及红细胞数尚未下降，而白细胞数及中性粒细胞却明显增多。④急性中毒：代谢紊乱所致的代谢性中毒，如糖尿病酮症酸中毒、尿毒症；急性化学药物中毒，如安眠药、急性铅、汞中毒等；生物性中毒如蛇毒、昆虫毒、毒草中毒等。⑤白血病及恶性肿瘤晚期。

（2）减少 当中性粒细胞绝对值 <1.5 $\times10^9$/L，称粒细胞减少症；<0.5 $\times10^9$/L，称粒细胞缺乏症。常见于以下原因：①感染：尤其是革兰阴性菌感染，如伤寒、副伤寒。某些病毒感染，如流感、病毒性肝炎、水痘、风疹、巨细胞病毒感染。另外某些原虫感染，如疟疾、黑热病。②血液病：再生障碍性贫血、恶性组织细胞病、巨幼细胞贫血、严重缺铁性贫血以及骨髓转移癌等。③理化损伤：X 线、放射性核素等物理因素；苯、铅、汞等化学物质；氯霉素、磺胺类药、抗肿瘤药、抗糖尿病及抗甲状腺药物等。④各种原因引起的脾功能亢进。⑤自身免疫性疾病：如系统性红斑狼疮等，由于产生自身抗体而导致白细胞及中性粒细胞减少。

（3）中性粒细胞的核象变化 中性粒细胞核的分叶状况，能反映其成熟程度。病理情况下，中性粒细胞核象可发生变化，出现核左移或核右移（图 12－4）。

1）核左移：周围血中杆状核粒细胞、晚幼粒、中幼粒或早幼粒细胞等不分叶核粒细胞增多，其百分率超过 5% 时，称为核左移。常见于感染，尤其是急性化脓性感染、急性失血、急性中毒及急性溶血反应等；白血病和类白血病反应也可出现核极度左移现象。

2）核右移：周围血中分 5 叶及以上的中性粒细胞增多，其百分率超过 3% 者，称为核右移。主要见于巨幼细胞贫血及造血功能衰退。在炎症的恢复期时，可有一过性核右移。在疾病进展期，如突然出现核右移提示预后不良。

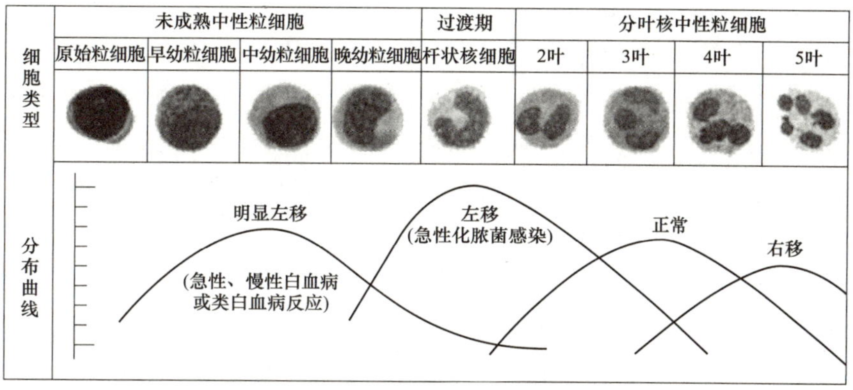

图 12－4　中性粒细胞的核象变化

（4）中性粒细胞形态异常

1）中性粒细胞的中毒性改变：在严重传染性疾病、各种化脓性感染、败血症、恶性肿瘤、中毒及大面积烧伤等病理情况下，中性粒细胞可发生下列中毒性和退行性变化。①细胞大小不均；②中毒颗粒；③空泡形成；④杜勒小体；⑤核固缩、溶解及碎裂等核变性现象。

2）棒状小体：为白细胞胞质中出现红色细杆状物质，一个或数个，称为棒状小体。棒状小体一旦出现在细胞中，就可拟诊为急性白血病。

3）巨多分叶核中性粒细胞：细胞胞体较大，核分叶过多，常超过 5 叶以上，甚者 10 叶以上，核染色质疏松。多见于巨幼细胞贫血或应用抗代谢药物治疗后。

3. 嗜酸性粒细胞数量变化的临床意义　正常情况下，嗜酸性粒细胞主要存在于组织中，在外周血中较低。

（1）增多　常见：①过敏性疾病：如支气管哮喘、荨麻疹、食物过敏、药物过敏、血管神经性水肿等，其外周血嗜酸性粒细胞增多可达 10% 以上。②寄生虫病：如蛔虫病、钩虫病、血吸虫病、肺吸虫病等，均可导致血中嗜酸性粒细胞增多，达 10% 及以上。少部分寄生虫感染患者嗜酸性粒细胞明显增多，为嗜酸性粒细胞型类白血病反应。③皮肤病：如湿疹、银屑病、剥脱性皮炎等，为轻、中度增高。④血液病：如嗜酸粒细胞白血病、慢性粒细胞白血病、淋巴瘤、多发性骨髓瘤、嗜酸性粒细胞肉芽肿等。⑤某些传染病，如猩红热。

（2）减少　常见于长期应用肾上腺皮质激素后，大手术、烧伤等应激状态。

4. 嗜碱性粒细胞数量变化的临床意义　嗜碱性粒细胞骨髓释放后只存在于外周血中。在免疫或炎症反应时，才会进入组织。

（1）增多　见于：①过敏性疾病，常见荨麻疹、过敏性结肠炎、药物过敏、食物过敏、红斑及类风湿关节炎等。②血液病：常见慢性粒细胞白血病、嗜碱性粒细胞白血病、骨髓纤维化等。

（2）减少　无临床意义。

5. 淋巴细胞数量变化的临床意义　淋巴细胞分为大淋巴细胞（占 10%）和小淋巴细胞（占 90%）。

（1）增多　生理性增多：常见于儿童期。婴幼儿淋巴细胞比例较高，至 4 ~ 6 岁时，淋巴细胞比例逐渐降低，逐渐达成人水平。病理性增多：①感染性疾病，主要为病毒感染，如水痘、流行性腮腺炎、传染性单核细胞增多症、病毒性肝炎，以及柯萨奇病毒、腺病毒、巨细胞病毒等感染，也可见于百日咳杆菌、结核分枝杆菌、梅毒螺旋体、弓形虫等的感染；②急性传染病的恢复期；③淋巴细胞白血病、淋巴瘤等；④移植排斥反应。

（2）减少　见于：①长期放射线损伤；②应用肾上腺皮质激素、烷化剂、抗淋巴细胞球蛋白等治疗；③免疫缺陷性疾病、丙种球蛋白缺乏症等。

（3）异形淋巴细胞　外周血中有时可见到一种形态变异的不典型淋巴细胞，称为异形淋巴细胞。正常人外周血中偶可见到，但不超过2%。异形淋巴细胞增多可见于：①感染性疾病；②药物过敏；③输血、血液透析或体外循环术后；④其他疾病：如免疫性疾病、粒细胞缺乏症、放射治疗等。

6. 单核细胞数量变化的临床意义　单核细胞在骨髓内一旦成熟即释放入血，在血中短暂停留即进入组织或体腔内，转变成熟为巨噬细胞。

（1）增多生理性增多　见于婴幼儿及儿童。病理性增多见于：①某些感染：如感染性心内膜炎、黑热病、疟疾、急性感染的恢复期、活动性肺结核等；②某些血液病：如单核细胞白血病、淋巴瘤、粒细胞缺乏症恢复期、多发性骨髓瘤、恶性组织细胞病、骨髓增生异常综合征等。

（2）减少　无临床意义。

三、血小板计数

血小板计数（PLT）是指单位容积周围血液中血小板的数量。

1. 参考值　$(125\sim350)\times10^9/L$。

2. 临床意义

（1）减低　见于：①血小板生成障碍：如放射性损伤、再生障碍性贫血、急性白血病、巨幼细胞贫血、骨髓纤维化晚期等；②血小板破坏过多，如脾功能亢进、特发性血小板减少性紫癜等；③血小板消耗过多，如DIC、血栓性血小板减少性紫癜、新生儿血小板减少症等；④血小板分布异常：如脾大、血液被稀释等。

（2）增高　见于：①原发性增高：见于骨髓增殖性疾病，如真性红细胞增多症和原发性血小板增多症等；②反应性增高：见于急性感染、急性溶血、某些癌症患者等。

四、网织红细胞检测

网织红细胞（Ret）是尚未完全成熟的红细胞，是晚幼红细胞脱核后的细胞。胞质内残存核糖体等嗜碱性物质，经煌焦油蓝或新亚甲蓝染色，呈现浅蓝或深蓝色的网状结构。网织红细胞较成熟红细胞稍大，直径为$8\sim9.5\mu m$。

1. 参考值　百分数$0.005\sim0.015$；绝对数$(24\sim84)\times10^9/L$。

2. 临床意义

（1）增多　表示骨髓红细胞系增生旺盛，常见于缺铁性贫血、溶血性贫血、巨幼细胞贫血、急性失血性贫血及某些贫血患者治疗后。

（2）减少　表示骨髓造血功能减低，常见于再生障碍性贫血、急性白血病、某些化学药物引起骨髓造血功能减退等。

五、红细胞沉降率检测

红细胞沉降率（ESR）又称血沉，是指红细胞在一定条件下沉的速率。影响ESR的因素有：①血浆中各种蛋白的比例改变：如血浆中纤维蛋白原或球蛋白含量增加或清蛋白含量减少，改变了电荷的平衡，致使血沉加快；②红细胞的数量和形状改变：如红细胞增多、球形红细胞增多时血沉减慢。

1. 参考值　男$0\sim15mm/h$；女$0\sim20mm/h$。

2. 临床意义

（1）增快　生理性增快见于月经期、妊娠3个月以上的妇女、12岁以下的儿童、60岁以上老年人，可能与生理性贫血或纤维蛋白原含量增加有关。病理性增快见于①各种炎症性疾病：如急性细菌性炎症时，炎症发生后2～3天即可见血沉增快；结核病、风湿热，因纤维蛋白原及免疫球蛋白增加，血沉明显加快。②组织损伤或坏死：如心肌梗死、大手术、创伤等。③引起球蛋白增高的疾病：如慢性肾炎、系统性红斑狼疮、亚急性感染性心内膜炎等。④恶性肿瘤。⑤其他：如动脉粥样硬化、糖尿病、肾病综合征、贫血、高胆固醇血症等。

（2）减慢 临床意义较小。

六、血细胞直方图

血细胞直方图是通过电阻抗法血细胞分析仪检测，反映血细胞体积大小的频率分布图。直方图的横坐标表示细胞体积，以飞升（fl）为单位。纵坐标表示细胞的相对数目。

1. 红细胞直方图

（1）正常红细胞直方图，可以看到两个细胞群体（图12－2）。红细胞主群：从50fl偏上开始，近似两侧对称，基底较为狭窄的正态分布曲线，又称“主峰”。

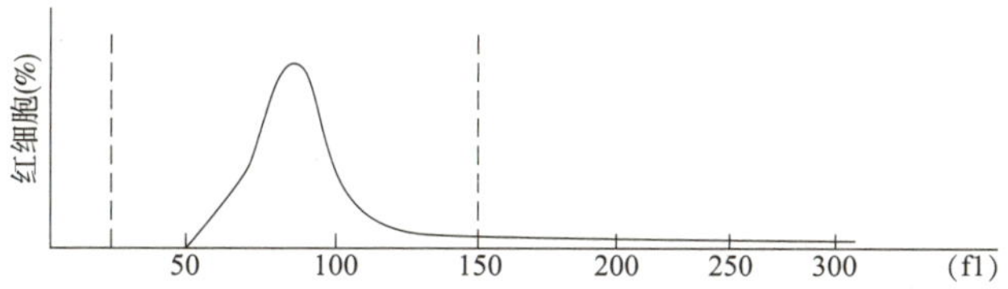

图12－2 正常红细胞直方图

（2）红细胞直方图图形变化，对贫血的诊断和鉴别诊断具有一定的价值。①缺铁性贫血：典型的呈小细胞性贫血，MCV降低，主峰曲线的波峰左移；若峰底变宽，为小细胞非均一性贫血特征。②轻型β－珠蛋白生成障碍性贫血：呈小细胞均一性贫血，表现为波峰左移，峰底变窄。③铁粒幼细胞性贫血：红细胞呈典型的“双形”性改变，即正常红细胞与小细胞低色素性红细胞同时存在，故出现波峰左移、峰底增宽的双峰。④混合性营养性贫血：营养性巨幼细胞贫血可同时合并缺铁性贫血，前者MCV增高，而后者降低，直方图图形需视哪一类细胞占优势。如两者的严重程度相似，直方图可显示正常。⑤巨幼细胞贫血：红细胞呈大细胞非均一性，表现为波峰右移，峰底增宽。若治疗有效时，常红细胞逐渐增加与病理性大细胞同时存在，也可出现双峰现象。

2. 白细胞直方图

（1）白细胞根据体积大小区分为三个群，在直方图上表现为三个峰/区（图12－3）。①第一群是小细胞区（35～90fl），主要为淋巴细胞；②第二群是中间细胞区（90～160fl），主要为单核细胞、嗜酸性粒细胞、嗜碱性粒细胞，以及原始幼稚细胞；③第三群是大细胞区（160～450fl），主要为中性分叶核粒细胞、杆状核粒细胞。

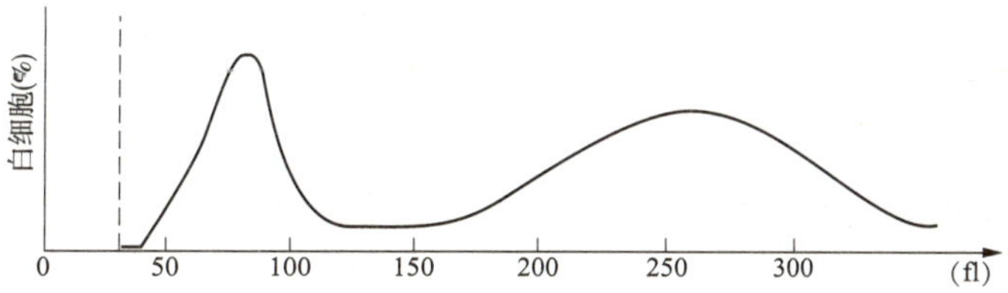

图12－3 白细胞直方图

（2）病理情况下，白细胞直方图的图形变化无特异性，可粗略判断细胞比例的变化或有无明显的异常细胞出现，故需要进一步作血涂片显微镜检查，进行细胞分类计数及形态观察。

3. 血小板直方图正常血小板直方图 体积分布范围为2~20fl，呈峰偏向左侧的偏态曲线（图12-4）。可反映血小板数、血小板平均容积、血小板分布宽度和血小板比容等参数。

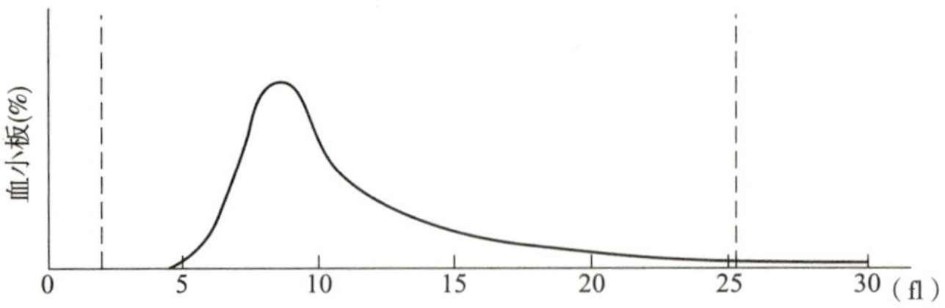

图12-3 正常血小板直方图

异常血小板直方图：巨大血小板增多时，曲线峰右移；血小板减少时为窄峰；大量细胞碎片、血小板有聚集、小红细胞增多等情况下，直方图可发生改变。

第二节 血液特殊检查

溶血性贫血是指各种原因导致红细胞生存时间缩短、破坏增多或加速，而骨髓造血功能不能相应代偿而发生的一类贫血。红细胞在血管内破坏者为血管内溶血，在血管外单核-巨噬细胞系统丰富的组织破坏者为血管外溶血。临床上按病因和发病机制可分为两大类，即红细胞内在缺陷所致的溶血性贫血和红细胞外因素所致的溶血性贫血。前者多为遗传疾病，如遗传性球形红细胞增多症等，但也有后天获得性疾病如阵发性睡眠性血红蛋白尿症。细胞外因素所致的溶血性贫血均为后天获得性疾病。

一、溶血性贫血的筛查检测

（一）血浆游离血红蛋白测定

【参考值】<50mg/L（1~5mg/dl）

【临床意义】发生血管内溶血时血浆游离血红蛋白明显增高。血管外溶血时血浆游离血红蛋白不增高。自身免疫性溶血性贫血、珠蛋白生成障碍性贫血可轻度增高。

（二）血清结合珠蛋白测定

【参考值】0.7~1.5g/L（70~150mg/dl）

【临床意义】各种溶血时血清结合珠蛋白均有减低，血管内溶血时减低显著。严重血管内溶血（血浆中游离血红蛋白超过1.3g/L时）可测不出血清结合珠蛋白。肝脏疾病、传染性单核细胞增多症、先天性无结合珠蛋白血症等也可减低或消失。感染、创伤、恶性肿瘤、系统性红斑狼疮、糖皮质激素治疗、口服避孕药、肝外阻塞性黄疸等可有结合珠蛋白增高。

（三）血浆高铁血红素清蛋白测定

有生化法和电泳法两种检测方法。生化法的原理为高铁血红素清蛋白能与硫化铵形成铵血色原，波长558nm有吸收峰，可用分光光度计检测。电泳法为醋酸纤维膜电泳，出现一条高铁血红素清蛋白区带。

【参考值】阴性。

【临床意义】阳性表示为严重血管内溶血。

（四）含铁血黄素尿试验（Rous 试验）

【参考值】阴性。

【临床意义】慢性血管内溶血可呈阳性，并持续数周。

二、红细胞膜缺陷的检测

红细胞渗透脆性试验

【参考值】

开始溶血：0.42%～0.46%（4.2～4.6g/L）NaCl 溶液。

完全溶血：0.28%～0.34%（2.8～3.4g/L）NaCl 溶液。

【临床意义】

1. 脆性增高　开始溶血及完全溶血时氯化钠溶液的浓度均较正常对照提前两管（0.04%）或更高，即开始溶血>0.50%、完全溶血>0.38% NaCl 溶液时为脆性增高。主要见于遗传性球形细胞增多症。温抗体型自身免疫性溶血性贫血、遗传性椭圆形细胞增多症也可增高。

2. 脆性减低　常见于海洋性贫血，也可见于缺铁性贫血、某些肝硬化及阻塞性黄疸等。

三、红细胞酶缺陷的检测

红细胞酶缺陷所致溶血性贫血又称为红细胞酶病（erythrocyte enzymopathy），是指参与红细胞代谢（主要是糖代谢）的酶由于基因缺陷导致活性改变而发生溶血的一组疾病。有关检查如下。

（一）高铁血红蛋白还原试验

【参考值】高铁血红蛋白还原率>75%；高铁血红蛋白0.3～1.3g/L。

【临床意义】

减低：蚕豆病和伯氨喹型药物溶血性贫血患者由于葡萄糖-6-磷酸脱氢酶（G-6-PD）缺陷，高铁血红蛋白还原率明显下降。

（二）变性珠蛋白小体生成试验

【参考值】<30%。

【临床意义】G-6-PD 缺陷病、不稳定 Hb、HbH 病等变性珠蛋白小体常高于45%。

（三）葡萄糖-6-磷酸脱氢酶荧光斑点试验和活性测定

【参考值】

正常人有甚强荧光。

【临床意义】

G-6-PD 缺陷者荧光很弱或无荧光；杂合子或某些 G-6-PD 变异体者则可能有轻到中度荧光。正常人酶活性为（4.97±1.43）U/gHb。

（四）丙酮酸激酶荧光筛选试验和活性测定

【参考值】PK 活性正常，荧光在20分钟内消失。酶活性（15.1±4.99）U/gHb。

【临床意义】PK 严重缺陷（纯合子）荧光60分钟不消失；杂合子者荧光25～60分钟消失。

四、珠蛋白生成异常的检测

血红蛋白电泳

【参考值】正常人的电泳图谱显示4条区带，最靠阳极端的为量多的 HbA，其后为量少的 HbA_2，再后为两条量更少的红细胞内的非血红蛋白成分（NH 和 NH_2）。

【临床意义】

1. HbA_2 增高 是诊断轻型 β－地中海贫血的重要依据。个别恶性贫血、叶酸缺乏所致巨幼细胞贫血、某些不稳定血红蛋白病也会增高。

2. HbA_2 减低 缺铁性贫血及铁粒幼细胞贫血 HbA_2 减低。

五、自身免疫性溶血性贫血检测

自身免疫性溶血性贫血（autoimmune hemolyticanemia，AIHA）系体内免疫发生异常，产生自身抗体或（和）补体，结合在红细胞膜上，红细胞破坏加速而引起的一组溶血性贫血。

抗球蛋白试验

【参考值】

直接、间接抗球蛋白均呈阴性反应。

【临床意义】

1. 阳性 见于新生儿溶血病、自身免疫性溶血性贫血、系统性红斑狼疮（SLE）、类风湿关节炎、一些淋巴瘤、甲基多巴及青霉素型等药物性溶血反应。

2. 温抗体与冷抗体 AIHA 大多属于温抗体型（即于 37℃条件下作用最强，主要为 IgG），也有少部分冷抗体型（主要为 IgM），故必要时应于 4℃条件下进行试验，排除假阴性反应。

3. 间接 Coombs 试验 主要用于 Rh 或 ABO 妊娠免疫性新生儿溶血病、母体血清中不完全抗体的检测。

第三节 出血与血栓性疾病检查

一、一期止血缺陷筛选试验

出血时间测定（BT）是指用出血时间测定器在前臂皮肤上造成一个“标准”创口，让血液自然流出到血液自然停止所需的时间。该过程反映了血小板的数量、功能以及血管壁的通透性、脆性的变化；也反映血小板生成的血栓烷 A_2 与血管壁生成的前列环素的平衡关系；某些血液因子缺乏也会导致出血时间延长。

1. 参考值出血时间测定器法 (6.9±2.1)分钟。

2. 临床意义出血时间延长 见于①血小板功能异常，如血小板无力症；②血小板数量减少，如血小板减少性紫癜；③血管壁异常，如遗传性毛细血管扩张症；④血浆某些凝血因子严重缺乏，如血管性血友病、弥散性血管内凝血；⑤药物影响：如服用抗血小板药物、抗凝药和溶栓药。

二、二期止血缺陷筛选实验

（一）凝血时间测定

凝血时间（CT）是指将静脉血放入试管中，观察从采血开始至血液凝固所需要的时间。是反映内源凝血系统的筛选试验。目前凝血时间测定基本被活化部分凝血活酶时间测定所取代。

1. 参考值 玻璃试管：4～12 分钟；硅管法：15～30 分钟。

2. 临床意义

（1）缩短 见于①血液高凝状态，如弥散性血管内凝血的高凝期等；②血栓性疾病，如心肌梗死、脑血管病变、深静脉血栓形成等。

（2）延长见于　①因子Ⅷ、Ⅸ和Ⅺ明显减低，如血友病 A、B 和因子Ⅺ缺乏症等；②严重的凝血酶原及凝血因子 V、X 和纤维蛋白原缺乏，如重症肝病、新生儿出血症等；③口服抗凝剂，应用肝素；④纤溶活性增强；⑤血液循环中有抗凝物质。

（二）活化部分凝血活酶时间

活化部分凝血活酶时间（APTT）测定，是指在受检血浆中加入接触因子激活剂和部分磷脂，在 Ca^{2+} 的参与下，观察血浆凝固所需要的时间。也是反映内源性凝血系统的筛选试验。

1. 参考值　31～42 秒。受检者的测定值比正常对照值延长 10 秒以上才有病理意义。

2. 临床意义　APTT 是监测肝素治疗的首选指标。使用肝素治疗时，多采用 APTT 作为监测药物用量，一般以维持结果为基础值的 1.5～2.0 倍为宜。

（三）血浆凝血酶原检测

血浆凝血酶原时间（PT）测定指在受检血浆中加入组织凝血活酶和 Ca^{2+}，使凝血酶原转变为凝血酶，后者使纤维蛋白原转变为纤维蛋白，观测血浆凝固所需要的时间。是反映外源凝血系统的筛选试验。

1. 参考值　11～13s。受检者的测定值比正常对照值延长 3s 以上为异常。凝血酶原时间比值（PTR）：受检血浆的凝血酶原时间/正常人血浆的凝血酶原时间的比值。参考值为 0.82～1.15s。国际正常化比值（INR）：参考值一般为 1.0±0.1。

2. 临床意义

（1）缩短　见于血液高凝状态和血栓性疾病，如 DIC 早期、脑血栓、心肌梗死、多发性骨髓瘤等。

（2）延长　见于①先天性凝血因子Ⅰ、Ⅱ、Ⅴ、Ⅶ、Ⅹ及纤维蛋白原缺乏；②获得性凝血因子缺乏，如维生素 K 缺乏、严重肝病、纤溶亢进、DIC 晚期、口服抗凝剂、血循环中有抗凝物质如肝素等。

（3）国际标准化比值（INR）　是监测抗凝药（如华法林）治疗的首选指标，以 INR 延长 2.0～3.0 为宜。INR 是监测抗凝药治疗的首选指标。

（四）纤维蛋白原检测

在受检血浆中加入一定量凝血酶，使血浆中的纤维蛋白原转变为纤维蛋白，通过比浊原理检测并计算纤维蛋白原（Fg）的含量。

1. 参考值　2～4g/L。

2. 临床意义

（1）增多　见于急性心肌梗死、糖尿病、急性肾炎、肾病综合征、妊娠期高血压疾病、多发性骨髓瘤、休克、急性感染、大手术后、恶性肿瘤等

（2）减少　见于原发性纤维蛋白原减少性疾病、原发性纤溶症、DIC 晚期、重症肝炎及肝硬化等。

（五）病理性抗凝物质的筛检试验

【原理】

凝血酶时间（thrombintime，TT）是测定在受检血浆中加入"标准化"凝血酶溶液，到开始出现纤维蛋白丝所需的时间。

【参考值】

手工法：16～18 秒；也可用血液凝固分析仪检测。本实验需设正常对照值。受检 TT 值延长超过正常对照值 3 秒以上为延长。

【临床意义】

TT 延长见于低（无）纤维蛋白原血症［hypo(a)fibrinogenemia］和异常纤维蛋白原血症（dysfibrinogenemia）；血中纤维蛋白（原）降解产物（FDPs）增高；血中有肝素或类肝素物质存在（如肝素治疗中、系统性红斑狼疮和肝脏疾病等）。TT 缩短无临床意义。

三、纤溶活性检测

血浆 D－二聚体测定：D－二聚体（D－D）是交联纤维蛋白的降解产物之一，是继发性纤溶特有代谢产物。

1. 参考值 胶乳法：阴性。胶乳颗粒比阴性对照明显粗大者为阳性。

2. 临床意义 D－二聚体阴性是排除深静脉血栓和肺血栓栓塞的重要试验，阳性也是诊断 DIC 和观察溶血栓治疗的有用试验。

四、检测项目的选择和应用

出凝血功能的检测主要用于临床有出血倾向、出血性疾病以及血栓前状态、血栓性疾病患者的临床诊断、鉴别诊断、疗效观察和预后判断等，也用于抗血栓和溶血栓药物治疗的监测等。

（一）一期止血缺陷筛检试验的选择与应用

一期止血缺陷是指血管壁和血小板缺陷所致出血性疾病。可选用血小板计数（PLT）和出血时间（BT）作为筛检试验，根据筛检试验的结果，病因和发病机制大致有以下四种情况。

1. BT 和 PLT 都正常 除正常人外，多数是由单纯血管壁通透性和（或）脆性增加所致的血管性紫癜所致。临床上多见于过敏性紫癜、单纯性紫癜和其他血管性紫癜等。

2. BT 延长，PLT 减少 多数是由血小板数量减少所致的血小板减少症。临床上多见于原发性和继发性血小板减少性紫癜。

3. BT 延长，PLT 增多 多数是由血小板数量增多所致的血小板增多症。临床上多见于原发性和反应性血小板增多。

4. BT 延长，PLT 正常 多数是由血小板功能异常或某些凝血因子严重缺乏所致的出血性疾病，如血小板无力症、低（无）纤维蛋白原血症、血管性血友病（vWD）等。

（二）二期止血缺陷筛检试验的选择与应用

二期止血缺陷是指凝血因子缺陷或病理性抗凝物质存在所致的出血性疾病。选用 APTT 和 PT 作为筛检试验，大致有以下四种情况。

1. APTT 和 PT 都正常 除正常人外，仅见于遗传性和获得性因子 XⅢ缺陷症。

2. APTT 延长，PT 正常 多数是由内源凝血途径缺陷所引起的出血性疾病，如遗传性和获得性因子 VⅢ、IX、XI 和Ⅲ缺陷症等。

3. APTT 正常，PT 延长 多数是由外源凝血途径缺陷所引起的出血性疾病，如遗传性和获得性因子 VⅡ缺陷症等。

4. APTT 和 PT 都延长 多数是由共同凝血途径缺陷所引起的出血性疾病，如遗传性和获得性因子 X、V、凝血酶原（因子Ⅱ）和纤维蛋白原（因子Ⅰ）缺陷症。

此外，临床应用肝素治疗可使 APTT 延长；应用口服抗凝剂（如华法林）治疗可使 PT 延长；同时应用肝素和华法林抗凝治疗时纤溶综合征患者及抗磷脂抗体综合征患者，APTT 与 PT 均可同时延长。

第四节 输血检查与临床输血

血型是指各种血液成分的一种遗传多态性。不仅红细胞上存在表面抗原差异，白细胞、血小板、某些血浆蛋白也存在表面抗原差异，受独立的遗传基因控制。由若干个相互关联的抗原抗体组成的血型体系，称为血型系统。与人类输血关系最密切的是 ABO 血型系统，其次是 Rh 血型系统。

素质提升

造血干细胞移植与中华骨髓库

人类造血干细胞形似小淋巴细胞，在骨髓中仅占有核细胞的 1% 左右，为人体内最独特的体细胞群，具有自我复制和多向分化潜能。造血干细胞移植（HSCT）是通过利用大剂量放化疗预处理，清除受者体内的肿瘤细胞和异常细胞后，将自体或异体造血干细胞移植给受者，使受者重建正常造血及免疫系统的一种治疗手段。

2001 年，在政府有关部门的支持下，中国造血干细胞捐献者资料库（又称“中华骨髓库”）成立。同年 12 月，中央编办批准成立中国造血干细胞捐献者资料库管理中心，统一管理和规范开展造血干细胞志愿捐献者的宣传、组织、动员，HLA（人类白细胞抗原）分型，为重症血液病患者检索配型相合的造血干细胞捐献者并提供移植相关服务等。“中华骨髓库”的建设和发展为拯救患者的生命发挥了积极的作用，为构建社会主义和谐社会产生了良好的社会效益。

一、ABO 血型系统

1. 分型 人类红细胞表面含有 A、B 两种抗原，血清中存在着抗 A、抗 B 两种天然抗体。一个体的红细胞膜上和血清中不存在相对应的抗原和抗体。ABO 血型系统分四型见表 12－4。

表 12－4 ABO 血型系统分型及相关的抗原和抗体

血型	红细胞表面的抗原	血清中的抗体	基因型
A	A	抗 B	A/A 或 A/O
B	B	抗 A	B/B 或 BO
AB	AB	无	A/B
O	无	抗 A，抗 B 或抗 AB	O/O

2. 血型 抗体 ABO 血型系统抗体有免疫抗体和天然抗体之分。天然性抗体以 IgM 型为主，免疫性抗体则以 IgG 型为主。IgM 型抗体分子量大，不能通过胎盘，IgG 型抗体分子量小，能通过胎盘，可引起新生儿溶血病。

3. 亚型 同一血型抗原因结构和性能或抗原位点数有一定差异所引起的变化。ABO 血型中以 A 亚型最重要，主要是 A_1 和 A_2。A_1 亚型红细胞上具有 A_1 和 A 抗原，血清中只含抗 B；A_2 亚型红细胞上只有 A 抗原，血清中除含抗 B 外，有 1% ~2% 的人含抗 A_1；A_1B 型红细胞上具有 A_1、A 和 B 抗原，血清中无抗体；A_2B 型红细胞上具有 A 和 B 抗原，血清中约有 25% 的人含有抗 A_1。

4. 血型鉴定 ABO 血型鉴定时，用已知标准血清鉴定未知红细胞上的抗原称正定型，用已知标准红细胞鉴定被检血清所含抗体称反定型（表 12－5）。

表 12-5 标准血清及标准红细胞鉴定 ABO 血型结果

血型	标准血清+被检红细胞		标准红细胞+被检血清	
	抗 A（B 血清）	抗 B（A 血清）	A 细胞	B 细胞
A	+	-	-	+
B	-	+	+	-
O	-	-	+	+
AB	+	+	-	-

5. 临床意义 ①输血：由于 ABO 血型抗体多为 IgM 型抗体，首次血型不合的输血即可发生严重的输血反应。所以，输血前鉴定血型，是安全输血的首要步骤，经交叉配血相容后，才可输血。有些 ABO 亚型不规则抗体的效价较高时，也可以引起输血反应，便需鉴定亚型，选择输同亚型血，或选择 O 型红细胞。②器官移植：ABO 抗原为强移植原，供血者与受血者 ABO 血型不合时，极易引起急性排异反应，导致移植失败。③新生儿同种免疫溶血病：是指母亲与胎儿血型不合引起的一种溶血病。IgG 型抗体能通过胎盘，可引起新生儿溶血病，但病情较轻，且与胎次无关，以 O 型母亲怀上 A 型或 B 型胎儿多见。④其他：ABO 血型检测还可用于亲缘鉴定，血迹、精斑、毛发等鉴定以及某些相关疾病的调查。

二、Rh 血型系统

因人的红细胞表面有一种与恒河猴红细胞表面相同的抗原，故以恒河猴的头两个字母命名为 Rh 血型。

1. 抗原 Rh 抗原有 40 多种，与临床密切相关的主要有 5 种，抗原强弱依次为 D、E、C、c、e 抗原。D 抗原最强，且分布最广，临床意义最大。

2. 抗体 抗体极少数是天然抗体，因 Rh 血型不合的输血或妊娠等而产生；主要有五种，即抗 D、抗 E、抗 C、抗 c、抗 e，以抗 D 最常见；绝大多数为 IgG 型免疫性抗体，抗体的特性与 ABO 血型中 IgG 抗体相同。

3. 血型鉴定 Rh 血型中，D 抗原最强，最具临床意义。因此，一般只做 D 抗原鉴定。人血液中凡含 D 抗原的红细胞 Rh 称阳性，不含 D 抗原的红细胞称 Rh 阴性。

4. 临床意义 ①Rh 溶血性输血反应：Rh 系统一般不存在天然抗体，在第一次输血时，往往不会发现 Rh 血型不合。Rh 阴性的受血者接受了 Rh 阳性血液输入后便可产生免疫性抗 Rh 抗体，如再次输入 Rh 阳性血液时，即出现溶血性输血反应。由于 Rh 抗体一般不与补体结合，这种输血反应仅是血管外溶血，表现为高胆红素血症。②新生儿 Rh 溶血病：母亲与胎儿的 Rh 血型不合，胎儿的红细胞如经胎盘进入母体，即可刺激母体产生抗 Rh 抗体；此抗体通过胎盘进入胎儿体内，与胎儿红细胞表面的抗原结合，即可引起胎儿红细胞破坏而造成溶血。第一胎时因产生的抗 Rh 抗体很少，故极少发生溶血。多从第二胎开始发病，且随着胎次的增加而病情加重，以 RhD 阴性母亲孕育 RhD 阳性胎儿多见。

三、交叉配血

配血试验是指检测供、受者血中是否含有不相合的抗原和抗体成分。将供者红细胞与受者血清的反应称主侧，供者血清与受者红细胞的反应称次侧，两者合称为交叉配血。在输血前进行交叉配血试验其目的是进一步验证供血者与受血者的 ABO 血型鉴定是否正确，也可检出不规则抗体，以及发现 ABO 系统以外的血型抗体，避免血型鉴定错误导致输血后严重溶血反应。

结果判断：同型血之间作交叉配血时，主侧与次侧均无凝集、无溶血，表示配血相合，可以输血；不论何种原因导致主侧管有凝集时，则绝对不可输血。异型配血（指供血者 O 型血，受血者 A 型或 B

型），主侧无凝集、无溶血，次侧有凝集，可以输少量该型血（一般不超过200ml）。

四、临床输血原则

1. 输血前应复查血型，并做交叉配血试验。
2. 强调同型配血，婴幼儿禁忌异型配血。
3. 把握好输血指征，应根据实验检查结果与临床症状进行综合评估决定是否输血。
4. 可根据病情需要选择成分输血，以达到血液成分各自的治疗效果，减少副作用，节约血源以及减少经济负担。

第五节　骨髓检查

骨髓是人出生后的主要造血器官。骨髓检查的方法很多，主要包括：骨髓细胞形态学检查、骨髓细胞化学检查、骨髓病理学检查、细胞遗传学检查、细胞免疫学表型分析、造血细胞培养等。

一、骨髓细胞学检测的临床应用

骨髓细胞形态学检查是通过观察骨髓涂片中细胞的形态以及细胞间的比例关系来检查骨髓细胞量和质的变化，是诊断造血系统疾病最常用的基本方法。

1. 骨髓细胞学检测的临床应用

（1）诊断造血系统疾病　这类疾病多数具有特征性细胞形态学改变，骨髓检查对这些疾病有一定的决定性诊断意义。如各种类型白血病、多发性骨髓瘤、巨幼细胞贫血、戈谢病（Gaucher disease）、尼曼－皮克病（Niemann－Pick disease）、海蓝色组织细胞增生症等。这些疾病也常通过复查骨髓象来评价疗效或判断预后。

（2）辅助诊断某些疾病　如各种恶性肿瘤的骨髓转移、淋巴瘤的骨髓浸润、骨髓增生异常综合征、骨髓增殖性肿瘤、缺铁性贫血、溶血性贫血、脾功能亢进和免疫性血小板减少症。

（3）提高某些疾病的诊断率　利用骨髓液涂片检验疟原虫、黑热病原虫、红斑狼疮细胞及骨髓液细胞培养进行染色体核型分析皆可提高阳性率。

2. 检查的适应证与禁忌证

（1）适应证　①外周血细胞成分及形态异常，如一系、二系或三系细胞的增多和减少；外周血中出现原始、幼稚细胞等异常细胞。②不明原因发热，肝、脾、淋巴结肿大。③骨痛、骨质破坏、肾功能异常、黄疸、紫癜、血沉明显增加、血浆蛋白异常、免疫球蛋白定量及构成异常等。④化疗后的疗效观察。⑤需要骨髓做标本的检查，如骨髓活检、造血祖细胞培养、染色体核型分析、微生物及寄生虫学检查（如伤寒、疟疾）等。

（2）禁忌证　由于凝血因子缺陷引起的出血性疾病如血友病；晚期妊娠的孕妇做骨髓穿刺术应慎重。

二、骨髓细胞学检测的方法和内容

（一）肉眼观察

选择骨髓膜染色正常、厚薄适当、尽可能有骨髓小粒的涂片进行镜下观察。

（二）低倍镜下检查

1. 在进行骨髓细胞学检查之前先评价骨髓的取材、涂片、染色效果、细胞分布是否均匀，选择理想的染片进行检查。

（1）取材评价　良好的骨髓涂片可见骨髓小粒，镜下可见骨髓特有的细胞。

（2）涂片评价　涂片适当的骨髓片，镜下可见有细胞分散排列、不重叠的区域。

（3）染色评价　染色满意的骨髓涂片，镜下见细胞核、质颜色分明，颗粒清楚，整个涂片没有沉渣。

2. 估计骨髓有核细胞增生程度　在低倍视野（10×）下观察，骨髓中成熟红细胞与有核细胞的大致比例判断骨髓增生程度；也可采用高倍视野（40×）下观察几个视野，得出平均每个高倍视野的有核细胞数来判断。要观察多个、合适视野，并取其平均值。介于两者之间，增生程度往上提，因为骨髓穿刺抽吸的骨髓液有稀释的可能。

3. 计数巨核细胞数目　在低倍镜下计数全片巨核细胞数目，然后在油镜下（100×）确定其发育阶段。

4. 特殊细胞与其他　注意观察有无体积较大的特殊细胞，如转移到骨髓的癌细胞、大体积的淋巴瘤细胞、戈谢细胞、Niemann－Pick 细胞等。

5. 血液寄生虫　对于不明发热患者，注意观察成熟红细胞内的疟原虫病原体、巨噬细胞内的黑热病原虫。

（三）油浸镜检查

选择染色良好、细胞分布均匀、形态展示清楚的髓膜体尾交界处观察 200～500 个细胞，按细胞的种类、发育阶段分别计算，并计算它们各自的百分率；同时仔细观察各系统的增生程度和各阶段细胞数量和质量的变化。

（四）骨髓象的分析与报告

包括骨髓有核细胞增生程度、粒细胞与有核红细胞比例、粒系统细胞改变、红系统细胞改变（包括成熟红细胞）、巨核系统细胞改变、淋巴系统细胞改变、单核系统细胞改变和其他血细胞改变。巨核细胞单独计数并描述血小板分布状态。

三、常见血液病骨髓检查的特征表现

1. 再生障碍性贫血骨髓象表现　①增生减低或极度减低，造血细胞罕见，大多为非造血细胞；②红系、粒系、巨核系均受抑制，巨核细胞罕见或缺如；③淋巴细胞比例相对增高，可达 80%，以成熟淋巴细胞为主。

2. 白血病

（1）急性白血病骨髓象表现　①增生极度活跃；②原始细胞＋早期幼稚细胞≥30%；③有白血病细胞，核分裂相及退化细胞增多；④除病理细胞系列外，其他系列血细胞均受抑制而减少。

（2）慢性粒细胞性白血病骨髓象表现　①骨髓增生极度活跃；②粒细胞系显著增生，以中性中幼、晚幼及杆状核粒细胞明显增多，原始粒细胞和早幼粒细胞增高不明显；可见嗜酸、嗜碱性粒细胞增多；③粒：红比值显著增大，可达（10～50）：1；④红系细胞相对减少或受抑制，可有巨幼样变，成熟红细胞形态正常；⑤巨核细胞早期显著增多，晚期减少；⑥淋巴系比值减少，为成熟淋巴细胞。

3. 特发性血小板减少性紫癜骨髓象表现　①骨髓中巨核细胞数量急性型轻度增加或正常，慢性型显著增加；②巨核细胞发育成熟障碍，急性型尤为明显；③有血小板形成的巨核细胞显著减少＜30%；④红系及粒、单核系正常。

（刘　莉）

答案解析

目标检测

选择题

1. 血沉增快可见于
   A. 心绞痛　B. 血液浓缩　C. 活动性结核
   D. 真性红细胞增多症　E. 良性肿瘤
2. 缺铁性贫血的形态学分类应为
   A. 正常红细胞性贫血　B. 小细胞低色素性贫血
   C. 单纯小细胞性贫血　D. 大细胞性贫血
   E. 大细胞低色素性贫血
3. 红细胞比容增高常见于
   A. 脱水　B. 真性红细胞增多症　C. 急性腹泻
   D. 大面积烧伤　E. 以上均是
4. 下列网织红细胞概念，错误的是
   A. 它是介于晚幼与成熟红细胞之间的尚未完全成熟的红细胞
   B. 其胞浆经特殊染色后可见蓝色网状结构即RNA
   C. 通常比成熟红细胞稍大
   D. 通常以网织红细胞的百分率表达
   E. 反映胸腺的造血功能
5. O型血的血清中含有
   A. 抗A凝集素　B. 抗B凝集素　C. 抗A及抗B凝集素
   D. 抗A或抗B凝集素　E. 以上均不对

书网融合……

本章小结　微课　题库

第十三章　排泄物、分泌物及体液检查

PPT

学习目标

1. 通过本章学习，熟悉痰液检查的意义，重点把握尿液、粪便、脑脊液检查的临床意义；渗出液与漏出液的鉴别。

2. 学会排泄物、分泌物检测的标本留取；根据患者临床情况合理选择实验检测项目，能耐心解释所做检测项目的必要性和重要性。

情境导入

情境描述　患者，男性，19 岁。突然出现血尿、水肿。追问病史，2 周前曾有咽喉肿痛，未作处理。查体：眼睑水肿，血压 150/90mmHg。尿检：红细胞（＋＋＋＋），蛋白（＋＋）。

讨论　1. 简述该患者血尿的特点及可能原因。

2. 需进行哪些检查以明确诊断？

第一节　尿液检查

尿液是血液经过肾脏生成的终末代谢产物，通过输尿管、膀胱及尿道排出体外。尿液的组成和性状可反映机体的代谢状况，并受机体各系统功能状态的影响。因此，尿液检测对泌尿系统及其他系统疾病的诊断、疗效观察、预防判断都有较大意义，是临床最常用的检测方法之一。

一、尿液标本采集

微课

为了保证尿液检测结果的准确性，必须正确留取、保存和传送尿液标本。应注意用清洁和干燥的容器留取新鲜尿液 100～200ml，及时送检。成年女性应避开月经期，留取清洁外阴后中段尿送检。做尿蛋白、尿糖等定量测定时，应准确收集 24 小时全部尿样送检。

素质提升

尿液毒品检测

尿液中毒品的检测最简便的方法是胶体金免疫竞争法，通过胶体金法可检测的毒品种类有吗啡、冰毒、氯胺酮等。将尿液标本滴入金标板加样区后，如患者尿液中不含吗啡等抗原物质，可在金标板上出现两条紫红色的线。如果患者尿液中含吗啡等抗原物质，则只在金标板上出现一条紫红色线。

吸食和注射毒品是一种世界性公害，毒品被称为传播白色瘟疫的罪恶之源。近几十年来，全世界吸毒的人数在不断地增长和蔓延，由于吸毒而给社会带来的各种不稳定因素，对社会治安的危害，引发的传染性疾病的流行和传播，性病和艾滋病毒的流行，已经到了令人深恶痛绝的地步。使用合适的分析检测手段，对相关人员进行检查，准确认定吸毒者。对于加强社会治安，开展禁毒工作，以及对于吸毒者及时戒毒和对其进行跟踪调查，落实社区矫正帮教措施，提高戒断巩固率、降低复吸率都是非常重要的。

二、尿液的一般检测

（一）一般性状

1. 尿量　尿量是指24小时内人体排出体外的尿液总量。取决于肾小球滤过率、肾小管重吸收功能。此外，尿量的变化也受外界因素的影响，如饮水量、出汗量、活动量、气温、精神因素及用药等因素。正常成人1000～2000ml/24h，平均1500ml。

（1）多尿　成人尿量>2500ml/24h称为多尿。可分为①生理性多尿：见于习惯性多饮、应用利尿剂和某些药物后等。②病理性多尿：见于内分泌疾病（如尿崩症、糖尿病），肾脏疾病（如慢性间质性肾炎、慢性肾盂肾炎和急性肾衰竭多尿期等）。

（2）少尿　成人尿量<400ml/24h或<17ml/h称为少尿；尿量<100ml/24h或12小时内完全无尿称无尿。可分为生理性少尿，见于水分摄入不足、出汗过多等。病理性少尿分为：①肾前性：呕吐、腹泻、烧伤等原因引起的脱水，休克、心功能不全等引起的肾有效循环血量减少而导致肾小球滤过不足而出现少尿。②肾性：各种肾脏实质性改变而导致的少尿。③肾后性：因结石、尿路狭窄、肿瘤压迫引起尿路梗阻或排尿功能障碍所致。

2. 外观　正常新鲜尿液多为淡黄色至深黄色，清晰透明。常见病理性外观改变如下。

（1）血尿　当尿中含有一定量的红细胞时，称血尿。根据尿液中含有血液量的不同，可分为肉眼血尿和镜下血尿，每升尿中含血量超过1ml，尿液呈淡红色、混浊，称肉眼血尿。如尿外观无明显变化，离心沉淀后，镜检时每高倍视野红细胞>3个，称为镜下血尿。血尿多见于泌尿系炎症、结石、肿瘤、结核等，亦见于血小板减少性紫癜等血液系统疾病。

（2）血红蛋白尿及肌红蛋白尿　尿液内含游离血红蛋白或肌红蛋白时，外观呈浓茶色或酱油样色，尿液隐血试验呈阳性，此时显微镜下不一定可见红细胞。血红蛋白尿主要见于严重的血管内溶血，如溶血性贫血、血型不合的输血反应、阵发性睡眠性血红蛋白尿等。肌红蛋白尿常见于挤压综合征、缺血性肌坏死等，也偶见于正常人剧烈运动后。

（3）胆红素尿　尿内含大量结合胆红素，外观呈豆油色样改变，胆红素定性试验呈阳性，见于阻塞性黄疸及肝细胞性黄疸等。

（4）脓尿及菌尿　尿内含大量中性粒细胞、炎性渗出物或细菌等时，新鲜尿液外观呈不同程度的白色混浊或云雾状改变。常见于泌尿系统感染性疾病，如膀胱炎、肾盂肾炎等。

（5）乳糜尿　尿内含有大量乳糜微粒、蛋白质，外观呈乳白色，主要见于丝虫病或肾周围淋巴管阻塞。

（6）脂肪尿　尿中出现脂肪小滴，外观混浊，称为脂肪尿。用乙醚等有机溶剂可使尿液变清，与其他混浊尿鉴别。主要见于脂肪挤压损伤、骨折和肾病综合征等。

3. 气味　正常新鲜尿液气味来自尿内挥发性酸性物质。尿液长时间放置后，尿素分解可出现氨臭味。慢性膀胱炎和尿潴留时，尿液可有氨臭味；有机磷农药中毒患者，尿液可有蒜臭味；糖尿病酮症酸中毒时，尿液可有烂苹果味。

4. 尿比重（SG）　是指在4℃条件下尿液与同体积纯水的重量之比。尿比重受尿中可溶性物质的量及尿量的影响。可粗略地判断肾小管的浓缩和稀释功能。正常成人尿比重为1.015～1.025，晨尿最高，一般>1.020，婴幼儿尿比重偏低。

临床意义：①增高见于肾前性少尿、急性肾小球肾炎、肾病综合征、糖尿病等。②降低见于大量饮水、慢性肾衰竭、慢性肾小球肾炎、尿崩症等。若持续排除固定在1.010左右的低比密尿，称为等张尿，见于肾实质严重损害的终末期。

（二）化学检测

1. 酸碱度（pH） 正常尿液 pH 为 4.5～8.0。膳食结构对尿液酸碱度可有较大的影响，肉食为主者尿液偏酸性，素食为主者尿液偏碱性。病理情况下 pH 改变常见于以下情况。

（1）降低　见于低钾性代谢性碱中毒（排酸性尿为其特征之一）、酸中毒、糖尿病、痛风、高热及口服维生素 C、氯化胺等酸性药物。

（2）增高　见于碱中毒、膀胱炎、尿潴留、肾小管性酸中毒、应用利尿剂等。

（3）药物干预　可作为用药的一个检测指标。用氯化胺酸化尿液，可促使碱性药物中毒时从尿中排出；而用碳酸氢钠碱化尿液，可促使酸性药物中毒时从尿中排出。

2. 尿蛋白 尿蛋白的检测有定性和定量两种检测方法。正常定性试验：阴性；定量试验：0～80mg/24h。尿蛋白定性试验阳性或定量试验超过 150mg/24h 时，称蛋白尿。导致蛋白尿的原因如下。

（1）生理性蛋白尿　指泌尿系统无器质性病变，尿内短暂出现蛋白质，程度较轻，诱因解除后消失。如剧烈运动、发热、寒冷、紧张、交感神经兴奋及血管活性剂等情况。

（2）病理性蛋白尿　因各种肾脏及肾外疾病所致的蛋白尿，多为持续性。①肾小球性蛋白尿：最常见的一种蛋白尿。各种原因导致的肾小球滤过膜通透性及电荷屏障受损，血浆蛋白滤出量增大，超过肾小管的重吸收能力所致。以清蛋白为主，蛋白质排出量常 >1g/24h。常见于原发性肾小球疾病，如肾小球肾炎、肾病综合征等；也可见于继发性肾小球疾病，如糖尿病、高血压、系统性红斑狼疮等。②肾小管性蛋白尿：由于炎症或中毒等原因引起的近端肾小管对低分子量蛋白质重吸收功能障碍所致。通常以 α_1、β_2 微球蛋白等低分子量蛋白为主，蛋白排出量常 <1g/24h。常见于肾盂肾炎、间质性肾炎、肾小管性酸中毒、重金属中毒及药物等。③混合性蛋白尿：肾小球和肾小管同时受损所致的蛋白尿。尿中可同时出现高、低分子量蛋白。见于肾小球肾炎和肾盂肾炎后期、糖尿病肾病、狼疮性肾炎。④溢出性蛋白尿：血浆中出现大量异常的低分子量蛋白质，如血红蛋白、肌红蛋白、免疫球蛋白轻链等，可通过肾小球滤出，但超过肾小管的重吸收能力所致的蛋白尿。见于急性溶血性疾病、多发性骨髓瘤、浆细胞病等。⑤组织性蛋白尿：由于肾组织被破坏释放入血；或受炎症、中毒、药物等刺激，肾小管分泌蛋白增多所致的蛋白尿。⑥假性蛋白尿：由于尿中混有大量血、脓、黏液等成分时，可导致尿蛋白定性试验为阳性。见于肾脏以下的泌尿道疾病，如膀胱炎、尿道炎、前列腺炎等。

3. 尿糖 正常人尿中可有微量的葡萄糖，定性试验为阴性；当血糖浓度超过肾糖阈 8.8mmol/L 时或血糖虽未升高但肾糖阈降低，将导致尿中出现大量的葡萄糖，定性试验呈阳性称为糖尿。

（1）血糖增高性糖尿　血糖浓度升高超过肾糖阈为主要原因。最常见的是糖尿病；其次是使血糖升高的内分泌疾病，如库欣综合征、甲状腺功能亢进、嗜铬细胞瘤、肢端肥大症等；以及其他疾病，如肝硬化、胰腺炎、胰腺癌等。

（2）血糖正常性糖尿　血糖浓度正常，由于肾小管病变导致葡萄糖的重吸收能力降低，即肾阈值下降产生的糖尿，也称肾性糖尿。常见于家族性糖尿、肾病综合征、慢性肾炎、间质性肾炎等。

（3）暂时性糖尿　①生理性糖尿：如大量进食碳水化合物或静脉注射大量的葡萄糖后血糖一时升高，尿糖阳性。②应激性糖尿：见于颅脑外伤、脑出血、急性心肌梗死时，肾上腺素或胰高血糖素分泌过多或延脑血糖中枢受到刺激，可出现暂时性高血糖和糖尿。

（4）其他糖尿　果糖、半乳糖、乳糖、甘露糖等，体内代谢失调或进食过多导致血中浓度升高，可出现相应的糖尿。

4. 酮体 是指乙酰乙酸、丙酮和 β-羟丁酸的总称，是体内脂肪代谢的中间产物。正常人血中酮体浓度较低，一般检查法为阴性。当体内糖分解代谢不足时，脂肪分解活跃但氧化不完全可产生大量酮体，从尿中排出形成酮尿。

（1）糖尿病性酮尿　酮尿是糖尿病性昏迷的前期指标，此时常伴有酮症酸中毒、高糖血症和糖尿。

（2）非糖尿病性酮尿　见于高热、严重呕吐、腹泻、禁食、过分节食、酒精性肝炎、肝硬化等。

5. 尿胆红素与尿胆原　尿胆红素、尿胆原、尿胆素共称尿三胆，是临床常用的检测项目，对鉴别诊断黄疸具有重要意义。正常人尿胆红素定性为阴性，定量≤2mg/L；尿胆原定性为阴性或弱阳性，定量≤10mg/L。

（1）尿胆红素增高　常见于肝细胞性黄疸、阻塞性黄疸，以及门脉周围炎、纤维化及药物所致的胆汁淤积和先天性高胆红素血症等。

（2）尿胆原增高　常见于溶血性黄疸、肝细胞性黄疸。减少见于阻塞性黄疸。

6. 尿亚硝酸盐　尿液含食物或蛋白质代谢产生的硝酸盐，如感染细菌，则可将硝酸盐还原为亚硝酸盐。正常尿液阴性，为尿路细菌感染的筛查试验。

7. 尿白细胞　试纸条法只能检测尿液里的粒细胞，正常尿液白细胞阴性，阳性提示泌尿系统有感染，但阴性不能排除感染。

（三）显微镜检测

尿沉渣检测是对尿液离心沉淀物中有形成分的鉴定。包括尿中细胞、管型、结晶等有形物质。是用于泌尿系统疾病的诊断、鉴别诊断、观察病情预后判断的重要检测项目。

1. 细胞

（1）红细胞　正常人尿沉渣镜检红细胞 0～3 个/HP。如 >3 个/HP，称为镜下血尿。血尿常见于急性肾小球肾炎、慢性肾炎、急进性肾炎、紫癜性肾炎、肾结石、急性膀胱炎、泌尿系统肿瘤、肾盂肾炎、多囊肾、肾结核等。

（2）白细胞和脓细胞　正常人尿沉渣镜检白细胞 <5 个/HP，若有大量白细胞，多见于泌尿系统感染如肾盂肾炎、膀胱炎、尿道炎、肾结核。成年女性生殖系统有炎症时，常有阴道分泌物混入尿内，除有成团脓细胞外，并伴有多量扁平上皮细胞。

（3）上皮细胞　正常人尿中有少量的上皮细胞，若增多见于急性肾炎、膀胱炎、尿道炎、肾盂肾炎等。

2. 管型　是由蛋白质、细胞颗粒成分在肾小管、集合管中凝固而成的圆柱形蛋白聚体。常见管型的种类及临床意义如下。

（1）透明管型　正常人中 0～偶见/HP。在运动、重体力劳动、用利尿剂、麻醉、发热时可出现一过性增多。在肾病综合征、慢性肾炎、恶性高血压和心力衰竭时可见增多。

（2）颗粒管型　指管型中颗粒总量超过管型的 1/3。可分为：①粗颗粒管型，见于慢性肾炎、肾盂肾炎或肾小管损伤；②细颗粒管型，见于慢性肾炎或急性肾小球肾炎后期。

（3）细胞管型　管型中含有细胞且量超过管型体积的 1/3，称为细胞管型。按其所含细胞种类分为：①上皮细胞管型，在各种原因所致的肾小管损伤时出现。②红细胞管型：临床意义与血尿相似。③白细胞管型：常见于肾盂肾炎、间质性肾炎等。④混合管型：同时含有各种细胞和颗粒物质的管型，可见于各种肾小球疾病。

（4）脂肪管型　指管型中含有脂肪小球。常见于肾病综合征、慢性肾小球肾炎急性发作及其他肾小管损伤性疾病。

（5）蜡样管型　由颗粒管型、细胞管型在肾小管中长期停留变性或直接由淀粉样变性的上皮细胞溶解后形成。常提示有严重的肾小管变性坏死，预后不良。

（6）肾衰竭管型　由蛋白质及坏死脱落的上皮细胞碎片构成。常见于慢性肾衰竭少尿期，提示预后不良。

3. 结晶体 尿经离心沉淀后，在显微镜下观察到形态各异的盐类结晶。尿中的结晶一般无临床意义，当伴有其他尿液阳性指标时，有参考价值。如当结晶体伴随较多红细胞出现于新鲜尿液时，应怀疑尿路结石。

三、尿液其他检测

1. 尿微量清蛋白 正常人的尿液中有微量清蛋白存在。其排出率为5～30mg/24h，超过30mg/24h称微量清蛋白尿。是诊断早期糖尿病肾病较敏感的指标；也可见于肾小球疾病、狼疮性肾炎、肾小管间质疾病、高血压、肥胖、高脂血症、吸烟、饮酒等。

2. 本－周蛋白检测 本－周蛋白是免疫球蛋白的轻链，能自由通过肾小球滤过膜，当疾病所致本－周蛋白浓度超过近曲小管重吸收能力时，尿中可检出本－周蛋白。本－周蛋白阳性主要见于多发性骨髓瘤等单克隆免疫球蛋白血症患者。

3. 人绒毛膜促性腺激素 男性和非妊娠妇女阴性。

第二节 粪便检测

粪便检测是临床常用的检验项目，通过粪便性状、组成的检测了解消化道及通向消化道的器官有无炎症、出血、梗阻及寄生虫感染等情况，判断胃肠、肝胆、胰腺等器官功能状况。

一、标本采集

标本采集通常采用自然排出的粪便，收集标本时应注意：①标本应新鲜，盛器要干燥洁净，不能混有尿液等其他物质。标本作细菌学检查须用无菌方法采集粪便于无菌容器内。②粪便有黏液或脓血时，应挑取该部分；外观无异常时要在其表面及内部不同部位取样。③隐血试验，患者应素食3天，并禁服铁剂及维生素C，避免出现假阳性。④对某些寄生虫及虫卵检查，一般应检查三次，因为许多肠道原虫和某些蠕虫卵都有周期性排出现象；检测阿米巴滋养体等寄生原虫，应在收集标本后30分钟内送检，并注意保温。⑤无粪便又必须检测时，可经肛门指诊采集粪便。

二、检测项目

（一）一般性状检测

1. 量 正常人每日排便1次，为100～300g，随食物种类、进食量及消化器官功能状态而异。

2. 颜色与性状 正常成人的粪便为黄褐色圆柱形软便，婴儿粪便呈黄色或金黄色糊状便。常见异常粪便如下。

（1）血便 ①鲜血便：常见直肠息肉、直肠癌、痔疮、肛裂等。痔疮时常在排便之后有鲜血滴落，其他则鲜血附着于粪便表面。②柏油样便：稀薄、黏稠、漆黑、发亮的黑色粪便，形似柏油，见于上消化道出血。食用较多动物血、肝或口服铁剂等也可使粪便呈黑色，隐血试验亦可阳性；服用铋剂等之后也可排出黑便，但隐血试验阴性。

（2）脓性及脓血便 主要见于肠道下段病变，如溃疡性结肠炎、痢疾、局限性肠炎、结肠或直肠癌等。脓或血的多少取决于炎症类型及其程度，如阿米巴痢疾以血为主，血中带脓，呈暗红色稀果酱样；细菌性痢疾以黏液及脓为主，脓中带血。

（3）白陶土样便 见于各种原因引起的胆管阻塞患者。

（4）米泔样便 粪便呈白色淘米水样、量大，内含有黏液片块，见于重症霍乱、副霍乱。

（5）稀糊状或水样便　见于各种腹泻。不同疾病其粪便性状特点有所不同，小儿肠炎时粪便呈绿色稀糊状；副溶血性弧菌食物中毒呈洗肉水样便；出血坏死性肠炎呈红豆汤样便。

（6）黏液便　正常粪便中的少量黏液与粪便均匀混合不易察觉。小肠炎症时增多的黏液均匀地混于粪便中；大肠病变时，黏液不易与粪便混合；来自直肠的黏液则附着于粪便的表面。脓性黏液便见于各类肠炎、细菌性痢疾，阿米巴痢疾等。

（7）细条样便　细条样或扁片状粪便，提示直肠狭窄，多见于直肠癌。

（8）乳凝块状便　见于乳儿粪便，也可出现蛋花汤样便，常见于婴儿消化不良、婴儿腹泻。

（9）球形硬便　常见于习惯性便秘，粪便在肠道内停留过久，水分过度吸收所致。亦可见于老年人排便无力时。

（10）柏油样便　见于上消化道出血。

（11）米泔样便　见于重症霍乱、副霍乱。

3. 气味　慢性肠炎、结肠或直肠癌溃烂、胰腺疾病时有恶臭；阿米巴肠炎粪便呈血腥臭味；脂肪及糖类消化或吸收不良时粪便呈酸臭味。

4. 异常物体　①寄生虫体：粪便中可见的虫体有蛔虫、钩虫、蛲虫及绦虫等。②结石：粪便中偶见结石，如胆石、胃石、肠石、胰石等，最重要且最常见的是胆石，常见于应用排石药物或碎石术后。

（二）显微镜检测

1. 细胞

（1）白细胞　正常粪便中不见或偶见；肠道炎症时增多，其数量多少与炎症轻重及部位有关。小肠炎症时白细胞数量一般 <15 个/HP；细菌性痢疾可见大量白细胞、脓细胞；肠道寄生虫病、过敏性肠炎可见较多嗜酸性粒细胞。

（2）红细胞　正常粪便中无红细胞。当下消化道出血、溃疡性结肠炎、痢疾、结肠和直肠癌时，粪便中可见到红细胞。

（3）巨噬细胞　见于细菌性痢疾和溃疡性结肠炎。

（4）肠黏膜上皮细胞　当肠道炎症时，结肠炎、假膜性肠炎时可见增多。

（5）肿瘤细胞　取乙状结肠癌、直肠癌患者的血性粪便及时涂片染色，可能发现成堆的癌细胞。

2. 寄生虫卵和原虫　肠道寄生虫病诊断，主要通过从粪便中查病原体及虫卵，如阿米巴滋养体，钩虫、蛔虫、鞭虫、血吸虫虫卵及孢子虫和纤毛虫等。

3. 食物残渣　腹泻者的粪便中易见到淀粉颗粒，慢性胰腺炎、胰腺功能不全时增多；急性胰腺炎、慢性胰腺炎、胰头癌或因肠蠕动亢进、腹泻、消化不良综合征等，脂肪小滴增多。

（三）粪便隐血试验（FOBT）

隐血试验对消化道出血的诊断，特别是上消化道出血的诊断有重要价值，用联苯胺法可诊断 5ml 左右的消化道出血。正常人隐血试验为阴性，消化道出血时呈阳性反应，特别是上消化道出血，由于红细胞被消化液破坏，镜检时为阴性，但隐血试验则为阳性。消化性溃疡活动期呈阳性，静止期呈阴性。消化道肿瘤如胃癌则呈持续阳性，阳性率可达 95%，因此隐血试验可作为消化道肿瘤的初筛试验。

（四）细菌学检测

正常人粪便中含有大量细菌。主要菌群有大肠杆菌、厌氧菌和肠球菌等，此外，尚有少量芽孢菌和酵母菌。肠道致病菌可通过镜检、细菌培养后经微生物学鉴定确诊。

第三节 痰液检查

痰液是肺泡、支气管和气管所产生的分泌物。正常人痰量少，当呼吸道黏膜和肺泡受刺激时，分泌物增多，可由痰液咳出，有时易混入鼻腔、鼻窦分泌物和唾液、胃液等消化液。病理情况下痰中可出现细菌、肿瘤细胞及血细胞等，通过痰液检测可协助某些呼吸道疾病的诊断。

一、标本采集

1. 先漱口及清理鼻咽腔后，用力咳出气管深部痰液。

2. 对无痰或痰少患者，可给予超声雾化吸入化痰药物，使痰液稀释，易于咳出；或超声雾化吸入高渗盐水诱导患者咳出痰液。

3. 无力咳痰或昏迷患者可于清理口腔后，用负压吸引法吸取痰液。

4. 幼儿痰液收集困难时，可用消毒棉拭刺激喉部引起咳嗽反射，用棉拭刮取标本。

5. 若采用纤维支气管镜检查，可直接从病灶处采集标本，质量最佳。

6. 作细胞学检测时，每次咳痰 5 ~ 6 口，定量 5ml 左右；或收集上午 9 ~ 10 时的新鲜痰液送检。盛器用带盖无菌的容器。

7. 作 24 小时痰量和分层检查时，应嘱患者将痰吐在无色广口瓶内，加少许防腐剂防腐。

二、检测项目

（一）一般性状检查

1. 量 正常人无痰或仅咳少量泡沫或黏液样痰。当呼吸道有病变时痰量增多，见于支气管扩张、肺脓肿、慢性支气管炎、肺结核、肺泡癌等。在疾病过程中如痰量的增多与减少，可作为病情评估的依据。

2. 颜色 正常为无色或灰白色，病理情况痰色有以下改变。

（1）红色或棕红色　因痰液中含有血液或血红蛋白所致。见于肺癌、肺结核、支气管扩张等，粉红色泡沫样痰见于急性肺水肿，铁锈色痰见于大叶性肺炎、肺梗死等。

（2）黄色或黄绿色　黄痰见于呼吸道化脓性感染，如化脓性支气管炎、肺炎、支气管扩张、肺脓肿及肺结核等。铜绿假单胞菌或干酪性肺炎时痰呈黄绿色。

（3）棕褐色　见于阿米巴肺脓肿及慢性充血性心力衰竭肺淤血。

3. 性状 ①黏液性痰：黏稠、灰白色，见于支气管炎、支气管哮喘和肺炎早期等。②浆液性痰：稀薄而有泡沫，见于肺水肿。③脓性痰：痰液静置后分为三层，上层为泡沫和黏液，中层为浆液，下层为脓细胞及坏死组织。见于支气管扩张、肺脓肿等。④血性痰：痰中混有血丝或血块。血性痰常提示肺组织有破坏或肺内血管高度充血，见于支气管扩张、肺癌、肺结核、肺吸虫病等。

4. 气味 正常痰液无特殊气味。血性痰可带有血腥气味；厌氧菌感染时痰液有恶臭，晚期肺癌的痰液有特殊臭味。

5. 大量脓臭痰 见于支气管扩张。

（二）显微镜检查

1. 直接涂片 检测主要观察有形成分的种类、数量及形态变化。

（1）白细胞　正常痰内可见少量白细胞。中性粒细胞增多，见于呼吸道化脓性感染；嗜酸性粒细胞增多，见于支气管哮喘、过敏性支气管炎、肺吸虫病等；淋巴细胞增多见于肺结核。

（2）红细胞　呼吸道疾病及出血性疾病，痰中可见多量红细胞。

（3）上皮细胞　正常情况下痰中可有少量来自口腔的鳞状上皮细胞或呼吸道的柱状上皮细胞。在炎症或患其他呼吸系统疾病时大量增加。

（4）肺泡巨噬细胞　吞噬炭粒者称为炭末细胞，见于炭末沉着症及吸入大量烟尘者。吞噬含铁血黄素者称含铁血黄素细胞，又称心力衰竭细胞，见于心力衰竭引起的肺淤血、肺梗死及肺出血患者。

（5）寄生虫及虫卵　找到相应的寄生虫虫体及虫卵可明确诊断，如肺吸虫病、阿米巴肺脓肿、卡氏肺孢子虫病等。

2. 染色涂片

（1）脱落细胞检测　正常痰涂片可见鳞状上皮细胞、纤毛柱状细胞和尘细胞。临床上痰脱落细胞检查主要用于肺癌的诊断，肺癌患者痰中可带有脱落的癌细胞，如取材适当，检查方法正确，阳性率较高。

（2）细菌学检测　①涂片检查：用相应的染色法检测细菌、真菌、结核杆菌等。②细菌培养：根据所患疾病有目的地进行细菌、真菌和支原体的培养。

第四节　脑脊液检查

脑脊液（CSF）是一种无色透明液体，主要由脑室系统的脉络丛产生，循环流动于脑和脊髓表面，通过蛛网膜绒毛回吸收入静脉。生理状态下，血液和脑脊液之间的血－脑屏障，对某些物质具有选择性通透作用，来维持神经系统内环境的相对稳定。病理状态下（如炎症、外伤、梗阻、肿瘤、缺血、水肿、缺氧等），血－脑屏障破坏，通透性增加，可引起脑脊液的性状和成分等发生改变。因此，脑脊液检测对神经系统疾病的诊断和治疗具有重要意义。

一、标本采集方法

脑脊液标本一般通过腰椎穿刺术获得，特殊情况下可采用小脑延髓池或脑室穿刺术。穿刺后先做压力测定，然后将脑脊液分别收集于3个无菌试管内，每管1～2ml，第一管做化学或免疫学检测；第二管做病原微生物检测；第三管供细胞学检测。标本采集后应立即送检，放置时间太长会使细胞破坏、葡萄糖分解或形成凝块而影响检测结果。

二、检测项目

（一）一般性状

1. 颜色　正常脑脊液为无色透明液体，病理状态下可能发生如下变化。

（1）乳白色　多因白细胞增多所致，见于急性化脓性脑膜炎。

（2）红色　常因出血所致，如穿刺损伤、蛛网膜下隙或脑室出血。穿刺损伤者在留取三管标本时，第一管为血性，以后二、三管颜色逐渐变浅，离心后上清液无色；蛛网膜下隙或脑室出血，三管均呈血性，离心后上清液为淡红色或黄色。

（3）黄色　常因脑脊液中含有变性血红蛋白、胆红素或蛋白量异常增高引起。见于：①蛛网膜下隙出血，进入脑脊液中的红细胞溶解、血红蛋白破坏，释放氧合血红蛋白而呈黄色；②脑脊液中含有大量蛋白所致的黄色，如椎管阻塞、脑膜炎、脊髓肿瘤等；③重症黄疸，血液或脑脊液中胆红素增高也可致脑脊液呈黄色。

（4）微绿色　见于铜绿假单胞菌、肺炎链球菌或甲型链球菌引起的脑膜炎等。

（5）褐色或黑色　见于脑膜黑色素瘤。

2. 透明度　正常脑脊液清晰透明，病理情况下由于脑脊液中性状的改变，尤其细胞增加会降低其透明度。如病毒性脑膜炎、流行性乙型脑膜炎等，脑脊液清晰透明或微浊；结核性脑膜炎时，呈毛玻璃样浑浊；化脓性脑膜炎时，呈乳白色浑浊。

3. 凝固物　正常脑脊液因不含纤维蛋白原，放置24小时后不会形成薄膜及凝块。当有炎症渗出时，因纤维蛋白原及细胞数增加，可使脑脊液形成薄膜及凝块。如化脓性脑膜炎时，标本抽出后1～2小时后，可形成明显的凝块；结核性脑膜炎时，静置12～24小时后，可形成柔弱纤细的薄膜和纤维丝；蛛网膜下隙梗阻时呈黄色胶冻状。

4. 压力　侧卧位腰椎穿刺测压，正常成人0.78～1.76kPa（80～180mmH_2O），儿童0.4～1.0kPa（40～100mmH_2O）。如>200 mmH_2O称为脑脊液压力升高，见于①脑出血、脑积水、脑肿瘤等颅内非炎症性病变；②化脓性脑膜炎、结核性脑膜炎等颅内炎症性病变；③高血压、动脉硬化等颅外因素。如脑脊液压力降低，见于脑脊液循环受阻、分泌减少、流失过多等。

（二）化学检测

1. 蛋白质检测　正常脑脊液中蛋白含量甚微，约为血浆的1%，主要为清蛋白。病理情况下脑脊液中蛋白质含量增加。脑脊液蛋白质检测有：蛋白定性试验（Pandy试验）正常阴性或弱阳性，蛋白定量试验成人0.15～0.45g/L，新生儿略高于成人。

蛋白含量增加见于：①血-脑屏障通透性增高：常见脑膜炎（化脓性显著增加，结核性中度增加，病毒性轻度增加）、出血（蛛网膜下隙出血和脑出血等）、内分泌或代谢性疾病（糖尿病性神经病变，甲状腺及甲状旁腺功能减退，尿毒症及脱水等）、药物中毒（乙醇、苯妥英钠中毒等）；②脑脊液循环障碍：如脑部肿瘤或椎管内梗阻；③鞘内免疫球蛋白合成增加伴血-脑屏障通透性增高：如胶原血管疾病、神经梅毒、多发性硬化症等。

2. 葡萄糖检测　正常情况下，脑脊液中葡萄糖含量约为血糖浓度的60%。成人2.5～4.5mmol/L。

（1）脑脊液中糖降低，见于化脓性脑膜炎、结核性脑膜炎、脑膜的肿瘤、结节病、梅毒性脑膜炎、风湿性脑膜炎等。

（2）脑脊液中糖增高，见于糖尿病、病毒性脑膜炎、脑出血、下丘脑损害等。

3. 氯化物检测　正常脑脊液中氯化物的含量较血浆高20%左右，成人119～129mmol/L。临床上，若降低见于化脓性脑膜炎，氯化物减少，多为102～116mmol/L；结核性脑膜炎，脑脊液中氯化物明显减少，<102mmol/L；非中枢系统疾病如重度脱水等导致血氯降低时，脑脊液中氯化物也可减少。增高见于尿毒症、心力衰竭等。

（三）显微镜检测

细胞计数：正常脑脊液中无红细胞，仅有少量白细胞。成人（0～8）$\times 10^6$/L，儿童（0～15）$\times 10^6$/L。

脑脊液中细胞增多见于以下几种情况。

1. 化脓性脑膜炎　细胞数显著增加，常在（1000～2000）$\times 10^6$/L，以中性粒细胞为主。

2. 结核性脑膜炎　细胞数中度增加，一般不超过500$\times 10^6$/L，中性粒细胞、淋巴细胞及浆细胞同时存在是本病的特征。

3. 病毒性脑炎、脑膜炎　细胞数仅轻度增加，以淋巴细胞为主。

4. 新型隐球菌性脑膜炎　细胞数中度增加，以淋巴细胞为主。

5. 中枢神经系统肿瘤性疾病　细胞数可正常或稍高，以淋巴细胞为主，脑脊液中找到白血病细胞，可诊断为脑膜白血病。

6. 脑寄生虫病 脑脊液中细胞数可升高，以嗜酸性粒细胞为主。

7. 脑室和蛛网膜下隙出血 为均匀血性脑脊液，红细胞明显增加。

（四）细菌学检测

细菌学检测其染色法根据临床情况而定。如疑为结核性脑膜炎，作抗酸染色；疑为化脓性脑膜炎，作革兰染色；疑为隐球菌用墨汁染色。也可用培养或动物接种法。

（五）常见脑及脑膜疾病的脑脊液特点

常见脑及脑膜疾病的脑脊液特点见下表 13－1。

表 13－1 常见脑及脑膜疾病的脑脊液特点

疾病	压力	外观	凝固性蛋白质	葡萄糖	氯化物	细胞	细菌
化脓性脑膜炎	↑↑↑	混浊，有凝块	↑↑↑	↓↓↓	↓	↑↑，N 为主	（+）
病毒性脑膜炎	↑	清晰或微浊	↑	正常	正常	↑，L 为主	（－）
结核性脑膜炎	↑↑	毛玻璃样，静置后有薄膜形成	↑	↓	↓↓	↑，早 N 为主，后 L 为主	结核菌
流行性乙型脑膜炎	↑	清晰或微浊	↑	正常或↑	正常	↑，早 N 为主，后 L 为主	（－）
脑肿瘤	↑	清晰	↑	正常	正常	正常或↑，L 为主	（－）
脑室及蛛网膜下腔出血	↑	血性	↑↑	↑	正常	↑，以 RBC 为主	（－）

注：N：中性粒细胞；L：淋巴细胞；RBC：红细胞。

第五节 浆膜腔积液检查

生理状态下，人体的浆膜腔（胸腔、腹腔、心包腔和关节腔）内有少量液体，在腔内主要起润滑作用，一般不易采集到。病理状态下，腔内有多量液体潴留，称为浆膜腔积液。浆膜腔积液可分为漏出液和渗出液。

漏出液为非炎性积液。形成的主要原因如下。①血浆蛋白减少引起血浆胶体渗透压降低，如晚期肝硬化、重度营养不良、肾病综合征等；②毛细血管内流体静脉压升高，如慢性充血性心力衰竭、静脉栓塞等；③淋巴管阻塞，如丝虫病或肿瘤压迫等。

渗出液为炎性积液，形成的主要原因如下。①感染性因素：如化脓性细菌、分枝杆菌、病毒或支原体等病原微生物引起的；②非感染性因素：如外伤、化学性刺激、恶性肿瘤、风湿性疾病等。以上因素使血管内皮细胞受损，导致血管通透性增大，血液中大分子物质如清蛋白、球蛋白、纤维蛋白原等及各种细胞成分都能渗出血管壁。

浆膜腔积液 般采集四管，第一管做病原微生物检查；第二管做化学或免疫学检测；第三管做常规检测；第四管观察凝固性。

一、一般性状检测

1. 颜色 漏出液多为淡黄色。渗出液根据病因不同而变化，血性积液可为淡红色、红色或暗红色，常见于出血性疾病、外伤或内脏损伤及恶性肿瘤、急性结核性胸、腹膜炎等；淡黄色脓性常见于化脓菌感染；绿色可能系铜绿假单胞菌感染；乳白色系胸导管或淋巴管阻塞引起。

2. 透明度 漏出液多为清晰透明，渗出液呈不同程度的混浊。

3. 比重 漏出液 <1.018，渗出液 >1.018。

4. 凝固性 漏出液不易凝固，渗出液往往自行凝固或有凝块出现。

二、化学检测

1. 黏蛋白定性试验 漏出液黏蛋白含量很少，常为阴性反应；渗出液含有大量黏蛋白，常呈阳性反应。

2. 蛋白定量试验 总蛋白是鉴别渗出液和漏出液最有效的试验。漏出液蛋白总量常 <25g/L，而渗出液的蛋白总量常 >30g/L。蛋白质如为 25～30g/L，则难以判明其性质。

3. 葡萄糖测定 漏出液中葡萄糖含量与血糖相似，渗出液中葡萄糖常因细菌或细胞酶的分解而减少，甚至无糖。

4. 乳酸脱氢酶（LDH） 化脓性胸膜炎 LDH 活性显著升高，可达正常血清的 30 倍，癌性积液中度增高，结核性积液略高于正常。故 LDH 测定有助于漏出液与渗出液的鉴别。

5. 腺苷脱氢酶（ADA） 总活性测定对结核性积液的诊断有重要意义。

三、显微镜检测

1. 细胞计数 漏出液白细胞数常 $<100\times10^6/L$，渗出液白细胞数常 $>500\times10^6/L$。

2. 细胞分类 漏出液中细胞主要为淋巴细胞和间皮细胞，渗出液中各种细胞增多的临床意义不同：如化脓性积液及结核性积液的早期以中性粒细胞为主；慢性炎症如结核性、梅毒性、肿瘤性以及结缔组织病引起的积液以淋巴细胞为主；气胸、血胸、过敏性疾病或寄生虫病所致的积液，嗜酸性粒细胞增多。

3. 脱落细胞检测 在浆膜腔积液中检出恶性肿瘤细胞是诊断原发性或继发性癌肿的重要依据。

4. 寄生虫检测 乳糜液检查有无微丝蚴，阿米巴病的积液中可以找到阿米巴滋养体。

四、细菌学检测

如为渗出液，则应作病原菌检测、细菌培养、药敏试验等。

五、漏出液与渗出液的鉴别诊断

漏出液与渗出液的鉴别诊断见下表 13－2。

表 13－2　漏出液与渗出液鉴别

鉴别要点	漏出液	渗出液
原因	非炎症所致	炎症，肿瘤，化学或物理刺激
外观	淡黄色	不定，可为深黄色，血色，脓样，乳糜样
透明度	透明，半透明	多混浊
比重	<1.018	>1.018
凝固性	不自凝	能自凝
黏蛋白定性	阴性	阳性
蛋白质定量（g/L）	<25	>30
葡萄糖定量	与血糖相近	常低于血糖
细胞计数（$\times10^6/L$）	常 <100	>500

续表

鉴别要点	漏出液	渗出液
细胞分类	以淋巴细胞，间皮细胞为主	根据不同病因分别以中性粒细胞或淋巴细胞为主
癌细胞	不定	可找到癌细胞或病理性分裂
细菌学分类	未找到	可找到病原体
积液/血清总蛋白比值	<0.5	>0.5

（刘　莉）

目标检测

答案解析

选择题

1. 多尿是指24小时尿量多于
   A. 1500ml　　B. 2000ml　　C. 2500ml
   D. 3000ml　　E. 3500ml
2. 镜下血尿是指尿红细胞数
   A. >3个/HP　　B. >5个/HP
   C. >8个/HP　　D. >10个/HP
3. 脑脊液静置12~24小时后在液面形成纤细的薄膜，是下列哪种疾病的特征
   A. 化脓性脑膜炎　　B. 脑膜白血病　　C. 病毒性脑膜炎
   D. 结核性脑膜炎　　E. 流行性乙型脑炎
4. 尿蛋白定性为（+）~（++），定量为1.5g/24h，并伴有明显管型尿，属于哪种肾脏疾病的特征
   A. 急性肾小球肾炎　　B. 中毒性肾病　　C. 狼疮性肾炎
   D. 急进性肾炎　　E. 肾病综合征
5. 粉红色泡沫样痰为哪种疾病的特征
   A. 肺脓肿　　B. 急性肺水肿　　C. 早期肺结核
   D. 支气管扩张　　E. 肺吸虫病

书网融合……

本章小结　　微课　　题库

第十四章　肾脏病常用的实验室检查

PPT

学习目标

1. 通过本章学习，重点把握肾小球功能检查和肾小管功能检查的项目及参考值、肾小球功能检查和肾小管功能检查的正常值及临床意义。

2. 学会运用所学肾功能实验室检测指标评估患者的肾功能状态并及指导其临床用药；具有严谨的工作态度，良好的沟通能力，能指导患者做好检查配合和治疗。

情境导入

情境描述　患者，男性，55 岁。因“腰背部胀痛 1 个月”前来就诊，自诉 2 个月前曾自行服用某中药调理，提供门诊肾功能检查结果：血清肌酐 229μmol/L，血清尿素氮 8.6mmol/L，尿酸 520μmol/L。

讨论　简述该患者肾功能的损害程度。

肾脏是人体的一个重要生命器官。其主要功能是通过肾小球的滤过、近端肾小管的重吸收和排泌、远端肾小管的稀释 - 浓缩功能生成尿液，以调节人体内水电解质、蛋白质和酸碱等代谢平衡。同时亦能分泌肾素、内皮素、红细胞生成素等活性物质，并参与体内维生素 D 活化的代谢等，具有调节血压、内分泌、造血功能。常见肾脏疾病大多会引起肾脏的病理变化，使患者血液和尿液中出现一些异常物质或正常物质的异常积累，对这些异常物质的检测，有助于疾病的诊断和鉴别诊断、病情监测、疗效和预后判断。

第一节　肾小球功能检查

微课

肾小球的主要功能是滤过作用，反映滤过功能的客观指标是肾小球滤过率（glomerular filtration rate，GFR），即单位时间内（min）经肾小球滤出的血浆液体量。为测定肾小球滤过率，临床上用一些物质的肾血浆清除率来间接反映 GFR。

各种物质经肾排出的方式分四种。①全部由肾小球滤出，肾小管既不吸收也不分泌，如菊粉，可作为 GFR 测定的理想试剂，能完全反映 GFR 的“金标准”。②全部由肾小球滤过，不被肾小管重吸收，很少被肾小管排泌，如肌酐等，可基本代表 GFR。③全部由肾小球滤过后又被肾小管全部吸收，如葡萄糖，可作为肾小管最大吸收率测定。④除肾小球滤出外，大部分通过肾小管周围毛细血管向肾小管分泌后排出，如对氨马尿酸、碘锐特可作为肾血流量测定试剂。

一、血清肌酐测定

血清肌酐（creatinine，Cr）由内源性和外源性两类组成。在外源性肌酐摄入量稳定的情况下，内源性肌酐的生成量也相当稳定。血清肌酐绝大部分由肾小球滤过进入原尿，不被肾小管重吸收且排泌量也很少。所以，在外源性肌酐摄入量固定的情况下，血清肌酐浓度取决于肾小球滤过能力，因此检测血肌酐浓度可反映肾小球的滤过功能。当肾小球滤过率下降到正常值的 1/3 时，血肌酐的浓度才会明显上升。因此血肌酐虽能反映肾小球滤过功能，但不能反映肾实质早期受损的程度；敏感性较血清尿素氮（blood urea nitrogen，BUN）好，但也并非早期诊断指标。

1. 参考值　全血肌酐为 88.4 ~ 176.8μmol/L；血清或血浆 Cr，男性 53 ~ 106μmol/L，女性 44 ~ 97μmol/L。

2. 临床意义

（1）血肌酐增高　见于①急性肾衰竭，血肌酐明显的进行性升高为器质性损害的指标，可伴少尿或无少尿；②慢性肾衰竭，血 Cr 升高程度与病变严重性一致；肾衰竭代偿期，血 Cr < 178μmol/L；肾衰竭失代偿期，血肌酐 > 178μmol/L；肾衰竭期，血 Cr 明显升高 > 445μmol/L。

（2）鉴别肾前性和肾实质性少尿　①器质性肾衰竭血 Cr 常 > 200μmol/L；②肾前性少尿，如心力衰竭、脱水、肾病综合征等所致的有效血容量下降，使肾血流量减少，血肌酐浓度上升多不超过 200μmol/L。

（3）尿素氮与肌酐比值（BUN/Cr）的意义　①器质性肾衰竭时 BUN 与 Cr 同时升高，BUN/Cr ≤ 10∶1；②肾前性少尿，肾外因素所致的氮质血症时 BUN 升高的快，但血 Cr 不相应升高，此时 BUN/Cr 常 > 10∶1。

（4）老年人、肌肉消瘦者肌酐可能偏低，因此一旦血 Cr 上升，要警惕肾功能减退，应进一步作内生肌酐清除率检测，以防肾功能受损。

（5）肌肉萎缩、重症肌无力、妊娠、衰老等血肌酐浓度减低。

二、内生肌酐清除率测定

体内肌酐从肌酸和食物中来，如在严格控制饮食和肌肉活动相对恒定的情况下，血肌酐的生成量和尿的排出量较恒定，在试验前 3 天禁食肉食，以排出外源性肌酐干扰，那么其含量的变化主要受内源性肌酐的影响。肾在单位时间内把若干毫升血液中的内生肌酐全部清除出去，称为内生肌酐清除率（endogenous creatinine clearance rate，Ccr）。其生成、代谢与排出受肾外影响因素很少，能较好地反映肾小球滤过率。

1. 参考值　成人 80 ~ 120ml/min，老年人随年龄增长，有自然下降趋势。服用西咪替丁、甲苄嘧啶，长期限制剧烈运动也会使 Ccr 下降。

2. 临床意义

（1）判断肾小球损害的敏感指标　当 GFR 降低到正常值的 50%，Ccr 测定值可低至 50ml/min，但血肌酐、尿素氮测定仍可在正常范围内，因肾脏有强大的储备能力，故 Ccr 是较早反映 GFR 的敏感指标。

（2）评估肾功能损害程度　临床常用 Ccr 代替 GFR，根据 Ccr 一般可将肾功能分为四期，见表 14 - 1。

表 14 - 1　肾功能衰竭分期

CRF 分期	内生肌酐清除（ml/min）	血肌酐（μmol/L）
Ⅰ期肾功能代偿期	50 ~ 80	133 ~ 177
Ⅱ期肾功能失代偿期	20 ~ 50	178 ~ 445
Ⅲ期肾功能衰竭期	10 ~ 20	445 ~ 707
Ⅳ期尿毒症期	< 10	≥707

（3）指导治疗　①Ccr < 30 ~ 40ml/min，应限制蛋白质摄入；②Ccr < 30ml/min，氢氯噻嗪等利尿治疗无效，不宜应用；③Ccr < 10ml/min 应结合临床进行肾替代治疗，对袢利尿药（如呋塞米、利尿酸

钠）的反应也极差。

三、血清尿素氮测定

血清尿素氮（blood urea nitrogen，BUN）是人体蛋白质代谢的终末产物，主要经肾小球滤过随尿排出。尿素氮的生成量取决于蛋白质摄入量、组织蛋白质分解代谢及肝功能状况。当肾小球滤过功能降低时，BUN 在血液中浓度则会增加，但肾脏具有强大的储备能力，在肾功能损伤早期，BUN 可以在正常范围；只有当 GFR＜50% 时，BUN 才会上升，因此不能作为早期肾功能诊断标准。

1. 参考值 成人 3.2～7.1mmol/L；婴儿、儿童 1.8～6.5mmol/L。

2. 临床意义

增高见于：①肾性因素：各种原发性肾小球肾炎、肾盂肾炎、肾肿瘤等所致慢性肾功能衰竭，是 BUN 持续升高，其增高程度可反映尿毒症的严重程度。②肾前性因素：如严重脱水、大量腹水、心脏循环衰竭、肝肾综合征等导致的血容量不足、肾灌注量不足所致少尿，使 BUN 升高。肾前性氮质血症主要表现为 BUN 升高，但 Cr 升高不明显，BUN/Cr＞10∶1。经扩容尿量多能增加，BUN 可自行下降。③肾后性因素：见于结石、肿瘤、前列腺肥大等所致尿路梗阻。肾后性氮质血症表现为 BUN 和 Cr 同时升高，但 BUN 升高更明显。④体内蛋白质分解或摄入过多：如高热、急性传染病、大面积烧伤、手术后、饥饿、上消化道出血、甲亢和高蛋白饮食等，此时 BUN 升高，但血肌酐一般不升高，以上情况纠正后，BUN 即可下降。

四、血清尿酸测定

尿酸（uric acid，UA）为核蛋白和核酸中嘌呤的代谢产物，既可来自体内，亦可来自食物中嘌呤的分解代谢。肝是 UA 主要生成场所，除小部分 UA 可在肝脏进一步分解或随胆汁排泄外，大部分从肾排泄。UA 可自由透过肾小球，但进入原尿的 UA 90% 左右被肾小管重吸收回血液，并有小部分可经肾小管阴离子通道排泌。因此血尿酸浓度受肾小球滤过功能和肾小管排泌、重吸收功能的综合影响。

1. 参考值 酶法测定，男性 150～416μmol/L，女性 89～357μmol/L。

2. 临床意义 严格禁食含嘌呤丰富的食物 3 天，排出外源性 UA 干扰。若同时测定尿 UA 浓度，更有诊断价值。

（1）血 UA 升高而尿 UA 降低　提示肾小球滤过功能损伤。

（2）血、尿 UA 均升高　提示 UA 生成异常增多。常为遗传性酶缺陷所致的原发性痛风，以及多种血液病、组织缺氧、恶性肿瘤、细胞毒性抗癌药、长期使用利尿剂和抗结核药吡嗪酰胺、慢性铅中毒及长期禁食者等继发性痛风。

（3）血 UA 降低而尿 UA 升高　肾小管重吸收 UA 功能损害或竞争性抑制，UA 尿中大量丢失，如间质性肾炎、范可尼综合征、慢性镉中毒、使用磺胺等。

（4）血、尿 UA 均降低　见于 UA 生成减少。如急性肝坏死、肝豆状核变性等肝功能严重损害，参与 UA 生成的黄嘌呤氧化酶、嘌呤核苷磷酸化酶先天性缺陷、大剂量糖皮质激素等。

五、血清半胱氨酸蛋白酶抑制蛋白 C 测定

半胱氨酸蛋白酶抑制蛋白 C（cystatin C）简称胱抑素 C，是人体内几乎各种有核细胞均可表达、分泌的一种碱性蛋白，每日分泌量较为恒定。它是一种低分子量蛋白质，可自由通过肾小球滤膜且被肾小管分解代谢，而不被肾小管重吸收及分泌。因此，血清 cysC 可作为肾小球滤过功能的可靠指标。

1. 参考值 0.6～2.5mg/L。

2. 临床意义　同血尿素、Cr、Ccr。但由于 cysC 分泌恒定，浓度不受含蛋白质和肌酸饮食、身高、体重等影响，干扰素较少，其敏感性与特异性均优于血清肌酐检测，因此可作为判断肾小球滤过功能的首选常规指标。

第二节　肾小管功能检查

一、近端肾小管功能检查

（一）α_1－微球蛋白测定

α_1－微球蛋白测定（α_1－microglobulin，α_1－MG）为肝细胞和淋巴细胞产生的一种糖蛋白。血浆中 α_1－MG 有游离或与 IgG、清蛋白结合的两种形式存在。游离 α_1－MG 可自由滤过肾小球，但 99% 以上的 α_1－MG 在近曲小管几乎重吸收，仅微量通过尿排泄。因此测定尿 α_1－MG 和血清游离 α_1－MG，即可监测肾小管重吸收和肾小球滤过功能。

1. 参考值　尿 α_1－MG＜15mg/24h 尿，或＜10mg/g 肌酐；血清游离 α_1－MG 为 10～30mg/L。

2. 临床意义

（1）尿 α_1－MG 升高　是近端肾小管功能损伤的特异、敏感指标，见于间质性肾炎、肾移植后排斥反应、糖尿病肾病等。

（2）血清 α_1－MG 升高　提示肾小球滤过功能受损所致的血潴留，见于原发性肾小球肾炎、间质性肾炎、糖尿病肾病、狼疮肾病等。

（3）血清和尿中 α_1－MG 均升高　表明肾小球滤过功能和肾小管重吸收功能均受损。

（4）血清 α_1－MG 降低　见于严重肝实质性病变所致生成减少，如重症肝炎、肝坏死等。

（二）β_2－微球蛋白测定

β_2－微球蛋白（β_2－microglobulin，β_2－MG）是体内除成熟红细胞和胎盘滋养层细胞外，体内其他所有细胞都能产生的小分子蛋白。正常人 β_2－MG 生成量较恒定，为 150～200mg/d。由于其分子量小且不和血浆蛋白结合，可自由透过肾小球，但原尿中 99.9% 的 β_2－MG 在近端肾小管几乎重吸收，仅微量通过尿排泄。因此测定尿 β_2－MG 和血清 β_2－MG，即可监测肾小管重吸收和肾小球滤过功能。

1. 参考值　血清 β_2－MG 为 1～2mg/L；尿 β_2－MG＜0.3mg/L，或以尿肌酐校正为＜0.2mg/g 肌酐。

2. 临床意义

（1）尿 β_2－MG 升高　能够敏感地反映近端肾小管重吸收功能受损病因，如肾小管－间质性疾病、中毒所致的早期肾小管损伤、肾移植的早期排斥反应。

（2）血清 β_2－MG 升高　见于肾小球滤过受损，如 IgG 肾病、恶性肿瘤；血和尿 β_2－MG 均升高，但血 β_2－MG＜5mg/L，则可能为肾小球和肾小管功能均受损。

综上所述，同 α_1－MG，是监测肾小球和近端肾小管功能较理想的指标。二者比较，α_1－MG 不受恶性肿瘤影响，酸性尿中不会出现假阴性，故更可靠。

二、远端肾小管功能检查

（一）昼夜尿比密试验

正常尿生成过程中，远端肾小管对原尿有稀释功能，而集合管则具有浓缩功能。检测尿比密可间接了解肾脏的稀释－浓缩功能。

昼夜尿比密试验又称莫氏试验，是指受试日正常进食，每餐含水量控制在500～600ml，除三餐外不再饮任何水分。早晨8时完全排空膀胱后至晚上8时止，每2h收集尿1次共6次昼尿，分别测定每次尿量及比密。晚上8时至次日早晨8时的夜尿收集在一个容器内为夜尿，同样测定尿量、比密。

1. 参考值 正常人24小时尿量为1000～2000ml，其中12小时夜尿量<750ml；昼尿量与夜尿量之比为（3～4）：1；夜尿或昼尿中至少1次尿比密在1.018以上；昼尿中最高与最低比密之差>0.009。

2. 临床意义

（1）尿量少而尿比密固定在1.018左右，为GFR降低而浓缩－稀释功能正常，见于急性肾小球肾炎等。

（2）尿量明显增多（大于4L/24h）而尿比密均<1.006，为尿崩症的典型表现。

（3）夜尿量增多（大于750ml），而尿比密值正常，为肾小管浓缩功能受损的早期改变，见于慢性肾小球肾炎、间质性肾炎、高血压肾病和痛风性肾损害等。如夜尿增多及尿比密无1次>1.018或昼尿比密差值<0.009，提示浓缩功能严重受损；如尿比密固定在1.010～1.012的低值，表明稀释－浓缩功能完全丧失。

（二）尿液与血浆渗量检测

尿渗量通常指尿的质量渗透量，即以每公斤水计算所含有的各种溶质颗粒（分子、离子）的总摩尔数，单位为mOsm/(kg·H_2O)。尿渗量与尿比密均能表示尿中溶质的含量，但尿蛋白、葡萄糖、造影剂等大分子量物质对尿比密的影响比尿渗量大。因此尿渗量更能准确地反映肾小管的浓缩－稀释功能，是评价肾脏浓缩与稀释功能的指标之一，最好同时进行血浆渗量检测，以供比较。

测定方法：禁水8h后，次日清晨空腹收集尿液，同时采集静脉血，肝素抗凝，用冰点渗透压计测定尿液及血浆渗量。

1. 参考值 尿渗量为600～1000mOsm/(kg·H_2O)，平均800mOsm/(kg·H_2O)；血浆渗量为275～305mOsm/(kg·H_2O)，平均300mOsm/(kg·H_2O)。尿渗量/血浆渗量比值为（3～4.5）：1。

2. 临床意义

（1）判断肾浓缩功能　尿渗量在300mOsm/(kg·H_2O)左右时，即与正常血浆渗量相等，称为等渗尿；若<300mOsm/(kg·H_2O)，称低渗尿；正常人禁水8小时后尿渗量<600mOsm/(kg·H_2O)，再加尿/血浆渗量比值等于或小于1，均表明肾浓缩功能障碍。见于慢性肾盂肾炎、多囊肾、尿酸性肾病等慢性间质性病变，也可见于慢性肾炎后期，以及急、慢性肾衰竭累及肾小管和间质。

（2）一次性尿渗量检测　用于鉴别肾前性和肾性少尿。肾前性少尿时，肾小管浓缩功能完好，故尿量少而尿渗量较高，常大于450mOsm/(kg·H_2O)；肾小管坏死致肾性少尿时，尿量少而尿渗量降低，常小于350mOsm/(kg·H_2O)。是临床上鉴别少尿病因的重要指标之一。

第三节　肾功能检查项目选择及应用

肾有强大的贮备能力，其早期病变往往没有或极少有症状和体征，故诊断时很大程度上要依赖实验室检测。此外，肾功能检测缺乏特异性，除少数检查项目，如肾小球性血尿外，异常结果常见于多种泌尿系统疾病。为此，应根据临床需要选择必需的项目或作项目组合，为临床诊断、病情监测和疗效观察等提供依据。

正确选择肾功能检查的原则是：①根据临床目的和检查项目原理，分级选择必须的检查项目或项目组合，以经济高效标准，为诊断疾病、监测病情、指导治疗提供科学依据。②结合临床资料和其他实验室检查结果，综合分析，重点注意排除可能导致所选检查项目假阳性、假阴性的干扰因素，能够作出客观结论。

1. 常规检查或健康体检　可选用尿自动分析仪检测。对于怀疑或已确诊的泌尿系统疾病患者，若未将尿沉渣检查列入常规检查时，应必须进行尿沉查检测，避免漏诊和准确了解病情进展。

2. 已确诊患有糖尿病、高血压、系统性红斑狼疮等可导致肾病变的全身性疾病者，宜选择较敏感的如尿微量白蛋白、α_1 - MG、β_2 - MG 等进行检测，尽早发现肾损害。

3. 为已确诊的肾脏疾病患者，对肾脏疾病的进程及肾功能状况，分别选择肾小球、肾小管功能试验或球 - 管功能组合试验，以指导治疗，判断病情和预后。

（1）主要累及肾小球，亦可能累及近端肾小管的肾小球肾炎、肾病综合征等，可在 Ccr、血肌酐、尿素等和近端肾小管功能项目中选择。但在反映肾小球滤过功能上，血肌酐、尿酸、尿素只在晚期肾脏疾病或肾严重损害时才有意义。

（2）为了解肾盂肾炎、间质性肾炎、全身性疾病和药物所致肾小管病变时，可选肾小管的稀释 - 浓缩功能试验。

（3）急性肾衰竭时，应动态检测尿渗量和肾小球滤过功能试验；慢性肾衰竭时，除尿常规外，可考虑选球 - 管功能组合试验。

素质提升

大医吴阶平

吴阶平，江苏常州人，著名的医学科学家、医学教育家、社会活动家、九三学社的杰出领导人，中国科学院、中国工程院资深院士，中国泌尿外科奠基人之一。

吴老的生命历程始终是与党的事业、与国家的事业、与社会和科学的进步紧密相连，他的人生轨迹始终贯穿着热爱祖国、追求真理、服务人民的红线。他长期以来主要工作是做医生，先是外科医生，1960 年以后才专门从事泌尿外科工作，在泌尿外科，尤其男性计划生育等方面有突出贡献。如“肾结核对侧肾积水”的研究使一些无法挽救的肾结核患者得到恢复，在国内外医疗实践中得到证实。肾上腺髓质增生的研究在医学上确立了一种新的疾病，受到国际上的重视和承认。肾切除后留存肾代偿性增长的研究，纠正了对肾切除长期存在的一种不全面的认识。

吴阶平院士最为外界所知的，是他曾经任周恩来总理医疗组组长。由于他精湛的专业技能和可靠的政治素质，赢得了周恩来总理的高度认可，多次交给吴阶平医疗外交任务，成为我国“医疗外交”中特殊的“大使”，为我国的外交工作做出重要贡献。

（刘　伟）

目标检测

答案解析

选择题

【A1/A2 型题】

1. 若内生肌酐清除率为每分钟 66ml，估计肾功能衰竭分期为

A. 1 期肾功能代偿期

B. 2 期肾功能失代偿期

C. 3 期肾功能衰竭期

D. 4 期尿毒症期引起感染性发热疾病

E. 肾功能正常

2. 判断近端肾小管功能的敏感指标是

A. Ccr 检查　　B. 血肌酐检查　　C. 血尿素氮

D. α_1 -微球蛋白测定　　E. β_2 -微球蛋白测定

3. 肾前性血清尿素氮升高主要见于

A. 肾盂肾炎　　B. 严重脱水　　C. 肿瘤

D. 肾小球肾炎　　E. 结石

4. 成人内生内生肌酐清除率的正常值是

A. 80 ~ 120ml/min　　B. 50 ~ 80ml/min　　C. 30 ~ 50ml/min

D. 10 ~ 30ml/min　　E. < 10ml/min

5. 尿渗量测定是检测

A. 肾小球滤过功能　　B. 近端肾小管排泌功能

C. 远端肾小管浓缩稀释功能　　D. 远端肾小管排泌功能

E. 近端肾单位吸收功能

6. 临床上反应肾小球滤过率最可靠的指标是

A. 血肌酐　　B. 血尿素氮　　C. 内生肌酐清除率

D. 尿肌酐　　E. 尿酸

书网融合……

本章小结　　微课　　题库

第十五章　肝脏疾病常用实验室检查

PPT

学习目标

1. 重点把握血清蛋白测定、胆红素代谢的检测方法及临床意义；血清酶学检查、病毒性肝炎标志物检测的临床意义。

2. 学会运用所学肝功能实验室检测指标评估患者的肝功能状态并指导临床治疗，具有严谨细致的工作态度，与患者建立有效沟通，能指导患者积极配合检查和治疗。

情境导入

情境描述　患者，男，49 岁。两周前出现显著乏力、食欲减退、厌油腻、恶心、呕吐、腹胀，尿色深黄。患者嗜睡，有扑翼样震颤，皮肤巩膜黄染，肝掌（+），腹部移动性浊音（+），肝、脾未触及。实验室检查：ALT 60U/L，血清胆红素 171μmol/L，PTA <40%。

讨论　该患者可能的临床诊断是什么？为明确诊断需要做哪些辅助检查？

肝脏是人体第一大消化腺，主要功能包括：①参与体内蛋白质、糖、脂类的代谢；②调节胆红素的代谢；③解毒功能；④参与灭活雌激素、抗利尿激素等；⑤合成凝血因子等。当肝脏受损时，肝脏的功能受到影响，可以通过蛋白质代谢检查、胆红素代谢检查、血清酶学检查等，评估肝脏有无疾病、损伤的严重程度、动态观察疾病的发展及预后，还可鉴别疾病的病因。

第一节　蛋白质代谢检查

一、血清总蛋白和清蛋白、球蛋白比值测定

血清总蛋白（total protein，TP）为血清中所含蛋白质的总称，主要包括清蛋白（albumin，A）和球蛋白（globulin，G）；血液中除 γ-球蛋白外，大部分的血浆蛋白均由肝脏合成。血清中的蛋白质是血浆的主要载体蛋白，可维持血浆胶体渗透压、缓冲酸碱平衡及保持营养等。

清蛋白又称白蛋白，由肝细胞合成，是血浆中含量最多的蛋白质，肝脏合成白蛋白的能力受食物中蛋白质含量的影响，但主要受血浆中清蛋白水平调节，只有体内白蛋白丢失或被破坏时，合成速度才增加。肝脏受损时，血清白蛋白的合成和运输及释放均发生障碍，引起血清白蛋白数量减少。球蛋白是多种蛋白的混合物，主要包括免疫球蛋白、补体、糖蛋白及酶类等，免疫球蛋白由单核-吞噬细胞系统及肝脏产生，当机体有炎症刺激时，单核-吞噬细胞系统产生的球蛋白增加。根据清蛋白和白蛋白的量，可计算清蛋白、球蛋白比值（A/G 比值）。

1. 参考值　成人血清总蛋白 60～80g/L；清蛋白 40～55g/L；球蛋白 20～30g/L；A/G 比值为（1.5～2.5）∶1。

2. 临床意义

（1）血清总蛋白　①增高：常见于脱水、休克等所致血液浓缩、多发性骨髓瘤等免疫球蛋白合成增多；慢性肝病所致 γ-球蛋白增多。②减少：常见于慢性肝炎、肝硬化或肝癌等严重肝损害所致清蛋

白合成减少；门静脉高压时大量蛋白漏入腹腔；肾病综合征、烧伤等所致蛋白丢失增多；蛋白摄入不足或吸收障碍等营养不良；外科手术、创伤、恶性肿瘤、重症结核等引起蛋白分解代谢增加或消耗过多。

（2）清蛋白 ①增高：常见于各种原因导致的血液浓缩、肾上腺皮质功能减退等。②降低：A < 34g/L，为低清蛋白血症，其减少原因基本同血清总蛋白减低。

（3）球蛋白 ①增高：以 γ - 球蛋白增高为主，常见于慢性肝病如慢性肝炎、活动性肝炎、肝硬化等；恶性肿瘤如多发性骨髓瘤、淋巴瘤等；自身免疫性疾病如系统性红斑狼疮、风湿热、类风湿关节炎等；慢性炎症与慢性感染如结核病、疟疾等。②降低：主要由于合成减少所致。生理性减少常见于 3 岁以下的婴幼儿；病理性减少见于长期应用肾上腺皮质激素或免疫抑制剂者、先天性低 γ - 球蛋白血症、严重肝肾疾病晚期。

（4）A/G 比值 A/G 倒置可由清蛋白降低和/或球蛋白增高引起，见于严重肝功能损伤及 M 蛋白血症，如慢性肝炎、肝硬化、原发性肝癌、多发性骨髓瘤等。

二、血清蛋白电泳

血清蛋白质为一胶体物质。我们可以利用血清蛋白的电性不同，采用醋酸纤维素膜法及琼脂糖凝胶法，检测血清中不同蛋白质占血清总蛋白的含量。在碱性环境中，血清蛋白质均带负电，在电磁场的影响下有阴极向阳极泳动，因血清中各种蛋白质的等电点及电荷不同，所以在它们在电场中泳动速度也不同。通过电泳可区分为清蛋白、α_1球蛋白、α_2球蛋白、β 球蛋白和 γ 球蛋白五个区带

1. 参考值 醋酸纤维素膜法：清蛋白 62% ~71%；α_1球蛋白 3% ~4%；α_2球蛋白 6% ~10%；β 球蛋白 7% ~11%；γ 球蛋白 9% ~18%。

2. 临床意义

（1）肝脏疾病 轻型急性肝炎电泳结果多为正常。重型肝炎、

慢性肝炎、肝硬化、肝癌合并肝硬化时，清蛋白及 α_1、α_2、β 球蛋白也有减少；γ 球蛋白增加，在慢性活动性肝炎和失代偿的肝硬化 γ 球蛋白增加明显。

（2）M 蛋白血症 如多发性骨髓瘤、原发性巨球蛋白血症等，清蛋白轻度降低，单克隆 γ 球蛋白明显升高，亦有 β 球蛋白升高，偶有 α 球蛋白升高。大部分患者在 γ 区带、β 区带或 β 区带与 γ 区带之间可见结构均一、基底窄、峰高尖的 M 蛋白区带。

（3）肾病综合征、糖尿病肾病 表现为 α_2及 β 球蛋白增高，清蛋白及 γ 球蛋白降低。

第二节 胆红素代谢检查 微课

一、血清胆红素测定

血清胆红素测定包括：血清总胆红素（total bilirubin，STB）。正常情况下血清总胆红素的量为非结合胆红素（unconjugated bilirubin，UCB）和结合胆红素（conjugated bilirubin，CB）的总和。80% 的胆红素来源于衰老破碎的红细胞，在多种酶作用下分解形成 UCB，UCB 又称为间接胆红素，它不溶于水，不能从肾小球中滤出，故尿液中无 UCB。UCB 通过血液循环到达肝脏后，在肝细胞内经过葡萄糖醛酸转化酶的作用与葡萄糖醛酸结合形成 CB，即直接胆红素，CB 可溶于水，可通过尿液排出体外。

1. 参考值 重氮反应法：成人 STB 3.4 ~17.1μmol/L，UCB 1.7 ~10.2μmol/L，CB 0 ~6.8μmol/L。

2. 临床意义

血清 STB、UCB、CB 检测用于黄疸的诊断和鉴别诊断。

（1）判断有无黄疸 当 STB 在 17.1 ~34.2μmol/L 为隐性黄疸或亚临床黄疸；34.2 ~171μmol/L 为

轻度黄疸，171～342μmol/L 为中度黄疸，＞342μmol/L 为重度黄疸。

（2）推断黄疸病因　溶血性黄疸通常为轻度黄疸，STB＜85.5μmol/L；肝细胞性黄疸为轻、中度黄疸，STB 为 17.1～171μmol/L；胆汁淤积性黄疸，又称梗阻性黄疸通常为中、重度黄疸，不完全性梗阻 STB 为 171～265μmol/L，完全性梗阻 STB 通常＞342μmol/L。

（3）判断黄疸类型　各型黄疸 STB 均增高。伴 UCB 明显增高为溶血性黄疸；伴 CB 明显升高为胆汁淤积性黄疸；伴 CB、UCB 均增高为肝细胞性黄疸。另根据 CB 与 STB 比值，也可协助鉴别黄疸类型：CB/STB＜20％提示为溶血性黄疸，20％～50％常为肝细胞性黄疸，＞50％为胆汁淤积性黄疸。三种类型黄疸的血清胆红素特点见表 15－1。

表 15－1　三种类型黄疸的血清胆红素特点

黄疸类型	程度	STB（μmol/L）	UCB	CB	CB/STB 比值
溶血性黄疸	轻度	＜85.5	↑↑↑	↑	＜20％
肝细胞性黄疸	轻、中度	17.1～171	↑↑	↑↑	20％～50％
胆汁淤积性黄疸	中、重度	＞171	↑	↑↑↑	＞50％

二、尿胆红素和尿胆原测定

在肝脏转化生成的结合性胆红素储存在胆汁中，可随胆汁排泄入肠道，在肠道菌群的作用下脱氢还原成尿胆原，生成的尿胆原绝大部分由肠道从粪便中排出，仅有少量尿胆原经过肠壁血管进入门静脉回肝。回肝后的尿胆原有两条去路：大部分重新被肝细胞摄取再转变为 CB 排入肠道，即胆红素的肝肠循环；少部分进入门静脉后经体循环进入肾脏从尿液排出，氧化后生成尿胆红素，这是尿液颜色的主要来源。

（一）尿胆红素测定

碘溶液能使尿中结合胆红素氧化成胆绿素而呈绿色，从而可测出尿中有无胆红素，此实验方法简单但敏感性差；重氮试剂反应法，尿中结合胆红素与重氮试剂反应而呈紫色。

1. 参考值　正常人尿液中无胆红素，故呈阴性反应。

2. 临床意义　由于非结合型胆红素不能经尿液排出，溶血性黄疸以 UCB 升高为主，因此尿胆红素为阴性；肝细胞性黄疸和胆汁淤积性黄疸时尿胆红素明显增加超过肾阈时，结合性胆红素可以从尿中排出。

（二）尿胆原检查

在酸性溶液中，尿胆元和对二甲氨基苯甲醛发生醛化反映而生成樱红色的化合物，根据其产生樱红色的稀释度来判断尿胆原的含量。由于尿胆原在空气中容易氧化为尿胆素，故检查尿胆原时尿液应新鲜。

1. 参考值　定量法：0.84～4.2μmol/24 小时；定性法：阴性或弱阳性。

2. 临床意义　①尿胆原增加：见于各种原因引起的溶血性黄疸或肝细胞性黄疸者、内出血、肠梗阻、顽固性便秘等。②尿胆原减少或缺如：见于胆汁淤积性黄疸、严重肾功能不全等。

表 15－2　三种类型黄疸的尿胆红素和尿胆原特点

类型	溶血性黄疸	肝细胞性黄疸	胆汁淤积性黄疸
尿胆红素	－	＋	＋＋
尿胆原	↑↑	↑	↓↓↓

第三节　血清酶学检查

肝脏是人体含酶最丰富的器官，有些酶具有一定组织特异性，测定血清中某些酶的活性或含量可用于诊断肝胆疾病。

一、血清氨基转移酶

丙氨酸氨基转移酶（alanine，aminotransferase，ALT）和天门冬氨酸氨基转移酶（aspartate aminotransferase，AST）是用于肝功能检查的主要指标。ALT 俗称谷丙转氨酶（GPT）主要存在于机体组织细胞内，在肝细胞含量最多，其次为骨骼肌、心肌、脑和肾组织中；ALT 主要存在于肝实质细胞的胞质内，其肝内的活性较血清高 100 倍。AST 俗称谷草转氨酶（GOT）主要存在于心肌，其次为肝脏、骨骼肌和肾脏等组织中，肝中 70% 存在于干细胞线粒体中。当肝细胞受损时，肝细胞膜通透性增加，胞浆内的 ALT 与 AST 释放入血浆，致使血清 ALT 与 AST 的酶活性升高。在轻中等度肝细胞损伤时，ALT 升高远大于 AST；在严重肝细胞损伤时，线粒体膜亦损伤，可导致线粒体内 AST 释放，血清中 AST 升高更明显。

1. 参考值　速率法（37℃）：ALT 10～40U/L；AST 10～40U/L；ALT/AST≤1。

2. 临床意义

（1）急性病毒性肝炎　ALT 与 AST 均显著升高，可达正常上限的 20～30 倍，但 ALT 升高更高，ALT/AST＞1，是诊断急性病毒性肝炎的重要检测手段。在急性肝炎恢复期，如转氨酶活性不能降至正常或再上升，提示急性病毒性肝炎转为慢性。急性重症肝炎时，病程初期转氨酶升高，以 AST 升高明显，如在症状恶化时，黄疸进行性加深，酶活性反而降低，即出现“胆酶分离”现象，是肝坏死的前兆，预后不佳。

（2）慢性病毒性肝炎　转氨酶轻度上升（100～200U/L）或正常，ALT/AST＞1，若 AST 升高较 ALT 显著；即 ALT/AST＜1，提示慢性肝炎可能进入活动期。

（3）酒精性肝病、药物性肝炎、脂肪肝、肝癌等非病毒性肝病　转氨酶轻度升高或正常，且 ALT/AST＜1。酒精性肝病 AST 显著升高，ALT 接近正常。

（4）肝硬化，肝内、外胆汁淤积　转氨酶活性通常正常或轻度上升，肝硬化终末期可降低。

（5）急性心肌梗死（AMI）　AMI 后 6～8 小时，AST 增高，48 小时达高峰，4～5 天后恢复正常。

诊断急性病毒性肝炎肝损伤最敏感的酶是 ALT。

二、碱性磷酸酶

人体内碱性磷酸酶（ALP），主要分布于肝脏、骨骼、肾脏、胎盘和小肠中。血清中的 ALP 主要来自肝脏和骨骼，经胆道排泄，当胆汁排泄受阻时血清 ALP 升高。因此常作为肝胆疾病的检查指标之一。

1. 参考值　磷酸对硝基苯酚速率法（37℃）。女性：1～12 岁＜500U/L，15 岁以上 40～150U/L；男性：1～12 岁＜500U/L，12～15 岁＜750U/L，25 岁以上 40～150U/L。

2. 临床意义

（1）肝胆系统疾病　各种肝内、外胆管阻塞性疾病，如胰头癌、胆道结石引起的胆管阻塞、原发性胆汁性肝硬化、肝内胆汁淤积等，ALP 明显升高，并与血清胆红素升高相持平；累及肝实质细胞的肝胆疾病（如肝炎、肝硬化），ALP 轻度升高。

（2）黄疸的鉴别诊断　①胆汁淤积性黄疸，ALP 和血清胆红素明显升高，转氨酶仅轻度增高；②

肝细胞性黄疸，血清胆红素中等度增加，转氨酶活性很高，ALP 正常或稍高；③肝内局限性胆道阻塞（如原发性肝癌、转移性肝癌、肝脓肿等），ALP 明显增高，ALT 无明显增高，血清胆红素大多正常。

（3）骨骼疾病　如骨质疏松、纤维性骨炎、佝偻病、骨软化症、成骨细胞瘤及骨折愈合期等均会引起 ALP 升高。

（4）其他　生长中儿童、妊娠中晚期，可生理性增加；甲状腺功能亢进、维生素 D 缺乏症、肢端肥大症等也可使 ALP 增高；营养不良、严重贫血、胃十二指肠损伤、结肠溃疡等时，ALP 也会有不同程度升高。

三、γ-谷氨酰转移酶

γ-谷氨酰转移酶（GGT），是一种含巯基的线粒体酶。GGT 主要分布于肾脏、肝脏和胰腺的细胞膜和微粒体上，参与谷胱甘肽的代谢。血清中 GGT 主要来自肝胆系统，但红细胞中几乎无 GGT。GGT 在肝脏中广泛分布于肝细胞的毛细胆管一侧和整个胆管系统，因此当肝内合成亢进或胆汁排出受阻时，血清中 GGT 增高。

1. 参考值　硝基苯酚速率法（37℃）。男性 $<$50U/L，女性 $<$30U/L。

2. 临床意义

（1）胆道阻塞性疾病　原发性胆汁性肝硬化、硬化性胆管炎等所致的慢性胆汁淤积，肝癌时由于肝内阻塞，诱使肝细胞产生多量 GGT，同时癌细胞也合成 GGT，均可使 GGT 明显升高。

（2）急慢性病毒性肝炎、肝硬化急性肝炎　GGT 呈中等度升高；慢性肝炎、肝硬化的非活动期，酶活性正常，若 GGT 持续升高，提示病变活动或病情恶化。

（3）急慢性酒精性肝炎、药物性肝炎　GGT 可呈明显或中度以上升高，ALT 和 AST 仅轻度增高，甚至正常。

（4）其他　如胰腺炎、胰腺肿瘤、前列腺肿瘤等 GGT 亦可轻度增高。

第四节　肝脏疾病相关检查项目选择及应用

肝脏是人体的重要脏器之一，由于肝脏功能复杂，具有多种物质代谢功能，具有很强的再生和代偿能力。根据肝脏某一代谢功能所选择的检查方法，也只能反映肝功能的一个方面，即使肝功能检查正常也不能排除肝脏病变。肝脏发生疾病时，肝脏的功能会发生某些变化，机体的某些疾病和某些病理变化也会对肝脏产生一定影响，由此而获得的肝功能实验室检查结果也不一样。因此，作为临床医师在临床工作中必须用科学的临床思维，合理选择肝脏检查项目，结合患者临床症状和体征，从检查结果中正确判断肝脏功能状态并做出正确全面的评价。肝脏诊断检查项目的选择原则如下。

1. 健康体检时　可选 ALT、AST、GGT、A/G 及肝炎病毒标志物，必要时可再增加 ALP、STP 及血清蛋白电泳。

2. 怀疑肝炎时　怀疑为急性无黄疸性肝炎患者，可查 ALT、前清蛋白、胆汁酸、尿胆原、肝炎病毒标志物；怀疑为慢性无黄疸性肝炎患者，还需加查 AST、ALP、GGT、TAG、A/G 及血清蛋白电泳。

3. 对黄疸患者的诊断和鉴别诊断时　应查 STB、CB、尿胆原、尿胆红素、ALP、GGT、LPX、胆汁酸；怀疑为先天性非溶血性黄疸时加查 ICG。

4. 怀疑肝纤维化或肝硬化　ALT、AST、STB、TP、ALB、A/G、蛋白电泳为筛查选项，还应检查 MAO、PH、PⅢP。

5. 怀疑为原发性肝癌　除做一般肝功能检查如 ALT、AST、GGT、STB、CB 外，还应加查 AFP、

GGT 同工酶、ALP 同工酶、LD 同工酶。

6. 疗效判断和病情观察 急性肝炎可查 ALT、AST、前清蛋白、STB、CB、尿胆原、尿胆红素；慢性肝病可查 ALT、AST、STB、CB、TP、ALB、A/G、血清蛋白电泳，必须要加 MAO、PH、；PⅢP；原发性肝癌应随访 AFT、GGT、ALP、GGT 同工酶和 ALP 同工酶。

素质提升

“游刃肝胆振兴中华”—吴孟超

吴孟超（1922 年 8 月 31 日 –2021 年 5 月 22 日），福建闽清人，中国优秀共产党员，著名肝胆外科专家，中国科学院院士，中国肝脏外科的开拓者和主要创始人之一，被誉为“中国肝胆外科之父”。从医 70 多年，他自主创新 30 多项重大医学成果，创建我国肝脏外科理论基础，主刀完成包括我国第一台中肝叶切除术在内的 1.6 万余台重大肝脏手术，使我国肝脏疾病的诊断准确率、手术成功率和术后存活率均达世界领先水平。他多次受到党和国家领导人的亲切接见，国际天文学联合会还将宇宙的一颗小行星命名为“吴孟超星”。

吴孟超院士有着高尚医德，总以无尽赤忱善待患者，他为患者查体前总会先把双手捂热，他怕患者下床时摔跤会提前为患者摆好鞋，他始终为患者着想，尽可能地减轻经济压力，直到 97 岁高龄仍坚持每周进行 3 台手术，与患者肝胆相照。他不仅凭医术，更凭仁爱感动世人。吴孟超先生，是当之无愧的医学泰斗。

吴孟超院士还有着深厚的爱党、爱国、爱民情怀，始终把个人的发展与祖国和人民的需要紧紧联系在一起，对党忠诚，坚定矢志报国的信念，用忠诚书写了一代医学大家爱党、爱国、爱民的赤子情怀。

（刘　伟）

目标检测

答案解析

选择题

【A1/A2 型题】

1. 肝细胞受损时，各种血浆蛋白减少最明显的是
   A. 清蛋白　　B. α_1 球蛋白　　C. α_2 球蛋白
   D. β 球蛋白　　E. γ 球蛋白
2. 关于血清总蛋白、白蛋白及球蛋白比值，不正确的是
   A. 总蛋白是白蛋白及球蛋白的总称
   B. 总蛋白减去白蛋白，即为球蛋白含量
   C. 参考值：血清总蛋白 60 ~ 80g/L，白蛋白 40 ~ 55g/L，球蛋白 20 ~ 30g/L
   D. A/G 比值为（1.5 ~ 2.5）
   E. 白蛋白的含量与有功能的肝细胞数量不成正比
3. 在判断血清转氨酶增高的临床意义时，下列说法错误的是
   A. 急性病毒性肝炎时，ALT 明显增高

B. ALT 增高是病毒性肝炎特异性指标
C. ALT 是反映肝细胞受损的最敏感的指标之一
D. 慢性病毒性肝炎活动期 ALT 可轻度增高
E. 肝硬化如有转氨酶异常以 AST > ALT 居多

4. 白蛋白减少，不见于
A. 慢性肝炎　B. 肝硬化　C. 肾病综合征
D. 营养不良　E. 心肌炎

5. 胆汁淤积性黄疸可见
A. ALP 增高，游离胆红素增高　B. ALP 正常，游离胆红素增高
C. ALP 正常，结合胆红素增高　D. ALP 增高，结合胆红素增高
E. ALP 正常，胆红素正常

书网融合……

本章小结　微课　题库

第十六章　心脏疾病的实验室检查

PPT

学习目标

1. 重点把握心肌缺血及损伤标志物检查的项目及临床意义、心力衰竭的检测指标的临床意义。

2. 学会运用所学心脏疾病的实验室检查评估患者的心功能状态及指导临床用药；具有与患者有效沟通的能力，能够指导患者做好检查前准备和临床治疗。

情境导入

情境描述　患者，男性，64岁。心前区疼痛4h，舌下含服硝酸甘油不能缓解急诊入院。心电图示：V_1～V_5导联ST段抬高，弓背向上。实验室检查：血肌酸激酶同工酶增高。

讨论　该患者的诊断是什么？

心脏疾病是心脏发生疾病的总称，是临床常见疾病。可分为器质性和功能性两种类型，起病可为先天性因素导致，也可为后天性因素引起。不同病因的心脏病实验室检查结果不同。

第一节　心肌缺血及损伤标志物检查

心肌标志物就是心肌细胞里面特有的一些蛋白，目前心肌标志物组合检查主要有肌钙蛋白（caidiac troponin，Tn）测定、肌红蛋白（myoglobin，Mb）测定、血清肌酸激酶（creatine kinase，CK）及其同工酶（CK－MB）测定。过去曾用心肌酶谱作为心肌急性损伤的筛查指标，但由于其特异性差，目前已不再使用。

一、肌钙蛋白测定

肌钙蛋白是骨骼肌和心肌细胞里与肌肉收缩功能有关的一组肌动蛋白，在细胞浆中以游离或复合物的形式存在。肌钙蛋白有三种亚单位：肌钙蛋白T（TnT）、肌钙蛋白I（TnI）和肌钙蛋白C（TnC）。正常情况下，肌钙蛋白在细胞里，释放入血很少，血中浓度很低，当肌细胞损伤或细胞坏死时，肌钙蛋白从细胞内大量释放入血，血中浓度大幅升高。TnT和TnI是心肌特有的抗原，利用心肌肌钙蛋白T（cTnT）和心肌肌钙蛋白I（cTnI）的特异抗血清可以进行检测。

1. 参考值　ELISA法：cTnT的正常值范围是0.02～0.13μg/L，>0.2μg/L为诊断临界值，考虑可能有心肌损伤的；>0.5μg/L可确诊急性心肌梗死。cTnI<0.2μg/L为正常值，>1.5μg/L为诊断临界值。

2. 临床意义　目前认为血cTn水平升高是反应心肌细胞损伤的指标。引起心肌细胞损伤的原因很多，常见的有急性心肌梗死、不稳定性心绞痛、围手术期心肌损伤等疾病。同时还需注意，有些类型疾病，如主动脉夹层、坏死性胰腺炎、非冠脉闭塞性左心衰竭等，无论从临床表现、心电图检查或心肌酶学检查上都很难与急性心肌梗死进行鉴别，因此对于急性心肌梗死的诊断要综合评定。

二、肌红蛋白测定

肌红蛋白（myoglobulin，Mb）是哺乳动物肌肉内一种储存和分配氧的蛋白质，它由一条多肽链和一个辅基血红素构成，能结合和释放氧分子。肌红蛋白存在于心肌细胞和骨骼肌细胞中，其中心肌细胞中含量丰富，正常时血液中含量低，但当肌细胞坏死后从细胞内释放入血，血中 Mb 水平升高。另外 Mb 主要从尿液中排出，因此，肌细胞坏死后尿液中的 Mb 水平也会升高。

1. 参考值

（1）血肌红蛋白 ELISA 法：定量为 50 ~ 85μg/L，放射免疫法为 6 ~ 85μg/L，诊断临界值为 > 75μg/L；定性为阴性。

（2）尿肌红蛋白 定量 < 17μg/L；定性为阴性。

2. 临床意义

（1）血、尿肌红蛋白水平升高见于急性心肌梗死，在发病 3 小时开始升高，6 ~ 12 小时达高峰，多在 18 ~ 30 小时恢复正常。在尿中于 5 ~ 40 小时开始从尿中排出，持续 3 ~ 4 天。由于急性心肌梗死（AMI）时，Mb 升高早于其他心肌标志物，因此测定血清肌红蛋白可作为 AMI 诊断的早期灵敏指标，但特异性差。

（2）骨骼肌损伤、急性肌损伤（挤压综合征）、肾功能衰竭、严重充血性心力衰竭和长期休克等疾病都可导致 Mb 升高。

（3）进行性肌营养不良、多发性肌炎、重症肌无力等疾病也升高。

三、血清肌酸激酶及其同工酶测定

肌酸激酶（creatine kinase，CK）是肌细胞中能量代谢的关键酶，在细胞质中存在 3 种形式的同工酶，称为肌酸激酶同工酶，分别是 CK - BB（CK_1）、CK - MB（CK_2）和 CK - MM（CK_3），它们和 CK 具有相同的生物活性，但在结构上存在一定差异。CK 主要存在于心肌和骨骼肌中，其次为脑组织。CK - BB 主要分布在脑组织中，每克脑组织约含 200U。CK - MB 主要存在于心肌中，正常人血清中 CK - MB 含量低于总活性 5%，它是心肌损伤的重要标志物之一，对急性心肌梗死诊断的特异性较高；急性心肌梗死后胸痛发作，血清中 CK - MB 于 4 小时升高，24 小时达高峰值，至 3 ~ 4 天恢复；心脏手术时若损伤心肌，可有一过性 CK - MB 升高，一般在术后 24 小时内恢复正常。CK - MM 绝大部分分布于骨骼肌细胞中，当肌肉损伤时血清中的 CK - MM 发生变化。剧烈的运动可导致肌细胞膜通透性增加或肌纤维损伤，使 CK 及其同工酶从肌细胞内逸出，引起血清中酶浓度增加；通过测定血清肌酸激酶及其同工酶可以评定运动员的运动能力以及肌肉损伤情况。

1. 参考值

（1）CK 总活性 ①酶偶联测定法：37℃时，男性 38 ~ 174U/L；女性 26 ~ 140U/L。②连续监测法：男性 38 ~ 174U/L；女性 26 ~ 140U/L。③肌酸显色法：男性 15 ~ 163U/L；女性 3 ~ 135U/L。

（2）CK 同工酶 CK - MB：琼脂糖凝胶电泳法 < 0.05 或化学法 37℃ < 12U/L；CK - MM：< 5μg/L；CK - BB：0 或极少。

2. 临床意义

（1）心肌疾病 CK 是 AMI 早期诊断的较敏感指标；当心肌发生损伤，如心肌炎、心肌病时 CK 也会升高。在疾病过程中 CK 再次升高，说明疾病再次发生。肌酸激酶同工酶检查中 CK - MM 亚型对诊断早期心肌梗死较为敏感；在 AMI 时 CK - MB 升高出现时间早于 CK，敏感度高于 CK；CK - MB 轻度增高，对小儿心肌炎的诊断较为重要；心脏手术后，CK 总活力和 CK - MB 都可升高，升高程度与手术对心脏的损伤程度成正比。

（2）其他 ①骨骼肌疾病：重症肌无力、肌萎缩、肌营养不良、多发性肌炎、挤压综合征和手术等疾病时血清 CK 总活力和 CK－MM 均增高。②中枢神经疾病：脑部疾病如脑血管意外、颅脑外伤、炎症等时，血清 CK 总活力和 CK－BB 均升高，其升高程度与损伤的严重程度成正比。③各种恶性肿瘤、肺疾病、前列腺、甲状腺功能减退时其活性上升。一些非疾病因素如剧烈运动、各种插管及肌内注射氯丙嗪和抗生素等也可能引起 CK 活性增高。

四、乳酸脱氢酶及其同工酶测定

乳酸脱氢酶（lactate dehydrogenase，LD 或 LDH）广泛存在于人体组织中，以肾脏含量最高，其次是心肌和骨骼肌，另外也分布于肝脏、脾脏、胰腺、肺和肿瘤中。红细胞内 LDH 约为正常血清的 100 倍，含量极为丰富。当组织受到损失时，LDH 释放入血，血中的 LDH 水平升高，但由于分布广，对于心肌损伤的特异性不强。

LDH 有 5 种同工酶，分别是 LD_1（H_4）、LD_2（H_3M_1）、LD_3（H_2M_2）、LD_4（HM_3）、LD_5（M_4）。心、肾以 LD_1 为主，LD_2 次之；肺以 LD_3、LD_4 为主；骨骼肌以 LD_5 为主；肝以 LD_5 为主，LD_4 次之。因此 LD_1 和 LD_2 在心肌病变时会出现明显改变，尤其 LD_1 活性增高，并早于 LDH。

1. 参考值 血清 LDH 正常范围是 104～245U/L。电泳法 LD_1：0.47±0.08，（12.45±5.0）U。LD_2：0.31±0.46，（8.07±3.22）U。LD_3：0.16±0.038，（4.3±2.2）U。LD_4：0.50±0.017，（1.43±0.9）U。LD_5：0.02±0.01，（1.26±0.9）U。

2. 临床意义 常见疾病有①急性心肌梗死：LDH_1 和 LDH_2 升高，且 $LDH_1/LDH_2>1$。LDH 活性升高比 CK、CK－MB 等升高出现时间稍晚，但持续时间长。②肝脏疾病：各种肝损伤，如肝硬变、肝炎、肝充血、肝癌等，以 LDH_5 升高为主。$LDH_5/LDH_4<1$ 常提示是原发性肝癌；LDH_5 明显升高，LDH_4 不增提示急性肝炎；LDH_5 持续升高或者下降后再升高常提示慢性肝炎。③其他：肺部疾患时血清 LDH_3 常可升高。

第二节 心力衰竭的检测指标

微课

心力衰竭是各种病因所致的心脏病的终末阶段，传统诊断心衰是利用心脏超声检查，来评价心脏左室的射血分数了解心脏功能。现实验室检查通过 B 型利钠肽（BNP）等的检测评价心力衰竭。

一、B 型心钠肽检测

心钠素（cardiac natriuretic peptide，cNP）是一种心肌细胞产生的一种神经激素，主要作用是增加尿/钠排泄，降低血管紧张素－醛固酮引起的血管收缩及血压升高。cNP 有三种：①ANP（心房钠尿肽，大量存储于心房）；②BNP（心室钠尿肽，即 B 型心钠肽，心室是其主要存储和释放的部位）；③CNP（血管钠尿肽）。其中 BNP 最稳定，常用于心衰的诊断指标。

一般 BNP 在心肌细胞内以前体（pro－BNP）形式存在。当心室压力增高，容积增大时，pro－BNP 分子水解成两个片段（活性的 active－BNP 和非活性的 NT－pro BNP，后者通过肾脏代谢，而前者代谢不受肾脏影响），并从心肌细胞内大量释放进入血液。由于心室对 BNP 存储能力有限，心衰时心室和心房心肌细胞中 BNP 浓度都会明显升高。因血中 BNP 浓度不受肾脏影响，故血中 BNP 浓度的升高，可反映心衰时心室压力的升高及容积的增加。所以，目前血 BNP 浓度测定是 CHF 诊断最好的临床化学诊断指标，但亦有主张 BNP 和 NT－pro BNP 两者临床价值相同，都可用于 CHF 诊治中。

1. 参考值　血 NT - pro BNP 和 BNP 水平与年龄有关，老年人高于青年人。

免疫化学发光法：<65 岁，BNP <50ng/L，NT - pro BNP <125ng/L；>65 岁，BNP <100ng/L，NT - pro BNP <250ng/L。

2. 临床意义　目前认为 BNP 和 NT - pro BNP 二者在心衰的评价中具有相同的价值。

（1）心衰诊断和分级指标　①是心衰早期诊断的筛选指标。心衰患者无论有无心衰症状，BNP/NT - pro BNP 水平均明显升高，且与心衰程度呈正比。②结合 BNP/NT - pro BNP 升高水平和临床表现可对心衰严重程度进行分级（表 16 - 1）。

表 16 - 1　心力衰竭分级

分级	临床表现	BNP（ng/L）
Ⅰ级	无症状左心功能不全	244 ± 286
Ⅱ级	慢性心衰代偿期	389 ± 374
Ⅲ级	慢性心衰失代偿期	640 ± 447
Ⅳ级	难治性心衰	817 ± 435

（2）呼吸困难的鉴别诊断　心源性呼吸困难与肺源性呼吸困难不易鉴别，可通过测定 BNP 水平用于二者的鉴别，前者 BNP 水平升高，后者不升高。

（3）心肌梗死后心功能监测和预后判断指标　AMI 发病早期（6 ~ 24h）BNP 即显著升高，1 周后达高峰，但临床可无心衰表现；BNP 水平还可反映梗死面积和严重程度，对预后判断有一定意义。

（4）心力衰竭病程进展监测、疗效和预后评估　因 BNP 是对容积敏感的激素，半衰期有短，可用于指导利尿剂及血管扩充剂的临床应用。当治疗有效时，BNP 水平可明显下降，BNP 水平的持续升高或持续不降低，通常提示患者的心衰进一步加重或未得到纠正。

（5）其他应用　①高血压性心脏病、肥厚梗阻型心肌病和扩张型心肌病的判断；②用于心脏外科手术患者心脏功能评估；③用于对高危人群（糖尿病、高血压、冠心病、风湿性心脏病）心衰的筛查。

二、半乳糖凝集素 -3 检测

半乳糖凝集素 - 3 存在激活的心肌巨噬细胞，在正常人心脏表达低，酶联免疫法：118 ~ 7500pg/ml。但在心肌纤维化和心力衰竭时升高明显，且高浓度 Gal - 3 增加心力衰竭的发生和死亡率的风险，是心力衰竭新兴的标志物。

第三节　心脏疾病相关检查项目选择及应用

一、心脏生物标志物检查项目的应用原则

心脏生物 Q 标志物检查方法敏感、快速、便捷、费用合理，有助于明确诊断，避免漏诊、误诊；有助于危险性分类，尽早进行有效治疗，减少并发症；有助于对疾病进行预后估计；可以避免其他不必要的检查，减少医疗资源的浪费，减轻患者经济负担。

心脏生物标志物检查结果的解释应结合临床表现、心电图和实验室化学检查结果。因为心脏疾病的出现是致病因素和机体的防御 - 修复机制之间的动态变化过程，心脏生物标志物只能部分反映这一变化，若有典型的临床表现和心电图改变者，在心脏生物标志物检查结果报告前，需要立即开展诊治措施。

二、心脏生物标志物检查项目的应用价值

（一）在心肌梗死和急性冠状动脉综合征中的应用

Mb 在损伤早期进行检查敏感性较高，对心肌梗死（AMI）的早期诊断更有价值。但由于特异性差，因此不能根据此项检查结果来确定胸痛的性质。在疾病发生后 CK－MB 出现较早，是有价值的早期标志物，但 CK－MB 在 AMI 的早期诊断中敏感性低于 Mb，但特异性高于 Mb。cTn 中的 cTnT 和 cTnI 具有心肌特异性，是明确急性心肌梗死（AMI）和急性冠状动脉综合征（ACS）敏感性和特异性最强的生物化学标志物，但出现较晚，在胸痛发生后 6～12 小时才开始升高，如果单独检查 cTn，可能对比较早期的 AMI 和 ACS 患者无法做出早期诊断。在临床若患者胸痛发生 6 小时内应 Mb、cTn、CK－MB 三项指标的动态联合检查，有助于及时、准确地明确诊断。

在经皮冠状动脉介入治疗术后，cTn 水平升高，提示存在心肌细胞的损伤，可判断为 AMI，但欧洲心脏病学会/欧洲心脏病协会委员会小组强调这应与自发性心肌梗死患者相区别。因此，监测 cTn 水平有助于改善外科手术方法。此外，在心力衰竭、心肌炎等心血管疾病中 cTn 也出现升高的情况，因此 cTn 可用于协助诊断心力衰竭和心肌炎。

（二）在心力衰竭中的应用

在心力衰竭等心血管疾病中 cTn 出现升高的情况，因此 cTn 可用于协助诊断心力衰竭。

心室肌细胞分泌入血的 BNP 是反映心肌容量负荷最经典的标志物，反映室壁压力变化情况，适合作为心衰的生物标志物。可用于心衰筛查、诊断和鉴别诊断、病情严重程度、预后及心衰患者出院后的心血管事件风险评估。

素质提升

中国心电图学大师－黄宛

黄宛，男，汉族，浙江嘉兴人。教授，心脏内科学家。1918 年 9 月出生，1979 年入党。1943 年毕业于协和医学院，获医学博士学位。他是新中国心血管内科的开拓者，为中国的心电图学、心导管学的应用和发展做出了里程碑式的奠基性工作。

1947 年赴美国，先后在纽约罗彻斯特大学心肺功能研究室、芝加哥迈可瑞斯研究所心脏系做研究工作。1950 年，黄宛教授放弃美国优越的条件毅然回到祖国，他将心电图“单极导联”的原理和应用引进国内，在艰苦的条件下奠定了国内标准 12－导联心电图规范检查方法，肢体导联和胸前导联的应用大大扩充了心电图诊断范围及准确性。1962 年，黄宛教授在《中华医学杂志》发表的《主动脉及其分支的炎症狭窄》是国际上第一篇对该疾病的报道。同时黄宛教授还主编了《临床心电图学》《临床心电图谱》等专籍，这是我国广大心脏病医生公认的国内经典的心电图专业著作。

黄宛教授治学严谨、诲人不倦，对青年医生的学风培养起到规范的作用，经他培养和指导的许多心脏病医生已成为我国心血管界著名专家和学科带头人。他的一生对医学事业执着追求，无私奉献，创造了举世瞩目的业绩，为祖国医疗卫生事业做出了杰出的贡献。

（刘　伟）

目标检测

答案解析

选择题

【A1/A2 型题】

1. 诊断急性心肌梗死（AMI）特异性最高的是

A. CK　　B. CK－MB　　C. Mb
D. cTnT、cTnI　　E. CK－MM

2. 反映心肌容量负荷最经典的标志物是

A. BNP　　B. LD_1　　C. LD_2
D. LD_3　　E. LD_4

3. LDH 有 5 种同工酶，在心肌内含量最丰富的是

A. LD_1　　B. LD_2　　C. LD_3
D. LD_4　　E. LD_5

4. 以下说法错误的是

A. 当心肌发生损伤时 CK 会升高
B. CK－MB 升高程度与心脏的损伤程度成正比
C. 在 AMI 时 CK－MB 升高出现时间早于 CK
D. 在 AMI 时 CK－MB 敏感度高于 CK
E. 以上均错

5. 心力衰竭诊断的最敏感标志物是

A. Mb　　B. CK－MB　　C. FABP
D. cTnT、cTnI　　E. BNP

书网融合……

本章小结　　微课　　题库

第十七章　临床常用生物化学检查

PPT

学习目标

1. 通过本章学习，重点把握血钾、血钠、血清铁、铁蛋白、总铁结合力、空腹血糖检测、OGTT、血清脂质检测、甲状腺激素测定、垂体激素检测、性激素测定、淀粉酶检测的临床应用与意义。

2. 学会运用所学临床常用生物化学检查的知识根据患者临床情况合理选择实验检测项目，具有对生物化学检测结果做出正确解析的能力。

情境导入

情境描述　患者，男，19岁，大运动量活动后突然双下肢软瘫，不能行走，急诊入院。

讨论　分析该患者出现运动障碍可能的原因。为明确诊断最应急检测什么项目？

第一节　血清电解质检查

一、血钾检测

98%的钾离子分布于细胞内液，少量存在于细胞外液，其中血清 K^+ 实际反映了细胞外液钾离子的浓度变化。血钾检测的适应证为：心律失常、服用利尿药或泻药、高血压、肾功能衰竭、电解质紊乱、酸碱失衡等。

1. 参考值　3.5～5.5mmol/L。

2. 临床意义

（1）血钾降低　血清钾浓度低于3.5mmol/L，称为低钾血症。

常见于：①摄入不足：如长期低钾饮食、消化道梗阻、昏迷、手术后较长时间禁食的患者、厌食等。②丢失过多：频繁呕吐、长期腹泻；肾衰竭多尿期、肾上腺皮质功能亢进症；长期使用排钾利尿药或泻药等。③分布异常：细胞外钾内移，如应用大量胰岛素、碱中毒、周期性麻痹等；细胞外液稀释，如心功能不全、肾性水肿或大量输入无钾盐液体时等。

（2）血钾增高　血清钾浓度高于5.5mmol/L，称为高钾血症。

常见于：①摄入过多：如高钾饮食、静脉输注大量钾盐、输入大量库存血液等。②排出减少，如急性肾衰竭少尿或无尿期、肾上腺皮质功能减退症等。③细胞内钾大量外移，如严重溶血、大面积烧伤、缺氧和代谢性酸中毒等。

二、血钠检测

钠是细胞外液的主要阳离子，44%存在于细胞外液，9%存在于细胞内液，47%存在于骨骼中。主要功能是保持细胞外液容量、维持渗透压及酸碱平衡，并具有维持肌肉、神经正常应激性的作用。血钠检测的适应证为：水电解质紊乱、酸碱失衡、高血压、肾脏疾病、甲减、水肿等。

1. 参考值 135 ~ 145mmol/L。

2. 临床意义

（1）血钠降低 血清钠低于135mmol/L，称为低钠血症。

常见于：①丢失过多，肾性丢失：慢性肾衰竭多尿期、糖尿病性多尿、大量应用利尿剂；皮肤黏膜性丢失：大量出汗、严重烧伤血浆大量外渗等；医源性丢失：浆膜腔穿刺或引流丢失大量液体等；胃肠道丢失：严重呕吐、反复腹泻和胃肠引流等。②细胞外液稀释：常见于水钠潴留如饮水过多，如精神性烦渴等；急慢性肾衰竭少尿期、肝硬化失代偿期等；尿崩症、剧烈疼痛、肾上腺皮质功能减退症等抗利尿激素分泌过多；高血糖或使用甘露醇等。③消耗性低钠或摄入不足，细胞内蛋白质分解消耗，细胞内渗透压降低：如肺结核、肿瘤、肝硬化等慢性消耗性疾病；饥饿、营养不良、长期低盐饮食及不适当的输液等。

（2）血钠增高 血清钠高于145mmol/L，称为低钠血症。

常见于：①水分摄取不足：如水源断绝、进食困难及昏迷等。②水分丢失过多：大量出汗、烧伤、尿崩症、水样泻、呕吐、糖尿病性多尿、胃肠引流等。③内分泌病变：抗利尿激素分泌增加、肾上腺皮质功能亢进症、原发性或继发性醛固酮增多症等。④摄入过多：进食过量钠盐或输注高渗盐水等。

三、血钙检测

人体99%以上的钙以磷酸钙和磷酸钙的形式存在于骨骼中，血液中的钙占1%。以蛋白结合钙、复合钙（与阴离子结合的钙）和游离钙（离子钙）的形式存在。血钙检测的适应证为骨病、手足抽搐、甲状腺术后、肌肉无力、结石、精神症状、胃肠道疾病、肿瘤、内分泌疾病等。

1. 参考值 总钙：2.25 ~ 2.58mmol/L；离子钙：1.10 ~ 1.34mmol/L。

2. 临床意义

（1）血钙降低 血清总钙低于2.25mmol/L，称为低钙血症。

常见于：①摄入不足：如长期低钙饮食；佝偻病、婴儿手足搐搦症及骨质软化症等所致吸收减少；腹泻、小肠吸收不良综合征、阻塞性黄疸等。②成骨作用增强：如恶性肿瘤骨转移、甲状旁腺功能减退症等。③肠钙吸收障碍：如VitD缺乏或活化障碍等。④其他：急性坏死性胰腺炎、妊娠后期、肾脏疾病如急性和慢性肾功能不全、肾性佝偻病、肾病综合征等。

（2）血钙增高 血清总钙高于2.58mmol/L，称为高钙血症。

常见于：①摄入过多：如静脉输入钙过多、饮用大量牛奶等；大量应用维生素D、溃疡病；长期应用碱性药物治疗等。②小肠钙吸收增加：VitD中毒。③溶骨作用增强：如原发性甲状旁腺功能亢进症，多发性骨髓瘤、骨肉瘤等伴有血清蛋白质增高的疾病；分泌前列腺素E_2的肾癌、肺癌等，分泌破骨细胞刺激因子的急性白血病、淋巴瘤等。④排出减少：如急性肾功能不全、钙排除减少。

四、血氯检测

氯是细胞外液的主要阴离子，在细胞内、外均有分布。血氯检测的适应证为电解质紊乱、酸碱失衡、重症监护患者等。

1. 参考值 95 ~ 105mmol/L。

2. 临床意义 血清氯变化与钠呈平行关系。

（1）血氯降低 血清氯低于95mmol/L，称为低氯血症。

常见于：①摄入不足：饥饿、营养不良、低盐治疗等。②丢失过多：严重呕吐、腹泻、胃肠引流等；慢性肾衰竭、糖尿病以及应用噻嗪类利尿剂；慢性肾上腺皮质功能减退症；呼吸性酸中毒等。

（2）血氯降低　血清氯高于105mmol/L，称为高氯血症。

常见于：①摄入过多：食入或静脉补充大量的NaCl、$CaCl_2$、NH_4Cl溶液等；肾上腺皮质功能亢进使肾小管对NaCl吸收增加。②排出减少：急性或慢性肾衰竭的少尿期、心功能不全等。③继发性增高：呼吸性碱中毒、低蛋白血症等。④相对增高：频繁呕吐、反复腹泻、大量出汗等导致水分丧失、血液浓缩所致。

五、血清磷检测

人体中70%～80%的磷以磷酸钙的形式沉积于骨骼中，只有少部分存在于体液中。血液中的磷以无机磷和有机磷形式存在于体内。体内钙磷代谢关系密切，有一定的浓度关系，即正常人的钙、磷浓度乘积为36～40mg/dl。临床所检测的磷为无机磷。血磷检测的适应证为慢性肾脏疾病、骨病、甲状腺术后、甲状旁腺疾病、慢性乙醇中毒、肾结石、肌无力、维生素D缺乏、胃肠外营养患者等。

1. 参考值　0.97～1.61mmol/L。

2. 临床意义

（1）血磷降低　血清磷低于0.97mmol/L，称为低磷血症。

常见于：①摄入不足或吸收障碍：饥饿、恶病质、VitD摄入不足等；②丢失过多：大量呕吐、腹泻、血液透析、应用噻嗪类利尿剂等；③转入细胞内：静脉注射胰岛素或葡萄糖、碱中毒等；④其他：严重感染、烧伤、甲状旁腺功能亢进、佝偻病、糖尿病酮症酸中毒等。

（2）血磷增高　血清磷高于1.61mmol/L，称为高磷血症。

常见于：①内分泌疾病：甲状旁腺功能减低；②摄取过多，吸收亢进（VitD中毒）；③肾衰竭所致排出障碍；④其他：家族性间歇性高磷血症、肢端肥大症、多发性骨髓瘤及骨折愈合期等。

第二节　血糖及其代谢产物检查 微课

一、空腹血糖检测

空腹血糖（fasting blood glucose，FBG）是诊断糖代谢紊乱的最常用和最重要的指标，也是判断病情和疗效的主要指标。FBG受多因素影响，且检测方法不同，其结果也不同。临床上以空腹血浆葡萄糖（FPG）检测最可靠，但临床上采用血清较多且更加方便。

1. 参考值　3.9～6.1mmol/L。

2. 临床意义

（1）FBG增高　当FBG升高但未达到糖尿病诊断标准时，称为空腹血糖受损；FBG≥7.0mmol/L为高糖血症。

常见于：

1）生理性增高：餐后1～2小时，高糖饮食、剧烈运动、情绪激动、胃倾倒综合征等。

2）病理性增高：①糖尿病：FBG≥7.0mmol/L；②内分泌疾病：如甲状腺功能亢进症、巨人症、肢端肥大症、皮质醇增多症、嗜铬细胞瘤、胰高血糖素瘤等；③应激性高血糖：如颅内压增高、颅脑损伤、急性脑血管疾病、心肌梗死等应激状态；④药物影响：如噻嗪类利尿剂、泼尼松激素、口服避孕药等；⑤肝脏和胰腺疾病：如严重的肝病、坏死性胰腺炎、胰腺癌等；⑥其他：如高热、呕吐、腹泻、麻醉、缺氧等。

（2）FBG降低　当FBG≤3.9mmol/L为血糖降低；FBG＜2.8mmol/L时称为低血糖症。

常见于：

1）生理性减低：饥饿、长期剧烈运动、妊娠期等。

2）病理性减低：①有胰岛素过多：如胰岛素用量过大、口服降糖药、胰岛β细胞增生或胰岛细胞瘤等；②抗胰岛素激素缺乏：如肾上腺皮质激素、生长激素等；③肝糖原贮存缺乏：如急性肝坏死、急性肝炎、肝糖原贮积症、广泛肝坏死、晚期肝硬化、肝癌等；④其他：如消耗性疾病、急性乙醇中毒、药物影响等。

二、口服葡萄糖耐量试验

口服葡萄糖耐量试验（oral glucose tolerance test，OGTT）。现多采用WHO推荐的75g葡萄糖标准OGTT，分别测量FPG和口服葡萄糖后0.5、1、2、3小时的血糖和尿糖。主要用于诊断症状不明显或血糖升高不明显的可疑糖尿病。

正常人口服一定量的葡萄糖后，暂时升高的血糖因刺激了胰岛素分泌增加即可在短时间内将升高的血糖降至空腹水平，为耐糖现象。当糖代谢紊乱时，短时间内不能将升高的血糖降至空腹水平（或原来水平），这为糖耐量异常或糖耐量降低。

1. 参考值 口服葡萄糖后0.5～1小时，血糖达高峰7.8～9.0mmol/L，3小时后血糖恢复至空腹水平；各检测时间点的尿糖均为阴性。

2. 临床意义 诊断糖尿病临床上有以下条件者，即可诊断糖尿病。

（1）具有糖尿病症状，FPG≥7.0mmol/L。

（2）OGTT血糖峰值≥11.1mmol/L，2hPG≥11.1mmol/L。

（3）具有临床症状，随机血糖≥11.1mmol/L，且伴有尿糖阳性者。

临床症状不典型者，需要另1天重复检测确诊，但一般不主张做第3次OGTT。

3. 判断糖耐量减低 FPG＜7.0mmol/L，2hPG为7.8～11.1mmol/L，且血糖达到高峰时间延至1小时后，血糖恢复正常的时间延至2～3小时以后，同时伴有尿糖阳性者，为糖耐量减低。糖耐量减低见于2型糖尿病、肢端肥大症、甲状腺功能亢进症、肥胖病及皮质醇增多症等。

4. 平坦型糖耐量曲线 FPG降低，口服葡萄糖后血糖上升不明显，2小时后仍处于低水平状态。常见于胰岛β细胞瘤、肾上腺皮质功能亢进症、腺垂体功能减退症等。

5. 储存延迟型糖耐量曲线 口服葡萄糖后血糖高峰提前出现，且＞11.1mmol/L，而2h PG又低于空腹水平。见于胃切除或严重肝损伤。

6. 鉴别低血糖 ①功能性低血糖：FPG正常，口服葡萄糖后出现高峰时间及峰值均正常，但2～3小时后出现低血糖，见于特发性低血糖。②肝源性低血糖：FPG低于正常，口服葡萄糖后血糖高峰提前并高于正常，但2h PG仍处于高水平，且尿糖阳性。见于广泛性肝损伤、病毒性肝炎等。

三、胰岛素检测和胰岛素释放试验

胰岛素是由胰岛β细胞分泌的多肽类激素，胰岛素水平测定对评价胰岛β细胞功能有重要意义。胰岛素检测是检测胰腺内分泌功能的试验；在进行OGTT的同时，分别于空腹和口服葡萄糖后0.5、1、2、3小时检测血清胰岛素浓度，称为胰岛素释放试验；可更准确地反映胰岛β细胞基础功能状态和储备能力，间接了解血糖控制情况。

1. 参考值 ①空腹胰岛素：10～20mU/L。②释放试验：口服葡萄糖后30分钟至1小时，胰岛素达高峰，峰值为空腹的5～10倍；2小时胰岛素＜30mU/L；3小时后恢复至空腹水平。

2. 临床意义

（1）糖尿病 ①1型糖尿病患者空腹胰岛素明显降低，口服葡萄糖后释放曲线低平，胰岛素与血糖比值也明显降低。②2 型糖尿病患者空腹胰岛素可正常、稍高或稍低，口服葡萄糖后胰岛素呈延迟释放反应，其与血糖的比值也降低。

（2）胰岛 β 细胞瘤　常出现高胰岛素血症，胰岛素呈高水平曲线，但血糖降低。

（3）其他　肥胖、肝功能损伤、肾功能不全、肢端肥大症等血清胰岛素水平增高；腺垂体功能低下、肾上腺皮质功能不全或饥饿时，血清胰岛素水平减低。

四、血清 C－肽检测

胰岛素原转变为胰岛素过程中释放一个 31 个氨基酸组成的片断，称 C－肽，它是胰岛素原在蛋白水解酶作用下分裂而成的与胰岛素等分子的肽类物。C－肽代表内源性胰岛素水平，检测空腹 C－肽水平、C－肽释放试验，可较准确了解胰岛 β 细胞的分泌功能和储备功能。

1. 参考值　①空腹 C－肽：0.3～1.3nmol/L。②C－肽释放试验：口服葡萄糖后 30 分钟至 1 小时达高峰，其峰值为空腹 C－肽的 5～6 倍。

2. 临床意义

（1）C－肽增高　①胰岛 β 细胞瘤时，空腹血清 C－肽浓度升高，C－肽释放试验呈高水平曲线。②肝硬化时血清 C－肽升高，且 C－肽/胰岛素比值降低。

（2）C－肽降低　①空腹血清 C－肽降低，见于糖尿病。②C－肽释放试验：口服葡萄糖后 1 小时血清 C－肽水平降低，提示胰岛 β 细胞储备功能不足。释放曲线低平提示 1 型糖尿病；释放延迟或呈低水平见于 2 型糖尿病。③C－肽水平不升高，胰岛素升高，提示为外源性高胰岛素血症，见于胰岛素用量过大等。

五、糖化血红蛋白检测

糖化血红蛋白（glycosylated hemoglobin，GHb）是红细胞内血红蛋白 HbA 与己糖（主要是葡萄糖）缓慢、连续的非酶促反应的产物；由于生成后不离解，不受血糖暂时升高的影响。其中含量最高的类型是 HbA1c（与葡萄糖结合），占 60%～80%，是目前临床最常检测的部分。GHb 水平取决于血糖水平、高血糖持续时间，其生成量与血糖浓度呈正比。GHb 的代谢周期与红细胞的寿命基本一致，故 GHb 水平反映了近 2～3 个月的平均血糖水平，作为糖尿病血糖长期控制的良好观察指标。

1. 参考值　HbA1c 4%～6%，HbA1 5%～8%。

2. 临床意义

（1）糖尿病疗效评价　HbA1c 增高提示近 2～3 个月的糖尿病控制不良，HbA1c 愈高，血糖水平愈高，病情愈重。故 HbA1c 可作为糖尿病长期控制的良好观察指标。糖尿病控制血糖较好者，可每年检测 2 次，控制欠佳者，每 3 个月检测 1 次，以此作为基础调整用药及剂量。

（2）对糖尿病诊断的意义　2010 年，美国糖尿病协会（ADA）将 HbA1c≥6.5% 定为糖尿病诊断标准之一，2011 年 WHO 也推荐该指标作为诊断糖尿病标准之一。但我国有关 HbA1c 诊断糖尿病的相关资料不足，故未将其作为糖尿病的诊断指标。

（3）预测血管并发症　长期 GHb 增高，可因组织缺氧，引起血管并发症。HbA1c＞10%，提示并发症严重，预后较差。

（4）高血糖的鉴别　糖尿病性高血糖的 HbA1c 升高，而应激性高血糖的 HbA1c 则正常。

素质提升

"赴美"刻苦学习，"回国"建设国家

吴宪博士（1893—1959 年），是国际著名生物化学家、中国近代生物化学事业的开拓者和奠基人。1911 年，吴宪博士由上海乘船赴美留学，克服了学习上、生活上的种种困难。通过大量的阅读与学习，他从海军造船工程专业转为主修化学，正是这一决定，改变了吴宪博士的一生。在 1919 年，他独自完成了血糖定量分析的改进方法，此方法用血量少，操作简便，数据准确，大大优于当时常规的本·尼迪克特法。后来学术界认为，如果没有吴宪改进的血糖测定法，后来的胰岛素发现会大受阻碍。

然而，这样一位伟大的生物化学家，没有选择留在当时条件优越的美国，而是应聘回国工作，他还参与创办了《独立评论》杂志。正是缘于吴宪博士对国家的热爱、报效祖国的决心，也正是吴宪博士改进了血糖测定法，现在才能更加简便、准确地掌握患者血糖情况。体现出医学作为一门科学，要不断改进、创新，以更好造福人类。

第三节 血清脂质和脂蛋白检查

一、血清脂质检测

血清脂质包括胆固醇（TC）、甘油三酯（TG）、磷脂（PL）和游离脂肪酸（FFA），除 FFA 与白蛋白结合外，其余都与脂蛋白结合，血浆呈现均一稳定。血清脂质检测是脂质代谢紊乱及有关疾病的诊断指标，还可协助诊断原发性胆汁性肝硬化、肾病综合征、肝硬化及吸收不良综合征等。

（一）总胆固醇检测

胆固醇（cholesterol，CHO）中 70% 为胆固醇酯、30% 为游离胆固醇，总称为总胆固醇（total cholesterol，TC）。TC 是合成胆汁酸、肾上腺皮质激素、性激素、维生素 D 等重要原料，也是构成细胞膜的成分。常作为动脉粥样硬化的预防、发病估计、疗效观察的参考指标。

1. 参考值 合适水平 <5.20mmol/L；边缘水平 5.20～6.20mmol/L；升高 >6.20mmol/L（因血清 TC 受多因素影响，很难制定统一标准，故将其分为合适水平、边缘水平和升高即危险水平）。

2. 临床意义

（1）TC 增高 ①动脉粥样硬化所致的心、脑血管疾病。②原发性高脂蛋白血症、阻塞性黄疸、甲状腺功能减退症、类脂性肾病、肾病综合征、糖尿病等。③长期吸烟、饮酒、精神紧张和血液浓缩等。④应用某些药物，如糖皮质激素、阿司匹林、β 受体阻滞剂等。

（2）TC 减低 ①甲状腺功能亢进症。②严重的肝脏疾病，如肝硬化及急性肝坏死。③贫血、营养不良和恶性肿瘤等。④应用某些药物，如雌激素、甲状腺激素、钙拮抗剂等。

（二）甘油三酯检测

甘油三酯（triglyceride，TG）是甘油和三个脂肪酸所形成的酯，又称为中性脂肪。由肝、脂肪组织及小肠合成，正常人空腹时 TG 仅占总脂的 1/4，为细胞提供能量和存储能量。TG 也是动脉粥样硬化的危险因素之一。

1. 参考值 合适水平 0.56～1.70mmol/L；边缘水平 1.70～2.30mmol/L；升高 >2.30mmol/L。

2. 临床意义

（1）TG 增高　①冠心病。②原发性高脂血症、动脉粥样硬化症、脂肪肝、肥胖症、糖尿病、痛风、甲状旁腺功能减退症、肾病综合征、高脂饮食等。

（2）TG 减低　①低 β－脂蛋白血症和无 β－脂蛋白血症。②严重的肝脏疾病、营养不良、甲状腺功能亢进症、肾上腺皮质功能减退症等。

二、血清脂蛋白检测

脂蛋白是血脂在血液中存在、转运及代谢的形式，根据密度不同分为乳糜微粒（CM）、极低密度脂蛋白（VLDL）、低密度脂蛋白（LDL）、高密度脂蛋白（HDL）和中间密度脂蛋白（IDL）。

（一）乳糜微粒测定

乳糜微粒（CM）是最大的脂蛋白，密度最低的脂蛋白其主要功能在于运输外源性 TG。CM 在血液中代谢快，半衰期短，空腹 12 小时后血清中不应有 CM。

1. 参考值　阴性。

2. 临床意义　如果血液中脂蛋白酯酶（LPL）缺乏，CM 升高，出现乳糜样血液，则见于Ⅰ型和Ⅴ型高脂蛋白血症。

（二）高密度脂蛋白检测

高密度脂蛋白（HDL）是血清中颗粒密度最大的一组脂蛋白，HDL 水平升高有助于外周组织清除 CHO，是防止动脉粥样硬化的因子。一般检测 HDL 胆固醇的含量来反映 HDL 水平。

1. 参考值　1.03～2.07mmol/L；合适水平：>1.04mmol/L，减低：≤1.0mmol/L。

2. 临床意义

（1）HDL 增高　对防止动脉粥样硬化、预防冠心病的发生有重要作用。HDL 可用于评价发生冠心病的危险性。此外，HDL 水平增高还可见于绝经前女性、慢性肝炎、原发性胆汁性肝硬化等。

（2）HDL 降低　是动脉粥样硬化的脂类危险因素之一。常见于动脉粥样硬化、糖尿病、慢性衰竭、肾病综合征，急性感染以及应用雄激素、β－受体阻滞剂和黄体酮等药物。

（三）低密度脂蛋白检测

低密度脂蛋白（LDL）是含 CHO 最多的脂蛋白，被认为是动脉硬化脂蛋白，促使动脉壁形成动脉粥样硬化斑块，是致动脉粥样硬化的因子。临床上以 LDL 胆固醇的含量来反映 LDL 的水平。

1. 参考值　适合水平≤3.4mmol/L，边缘水平 3.4～4.1mmol/L，升高>4.1mmol/L。

2. 临床意义

（1）LDL 增高　见于：①判断发生冠心病的危险性：LDL 升高是动脉粥样硬化的脂类危险因素之一，LDL 水平增高与冠心病发病呈正相关。②其他：遗传性高脂蛋白血症、甲状腺功能减退症、肾病综合征、阻塞性黄疸、肥胖症以及应用雄激素、β－受体阻滞剂和糖皮质激素等。

（2）LDL 减低　见于：无 β－脂蛋白血症、甲状腺功能亢进症、营养不良、肝硬化以及低脂饮食和运动等。

三、血清载脂蛋白检测

脂质与蛋白质结合成脂蛋白，脂蛋白中的蛋白部分称载脂蛋白（apo），分为 apoA、apoB、apoC、apoE 和 apo（a）。

（一）载脂蛋白 AⅠ检测

载脂蛋白 A（apoA）是 HDL 的主要结构蛋白，有 AⅠ、AⅡ、AⅢ三类。apoA 主要存在于 HDL 中，具有清除组织内脂质和抗动脉粥样硬化的作用，其中 apoAⅠ意义最明显，约占70%，故 apoAⅠ为临床常用的检测指标，是反映 HDL 水平的指标；也可作为预测、监控动脉粥样硬化的指标之一，与 HDL 同时测定，增加了灵敏度。

1. 参考值　男性：(1.42 ±0.17)g/L；女性：(1.45 ±0.14)g/L。

2. 临床意义

(1) apoAⅠ增高　可直接反映 HDL 水平，所以与 HDL 一样可预测和评价冠心病的危险性，但 apoAⅠ更精确，更能反映脂蛋白状态。

(2) apoAⅠ减低　见于：①家族性 apoAⅠ缺乏症、家族性低 HDL 血症等。②急性心肌梗死、脑血管病变、糖尿病、慢性肝病及肾病综合征等。

(二) 载脂蛋白 B 检测

载脂蛋白 B（apoB）主要存在于 LDL 中，主要为 apoB－100，是反映 LDL 水平的指标，可作为预测、监控动脉粥样硬化的指标之一，灵敏度高于 LDL。apoB 具有调节肝脏内外细胞表面 LDL 受体与血浆 LDL 之间平衡的作用，对肝脏合成 VLDL 有调节作用。临床检测的 apoB 为 apoB－100。

1. 参考值　男性：(1.01 ±0.21)g/L；女性：(1.07 ±0.23)g/L。

2. 临床意义

(1) apoB 增高　见于：①apoB 可直接反映 LDL 水平，所以其增高与动脉粥样硬化、冠心病的发生率呈正相关，可用于评价冠心病的危险性和降脂治疗效果等，且优于 LDL 和 CHO。②高 β－载脂蛋白血症、糖尿病、甲状腺功能减退症、肾病综合征和肾衰竭等。

(2) apoB 减低　见于：低 β－载脂蛋白血症、无 β－载脂蛋白血症、apoB 缺乏症、恶性肿瘤、甲状腺功能亢进症及营养不良等。

(三) 载脂蛋白 AⅠ/B 比值检测

apoAⅠ、apoB 分别为 HDL、LDL 主要成分，所以可采用 apoAⅠ/apoB 比值代替 HDL/LDL 比值作为判断动脉粥样硬化的指标。

1. 参考值　1～2。

2. 临床意义　apoAⅠ/apoB 比值随着年龄增长而降低。动脉粥样硬化、冠心病、糖尿病、高脂血症、肥胖症等 apoAⅠ/apoB 比值减低。apoAⅠ/apoB <1 对诊断冠心病的危险性较血清 TC、TG、HDL 和 LDL 更有意义，其敏感度为87%，特异性为80%。

第四节　血清铁及其代谢产物检查

一、血清铁检测

血清铁，即与转铁蛋白结合的铁，其含量取决于血清中铁的含量和转铁蛋白的影响。运转池中的铁每天交换 10～20 次，血清铁属于铁运转池中的一部分，故不能完全代表体内总铁水平，有时血清铁轻度降低，而运至骨髓中铁量仍然维持正常；有时血清铁增高，储存铁却呈减少状态。

1. 参考值　男性：10.6～36.7μmol/L；女性：7.8～32.2μmol/L；儿童：9.0～22.0μmol/L。

2. 临床意义

(1) 血清铁减低　见于各种引起缺铁性贫血的病因。①摄入不足，如长期缺铁饮食、胃大部切除术后或慢性萎缩性胃炎、长期腹泻引起铁吸收障碍；②需求量增加，如婴幼儿、青少年、妊娠、哺乳等；③丢失过多，如月经过多、痔、消化性溃疡、恶性肿瘤、钩虫病、慢性炎症等。

（2）血清铁增高 ①利用障碍，如铁粒幼细胞性贫血、再生障碍性贫血、铅中毒等；②释放过多，如溶血性贫血、急性肝炎、慢性活动性肝炎等；③摄入过多，如铁剂治疗过量等；④铁蛋白增多，如白血病、反复输血等。

二、血清转铁蛋白检测

转铁蛋白（Tf）是血浆中一种能与 Fe^{3+} 结合的球蛋白，主要起转运铁的作用。Tf 主要在肝脏中合成，也是判断肝脏合成功能的指标。

1. 参考值 28.6～51.9μmol/L。

2. 临床意义

（1）Tf 增高 主要见于妊娠期、慢性失血、各种原因引起的缺铁性贫血。

（2）Tf 减低 常见于再生障碍性贫血、铁粒幼细胞性贫血、营养不良、遗传性转铁蛋白缺乏症、急慢性肝病等。

三、血清总铁结合力检测

正常情况下，血清铁仅能与1/3 的转铁蛋白结合，2/3 的转铁蛋白未能与铁结合。1000ml 血液中转铁蛋白能结合的最大铁量称总铁结合力（total iron binding capacity，TIBC），即为血清铁与未饱和铁结合力之和。

1. 参考值 男性：50～77μmol/L，女性：54～77μmol/L。

2. 临床意义 血清 TIBC 和 Tf 检测的临床意义是一致的。

（1）TIBC 增高 ①Tf 合成增加：如缺铁性贫血、红细胞增多症、妊娠后期。②Tf 释放增加：急性肝炎、亚急性肝衰竭等。

（2）TIBC 减低 ①Tf 合成减少：肝硬化、慢性肝损伤等。②Tf 丢失：肾病综合征。③铁缺乏：肝脏疾病、慢性炎症、消化性溃疡等。

四、血清铁蛋白检测

铁蛋白（serum ferritin，SF）是铁的贮存形式，其含量的变化可作为判断是否缺铁和铁负荷过量的指标。许多恶性肿瘤细胞能合成或分泌铁蛋白，故也可作为肿瘤的标志物。

1. 参考值 男性：15～200μg/L；女性：12～150μg/L。

2. 临床意义

（1）SF 减低 如缺铁性贫血、妊娠、肝硬化、大量失血、长期腹泻、营养不良等。

（2）SF 增高 ①贮存铁过多，如血色病继发性铁负荷过大、反复输血、不恰当的铁剂治疗；②铁蛋白合成增加，如感染、恶性肿瘤、白血病、甲状腺功能亢进症等；③组织释放铁蛋白增加，如肝坏死、慢性肝病等；④贫血：溶血性贫血、再生障碍性贫血、恶性贫血等。

第五节 内分泌激素检测

一、甲状腺激素测定

（一）血清总 T3、T4（total T3、T4，TT3、TT4）测定

甲状腺素是含有四碘的甲状腺原氨酸，即3，5，3’，5’－四碘甲状腺原氨酸简称 T_4。3，5，3’－

三碘甲状腺原氨酸简称 T_3。T_3、T_4均为具有活性的甲状腺激素，浓度高，但 T_3 生物活性高，在血清中周转快。T_3和 T_4多以葡萄糖酸和硫酸结合物的形式由胆汁排泄，或通过脱碘作用生成各种碘化原氨酸的中间产物。T_3 也可在周围组织中由 T_4 脱碘后生成。它们在血液中绝大部分与甲状腺素结合球蛋白（TBG）结合。T_4 以与蛋白质结合的结合型甲状腺素和游离的游离型甲状腺素（FT_4）的形式存在，FT_4 和结合型 T_4 之和为总 T_4（TT_4）；而与 TBG 结合的结合型 T_3 和游离型 T_3 之和为总 T_3（TT_3）。

1. 参考值 TT_3 1.6～3.0nmol/L；TT_4 45～155nmol/L。

2. 临床意义

（1）TT_3

1）TT_3增高：①诊断甲亢最灵敏指标。②判断甲亢有无复发。③诊断 T_3型甲亢特异性指标。

2）TT_3减低：甲状腺功能减退症、肢端肥大症、肝硬化、肾病综合征等。

（2）TT_4

1）TT_4增高：甲状腺功能亢进症、原发性胆汁性胆管炎、妊娠期及口服避孕药等。

2）TT_4减低：甲状腺功能减退症、缺碘性甲状腺肿、慢性淋巴细胞性甲状腺炎等。

（二）血清反 T_3 测定

人体血浆中97%的反 T_3是由 T_4在末梢组织中经内环脱碘而生成反3,3',5'－三碘甲状腺原氨酸（称反 T_3或 rT_3）。仅3%属甲状腺直接分泌而来，其生物活性很低，仅为 T_4的10%。

1. 参考值 0.2～0.8nmol/L。

2. 临床意义

（1）rT_3增高 ①甲状腺功能亢进。②在甲状腺功能减退用甲状腺激素治疗时，如 rT_3、T_4 正常提示用药适当；如 rT_3、T_3 均增高而 T_4 正常或偏高则提示用量过大。③非甲状腺疾病：如急性心肌梗死、肝硬化、糖尿病、尿毒症等。④其他：老年人、TBG 升高者。

（2）rT_3减低 ①甲状腺功能减退症：对轻型或亚临床型甲状腺功能减退症的诊断，rT_3 优于 T_3、T_4。②抗甲状腺药物治疗时 T_3 下降较 rT_3 下降快，如 rT_3 和 T_4 均低于正常则表示药物过量。③慢性淋巴细胞性甲状腺炎。

（三）血清游离 T_3 和游离 T_4 测定

甲状腺激素直接发挥生理效应的是血液循环中游离 T_3（free T_3，FT_3）、游离 T_4（free T_4，FT_4），它不受甲状腺素结合球蛋白（thyroid combining globulin，TBG）改变的影响。因此，测定 FT_3、FT_4对了解甲状腺功能比测定 TT_3、TT_4更有意义。

1. 参考值 FT_3 6.0～11.4pmol/L，FT_4 10.3～25.7pmol/L。

2. 临床意义 甲状腺功能亢进症 FT_3升高早于 FT_4，且比总 T_3和 T_4敏感，如部分 T_4、T_3正常的患者而 FT_3 及 FT_4已升高。相反，甲状腺功能低下时两者均降低。

（1）FT_3

1）FT_3 增高 ①甲状腺功能亢进症：非常灵敏。②甲状腺危象、甲状腺激素不敏感综合征等。

2）FT_3 减低 低 T_3 综合征、慢性淋巴细胞性甲状腺炎晚期、应用糖皮质激素等。

（2）FT_4

1）FT_4 增高 ①诊断甲亢优于 T_4。②甲状腺危象、甲状腺激素不敏感综合征等。

2）FT_4 减低 ①甲状腺功能减退症。②药物影响：抗甲状腺药物、糖皮质激素、苯妥英钠等。

（四）甲状腺素结合球蛋白（thyroxine－binding globulin，TBG）测定

TBG 是一种由肝脏合成的酸性糖蛋白。可用于与血清促甲状腺素（TSH）水平或临床症状不符的

TT_3、TT_4 浓度的评估。

1. 参考值 15～34mg/L。

2. 临床意义

（1）TBG 增高 ①甲减：但随着病情好转，TBG 也逐渐恢复正常。②肝脏疾病：肝硬化、病毒性肝炎等。③其他：Graves 病、风湿病、甲状腺癌、先天性 TBG 增多症等。

（2）TBG 降低 ①甲亢、肢端肥大症、肾病综合征、恶性肿瘤、严重感染、遗传性 TBG 减少症等。②药物影响：大量应用糖皮质激素、雄激素等。

二、甲状旁腺素和降钙素测定

（一）甲状旁腺素（parathyroid hormone，PTH）测定

PTH 是由甲状旁腺分泌的含 84 个氨基酸的肽链，在肝脏和肾脏降解。PTH 直接参与体内的钙、磷代谢，对维持体内钙离子的浓度起重要作用。PTH 的主要生物作用是加快肾脏排除磷酸盐，促进骨的转移，动员骨钙释放；加快维生素 D 活化和促进肠道对钙的吸收并减少尿磷的排泄。PTH 体内浓度夜间较高，宜在清晨空腹采血。

1. 参考值 免疫化学发光法：1～10pmol/L。RIA：氨基酸活性端 230～630ng/L；氨基酸无活性端 430～1860ng/L。

2. 临床意义

（1）PTH 增高 ①原发性甲状旁腺功能亢进：PTH 增高的同时伴有高血钙和低血磷，多见于维生素 D 缺乏、肾衰竭、吸收不良等。②骨质疏松、单纯性甲状腺肿、甲状旁腺癌、肺癌、肾癌等。

（2）PTH 减低 见于甲状旁腺功能低下、高钙血症、甲状腺功能低下、甲状旁腺术后等。

（二）降钙素（calcitonin，CT）测定

CT 是甲状腺滤泡旁 C 细胞分泌的含 32 个氨基酸的单链多肽。降钙素作用于骨骼和肾脏，促进肾脏对钙、磷的排泌，抑制骨骼对钙磷的吸收，降低血中钙磷的浓度。降钙素与甲状旁腺素的调节作用相反，共同维持血钙浓度的相对稳定。

1. 参考值 ＜100ng/L。

2. 临床意义

（1）CT 增高 ①甲状腺髓样癌、甲状腺 C 细胞良性肿瘤等。②结肠癌、乳腺癌、胰腺癌、前列腺癌、严重骨骼疾病、肾脏疾病等。

（2）CT 减低 主要见于甲状腺切除术后或重度甲状腺功能亢进症。

三、性激素测定

（一）血浆睾酮测定

睾酮（testosterone）是男性最重要的雄激素，脱氢异雄酮（dehydroepiandrosterone，DHEA 或 dehydroisoandrosterone，DHIA）和雄烯二酮（androstenedione）是女性的主要雄性激素。血浆睾酮浓度可反映睾丸的分泌功能，血液中具有活性的游离睾酮仅为 2%。睾酮分泌具有昼夜节律性变化，上午 8 时为分泌高峰。因此，测定上午 8 时的睾酮浓度对评价男性睾丸分泌功能具有重要价值。

1. 参考值

（1）男性 青春期（后期）：100～200ng/L。成人：300～1000ng/L。

（2）女性 青春期（后期）：100～200ng/L。成人：200～800ng/L。绝经后：80～350ng/L。

2. 临床意义

（1）睾酮增高　主要见于睾丸良性间质细胞瘤、男性性早熟、先天性肾上腺皮质增生症、女性男性化、肾上腺皮质功能亢进症、女性皮质醇增多症、多囊卵巢综合征等，也可见于女性肥胖症、中晚期妊娠及应用雄激素等。

（2）睾酮减低　主要见于垂体病变致间质细胞发育不良、原发性小睾丸症、睾丸不发育症、嗅神经-性发育不全综合征、男性 Turner 综合征、睾丸功能低下、原发性睾丸功能不全性幼稚、阳痿等，也可见于睾丸炎症、肿瘤外伤、放射性损伤等。

（二）雌二醇（estradiol 2，E_2）测定

E_2为生物活性最强的雌激素。卵泡期主要由颗粒细胞和内膜细胞分泌，黄体期由黄体细胞分泌，孕期由胎盘分泌，或由雌激素转化而来。E_2促进女性生殖器官的发育并维持女性第二性征，是卵泡发育、成熟和排卵的重要调节因素；是促进子宫发育和子宫内膜周期性变化和阴道生长发育的重要因素。另外E_2对代谢也有明显的影响。

1. 参考值

（1）男性

青春期前：7.3～36.7pmol/L。

成人：50～200pmol/L。

（2）女性

青春期：7.3～28.7pmol/L。

卵泡期：94～433pmol/L。

黄体期：499～1580pmol/L。

排卵期：704～2200pmol/L。

停经后：40～100pmol/L。

2. 临床意义　E_2是丘脑下部-垂体生殖腺轴功能的指标之一，主要用于青春期前内分泌疾病的鉴别诊断和闭经或月经异常时卵巢功能的评价。

（1）E_2增高　主要见于肾上腺皮质增生和肿瘤，卵巢肿瘤、性早熟、无排卵功能性子宫出血、多胎妊娠等。也可见于肝硬化、妊娠期、男性女性化等。男性随着年龄的增长，E_2水平也逐渐在增高。

（2）E_2减低　主要见于下丘脑病变、垂体前叶功能减退、原发性或继发性卵巢功能不足、绝经期等。如血中 E_2 水平特别低，提示胎儿宫内死亡可能性大。也可见于卵巢切除、青春期延迟、原发性或继发性闭经、绝经、口服避孕药等。

（三）雌三醇（estradiol 3，E_3）测定

非孕期E_3是E_2的中间代谢产物，在血中含量最高。妊娠时，血中的E_3有90%来自胎盘和胎儿，其含量变化能监测胎盘功能和胎儿的健康状况。血中E_3的浓度波动较大，一般建议连续采血3次取其平均值。

1. 参考值　孕期：15～20周：2.5～7.6nmol/L；21～25周：3.4～37.8nmol/L；26～30周：17.2～51.5nmol/L；31～35周：19.7～78.2nmol/L；36～40周：20.1～85.2nmol/L。

2. 临床意义　连续测定E_3可以观察胎儿-胎盘功能的动态变化。E_3降低主要见于先天性肾上腺发育不全或胎儿畸形而影响肾上腺功能者、胎儿发育不全及宫内生长迟缓者、死胎、妊娠期高血压疾病、胎儿窘迫等。

（四）孕酮（progesterone）测定

孕酮为类固醇激素合成的中间代谢产物，主要在黄体和卵巢所分泌，孕酮的浓度与黄体的生长和退

化有关。孕酮可影响生长生殖器官的生长发育和功能活动，促进乳腺的生长发育，升高基础体温。排卵前1天孕酮浓度开始升高，排卵后5～10天达高峰，随后降低。妊娠时，胎盘持续合成孕酮，孕酮水平持续增高。孕酮对维持正常月经周期及正常妊娠具有重要作用。

1. 参考值

（1）卵泡期（早）（0.7±0.1）μg/L。

（2）卵泡期（晚）（0.4±0.1）μg/L。

（3）排卵期（1.6±0.2）μg/L。

（4）黄体期（早）（11.6±1.5）μg/L。

（5）黄体期（晚）（5.7±1.1）μg/L。

2. 临床意义 孕酮测定主要用于生殖诊断、排卵期和黄体期的估计。

（1）孕酮增高 常见于葡萄胎、妊娠期高血压疾病、原发性高血压、黄体化肿瘤、卵巢肿瘤、多胎妊娠、先天性肾上腺皮质增生等。

（2）孕酮减低 常见于黄体功能不全、多发卵巢综合征、胎儿发育迟缓、死胎、原发性或继发性闭经、垂体功能减退、卵巢功能衰竭、胎盘功能低下、妊娠毒血症、无排卵型子宫功能性出血等。

四、人绒毛膜促性腺激素（Human Chorionic Gonadotropin，hCG）测定

hCG是妊娠3周左右胎盘绒毛组织的合体滋养层细胞分泌的一种糖蛋白激素，hCG促使黄体继续发育为妊娠黄体。妊娠8～10周时达到高峰，孕12周开始，hCG呈特征性下降，到妊娠20周时降至较低水平并维持到妊娠末。hCG是由α和β二聚体的糖蛋白组成，α亚基与垂体分泌的FSH（卵泡刺激素）、LH（黄体生成素）和（促甲状腺激素）等基本相似，有共同的抗原性，故相互间能发生交叉反应，而β亚基的结构各不相似。α亚单位在孕期内持续增高，游离的β亚单位占完整HCG的3%。孕妇血清中主要含完整的HCG。

1. 参考值 男性或非怀孕期女性：<5IU/L；妊娠3周：<50IU/L；妊娠4周：<400IU/L；妊娠7周：5000～90000IU/L；妊娠10周：40000～230000IU/L；妊娠13周：40000～140000IU/L；妊娠6个月：8000～100000IU/L；妊娠9个月：5000～65000IU/L。

尿hCG定性试验：未孕成年女性阴性，妊娠期阳性。

2. 临床意义 HCG检测可以确定是否受孕，一般孕后1周尿液hCG的定性试验呈阳性。妊娠前3个月测定hCG十分重要，hCG升高见于绒毛膜癌、葡萄胎、多胎妊娠，亦可见于生殖细胞、卵巢、膀胱、胰腺等肿瘤患者；hCG降低见于流产、宫外孕、死胎等。

（1）正常妊娠的诊断和监测 正常妊娠排卵后7天，血hCG浓度为5IU/L，9天100IU/L，以后急剧升高，妊娠8周达到50000IU/L。尿hCG在廷娠早期即可发现，排泄量增加迅速，约2天增加1倍；至妊娠8～12周达到10万～50万IU/L的峰值，持缕1～2周后下降。妊娠中晚期约为峰值的10%左右，持续至分娩。如无胎盘残留，产后2周内消失。用敏感度在20IU/L以下的方法定性测定尿hCG，用于妊娠早期辅助诊断，简便快速。月经期过后2～3天即可测出，妊娠3周阳性率为86%，4周为100%。但受精不到1周，hCG浓度达不到方法的敏感度水平可得假阴性。

（2）异位妊娠的诊断 异位妊娠女性与同孕龄正常妊娠女性相比，hCG水平较低，且增长速度非常缓慢，只有50%的异位妊娠妇女尿妊娠试验阳性。妊娠开始5周内，异位妊娠女性hCC的升高幅度远较同孕龄正常妊娠女性的低。

（3）监测流产

1）先兆流产：诊断早孕后，如血清hCG<2500IU/L并呈逐渐下降曲线时，有流产或死胎的可能。

一旦血清 hCG <600IU/L，则难免流产。

2）不完全流产：宫内残存胎盘组织，血清或尿液仍可能为阳性；完全流产或死胎时，hCG 由阳性变为阴性。

3）人工流产：人工流产 13 天后血清 hCG 应 <1000IU/L，25 天后应恢复正常，否则可能为人工流产不全或有其他异常的可能。

4）保胎治疗监测：保胎治疗过程中，血清 hCG 呈上升曲线，表明保胎有效；血清 hCC 继续下降，则显示保胎无效。

（4）滋养层细胞疾病的辅助诊断与疗效监测　葡萄胎、绒癌患者 hCG 浓度银高，术后逐渐下降，葡萄胎清除不全或绒毛膜上皮癌变等患者，hCG 下降后又继续上升。所以动态监测 hCG 水平至关重要，这可以用于评价治疗效果。

（5）睾丸与卵巢生殖细胞肿瘤的诊断　男性精原细胞溜、睾丸畸胎瘤及女性卵樂癌、乳腺癌等都可以升高。

（6）评价唐氏综合征（21－三体综合征）的风险　hCG 检测和 AFP（甲胎蛋白）及其他参数如准确的孕龄及母亲的体重结合，有助于唐氏综合征的风险评估。

五、垂体激素检测

（一）血清促甲状腺素（thyroid stimulating hormone，TSH）测定

TSH 是腺垂体分泌的重要激素，含有 α、β 两个亚单位，主要作用于甲状腺，刺激甲状腺细胞的发育、合成与分泌甲状腺激素，受促甲状腺释放激素（thyrotropin releasing hormone，TRH）的兴奋性和生长抑素（somatostatin）的抑制性影响，并受甲状腺素的负反馈调节，检测血清 TSH 浓度，可进一步了解甲状腺的功能。

1. 参考值　2～10mU/L。

2. 临床意义　血清 TSH 测定是诊断轻度和早期甲状腺功能减退症的灵敏指标，有助于鉴别原发性或继发性甲状腺功能减退。FT_3、FT_4和 TSH 是评价甲状腺功能的首选指标。

（1）TSH 增高　如原发性甲状腺功能减退症、慢性淋巴性甲状腺炎、缺碘性地方性甲状腺肿、异源性 TSH 分泌综合征、单纯性甲状腺肿、亚急性甲状腺炎恢复期、腺垂体功能亢进、同位素治疗或手术后等。另外，检测 TSH 水平可以作为甲减患者应用甲状腺素替代治疗的疗效观察指标。

（2）TSH 降低　①腺垂体功能减退症、继发性甲状腺功能减退。②甲状腺功能亢进或过量使用甲状腺制剂时，血液中的甲状腺激素过多，亦可通过负反馈抑制 TSH 的分泌。③药物影响：过量应用糖皮质激素和抗甲状腺药物等。

（二）促肾上腺皮质激素测定

促肾上腺皮质激素（adrenocorticotropic hormone，ACTH）是腺垂体分泌的含有 39 个氨基酸的多肽激素，其生理作用是刺激肾上腺皮质增生、合成与分泌肾上腺皮质激素，对 ALD 和性腺激素的分泌也有促进作用。ACTH 的分泌受促肾上腺皮质激素释放激素（corticotropic hormone releasing hormone，CRH）的调节，并受血清皮质醇浓度的反馈调节。另外，ACTH 分泌具有昼夜节律性变化，上午 6～8 时为分泌高峰，午夜 22～24 时为分泌低谷。

1. 参考值　上午 8 时：25～100ng/L。下午 6 时：10～80ng/L。

2. 临床意义

（1）ACTH 增高　常见于原发性肾上腺皮质功能诚退症、先天性肾上腺皮质增生、异源性 ACTH 综

合征、异源性 CRH 肿瘤等。另外，ACTH 还可作为异源性 ACTH 综合征的疗效观察、预后判断及转归的指标。

（2）ACTH 减低　常见于腺垂体功能减退症、原发性肾上腺皮质功能亢进症、医源性皮质醇增多症等。

（三）生长激素测定

生长激素（growth hormone，GH）释放受下丘脑的生长激素释放激素（growth hormone releasing hormone，GHRH）和生长激素释放抑制激素（growth hormone releasing inhibitory hormone，GHIH；又称为生长抑素，somatostatin，SS）的控制。由于 GH 分泌具有脉冲式节律，每 1 ~ 4 小时出现 1 次脉冲峰，睡眠后 GH 分泌增高，约在熟睡 1 小时后达高峰。因此，宜在午夜采血测定 GH，但单项指标测定的意义局限，应该同时进行动态监测。

1. 参考值　儿童：<20μg/L。男性：<2μg/L。女性：<10μg/L。

2. 临床意义

（1）GH 增高　①垂体肿瘤所致的巨人症或肢端肥大症。②异源性 GHRH 或 GH 综合征。③外科手术、灼伤、低糖血症、糖尿病、肾衰竭等。

（2）GH 减低　①垂体性侏儒症、垂体功能减退症、遗传性 GH 缺乏症、继发性 GH 缺乏症等。②高血糖、皮质醇增多症、应用糖皮质激素。

（四）抗利尿激素测定

抗利尿激素（antidiuretic hormone，ADH）又称为血管升压素（vasopressin，VP）是下丘脑视上核神经元产生的一种含有 9 个氨基酸的多肽激素。其主要生理作用是促进肾远曲小管和集合管对水的重吸收，所以 VP 具有抗利尿作用，从而调节有效血容量、渗透压及血压。

1. 参考值　1.4 ~ 5.6pmol/L。

2. 临床意义

（1）ADH 增高　常见于腺垂体功能减退症、肾性尿崩症、脱水等。另外，也可见于产生异源性 ADH 的肺癌或其他肿瘤等。

（2）ADH 减低　常见于中枢性尿崩症、肾病综合征、输入大量等渗溶液、体液容量增加等。另外，也可见于妊娠期尿崩症。

第六节　其他生物化学检查

一、淀粉酶（amylase，AMY）测定

AMY 是能水解淀粉、糖原和糊精，在食物多糖类化合物的消化中起重要作用的水解酶。主要来自于胰腺和腮腺。来自胰腺的为淀粉酶同工酶 P（P - AMY），来自腮腺的为淀粉酶同工酶 S（S - AMY）。当然，其他组织也含有少量 AMY。

1. 参考值　碘淀粉比色法：24 小时尿液 AMY <1000U/L，血液 AMY 35 ~ 135U/L。

2. 临床意义　AMY 主要由唾液腺和胰腺分泌。血液和尿液 AMY 变化可用于急性胰腺炎的诊断和急腹症的鉴别诊断。

（1）AMY 增高　①急性胰腺炎时，胰腺水肿压迫胰腺导管致胰液渗漏入组织间隙，血和尿中 AMY

显著升高。一般在发病后 6~12 小时血液中的 AMY 活性增高，持续 3~5 天降至正常，于发病后 12~24 小时尿中 AMY 活性增高，持续 3~10 天降至正常。AMY 诊断胰腺炎的灵敏度为 70%~95%。②慢性胰腺炎急性发作、胰腺囊肿、胰腺管阻塞。③胰腺癌：短时间内大量胰腺组织被破坏，组织中 AMY 进入血液。④非胰腺疾病：休克、创伤、腹膜炎、消化性溃疡穿孔、机械性肠梗阻、胆管梗阻、服用镇静剂、肾衰竭、乙醇中毒患者、急性腮腺炎、宫外孕和糖尿病酸中毒等。

（2）AMY 减低　①慢性胰腺炎：胰腺组织严重被破坏，胰腺分泌功能严重受阻所致。②胰腺癌：肿瘤压迫时间过久，腺体组织纤维化，分泌功能降低所致。③其他：肾衰竭晚期、巨淀粉酶血症尿液 AMY 减低。

二、脂肪酶（lipase，LPS）测定

LPS 是一种能水解长链脂肪酸三酰甘油的酶，主要来源于胰腺，胰腺疾病时 LPS 大量释放入血。因 LPS 经肾小球滤过，并被肾小管全部重吸收，所以尿液中一般无 LPS。

1. 参考值　比色法：<79U/L。滴度法：<1500U/L。

2. 临床意义　LPS 主要用于急性胰腺炎的诊断及急腹症的鉴别诊断。

（1）LPS 增高　①急性胰腺炎时，血清 LPS 于 2~12 小时显著升高，24 小时至高峰，48~72 小时可能恢复至正常。LPS 在急性胰腺炎时活性升高的时间早、上升幅度大，持续时间长，其诊断价值优于 AMY。非胰腺炎的急腹症患者其血清 AMY 升高而 LPS 正常。②非胰腺疾病：消化性溃疡穿孔、肠梗阻、急性胆囊炎等。

（2）LPS 减低　①胰腺癌、胰腺结石所致的胰腺导管阻塞等。②胰腺囊性纤维化等。LPS 减低与梗阻部位、程度和剩余胰腺组织的功能有关。

三、N-乙酰-β-D-氨基葡萄糖苷酶（NAG）测定

NAG 是存在于肾小管及尿路上皮细胞中的一种溶酶体酶，正常情况不经肾小球滤过。

1. 参考值　尿液 NAG<18.5U/L。

2. 临床意义　尿中 NAG 活性增高常作为肾损伤的标志。测定尿 NAG 有助于发现早期的肾毒性损害、肾移植急性排斥反应、急性肾小管坏死等。肾盂肾炎、肾小球肾炎、梗阻性肾病时，尿 NAG 亦可明显升高。

四、胆碱酯酶（cholinesterase，ChE）测定

ChE 分为乙酰胆碱酯酶（acetylcholinesterase，AChE）和假性胆碱酯酶（pseudocholinesterase，PChE）。AChE 主要存在于红细胞、肺脏、脑组织、交感神经节中，其主要作用是水解乙酰胆碱；PChE 是一种糖蛋白，由肝脏粗面内质网合成，主要存在于血清或血浆中。检测血清 ChE 主要用于诊断肝脏疾病和有机磷中毒等。

1. 参考值　PChE：30000~80000U/L。AChE：80000~120000U/L。

2. 临床意义

（1）ChE 增高　主要见于肾脏疾病、肥胖、脂肪肝、甲状腺功能亢进症等，也可见于精神分裂症、溶血性贫血、巨幼细胞贫血等。

（2）ChE 减低

1）有机磷中毒：含有机磷的杀虫剂能抑制 ChE 活性，使之减低，且常以 PChE 活性作为有机磷中

毒的诊断和监测指标。ChE 活性低于参考值下限的 50% ~70% 为轻度中毒；30% ~50% 为中度中毒；<30% 为重度中毒。

2）肝脏疾病：ChE 减低程度与肝脏实质损伤程度呈正比，多见于慢性肝炎、肝硬化和肝癌。如果 ChE 持续性减低提示预后不良。

3）其他：ChE 活性减低也可见于恶性肿瘤、营养不良、恶性贫血、口服雌激素或避孕药等。

（何　耀）

目标检测

答案解析

一、选择题

【A1/A2 型题】

1. 急性胰腺炎时，血中下列哪种酶升高

A. 丙氨酸转氨酶　B. 淀粉酶　C. 胆碱酯酶

D. 碱性磷酸酶　E. 酸性磷酸酶

2. 可防止动脉粥样硬化的脂蛋白是

A. CM　B. VLDL　C. LDL

D. HDL　E. 以上都不是

3. 下列哪项高有患动脉粥样硬化的危险

A. CM　B. VLDL　C. LDL

D. HDL　E. 以上都不是

4. 血清胆固醇升高可见于下列疾病，但除外

A. 急性肝坏死　B. 动脉硬化　C. 糖尿病

D. 肾病综合症　E. 高脂血症

5. 3 个月男性患儿，惊厥、手足搐搦半天。电解质检查：Na^+ 137mmol/L，K^+ 3.7mmol/L，Cl^- 105mmol/L，血清钙 1.97mmol/L，血清磷 1.3mmol/L。初步临床诊断是

A. 低钙血症　B. 低钾血症　C. 低钠血症

D. 低磷血症　E. 低氯血症

6. 患者，女性，33 岁。消瘦、疲乏、腰背痛、骨痛 1 个月。检查：Na^+ 140mmol/L，K^+ 3.6mmol/L，Cl^- 102mmol/L，血清钙 4.72mmol/L，血清磷 1.2mmol/L。初步临床诊断为

A. 高钾血症原因待查　B. 高钙血症原因待查

C. 高钠血症原因待查　D. 高磷血症原因待查

E. 高氯血症原因待查

7. 患者，男性，60 岁。体检时尿常规检查发现：尿比重 1.030，尿蛋白“-”，尿糖“++”。血浆生化检查示：空腹血糖 7.8mmol/L，餐后 2 小时血糖 12.3mmol/L。初步临床诊断为

A. 糖尿病　B. 正常　C. OGTT 异常

D. 肾性糖尿　E. 糖尿病酮症患者

8. 婴儿手足搐搦症是由于体内缺乏

A. 钾　　B. 铁　　C. 锌

D. 钙　　E. 镁

二、思考题

患者，女性，45 岁，工人。心悸、多汗、消瘦 2 个月，甲状腺轻度肿大，心率 100 次/分，基础代谢率为 30% 。请考虑该患者可能的诊断是什么？为进一步明确诊断还需做哪些检查？

书网融合……

本章小结　　微课　　题库

第十八章　临床常用免疫学检查

PPT

学习目标

1. 通过本章学习，重点把握球菌溶血素“O”、幽门螺杆菌抗体、C－反应蛋白、肿瘤标志物 AFP、抗核抗体、抗环瓜氨酸肽抗体测定的临床意义。

2. 学会运用所学临床常用免疫学检查的知识根据患者临床情况合理选择实验检测项目，具有对临床常用免疫学检查结果做出正确分析的能力。

情境导入

情境描述　患者，女性，40 岁。指（趾）关节疼痛、晨僵半年。检查示指（趾）关节梭形肿大，活动受限。诊断为类风湿关节炎。

讨论　为判断该患者病情是否活动性可以作什么实验室检查？

第一节　体液免疫检查

体液免疫主要包括抗体和补体系统。抗体属于免疫球蛋白，在不同疾病及感染阶段，免疫球蛋白类型和含量各有不同。免疫球蛋白（immunoglobulin，Ig）是存在于人体的血液、体液、外分泌液及部分细胞（B 淋巴细胞）的细胞膜上，由浆细胞合成分泌的一组具有抗体活性的球蛋白。Ig 有着极为重要的生理功能，血清及体液 Ig 含量可因疾病的进展而发生变化。Ig 的异常变化可反映机体的体液免疫功能状态，与临床表现相结合，有助于感染性疾病、免疫增殖性疾病和免疫缺陷病等的鉴别诊断、疗效监测和预后判断。

一、免疫球蛋白

免疫球蛋白因其功能和理化性质不同分为五种，即 IgG、IgA、IgM、IgD 和 IgE。其中 IgG 含量最多，占血液免疫球蛋白的 70%～80%，血清中绝大多数抗细菌、抗病毒、抗毒素抗体等均属 IgG，其分子量小，是唯一能通过胎盘的免疫球蛋白。IgA 分为血清型和分泌型 2 种，前者存在于血清中，占免疫球蛋白的 10%～15%，居第二位；后者分布在分泌液中，是泪液、唾液、呼吸道分泌液和阴道分泌物等的主要免疫球蛋白，在机体局部抗感染免疫中起重要的作用。IgM 占血清免疫球蛋白的 5%～10%，是机体受抗原刺激后最早产生的免疫球蛋白，分子量最大，具有很强的激活补体的能力，是有效凝集和溶解细胞的因子。IgD 和 lgE 在正常人血清中含量极少，前者占免疫球蛋白的 1% 以下，且不稳定，后者仅占免疫球蛋白的 0.002%。Ig 的检测均是利用特异性的抗原抗体反应进行的，检测血清、尿液及脑脊液中的免疫球蛋白有重要的临床意义。血清中的 IgG、IgM、IgA 的含量较高，可采用单向免疫扩散法、免疫透射比浊法、免疫散射比浊法进行测定。IgD、IgE 的含量较低，常用 ELISA、放射免疫（RIA）、荧光偏振技术、化学发光法进行测定，一般实验室不进行 IgD 检测。

（一）免疫球蛋白 G

免疫球蛋白 G（immunoglobulinG，IgG）为人体含量最多和最主要的 Ig，占总免疫球蛋白的 70% - 80%，属再次免疫应答抗体。它对病毒、细菌和寄生虫等都有抗体活性，也是唯一能够通过胎盘的 Ig，通过天然被动免疫使新生儿获得免疫性抗体。

1. 参考值 IgG 7.0 ~ 16.6g/L。

2. 临床意义

（1）生理性变化 胎儿出生前可从母体获得 IgG，在孕期 22 ~ 28 周间，胎儿血 IgG 浓度与母体血 IgG 浓度相等，出生后母体 IgG 逐渐减少，到第 3 ~ 4 个月婴儿血 IgG 浓度降至最低，随后体内逐渐开始合成 IgG，血清 IgG 逐渐增加，到 16 岁前达到成人水平。

（2）病理性变化

1）IgG 增高：是再次免疫应答的标志。常见于各种慢性感染、慢性肝病、胶原血管病、淋巴瘤以及自身免疫性疾病如系统性红斑狼疮（system lupus erythematosus，SLE）、类风湿关节炎等；单纯性 IgG 增高主要见于免疫增殖性疾病，如 IgG 型分泌型多发性骨髓瘤（multiple myeloma，MM）等。

2）IgG 降低 见于各种先天性和获得性体液免疫缺陷病、联合免疫缺陷病、重链病、轻链病、肾病综合征、病毒感染及服用免疫抑制剂的患者。还可见于代谢性疾病，如甲状腺功能亢进和肌营养不良等。

（二）免疫球蛋白 A

免疫球蛋白 A（immmunoglobulin A，IgA）分为血清型 IgA 与分泌型 IgA（SIgA）两种。前者占血清总 Ig 的 10% ~15%，后者主要存在于分泌液中，如唾液、泪液、乳汁、鼻腔分泌液、支气管分泌液及胃肠道分泌液。SIgA 由呼吸道、消化道、泌尿生殖道的淋巴样组织合成，SIgA 浓度变化与这些部位的局部感染、炎症或肋瘤等病变息息相关。

1. 参考值 成人血清 IgA 为 0.7 ~ 3.58g/L；SIgA 唾液平均为 0.3g/L，泪液为 30 ~ 80g/L，初乳平均为 5.06g/L，粪便平均为 1.3g/L。

2. 临床意义

（1）生理性变化 儿童的 IgA 水平比成人低，且随年龄的增加而增加，到 16 岁前达到成人水平。

（2）病理性变化

1）IgA 增高 见于 IgA 型分泌型多发性骨髓瘤、SLE、类风湿关节炎、肝硬化、湿疹和肾脏疾病等；在中毒性肝损伤时，IgA 浓度与炎症程度相关。

2）IgA 降低 见于反复呼吸道感染、非 IgA 型分泌型多发性骨髓瘤、重链病、轻链病、原发性和继发性免疫缺陷病、自身免疫性疾病和代谢性疾病（如甲状腺功能亢进、肌营养不良）等。

（三）免疫球蛋白 M

免疫球蛋白 M（immunoglobulinM，IgM）是初次免疫应答反应中的 Ig，无论是在个体发育中还是当机体受到抗原刺激后，IgM 都是最早出现的抗体。IgM 是分子质量最大的 Ig，占血清总 Ig 的 5% ~10%。IgM 具有强的凝集抗原的能力。天然同族凝聚素（抗 A、抗 B）、冷凝集素及伤寒沙门菌的抗体均属此类。

1. 参考值 成人 IgM 0.5 ~ 2.6g/L。

2. 临床意义

（1）生理性变化 从孕 20 周起，胎儿自身可合成大量的 IgM，胎儿和新生儿的 IgM 浓度是成人水平的 10%，随年龄的增加而增高，8 ~ 16 岁前可达到成人水平。

（2）病理性变化

1）IgM 增高　见于初期病毒性肝炎、肝硬化、类风湿关节炎、SLE 等。由于 IgM 是初次免疫应答中的 Ig，因此单纯 IgM 增加常提示为病原体引起的原发性感染。宫内感染可能引起 IgM 浓度急剧升高，若脐带血中 IgM >0.2g/L 时，提示有宫内感染。此外，在原发性巨球蛋白血症时，IgM 呈单克隆性明显增高。

2）IgM 降低　见于 IgG 型重链病、IgA 型分泌型多发性骨髓瘤、先天性免疫缺陷症、免疫抑制疗法后、淋巴系统肿瘤、肾病综合征及代谢性疾病（如甲状腺功能亢进、肌营养不良）等。

（四）免疫球蛋白 E

免疫球蛋白 E（immunoglobulinE，IgE）为血清中最少的一种 Ig，约占血清总 Ig 的 0.002%；它是一种亲细胞性抗体，是介导 I 型变态反应的抗体，与变态反应、寄生虫感染及皮肤过敏等有关，因此检测血清总 IgE 和特异性 IgE 对 I 型交态反应的诊断和过敏原的确定有重要价值。本节主要介绍血清总 IgE 的检测。

1. 参考值　成人血清 IgE：0.1～0.9mg/L。

2. 临床意义

（1）生理性变化　婴儿脐血 IgE 水平很低，出生后随年龄增长而还渐升高，12 岁时达到成人水平。

（2）病理性变化

1）IgE 增高　见于 IgE 型分泌型多发性骨髓瘤、重链病、肝脏病、结节病、类风湿关节炎、特异性皮炎、过敏性哮喘、过敏性鼻炎、间质性肺炎、荨麻疹、嗜酸性粒细胞增生症、疱疹样皮炎、寄生虫感染、支气管肺曲菌病等疾病。

2）IgE 降低　见于先天性或获得性丙种球蛋白缺乏症、恶性肿瘤、长期用免疫抑制剂和共济失调性毛细血管扩张症等。

（五）M 蛋白

M 蛋白（M protein）或称单克隆免疫球蛋白，是一种单克隆 B 细胞增殖产生的具有相同结构和电泳迁移率的免疫球蛋白分子及其分子片段。

1. 参考值　阴性（蛋白电泳法、免疫比浊法或免疫电泳法）。

2. 临床意义　检测到 M 蛋白，提示单克隆免疫球蛋白增殖病。见于：

（1）多发性骨髓瘤　以 IgG 型最常见，其次为 IgA 型，IgD 和 IgE 罕见，也有 IgM 型的报道。

（2）巨球蛋白血症（macroglobulinemia）　该病血液中存在大量单克隆 IgM。

（3）重链病　出现 Ig 重链（γα 和 μ 重链）。

（4）轻链病　出现单克隆游离轻链。

（5）半分子病　由一条重链和一条轻链组成的单克隆 Ig 片段。

（6）恶性淋巴瘤　血液中可出现 M 蛋白。

（7）良性 M 蛋白血症　常指血清或尿中不明原因长期或一过性的出现单一免疫球蛋白，长期观察又未发生骨髓瘤或巨球蛋白血症等恶性 M 蛋白血症的患者。

二、补体系统

补体（complement，C）是存在于人和脊椎动物血清及组织液中的一组具有酶样活性的糖蛋白，由 3 组共二十多种球蛋白构成，加上其调节因子和相关膜蛋白共同组成一个补体系统。补体系统参与机体的抗感染及免疫调节，也可介导病理性反应，是体内重要的免疫效应系统和放大系统。补体成分或调控蛋白的遗传缺陷可导致自身免疫性疾病、复发性感染和血管神经性水肿。在某些疾病状态下，补体参与组织损伤。因此，补体系统功能下降及补体成分的减少对某些疾病的诊断、鉴别诊断、发病机制的研究及疗效观察具有极其重要意义。

（一）总补体溶血活性检测

血清总补体活性亦称50%总补体溶血活性（total hemolytic complement activity，CH50）检测的是补体经典途径的溶血活性，主要反映经典途径补体的综合水平。补体最主要的活性是溶细胞作用，补体C1～C9能使经抗体致敏的绵羊红细胞溶解，其溶血程度与补体量呈正相关，并呈S型曲线关系，一般以50%溶血作为检测终点（CH50），借此反映血清总补体活性，该法较为灵敏、准确。

1. 参考值　试管法50～100kU/L。

2. 临床意义　主要反映补体经典途径（C1～C9）的综合水平。

（1）CH50增高　见于急性炎症、传染病早期、组织损伤、某些恶性肿瘤和移植排斥反应。

（2）CH50减低　对临床诊断更有意义。见于各种免疫复合物性疾病（如肾小球肾炎）、自身免疫性疾病活动期（如系线性红斑狼疮、类风湿性关节炎、强直性脊柱炎）、感染性心内膜炎、病毒性肝炎、慢性肝病、肝硬化、重症营养不良和遗传性补体成分缺乏症等。

（二）补体C1q

补体Clq（complement 1q，C1q）是构成补体C1的重要组分。C1是由一个C1q分子、2个C1r分子和2个C1s分子构成的钙离子依赖性复合物。目前C1q为常规检测项目。

1. 参考值　0.18～0.19g/L（ELISA法）；0.025～0.05g/L（免疫比浊法）。

2. 临床意义

（1）C1q增高　见于骨髓炎、类风湿关节炎、痛风、过敏性紫癜等。

（2）C1q降低　见于SLE、混合型结缔组织疾病、重度营养不良、肾病综合征、肾小球肾炎、重症联合免疫缺陷等。

（三）补体C3

补体C3（complement 3，C3）是一种由肝脏合成的β_2球蛋白，由α和β两条多肽链组成。C3在补体系统各成分中含量最高，是连接补体经典激活途径和旁路激活途径的关键枢纽，在补体激活中起关键作用。它也是一种急性时相反应蛋白。

1. 参考值　成人C3 0.8～1.5g/L。

2. 临床意义

（1）生理性变化　胎儿出生后随着年龄的增长，其血清C3水平逐渐增加，到12岁左右达成人水平。

（2）病理性变化

1）C3增高　常见于一些急性反应，如急性炎症、传染病早期、某些恶性肿瘤、移植排异反应、急性组织损伤。

2）C3减低　对急性肾小球肾炎有诊断和鉴别诊断的意义。如：①急性肾小球肾炎6周内有70%的患者C3降低，故测定C3对本病的诊断有一定的意义，对轻型和C3型病案有重要诊断价值。②对链球菌感染后和病毒感染后肾炎进行鉴别诊断前者C3降低，后者正常。③78%的狼疮性肾炎患者C3降低，病情缓解后可恢复。因此，C3亦可作为疗效判断的指标。

（四）补体C4

补体C4（complement 4，C4）是一种多功能β_1球蛋白。在补体经典途径活化中，C4被Cls水解为C4a、C4b，以多种形式存在于血浆中，它们在补体活化、促进吞噬、防止免疫复合物沉着和中和病毒等方面发挥作用。

1. 参考值 成人 C4 0.20～0.60g/L。

2. 临床意义

(1) 生理性变化 胎儿出生后随着年龄的增长，其血清 C4 水平逐渐增加，到 12 岁左右达成人水平。

(2) 病理性变化

1) C4 增高 见于各种传染病、急性炎症（如急性风湿热、结节性动脉周围炎、皮肌炎、心肌梗死、关节炎）和组织损伤等。

2) C4 降低 见于自身免疫性肝炎、狼疮性肾炎、Ⅰ型糖尿病、胰腺癌、多发性硬化症、类风湿关节炎、IgA 性肾病、遗传性 IgA 缺乏症。在系统性红斑狼疮时，C4 的降低常早于其他补体成分，且缓解时较其他成分回升迟。

(五) 补体旁路 B 因子

补体旁路 B 因子（factor B，BF）是一种不耐热的 β 球蛋白，50℃30 分钟即可失活。它可被 D 因子裂解为 Ba、Bb 两个片段，Bb 与 C3b 结合构成旁路途径的 C3 转化酶。B 因子是补体旁路活化途径中的一个重要成分，又称 C3 激活剂前体。

1. 参考值 0.10～0.40g/L（单向免疫扩散法）。

2. 临床意义 同补体旁路途径溶血活性检测。

(1) BF 增高 见于某些自身免疫性疾病、肾病综合征、慢性肾炎、恶性肿瘤。

(2) BF 减低 见于肝病、急性肾小球肾炎、自身免疫性溶血性贫血。

(六) 补体结合试验

补体结合试验（complement fixation test，CFT）是用免疫溶血机制做指示系统，来检测另一反应系统抗原或抗体的试验。早在 1906 年 Wasermann 就将其应用于梅毒的诊断，即著名的华氏反应。这一传统的试验经不断改进，除了用于传染病诊断和流行病学调查以外，在一些自身抗体、肿瘤相关抗原以及 HLA 的检测和分析中也有应用。

第二节 感染免疫检查 微课

一、细菌感染免疫检测

人感染病原体后经过一段时间产生的特异性抗体一般可持续数月或更长时间，因此检测抗体不仅可用于现症诊断，还是疾病追溯性调查的一种方法。

(一) 血清抗链球菌溶血素“O”试验

A 群溶血性链球菌能产生多种酶和毒素，溶血素“O”是 A 群溶血性链球菌产生的具有溶血活性的代谢产物，感染人体后会刺激机体产生的相应抗体。临床上可通过检测这些抗体来诊断 A 群溶血性链球菌感染，其中以检测抗链球菌溶血素“O”(ASO) 抗体最为常用。

1. 参考值 金标免疫斑点法阴性。

2. 临床意义

(1) 阳性提示近期有 A 群溶血性链球菌感染，常见于急性上呼吸道感染、活动性风湿热、风湿性关节炎、风湿性心脏病、急性肾小球肾炎、皮肤和软组织的感染等。幽门螺杆菌抗体（Hp－Ab）阳性见于慢性胃炎、胃溃疡、十二指肠溃疡、胃癌等。

（2）ASO 滴度水平变化可用于病情评估，当 ASO 滴度逐渐下降表明病情缓解；若 ASO 恒定在高水平多为疾病活动期。

（二）伤寒和副伤寒沙门菌免疫检测

伤寒沙门菌感染后，菌体“O”抗原和鞭毛“H”抗原可刺激人体产生相应抗体；副伤寒杆菌分甲、乙、丙三型，各自的菌体抗原和鞭毛抗原也可产生相应的抗体。

1. 肥达反应　肥达反应（Widal reaction，WR）是常用的伤寒和副伤寒感染的免疫学检测方法。利用伤寒和副伤寒沙门菌菌液为抗原，检测患者血清中有无相应抗体的一种凝集实验。

（1）参考值　直接凝集法 伤寒 H＜1∶160；O＜1∶80；副伤寒甲、乙和丙＜1∶80。

（2）临床意义　单份血清抗体效价 O＞1∶80 及 H＞1∶160 者有诊断意义；若动态观察，持续超过参考值或原效价升高 4 倍以上更有价值。

①O、H 均升高：提示伤寒可能性大，多数患者在病程第 2 周出现阳性。

②O 不高、H 升高，可能是预防接种或是非特异性回忆反应。

③O 升高、H 不高，则可能是感染早期或与伤寒沙门菌 O 抗原有交叉反应的其他沙门菌感染。

2. 伤寒和副伤寒沙门菌抗体 IgM 测定

（1）参考值　阴性或滴度＜1∶20（ELISA）。

（2）临床意义　IgM 抗体于发病后 1 周即出现升高，有早期诊断价值。

3. 伤寒和副伤寒沙门菌可溶性抗原测定

（1）参考值　阴性（乳胶凝集法）。

（2）临床意义　对确诊伤寒沙门菌感染有重要意义。

（三）冷凝集试验

由肺炎支原体引起的原发性非典型性肺炎患者，血清中含有较高滴度的寒冷红细胞凝集素（简称冷凝集素）。它能与患者自身红细胞或“O”型人红细胞于 0～4℃条件下起凝集反应，如温度回升至 37℃，已凝集的红细胞呈可逆性完全散开。冷凝集试验有助于支原体肺炎的诊断。

1. 参考值　直接凝集试验：滴度＜1∶32。

2. 临床意义　约 75% 的支原体肺炎患者，于发病后第 2 周，血清中冷凝集效价达 1∶32 或更高，4 周达高峰，6 周后下降或消失。如单次凝集效价达 1∶64 或动态观察增长 4 倍以上时有诊断意义。本试验的特异性不强，婴幼儿假阳性率高。许多疾病，如流行性感冒、肝硬化等均可致假阳性。

（四）肺炎支原体（MP）测定

MP 主要在气管、支气管和细支气管的上皮细胞内增殖，引起原发性非典型肺炎、咽炎和气管支气管炎。在年轻人和较大的儿童，有 15%～20% 的社区获得性肺炎由肺炎支原体引起。

1. 参考值　定性试验为阴性，半定量和定量试验的参考值由实验室根据自己使用的试剂盒确定。

2. 临床意义　肺炎支原体感染并出现症状后 7 天即可检测到 IgM 类抗体，第 10～30 天后 IgM 类抗体浓度达高峰，12～26 周后 IgM 类抗体滴度逐渐降低至测不出。IgA 类抗体出现于症状发生后 3 周内。IgG 类抗体较 IgA 和 IgM 类抗体出现迟，浓度峰值出现在肺炎支原体感染发生后第 5 周。

（五）流行性脑脊髓膜炎免疫学测定

1. 参考值　抗体测定阴性（间接血凝试验和 ELISA）。

抗原测定阴性（对流免疫电泳法、乳胶凝集试验、RIA 和 ELISA）。

2. 临床意义　脑膜炎奈瑟菌抗原的测定可用于流行性脑脊髓膜炎的确诊。感染 1 周后，抗体逐渐增高，2 个月后逐渐下降；接受疫苗接种者高抗体效价可持续 1 年以上。

（六）布氏杆菌病凝集试验

1. 参考值 阴性或滴度＜1∶25（间接血凝法）。

2. 临床意义 凝集效价明显升高或动态上升有助于布氏杆菌病的诊断。

（七）结核分枝杆菌抗体和 DNA 测定

1. 参考值 胶体金或 ELISA 法检测抗体阴性；PCR 法检测 DNA 阴性。

2. 临床意义 抗体阳性表示有结核分枝杆菌感染；DNA 检测特异性更强，灵敏度更高。

（八）结核感染 T 细胞检测

结核感染 T 细胞检测，是采用酶联免疫斑点技术来检测结核特异抗原刺激活化的效应 T 细胞。将单核细胞从外周血分离后，与结核特异性抗原一起孵育，刺激致敏 T 细胞活化后分泌细胞因子，细胞因子与 ELISA 板孔底的包被抗体结合，进一步再与酶标记二抗、底物等反应在孔底形成斑点，一个斑点代表一个分泌细胞因子的 T 细胞。斑点数量可反映外周血中结核致敏 T 细胞的数量。此方法具有良好的敏感性与特异性，不受卡介苗接种及机体免疫状态的影响。

1. 参考值 阴性。

2. 临床意义 阳性结果表示体内存在结核杆菌特异的效应 T 细胞，高度提示患者存在结核感染，需进一步结合临床资料综合判断是否为活动性结核。阳性结果可用于活动性结核、肺外结核、结核性腹膜炎等的辅助诊断。应引起注意的是，阳性结果不能单独诊断结核病。另外，因感染阶段不同，或患者存在免疫功能不全等因素会导致检测结果为阴性。

（九）幽门螺杆菌抗体测定

1. 参考值 金标免疫斑点法为阴性。

2. 临床意义 阳性见于胃、十二指肠幽门螺杆菌感染，如胃炎、胃溃疡和十二指肠溃疡等。

（十）C－反应蛋白检测

C－反应蛋白（CRP）是一种由肝脏合成的，能与肺炎双球菌细胞壁 C 多糖起反应的急性时相反应蛋白。具有激活补体、促进吞噬和调节免疫的作用。

1. 参考值 ＜2.87mg/L（速率散射比浊法）。

2. 临床意义 CRP 是急性时相反应极灵敏的指标。①CRP 升高：见于化脓性感染、组织坏死（心肌梗死、严重创伤、大手术、烧伤等）、恶性肿瘤、结缔组织病、器官移植急性排斥等。②鉴别细菌性或非细菌性感染：前者 CRP 升高，后者 CRP 不升高。③鉴别风湿热活动期和稳定期：前者 CRP 升高，后者 CRP 不升高。④鉴别器质性和功能性疾病：前者 CRP 升高，后者 CRP 不升高；但是，孕妇含量较高。

二、病毒感染免疫检测

（一）TORCH 试验

为妇产科的常规检查项目。TORCH 包括弓形虫、风疹病毒、巨细胞病毒、单纯疱疹病毒Ⅰ型和Ⅱ型的病原抗体检测。

1. 风疹病毒检测 风疹病毒属被膜病毒科风疹病毒属，若在早孕时发生胎儿先天性风疹感染，新生儿致畸致残率可达 80%。主要损害五官神经系统和智力，有流行性，因此为早孕后必查项目。风疹病毒检测主要查抗体，一般感染后首先出现 IgM 抗体，持续 1～3 个月，2 周后可出现 IgG 型抗体。只有在持续性特殊感染时，偶有使用分离培养或分子生物学检查抗原。

（1）参考值 IgM、IgG 抗体均为阴性。

（2）临床意义 如果被检者两种抗体均无，应视为易感者，可注射疫苗保护。有 IgM 抗体出现均应做妇产科咨询后决定是否治疗性流产或继续妊娠。仅有 IgG 抗体应注意观察其滴度变化，如果滴度低且无变化为既往感染，若测定患者急性期和恢复期双份血清，抗体滴度明显升高 4 倍或以上，则具有诊断近期风疹感染的意义。

2. 单纯疱疹病毒（Ⅰ型和Ⅱ型）检测 单纯疱疹病毒Ⅰ型和Ⅱ型均有一定致畸性。先天感染后影响新生儿神经系统发育，孕早期感染影响胎儿发育，但危害略低于风疹病毒，故也作为早孕临床筛查项目。抗原检测可使用分子生物学方法，并区分Ⅰ型和Ⅱ型，但应用不广泛。抗体检测可分别进行Ⅰ型和Ⅱ型的 IgM 和 IgG 抗体检测，IgM 型为近期感染，IgG 型多为既往感染。

3. 巨细胞病毒（CMV）检测 巨细胞病毒属疱疹类病毒，其先天感染的致畸性仅次于风疹病毒，主要也是造成神经系统及智力的障碍。实验室可用 EIA 法测抗 CMV－IgM 以了解近期感染，抗 CMV－IgG 可以用做流行病学调查。对早期抗体用 EIA 检测方法也可获得 CMV 早期感染的确证。CMV 本身除细胞培养外还可使用 PCR 方法检测，灵敏度及特异性更高，通过检测血浆中 CMV－DNA 的拷贝数有助于判断病毒在体内的活跃程度，动态监测 CMV－DNA 的水平更具有指导意义。

4. 弓形虫检测 弓形虫属原虫，因其有致畸性，故往往与以上病毒联合检测。先天性弓形虫感染可引起神经系统，特别是生后远期智力障碍，因此临床极为重视。抗原检测可用血、骨髓、脑脊液或尿等离心后直接涂片，瑞特－吉姆萨染色，可见虫体，证明其存在。抗体则可测特异性 IgM 及 IgG 型抗体。IgM 型抗体提示现症感染，IgG 型一般提示既往感染。

（二）汉坦病毒抗体 IgM 测定

1. 参考值 阴性（ELISA 法、免疫荧光法）。

2. 临床意义 肾综合征出血热（HFRS）的病原体是汉坦病毒（hantavirus，HTV）。感染 HTV 2～4 天后即可在血清中检出 IgM，7～10 天达高峰。

（三）流行性乙型脑炎病毒抗体测定

1. 参考值 阴性（ELISA 和微量间接免疫荧光法）。

2. 临床意义 流行性乙型脑炎病毒是我国夏、秋季流行的主要传染病之一。当恢复期血清抗体滴度比急性期≥4 倍时，有辅助诊断意义，可用于临床回顾性诊断。

（四）柯萨奇病毒抗体和 RNA 测定

1. 参考值 IgM 和 IgG 均阴性（间接血凝试验，IFA 法或 ELISA 法检测）；RNA 阴性（PCR 法）。

2. 临床意义 IgM 抗体阳性提示现症感染；RNA 阳性的诊断意义更大。

（五）轮状病毒抗体和 RNA 测定

1. 参考值 RNA 阴性（PCR 法）；抗原阴性（胶乳凝集试验或 ELISA 法）；IgM 和 IgG 阴性（金标免疫斑点法或 ELISA 法）。

2. 临床意义 婴幼儿腹泻约有 50% 是由轮状病毒所致，常呈 IgM 阳性，提示现症感染；IgG 阳性提示既往感染；PCR 检测轮状病毒 RNA 具特异性。

（六）EB 病毒抗体和 DNA 测定

EB 病毒（Epstein－Barr virus，EBV），属于疱疹类病毒，人感染后主要引起传染性单核细胞增多症，此外，还与鼻咽癌及非洲淋巴瘤有关。EB 病毒主要经上呼吸道传播，约 90% 以上的成人感染过 EBV，并在体内长期存在。EBV 相关的抗原主要包括早期抗原（early antigen，EA），衣壳抗原（viral capsid antigen，VCA），核抗原（nuclear antigen，EBNA）。临床上可检测血液中针对这些抗原的抗体（类型包括 IgM、IgG、IgA）来辅助诊断疾病，如传染性单核细胞增多症。此外，采用 PCR 检测患者血液中 EB 病毒 DNA 具有更高的诊断价值。

1. 参考值 阴性（ELISA 法，化学发光法）；阴性（PCR）。

2. 临床意义 抗 VCA－IgM 在 EB 病毒感染初期即可在血清中检测出，敏感性和特异性高，疾病恢复期抗 VCA－IgM 转阴。抗 VCA－IgG 在出现临床症状时可于血液中检测到，并长期持续存在。抗 EA－IgG 在感染初期也可被检测到，在慢性活动性感染及感染复发时效价增高，感染恢复后效价回落。因此，IgM 类抗体和短期升高的 IgG 类抗体主要用于传染性单核细胞增多症的辅助诊断，主要包括抗 VCA－IgM 和抗 EA－IgG。长期存在的 IgG 类抗体主要用于流行病学调查，主要包括抗 EBNA－IgG 和抗 VCA－IgG。IgG 类 EBNA 抗体在初次感染 6～8 周后出现，并在体内长期存在。IgA 类抗体主要出现于鼻咽癌患者，主要为抗 EA－IgA 和抗 VCA－IgA。若 PCR 检测 EB 病毒 DNA 结果呈阳性，可作为 EB 病毒感染的依据。

（七）严重急性呼吸综合征病毒抗体及 RNA 测定

严重急性呼吸综合征（severe acute respiratory syndrome，SARS）是由 SARS 冠状病毒（SARS coronavirus，SARS CoV）引起的传染病。SARS CoV 是具有包膜的单链正义 RNA 病毒，是导致 SARS 的病原体。

1. 参考值 抗体阴性（ELISA 和 IFA 法）；RNA 阴性（RT－PCR）。

2. 临床意义 抗体阳性结果表明曾感染过 SARS CoV，由阴性到阳性的血清转化，或者急性期到恢复期抗体效价增高 4 倍以上，表明有近期感染；PCR 阳性可表示标本中有 SARS CoV 的遗传物质（RNA）。

三、寄生虫感染免疫检测

（一）日本血吸虫抗体测定

1. 参考值 阴性［环卵沉淀法（COPT）］。IgE 为 0～150IU/L（ELISA 和胶孔凝集法）。IgG、IgM 阴性（ELISA、LAT 法、环卵沉淀法、胶乳凝集法）。

循环抗原：阴性（单克隆抗体夹心 ELISA、反向间接血凝、单克隆抗体斑点 ELISA 等）。

2. 临床意义 IgE、IgM 阳性提示病程处于早期，是早期诊断的指标。IgG 阳性提示疾病已是恢复期，曾有过血吸虫感染，可持续数年。

（二）囊虫抗体测定

1. 参考值 血清＜1∶64 为阳性；脑脊液＜1∶8 为阳性（ELISA）。血清＜1∶128 为阴性；脑脊液＜1∶8 为阳性（间接血凝法）。

2. 临床意义 IgG 阳性见于囊虫病，可用作流行病学调查。

（三）疟原虫抗体和抗原测定

1. 参考值 抗体阴性（IFA 和 ELISA）；抗原阴性（免疫印迹法）。

2. 临床意义 抗体阳性提示近期有疟原虫感染。但是疟原虫抗体检测阴性不足以排除疟疾，应做抗原检测或涂片法找疟原虫。

四、性传播疾病免疫检测

（一）衣原体抗体测定

衣原体（chlamydia）包括沙眼衣原体、鹦鹉热衣原体和肺炎衣原体 3 种，其中沙眼衣原体（C. trachomatis，CT）是引起性传播疾病常见的病原体之一。

1. 参考值　IgM 效价≤1∶32，IgG 效价≤1∶512（IFA）。

2. 临床意义　IgM 阳性提不近期有沙眼衣原体感染，有利于早期诊断。IgG 在发病后 6～8 周出现，持续时间较长；提示曾有过沙眼衣原体感染。

（二）支原体的血清学测定

对人致病的主要有肺炎支原体、解脲支原体、人型支原体和生殖道支原体。

1. 参考值　补体结合试验 效价＜1∶64。间接血凝试验 阴性。

2. 临床意义　单份血清效价＞（1∶64）～（1∶128）者或双份血清有 4 倍以上增长者，有诊断意义。间接血凝试验的敏感性高于补体结合试验，感染发病后 7 天出现阳性。

（三）梅毒螺旋体抗体测定

梅毒螺旋体侵入人体后，在血清中除可出现特异性抗体外，还可出现非特异性抗体（反应素）。

1. 参考值

（1）非特异性抗体的定性试验

1）快速血浆反应素试验（RPR）阴性。

2）不加热血清反应素试验（USR）阴性。

3）性病研究实验室试验（VDRL）阴性。

（2）梅毒螺旋体的特异性抗体的确诊试验

1）梅毒螺旋体血凝试验（TPHA）阴性。

2）荧光螺旋体抗体吸收试验（FTA－ABS）阴性。

2. 临床意义　梅毒螺旋体反应素试验敏感性高；定性试验阳性的情况下，必须进行确诊试验，若为阳性结合临床表现即可确诊梅毒。

（四）淋球菌血清学测定及 DNA 测定

1. 参考值　阴性（协同凝集试验）；阴性（PCR 定量）。

2. 临床意义　协同凝集试验特异性强、敏感性高且操作简便；其中 PCR 可做确诊试验。

（五）人类免疫缺陷病毒抗体及 RNA 测定

人类免疫缺陷病毒（human immunodeficiency virus，HIV）是艾滋病（AIDS）的病原体。

1. 参考值　①筛选试验：ELISA 法和快速胶体金法均为阴性。②确诊试验：蛋白印迹试验和 RT－PCR 法 RNA 均阴性。

2. 临床意义　人体感染了 HIV－1 或 HIV－2 后会产生相应的 HIV 抗体，因此，检测 HIV－1 或 HIV－2 抗体的存在能判断是否感染 HIV。胶体金渗透法应用与 HIV－1 和 HIV－2 基因组保守区域相关的人工合成多肽，定性地检测 HIV－1 组中 M 和 O 型及 HIV－2 的抗体。筛选试验灵敏度高，但特异性不高，故有假阳性；所以筛选试验阳性时应用确诊试验证实。确诊试验阳性，特别是 RT－PCR 法检测 HIV－RNA 阳性，对肯定诊断和早期诊断极具价值。

素质提升

“线上”检测艾滋病，实现隐私最大化

艾滋病是一种以性传播为主的疾病，其传播具有隐秘性，且发病率逐年上升，因此我国对艾滋病的防治尤为重视。为了更好地防控艾滋病，做好自我检测，中国性病艾滋病防治协会开展了一个“互联网＋传递检测项目”的尿液传递HIV检测公益活动，从线上可以购买到尿液传递HIV检测服务包，并为购买的人群免费提供结果及查询等服务，保护了自检者的隐私。不仅如此，现普遍使用HIV抗体快速检测试剂盒，其原理为酶联复合胶体金法能与特异性抗体结合并显色，辅助自查艾滋病，这可使用于无偿献血的初筛现场、健康人群体检、紧急救护和急需输血状况及边远地区没有其他检测条件的场所。虽然通过这些可更便捷及隐私最大化方法对自检者进行筛查，但是筛查后阳性人群必须到医院及当地疾控中心进行确诊检测。

第三节　肿瘤标志物检查

肿瘤标志物（tumor marker，TM）是指由肿瘤细胞自身合成、释放，或机体对肿瘤细胞反应而产生或升高的某类物质，与肿瘤的存在和生长密切相关。肿瘤标志物包括蛋白质类、酶类、糖类等。肿瘤标志物在肿瘤普查、辅助诊断、疗效观察和预后判断中有重要意义。

一、蛋白质肿瘤标志物检测

（一）甲胎蛋白检测

甲胎蛋白（AFP），是在胎儿早期由肝脏和卵黄囊合成的一种糖蛋白，正常人出生后AFP合成被抑制，检测呈阴性。当肝细胞和生殖腺胚胎组织发生恶性病变时，胞内相关基因被重新激活，使原来已丧失合成AFP能力的细胞又重新合成，因此血中AFP明显升高。血中AFP浓度检测对诊断肝细胞及滋养细胞恶性肿瘤有重要价值。

1. 参考值　正常人AFP＜25μg/L（RIA、CLIA、ELISA）。

2. 临床意义　AFP增高主要见于原发性肝细胞癌，其阳性率为67.8%～74.4%，约50%的患者AFP＞300μg/L，约18%的患者可不升高。另外，生殖腺胚胎癌、胃癌、胰腺癌等恶性肿瘤，以及肝硬化、病毒性肝炎、妊娠等AFP亦可增高，但不如肝癌明显。

（二）癌胚抗原检测

癌胚抗原（CEA）是胎儿早期胃肠道及某些组织合成的一种富含多糖的蛋白复合物，妊娠6个月后含量减少，出生后含量极低，血中CEA检测不出。CEA是一种广谱性肿瘤标志物，在部分恶性肿瘤患者血清中可发现CEA含量明显升高，对肿瘤的诊断、预后判断有一定价值。

1. 参考值　正常人CEA＜5μg/L。

2. 临床意义　CEA明显增高主要见于胰腺癌、结肠癌、胃癌、乳腺癌、肺癌等；当病情好转时CEA下降，病情加重时可增高。另外，胰腺炎、结肠炎、肝脏疾病、肺气肿、支气管哮喘发作也可见CEA轻度增高，但不如肺癌升高明显。检测胃液和唾液中CEA对胃癌诊断有一定的价值。

（三）组织多肽抗原检测

组织多肽抗原（TPA）是存在于胎盘和大部分肿瘤组织细胞的一种单链多肽，在恶性肿瘤患者血清中的检出率达 70% 以上。对肿瘤发生部位和组织类型无相关性，故 TPA 对肿瘤的诊断无特异性，但在肿瘤疗效观察中有较高的敏感性，临床上常用于迅速增殖的恶性肿瘤的辅助诊断，特别是已检出肿瘤的疗效检测。

1. 参考值 正常人 TPA < 130U/L（ELISA）。

2. 临床意义

（1）恶性肿瘤患者血清 TPA 可显著增高。主要见于膀胱癌、前列腺癌、乳腺癌、卵巢癌、消化道恶性肿瘤等。

（2）用于动态监测，经治疗好转后 TPA 降低，若肿瘤复发，TPA 会再次增高。

（3）同时检测 TPA 和 CEA 有利于鉴别恶性与非恶性乳腺疾病。

（4）急性肝炎、胰腺炎、肺炎、妊娠后 3 个月均可见 TPA 升高。

（四）前列腺特异抗原检测

前列腺特异抗原（PSA）是一种由前列腺腺管上皮细胞分泌的单链糖蛋白，在前列腺癌时血清 TPA 明显增高。血清总 TPA（t－TPA）中有 80% 以结合形式存在，称复合 TPA（C－TPA）；20% 以游离形式存在，称游离 TPA（f－TPA）。t－TPA 及 f－TPA 增高，而 f－TPA/t－TPA 比值降低，提示前列腺癌。

1. 参考值 血清 t－TPA < 4.0μg/L，f－TPA < 0.84.0μg/L，f－TPA/t－TPA 比值 > 0.25。

2. 临床意义

（1）前列腺癌患者 60% ～90% 血清中 PSA 明显增高。当手术切除肿瘤后，90% 患者血清 PSA 明显下降。

（2）若术后 PSA 水平不降低或降低后又增高，提示肿瘤已有转移或复发。

（3）当 t－TPA 处于 4.0～10.0μg/L 时，f－TPA/t－TPA 比值对诊断更有价值，若 f－TPA/t－TPA 比值 < 0.1 提示前列腺癌。

（4）前列腺炎、前列腺肥大时，约 14% 患者血清 PSA 水平轻度增高，此时应注意鉴别。

（5）前列腺按摩、前列腺穿刺、肛门指诊、膀胱镜等会引起前列腺组织释放 PSA 而引起升高，建议复查 PSA 以排除影响。

（五）鳞状上皮细胞癌抗原测定

鳞状上皮癌细胞抗原（SCC）是一种糖蛋白，是鳞状上皮细胞癌的标志物。

1. 参考值 SCC < 1.5μg/L。

2. 临床意义

（1）SCC 升高 ①可见于宫颈癌、肺鳞状细胞癌、食管癌、皮肤癌、膀胱癌等。美国国家临床生化学会推荐 SCC 用于监测宫颈癌患者的治疗效果、复发、转移或评价预后。临床上也常用于监测肺鳞状细胞癌、食管癌等的治疗效果、复发、转移及预后判断。②部分良性疾患，如良性肝病、乳腺良性疾病、上呼吸道感染性疾病以及天疱疮、特应性皮炎等皮肤疾病。

（2）SCC 不受性别、年龄的影响，但因采血技术不好、汗液、唾液或其他体液污染则会引起假阳性。

二、糖脂肿瘤标志物检测

（一）癌抗原 50 检测

癌抗原 50（cancer antigen 50，CA50）是一种肿瘤糖类相关抗原，主要由唾液酸糖脂和唾液酸糖蛋白组成，对肿瘤诊断具有广泛性，无器官特异性。

1. 参考值 <2.0 万 U/L。

2. 临床意义

(1) 增高主要见于胰腺癌、胆管(囊)癌、原发性肝癌、卵巢癌等。

(2) 鉴别良性和恶性胸、腹水有价值。

(3) 动态观察其水平变化对癌肿瘤疗效及预后判断、复发监测颇具价值。

(4) 在慢性肝病、胰腺炎、胆管病时,CA50 也升高。

(二) 癌抗原 724 检测

癌抗原 724 (cancer antiger 724,CA724) 是一种肿瘤相关糖蛋白,它是胃肠道和卵巢肿瘤的标志物。

1. 参考值 <6.7μg/L。

2. 临床意义

(1) CA724 增高主要见于卵巢癌、大肠癌、胃癌、乳腺癌、胰腺癌等。

(2) CA724 与 CA125 联合检测,可以提高卵巢癌的检出率。

(3) CA724 与 CEA 联合检测,可以提高诊断胃癌的敏感性和特异性。但正常人和良性胃肠道疾病的阳性率为 3.5% 和 6.7%。

(三) 糖链抗原 199 检测

糖链抗原 199 (cancer antiger 199,CA199) 是一种糖蛋白,属于唾液酸化 Lewis 血型抗原。正常人唾液腺、前列腺、胰腺、乳腺、胃、胆道、支气管的上皮细胞存在微量 CA199。

1. 参考值 <3.7 万 U/L。

2. 临床意义 CA199 明显增高见于胰腺癌、胆管/囊癌、胃癌、结肠癌、直肠癌等。

(1) 目前认为,CA199 是胰腺癌的首选肿瘤标志物,当与 CEA 同时测定,敏感性还可以提高。

(2) 连续检测对病情进展、手术疗效、预后估计及复发诊断有重要价值。

(3) 急性胰腺炎、胆汁淤积型胆管炎、胆石症、急性肝炎、肝硬化等,血清 CA199 也可不同程度的升高。

(4) 诊断胆囊癌和胆管癌的阳性率约为 85%,胃癌、结肠癌约为 40%,直肠癌为 30%~50%;但早期没有诊断价值,早期敏感度仅为 30%。

(5) 若结合 CEA 检测,对胃癌的诊断率可高达 85%。

(四) 癌抗原 125 检测

癌抗原 125 (cancer antiger 125,CA125) 是一种糖蛋白性肿瘤相关抗原,主要存在于上皮性卵巢癌组织及患者的血清中。

1. 参考值 <3.5 万 U/L。

2. 临床意义

(1) CA125 存在于卵巢癌组织细胞和浆液性腺癌组织中,不存在于黏液型卵巢癌中,故 CA125 明显增高见于卵巢癌,早期诊断卵巢癌有较大临床价值,也用于其治疗效果观察和判断复发。

(2) 子宫内膜癌、宫颈癌、乳腺癌、肺癌及消化系肿瘤也可增高。

(3) 良性卵巢瘤、子宫肌瘤、肝硬化失代偿以及早孕期 CA125 也出现增高。

(4) CA125 盆腔肿瘤的鉴别。

(5) 肝硬化失代偿期血清 CA125 明显增高。

(五) 癌抗原 242 检测

癌抗原 242 (cancer antiger 242,CA242) 是一种唾液酸碳水化合物,与 CA50 来自相同的大分子,但结构不同，它是能识别 CA50 和 CA199 的抗原决定簇。

1. 参考值 <2 万 kU/L。

2. 临床意义 CA242 增高主要见于胰腺癌、结肠癌、胃癌；也可见于卵巢癌、子宫癌、肺癌等；少数良性肿瘤亦可出现增高。不仅如此，卵巢癌、子宫肿瘤和肺癌的阳性率比 CA50 高。

（六）癌抗原 153 检测

癌抗原 153（cancer antiger 153，CA153）是抗原决定簇、糖和多肽组成的糖蛋白。

1. 参考值 <2.5 万 U/L。

2. 临床意义

（1）CA153 增高主要见于乳腺癌，但早期乳腺癌阳性率低，不能用于筛查和早期诊断，临床主要用于乳腺癌患者的治疗监测和预后判断。

（2）CA153 增高也可见于子宫肿瘤、转移性卵巢癌、肝癌、胰腺癌、结肠癌、肺癌、支气管肺癌。

（3）乳腺、肝脏、肺等的良性疾病时，CA153 亦有不同程度的增高。

三、酶类肿瘤标志物检测

（一）前列腺酸性磷酸酶测定

前列腺酸性磷酸酶（prostatie acid phosphatase，PAP）是一种前列腺外分泌物中水解磷酸脂的糖蛋白。

1. 参考值 ≤2.0μg/L（RIA、CLIA）。

2. 临床意义

（1）前列腺癌时，血清 PAP 浓度增高明显，程度与癌发展基本呈平行关系。当病情好转时，PAP 浓度减低，而 PAP 水平升高常提示癌症有复发、转移及预后不良。

（2）前列腺肥大、前列腺炎等，也可见血清 PAP 水平升高。

（二）神经元特异性烯醇化酶测定

神经元特异性烯醇化酶是在糖酵解途径中催化甘油分解的酶，它由 3 个亚基（α、β、γ）组成，并形成 5 种同工酶（αα、ββ、γγ、αγ、βγ）。γ 亚基的同工酶存在于神经元和神经内分泌组织，称为神经元特异性烯醇化酶（neuron specific enolase，NSE），它与神经内分泌起源的肿瘤有关。

1. 参考值 <15μg/L（RIA，ELISA）。

2. 临床意义

（1）小细胞肺癌的 NSE 水平明显高于肺鳞癌、腺癌、大细胞癌的 NSE 水平，因此 NSE 升高对小细胞肺癌的诊断、鉴别诊断有明显价值，并可用于监测放疗、化疗的效果。

（2）NSE 是神经母细胞瘤的标志物，其灵敏度极高，可达 90% 以上。发病时，NSE 水平明显增高，有效治疗后降低，复发后又增高。

（3）因正常红细胞中存在 NSE，若标本溶血会影响结果。

四、激素类肿瘤标志物检测

降钙素（calcitonin，CT）是甲状腺滤泡细胞 C 细胞合成和分泌的一种单链多肽激素，由 32 个氨基酸残基组成，它的生理作用主要是抑制破骨细胞的生成，促进骨盐沉积，增加尿磷，降低血钙和血磷。

1. 参考值 <100ng/L。

2. 临床意义

(1) 甲状腺髓样癌　患者血清降钙素明显升高，由于降钙素的半减期较短，因此可作为观察临床疗效的标志物。CT 是用于诊断和监测甲状腺髓样瘤的特异而敏感的肿瘤标志物。甲状腺髓样癌手术前 CT 浓度高，手术后数小时内 CT 下降，如手术后 CT 值长期持续增高，提示肿瘤切除不完全或可能转移。

(2) 其他疾病　部分肺癌、乳腺癌、胃肠道癌及嗜铬细胞瘤患者可因为高血钙或产生异位分泌而使血清降钙素增加。另外肝癌和肝硬化患者也可见血清降钙素增高。

第四节　自身抗体检查

当某些原因导致机体免疫调节紊乱，对自身组织或成分产生免疫应答并生成自身抗体时，就会造成自身组织器官的损害，导致自身免疫性疾病（AID）。对自身抗体的检查，是协助诊断 AID 的重要依据。

一、类风湿因子（rheumatoid factor，RF）的检测

RF 是变性 IgG 刺激机体产生的一种自身抗体，主要存在于类风湿关节炎患者的血清和关节液内。这种抗体主要是 IgM 类，也可是 IgG 或 IgA 类。类风湿因子测定可用胶乳凝集试验和免疫比浊法进行。

1. 参考值　<20U/ml。

2. 临床意义　①类风湿疾病时，RF 阳性率高，可达 70%～90%。在患者血清中存在高效价的类风湿因子，并伴有严重的关节功能受损时，常提示预后不良。②其他自身免疫性疾病，如干燥综合征、SLE、自身免疫性溶血、慢性活动性肝炎也可见 RF 阳性。③某些感染性疾病，如结核病、传染性单核细胞增多症等也可呈阳性。故 RF 不具特异性，临床上需鉴别诊断。

二、抗核抗体（antinuclear antibody，ANA）测定

ANA 是以真核细胞核成为靶抗原的自身抗体的总称，有可溶性和不溶性两类，无器官和种属特异性，主要为 IgG，也可为 IgA 和 IgM。由于核抗原有多种，每种抗原均可产生相应的抗体，故形成抗核抗体的多样性和复杂性，也就形成免疫荧光法检测时不同的图像，这是鉴别诊断的基础。ANA 可用免疫荧光法、ELISA、金标法测定。免疫荧光法检测 ANA 有四种核型，分别为均质型、边缘型、颗粒型和核仁型。其中均质型和边缘型荧光可见于系统性红斑狼疮活动期。

1. 参考值　阴性（血清 1∶10 稀释）。

2. 临床意义

(1) ANA 是自身免疫性疾病的筛选试验。血清稀释度高于 1∶40 为阳性，小于 1∶80 为弱阳性，1∶(80～320) 为中等阳性，大于 1∶320 为强阳性。阳性还应结合病史进行分析，并可联合特异性可提取核抗原抗体（ENA 抗体）测定协助确诊。ANA 阳性见于系统性红斑狼疮、混合性结缔组织病、自身免疫性肝炎、桥本甲状腺炎、重症肌无力、类风湿关节炎、皮肌炎等。

(2) 服用抗心律失常药物，如普鲁卡因酰胺，或服用降压药，如肼苯达嗪等可出现阳性。

三、抗脱氧核糖核酸抗体（anti-DNA antibody）测定

Anti-DNA 主要有抗双链 DNA 抗体（anti-dsDNA）和抗单链 DNA 抗体（anti-ssDNA）和抗 ZDNA 抗体。抗 ds-DNA 抗体的靶抗原是细胞核中 DNA 的双螺旋结构，它的检测有重要的临床价值。

1. 参考值　阴性。

2. 临床意义

（1）抗 dsDNA 抗体是一个对系统性红斑狼疮高度特异的指标，70% ~90% 的系统性红斑狼疮活动期患者可呈阳性。此外，少量风湿患者抗 dsDNA 抗体亦呈阳性。

（2）抗 ssDNA 阳性可见于 SLE，特别是合并狼疮性肾炎。

四、抗可提取性核抗原抗体（anti - ENA）测定

anti - ENA 是由核内可提取性核抗原刺激机体所产生的一组自身抗体的总称，临床上常检测的有以下 10 余种：抗 Sm、RNP、RiB、SS - A、SS - B、JO - 1、Scl - 70、着丝点、PM - 1、核仁等抗体，其中最主要的是抗 RNP 和 Sm 抗体，这一组抗体特异性强，可用免疫印迹法、对流免疫电泳法测定。

1. 参考值 阴性。

2. 临床意义 anti - ENA 比 ANA 特异性强，对鉴别诊断有意义。

（1）抗 RNP 抗体阳性　可见于系统性红斑狼疮、各种风湿病、类风湿关节炎、进行性全身性硬化症。

（2）抗 Sm 抗体阳性　对诊断系统性红斑狼疮有很强的特异性，可作为系统性红斑狼疮的标志抗体，但阳性率仅为 25% ~45%。抗 Sm 抗体阳性亦见于胶原重叠综合征。

（3）抗 SS - A 和抗 SS - B 抗体阳性是干燥综合征的特异性抗体。

（4）其他 anti - ENA 阳性　①抗 Scl - 70 抗体是弥漫性硬皮病的标志抗体；②抗 JO - 1 抗体对皮肌炎诊断有一定的价值；③抗 RiB 抗体主要出现于系统性红斑狼疮并可作为狼疮活动的诊断指标；④抗 U_1 - RNP 抗体为混合性结缔组织病（MCTD）的标志性抗体。

五、抗环瓜氨酸肽抗体测定

环瓜氨酸肽（CCP）是一种人工合成的环化肽。由于将直链线性的瓜氨酸肽改造为环化肽，提高了抗原的敏感性，提高了 CCP 抗体测定的敏感性。CCP 抗体主要用 ELISA 法检测其 IgG 型抗体。

1. 参考值 阴性。

2. 临床意义 抗 CCP 抗体在类风湿关节炎的早期诊断的特异性为 96%，灵敏度为 50% ~78%。抗 CCP 抗体的阳性与 RF 无明显相关性，联合检测抗 CCP 抗体和 RF 会明显提高 RA 诊断的灵敏度。此外，抗 CCP 抗体阳性患者比阴性患者更易出现骨关节损害，抗 CCP 抗体可用来鉴别 RA 和伴有关节侵蚀的 SLE。

（何　耀）

目标检测

答案解析

一、选择题

【A1/A2 型题】

1. 最常用于链球菌感染的试验是

A. ASO 试验　　B. 抗透明质酸酶　　C. 抗链球菌多聚糖

D. 抗链激酶试验　　E. C - 反应蛋白检测

2. 下列情况中 ASO 升高的是

A. 急性上呼吸道感染　B. 活动性风湿热　C. 风湿性心脏病

D. 急性肾小球肾炎　E. 以上都可以

3. 下列有关 CRP 的论述，下列正确的是

A. CRP 是急性期反应物质　B. CRP 是慢性感染的物质

C. CRP 是传染性的标志物　D. CRP 是肝癌的标志物

E. CRP 是良性肿瘤的标志物

4. 下列情况下 CRP 不升高的是

A. 化脓性感染　B. 病毒感染　C. 恶性肿瘤

D. 器官移植急性排斥　E. 心肌梗死

5. 幽门螺杆菌抗体阳性可见于下列情况，除外

A. 慢性胃炎　B. 胃溃疡　C. 十二指肠溃疡

D. 皮肤溃疡　E. 胃癌

6. 常用 CA199 作为诊断标志物的是

A. 结直肠癌　B. 卵巢癌　C. 胃癌

D. 胰腺癌　E. 乳腺癌

7. 常作为卵巢肿瘤诊断标志物的是

A. CA199　B. CA153　C. CA50

D. CA724　E. CA125

8. 反映肝癌最敏感的指标是

A. 丙氨酸氨基转移酶　B. 甲胎蛋白　C. 碱性磷酸酶

D. 门冬氨酸转氨酶　E. 乳酸脱氢酶

9. 诊断类风湿关节炎最有意义的检查是

A. 抗 dsDNA　B. 抗核抗体阳性

C. 抗 CCP 抗体　D. RF

E. anti－ENA

二、思考题

患者，男，50 岁。因上腹部不适 3 个月就诊。患者 3 个月前出现上腹部不适，伴食欲下降、腹胀、乏力。生命体征正常，心肺（－），腹软，肝大，质硬有压痛。腹部彩超示肝内占位性病变。请问：该患者可能的诊断是什么？需完善哪些相关检查明确诊断？

书网融合……

本章小结　微课　题库

第十九章 临床常见病原体检查

PPT

学习目标

1. 通过本章学习，重点把握乙型肝炎病毒标志物的临床意义。

2. 学会判读甲、丙、丁、戊型肝炎病毒标志物检测的临床意义，了解梅毒螺旋体抗体检测、人类免疫缺陷病毒抗体及 RNA 检测、淋病病原体检测的临床意义，具有严谨的工作态度及良好的医患沟通能力，树立职业防护意识。

第一节 病毒性肝炎血清标志物检查

微课

情境导入

情境描述 患者，男性，45 岁。乏力、腹胀半年，呕血、黑便 1 天。有乙肝家族史。

讨论 1. 该患者可能的诊断是什么？

2. 为明确诊断，该患者要做哪些实验室检查？

病毒性肝炎血清标志物检查是用于明确感染嗜肝 DNA 病毒后，血清当中能查到何种病毒的血清标志物的检查。目前已发现的病毒性肝炎主要有甲型、乙型、丙型、丁型、戊型、庚型和输血传播的肝炎等。实验室可通过血清标志物的检查判断肝炎病毒的感染和转归情况。

一、甲型肝炎病毒标志物检测

机体感染 HAV 后，可产生 IgM、IgA 和 IgG 抗体。抗 HAV－IgM 常被用来诊断甲型病毒性肝炎。

【标本来源】

非抗凝外周血，粪便、污染的水源或食物。

【参考值】

阴性。

【临床意义】

（1）抗 HAV－IgM 阳性说明机体正在感染 HAV，是早期诊断甲肝的特异性指标。

（2）抗 HAV－IgA 阳性出现在甲肝早期和急性期，由粪便中测得，是早期诊断甲肝的指标之一。

（3）抗 HAV－IgG 阳性出现于恢复期且持久存在，是获得免疫力的标志，提示既往感染过 HAV，可作为流行病学调查的指标。

二、乙型肝炎病毒标志物检测

乙型肝炎病毒（HBV）属于包膜病毒，具有三种抗原，即 HBsAg、HBeAg 和 HBcAg，感染后产生相应抗体，即抗－HBs、抗－HBe 和抗－HBc。检测标本来源于外周血、唾液和尿液。

(一) 乙型肝炎病毒表面抗原（HBsAg）

【参考值】

阴性

【临床意义】

(1) 阳性见于急、慢性乙肝患者及携带者。

(2) 急性乙肝患者若持续阳性不转阴，则易发展成慢性乙型肝炎或肝硬化。

(3) HBsAg 常作为传染性标志之一。

(二) 乙型肝炎病毒表面抗体（抗 - HBs）

【参考值】

阴性。

【临床意义】

(1) 抗 - HBs 是保护性抗体，阳性提示既往感染过 HBV，现已恢复，并对乙肝病毒产生了一定程度的免疫力，可持续多年。

(2) 注射过乙型肝炎疫苗或抗 - HBs 免疫球蛋白者可呈阳性反应。

(三) 乙型肝炎病毒 e 抗原（HBeAg）

【参考值】

阴性。

【临床意义】

(1) 阳性表明乙型肝炎处于活动期，并有较强的传染性。

(2) 孕妇阳性可引起垂直传播，致 90% 以上的新生儿 HBeAg 阳性。

(3) HBeAg 持续阳性，表明肝细胞损害较重，可转为慢性乙型肝炎或肝硬化。

(四) 乙型肝炎病毒 e 抗体（抗 - HBe）

【参考值】

阴性。

【临床意义】

(1) 阳性表示大部分乙肝病毒被消除，复制减少，传染性减低，但并非无传染性。

(2) 阳性可见于慢性乙型肝炎、肝硬化、肝癌。

(3) 乙肝急性期即出现抗 - HBe 阳性者，易进展为慢性乙型肝炎；慢性活动性肝炎出现抗 - HBe 阳性者可进展为肝硬化；HBeAg 与抗 - HBe 均阳性，且 ALT 升高时可进展为原发性肝癌。

(五) 乙型肝炎病毒核心抗原（HBcAg）

【参考值】

阴性。

【临床意义】

HBcAg 阳性，提示血清中有感染性的 HBV 存在，含量较多表示复制活跃，传染性强，预后较差，但通常血清中不易检测到游离的 HBcAg。

(六) 乙型肝炎病毒核心抗体（抗 - HBc）

抗 - HBc 可分为 IgM、IgG 和 IgA 三型。目前前常用的方法是检测抗 - HBc 总抗体（主要反映的是 IgG），也可分别检测抗 - HBc 的 IgM、IgG 和 IgA。

【参考值】

阴性。

【临床意义】

（1）抗 - HBc 检出率比 HBsAg 更敏感，可作为 HBsAg 阴性的 HBV 感染的敏感指标。

（2）抗 - HBc 阳性可持续数十年甚至终身，但对机体无保护作用，主要见于急慢性乙肝、肝癌患者及部分 HBsAg 阴性患者。

（六）乙肝六项检查

传统乙型肝炎病毒标志物检测常为五项联合检测，俗称乙肝二对半检测，包括 HBsAg、抗 HBs、HBeAg、抗 HBe、抗 - HBc，临床上常将 HBsAg、HBeAg、抗 - HBc 阳性称为“大三阳”，HBsAg、抗 - HBe、抗 - HBc 阳性称为“小三阳”。随着方法学发展，HBcAg 也被加入检测范围。乙型肝炎病毒标志物检查结果与分析见下表 19 - 1。

表 19 - 1　HBV 标志物检查结果与分析

HBsAg	抗 - HBs	HBeAg	抗 - HBe	抗 - HBc	结果分析
-	-	-	-	-	未感染 HBV
-	-	-	-	+	曾感染 HBV，感染恢复期
-	-	-	+	+	感染恢复期，抗 - HBs 出现前期
-	+	-	-	-	接种疫苗后或感染后获得性免疫
-	+	-	+	+	既往感染，急性 HBV 感染恢复期
-	+	-	-	+	既往感染，急性 HBV 感染已恢复
+	-	-	-	+	急性 HBV 感染，慢性 HBsAg 携带者
+	-	-	+	+	急性 HBV 感染趋向恢复，慢性携带者，传染性弱
+	-	+	-	+	急性或慢性乙肝，传染性极强
+	-	-	-	-	急性 HBV 感染早期 HBsAg 携带者
+	-	+	-	-	急性 HBV 感染早期，传染性极强
+	-	+	+	+	急性 HBV 感染趋向恢复，慢性携带者

素质提升

疫苗国家免费接种　诠释“一切为了人民”

乙肝疫苗是我国免费接种疫苗之一，迄今为止，我国乙肝疫苗免疫接种走过 30 多年，婴儿和儿童接种率已超 95%。乙肝疫苗接种已成为我国 90 年代以来控制乙肝的主要对策。

我国控制乙肝工作取得了举世瞩目的巨大成功。2012 年 5 月，我国通过世界卫生组织西太区的验证，实现了世界卫生组织西太区制定的将 5 岁以下儿童乙肝病毒表面抗原携带率控制在 2% 以下的目标，并提前实现了西太区提出的到 2017 年将 5 岁以下儿童乙肝病毒表面抗原携带率控制在 1% 以下的目标。

三、丙型肝炎病毒标志物检测

临床常规检测项目是 HCV 的抗 - HCV IgM 和抗 - HCV IgG 抗体检测。

【参考值】

阴性。

【临床意义】

(1) 抗 - HCV IgM 阳性主要用于早期诊断，在发病的 2 ~ 4 天出现，最早于发病的第 天即可检测到，持续时间一般为 1 ~ 3 个月。持续阳性可作为转为慢性肝炎的指标，或提示病毒持续存在并有复制。

(2) 抗 - HCV IgG 阳性提示已有 HCV 感染，但不能作为感染的早期指标。输血后肝炎有 80% ~ 90% 的患者抗 - HCV IgG 阳性。

四、丁型肝炎病毒标志物检测

丁型肝炎病毒（HDV）是目前已知的动物病毒中唯一具有负单链共价闭环 RNA 基因组病毒缺陷病毒，需有 HBV 或其他嗜肝病毒的辅助才能复制和传播。丁型肝炎病毒抗体分为抗 - HDV IgG 和抗 - HDV IgM 两类。

【参考值】

阴性。

【临床意义】

(1) 抗 - HDV IgG 阳性只能在 HBsAg 阳性的血清中测得，是诊断丁型肝炎的可靠指标，即使 HDV 感染终止后仍可保持多年。

(2) 抗 - HDV IgM 阳性出现较早，可用于丁型肝炎的早期诊断。

五、戊型肝炎病毒标志物检测

临床常规检测项目是戊型肝炎病毒的抗 - HEV IgG 和抗 - HEV IgM 抗体检测。

【参考值】

阴性。

【临床意义】

(1) 95% 的急性戊肝患者抗 - HEV IgM 呈阳性反应，持续时间较短，可作为急性感染的诊断指标。

(2) 戊肝恢复期抗 - HEV IgG 效价超过或等于急性期 4 倍者，提示 HEV 新近感染，有临床诊断意义。

六、庚型肝炎病毒标志物检测

【参考值】

阴性。

【临床意义】

阳性表示曾感染过 HGV，多见于输血后肝炎或使用血液制品引起 HGV 合并 HCV 感染的患者。

七、输血传播病毒（TTV 病毒）检测

TTV 是具有高度变异性的 DNA 病毒。

【参考值】

阴性。

【临床意义】

TTV DNA 阳性表明有 TTV 存在。但由于 TTV 具有高度基因变异性，致使 ELISA 法的临床应用受到一定的限制。

第二节 性传播疾病的病原免疫检查

性传播疾病，简称性病，是一类能通过各种性接触、类似性行为及间接接触而传播的一类传染性疾病，主要侵犯皮肤、性器官和全身脏器损害的疾病。引起性病的病原体包括细菌、病毒、支原体、螺旋体、衣原体、真菌和原虫等。性病严重危害患者身心健康，可导致不育症、生殖器畸形或缺损、毁容及特征性后遗症，已成为世界性的严重公共卫生问题。因此，性病病原体的检测对于性病监测、诊断或血液筛查，控制其流行及确保优生优育等有重要意义。

一、梅毒螺旋体抗体检测

梅毒是由苍白密螺旋体引起的疾病，诊断常要依靠血清学检查，潜伏期梅毒血清学诊断尤为重要。人体感染梅毒螺旋体后，血清中出现特异性抗体和非特异性抗体（反应素），用不同的抗原来检测体内是否存在抗梅毒螺旋体抗体或反应素以诊断梅毒。

【参考值】

阴性。

【临床意义】

（1）反应素的非梅毒螺旋体抗原试验是定性试验，敏感性高、特异性低，在其阳性基础上需进行确诊试验。定性试验主要用于梅毒初筛和疗效监测。

（2）特异性抗体的梅毒螺旋体抗原试验是确诊试验，敏感性高、特异性强。若为阳性，即可确诊。

二、人类免疫缺陷病毒抗体及 RNA 检测

人类免疫缺陷病毒（HIV）是获得性免疫缺陷综合征（AIDS，简称艾滋病）的病原体，通过结合细胞表面的 CD4 蛋白受体进入易感细胞引起部分免疫系统被破坏，进而导致严重的机会性感染和继发性肿瘤。

病毒培养是检测 HIV 感染最精确的方法，但是须要有一定数量的感染细胞存在才能培养和分离出病毒来，因而敏感性差、操作时间长、操作复杂，费用较高，不适合临床常规应用。目前检测 HIV 抗体是确定 HIV 感染的主要手段，人感染 HIV 数周至半年后可在血清中产生抗 HIV 抗体，HIV 抗体可持续数年、数十年甚至终身，检测方法包括筛选试验（常规酶联免疫吸附试验 ELISA 法）和确诊试验（蛋白印迹试验）。

【参考值】

抗体阴性。

【临床意义】

（1）抗 HIV 筛选试验敏感性高、特异性低，在其阳性基础上需进行确诊试验。

（2）抗 HIV 确诊试验（蛋白印迹试验），敏感性高、特异性强。若为阳性，即可确诊。

三、淋病病原体检测

淋病是由淋病奈瑟菌引起的泌尿生殖系统的急性或慢性化脓性感染，是发病率最高的性传播疾病。淋病奈瑟菌目前主要的检测方法有涂片法、培养法及 PCR 检测淋球菌 DNA。

【参考值】

阴性。

【临床意义】

（1）涂片法直接涂片检查到多形核白细胞内革兰阴性双球菌即可确定诊断，主要用于男性急性淋病患者。

（2）培养法为诊断淋病的金标准。女性患者及症状轻或无症状的男性患者，以做淋球菌培养检查为宜。

（3）淋球菌培养阴性、临床上又怀疑淋球菌感染者，也可用 PCR 检测淋球菌 DNA 以协助诊断。但应注意该方法易出现假阳性结果。

（董　靖）

目标检测

答案解析

一、选择题

1. HBV 感染的主要标志是
   A. 血中测出 HBsAg
   B. 血中测出抗 - HBs
   C. 血中测出 HBcAg
   D. 血中测出 HBeAg 和抗 - HBs
   E. 血中测出抗 - HBe

2. 对乙肝病毒感染具有保护作用的是
   A. 抗 HBE　B. 抗 HBs　C. DNA 聚合酶
   D. 抗核抗体　E. 抗 HBc

3. 乙肝临床检查“大三阳”，表明被检查者
   A. 乙肝病毒在强复制
   B. 乙肝病毒在低水平复制
   C. 乙肝病毒复制基本停止
   D. 处于病毒感染的恢复期
   D. 乙肝病毒复制较弱

4. 乙型肝炎病毒感染后最早出现的病毒标志物是
   A. HBsAg　B. 抗 - HBs　C. HBeAg
   D. 抗 - HBe　E. 抗 - HBc

5. 患者，男性，18 岁。检查发现 ALT 130U/L，血清总胆红素 11μmol/L。进一步检查发现大便 HAV - Ag（+），血检 HBsAg（-），HBeAb（-）。应诊断为
   A. 急性甲型肝炎黄疸型　B. 甲肝隐性感染
   C. 急性甲型肝炎无黄疸型　D. HAV 病毒携带者
   E. 甲肝恢复期患者

6. 目前诊断艾滋病的最常用方法是

A. 血清学诊断

B. 病毒分离

C. 直接显微镜检查 HIV

D. PCR 检查 HIV RNA

E. 活组织检查

二、思考题

什么是乙肝两对半？

书网融合……

本章小结　　微课　　题库

第四篇　医学影像诊断

第二十章　X 线诊断

PPT

学习目标

1. 通过本章学习，重点把握适宜 DR 和 CT 检查的常见病的典型征象。

2. 学会运用所学知识，结合受检者的现状和意愿，选择适宜的 DR 和 CT 检查项目；具有指导受检者对 X 线的主动防护意识，特别要有对婴幼儿和孕妇的 X 线防护意识。

X 线是一种不可见的光线，也叫 X 光，除具有可见光的一切性质外，还有自己的特性：①穿透性，能穿透普通光线所不能穿透的物质，如人体等，所以能用来检查人体。②荧光作用，能激发某些荧光物质如铂氰化钡、钨酸钙等发生荧光，是 X 线荧光透视的基础。③感光作用，能使胶片感光，是 X 线胶片摄影的基础。④生物作用，可破坏人体组织细胞，引起发育畸形、生长障碍，甚至直接致死的严重后果，也是放射治疗的基础。⑤电离作用，可使空气等物质发生电离，是测量空气中 X 线量的基础。X 线的这些特性就为 X 线诊断学、放射治疗学等奠定基础。

第一节　X 线成像原理 微课

情境导入

情境描述　患者，男性，28 岁。1 天前淋雨后出现发热，体温 39.5℃，伴乏力、胸痛、咳嗽，有少许脓痰。

讨论　该患者应首选哪项影像检查作为筛选性检查？影像上会有何异常表现？

人体组织结构之间存在着一定的厚度和密度差异，而且同一器官内的病变组织与正常组织之间也存在密度和厚度差异。当 X 线通过人体后，在成像媒介如荧光屏、X 线片、探测器等上面形成明暗不同的黑白影像，称为天然对比或自然对比。

一、X 光机成像

伦琴在 1895 年发现 X 光后的 1 周，给其夫人拍了一张手的 X 光照片，是全人类第一张 X 光片。人们为了能利用 X 线来检查人体，便生产出 X 光机，主要包括五大部件（图 20－1）：①能产生 X 线的球管（X 线管）；②球管对侧接收 X 线成像的荧光屏或者放在暗盒中的胶片等；③能使球管在瞬间产生高电压的高压发生器；④控制 X 线的曝光条件如管电压、管电流、曝光时间等的设备称为控制台；⑤其他辅助装置，如透视时用的诊视床，或摄影时用的摄影床。为了在明亮处能看清透视荧光影像，在荧光屏前面装上影像增强系统，就可以在显示器上清晰地观察透视影像。

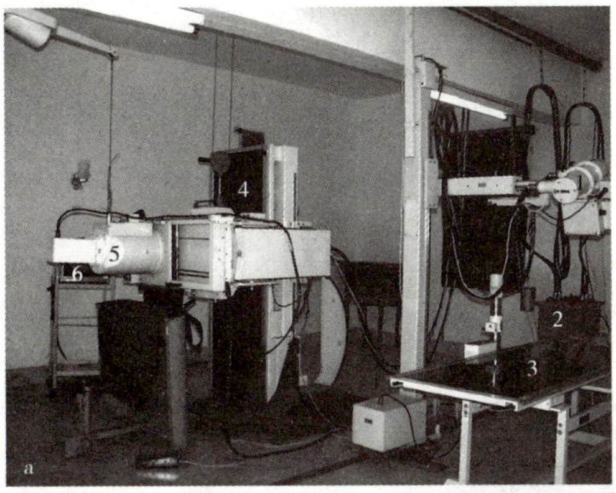

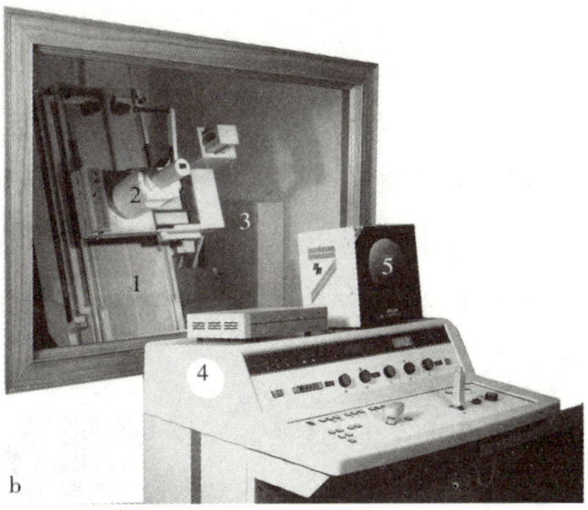

图 20－1　X 光机

a. 双床双球管 X 光机　1 球管；2 高压发生器；3 摄影床；4 诊视床；5 影像增强器；6 监视器。b. 数字胃肠 X 光机　1 诊视床；2 影像增强器；3 高压发生器；4 控制台；5 监视器

（一）X 光机成像原理

球管产生的 X 线穿过人体，投照到对侧的荧光屏或者胶片上。因为人体组织结构之间存在密度和厚度的自然对比，所以在荧光屏或胶片上形成明暗不同层次的人体组织结构影像。

（二）X 光机检查方法

临床上利用 X 光机检查人体主要有三种方法。

1. 透视　X 线通过人体受检部位，在对侧的荧光屏上产生明暗不同的影像。组织密度越高或者越厚，影像越黑，如骨骼密度最高，透视时在荧光屏上最黑。此外，心脏大血管内部流动的血液含有铁离子和血红蛋白，密度也较高。组织密度越低，影像越白，如支气管、肺、胃肠道内的气体等（图 20－2）。

2. 拍片　X 线通过人体受检部位，使装在暗盒里的胶片感光。再用化学方法使其显影，制成 X 光胶片。片子上的图像格调刚好和透视的相反（图 20－3），组织密度越高，影像越白（表 20－1）。

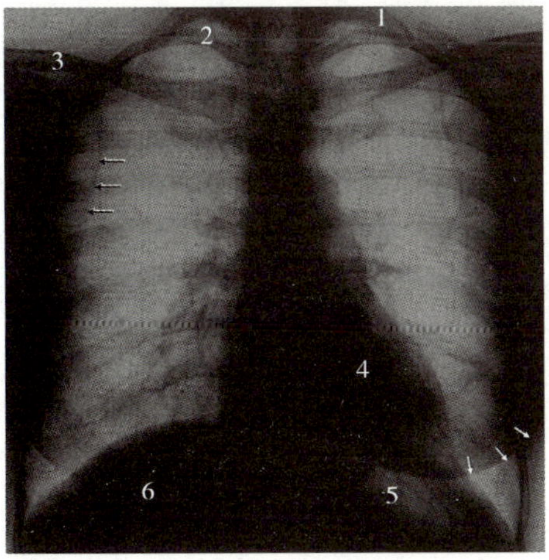

图 20－2　胸部正位透视影像

1 左侧第一后肋；2 右侧第二后肋；3 锁骨；4 心脏；5 胃泡；6 肝脏；细黑箭头右侧肩胛骨内侧缘；细白箭头左侧乳房下缘

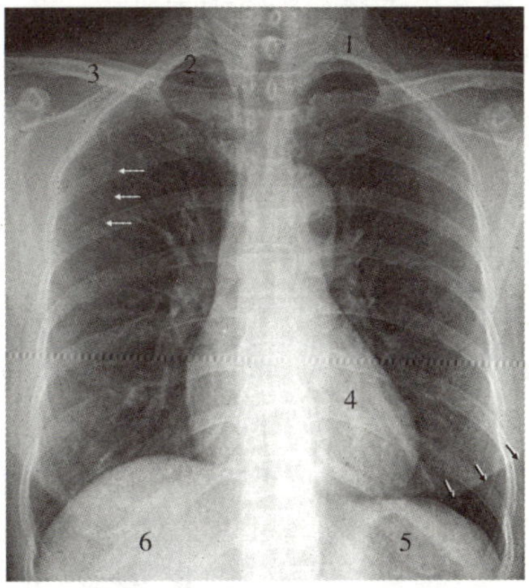

图 20－3　胸部正位片

1 左侧第一后肋；2 右侧第二后肋；3 锁骨；4 心脏；5 胃泡；6 肝脏；细白箭头右侧肩胛骨内侧缘；细黑箭头左侧乳房下缘

表 20－1　组织密度与 X 线图像关系

	骨骼	软组织	含液器官	脂肪组织	含气器官
密度	最高	较高	较低	低	最低
透视	黑	灰黑	灰	灰白	白
X 光片	白	灰白	灰	灰黑	黑

3. 造影　有些人体器官和周围组织结构之间缺乏明显的自然对比度，如食管和纵隔。放射科医师请受检者吞服高密度的医用硫酸钡，同时透视和点拍含钡剂的消化道 X 光片。消化道因密度明显提高，而清晰地显示出来。这就是造影检查，又称为人工对比。用于造影检查的物质称为造影剂或对比剂。

一般常做的造影检查项目有上消化道钡餐检查（图 20－4）、冠状动脉造影、静脉肾盂造影、子宫输卵管造影等。

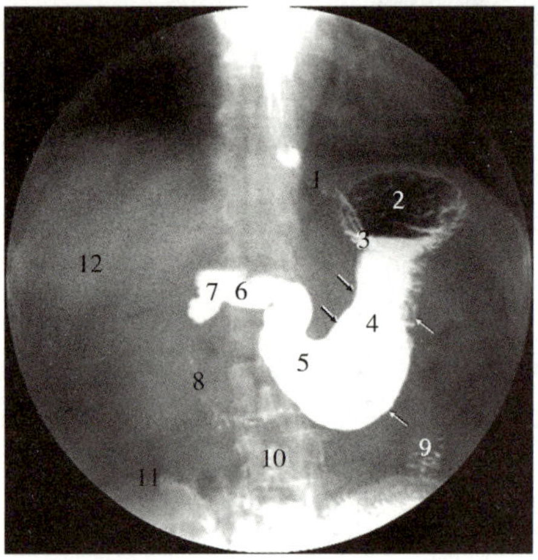

图 20－4　上消化道造影胃部正位

1 食管；2 胃底；3 贲门；4 胃体；5 胃窦；6 幽门；7 十二指肠球部；8 十二指肠降部；9 空肠；10 第四腰椎；11 右侧髂嵴；12 肋骨；细白箭头胃大弯；细黑箭头胃小弯

二、CT 成像

1967 年，英国工程师 Hounsfield 研制出全球第一台 CT 样机并在医院装机使用。1979 年，Hounsfield 为此获得诺贝尔生理学或医学奖。

（一）CT 成像原理

CT 仍然是用 X 线对人体进行检查，但查到的是数字化断层影像。由球管对侧的检测器接收模拟人体组织结构密度的光学信号，经过模/数转换，变成数字信号。计算机构建出人体相应层面的数字化断面图像，再通过数/模转换，就得到人体相关部位的数字化光学断面图像（图 20－5）。CT 能清晰显示人体组织结构之间的细微密度差别，突破了 X 光图像上前后组织结构重叠的瓶颈。数字化图像可以通过医学影像存储与传输系统（picture archiving and communication system，PACS）进行海量存储和网络传输。

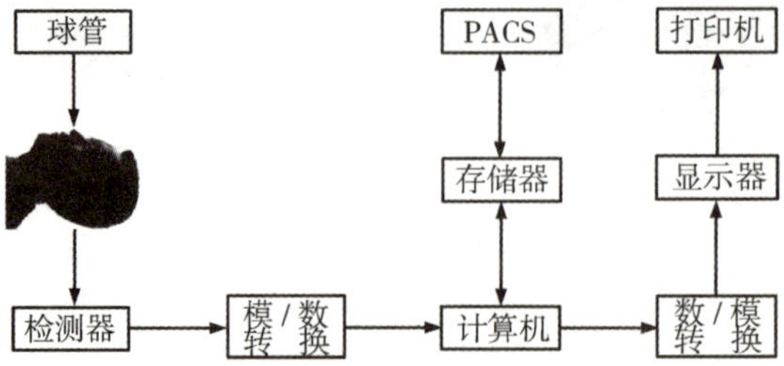

图 20－5　CT 工作原理图

更重要的是，CT 图像可以精确测量物质结构密度值即 CT 值，单位为享氏单位（HU）。蒸馏水的 CT 值为 0HU，骨骼的最高为 1000HU；软组织的为 20～60HU；体液的为 3～20HU；脂肪的为 0～100HU；空气的最低，为 -1000HU。

CT 设备发展更新速度很快。1990 年前后，螺旋 CT 问世，可以在短时间内进行连续的 0.5～3mm 层厚扫描。这样的数据实现了扫描范围内的冠状面、矢状面、任意切面的重组，或者三维重建（图 20-6）。

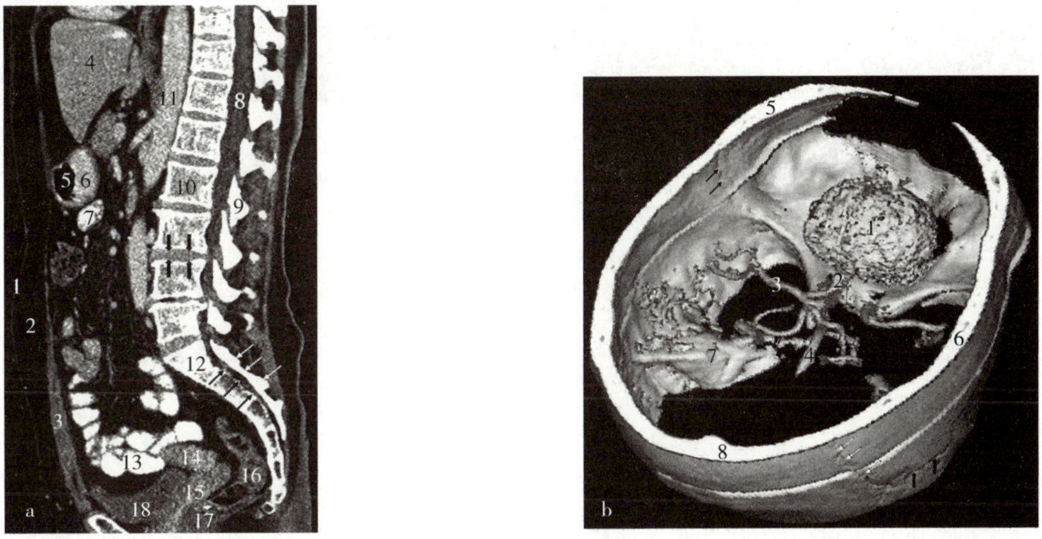

图 20-6　CT 重组和重建

a. 腹部 CT 正中矢状面重组　1 皮肤；2 皮下脂肪；3 腹直肌；4 肝左叶；5 胃泡；6 胃内容物；7 空肠；8 椎管；9 第二腰椎棘突；10 第二腰椎；11 腹主动脉；12 第一骶椎；13 回肠；14 子宫体；15 子宫颈；16 乙状结肠；17 直肠；18 膀胱；细白箭头骶正中嵴；细黑箭头骶管

b. 颅腔 CT 重建　1 颅前窝脑膜瘤；2 大脑前动脉维持血供；3 大脑中动脉；4 基底动脉；5 左侧额骨；6 右侧颞骨；7 左侧颞骨岩部；8 枕骨；细白箭头右侧人字缝；细黑箭头左侧冠状缝

值得注意的是，CT 图像是单位厚度（扫描参数层厚）内的组织结构重叠在一起的断面图像。只是层厚越薄，重叠的组织成分越少，反应的组织密度也相对越接近真实情况。但是人体单位区域内 CT 检查时，连续扫描，层厚越薄扫描的层数也就越多，对人体的辐射损伤相对增加。所以要根据患者的病情，尊重 CT 室工作人员的建议，制订较为合理的 CT 检查方案。

（二）CT 检查方法

CT 被广泛应用于临床诊疗工作中，一般情况下主要做平扫和增强两种检查。

1. 平扫　也叫普通扫描，扫描时不需要向人体内静脉注射对比剂，受检者随到随查。检查前必须去除检查部位高密度体表异物，如拉链、耳环、钥匙扣、硬币、手机、裤带等。

胸部扫描：要求受检者深吸气，屏气曝光，以提高对比度。其他部位扫描只要求平静呼吸，然后屏气曝光，以免产生移动伪影。

腹部扫描：检查前须嘱咐受检者，4～6 小时禁饮食，保持空腹。以检查胃为主的，受检者检查前 15 分钟饮水 500～800ml。检查时再饮水 200ml，紧接着开始扫描。让胃腔呈低密度，清晰显示胃壁软组织。以检查腹部实质性脏器等为主的，要让受检者检查前 10 分钟饮低浓度高密度对比剂 500～800ml，静脉或肌内注射山莨菪碱 20mg，检查时再饮水 200ml，开始扫描。让胃肠道标记成高密度，与胰腺等组织形成鲜明对比（图 20-7）。

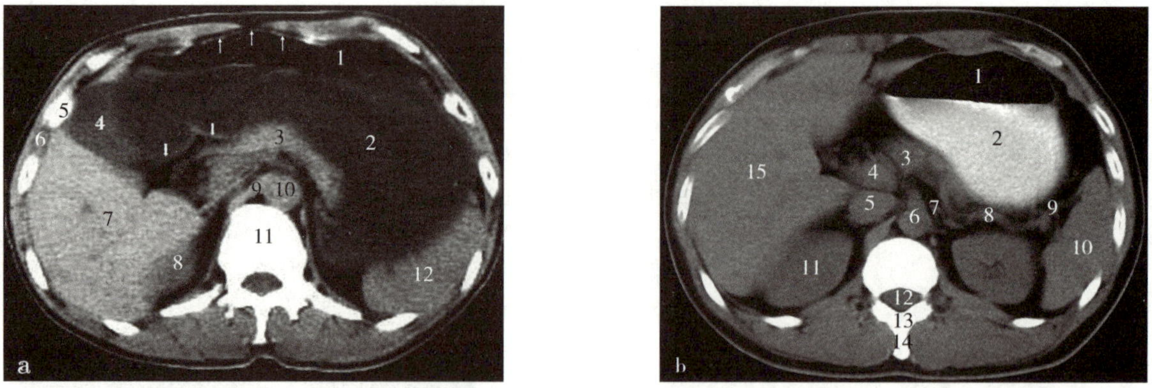

图 20－7　腹部 CT 平扫

a. 饮矿泉水　1 胃泡；2 胃内矿泉水；3 胰颈；4 胆囊；5 肋骨；6 肋间肌；7 肝脏右叶；8 右肾上极；9 右侧膈角；10 腹主动脉；11 胸椎椎体；12 脾脏；细白箭胃前壁；粗白箭头胃后壁

b. 口服造影剂　1 胃泡；2 胃内造影剂；3 胰头；4 十二指肠；5 下腔静脉；6 腹主动脉；7 左侧肾上腺；8 脾静脉；9 脾门；10 脾脏；11 右肾上极；12 胸髓；13 椎弓板；14 棘突；15 肝脏

盆腔扫描：检查前须嘱咐受检者大量饮水，憋尿，使膀胱充盈，有利于显示盆腔内的生殖器官（图 20－8）。

2. 增强　CT 检查时，向受检者静脉内注射对人体无害、易于排泄的高密度对比剂。一般用 60% 泛影葡胺 1.5～2.0ml/kg，高压注射器快速注射。等对比剂到达靶器官如脑、肝、肾等时，立即对靶器官进行重复扫描。既提高病变组织同正常组织的密度差异，又能分析对比剂在动脉期、实质期（或毛细血管期）、静脉期的分布、进入和排出情况，更有利于对病变做出定位和定性诊断（图 20－9）。

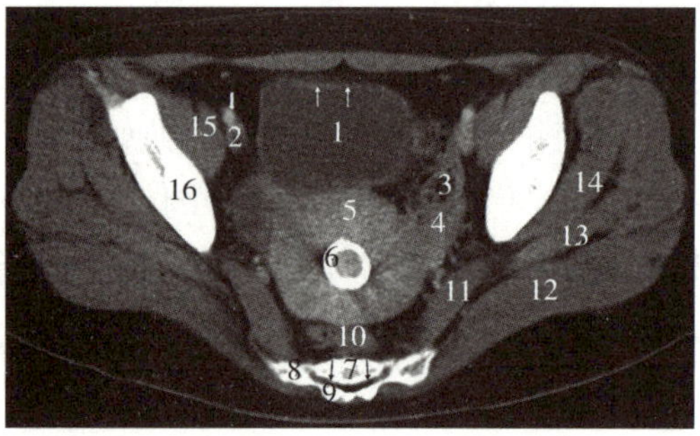

图 20－8　女性盆腔 CT 平扫

1 膀胱；2 髂外静脉；3 回肠；4 左侧卵巢；5 子宫；6 节育环；7 骶椎椎体；8 右侧骶翼；9 骶板；10 直肠；11 梨状肌；12 臀大肌；13 臀中肌；14 臀小肌；15 髂腰肌；16 髂骨体

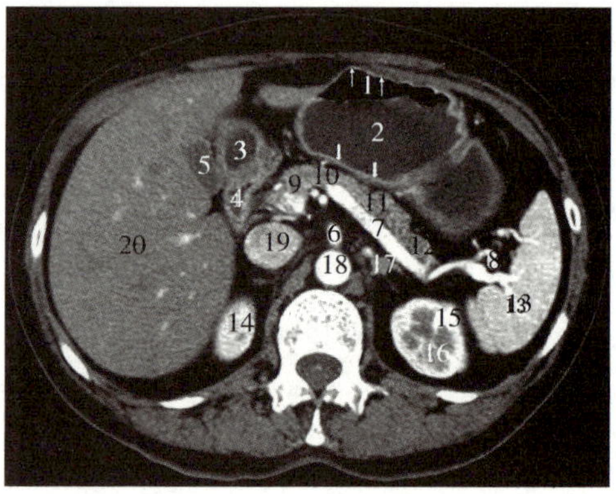

图 20－9　腹部 CT 增强扫描动脉期

1 胃泡；2 胃内容物；3 胃窦部；4 十二指肠球部；5 胆囊颈；6 肠系膜上动脉；7 脾静脉；8 脾门动脉；9 胰头；10 胰颈；11 胰体；12 胰尾；13 脾脏；14 右肾上极；15 左肾皮质；16 左肾髓质；17 左侧肾上腺；18 腹主动脉；19 下腔静脉；20 肝脏；细白箭头胃前壁；粗白箭头胃后壁

由于 CT 设备昂贵，检查费用偏高，放射线剂量相对较大，对一些早期、微小病变的检查还有一定限度。所以要充分认识不同扫描方法的优、缺点，仔细分析患者可能存在的病理状态，合理选择应用。

第二节　DR 临床应用

直接数字化 X 线摄影（digital radiography，DR）是在原有的 X 光机感光胶片成像基础上，用平板探测器替代感光胶片接收透过人体的 X 线。通过模/数转换、计算机处理，再通过数/模转换等进行实时图像数字化处理，直接得到数字化 X 线图像。DR 机器在原有 X 光机基础上新增加的部件有平板探测器、扫描控制器、系统控制器、显示器等。

DR 采集到的是数字化 X 线图像，优势在于：①分辨率高，图像清晰、细腻，这是 DR 最突出的优点；②数字化图像，可根据需要进行亮度、对比度、大小、拼图、测量、数字减影、边缘增强、放大、黑白翻转、图像平滑等多种图像后处理，以获得最理想的诊断效果；③可以用较低的 X 线剂量拍到满足诊断要求的图像；④可采用计算机无片化档案管理，既节省大量的资金和场地，又可以通过 PACS 系统网上贮存和传输图像；⑤可同屏显示多幅图像，有利于医师对比观察，准确诊断。

DR 易于显示纵隔结构如血管和气管等；对肺内结节性病变的检出率高；既可以显示骨结构，又可以显示关节软骨及软组织，还可以进行骨骼内矿物质含量的测定；对观察肠管积气、气腹和结石等病变也很好。

一、胸部 DR 应用

胸部 X 线检查最常用的就是后前位胸片和左侧位胸片。后前位胸片就是受检者面对胶片，X 线从背后向前面投照；左侧位胸片就是受检者左侧靠近胶片，X 线从右侧向左侧投照。但我们通常只把后前位胸片说成是正位胸片，把左侧位胸片说成是侧位胸片。

（一）正常胸片表现

熟悉胸部正常 X 线表现，是识别和分析胸部异常 X 线表现的基础。分析胸部影像应依次观察胸廓、气道、肺、纵隔（含心脏和大血管）、横膈、胸膜等。

1. 正位胸片（图 20－10）

（1）胸廓　正常胸廓两侧对称。胸廓软组织包括：皮下脂肪、胸大肌（成年男性）、胸锁乳突肌、锁骨上皮肤皱褶、乳房与乳头（成年女性）、锁骨下动脉阴影等；骨性胸廓包括：肋骨、锁骨、肩胛骨、胸骨和胸椎。

（2）气道　正位胸片上气管在主动脉弓上面的部分居中，向下略向右偏。可以清晰显示左、右主支气管及其分支。支气管隆突角（分叉角）为 60°～85°，一般不超过 90°。

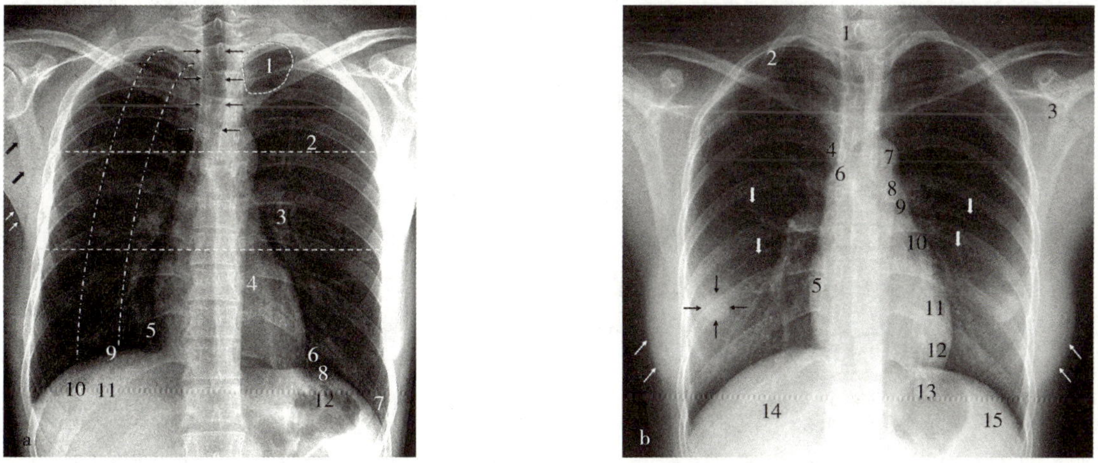

图 20－10　正位胸片

a. 男性　肺野分区 1 左侧肺尖；2 左侧第二前肋；3 左肺门；4 心脏；5 右心膈角；6 左心膈角；7 左肋膈角；8 左膈；9 右膈；10 肝脏；11 右侧第十一肋；12 胃泡；细白箭头右侧胸大肌；粗黑箭头右侧肩胛骨外侧缘；细黑箭头气管

b. 女性　1 第一胸椎；2 右侧第一肋；3 左肩胛盂；4 上腔静脉；5 右心房；6 升主动脉；7 主动脉弓；8 降主动脉；9 心腰部；10 左心耳；11 左室段；12 心尖部；13 胃泡；14 肝脏；15 脾脏；细白箭头乳房外侧缘；细黑箭头右侧乳头

（3）肺　肺组织在X线片上表现为均匀一致的透光区（透X光，黑色），称为肺野。为了便于描述，将两侧肺野进行分区：通过两侧第二与第四肋骨前端下缘分别画两条水平线，将肺野分为上、中、下三个野。将每侧肺野纵向平均分为内、中、外三个弧形带为肺带。心脏与肺野之间大血管、主支气管、叶支气管集中之处称为肺门，位于左、右两肺的中野内带。此外肺野还有下列分区：①第一前肋或者锁骨以上肺野称为肺尖；②锁骨以下到第二前肋下缘的肺野称为锁骨下区。肺尖和锁骨下区出现斑片状阴影，首先考虑肺结核；③第一与第二肋骨前端间的肺野称为第一前肋间，其余类推；④最下面靠近膈的部分肺野称为肺基底部；⑤两侧膈顶与胸壁内侧之间构成清晰、锐利的肋膈角区；⑥心脏左、右缘与两侧膈顶之间的肺野为左、右心膈角区，左心膈角区常见到心包脂肪垫影。

肺野内有很多条纹状结构称为肺纹理，是肺门结构向外周的延伸。由肺动脉、肺静脉、支气管、淋巴管及其周围的纤维结缔组织构成，主要集中在两肺的中下野、内中带。一般看到的肺纹理主要为肺动脉纹理，外带肺纹理细小。如果在肺野的外带见到明显肺纹理，就是肺纹理增多。

（4）纵隔　为两肺之间的致密阴影，除含气的气管、支气管外，其他结构因缺乏天然对比而显示不清，只能看到心脏、大血管与肺野交界处光滑整齐的边缘轮廓。心脏大血管阴影约三分之二偏在脊柱的左侧。

纵隔右侧缘分为上、下两段，两者之间有一浅的切迹，为心脏大血管交界点。①上段，为上腔静脉及升主动脉的复合影。年轻人，主要为上腔静脉，密度较淡，上下直行；中老年人，则为弧形的升主动脉影。②下段，明显向右突出，是右心房的右侧缘，弧度较大。在右心膈角的顶点处可见垂直或略向右下倾斜的下腔静脉与肝静脉交接影。

纵隔左侧缘由四段组成，从上向下分别为：①弓上段，在主动脉弓上方，主要由左锁骨下动脉的左侧缘构成；②弓段，为球形向左突出的主动脉弓影，又称为主动脉结，或主动脉球；③心腰部，由肺动脉段构成，可平直、轻度凹陷，或略有膨突；④左心室段，较长，明显向左下方膨突。左心室向左下延伸的部分称为心尖。

（5）横膈　在立位正位胸片上，通常右膈比左膈高1～2cm。但也有少数人左、右两膈在同一高度，极少数人右膈比左膈低。右膈顶一般位于第五前肋间平面。横膈的位置也因体型、体位、呼吸等而不同，如体型矮胖者较高，可在第五肋骨前端平面；瘦长者较低，可达第七肋骨前端。卧位膈的位置比站立位要高得多。深吸气时，膈的位置明显下降。

（6）胸膜　在正位胸上下裂部位胸膜可以显示：①当X线束与右肺的水平裂（又叫副裂，或横裂）平行时，水平裂可在右侧肺门角水平，显示为横行的较高密度直线，宽约1mm。②壁层胸膜在肺尖反褶，或第一到第二后肋处的胸膜及其周围软组织重叠，形成肋骨下伴随阴影。表现为第一到三后肋下缘1～5mm宽的线条状阴影，边缘锐利、光滑，其长轴方向与伴随的肋骨长轴一致。③在过度曝光的正位胸片上还可以见到胸椎旁线、纵隔胸膜线、食管胸膜线等。

2. 左侧位胸片（图20－11）　通常能显示斜裂和水平裂，结合正位片可确定肺内病变在哪个叶或哪个段。

（1）肺内病变定位　如果正位胸片显示左肺上野有病变，左侧位胸片上病变位于斜裂前上方，紧贴斜裂，即为左肺上叶尖后段病变。正位胸片显示右侧中、下野内带有病变，如果右侧位胸片在斜裂前方，水平裂下方，即为右肺中叶内侧段病变。依此类推。

（2）纵隔九分法　纵隔分区有益于对纵隔病变进行定位和定性诊断。左侧位胸片上，气管、升主动脉和心脏前缘（下方与胸骨接触的部分是右心室）到胸骨之间为前纵隔，呈倒三角形较低密度狭长区。再以心脏和大血管后缘为界，向后（也有自食管向后）为后纵隔，是一个底在下尖向上的三角形较低密度狭长区。前、后纵隔之间为心脏、主动脉升部和弓部、气管等所在区域。再以胸骨角至第四胸椎下缘连线，第八胸椎下缘和肺门下缘连线，又将纵隔分为上、中、下三部分。

纵隔肿瘤的发生与其所在部位的组织结构有关，根据肿瘤所在部位可推测肿瘤的组织来源。如胸内甲状腺肿、胸腺瘤和畸胎瘤等多发生在前上、中纵隔；淋巴结转移瘤、恶性淋巴瘤等多发生在中纵隔；发生于后纵隔的肿瘤，首先考虑为神经源性肿瘤等。

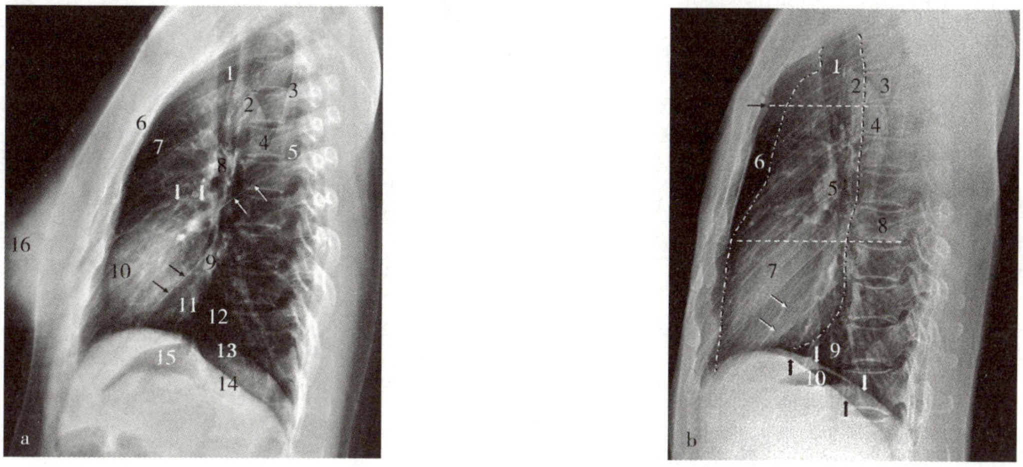

图 20－11　左侧位胸片

a. 女性　1 气管；2 主动脉弓；3 肩胛骨；4 降主动脉；5 椎间孔；6 胸骨；7 心前间隙；8 肺门；9 左心房；10 右心室；11 左心室；12 心后间隙；13 左膈；14 右膈；15 胃泡；16 乳房；细白箭头左侧斜裂；粗白箭头水平裂；细黑箭头右侧斜裂

b. 男性　纵隔九分法 1 气管；2 主动脉弓；3 第四胸椎椎体；4 降主动脉；5 肺门；6 前中纵隔；7 中下纵隔；8 第八胸椎椎体；9 后下纵隔；10 胃泡；细白箭头右侧斜裂；粗白箭头左膈；粗黑箭头右膈；细黑箭头胸骨角

（二）肺部病变表现

肺部病变种类繁多，病理改变各不相同，形成的 X 线影像也有一定差异。但不同的疾病在病理变化过程中可以出现相同的影像，即异病同影，如肺部出现斑片状阴影可以是炎性渗出，也可是浸润性结核灶，还可以是其他疾病引起的；肺脓肿、肺结核、肺癌和肺霉菌病等都可以引起肺空洞。

1. 大叶性肺炎　充血初期无明显异常。一般在发病 6～12 小时后进入充血水肿期，才出现 X 线征象，表现为受累的肺叶或肺段内肺纹理增多、增粗，肺野透光度略低，可见较淡的云雾状阴影。

实变期：相当于病理上的红色肝样变期和灰色肝样变期，一般首先侵犯一个肺段，然后扩展到一个肺叶，很少同时几个肺叶受累。主要表现为病变区均匀密实阴影，其形态、范围与受累的肺段、肺叶轮廓符合（图 20－12）。

消散期：病变吸收，密度逐渐减低，散在斑片状阴影。继续吸收，则仅遗留条索状阴影，或完全恢复正常。

2. 小叶性肺炎　多数在发病后第 1 天正位胸片上（图 20－13）即可显示两肺中、下野内、中带沿肺纹理分布的小斑点状阴影，密度不均，边缘模糊，病变融合可形成大片状阴影。合并小叶性肺气肿或小叶性肺不张时，则为泡性透光区或小三角形致密影。肺门可增大，密度增高，模糊不清，可有结节状致密影。

3. 肺结核　肺结核的基本病理改变是渗出和增殖。正位胸片上（图 20－14），肺结核好发于两侧肺尖和锁骨下区。病情加重可形成干酪样坏死、肺空洞、肺内播散灶等。肺结核愈合，则病灶缩小，密度增高，边缘光滑清晰。如果活动性肺结核在浸润灶刚被发现时，就得到及时有效的治疗，可以完全吸收，但通常都会留下结核球、纤维索条、钙化灶等，且容易复发。

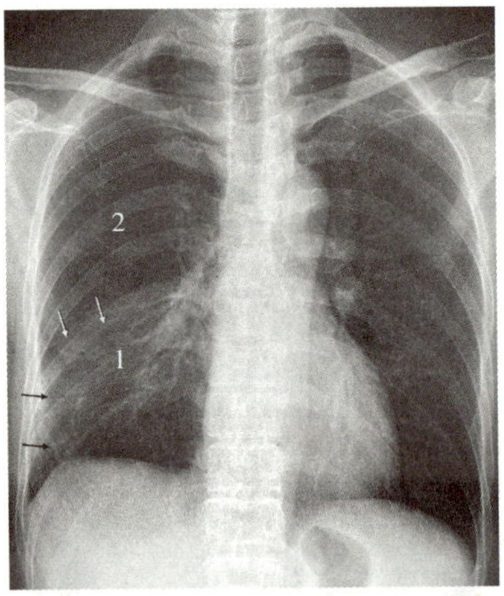

图 20－12　大叶性肺炎实变期正位胸片

1 右肺中、下野密度呈雾样增高；2 右肺上野清晰；细白箭头病变以水平裂为界；粗黑箭头肺纹理增多

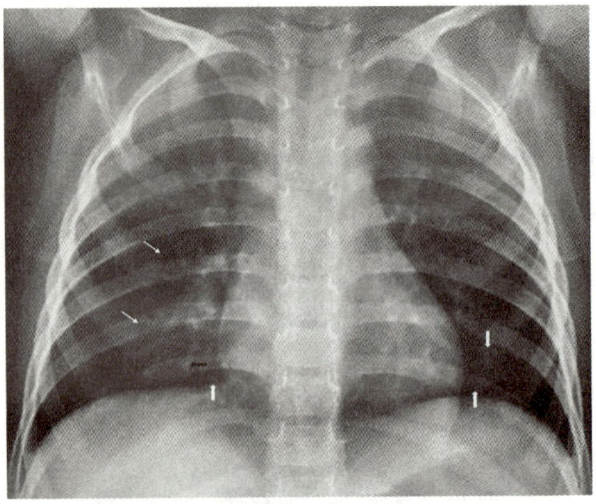

图 20－13　小叶性肺炎正位胸片

粗白箭头沿肺纹理分布的小斑点状阴影；粗黑箭头小叶性肺不张；细白箭头小叶性肺气肿

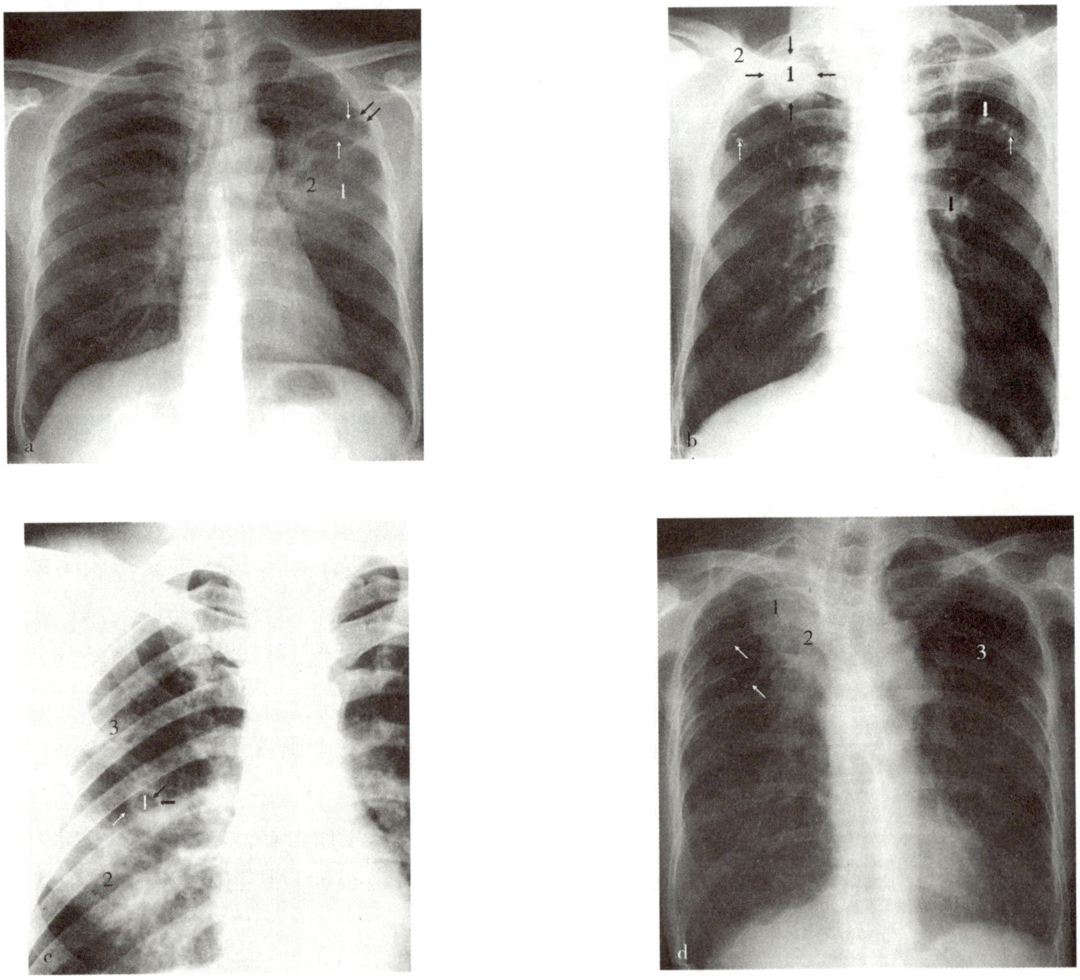

图 20－14 肺结核正位胸片

a. 浸润灶　1 斑片影；2 结节影；细白箭头纤维索条；细黑箭头胸膜增厚

b. 结核球　1 高密度灶；2 锁骨；细白箭头钙化点；粗白箭头钙化斑；粗黑箭头肺门淋巴结钙化；细黑箭头结核球呈圆形

c. 空洞　1 心偏内上；2 斑片影；3 肉芽组织；细白箭头外壁模糊；细黑箭头内壁光滑；粗黑箭头薄壁空洞

d. 慢性纤维空洞型肺结核　1 右上叶肺不张；2 右肺门上提；3 左侧代偿性肺气肿；细白箭头纤维索条影

4. 肺癌　按照发生部位可分为以下四种类型。

（1）中心型肺癌　起源于主支气管和叶支气管，直接征象就是肺门肿块。主要表现为肺门增大，密度增高，出现类圆形的肿块影。边缘凹凸不平呈分叶征，周围出现放射状索条影即毛刺征等。

中心型肺癌的间接征象就是支气管阻塞性改变，包括：①早期可出现远端局限性的阻塞性肺气肿，但很少能被发现。②一叶或一侧肺阻塞性不张。如果右肺上叶不张，水平裂向上凹，右肺门肿块下缘向下突，两者共同构成横“S”征，或倒“S”征（图20－15）。③在阻塞的远端出现阻塞性肺炎，呈斑片状阴影，重者可发展为肺脓肿。其特点是抗炎治疗吸收缓慢或吸收不全，在同一部位反复发作，病程较长。

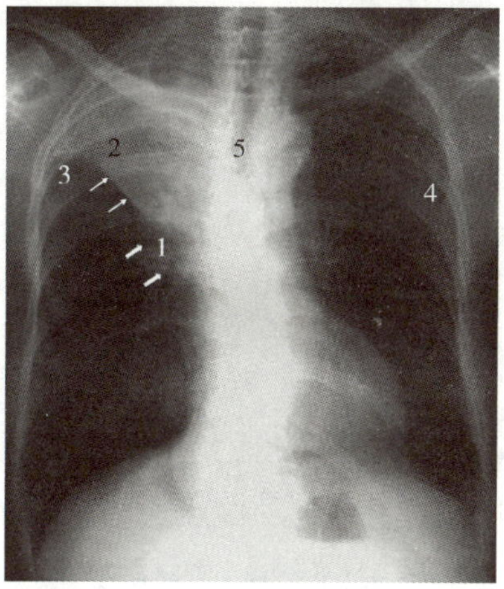

图20－15　右肺上叶中心型肺癌横“S”征

1右肺门肿块；2右肺上叶不张；3右侧五、六肋间隙变窄；4左侧五、六肋间隙；5气管向右移位；细白箭头肺不张的下缘；粗白箭头肿块的下缘

（2）周围型肺癌　指发生于肺段及其以下支气管，X线征象有（图20－16）：①早期，表现为直径<2cm结节状或小片状阴影，密度浅淡不均，边缘较模糊，其中可见到正常肺组织的点状低密度区即“小泡征”。②肺野内出现3～5cm或更大的圆形、椭圆形或不规则形肿块影。密度较均匀致密，轮廓清楚。边缘可有分叶征、脐凹征，周围可见到细毛刺征等，是周围型肺癌的直接征象。③肿块内可出现癌性空洞，特点为单发，厚壁（壁厚>3mm），偏心性，内壁凹凸不平，无明显液平面。④癌肿邻近肺野胸膜侧可有小节段肺炎、肺不张，所以胸膜侧边缘模糊不清。癌肿邻近胸膜可有胸膜凹陷征，包括“兔耳征”和“鼠尾征”等。

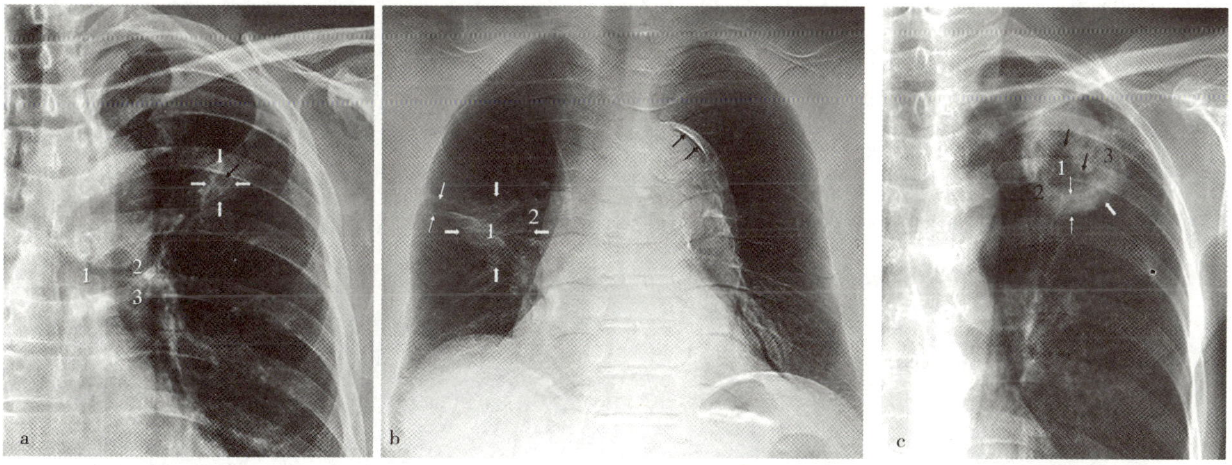

图20－16　周围型肺癌

a. 小泡征　1左主支气管；2左肺上叶支气管；3左肺下叶支气管；细黑箭头肿块中的小泡影；粗白箭头左肺上野中带不规则肿块

b. 胸膜凹陷征　1高密度肿块；2右肺上叶支气管；细白箭头兔耳征；粗白箭头肿块周围毛刺征

c. 癌性空洞　1心偏内下；2纵隔侧壁较薄；3胸壁侧壁较厚；细白箭头厚壁空洞；细黑箭头内壁凹凸不平；粗白箭头边缘光滑

（3）细支气管肺泡细胞癌　早期，可呈孤立结节或肺炎样浸润影。晚期（图20－17），弥漫性分布于肺野内的多数粟粒样、结节状或小斑片状阴影。病变大小不等，分布不均，以中下肺野内中带较多，可逐渐增大融合。

（4）肺转移瘤　由肺部以外的肿瘤细胞转移而来，主要通过血行转移、淋巴转移和直接蔓延等途径。血行转移（图20－18）主要分布在两肺的中下野，绝大多数为肺内多发结节病灶，大小不等，密度均匀，一般边缘清晰。淋巴转移主要表现为肺门和纵隔淋巴结肿大。但在肺野内的淋巴转移也可以呈细线状、网状及小结节状阴影等。

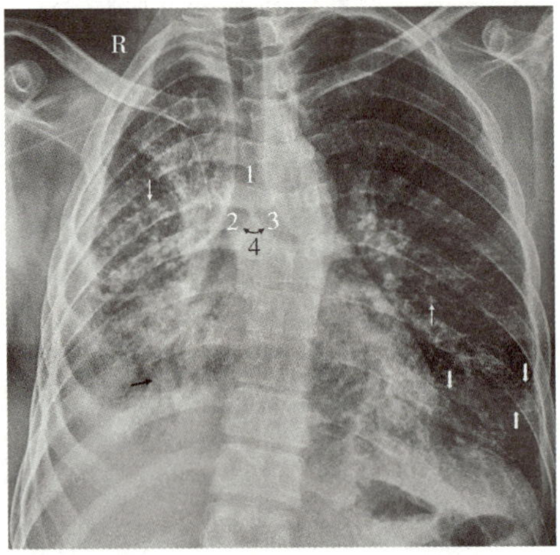

图 20－17　细支气管肺泡细胞癌

1 气管；2 右主支气管；3 左主支气管；
4 隆突角；细白箭头粟粒样阴影；
粗白箭头肺纹理增多增粗；粗黑箭头结节状阴影

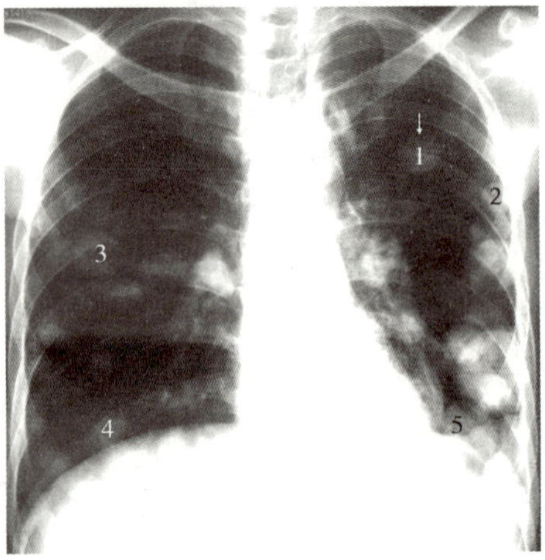

图 20－18　肺内血行转移瘤

1左侧第二前肋处；2 左侧第五、六肋间外侧处；
3 第三、四前肋间处；4 右膈顶处；5 左膈颈处；
细白箭头边缘光滑清晰锐利

5. 气胸　有空气进入胸膜腔内，被压缩的肺组织及其表面脏层胸膜显示为一条密度较高的肺组织压缩带。气胸处为空气密度，无肺纹理（图 20－19）。少量气胸，应在立位正位胸片上重点观察肺尖部，深呼气相（深呼气时刻的图像）更易于显示。如果气胸同时合并有胸腔积液，在气胸的下方出现明显的气液平面，称为液气胸。

6. 胸腔积液　分为游离性胸腔积液和局限性胸腔积液两种。

（1）游离性胸腔积液　液体 <300ml，常聚集在后肋膈窦内，正位胸片上很难发现，但超声可以查到。液体量 >300ml，正位胸片上可见肋膈角变浅、变钝，不超过膈顶，在第四前肋以下者，为少量胸腔积液（图 20－20）。如果积液量较多，其致密影遮盖了膈肌、心膈角，上缘呈外高内低的弧形，又称为反抛物线影，超过第四前肋但在第二前肋以下，为中等量积液。如果液体上缘超过第二前肋，为大量胸腔积液。同侧肋间隙增宽，纵隔受压向健侧移位。

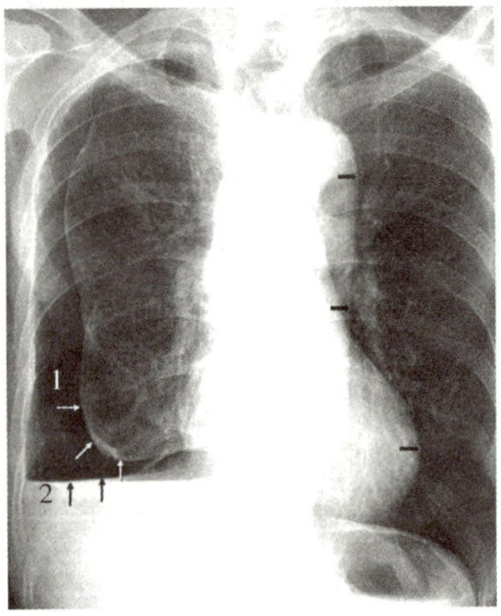

图 20－19　液气胸

1 右侧胸膜腔内的气体；2 右侧胸膜腔内的液体；细白箭头肺组织压缩带；
细黑箭头气液平面；粗黑箭头纵隔向左侧移位

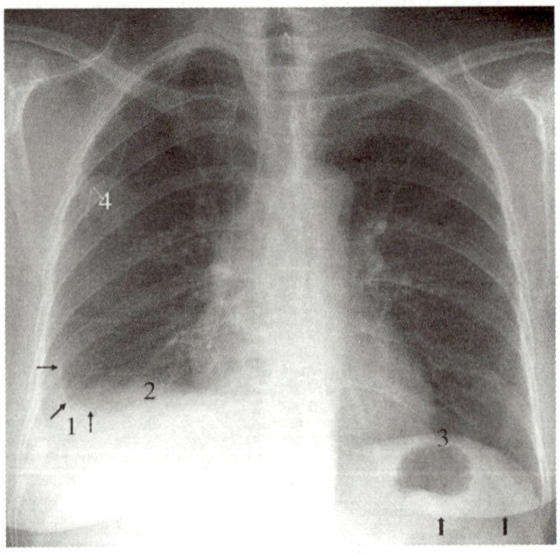

图 20－20　少量胸腔积液

1 右侧肋膈角消失；2 右膈顶；3 左膈顶；4 心脏起搏器；
细黑箭头反抛物线影；粗黑箭头左侧乳房下缘

如果一侧有中、大量的胸腔积液，而同侧肋间隙并不增宽，纵隔也没有明显向健侧移位，应考虑患侧伴有肺不张的可能。建议在超声引导下胸腔穿刺引流后，复查胸部 CT。

（2）局限性胸腔积液　是因壁层与脏层胸膜纤维化、粘连使积液局限于胸腔某处形成的，包括：①包裹性积液（图 20－21），正面观，为密度增高的片状阴影；切线位，呈半圆形或梭形均匀致密影，基底紧贴胸壁，边缘光滑。②叶间积液，发生在斜裂内，正位呈片状阴影，侧位为与斜裂走行一致的三角形或梭形致密阴影。发生在水平裂内，正侧位均呈横行的梭状致密影。③肺底积液，液体积聚在膈胸膜腔内，正位呈现膈肌升高假象。左侧位可见肺底与胃泡间距离增宽。④纵隔胸膜腔积液，正位纵隔旁尖端向上、基底朝下的三角形致密阴影。侧位仅显示密度增高，无明确界限。

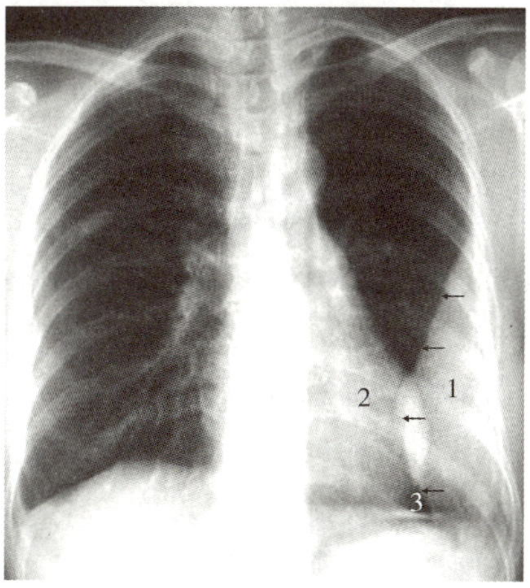

图 20－21　包裹性胸腔积液

1 紧贴左侧胸壁的高密度影；2 心脏；3 左侧心膈角；细黑箭头积液内侧缘

（三）心血管病变表现

X 线检查主要观察心脏大血管的位置、形状和轮廓大小的改变，所以定性诊断必须密切结合患者的临床病史、症状和体征等。

1. 高血压性心脏病　正位胸片上的表现与高血压的程度和发病时间有关。轻者，只有左心室段膨隆；重者（图 20－22），可表现为左室段向左下方突出，主动脉增宽、延长、迂曲，主动脉结明显突出，但心腰部凹陷。心影呈主动脉瓣型心脏（靴形心）。

2. 冠心病　隐匿性冠心病 X 线检查难以诊断。心肌梗死左心衰时，左心室不同程度增大，肺门增大模糊，肺野密度普遍性稍增高，可有胸腔积液等。

左心室梗死部位在心脏收缩期可出现明显局部向外膨突影即室壁瘤（图 20－23），是诊断冠心病的重要 X 线征象。心影呈主动脉瓣型。

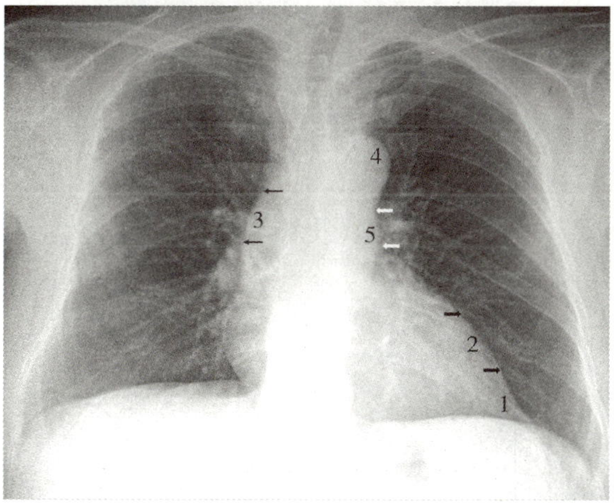

图 20－22　高血压性心脏病正位胸片

1 心尖向左下移位与胃泡重叠；2 左室段；3 升主动脉；4主动脉结明显突出；5 降主动脉扩张；粗黑箭头左室段向左突出；粗白箭头心腰部凹陷；细黑箭头升主动脉扩张

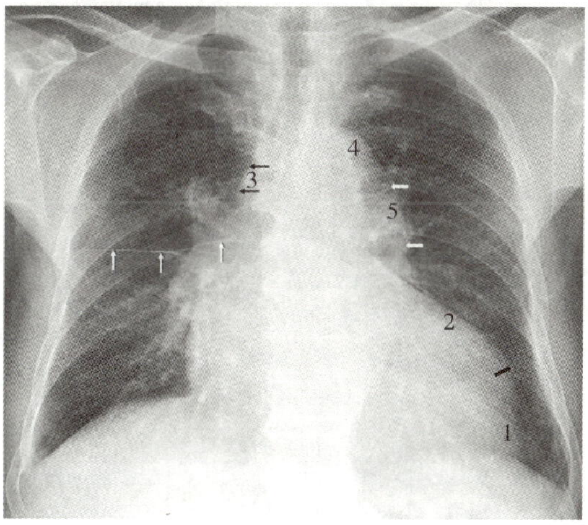

图 20－23　冠心病室壁瘤正位胸片

1 心尖；2 左室段；3 升主动脉；4 主动脉结；5 降主动脉；细黑箭头升主动脉扩张；粗黑箭头室壁瘤；粗白箭头降主动脉迂曲扩张

选择性冠状动脉 DSA 是诊断冠心病最准确的方法，清晰地显示出冠状动脉粥样硬化灶的部位、范围和程度等。

3. 肺源性心脏病 主要 X 线表现为（图 20－24）：①肺部原发疾病的表现，如慢性支气管炎、慢性纤维空洞型肺结核、支气管扩张症、广泛性胸膜肥厚粘连、肺动静脉瘘等。②肺动脉段早期仅轻度隆凸，晚期突出明显。③肺门增大，密度增高，可有肺门截断现象。④右心室增大，左室段被推向左上方，致心尖上翘。⑤心影呈二尖瓣型心脏（梨形心）。

4. 风湿性心脏瓣膜病变 以二尖瓣损害最为常见，其次是主动脉瓣，最少受累的是肺动脉瓣。X 线检查通常是在患者出现咳、喘症状就诊时，检查有无肺内病变。发现心影增大建议患者做心脏超声检查，可明确诊断。

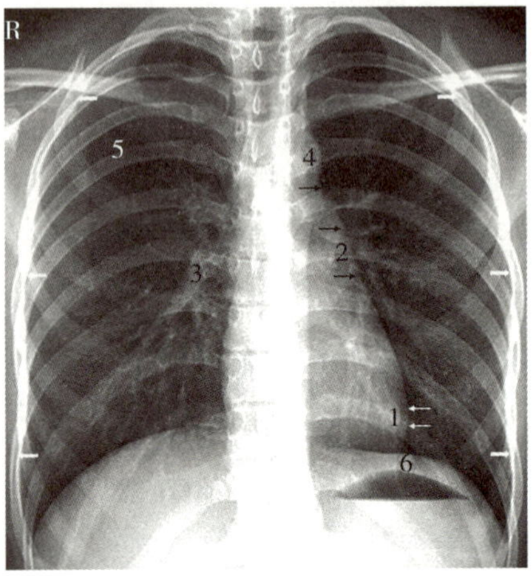

图 20－24 肺源性心脏病正位胸片

1 心尖；2 肺动脉段；3 右下肺动脉干增粗；4 主动脉结；5 肺野透光度增加；6 胃大泡；粗白箭头桶状胸；细白箭头心尖上翘；细黑箭头肺动脉段延长、突出

（1）二尖瓣狭窄 正位胸片上（图 20－25），比较有特征性的表现是左心房增大。一方面，表现为左心耳部突出，使肺动脉段与左室段之间分界不清；另一方面，在右心房上方出现双房影（边缘而言）或双重阴影（密度而言）。病情加重者，因肺静脉淤血而出现间质性肺水肿，肺野透光度减低。肺动脉高压则引起肺门血管增粗，密度增高。心影因右心室增大引起的心尖上翘和肺动脉高压引起的肺动脉段突出，而呈二尖瓣型。主动脉结变小。

（2）二尖瓣关闭不全 通常并发于二尖瓣狭窄，在左心房增大的基础上并发左心室增大。重者（图 20－26）又在左心房、左心室高度增大的基础上出现右心室增大，多伴有肺动、静脉高压征象。

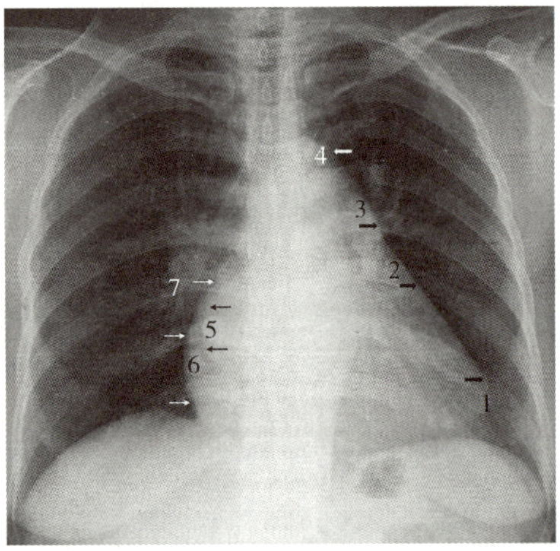

图 20－25 风湿性心脏病二尖瓣狭窄正位胸片

1 心尖；2 左心耳；3 肺动脉段；4 主动脉结；5 左心房右侧缘；6右心房；7 肺门截断现象；细白箭头右心房增大；细黑箭头双重阴影；粗白箭头主动脉结缩小；粗黑箭头心脏向左增大

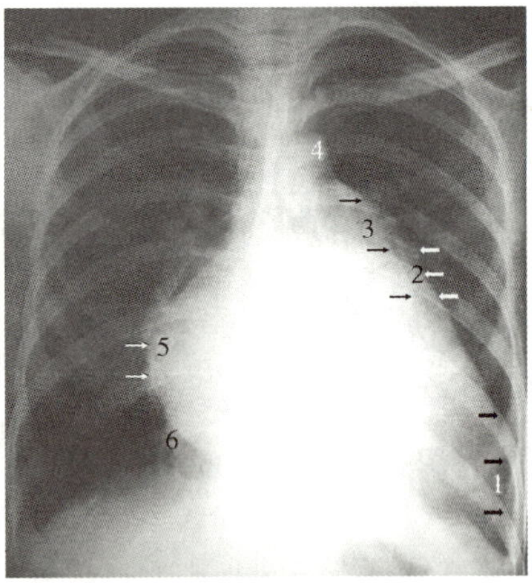

图 20－26 风湿性心脏病二尖瓣关闭不全正位胸片

1 心尖；2 左心耳；3 肺动脉段；4 主动脉结缩小；5 右心房；6 下腔静脉扩张；细白箭头巨大右心房；细黑箭头肺动脉段突出延长；粗白箭头左心耳明显增大；粗黑箭头心脏向左下增大

（3）主动脉瓣狭窄 正位胸片上（图 20－27），左心室段向左下方增大，升主动脉扩张（狭窄后涡流所致），心影呈主动脉瓣型。心腰部凹陷，肺野清晰或轻度肺淤血。

5. 先天性心脏病 种类繁多，较常见的有房间隔缺损、室间隔缺损和动脉导管未闭等。有时因肺部感染拍胸片时才发现，也有的医师只满足于发现患者肺部炎症而漏诊。其实，心脏超声检查即可明确诊断。

（1）房间隔缺损　正位胸片上，缺损小者心脏无明显改变。缺损大者表现为（图 20－28）：①以右心房明显增大为其特征，向右突出，而且变高。可有上、下腔静脉扩张，是右心房增大的间接征象。②右心室增大，心尖上翘。③肺动脉段明显突出，肺门动脉扩张，搏动增强，透视下可见“肺门舞蹈征”。④肺纹理的改变。早期有左向右分流时，表现为肺充血，肺纹理增多、增粗。病情严重有双向分流或右向左分流时，可出现肺动脉高压，肺门处肺动脉变粗，但远侧变细，呈“残根”样，称为肺门截断现象。⑤梨形心。

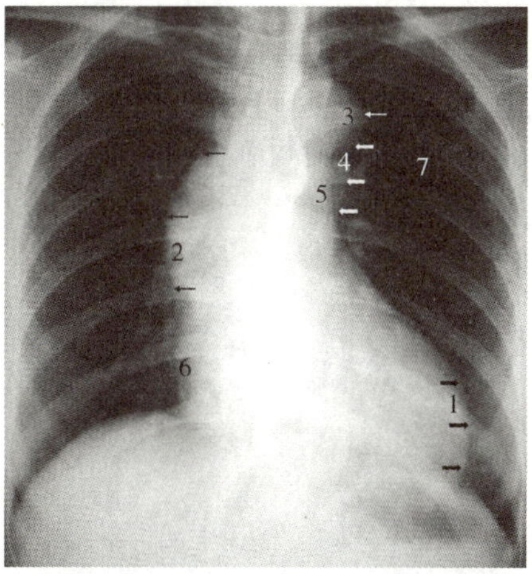

图 20－27　风湿性心脏病主动脉瓣狭窄正位胸片

1 左室段；2 升主动脉；3 主动脉结；4 降主动脉；5 肺动脉段；6 右心房；7 左侧第 6/7 肋间隙；细白箭头主动脉结增宽；细黑箭头升主动脉扩张延长；粗白箭头降主动脉扩张；粗黑箭头左室段向左下增大

（2）室间隔缺损　正位胸片上，缺损小者心脏明显改变。缺损大者表现为（图 20－29）：①左、右心室明显增大，以左室增大为主。②左心房常有增大。③肺动脉段明显突出，透视下可见“肺门舞蹈征”。④梨形心。⑤病情严重时，可出现肺门截断现象。⑥主动脉结正常或缩小。

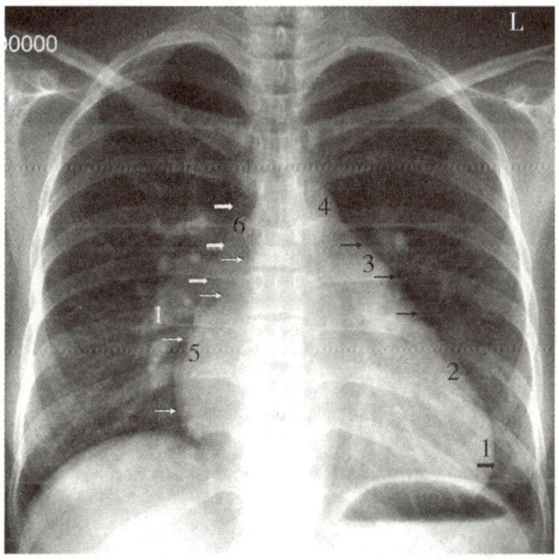

图 20－28　房间隔缺损正位胸片

1 心尖；2 左室段；3 肺动脉段；4 主动脉结；5 右心房；6 上腔静脉；细白箭头右心房增大；粗白箭头上腔静脉扩张；细黑箭头肺动脉段突出延长；粗黑箭头心尖上翘

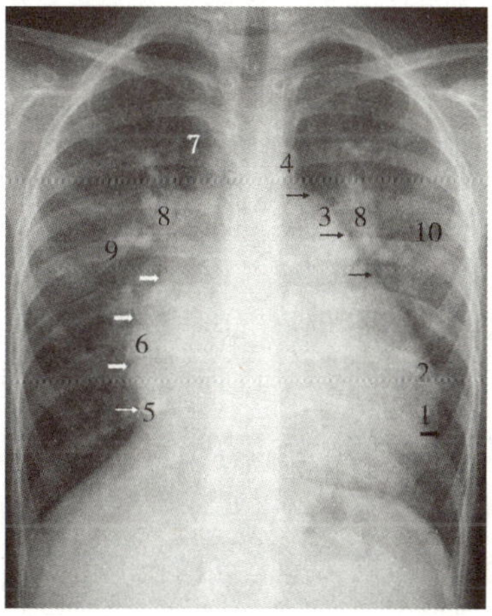

图 20－29　室间隔缺损正位胸片

1 心尖；2 左室段；3 肺动脉段；4 主动脉结；5 下腔静脉；6 右心房；7 上腔静脉；8 肺门增大；9 肺充血；10 肺野密度增高；细白箭头下腔静脉扩张；粗白箭头右心房增大；细黑箭头肺动脉段突出延长；粗黑箭头心尖上翘

（3）动脉导管未闭　正位胸片上，轻者心脏和血管可无明显改变。重者表现为（图 20－30）：①多为梨形心。②肺充血，肺纹理增多、增粗。③左心室增大，左心房也可以增大。④肺动脉段明显突出，主动脉结也突出。主动脉结与肺动脉段之间的凹陷消失，主动脉弓降部呈漏斗状膨突，称为“漏斗征”。⑤有肺动脉高压或心力衰竭时，右心室可以增大。

6. 心包积液　积液量在 300ml 以上 X 线平片才能发现异常，主要表现为（图 20－31）：①心影向两侧扩大，心缘各弓之间的分界消失，心膈角变钝，呈普大型心脏，形似烧瓶，称为烧瓶心。症状重者，拍仰卧位正位胸片，心影呈球形，即球形心。②透视下，可见心缘搏动普遍减弱以至于消失，但主动脉搏动可正常，两者形成鲜明的对比。③上纵隔增宽，变短。④心底部形态可随体位改变而变化。

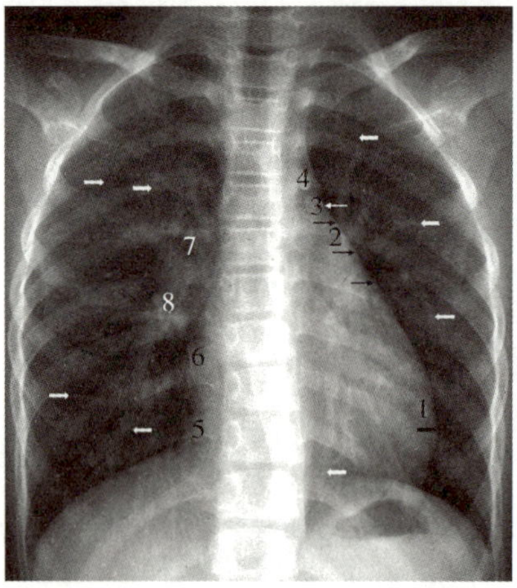

图 20－30　动脉导管未闭正位胸片

1 心尖；2 肺动脉段；3 未闭的动脉导管；4 主动脉结；5 下腔静脉；6 右心房；7 肺门增大；8 右下肺动脉干增粗；细白箭头漏斗征；细黑箭头肺动脉段突出延长；粗白箭头肺充血肺纹理增粗；粗黑箭头心尖上翘

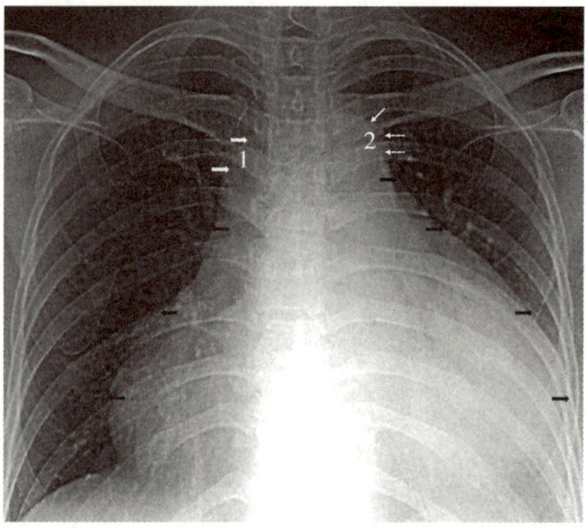

图 20－31　心包积液正位胸片

1 升主动脉；2 主动脉结；粗白箭头升主动脉扩张；细白箭头主动脉结增宽；粗黑箭头心脏正常轮廓消失

二、腹部 DR 应用

腹部主要有消化道、消化腺、生殖器官和泌尿器官等。消化道的影像检查首选硫酸钡造影检查，急腹症的影像检查以拍腹平片为主。

（一）正常腹平片

腹部器官与周围软组织缺乏自然对比，腹平片主要显示的结构（图 20－32）如下。

1. 腹壁和盆壁　腹膜外间隙及器官周围的脂肪组织为灰黑影。正位腹平片上，两侧胁腹壁内可见腹膜外脂肪影称为胁腹线。在肾脏周围可见肾周脂肪线。摄影条件好的腹平片上也可显示腰大肌、腰方肌等的边缘。

2. 实质性脏器　肝、脾、胰、肾等实性软组织可借助于其周围的脂肪组织和含气的胃肠道，显示出它们的轮廓、大小、形状及位置。

3. 空腔性脏器　胃、十二指肠球部及结肠内一般含气较多，在腹平片上易于显示。如果胃内有较多固态食物，结肠内有较多粪便，可在肠腔气体影中出现软组织密度团块影。膀胱和胆囊周围如果有较多脂肪，也可以显示它们的部分边缘。

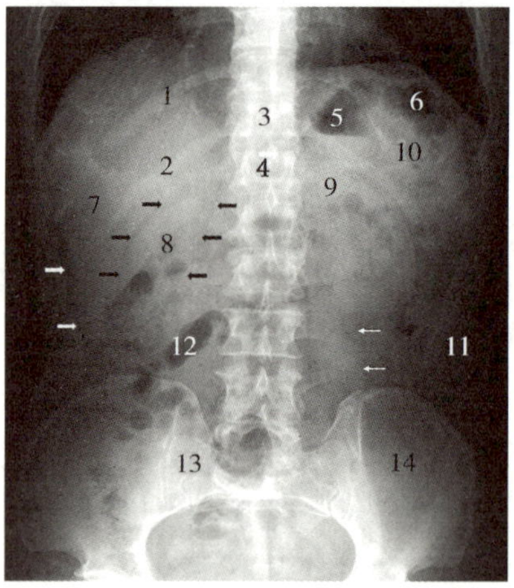

图 20－32　腹平片

1 第十一肋；2 第十二肋；3 第十二胸椎；4 第一腰椎；5 胃泡；6 间位结肠；7 肝脏；8 右肾；9 左肾上极；10 脾脏；11 左侧胁腹壁；12 回肠积气；13 骶骨右侧翼；14 右侧髂骨翼；粗白箭头右侧胁腹线；细白箭头左侧腰大肌；粗黑箭头肾周脂肪囊

4. 骨骼　在正位腹平片上可以看到膈下肋（第十一肋和第十二肋）、腰椎、骶骨、尾椎以及髂骨等。

（二）急腹症

急腹症是因胃肠道穿孔、肠梗阻、泌尿系结石等引起的突发性腹痛，持续发作数小时或更久。常通过腹平片做出诊断。

1. 胃肠道穿孔 立位或坐位腹平片可显示膈下游离气体（图20－33），可呈线条状、新月形或镰刀状透光影，边缘清晰锐利。如果受检者不能站立也不能坐，可让其左侧卧位，水平投照后前位片，在右侧腹壁与肝右缘之间可见游离气体影。但是膈下见不到游离气体，也不能排除有胃肠道穿孔。反之，气腹也并不一定都是胃肠道穿孔所致，亦可见于腹部手术后、子宫及附件破裂、腹腔内有产气细菌感染等。

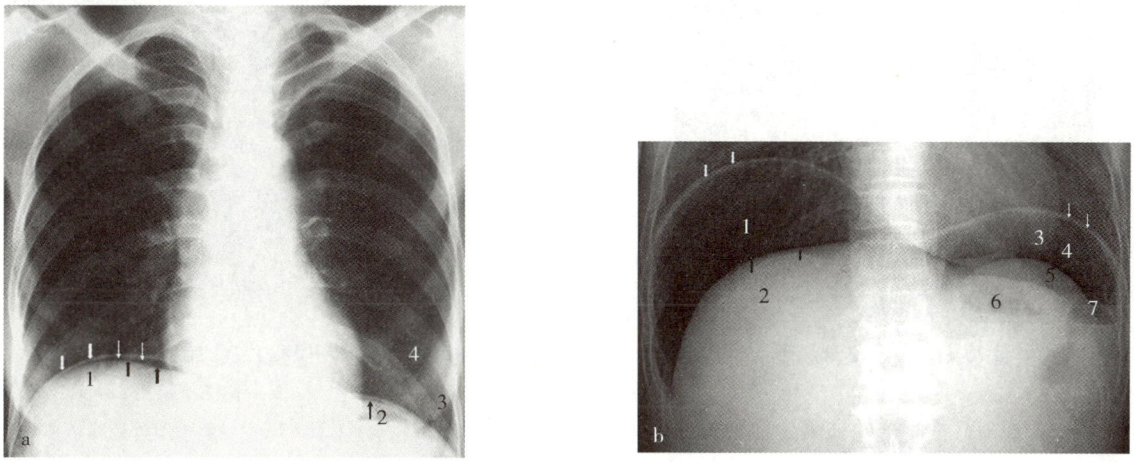

图20－33 气腹的腹平片

a. 少量 1肝脏；2胃泡；3左侧乳房；4左侧乳头；粗白箭头右膈；细白箭头粗黑箭头肝膈面；细黑箭头左膈下少量游离气体

b. 大量 1右膈下大量游离气体；2肝脏；3心尖；4左膈下大量游离气体；5脾脏；6胃泡；7结肠脾曲积气；粗白箭头右膈；粗黑箭头肝膈面；细白箭头左膈

2. 肠梗阻 只拍立位腹平片即可，肠梗阻发生后3～6小时可出现典型的X线征象（图20－34）：肠管上方积气扩张，呈拱门状或倒“U”字形。而肠管下方有高低不同、大小不等的阶梯状气液平面。

空肠梗阻分布在左上腹或上腹部，积气的肠管呈弹簧状或鱼肋状；回肠梗阻分布在中、下腹部，肠管呈较小而光滑的管状；结肠梗阻分布在腹腔的四周，管径达6cm以上，可见结肠袋之间的小凹及不贯穿整个肠腔的短条状间隔线条影。结肠梗阻时可采用钡剂灌肠检查，肠梗阻禁用钡餐检查。

3. 泌尿系结石 临床上泌尿系结石90%以上含有钙、磷、镁、钠元素，X线检查容易显示为高密度影，即阳性结石。所以腹平片是诊断泌尿系结石的重要方法。按发生部位可把泌尿系统结石分为肾结石、输尿管结石、膀胱结石和尿道结石。

（1）肾结石（图20－35） 为肾影内单个或多个高密度影，可以是均匀一致的，也可呈分层状或浓淡相间影。其形状可以为圆形、卵圆形、三角形，或桑椹状。如果肾盏被较大的结石填满，则呈鹿角状或珊瑚状，是肾结石的典型表现。肾实质内结石较少，多呈细点状致密影，靠近肾乳头。侧位片上肾结石的位置多偏后方，与脊柱影相重叠，有别于胆囊结石。

（2）输尿管结石（图20－36） 常位于输尿管的三个生理性狭窄处，多呈椭圆形高密度影，其长轴与输尿管走行方向一致。大的如枣核或花生米，小的如稻米，边缘多不光滑。腹腔段输尿管结石位于腰椎横突旁，常与腰大肌影重叠；骶髂段输尿管结石位于骶髂关节内侧；盆腔段输尿管结石与骨盆内缘大致平行；输尿管近膀胱入口处的结石多为横行，常邻近坐骨棘。<0.5cm的输尿管结石可逐渐下移自行排出。

(3) 膀胱结石（图20－37） 多数是在膀胱内原发的，也可以由肾结石、输尿管结石下移而来。常位于耻骨联合的上方，多为单个圆形或椭圆形的阳性结石。边缘光滑整齐，密度可均匀，也可呈分层状。

(4) 尿道结石 多为肾脏、输尿管、膀胱结石向下排出时堵塞于尿道所致。90%发生于男性，常嵌顿于尿道的前列腺部、舟状窝或尿道外口。腹平片可明确结石部位、大小及数目等。

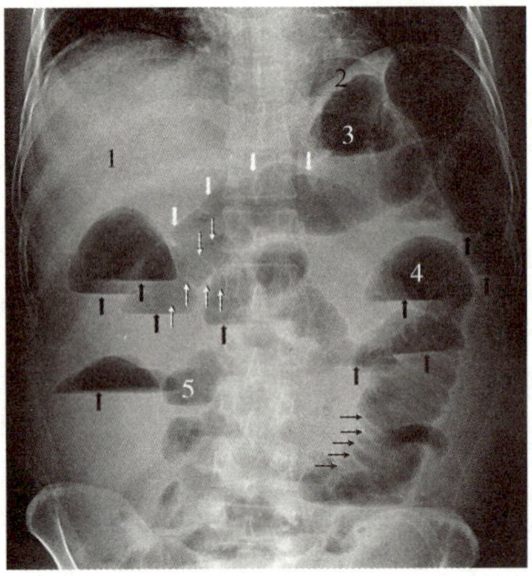

图20－34 肠梗阻腹平片

1肝脏；2左膈；3胃泡；4空肠结气；5回肠结气；粗白箭头肠管上方拱门状积气；细白箭头肠管呈鱼肋状；细黑箭头肠管呈弹簧状；粗黑箭头阶梯状气液平面

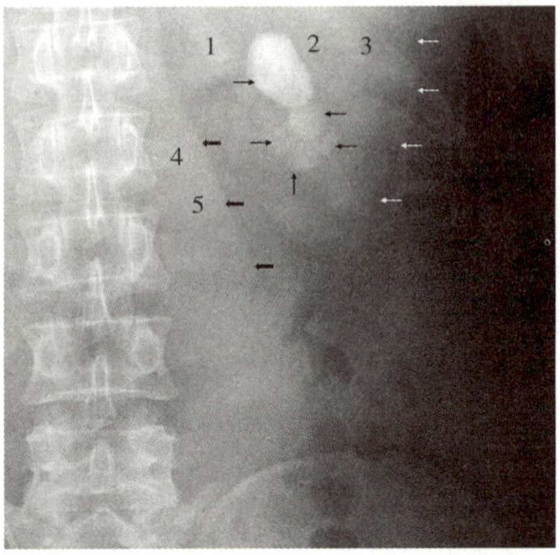

图20－35 左肾结石腹平片

1左侧第十二肋；2左肾；3左侧第十一肋；4第二腰椎左侧横突；5左侧腰大肌；粗黑箭头左侧腰大肌外侧缘；细白箭头肾周脂肪囊；细黑箭头肾结石呈高密度影

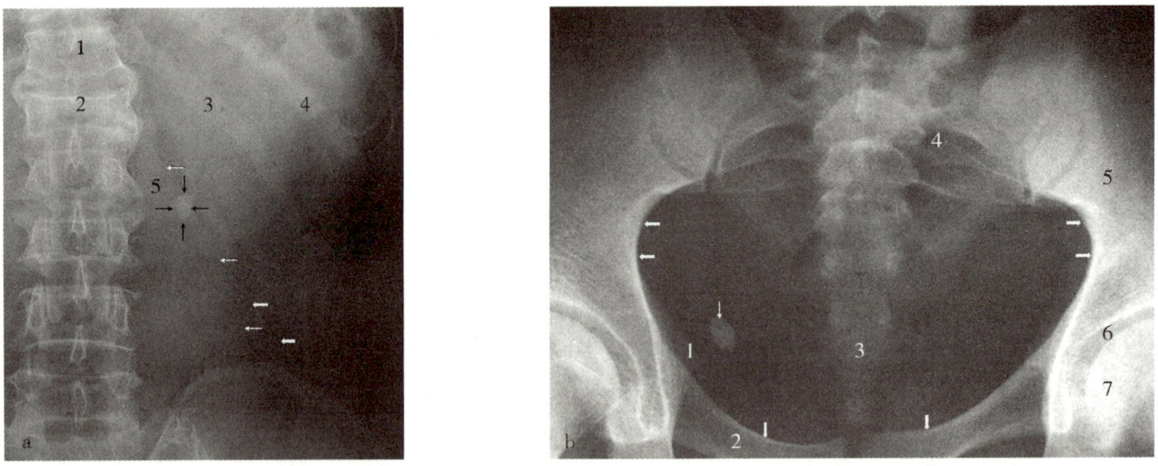

图20－36 输尿管结石腹平片

a. 腹腔段 1第十二胸椎；2第一腰椎；3左侧第十二肋；4左侧第十一肋；5第二腰椎左侧横突；细白箭头左侧腰大肌外侧缘；粗白箭头左侧腰方肌外侧缘；细黑箭头卵圆形高密度结石

b. 盆腔段 1右侧坐骨棘；2右侧耻骨上支；3第二尾椎；4骶孔；5左侧髂骨体；6左侧髋关节间隙；7左侧股骨头；粗白箭头小骨盆；细白箭头卵圆形高密度结石

（四）消化道造影

消化道造影主要是钡剂造影，常用的检查项目如下。①食管钡餐检查：造影前不需做准备，受检者随到随查。②上消化道钡餐检查：通常是检查前一天晚餐后开始禁饮、禁食，保证第二天上午空腹检查。在钡剂通过食管、胃、十二指肠时依次观察它们的形态、位置和功能变化。③钡剂灌肠检查：检查

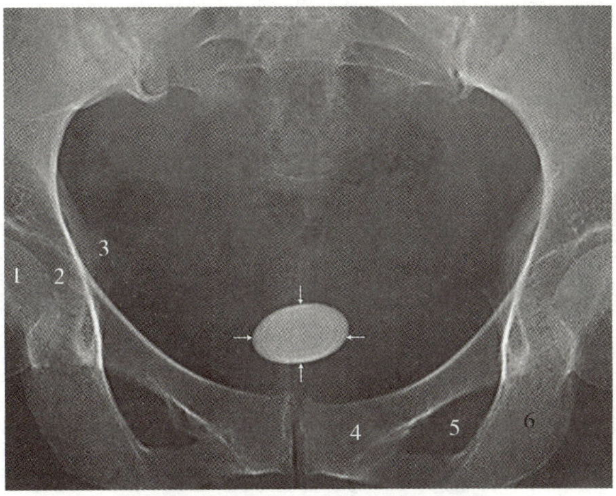

图 20－37　膀胱结石腹平片

1 右侧股骨头；2 右侧髋关节间隙；3 右侧坐骨棘；4 左侧耻骨体；5 左侧闭孔；6 左侧坐骨下支；细白箭头卵圆形分层状高密度结石

前一天低渣饮食，当晚按医嘱用开水冲服番泻叶 5～6g，检查前 2 小时做清洁灌肠。钡剂灌肠时，经肛管缓慢注入钡剂至结肠全部充盈，适时点片。检查好充盈相，让患者排出钡剂，再观察黏膜相。主要分析肠腔轮廓、宽度、柔软度、移动度、有无压痛和激惹现象等。④全消化道钡餐检查：在上消化道造影基础上，上午每隔 1 小时观察 1 次小肠钡剂充盈情况，下午观察 2～3 次。嘱咐受检者回家不排便，第二天上午查结肠内充钡状况，排便后再观察结肠排空情况。也可以在上消化道造影基础上，配合钡灌肠，半天就可完成。

1. 影像分析　黏膜相主要观察黏膜纹大小、走向等。充盈相观察消化道位置、形态、大小、压迹、扩张和收缩功能等。一般把同一部位的黏膜相和充盈相对比观察（图 20－38）。

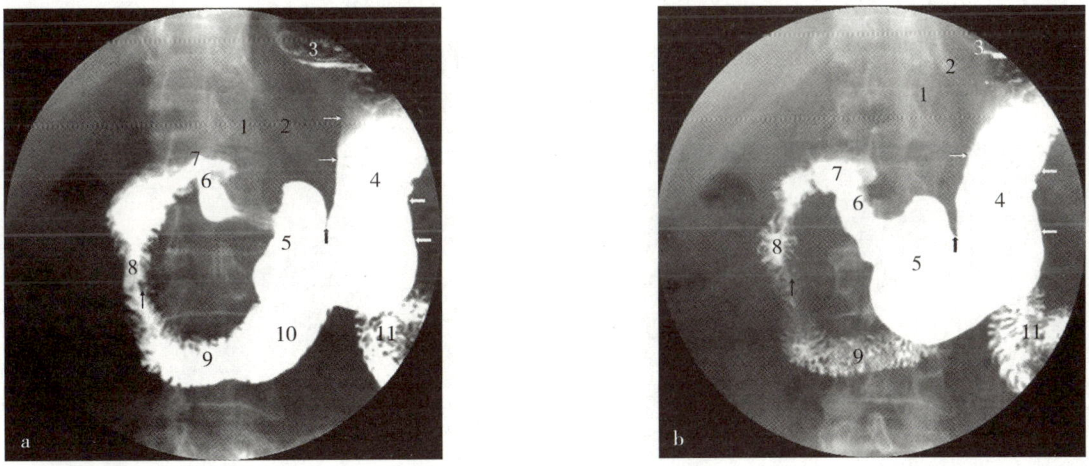

图 20－38　上消化道钡餐检查显示十二指肠圈

a. 充盈相；b. 黏膜相　1 第一腰椎；2 第十二胸椎；3 贲门；4 胃体；5 胃窦；6 幽门；7 十二指肠球；8 十二指肠降部；9 十二指肠水平部；10 十二指肠升部；11 空肠；粗白箭头胃大弯；粗黑箭头胃角；细白箭头胃小弯；细黑箭头十二指肠乳头

食管钡餐检查右前斜位充盈相（图 20－39），以主动脉弓压迹下缘（平第四胸椎下缘）和左心房压迹下缘（平第八胸椎下缘）为界，把食管分为上、中、下三段，这在食管癌制定治疗方案时有很大作用。

2. 食管癌 早期，食管钡餐检查可显示黏膜皱襞增粗、迂曲、紊乱、毛糙和中断，表面有小龛影和局限性小充盈缺损，最大不超过2cm。病变处食管壁僵硬，扩张度差。中、晚期食管钡餐检查（图20－40），髓质型主要显示肿块处有较大的充盈缺损灶，边缘不规则；溃疡型则有边缘不整齐的新月形腔内龛影。病变处管腔不规则狭窄，其上方食管扩张积钡。

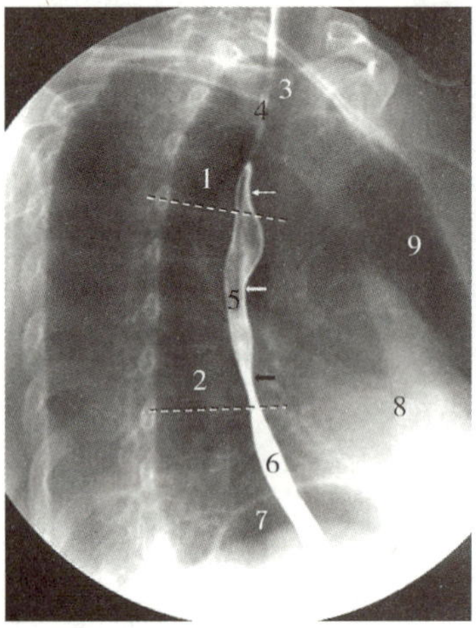

图20－39 食管分段

1第四胸椎；2第八胸椎；3气管；4上段食管；5中段食管；6下段食管；7胃泡；8心脏；9心前间隙；细白箭头主动脉弓压迹；粗白箭头左主支气管压迹；粗黑箭头左心房压迹

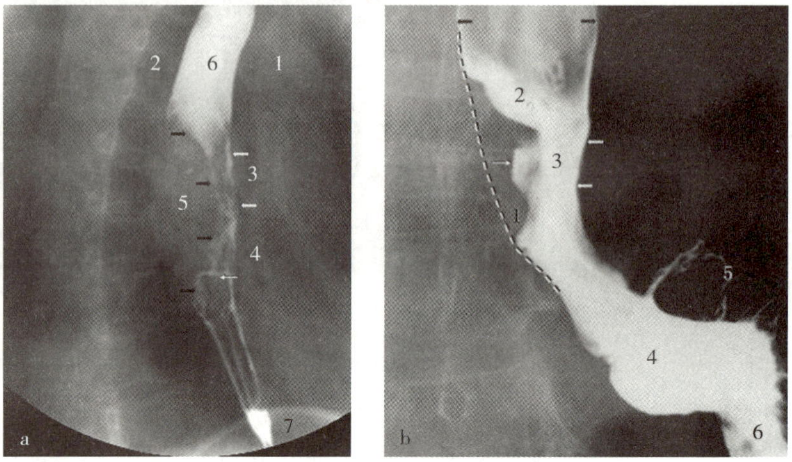

图20－40 中、晚期食管癌钡餐检查

a. 食管中段癌髓质型 1主动脉弓；2第四胸椎；3左主支气管；4左心房；5充盈缺损灶；6上方食管扩张积钡；7胃泡；粗白箭头食管壁僵硬；粗黑箭头边缘不规则；细白箭头黏膜中断

b. 食管下段癌溃疡型 1充盈缺损灶；2上方食管积钡；3食管腔不规则狭窄；4贲门；5胃底；6胃体；粗白箭头食管壁僵硬；粗黑箭头上方食管扩张；细白箭头腔内龛影

3. 胃溃疡 上消化道钡餐检查（图20－41）直接征象就是龛影，切线位表现为突出于胃轮廓之外的乳头状或半圆形，边缘光滑整齐。龛影口部可因炎性水肿而出现一条低密度带，称为“项圈征”。如果龛影口部明显狭小，称为“狭颈征”。正面观龛影呈边缘光滑整齐的圆形或椭圆形钡斑。

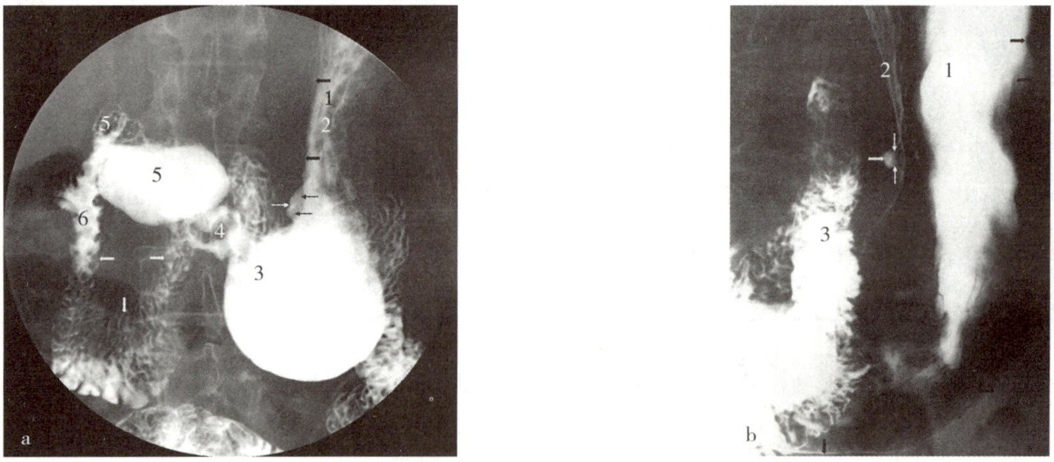

图20－41 胃溃疡上消化道钡餐检查

a. 半圆形龛影 1黏膜间沟（白线条）；2黏膜（黑线条）；3胃窦；4幽门；5十二指肠球；6十二指肠降部；粗黑箭头胃小弯；细白箭头龛影；细黑箭头项圈征

b. 乳头状龛影 1胃体；2胃小湾；3十二指肠；粗黑箭头胃大弯；粗白箭头龛影；细白箭头狭颈征

最重要的间接征象就是因瘢痕收缩，龛影周围黏膜皱襞呈放射状向龛影集中，离龛影越远越粗，称为黏膜纠集。还可有（图 20－42）因胃小弯溃疡侵及肌层，胃大弯侧对应位置出现一手指样痉挛切迹，称为“指样征”或“B 形胃”。如果胃小弯因溃疡的瘢痕而缩短，可形成“蜗牛胃”。幽门管及其邻近的溃疡可致幽门狭窄和梗阻。

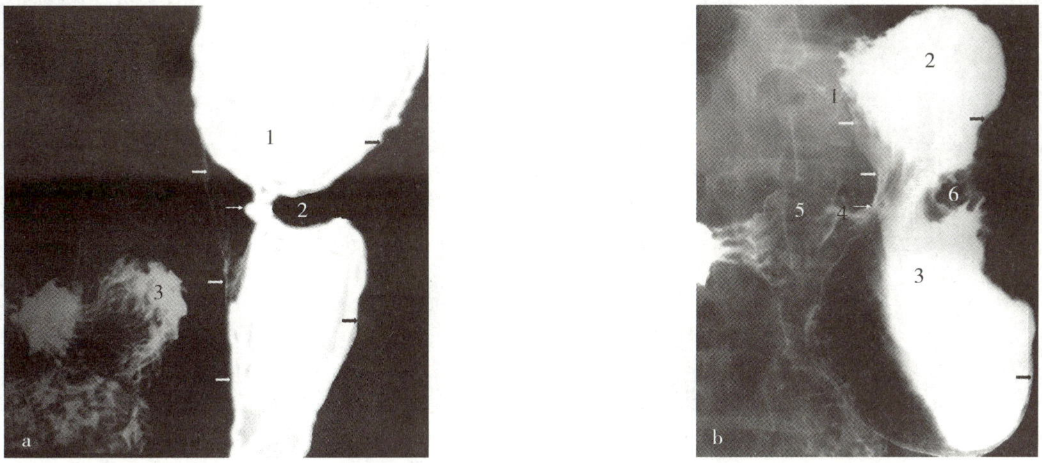

图 20－42　胃溃疡胃的形态改变

a. B 形胃　1 胃底；2 指样征；3 幽门前区；粗黑箭头胃大弯；细白箭头龛影；粗白箭头胃小弯

b. 蜗牛胃　1 贲门；2 胃底；3 胃体；4 幽门；5 十二指肠球；6 瘢痕切迹；粗黑箭头胃大弯；粗白箭头胃小弯；细白箭头溃疡所在处

4. 胃癌　一般临床上怀疑患者有胃癌，通常直接进行胃镜检查，尤其早期胃癌。中、晚期胃癌上消化道钡餐检查（图 20－43）可表现为：①蕈伞型胃癌：胃腔内不规则充盈缺损，边缘凹凸不平。②溃疡型胃癌：胃腔内半月形龛影，外缘平直，口部不整齐，可见指压迹征和裂隙征。如果龛影周围绕以宽窄不一的低密度条带影，称为环堤征。溃疡型胃癌上消化道钡餐检查，腔内半月形龛影的周围伴有指压迹征和裂隙征，或者伴有环堤征，统称为半月综合征，又称“卡曼征”或“柯克林综合征”。龛影周围黏膜皱襞中断、消失。③浸润型胃癌：胃腔狭窄，可呈“X 形胃”或“沙钟胃”。胃壁癌组织广泛浸润可表现为“革袋状胃”。④病变处胃壁僵硬，蠕动消失。

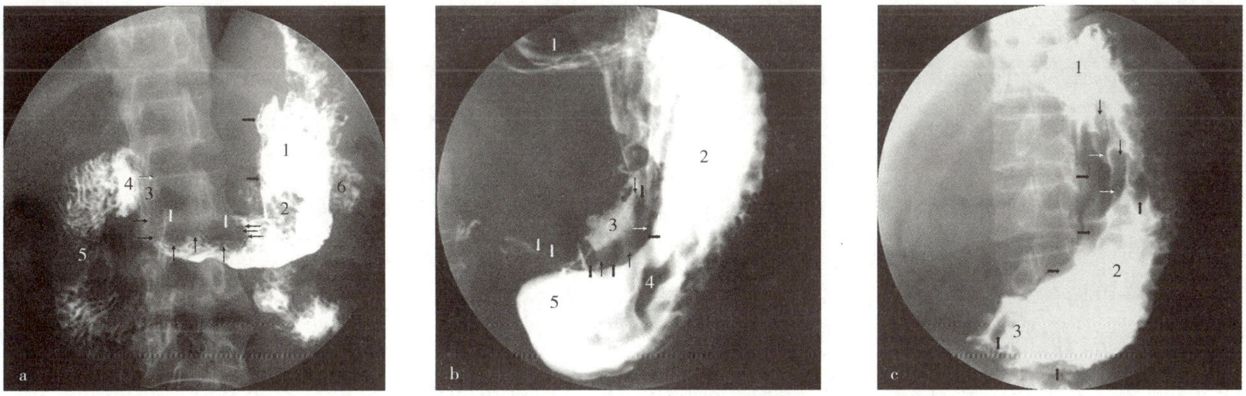

图 20－43　胃癌上消化道钡餐检查

a. 蕈伞型胃癌　1 胃体；2 黏膜紊乱；3 幽门；4 十二指肠球；粗黑箭头胃小弯；粗白箭头充盈缺损；细黑箭头边缘不规则

b. 溃疡型胃癌　1 胃底；2 胃体；3 不规则腔内龛影；4 增粗的黏膜；5 胃窦；粗黑箭头指压迹征；粗白箭头幽门狭窄；细白箭头黏膜中断；细黑箭头裂隙征

c. 浸润型胃癌　1 胃底；2 胃体；3 胃窦；粗黑箭头充盈缺损；细白箭头黏膜中断；细黑箭头黏膜结节样增粗

5. 结肠癌 结肠癌的X线检查以钡剂灌肠为主，可表现为黏膜皱襞破坏，局部肠壁僵硬，肠管狭窄。增生型结肠癌表现为腔内不规则充盈缺损；浸润型结肠癌肠管呈环形狭窄（图20－44）；溃疡型结肠癌腔内有不规则恶性龛影，边缘不整齐。一般都建议患者做结肠镜检查，明确诊断，指导治疗。

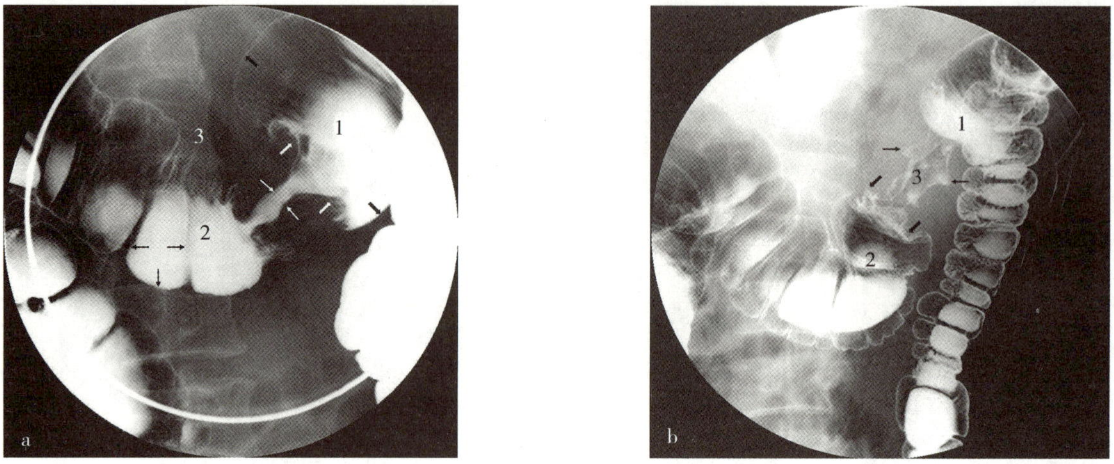

图20－44 结肠癌钡灌肠

a. 浸润型结肠癌 1横结肠远端；2横结肠近端；3第一腰椎；粗黑箭头正常肠管边缘光滑柔和；粗白箭头充盈缺损边缘毛糙；细黑箭头肠管狭窄

b. 溃疡型结肠癌 1横结肠远端；2横结肠近端；3肠管狭窄；粗黑箭头充盈缺损边缘毛糙；细黑箭头恶性龛影

三、骨骼DR应用

人体骨骼中含有大量钙盐，是密度最高的组织，与其周围软组织形成很好的自然对比。骨骼内部的骨皮质、骨松质和骨髓腔之间也有较好的自然对比。所以，X线检查在骨骼方面的应用很广泛。

（一）正常骨骼

X线片除了清晰显示正常成人骨骼内部结构、周围毗邻的软组织及关节结构外，还可以清晰显示儿童在不同生长期的骨骼与关节结构变化。

1. 儿童踝关节正常表现 主要观察胫骨和腓骨的远端、距骨和跟骨、踝关节的关节间隙等（图20－45）。尽管不同年龄踝关节诸骨与关节间隙的大小、形态、密度都不一样，但是一般都显示出胫骨和腓骨远端二次化骨中心（又叫继发化骨中心），是骨骺中间成骨部分，与长骨的纵向生长有关。在其与骨干之间有一条横行的低密度线，粗者称为骺板；细者称为骺线。在骺板或骺线的上下各有一条很白的高密度线为临时钙化带。

2. 成人骨关节正常表现 骨关节X线检查常规拍正、侧位片（图20－46），必要时用相同摄影条件拍双侧同一部位，进行对比观察。

一般骨皮质连续，骨皮质、骨松质与骨髓腔有较明显的密度差。周围无骨膜反应，软组织匀称。皮肤、皮下脂肪、肌间隙与肌肉之间也有较好的密度差，分界清楚。关节间隙等称，骨性关节面光滑。关节内的软骨性关节面、半月板、韧带、肌腱等显示不清，建议做MRI检查，效果更好。

3. 成人脊柱正常表现 以腰椎为例（图20－47）。正位片上，四方形的椎体四周骨皮质光滑致密，中间由纵行骨小梁构成骨松质。两椎体之间的椎间盘表现为低密度的椎间隙。椎体左、右有横突影，其内侧环状或竖椭圆形致密影为椎弓根的前后重叠投影。在椎弓根的上、下方分别为上、下关节突影。棘突位于中线部位为类似三角形线状致密影。七个椎突所附着的密度较高区为椎弓板。

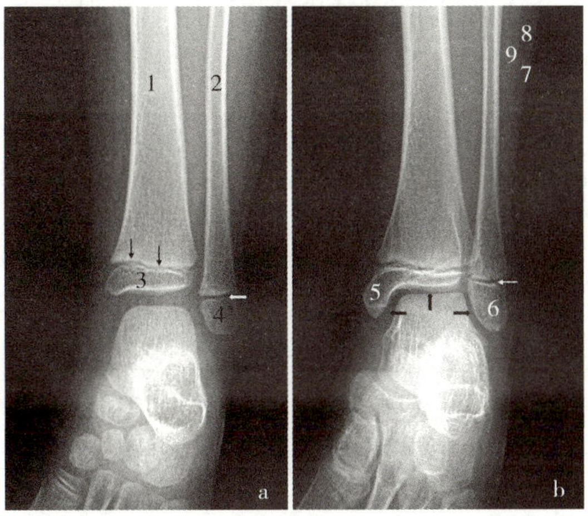

图 20－45　儿童踝关节正位片

a. 3 岁，b. 13 岁　1 左侧胫骨骨干；2 左侧腓骨骨干；3 左侧胫骨远端骨骺；4 左侧腓骨远端骨骺；5 内踝；6 外踝；7 皮肤；8 皮下脂肪；9 肌肉；细黑箭头胫骨远端骨骺板；粗白箭头腓骨远端骨骺板；粗黑箭头左侧踝关节；细白箭头腓骨远端骨骺线

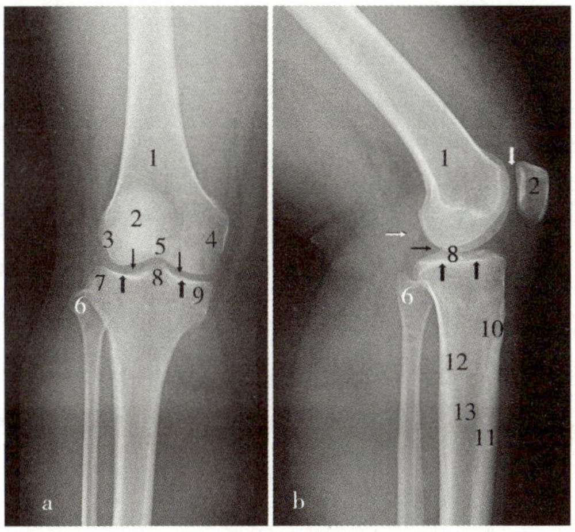

图 20－46　成人右侧膝关节

a. 正位片，b. 右侧位片　1 右侧股骨骨干；2 右侧髌骨；3 股骨外侧髁；4 股骨内侧髁；5 髁间凹；6 腓骨小头；7 胫骨外侧髁；8 髁间隆起；9 胫骨内侧髁；10 胫前结节；11 骨皮质；12 骨松质；13 骨髓腔；细黑箭头关节间隙；细白箭头腓肠肌小骨；粗黑箭头胫骨平台；粗白箭头髌股关节

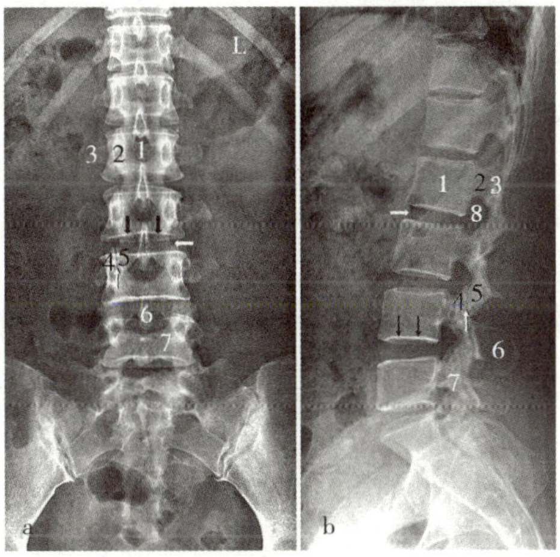

图 20－47　成人腰椎

a. 正位片，b. 左侧位片　1 第二腰椎椎体；2 右侧椎弓根；3 右侧横突；4 第四腰椎上关节突；5 第三腰椎下关节突；6 第四腰椎棘突；7 第五腰椎椎弓板；8 第二、三腰椎的椎间孔；细黑箭头椎体左侧下缘；细白箭头关节突关节；粗黑箭头椎体后下缘；粗白箭头椎间隙

侧位片上，椎体仍为长方形，椎间隙更清晰。两侧横突与椎体后缘、椎弓根重叠，显示不清。椎体向后伸出椎弓根，相邻椎弓根的上切迹与下切迹构成椎间孔的上、下缘。椎间孔的后上方为上关节突，后下方为下关节突，二者之间为椎弓峡部。下关节突的后方为密度较淡的棘突。椎弓板位于椎弓根和棘突之间。在椎体后缘与椎弓板前缘之间的上下方向低密度条带影为骨性椎管。

（二）骨骼病变表现

骨骼病变的医学影像检查首选 DR。

1. 骨折　一般新鲜的骨折线在骨骼受伤处呈低密度线（图 20－48），边缘清晰、锐利，呈直线状、锯齿状，走行僵直。其宽度、形状与骨折的程度、断端移位情况有关。但骨折处也有的仅表现为骨皮质皱折、凹陷及骨小梁扭曲、中断等。如果有骨小梁嵌插，甚至表现为条形高密度影。骨折周围一般都有软组织肿胀，密度略增高，正常的层次结构变模糊。随着骨折逐渐修复，骨痂形成，骨折线密度逐渐变高，周围软组织肿胀也在逐渐减轻，以至恢复正常。但骨折后骨的塑形期可长达 2～4 年。

2. 骨感染 比较常见的骨骼感染性疾病有化脓性骨髓炎和骨结核等。

（1）化脓性骨髓炎 按病程可分为急性和慢性两类。急性化脓性骨髓炎在发病后 2 周内 X 光片上通常无明显骨质改变，但可显示出早期周围软组织的改变：①皮下脂肪层内出现致密的条纹影；②皮下组织与肌肉间的分界变模糊；③肌间隙模糊或消失。2 周后骨质可出现的典型表现为（图 20－49）：不规则边缘模糊的低密度骨质破坏区，同时伴有骨皮质周围不同程度的高密度骨膜反应（骨膜新生骨），其长度通常与骨质破坏区的范围相对应。骨质破坏区内常有长条形较高密度死骨。在骨质破坏的同时其周边就有高密度的骨质硬化影。

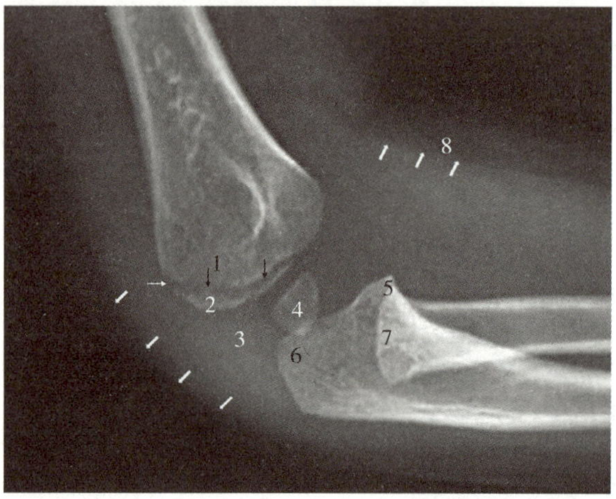

图 20－48 右侧肱骨骨折侧位片

1 肱骨髁；2 骨折片；3 关节囊肿胀；4 肱骨小头骨骺；5 尺骨冠状突；6 尺骨鹰嘴；7 桡骨小头；8 皮下脂肪层；细白箭头骨折线；粗白箭头软组织肿胀

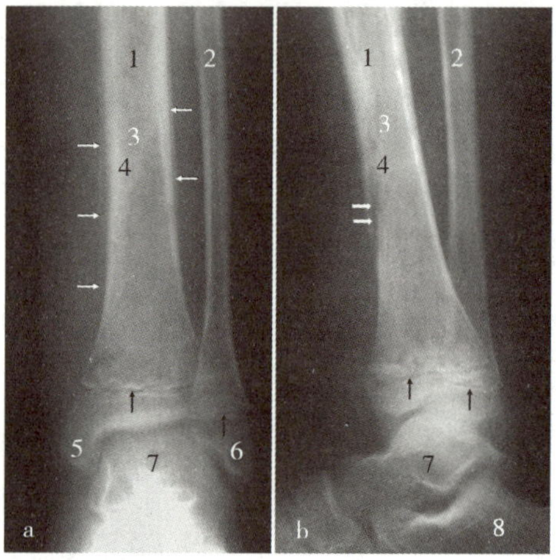

图 20－49 急性化脓性骨髓炎

a. 正位片，b. 左侧位片 1 左侧胫骨；2 左侧腓骨；3 骨质破坏；4 骨质增生；5 内踝；6 外踝；7 左侧距骨；8 左侧跟骨；细黑箭头骨骺线；细白箭头线状骨膜反应；粗白箭头瘘管

慢性化脓性骨髓炎主要 X 线表现为（图 20－50）：广泛的骨质增生及硬化。骨膜大量增生包围骨干，而且与骨皮质融合，使骨干更粗。骨皮质增厚，外形不规则呈波浪状，骨髓腔变窄甚至闭塞。在增生硬化的骨质中可见残存的骨质破坏区。愈合后则骨质破坏和死骨消失，增生的骨质也逐渐吸收，骨髓腔可再通。但增粗的骨干常永久性变形。

（2）骨结核 好发于长管状骨的骨骺、干骺端及短管状骨。

长管状骨的骨骺、干骺端结核（图 20－51），早期表现为局限性骨质疏松，继而出现圆形、椭圆形或不规则骨质破坏区，边缘较清晰，邻近无明显骨质增生。在骨质破坏区内可有砂粒状死骨，密度略高，边缘模糊。显然，骨结核主要表现为低密度区。如果病变穿破软组织而形成瘘管，继发感染，则可出现高密度的骨质增生和骨膜反应。

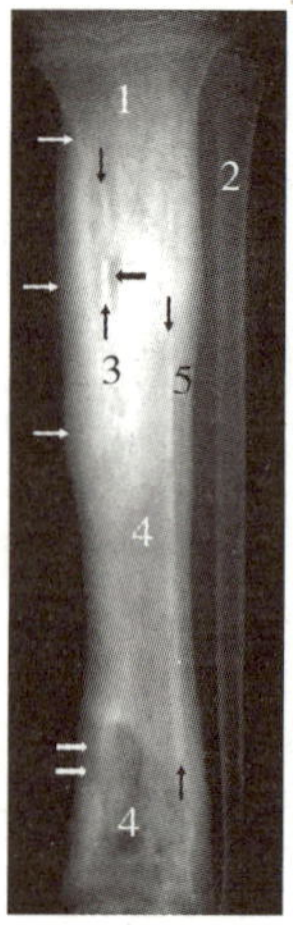

图 20－50 慢性化脓性骨髓炎正位片

1 左侧胫骨；2 左侧腓骨；3 骨质增生；4 骨质破坏；5 层状骨膜反应；细黑箭头长条形死骨；细白箭头胫骨边缘呈波浪状；粗黑箭头死腔；粗白箭头瘘管

短管状骨骨干结核（图 20－52），早期仅见软组织肿胀，局部骨密度减低的骨质疏松。病变较重者，骨干内出现椭圆形或多房性低密度骨质破坏区，向外膨胀，皮质变薄，称为骨气臌。病灶内有时可见粗大而不整齐的残存骨嵴，但很少见死骨。

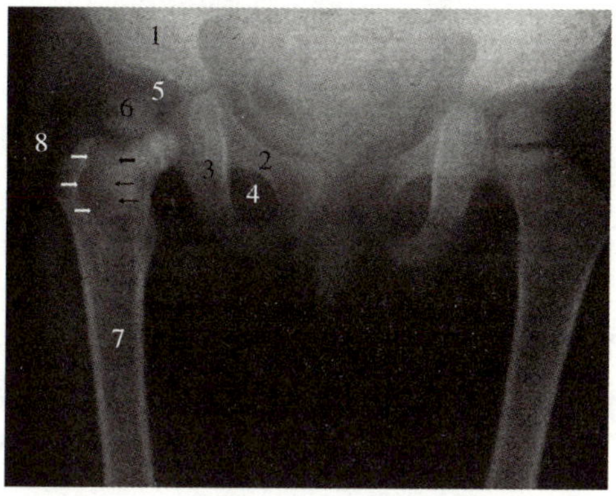

图 20－51　股骨结核正位片

1 右侧髂骨体；2 右侧耻骨；3 右侧坐骨；4 右侧闭孔；5 右侧髋关节；6 股骨头；7 股骨干；8 肌萎缩；细黑箭头沙粒样死骨；细黑箭头骨质破坏边缘模糊；粗黑箭头骨质破坏向关节方向蔓延；粗白箭头骨质破坏呈囊状

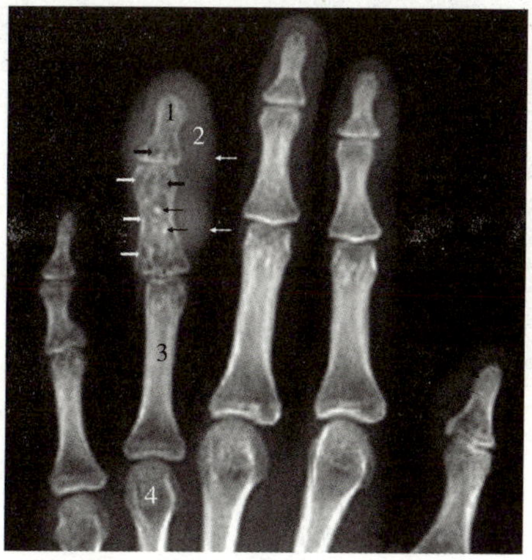

图 20－52　指骨干结核正位片

1 无名指远节指骨；2 周围软组织密度增高；3 近节指骨；4 第四掌骨头；细黑箭头沙粒样死骨；细白箭头软组织肿胀；粗黑箭头骨质破坏；粗白箭头骨皮质变薄

3. 骨肿瘤　种类繁多，较常见的良性骨肿瘤如骨瘤、骨软骨瘤、内生软骨瘤、骨巨细胞瘤等。恶性骨肿瘤如骨肉瘤、骨转移瘤等。X 线检查主要鉴别是良性还是恶性骨肿瘤（表 20－2）。如果有特征性表现，也可以明确诊断，通常骨肿瘤的明确诊断比较困难。

表 20－2　良、恶性骨肿瘤鉴别诊断

鉴别点	良性骨肿瘤	恶性骨肿瘤
生长速度	缓慢	迅速
生长方式	膨胀性	浸润性
肿瘤边界	清晰、锐利	模糊，不光整
骨皮质	变薄、膨胀，但多完整	虫噬样破坏、缺损、中断
骨膜增生	少见	可见，形式多样
邻近组织	不侵及	侵及
远处器官转移	无	常有

（1）骨瘤　不同部位的骨瘤 X 线表现各异。①颅面骨的骨瘤（图 20－53）：以致密型多见，表现为骨性肿块从骨表面突出，边缘清晰光滑。骨瘤突起时其表面的软组织也随之突起，但不受侵蚀、不增厚。②鼻窦骨瘤：位于鼻窦腔内，多为致密型，常呈分叶状，边缘光滑，密度均匀。③四肢骨的骨瘤：多为致密型，从骨皮质向外突出于骨表面，边缘光滑、锐利，邻近的软组织可被推移，但无肿胀。

（2）骨软骨瘤　好发于长骨干骺端，以股骨远端和胫骨近端（图 20－54）最多见。一般背离关节方向生长，或垂直于骨干方向生长。带蒂型顶端较大，呈杵状、圆顶状或菜花状，顶端的软骨帽可出现不规则的钙化。宽基底型为骨性隆起。肿瘤大时可压迫邻近骨骼，形成边缘光滑的压迹，甚至可引起畸形及骨折。

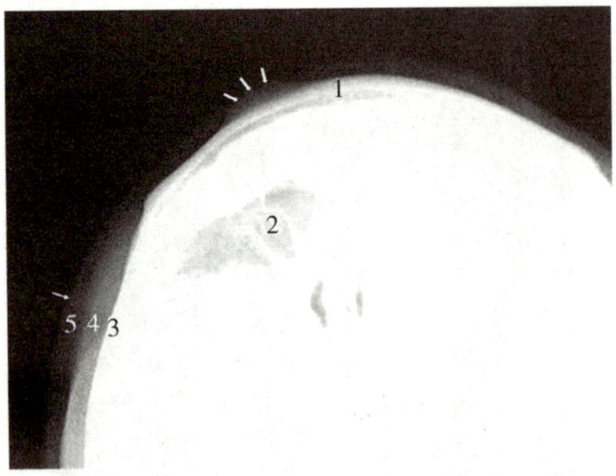

图 20－53　颅骨骨瘤切线位片

1 额骨；2 眼眶、鼻窦重叠影；3 颞骨；4 肌肉；5 皮下脂肪；细白箭头皮肤；粗白箭头瘤体

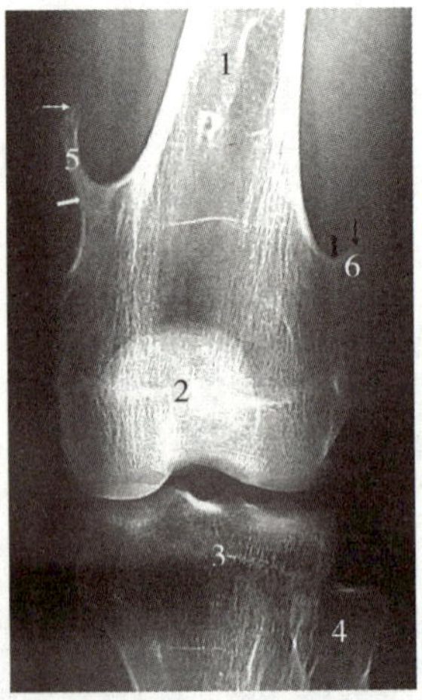

图 20－54　骨软骨瘤正位片

1 左侧股骨；2 髌骨；3 胫骨；4 腓骨；5 长骨软骨瘤；6 短骨软骨瘤；细黑箭头软骨帽；粗黑箭头宽基底；粗白箭头窄基底

（3）内生软骨瘤　常发生在一侧手（图 20－55）或足的长骨中央，呈椭圆型低密度区。其中可有骨性间隔，以及散在的沙粒样钙化。邻近的骨皮质受压变薄，呈梭形、膨胀性改变。肿瘤边缘光滑锐利，周围有骨质硬化环。

（4）骨巨细胞瘤　好发于长骨的骨端（图 20－56），为膨胀性低密度骨质缺损区。常偏向外侧，病程长者则位于骨的中央。病灶内可有肥皂泡样骨性间隔，周围为向外膨胀的、薄的波浪状骨壳，其向病灶内突起的骨性部分称为骨嵴。病灶与邻近的骨松质界限清楚，无明显骨硬化环。病变可向关节扩张，导致关节包埋畸形。

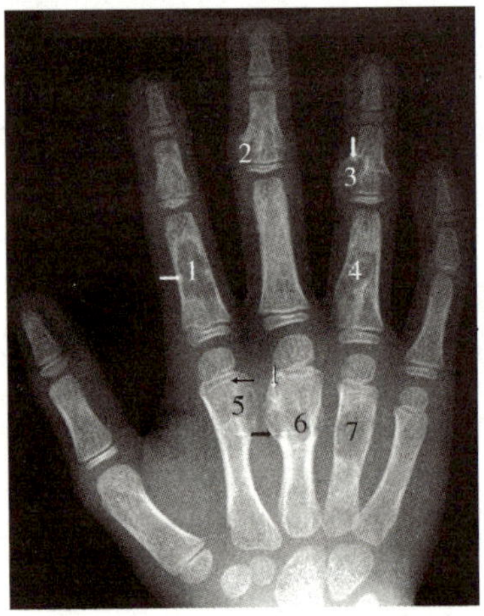

图 20－55　内生软骨瘤正位片

1 示指近节指骨囊状骨质破坏；2 中指中节指骨基底部骨质破坏；3 环指骨中节指骨骨质破坏；4 近节指骨骨质破坏；5 第二掌骨颈部骨质破坏；6 第三掌骨骨质破坏；7 第四掌骨骨质破坏；细黑箭头边缘清晰；粗黑箭头骨皮质变薄；细白箭头沙粒样钙化；粗白箭头膨胀性改变

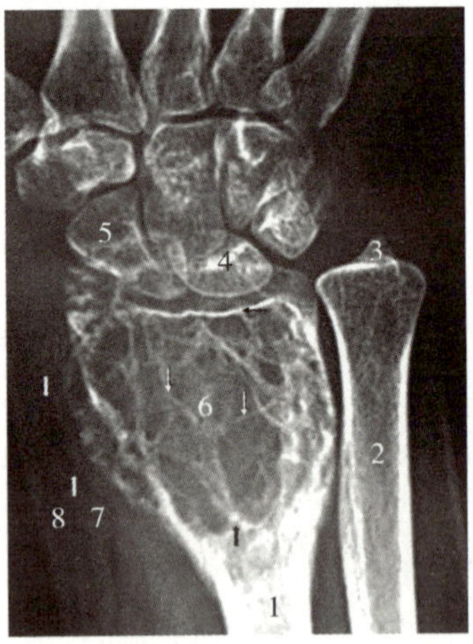

图 20－56　骨巨细胞瘤正位片

1 桡骨；2 尺骨；3 尺骨茎突；4 月骨；5 手舟状骨；6 囊状骨质破坏；7 肌肉；8 皮下脂肪；细黑箭头骨皮质变薄；粗黑箭头骨嵴；细白箭头肥皂泡样分隔；粗白箭头肌间隙

如果骨巨细胞瘤生长迅速，疼痛加剧，骨质破坏突破骨壳，周围出现边缘模糊的软组织影，是骨巨细胞瘤恶变的征象。

（5）骨肉瘤　主要表现为（图 20－57）：①骨质破坏：早期呈小斑片状或虫蚀样，随病程进展则融合成大片，边缘不清且极不规则。②肿瘤骨：可呈云絮状、斑块状、放射针状。③肿瘤软骨钙化：为小点状、弧形或环形，多在肿瘤周边部位。④骨膜反应：可呈放射针状、刷缘状、洋葱皮样等。如果增生的骨膜被肿瘤破坏，在骨膜、患骨、肿瘤之间形成一个三角形阴影，称为袖口征，或柯德曼氏三角，是骨肉瘤的常见而重要征象。⑤软组织肿块：多呈圆形或半圆形，境界不清晰，其内可有瘤骨。

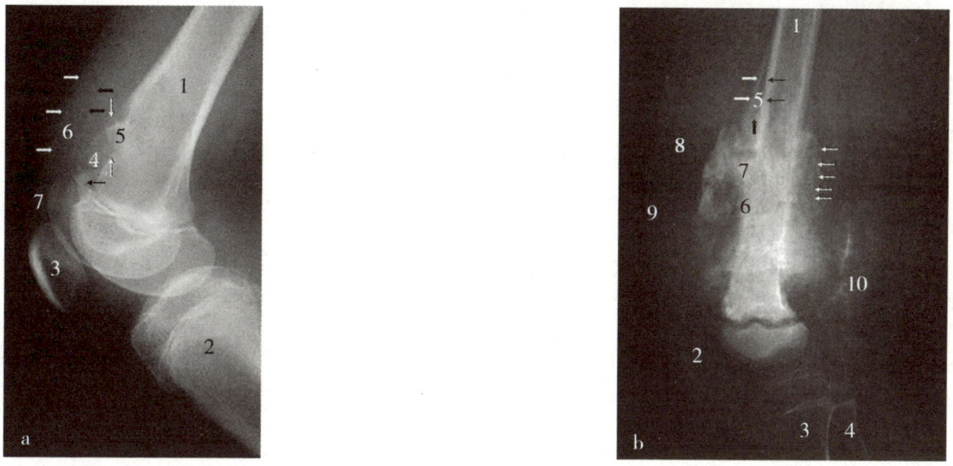

图 20－57　骨肉瘤左侧位片

a. 融骨型　1 股骨；2 胫骨；3 髌骨；4 骨质破坏；5 骨质增生；6 软组织肿胀；7 髌上囊密度增高；细黑箭头骨骺线破坏；细白箭头骨质破坏区；粗白箭头皮下脂肪层消失；粗黑箭头肌间隙消失

b. 成骨型　1 股骨；2 髌骨；3 胫骨；4 腓骨；5 柯德曼氏三角；6 骨质破坏；7 肿瘤新生骨；8 皮下脂肪层密度增高；9 皮肤；10；细黑箭头骨皮质；粗黑箭头肿瘤新生骨；粗白箭头骨膜反应；细白箭头瘤骨呈放射针状

（6）骨转移瘤　X 线片上（图 20－58）将骨转移瘤分为溶骨性、成骨性和混合性三类。长骨溶骨性转移瘤多表现为骨松质内虫蚀样骨质破坏区，随病变进展呈大片状融合，也可破坏骨皮质。一般无骨膜增生，也无周围软组织肿块影，但常继发病理性骨折。椎骨内溶骨性转移瘤易引起椎体楔形变，但椎间隙无明显改变，常显示椎弓根骨质破坏。成骨性转移瘤多数发生在骨盆及腰椎的松质骨内，常多发。可呈圆形、片状或条索状致密影，骨皮质一般完整。

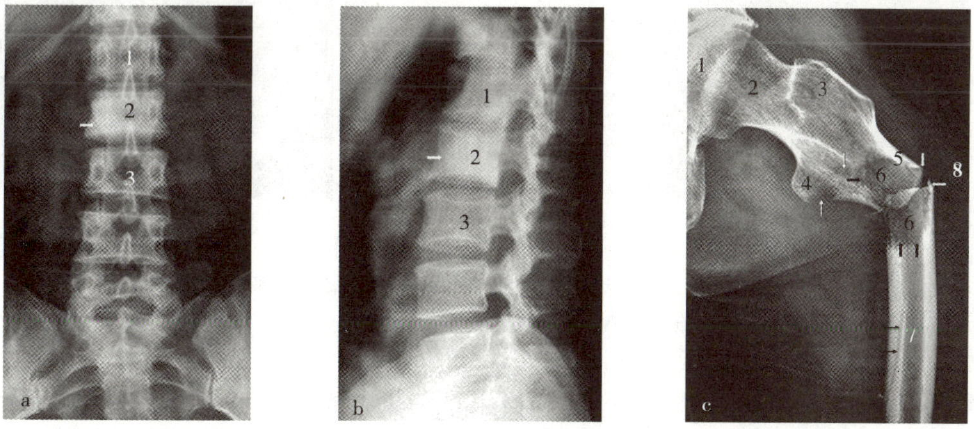

图 20－58　骨转移瘤

a. 腰椎正位片　b. 腰椎左侧位片　1 第一腰椎；2 第二腰椎；3 第三腰椎；粗白箭头成骨型骨转移　c. 左侧股骨正位片　1 股骨头；2 股骨颈；3 大粗隆；4 小粗隆；5 外科颈骨折；6 溶骨型转移；7 股骨干；8 溶骨型骨折；细黑箭头滋养动脉孔；粗黑箭头肿瘤边缘；粗白箭头骨折缘；细白箭头虫蚀样骨质破坏

第三节　CT 临床应用

在临床工作中 CT 检查尽管很广泛，但还是以头部、胸部和腹部检查较多。也并非所有疾病都适宜做 CT 检查，如消化道炎症、消化道溃疡、甲状腺功能亢进等不宜做 CT 检查。

一、头部 CT 应用

头部 CT 检查特别适用于颅脑损伤、脑血管病、脑肿瘤、鼻窦病变、耳部病变等。

（一）正常颅脑

横断面像（轴扫像）是颅脑 CT 检查最常采用的扫描层面，一般都以听眦线为扫描基线。

1. 平扫　仅以鞍上池层、第三脑室上（后）部层和侧脑室体层的图像作为代表。

（1）鞍上池层（图 20－59）　初现颅前窝，中线由前向后有额嵴、鸡冠、大脑镰和大脑前动脉。两侧为大脑额叶下部。

中央呈五角星或六角星状的为鞍上池，池内有视神经、视交叉、垂体柄、鞍背、脑底动脉环等。颅中窝的外侧部容纳大脑颞叶，颞叶内侧部可出现脑脊液密度的侧脑室下角（颞角）。颅后窝内有大脑枕叶、中脑和小脑蚓部。中脑前面的两侧为左、右大脑脚，后面是四叠体。在四叠体和小脑蚓部之间的脑脊液密度为四叠体池。

（2）第三脑室上（后）部层（图 20－60）　大脑额叶、颞叶和枕叶连在一起。连接两侧大脑半球的脑白质结构为胼胝体，其两侧为侧脑室前角（额角）下部，前角的外后侧有与脑灰质等密度的尾状核头。侧脑室前角内侧壁平直，偏前的为薄层透明中隔，其后方为穹隆柱。两侧透明中隔之间可有透明隔腔。

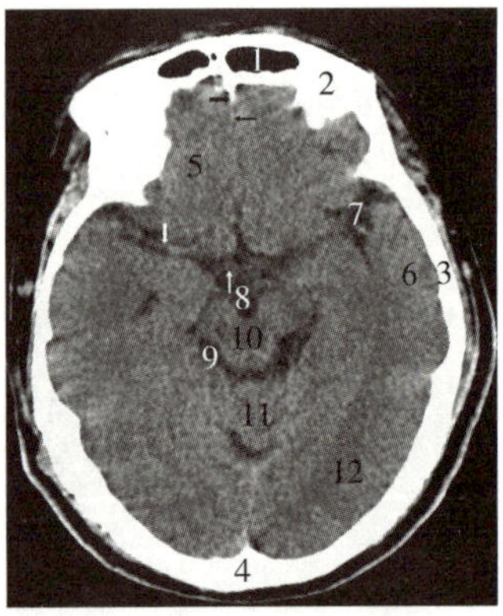

图 20－59　颅脑 CT 鞍上池层

1 额窦；2 额骨；3 颞骨；4 枕骨；5 右侧大脑额叶；6 左侧大脑颞叶；7 左侧外侧裂池；8 鞍上池；9 四叠体池；10 中脑；11 小脑蚓部；12 枕叶；细黑箭头大脑镰；粗黑箭头额嵴；细白箭头视神经；粗白箭头右侧大脑中动脉

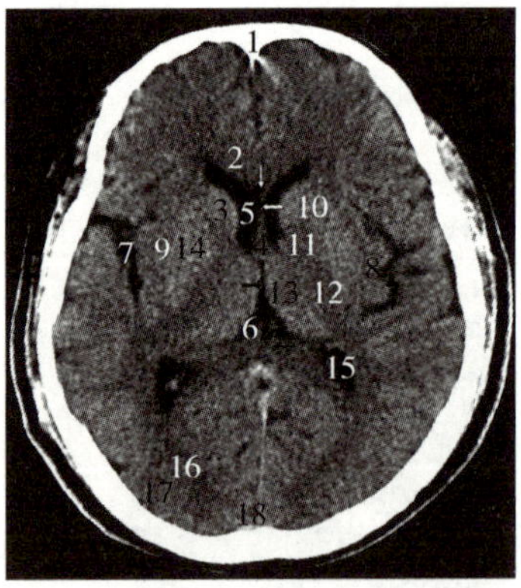

图 20－60　颅脑 CT 第三脑室上部层

1 额嵴；2 胼胝体膝部；3 尾状核头；4 穹隆体；5 右侧侧脑室前角；6 大脑大静脉池；7 右侧外侧裂池；8 左侧脑岛；9 外囊；10 内囊前肢；11 内囊膝部；12 内囊后肢；13 左侧丘脑；14 豆状核；15 左侧侧脑室三角区；16 脑白质；17 脑灰质；18 上矢状窦；细白箭头透明隔腔；粗白箭头透明中隔；粗黑箭头第三脑室上部；细黑箭头大脑大静脉

外侧裂池从大脑半球表面弯向岛叶后端，由外向内依次显示岛叶、外囊、豆状核（壳核和苍白球）、呈“＞　＜”形的内囊。第三脑室两旁有丘脑。第三脑室后方有小脑上池，其内可见到钙化的松果体以及两根前后走向的大脑大静脉。

（3）侧脑室体部层（图20－61） 同时显示大脑额叶、颞叶和枕叶。两侧枕叶间被大脑镰分隔。左、右侧脑室体部位于中线两旁，以内含脉络丛球为标记，其间有透明中隔。两侧脑室体部前、后端分开，其间分别为胼胝体膝部和胼胝体压部。后部可见部分侧脑室后角与侧脑室体部相连。

2. 增强 颅脑CT增强扫描，动脉期，脑动脉强化最明显，呈高密度血管影。脑室内的脉络丛球、大脑半球之间的大脑镰、小脑天幕、脑灰质、脑白质等均有不同程度的强化。

鞍上池层面（图20－62）清晰显示增强的脑底动脉环。在两前外侧角处，有圆形或椭圆形的颈内动脉重叠影，密度最高。由颈内动脉向前分出大脑前动脉，在前角处两大脑前动脉由前交通动脉相互贯通。颈内动脉向外分出大脑中动脉，走行在外侧裂池内，并发出分支。后角处有基底动脉的末端，向两侧分出左右两支大脑后动脉，分布到两个后外侧角内。在颈内动脉和大脑后动脉之间有后交通动脉相互贯通。在两大脑前动脉之间有视交叉、垂体柄等。

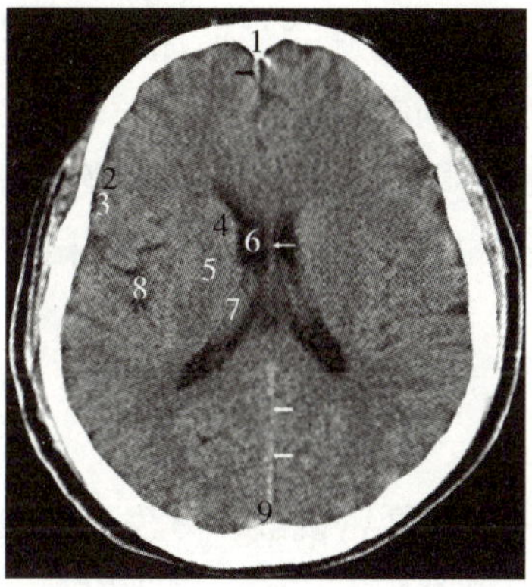

图20－61 颅脑CT侧脑室体部层

1额嵴；2脑回；3脑沟；4尾状核头；5右侧内囊；6右侧侧脑室体部；7脉络丛球；8外侧裂池；9上矢状窦；粗黑箭头大脑镰前部；细白箭头透明中隔；粗白箭头大脑镰后部

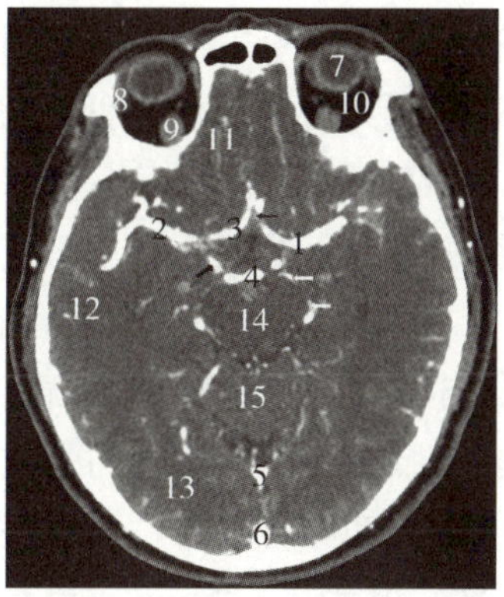

图20－62 颅脑CT增强扫描鞍上池层

1左侧颈内动脉；2右侧大脑中动脉；3右侧大脑前动脉；4基底动脉；5下矢状窦；6直窦；7玻璃体；8外直肌；9上直肌；10球后脂肪；11大脑额叶；12大脑颞叶；13枕叶；14中脑；15小脑蚓部；细黑箭头前交通支；粗黑箭头后交通支；粗白箭头大脑后动脉

（二）头部病变表现

颅内常见的病变如颅内血肿、脑血管病、脑肿瘤等非常适合于CT检查。

1. 颅内血肿 按血肿所在部位可将其分为硬膜外血肿、硬膜下血肿和脑内血肿等（图20－63）。CT检查对血肿的定性和定位非常准确，为其首选的检查项目。

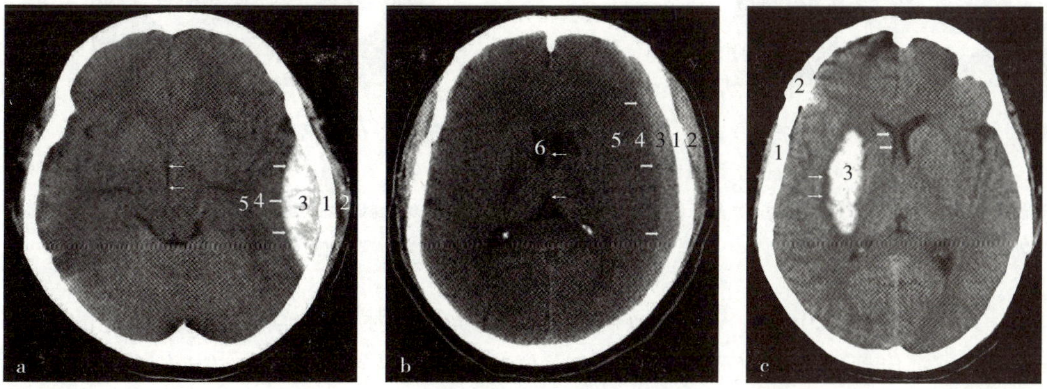

图20－63 颅内血肿CT

a. 硬膜外血肿 1左侧颞骨；2软组织肿胀；3血肿呈梭形；4脑灰质；5脑白质；粗白箭头血肿内侧缘；细白箭头第三脑室下部

b. 硬膜下血肿 1左侧颞骨；2软组织肿胀；3血肿呈新月形；4脑灰质；5脑白质；6侧脑室前角；粗白箭头血肿内侧缘；细白箭头中线结构移向对侧

c. 脑内血肿 1颞骨；2骨折修补术后；3血肿；细白箭头血肿周围水肿带；粗白箭头侧脑室前角受压变形

（1）硬膜外血肿　位于颅骨内板下方，呈局限性梭形或凸透镜形均匀高密度影。一般范围不大，不跨颅缝。邻近的脑表面轻微受压，但边缘光滑锐利。

（2）硬膜下血肿　也位于颅骨内板下方，但呈新月形或镰刀形均匀高密度影。而且范围通常较广，可超越颅缝，占位效应明显。

（3）脑内血肿　为位于脑内的圆形或不规则形均匀高密度影，直径 >2cm。急性期的脑内血肿，周围可有低密度水肿区，并伴有占位效应。慢性期后的血肿密度逐渐降低，4 周后可变成低密度软化灶。

如果颅脑外伤后，脑内仅有边界清楚的大片低密度脑水肿区，或其中伴有高密度的出血灶，但出血灶 <2cm 者，称为脑挫裂伤。

2. 脑血管病　又称为脑卒中，中医则称为脑中风。主要包括缺血性如脑梗死和出血性如脑出血等。

（1）脑梗死　CT 平扫（图 20－64），在发病后 6～24 小时内仅少数病例出现边界不清的稍低密度灶，大部分病例在 24 小时后方可见边界清楚的低密度灶。如果大脑中动脉起始段闭塞，可在大脑中动脉供血的脑部形成尖向内的楔形低密度灶，一般下面的层面脑水肿范围较小。脑灰质和脑白质同时水肿，边界较清晰而且规则。发病后 1～2 周，低密度脑梗死病灶最明显，边界更加清晰。发病后 2～3 周，因肉芽组织增生，脑梗死病灶可变成等密度或稍高密度，边缘也欠清晰，称为“模糊效应”。发病后 4～5 周，脑梗死灶可囊变，呈脑脊液密度。

CT 增强扫描，一般在脑梗死发病后 5～6 天病灶内就可有强化。2～3 周后强化最明显，可持续 1 个月或更久。多数脑梗死灶为不均匀强化。

如果脑内细小动脉阻塞，CT 平扫表现为脑白质内的圆形或卵圆形低密度灶。好发于内囊（图 20－65），边缘不清，常为 5～15mm 或更小，称为腔隙性脑梗死。24 小时内 CT 平扫常难以显示，<10mm 的病灶在发病后 1 周内亦很难发现，MRI 检查效果最佳。3～4 周后有囊性变时，显示为圆形或卵圆形的低密度灶。

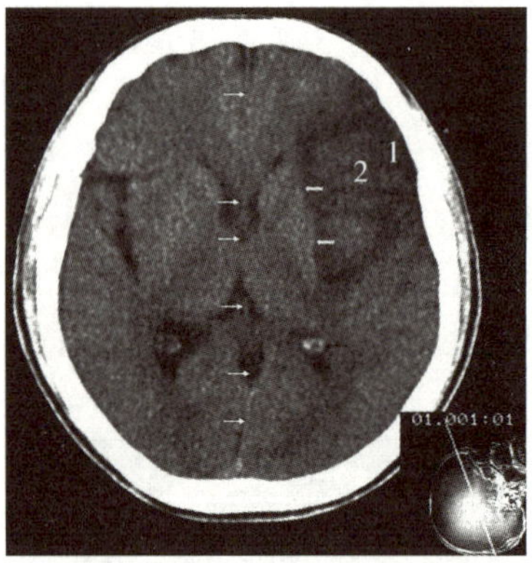

图 20－64　脑梗死 CT 平扫

1 脑灰质水肿；2 脑白质水肿；粗白箭头梗塞灶内侧缘平直；细白箭头中线结构向对侧移位；细黑箭头左侧侧脑室三角区脉络丛球钙化

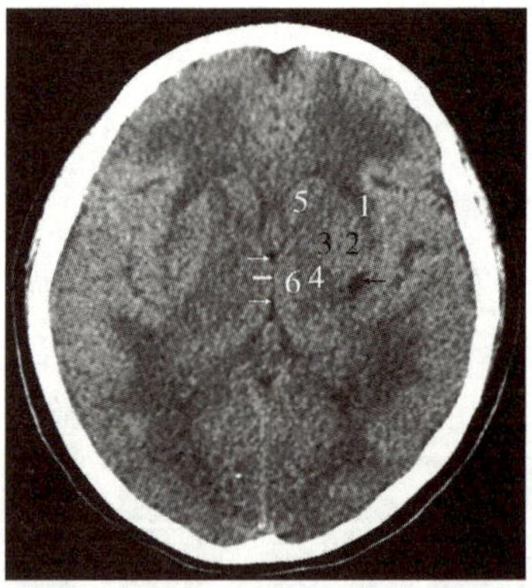

图 20－65　腔隙性脑梗死 CT 平扫

1 左侧外囊；2 壳核；3 苍白球；4 内囊后肢；5 尾状核头；6 丘脑；细黑箭头卵圆形梗塞灶；细白箭头第三脑室下部；粗白箭头丘脑侧块

（2）脑出血　CT 表现（图 20－66）与出血病程有关。新鲜血肿为脑实质内边缘清楚的高密度病灶。2～3 天后，血肿周围出现低密度的水肿带，可有占位效应，可持续 1 个月。约 1 周后，血肿开始吸收，高密度灶呈向心性缩小，边缘不清，周围低密度带增宽。约 4 周后，血肿变成低密度灶。2 个月后形成低密度囊腔。

脑内血肿破入脑室引起脑室密度增高，量大者可显示脑室铸形（图 20－67）。血肿破入蛛网膜下隙，则形成蛛网膜下隙出血（图 20－68），在发生后的几天内 CT 扫描很容易发现，但在出血 1 周以后很难检出。主要表现为脑沟和脑池内较广泛的高密度影。出血量越多密度越高，出血量少也难以发现。

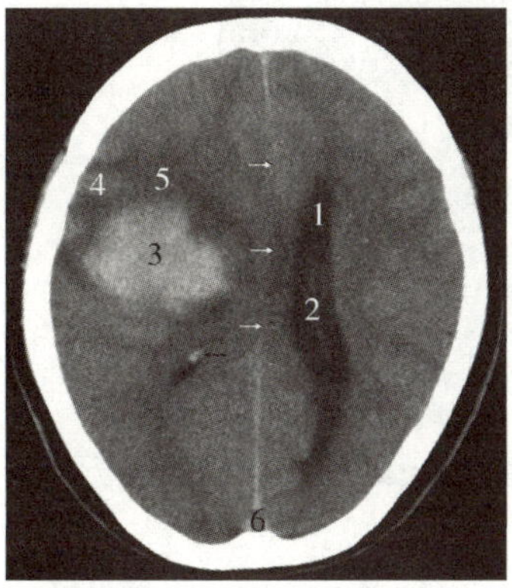

图 20－66　脑出血 CT

1 左侧侧脑室体部；2 脉络丛球；3 血肿；4 脑回；5 脑白质水肿带；6 上矢状窦；细白箭头中线结构移位；细黑箭头脉络丛球钙斑

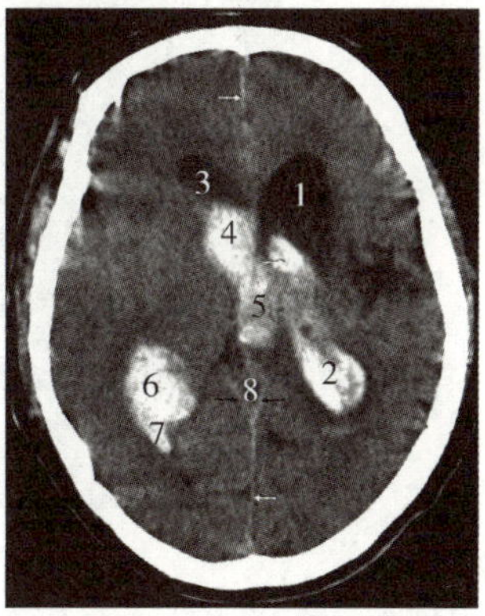

图 20－67　脑出血脑室铸形 CT

1 左侧侧脑室前角；2 左侧侧脑室三角区积血；3 右侧侧脑室前角；4 前角积血；5 第三脑室积血；6 右侧侧脑室三角区积血；7 右侧侧脑室后角积血；8 小脑上池；细白箭头大脑镰；细黑箭头小脑天幕

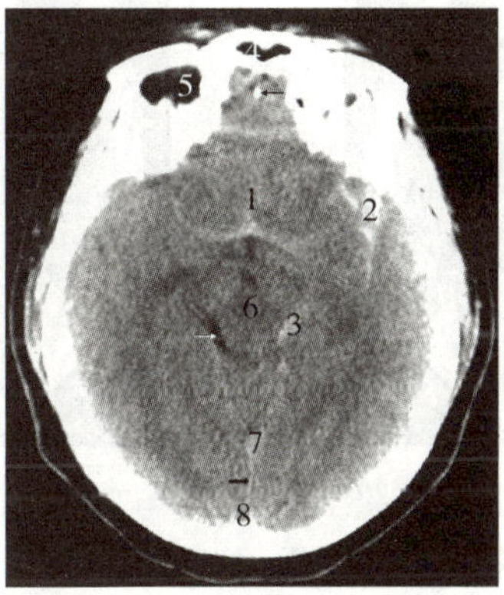

图 20－68　蛛网膜下隙出血 CT

1 前部大脑镰增宽；2 外侧裂池积血；3 左侧四叠体池积血；4 额窦；5 眶窝；6 中脑；7 下矢状窦；8 上矢状窦；细黑箭头鸡冠；细白箭头右侧四叠体池；粗黑箭头后部大脑镰

3. 脑肿瘤　CT 检查对观察脑肿瘤钙化的效果最佳。

（1）脑胶质细胞瘤（图 20－69）　位于脑灰、白质交界处，呈低密度或等密度或低、等混合密度。发现时常较大，边界不清，形态不规则。瘤内常有坏死囊变，可有出血。瘤内易出现条索状钙化灶。瘤周可有低密度、不规则的脑水肿区，有明显的占位效应。增强多表现为边界较清楚的不均匀强化，也有呈不规则环状强化，有“瘤壁结节”形成为其特征。

（2）脑膜瘤（图 20－70）　起源于脑膜，位于颅与脑之间，多呈圆形或卵圆形。因瘤内富含沙粒样钙化，所以常表现为均匀的略高密度或等密度灶。边缘多光滑、清晰锐利，有明显的占位效应。增强时肿瘤多为明显均匀强化。

（3）颅咽管瘤（图 20－71）　常位于鞍上池区，为单个或多个圆形、卵圆形或分叶状病灶。其内为较均匀的囊性低密度或等密度或混合密度，CT 值 17～27Hu。囊壁可有弧形钙化，实质内钙化则呈斑点状。增强时，囊壁呈环状或多环状强化。

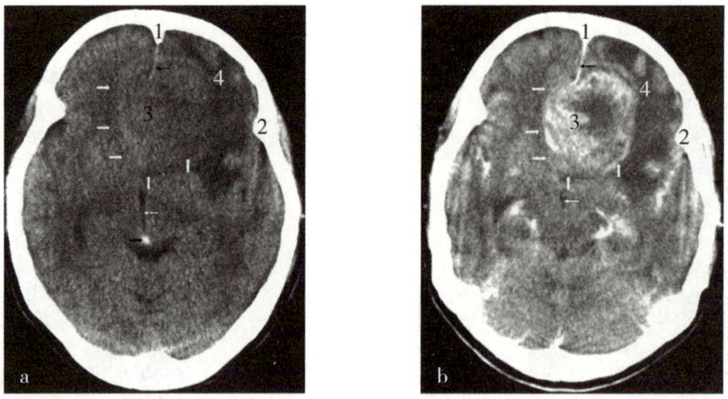

图 20－69　脑胶质细胞瘤 CT

a. 平扫　1 额嵴；2 蝶骨嵴；3 肿瘤呈等密度；4 瘤周水肿灶；细黑箭头大脑镰移位；细白箭头第三脑室移位；粗白箭头边界模糊；粗黑箭头松果体钙斑移位

b. 增强　1 额嵴；2 蝶骨嵴；3 肿瘤不规则强化；4 瘤周水肿灶；细黑箭头大脑镰移位；细白箭头第三脑室移位；粗白箭头肿瘤有明显占位效应

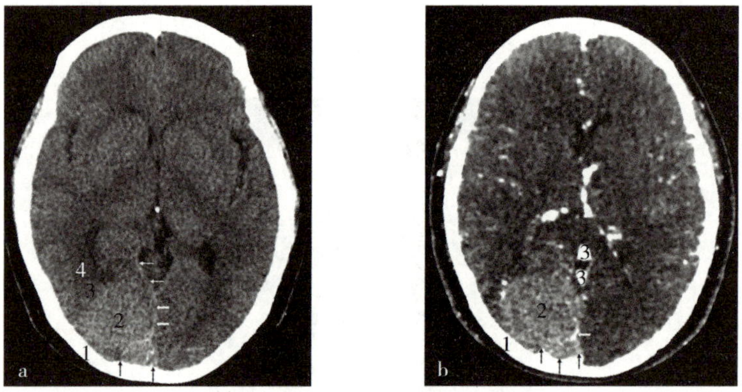

图 20－70　脑膜瘤 CT

a. 平扫　1 枕骨；2 肿瘤呈较高密度；3 脑灰质受压；4 脑白质受压；细黑箭头邻近的枕骨增厚；细白箭头小脑天幕增厚；粗白箭头肿瘤与大脑镰连在一起

b. 增强　1 枕骨；2 肿瘤明显均匀强化；3 下矢状窦；细黑箭头邻近的枕骨呈火山口状；粗白箭头脑膜尾征

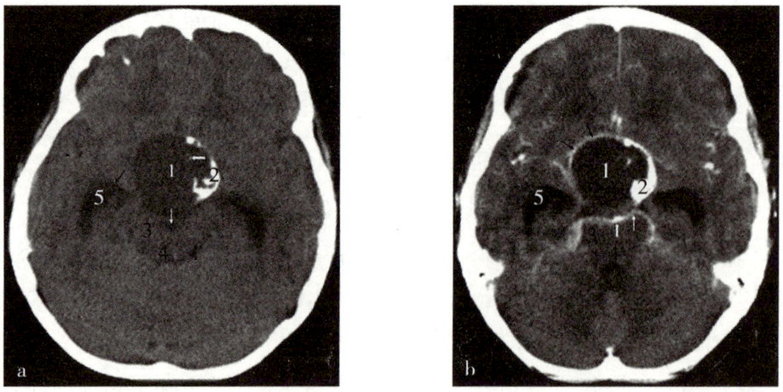

图 20－71　颅咽管瘤 CT

a. 平扫　1 瘤体低密度；2 壁呈弧形钙化；3 大脑脚；4 四叠体；5 右侧侧脑室三角区；细黑箭头侧脑室三角区移位；细白箭头基底动脉后移；粗白箭头瘤内钙化点

b. 增强　1 瘤体不强化；2 壁呈弧形钙化；3 大脑脚；4 四叠体；5 右侧侧脑室三角区；细黑箭头瘤明显呈壁弧形强化；细白箭头左侧大脑后动脉；粗白箭头基底动脉移位

（4）脑转移瘤（图20－72）多位于脑的灰质和白质交界处，呈低密度、高密度或等密度灶，常有明显的大范围脑水肿。增强瘤体有不同程度的强化，能显示更多的转移灶。

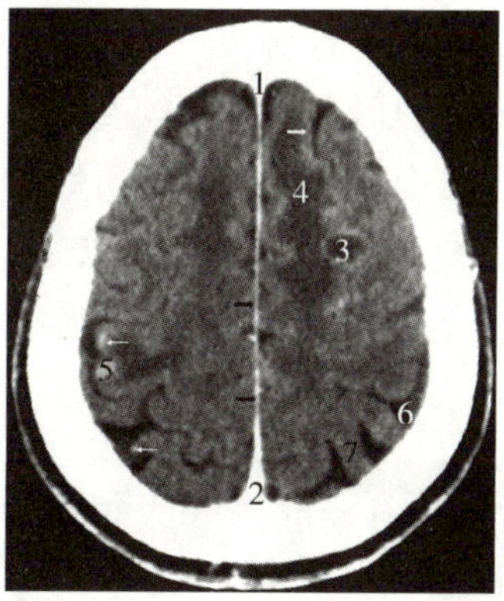

图20－72　脑转移瘤CT

1上矢状窦前部；2上矢状窦后部；3环形转移灶；4瘤周水肿；5结节型转移灶；6脑沟；7脑回；粗黑箭头大脑镰；细白箭头粟粒状转移灶；粗白箭头脑灰质

二、胸部CT应用

（一）胸部CT正常表现

胸部CT检查常规在肺窗和纵隔窗两种窗位上观察。

1. 肺窗　胸廓和纵隔皆呈白色，主要显示气管、支气管及其分支，肺纹理分布，肺组织详细信息等，可用于肺的分叶和分段。如果肺动脉分支以及与其伴行的细支气管呈圆形，提示其上下走向。薄层扫描，可以清晰显示叶间裂。如果胸部CT扫描的层面刚好平右肺水平裂，其上、下方分别为右肺上、中叶的边缘，表现为一片无或有很少肺纹理的肺野，称为右肺中叶窗（图20－73）。

2. 纵隔窗（图20－74）　肺野全部呈黑色，胸廓和纵隔软组织层次分明。用于观察胸廓和纵隔内结构，胸部病变的密度、钙化、纤维化、与周围软组织关系等。

3. 增强　在纵隔窗上观察，主要显示纵隔内心脏各腔，大血管及其分支。可用于显示胸部病变血供情况等。如果用双源CT扫描，可重建冠状动脉（图20－75），观察冠状动脉走向、位置、形态、管腔大小等。

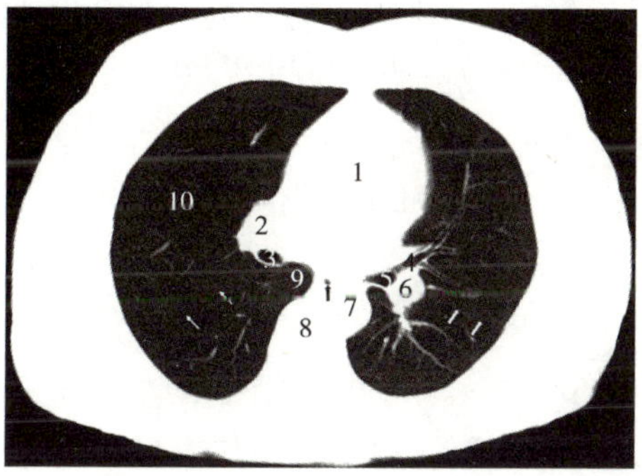

图20－73　右肺中叶窗CT

1心脏；2右肺门血管；3右侧中间段支气管；4左上叶支气管；5左下叶支气管；6左肺门血管；7胸主动脉；8胸椎；9奇静脉食管窝；10右肺中叶窗；粗黑箭头食管；细白箭头右侧斜裂；粗白箭头左侧斜裂

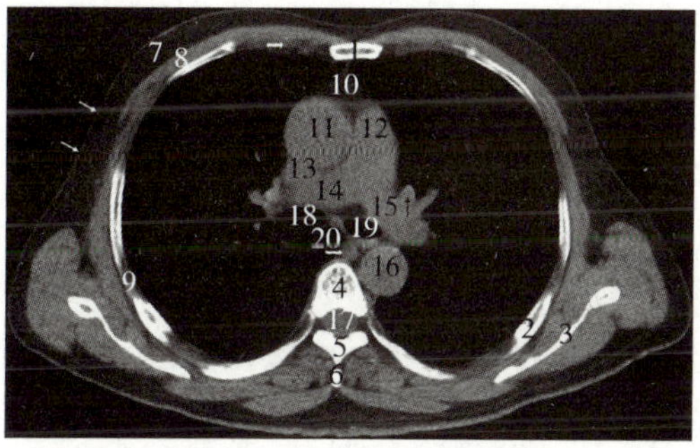

图20－74　胸部纵隔窗CT

1胸骨；2左侧肋骨；3左侧肩胛骨；4胸椎椎体；5椎弓板；6棘突；7皮下脂肪；8胸大肌；9肋间肌；10心前间隙；11升主动脉；12主肺动脉；13上腔静脉；14右肺动脉；15左肺动脉；16降主动脉；17椎管内容物；18右主支气管；19左主支气管；20奇静脉食管窝；粗白箭头奇静脉；细白箭头右侧皮肤；细黑箭头左上肺静脉

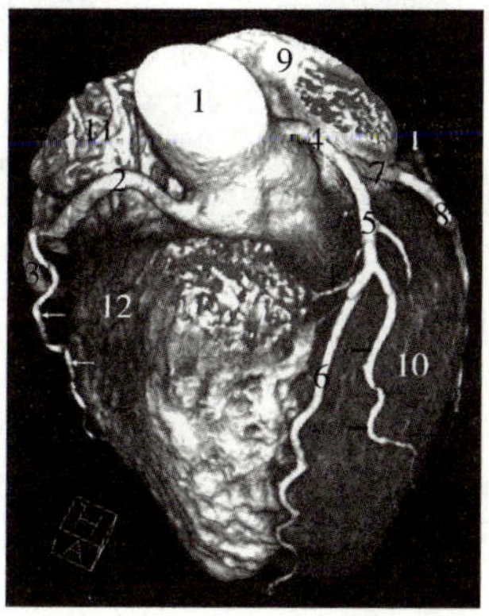

图20－75　双源CT冠状动脉重建

1升主动脉；2右冠状动脉；3右旋支；4左冠状动脉；5左前降支；6前室间支；7左旋支；8左室缘支；9左心房；10左心室；11右心房；12右心室；粗黑箭头左室前支；细黑箭头左动脉圆锥支；粗白箭头后室间支；细白箭头右室缘支

（二）胸部病变 CT 表现

1. 肺炎 肺窗肺野内呈斑片状雾样密度增高影，边缘模糊，近叶间裂处边缘整齐。

（1）大叶性肺炎（图 20－76） 病变局限于一个肺段或肺叶内。较高密度的炎性渗出范围与所在肺段或肺叶的形态相符。较高密度炎性渗出灶中常显示在其中的支气管及其分支，称为含气支气管征。提示是肺内渗出灶，不是增殖灶。

（2）小叶性肺炎（图 20－77） 病变分散在两肺中下野内中带，呈多个小斑片渗出影，多处病灶可相互融合。如果经过正规抗感染治疗不见好转，当与肺泡细胞癌相鉴别。

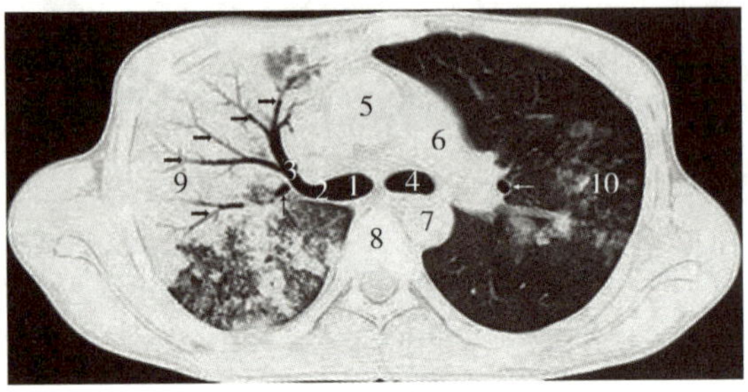

图 20－76 大叶性肺炎 CT

1 右主支气管；2 右上叶支气管；3 右上叶前段支气管；4 左主支气管；5 升主动脉；6 主肺动脉；7 降主动脉；8 胸椎；9 肺实变；10 雾状渗出影；粗黑箭头含气支气管征；细黑箭头右上叶后段支气管；细白箭头左肺上叶尖后段支气管

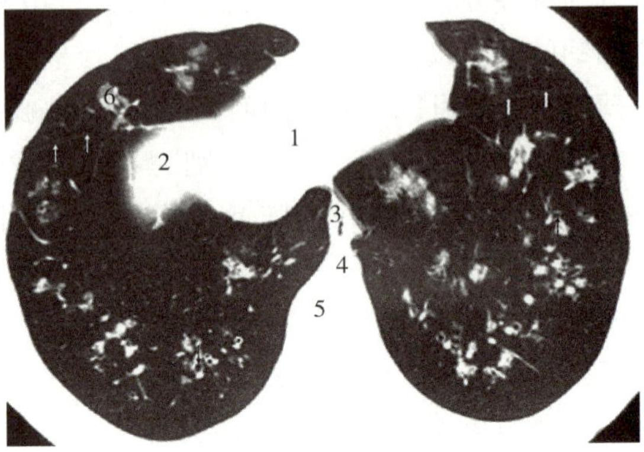

图 20－77 小叶性肺炎 CT

1 心脏；2 右膈顶；3 食管；4 降主动脉；5 胸椎；6 肺内散在多发的小斑片影；细白箭头右肺斜裂。粗白箭头左肺斜裂；细黑箭头增粗的小支气管

2. 肺结核 病理变化以渗出和增殖为主，常伴有肺空洞形成、钙化和纤维化。

（1）渗出性病灶 也呈小斑片状密度增高影，但好发于肺的上部层面，常为多发灶，不受叶的限制。

（2）增殖性病灶（图 20－78） ＜1cm 的增殖灶称为小结节，1～3cm 为大结节，＞3cm 称为结核球。结核球内常有干酪样坏死及钙化，周围有大量纤维增生，边缘清晰、规则，纵隔窗显示较好。

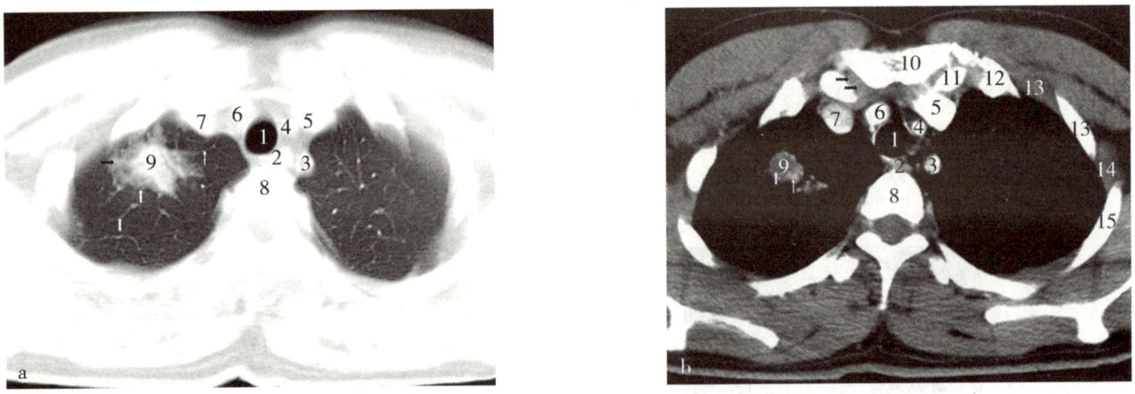

图 20－78 结核球 CT

a. 肺窗 1 气管；2 食管；3 左锁骨下动脉；4 左颈总动脉；5 左颈总静脉；6 右头臂干动脉；7 右颈总静脉；8 胸椎；9 高密度结核球；细白箭头纤维索条影；粗白箭头边缘毛糙肺纹理增粗；粗黑箭头周围有渗出灶

b. 增强纵隔窗 1 气管；2 食管；3 左锁骨下动脉；4 左颈总动脉；5 左颈总静脉；6 右头臂干动脉；7 右颈总静脉；8 胸椎；9 球内密度不均匀；细白箭头点状钙化；粗白箭头肉芽组织；粗黑箭头右侧胸锁关节

（3）干酪性肺炎（图 20－79）　干酪样坏死病灶多局限于一个肺段或一个肺叶，呈大片状密度增高影。纵隔窗显示其内有不规则钙化斑点，病灶内夹有多发大小不等的虫噬样空洞（无壁空洞）为其特征性表现。

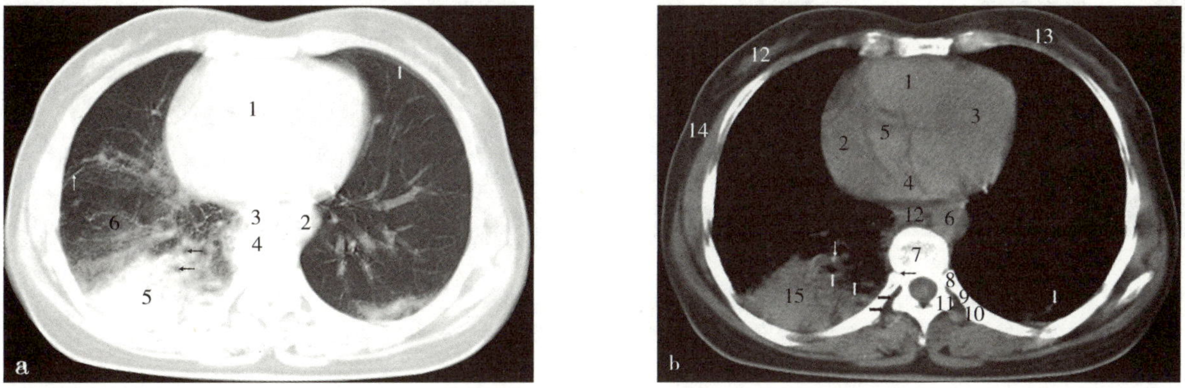

图 20－79　干酪性肺炎 CT

a. 肺窗　1 心脏；2 降主动脉；3 食管；4 胸椎；5 肺实变；6 雾状渗出；细白箭头纤维索条影；粗白箭头胸膜反应性增厚；细黑箭头虫噬样空洞

b. 纵隔窗　1 右心室；2 右心房；3 左心室；4 左心房；5 升主动脉；6 降主动脉；7 胸椎；8 肋骨小头；9 肋骨颈；10 肋结节；11 横突；12 乳腺腺体；13 乳腺脂肪；14 皮下脂肪；15 肺实变影；细白箭头点状钙化灶；粗白箭头虫噬样空洞

（4）结核性空洞（图 20－80）　纵隔窗观察效果较好，通常为多发的圆形空洞，内壁光滑。洞内即使含液体，量也较少，周围常伴有钙化灶和纤维索条。洞壁厚度＜3mm 者，为薄壁空洞，最多见。洞壁厚度＞3mm 者，为厚壁空洞，其特点是洞心偏向支气管这一侧。

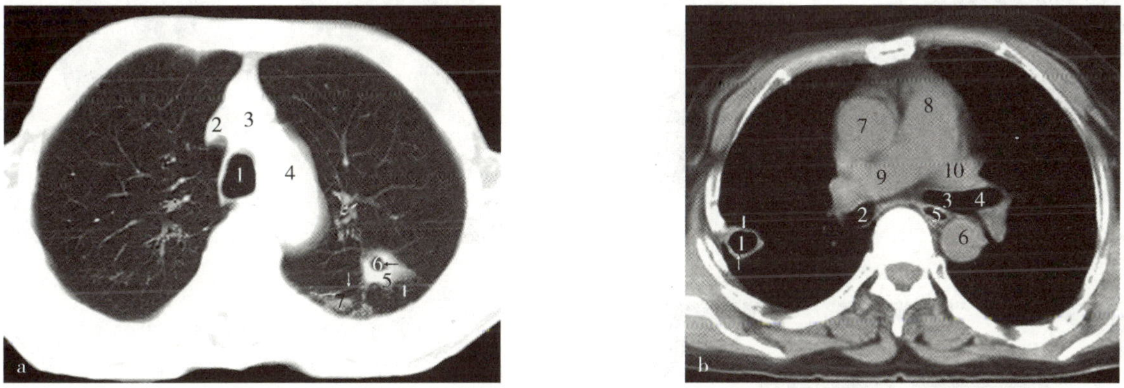

图 20－80　结核性空洞 CT

a. 肺窗　1 气管；2 上腔静脉；3 升主动脉；4 主动脉弓；5 厚壁；6 洞心偏纵隔侧；7 雾状渗出；细白箭头纤维索条影；粗白箭头边缘模糊；细黑箭头内壁光滑

b. 纵隔窗　1 中心性空洞；2 右主支气管；3 左主支气管；4 左上叶支气管；5 食管；6 降主动脉；7 升主动脉；8 主肺动脉；9 右肺动脉；10 左肺动脉；细白箭头内壁光滑；粗白箭头边缘清晰整齐

3. 肺癌　肺窗观察周围肺组织变化、邻近胸膜的改变。纵隔窗观察肿瘤与支气管、胸膜的关系，内部密度变化等。增强显示其血供情况。

（1）中心型肺癌（图 20－81）　CT 直接显示癌组织与支气管的关系。①从管壁突向管腔内的软组织肿块，表面常凹凸不平；②癌组织包绕支气管，致其变形、变窄、阻塞；③沿支气管壁浸润，引起管壁不规则增厚，管腔狭窄或梗阻。同时显示支气管阻塞综合征，即相应肺叶或肺段的阻塞性肺炎、阻塞性肺气肿、阻塞性肺不张。

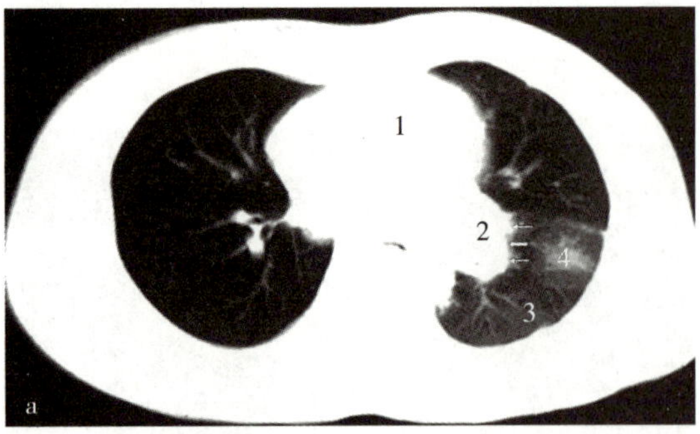

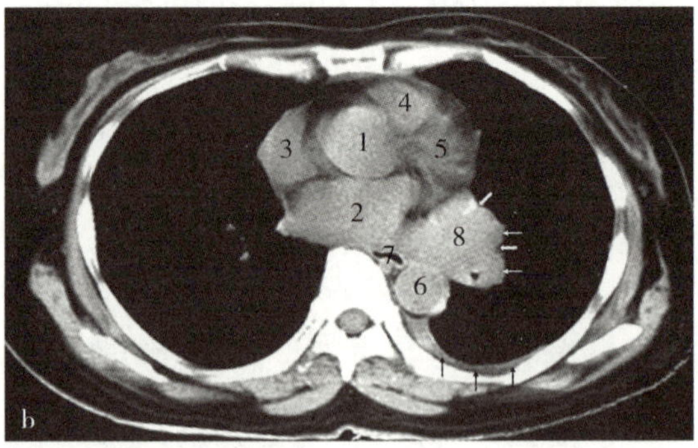

图 20－81　中央型肺癌 CT

a. 肺窗　1 心脏；2 左肺门不规则肿块；3 雾状渗出；4 斑片状肺实变影；细白箭头分叶征；粗白箭头脐样切迹

b. 纵隔窗　1 升主动脉；2 左心房；3 右心房；4 右心室；5 左心室；6 降主动脉；7 食管；8 肿块形态不规则呈较高密度；细白箭头分叶征；粗白箭头脐样切迹

（2）周围型肺癌　多表现为肺门以外肺野内的大小不等类圆形或分叶状肿块。早期病灶，可清晰显示其内小泡征。CT 薄层扫描可较好地显示胸膜凹陷征（图 20－82）：在肿块和胸壁之间有一条较高密度线者称为“鼠尾征”；如果有两条“八”字形线条称为“兔耳征”。也可以清晰地显示肿块周围有很多短细毛刺状突起，称为“毛刺征”。

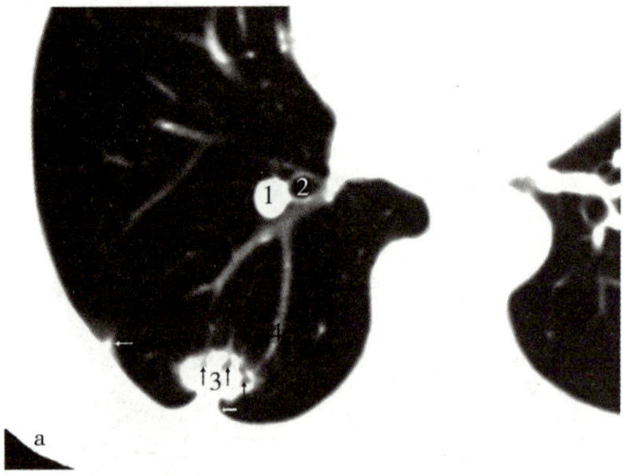

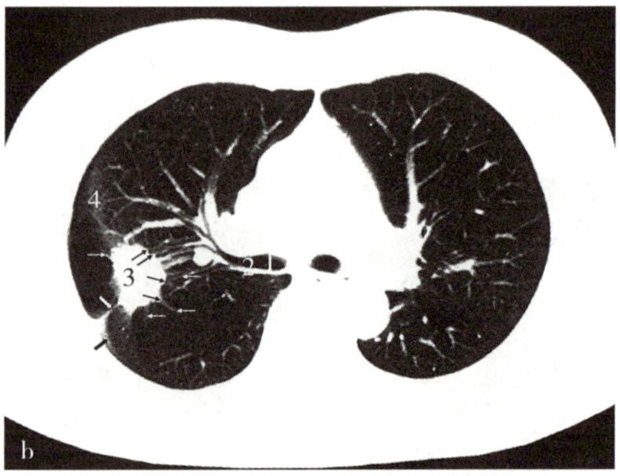

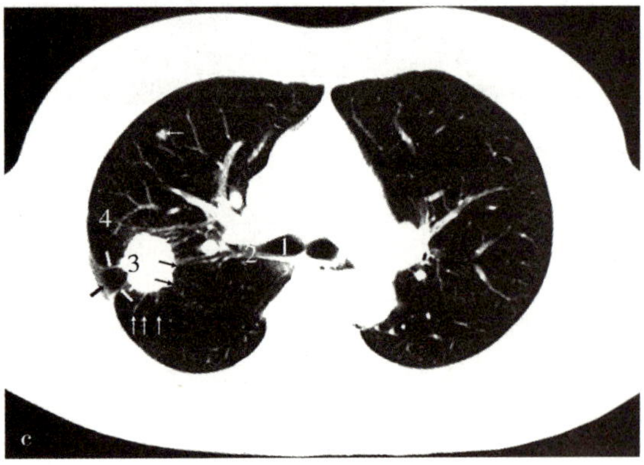

图 20－82　周围型肺癌 CT 肺窗

a. 小泡征　1 右肺下叶基底段动脉；2 右肺下叶基底段支气管；3 较高密度癌块；4 癌供血管；细白箭头周围转移灶；细黑箭头病灶内有小泡影；粗白箭头周围胸膜粘连

b. 鼠尾征　1 右主支气管；2 右肺上叶后段支气管；3 肿块；4 雾样渗出影；细白箭头毛刺征；细黑箭头边缘呈波浪状；粗白箭头鼠尾征；粗黑箭头胸膜反应性增厚

c. 兔耳征　1 右主支气管；2 右肺上叶后段支气管；3 肿块；4 雾样渗出影；细白箭头毛刺征；细黑箭头分叶征；粗白箭头兔耳征；粗黑箭头胸膜反应性增厚

（3）细支气管肺泡细胞癌（图 20－83）　结节型与周围型肺癌的病灶难以区别。弥漫型为左右肺野内散在大小不等的斑片状病灶，随病情发展逐渐增多、增大，甚至融合成肺炎样片状阴影。有时大片状阴影内也可见到含气支气管征，易误诊为大叶性肺炎。

（4）肺内转移瘤　胸片上已能确诊为转移的患者，不必再做CT或MRI检查。肺部转移瘤（图20－84）一般为多发灶，左右两侧肺野均可分布，以中、下野多见。呈圆形或椭圆形，多位于肺野周边近胸膜处，边缘清晰、光滑。较大的转移灶内也可出现空洞。如果是成骨肉瘤或软骨肉瘤的肺转移也可以有瘤内钙化灶。

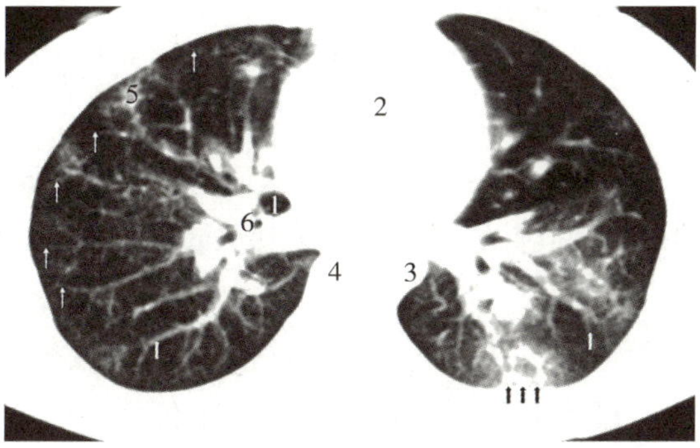

图20－83　细支气管肺泡细胞癌CT

1中间段支气管；2心脏；3降主动脉；4胸椎；5紧贴胸壁的小斑片影；6肺门增大；细白箭头肺纹理增多；粗白箭头肺纹理增粗；粗黑箭头病灶紧邻胸壁

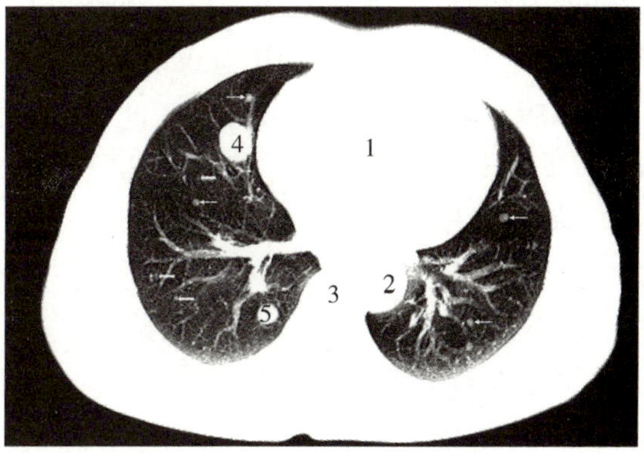

图20－84　肺内转移瘤CT

1心脏；2降主动脉；3胸椎；4右肺中叶内侧段转移瘤；5右肺下叶后段转移瘤；细白箭头粟粒状转移瘤；粗白箭头点状转移瘤

三、腹部CT应用

通过腹部CT检查可以了解腹腔脏器有没有感染性疾病，如炎症、结核、脓肿等。也可以分析肿瘤性病变的发生部位和性质，如良性肿瘤、恶性肿瘤等。还可以显示腹腔内有无脏器畸形、结石、消化道梗阻、消化道穿孔、腹腔积液、盆腔积液等。

（一）腹部CT正常表现

腹部CT检查：根据临床需要，按不同的脏器选择相应的扫描方法。空腹饮水或饮用造影剂后检查，按照脏器观察（图20－85）。

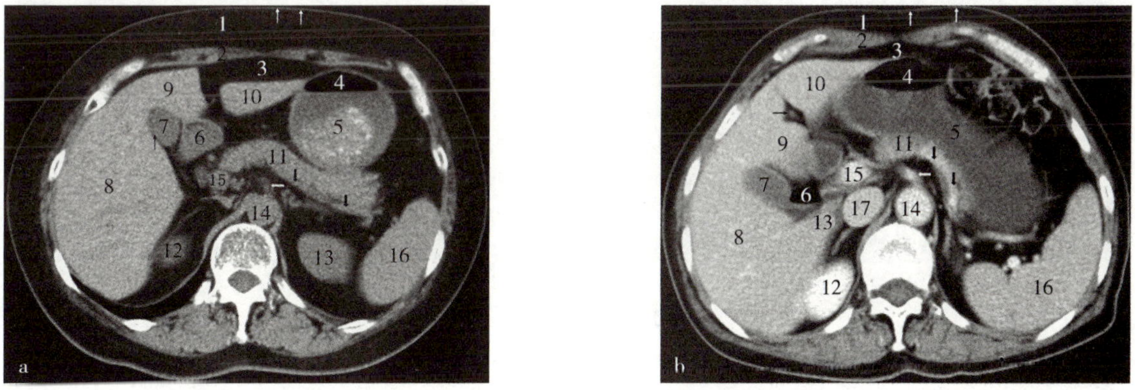

图20－85　腹部正常CT

a. 餐后平扫　1皮下脂肪层；2腹直肌；3腹腔脂肪；4胃泡；5胃内容物；6十二指肠球；7胆囊；8肝右叶；9肝方叶；10肝左叶；11胰腺；12右肾上极；13左肾上极；14腹主动脉；15肠系膜上静脉；16脾脏；细白箭头腹部皮肤；细黑箭头肝胆分界；粗白箭头腹腔干动脉；粗黑箭头脾静脉

b. 饮水后增强　1皮下脂肪层；2腹直肌；3腹腔脂肪；4胃泡；5胃体；6十二指肠球；7胆囊；8肝右叶；9肝方叶；10肝左叶；11胰腺；12右肾上极；13肝尾状叶；14腹主动脉；15肠系膜上静脉；16脾脏；17下腔静脉；细白箭头腹部皮肤；细黑箭头肝圆韧带；粗白箭头腹腔干动脉；粗黑箭头脾静脉

1. 肝脏 边缘光滑、锐利，密度均匀，CT 值为 65 HU ±10HU，比脾脏略高。不同切面上各肝脏的大小和形状也有所不同。在第一肝门层面，可显示肝门部的胆囊颈部、门静脉主干和肝管等。在肝的左、右纵裂之间，肝门的前方为肝方叶，肝门后方为肝尾状叶。

2. 胆囊和胆道 胆囊呈卵圆形、圆形，边界清楚，壁厚度在 3mm 以内。胆囊内含胆汁，密度低于邻近肝组织，CT 值为 0～20HU。正常肝内、外胆管看不清，只有扩张时才能显示。

3. 胰腺 呈弓形条带状软组织密度影，位于胃体部的后方，紧贴脾静脉之前缘。密度均匀，CT 值为 40HU ±10HU。增强扫描，胰腺组织明显均匀强化。

4. 脾脏 呈新月状，位于左季肋部。密度均匀，略低于肝脏，略高于胰腺，CT 值为 45HU ±5HU。脾脏 CT 切面上的大小是用肋单元来衡量的，同一层面上 1 个肋间隙或 1 根肋骨断面长度称为 1 个肋单元。正常脾脏外缘最大不超过 5 个肋单元。

5. 肾脏及肾上腺 肾脏位于脊柱两侧，呈椭圆形，或者呈开口指向内前方的马蹄形。肾实质密度均匀，CT 值为 35HU～45HU。肾盂、肾盏内的尿液呈水样密度，其周围的肾窦脂肪 CT 值为 -65HU～100HU。肾上腺在肾上极的前内侧，呈“人”字形或三角形，边缘平直或凹陷，不应呈串珠状或结节状。

6. 腹部大血管 腹主动脉位于脊柱左前方，呈圆形，其两侧为膈脚。下腔静脉位于脊柱右前方，呈扁圆形。在第二肝门层面，平扫可显示下腔静脉向前从右向左分别发出肝右静脉、肝中静脉和肝左静脉，增强扫描静脉期显示清晰。门静脉位于肝尾状叶的前方，增强扫描门静脉期则显示清晰。

（二）腹部病变 CT 表现

1. 肝硬化（图 20-86） 直接征象有：①晚期肝体积缩小，边缘凹凸不平可呈锯齿状。②肝叶比例失调，即右叶小、左叶大、尾叶大。③肝内密度不均，脂肪变性处密度减低。再生结节则密度增高，很难与癌性病灶鉴别。间接征象有：脾肿大、门静脉高压、腹水征、胆囊双壁征等。

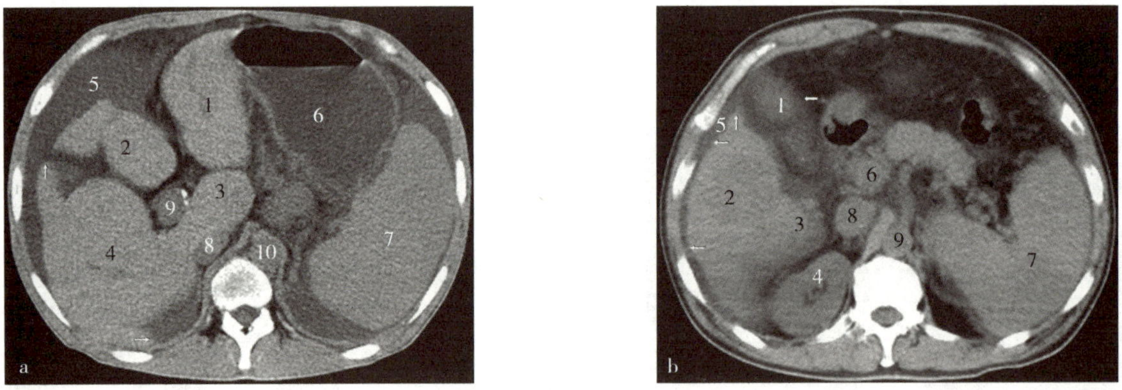

图 20-86 肝硬化 CT

a. 胃底部层面 1 肝左叶大；2 肝方叶大；3 肝尾叶大；4 肝右叶小；5 腹水；6 胃内容物；7 脾脏肿大；8 下腔静脉；9 增粗的门静脉；10 腹主动脉；细白箭头肝边缘毛糙

b. 胆囊体部层面 1 胆囊体部；2 肝右叶小；3 肝尾叶大；4 右肾；5 腹水；6 扩张的肠系膜上静脉；7 脾脏肿大；8 下腔静脉；9 腹主动脉；细白箭头肝边缘毛糙；粗白箭头胆囊壁水肿

2. 脂肪肝（图 20-87） 如果是局灶性脂肪肝，则 CT 平扫像上，肝内局部密度减低，但无占位效应。如果是弥漫性脂肪肝，CT 平扫像上，肝脏普遍性密度减低，低于脾脏，重者 CT 值可以为负值。肝内血管呈树枝状较高密度影，类似增强表现。

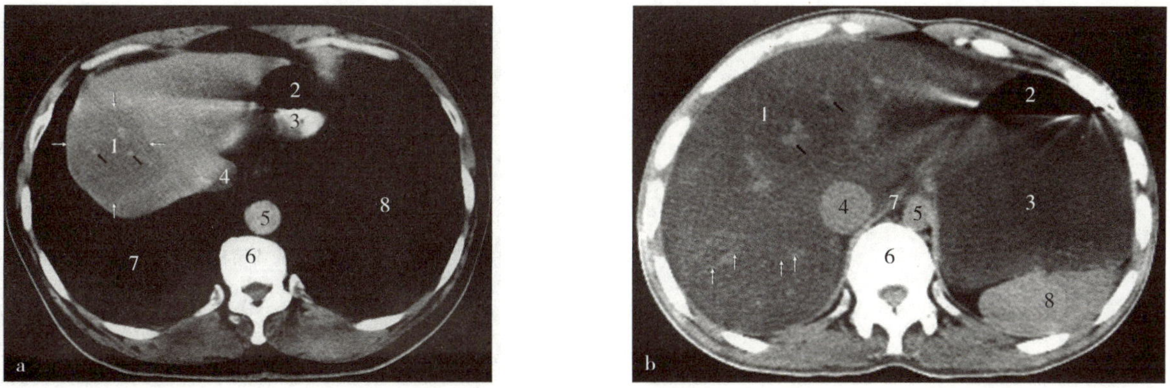

图 20－87　脂肪肝 CT

a. 局灶性脂肪肝　1 病灶低密度；2 胃泡；3 胃内容物；4 下腔静脉；5 腹主动脉；6 胸椎；7 右侧肺野；8 左侧肺野；细白箭头边缘欠清晰；粗黑箭头血管影

b. 弥漫性脂肪肝　1 病灶低密度；2 胃泡；3 胃内容物；4 下腔静脉；5 腹主动脉；6 胸椎；7 右膈脚；8 脾脏；细白箭头肝组织；粗黑箭头血管影

3. 肝囊肿（图 20－88）　为单个或多个边界清晰、光滑的圆形低密度区，呈水样密度。如果囊肿位于肝脏边缘，可明显突向肝外。

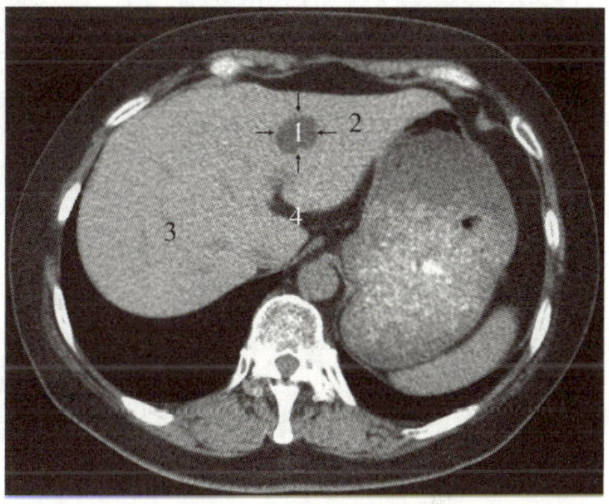

图 20－88　肝囊肿 CT

1 液体密度；2 肝左叶；3 肝右叶；4 静脉韧带裂；细黑箭头边界清晰

4. 肝海绵状血管瘤（图 20－89）　CT 平扫，为边界清楚的圆形或椭圆形较低密度区。病灶内可因血栓机化或纤维分隔而有更低密度区。增强扫描以“早出晚归”为特征，即强化早退出晚。①早期病变边缘显著强化，呈结节状或“岛屿状”，持续 2 分钟。②随着时间的延长，强化区域向中心推进，低密度区缩小。③延迟 5～10 分钟扫描，病变呈等密度。增强扫描是诊断肝海绵状血管瘤的重要方法，具有特征性表现，诊断准确率达 90% 以上。

5. 肝癌（图 20－90）　CT 平扫，多为肝内低密度占位性病灶，边缘清晰或模糊。有假包膜的肝癌，可显示周围月晕圈征。病灶较大者，其内可见更低密度的坏死区。增强扫描，以快进快出为其特征：动脉期，肿块中心明显强化；实质期，正常肝组织全部均匀强化，病灶恢复为较低密度；静脉期，病灶密度更低，显示更清晰。但血清甲胎球蛋白（AFP）明显升高，对定性诊断更有意义。

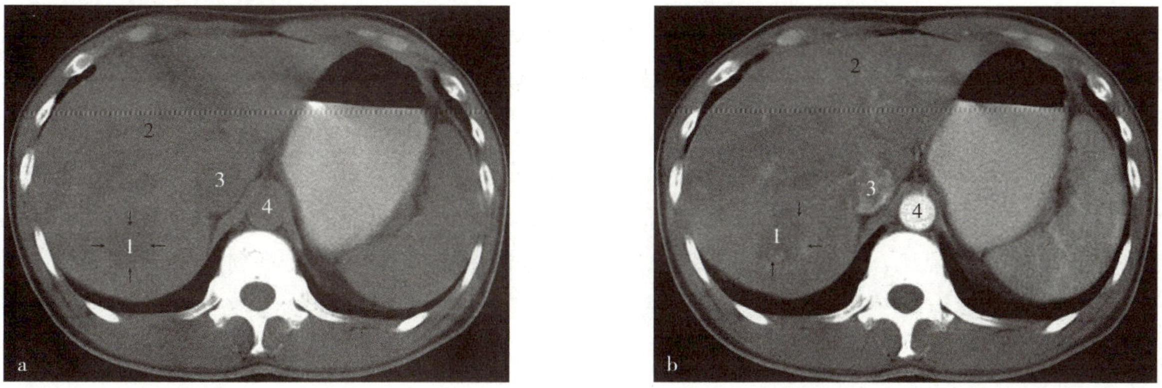

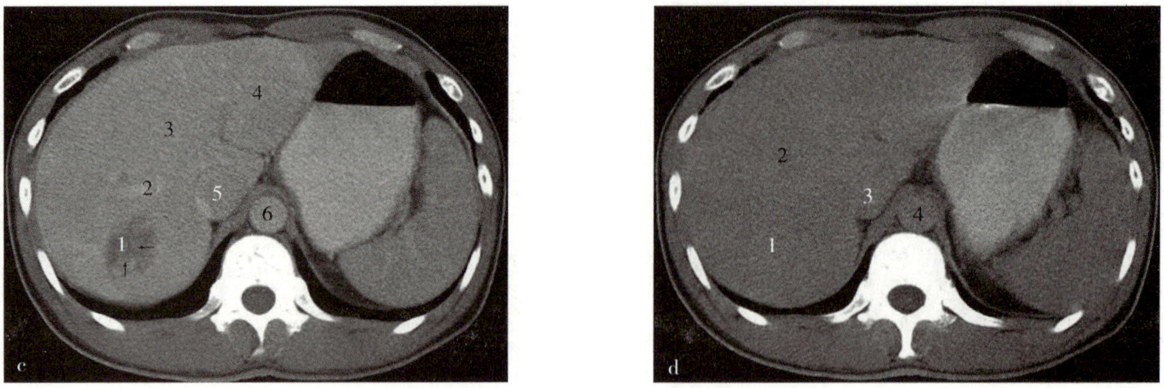

图 20－89　肝海绵状血管瘤 CT

a. 平扫　1 病灶低密度；2 肝脏；3 下腔静脉；4 腹主动脉；细黑箭头边缘不清晰

b. 动脉期　1 中心强化不明显；2 肝脏；3 下腔静脉；4 腹主动脉；细黑箭头边缘强化

c. 静脉期　1 中心密度增高；2 肝右静脉；3 肝中静脉；4 肝左静脉；5 下腔静脉；6 腹主动脉；细黑箭头向病灶中间强化

d. 延迟 8min 扫描　1 病灶等密度；2 肝脏；3 下腔静脉；4 腹主动脉

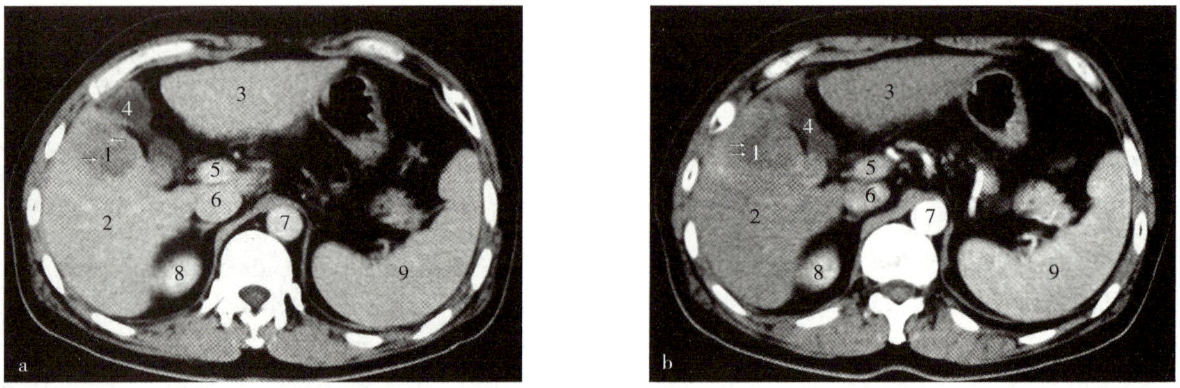

图 20－90　肝癌 CT

a. 动脉期　1 病灶不均匀强化；2 肝右叶；3 肝左叶；4 胆囊；5 门静脉；6 下腔静脉；7 腹主动脉；8 右肾；9 脾脏；细白箭头中间强化明显

b. 静脉期　1 病灶；2 肝右叶；3 肝左叶；4 胆囊；5 门静脉；6 下腔静脉；7 腹主动脉；8 右肾；9 脾脏；细白箭头中间提前引流

素质提升

肝癌是我国发病率较高的恶性肿瘤之一。目前，肝癌的治疗原则仍是以手术切除为主的综合治疗，怎样才能既完整的切除肝脏肿瘤，同时又最大程度保留正常肝组织，进而达到精准肝切除的目的？3D 打印技术的应用便极大推动了精准肝脏外科技术的发展。在 3D 技术及 CT 影像数据的支持下，重建肝脏模型并在计算机上进行模拟手术，再以模拟手术中切除的肝脏标本为基础设计切除导板，通过 3D 打印技术将导板打印出来在真实手术中起到定位作用，帮助找出与模拟手术一致的预切线，进而确定手术路径。与传统手术相比，使用 3D 打印技术后，手术更个体化、精准化、高效化。

随着人工智能、3D 打印、5G 技术等新兴技术的发展，科技正在以前所未有的方式改变我们的生活，将这些新兴技术与传统医学进行有机融合无疑将给我们的医疗行业注入新的活力。在学习工作中这种突破常规、大胆探索、勇于创造的思想观念正体现了以改革创新为核心的时代精神，这是社会主义核心价值体系的精髓之一，同时也是保证大学生成才成长的迫切需要。

6. 肝脓肿（图 20－91） 为边界清晰的圆形或椭圆形肝内低密度灶，CT 值因病程而异。如含气体，可见气液平面，即可确诊。增强扫描，以脓肿边缘呈均匀的环形强化为特征。

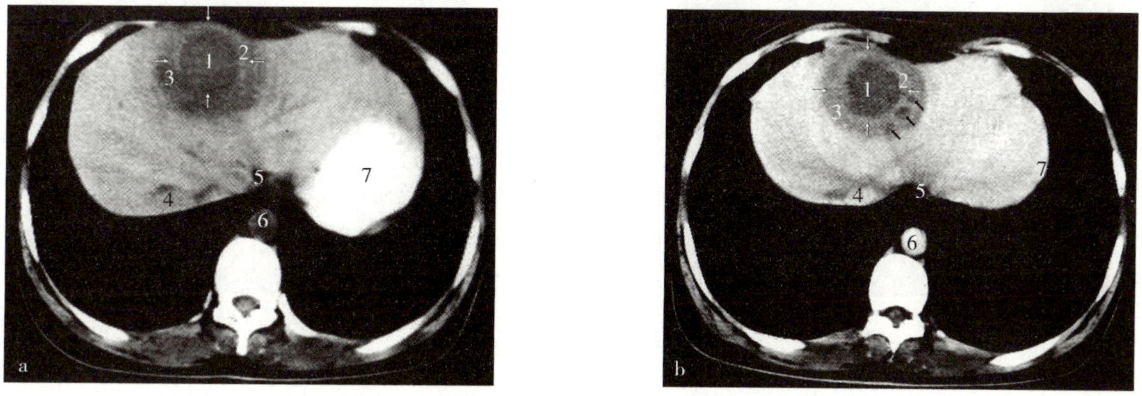

图 20－91 肝脓肿 CT

a. 平扫 1 病灶中间低密度；2 壁等密度；3 周边水肿灶；4 下腔静脉；5 食管；6 腹主动脉；7 胃底；细白箭头边界模糊

b. 增强 1 病灶中间密度更低；2 壁均匀强化；3 周边水肿灶；4 下腔静脉；5 食管；6 腹主动脉；7 左膈；细白箭头边界仍模糊；粗黑箭头周边子脓肿

7. 胆系结石 含钙盐较多的结石，X 线检查为高密度影，称阳性结石，如胆红素结石和混合结石。胆囊阳性结石 CT 平扫像上表现为（图 20－92），胆囊内形态、大小不一的高密度影，受重力影响沉在胆汁下方。胆固醇结石通常密度较低，与周围的胆汁相当，一般 CT 像上难以观察到。如果调整窗位和窗宽，可以显示比胆汁密度更低的结石影，受比重的影响浮在胆汁上方。

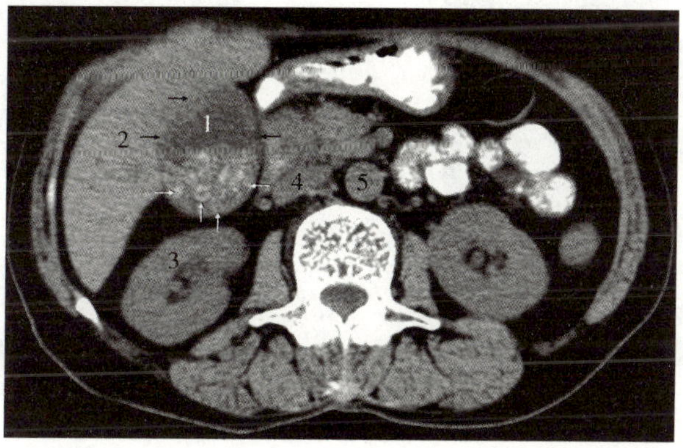

图 20－92 胆石症 CT

1 胆汁黏稠；2 肝右叶；3 右肾；4 下腔静脉；5 腹主动脉；细黑箭头胆囊壁模糊；细白箭头泥沙样结石

胆囊结石伴发胆囊炎称为胆石症，可见胆囊壁不规则增厚和钙化。胆管结石，还可见结石上方的胆管梗阻性扩张，呈低密度树枝状影。

8. 胆系癌 包括胆囊癌和胆管癌。

（1）胆囊癌 CT 平扫（图 20－93）显示胆囊壁不均匀增厚，由胆囊壁向腔内、外生长的菜花状肿块。肿块内可有点状钙化。增强扫描，肿块明显强化。

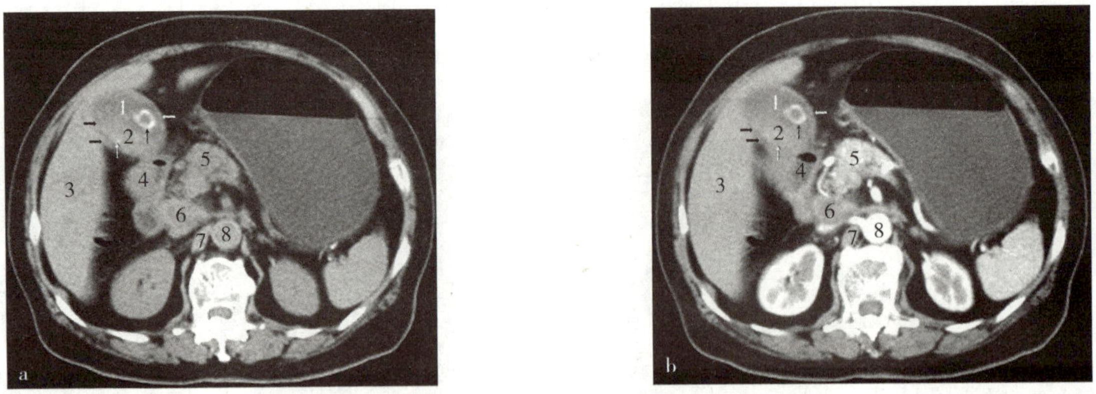

图 20－93　胆囊癌 CT

a. 平扫　1 胆汁黏稠；2 肿块；3 肝右叶；4 十二指肠球部；5 胰头；6 下腔静脉；7 右侧膈脚；8 腹主动脉；细白箭头点状钙化；细黑箭头结石；粗白箭头胆囊壁密度增高；粗黑箭头胆囊壁模糊

b. 增强　1 胆汁不强化；2 肿块不均匀强化；3 肝右叶；4 十二指肠球部；5 胰头强化；6 下腔静脉；7 右侧膈脚；8 腹主动脉；细白箭头钙化不明显；细黑箭头结石；粗白箭头胆囊壁密度增高；粗黑箭头胆囊壁仍模糊

（2）胆管癌　显示胆管内或肝门部不规则肿块，肿块上方的胆系梗阻性扩张。

9. 胰腺癌（图 20－94）　胰腺局部增大，肿块多呈等密度，边界不清。远侧胰管扩张积液。如果主胰管和胆总管同时扩张，则显示双管征，是诊断胰头癌较可靠的征象。如果胰腺癌浸润周围脂肪层，可致轮廓模糊。

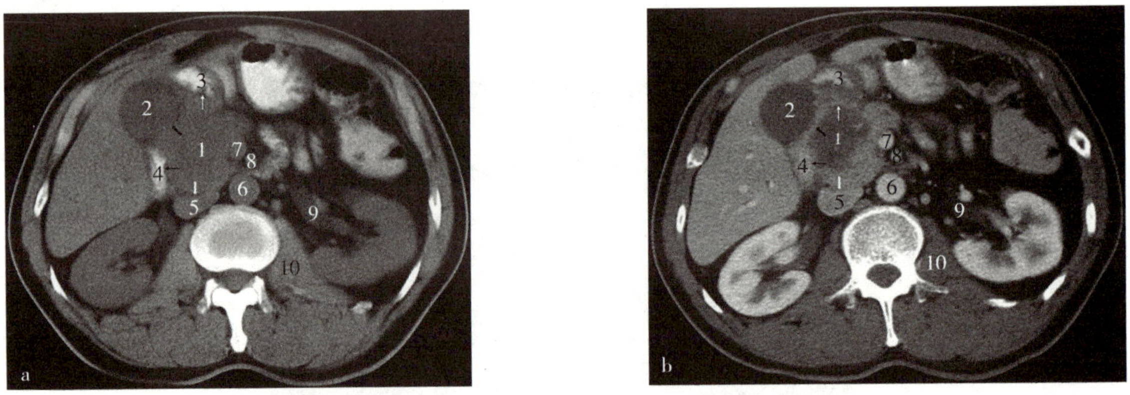

图 20－94　胰头癌 CT

a. 平扫　1 肿块呈分叶状，密度低于肝脏；2 胆囊张力高呈圆形；3 胃窦；4 十二指肠球部；5 下腔静脉；6 腹主动脉；7 肠系膜上静脉；8 肠系膜上动脉；9 左肾静脉；10 左侧腰大肌；细白箭头胃窦前移；细黑箭头十二指肠球部受压；粗白箭头下腔静脉受压；粗黑箭头胆囊受压

b. 增强　1 肿块强化不明显；2 胆囊；3 胃窦；4 十二指肠球部；5 下腔静脉；6 腹主动脉；7 肠系膜上静脉；8 肠系膜上动脉；9 左肾静脉；10 左侧腰大肌；细白箭头胃窦前移；细黑箭头十二指肠球部受压；粗白箭头下腔静脉受压；粗黑箭头胆囊受压

10. 胰腺炎　急性胰腺炎（图 20－95），胰腺肿大、变形和边缘模糊，周围出现不规则低密度渗出影。但血、尿淀粉酶升高，对定性诊断更有意义。

慢性胰腺炎（图 20－96），胰腺萎缩，变形，钙化，胰管内可有结石伴远侧胰管扩张，假性囊肿形成等。

11. 肾囊肿（图 20－97）　通常发生在肾实质内，呈圆形或类圆形的低密度区，CT 值为 6～18HU。多为单发病灶，边缘清晰。

12. 肾细胞癌（图 20－98）　多位于肾实质内，呈圆形或分叶状，边缘不规则。透明细胞癌常为较

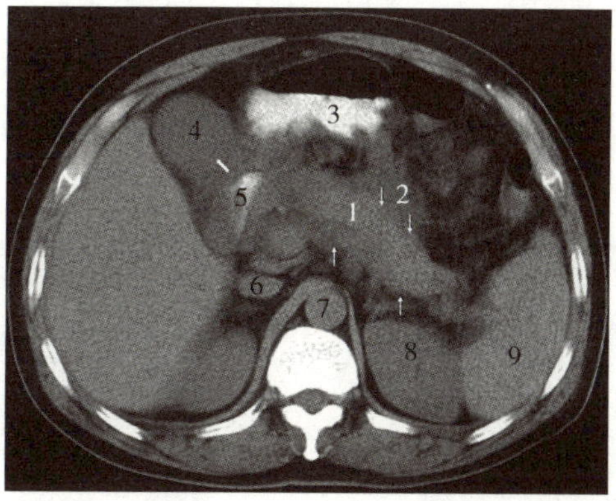

图 20－95　急性胰腺炎 CT

1 胰腺肿大；2 周围渗出；3 胃；4 胆囊；5 十二指肠；6 下腔静脉；7 腹主动脉；8 左肾；9 脾脏；细白箭头边缘模糊；粗白箭头与胆囊分界不清

低密度灶，而颗粒细胞癌则为较高密度灶。肿瘤内有出血、坏死、液化区，则密度不均。少数肿瘤内有高密度的钙化灶。增强扫描，有不规则的强化。

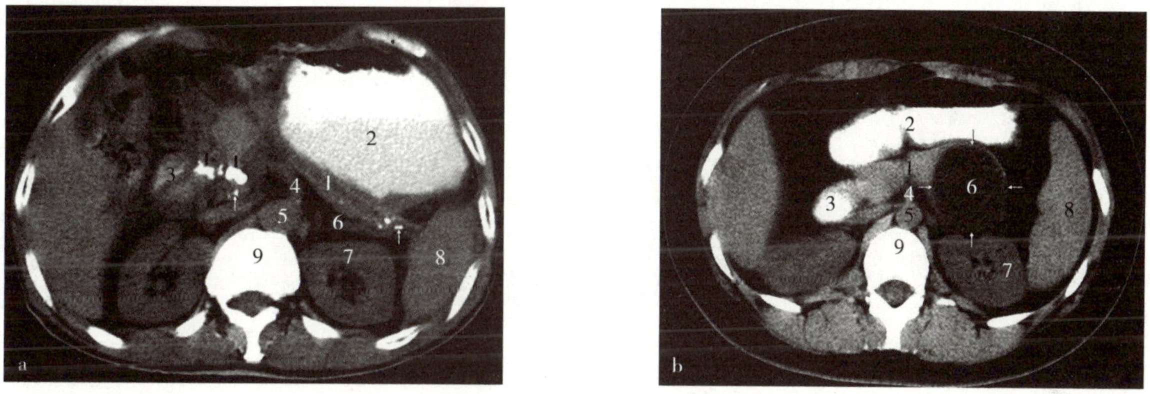

图 20－96　慢性胰腺炎 CT 平扫

a. 胰管结石　1 胰腺萎缩；2 胃；3 十二指肠；4 腹腔干动脉；5 腹主动脉；6 左侧肾上腺；7 左肾；8 脾脏；细白箭头点状钙化；粗黑箭头块状结石

b. 胰尾假性囊肿　1 胰体部；2 胃；3 十二指肠；4 腹腔干动脉；5 腹主动脉；6 囊肿；7 左肾；8 脾脏；9 椎体；细白箭头边界清晰

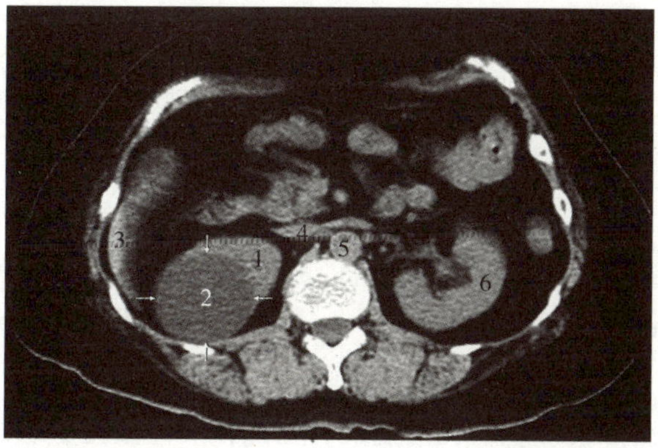

图 20－97　肾囊肿 CT

1 右肾；2 囊腔液体密度；3 肝右叶；4 下腔静脉；5 腹主动脉；6 左肾；细白箭头边缘光滑清晰

CT 能精确测量肾细胞癌的密度和大小，同时显示有无肾周浸润、淋巴结转移，从而为肾癌分期提供依据。

腹部其他器官如膀胱、前列腺、内生殖器肿瘤和腹膜后淋巴结转移癌等，均可做 CT 检查，以明确诊断。

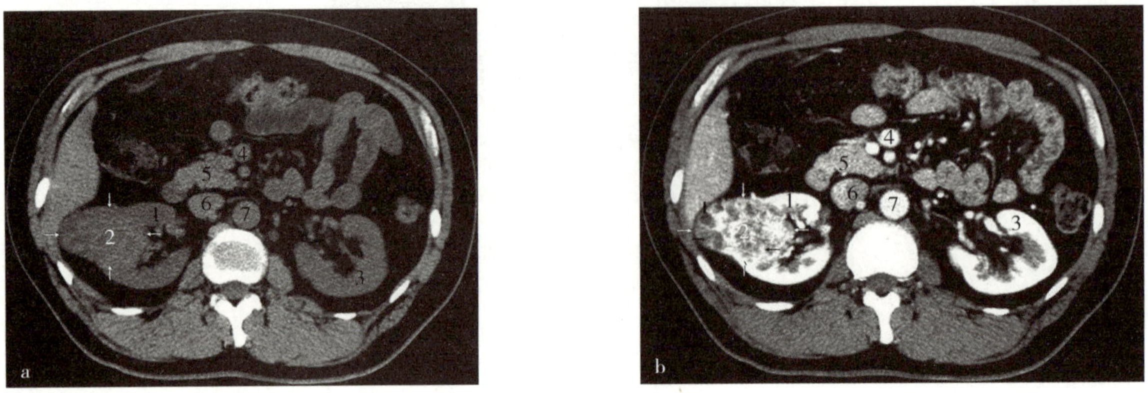

图 20－98　肾细胞癌 CT

a. 平扫　1 右肾；2 肿块等密度；3 左肾；4 肠系膜上静脉；5 十二指肠球；6 下腔静脉；7 腹主动脉；细白箭头边缘不规则

b. 增强　1 右肾；2 肿块不均匀强化；3 左肾；4 肠系膜上静脉；5 十二指肠球；6 下腔静脉；7 腹主动脉；细白箭头边缘不规则；细黑箭头斑块状强化；粗黑箭头部分强化不明显

（刘雪梅）

目标检测

答案解析

一、选择题

【A1/A2 型题】

1. X 线能够被用来摄影，是由于其
   A. 穿透性和荧光作用　B. 穿透性和感光作用
   C. 穿透性和生物作用　D. 穿透性和电离作用
   E. 荧光作用和电离作用
2. 胸部 X 线片和 CT 片上，下列组织结构中最白（密度最高）的是
   A. 胸壁软组织　B. 骨性胸廓　C. 心脏和大血管
   D. 肺纹理　E. 气管和支气管
3. 正位胸片显示横“S”征，首先考虑
   A. 慢性纤维空洞型肺结核　B. 右肺上叶周围型肺癌
   C. 右肺上叶中心型肺癌　D. 细支气管肺泡细胞癌
   E. 肺转移瘤
4. 游离性胸腔积液正位胸片上发现肋膈角变浅、变钝，液体量至少超过
   A. 30ml　B. 50ml　C. 150ml
   D. 300ml　E. 600ml

5. 头部 CT 增强扫描，以“瘤壁结节”为特征的脑肿瘤是

A. 脑膜瘤　　B. 听神经瘤　　C. 脑胶质细胞瘤

D. 颅咽管瘤　　E. 脑转移瘤

6. 患者，女性，32 岁，教师。右上腹不适 3 天，腹部 CT 提示：肝右叶后上段有一 2.8cm 大圆形病灶。边缘光滑、清晰，周围无水肿灶。肿块内密度均匀，CT 值为 12HU。当诊断为

A. 局灶性脂肪肝　　B. 乙型肝炎的再生结节

C. 肝囊肿　　D. 肝癌

E. 肝血管瘤

二、思考题

患者，男性，72 岁。咳嗽、胸闷 1 周，无痰，不发热。胸部站立正位片检查，提示右肺中野外带有一个结节状阴影，2cm 大小，邻近胸壁处。患者提出要进一步做医学影像检查。请问：该患者最适宜做哪种医学影像检查？为什么？

书网融合……

本章小结　　微课　　题库

第二十一章　超声诊断

PPT

学习目标

1. 通过本章学习，重点把握心脏和腹部超声检查的常见病典型表现、心脏和腹部正常声像图。

2. 运用所学知识，结合受检者的现状，帮助选择最适宜的超声检查项目；具有严肃认真、耐心细致的工作态度，做好超声检查前解释工作，注重人文关怀。

情境导入

情境描述　患者，女性，70岁。平素体健，已婚，育有两女，现独自生活，自诉最近两个月食欲欠佳，体重略有下降，腰背部轻微痛。查体：患者肝区有轻压痛，皮肤及巩膜稍黄染。肝功能显示胆红素增高，余未见特殊。

讨论　该患者可能有什么病？应该做哪些影像检查？

第一节　超声成像

微课

物体的机械性振动在具有质点和弹性媒介中传播的现象称为波动，人耳能听到的波动则称为声波。声波振动频率为16～20kHz。如果声波振动频率>20kHz称为超声波，简称超声，穿透力强，但人耳听不到。这是超声应用于临床诊断的物理基础，诊断用超声波频率2～10MHz。

素质提升

我国的超声医学起源于1958年，上海市第六人民医院周永吕等与汕头超声仪器研究所姚锦钟共同研制了我国第一台超声诊断仪。

超声医学是把超声学和医学进行科学组合，将超声技术应用于医学实践中而形成的一门先进学科。超声医学包括基础医学、临床医学、医学影像学、卫生学等不同层面的学科内容。随着科技的不断发展，超声检测和超声处理不断进步，超声医学也在不断地进行自我完善，科研人员积极研发新技术并将其准确无误地应用于医疗诊断中，比如超声成像技术就已经用于超声医学中。

超声具有方便、安全、可重复检查的特点，对腹部、小器官（乳腺、甲状腺等）、妇科、肌骨、血管、心脏超声等全身大部分器官相关疾病均可进行检查，同时也包括脑部超声及眼部超声，是现代医学不可或缺的一部分。

对于超声医师在检查时要严格遵守超声检查各项制度，根据医师申请单明确检查目的、要求及部位，检查时必须严肃认真，询问相关病史，注意保护患者隐私，遇到疑难问题时应进行科内会诊，力求为患者做出最准确的诊断。特别注意的是不得进行非医疗需要的胎儿性别鉴定。

一、超声成像原理

由于人体组织器官的解剖、生理、病理情况不同，对超声波的反射、折射和吸收衰减也各不相同。超声诊断就是根据这些反射波的多少、强弱等分析正常，鉴别异常。

（一）超声诊断仪

超声诊断仪主要由超声换能器即探头（图 21－1）、主机、图像显示与记录以及电源等部分组成。探头完成超声的发生和回声的接收，其性能分 3.0MHz、3.5MHz、5.8MHz 等。兆赫越大，通透性能越小。超声诊断工作中用线阵探头或凸阵探头做腹部和外围血管检查，用扇形扫描探头检查心脏和大血管。一台超声仪可配备几个不同性能的探头，供选用。从人体反射回来的超声信息在显示器或记录仪上显示图像。

1. A 型（振幅调剂型）超声诊断仪　以探头接收到的反射超声脉冲信号的幅度为纵坐标，以超声脉冲的传播时间为横坐标，显示所探查组织的回声波形（图 21－2）。

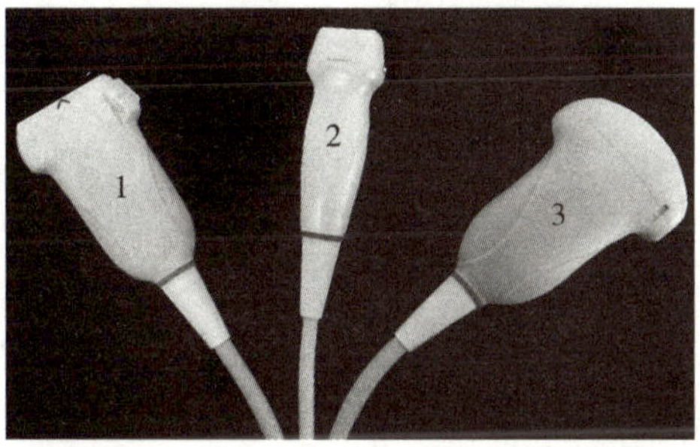

图 21－1　超声探头

1 线阵探头；2 心脏探头；3 凸阵（扇形）探头

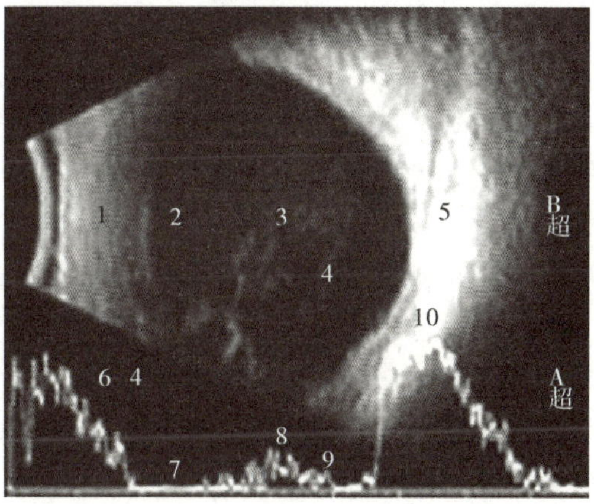

图 21－2　眼部 A、B 超图像

1 晶状体；2 玻璃体；3 玻璃体混浊；4 视网膜脱离；5 球后脂肪；6 晶状体强回波；7 玻璃体无回波；3 玻璃体混浊回波；9 脱离的视网膜回波；10 球后脂肪强回波

2. B 型（灰度调剂型）超声诊断仪　以局部光点亮度代表回波幅度的一种显示方式。在超声诊断仪显示屏上，以声束扫查移动位置（或转动角度）为横坐标，以超声脉冲的传播时间为纵坐标，并以回波幅度调制显示器辉度来表示探测结果，可得到探头声束扫查经过的平面内组织图像。

3. M 型（活动显示型）　超声心动图一般和 B 超融合在一起，通常所说的 B 超诊断仪，其实就是 B＋M 超声诊断仪。它所记录的是某个质点在振动时的振幅与时间变化关系曲线（图 21－3），水平方向为时长，上下方向为振动幅度。多用于检查心脏瓣膜的搏动情况。

3. 彩色多普勒血流显像（CDFI）　由脉冲多普勒系统、自相关器和彩色编码及显示器等主要部分组成。心腔和血管内血流的反射信号经结构分析和血流分析处理后，可在 B 超声像图上叠加彩色的实时血流显像（图 21－4）。流向探头的血液呈红色，背离探头的血流呈蓝色。流速越高，色调越高，即色彩越亮。

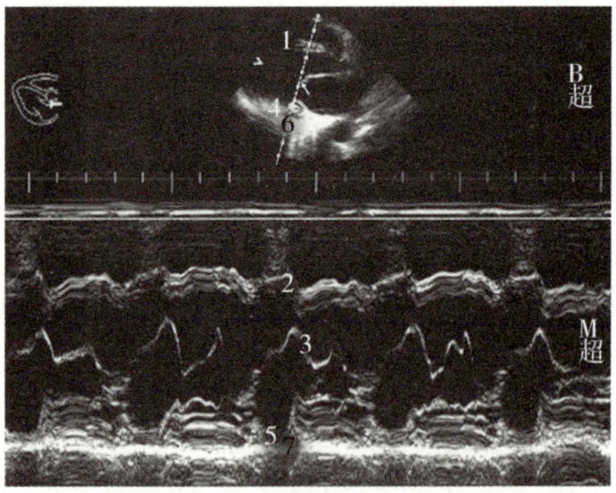

图 21－3　M 超图像

1 室间隔；2 室间隔波形；3 二尖瓣前叶波形；4 左心室后壁；5 左心室后壁波形；6 心包膜；7 心包膜波形

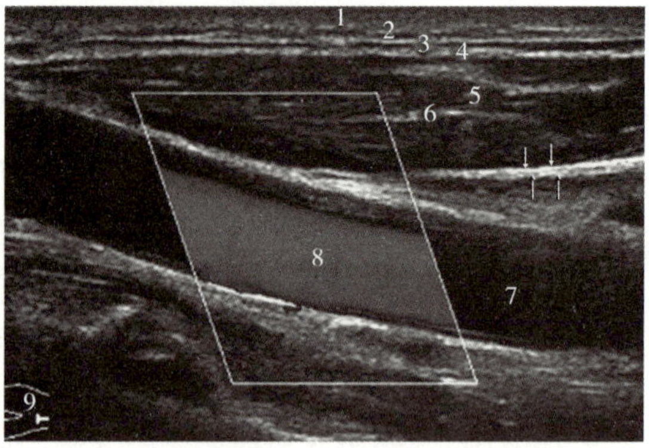

图 21－4　彩超图像

1 皮下脂肪层；2 浅筋膜；3 深筋膜；4 肌鞘膜；5 肌束；6 肌间隙；7 颈总动脉；8 红色血流束；箭头示肌筋膜

（二）超声图像与组织结构关系

人体器官与组织包括病理组织都有特定的声阻抗和声波衰减特性，从而构成声阻抗差异和声波衰减差异。超声波射人体由表及里经过不同的组织和器官，把其回声强弱用明暗不同的光点表达，即可显示出人体的断面超声图像，即声像图。

人体器官表面的包膜与其下方组织之间有较大的声阻抗差，声像图上则出现完整而清晰的周边回声，从而显示出清晰光滑的器官轮廓，即可判断相应器官的形状和大小。组织器官的内部回声可归纳为以下三大类。

1. 无回声　超声经过的区域没有反射，成为无回声暗区（黑影）。如血液、胆汁、尿液、羊水、胸腔积液（图 21－5）、腹腔积液、含液囊肿等形成的液性暗区，其后方常见回声增强（白影）；其次，如骨皮质、椎间盘、密度较高的肿瘤、钙化等形成的衰减暗区。

2. 低回声　如正常肾实质、肝脏、脾脏等实质器官内部为低回声区（灰影）。炎性渗出（图 21－6）和玻璃样变性的病理组织等声阻抗比正常组织小，也会出现低回声。

3. 强回声　又可以分为：①较强回声，如恶性肿块、毛细血管瘤（图 21－7）等呈密集的光点或光团（灰白影）。②强回声，如骨质、结石、钙化等可出现近探头侧边缘呈带状或块状强回声区（白影）。其后方则出现无回声暗区，即声影。③极强回声，如含气的肺、充气的胃肠等与邻近软组织之间声阻抗差别极大，声能几乎全部被反射回来而出现极强光带。

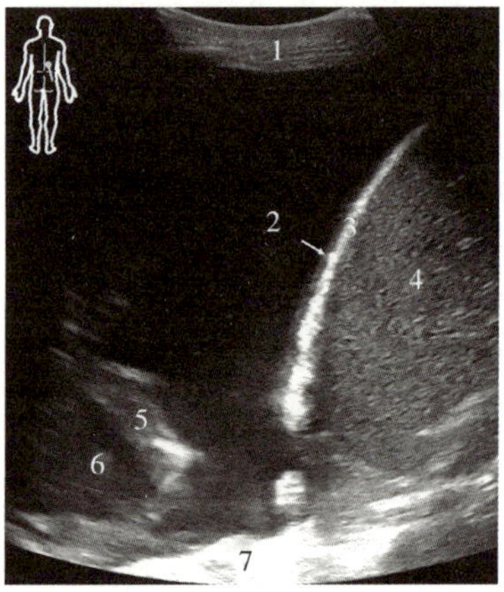

图 21－5　胸腔积液

1 背部肌肉；2 胸水；3 右膈；4 肝脏；5 右室后壁；6 右心室；7 回声增强；细白箭头壁层胸膜

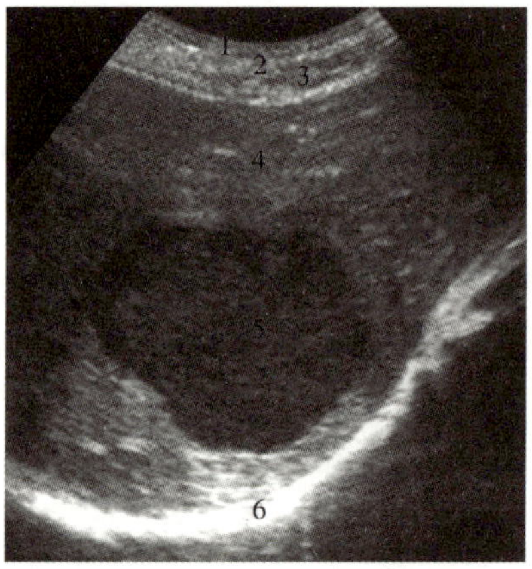

图 21－6　肝脓肿水肿期

1 皮肤；2 皮下脂肪；3 腹壁肌肉

4 肝脏；5 肝水肿灶；6 右膈

二、超声检查方法

超声检查时无需做放射线防护和磁防护，医师与受检者面对面边交流边检查。受检者般取仰卧位，必要时可以取俯卧位、侧卧位、半卧位，或坐位、立位等。裸露检查部位，在受检者的皮肤上涂抹医用消毒超声耦合剂以消除探头和皮肤之间的空气。

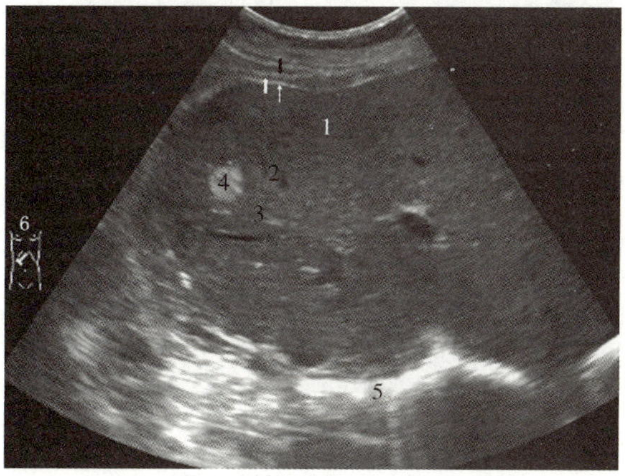

图 21－7 肝毛细血管瘤

1 肝脏；2 肝静脉分支；3 门静脉分支；4 强回声瘤体；5 膈肌；6 体表标记；粗黑箭头浅筋膜；粗白箭头深筋膜；细白箭头肝包膜

（一）基本断面

超声检查是医学影像检查的一部分，按照全球统一的 CT、MRI 格式处理图像。以受检者和我们面对面来叙述受检者声像图上的方位和标注。很多医院超声医师业务量太大，声像图上不作标识，会增加临床医师阅读声像图的难度。

1. 横断面（图 21－8） 探头长轴方向与人体或靶器官的长轴方向垂直，由表及里探查。仰卧位检查时，声像图上我们的左手侧为受检者的右侧，靠近探头处为受检者的前面，可在声像图上分别标识“R”“A”字样。

2. 纵切面（图 21－9） 探头长轴方向与人体或靶器官的长轴方向一致，从前向后或从后向前探查。仰卧位时，图像的左侧为受检者头侧，图像右侧为受检者足侧，靠近探头处为受检者的前面，可在声像图上分别标识“H”“F”和“A”字样。

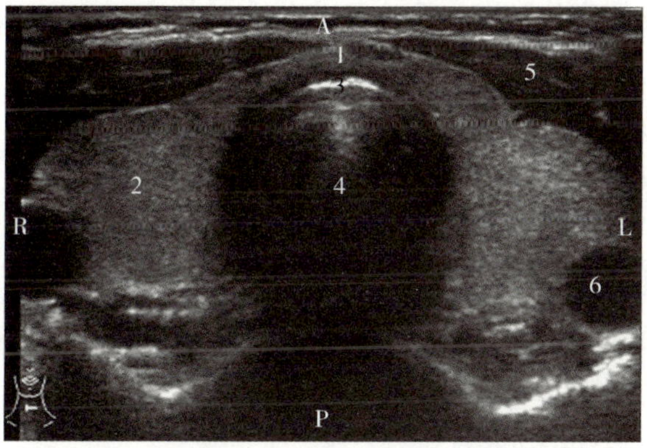

图 21－8 甲状腺横断面

1 甲状腺中叶；2 甲状腺右叶；3 喉软骨；4 喉腔；5 左侧胸锁乳突肌；6 左侧颈总动脉

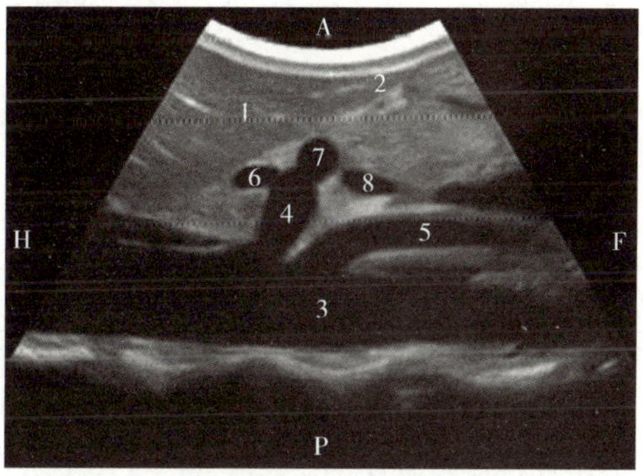

图 21－9 腹主动脉纵切

1 肝左叶；2 肝左下缘角；3 腹主动脉；4 腹腔干动脉；5 肠系膜上动脉；6 肝总动脉；7 脾动脉；8 脾静脉

3. 冠状面（图 21－10） 探头长轴方向与人体或靶器官的长轴方向一致，从左向右或者从右向左探查。如果是从左侧向右侧探查，靠近探头处即为受检者的左侧。声像图左侧为受检者头侧，声像图右侧为受检者足侧。

4. 斜切面（图 21－11） 根据诊断需要，探头长轴方向与人体或器官的长轴方向形成一定角度，既不一致，也不垂直，由表及里探查。参考上述方法处理图像，可进行相应的标识。

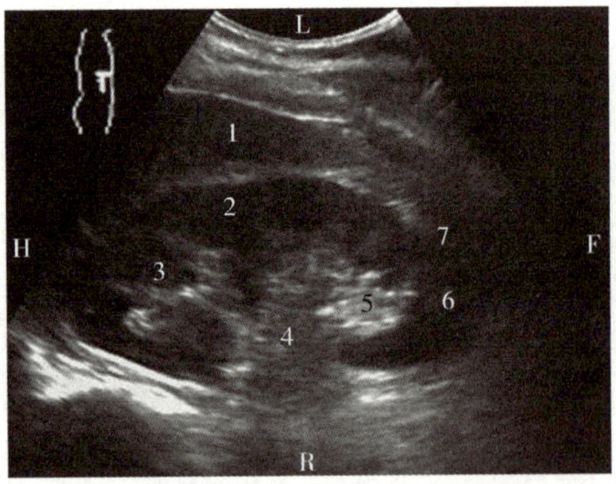

图 21－10　左肾冠状面

1 脾脏；2 肾皮质；3 肾乳头；4 肾盂；
5 肾窦脂肪；6 肾下极；7 肾周脂肪囊

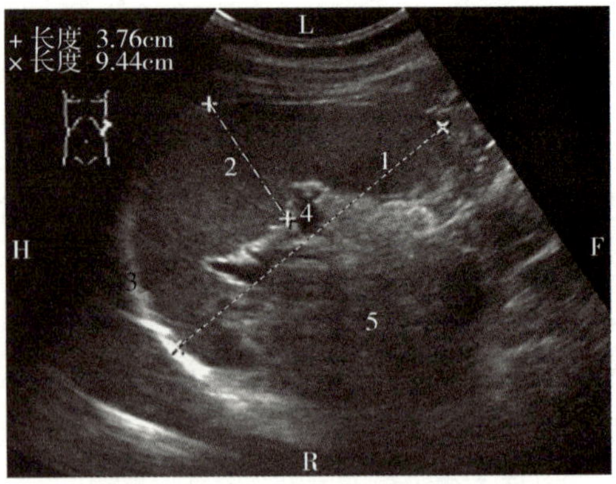

图 21－11　脾脏和左肾斜切面

1 脾脏长径；2 脾脏短径；3 左膈；
4 脾门血管；5 左肾

（二）常用探查方法

医师手握探头在检查者皮肤表面按规律顺序移动，可系统性反复探查局部组织器官内许多连续的顺序切面，从而进行反复对比观察。常用的超声探查方法如下。

1. 连续断面法　在选定的某一成像平面上，保持探头的角度和方位不变，将探头依次缓慢连续移动，观察和对比分析各个连续的声像图。

2. 立体扇形断面法　探头与皮肤的接触面不动，左右改变探头角度，系列切面呈立体扇形。适用于肋间探查，如右肋间探查肝脏、左肋间探查脾脏等。

3. 十字交叉法　对某区域内的固定目标如肿块的探查，如果先在横断面上找到目标，在同一位置上让探头旋转 90°，两个切面互相垂直。常用于穿刺部位的定位，取十字交叉点作为最佳穿刺点。也用于对肿块的鉴别诊断。

4. 适度加压法　在腹部超声探查时，可用探头适度加压。可以推移肠管等活动器官，也可以判别所探查组织的质地、有无压痛和反跳痛等。

第二节　超声临床应用

在临床诊断工作中，超声检查便捷，诊断迅速，性价比高，所以被广泛应用。主要应用于腹部、妇科、小器官、外周血管和心脏检查，近几年肌骨超声也在迅速发展。

一、超声检查前准备

尽管超声检查简便易行，但有些部位检查前还是要嘱咐受检者做好充分的准备工作，以利于图像显示得更清楚，更有益于诊断。

（一）腹部超声检查前准备

前两天内避免进行上消化道钡餐检查和胆道造影。如果医师为一位受检者同时开出上消化道钡餐检查和超声检查等申请单，必须先行超声检查，再行上消化道钡餐检查。胃肠道内有钡剂存留，会影响胆囊、胰腺的超声显像，容易误诊。

检查前一天的晚餐以清淡、少油或无油、少渣食物为主，然后禁食 8 小时以上。

检查当日早晨，应禁饮禁食，以保证上午空腹检查。目的是减少胃肠内容物的干扰，保证胆囊、胆道内有足够胆汁充盈，形成良好的自然对比。

腹胀或便秘的患者，检查前服用促消化药物帮助排气，或使用开塞露或一些轻泻剂等帮助排便。

急诊超声检查如腹部外伤、怀疑胆道结石嵌顿等，不受上述条件制约。

（二）盆部超声检查前准备

检查前1～2小时，饮温水500ml左右，待膀胱充盈后再检查。如果需早晨同时进行抽血化验，最好起床后不排晨尿，这样不用喝水就可达到膀胱充盈的目的。

经直肠超声检查前列腺及精囊前应排便，适度憋尿。经阴道超声检查前应排空小便，宜经期后检查，以免感染。

（三）心脏超声检查前准备

心脏超声检查应在做24小时动态心电图和动态血压之前进行。

因为心脏超声检查时，需裸露前胸，要求受检者穿着宽松、易穿脱的衣服。

经食管心脏超声检查必须提前预约，受检者还应携带经胸心脏超声结果，以便检查医师了解病情，有的放矢。受检者必须空腹。因经食管心脏超声检查为侵入性检查，也有一定的风险，需受检者本人及家属在检查知情同意书上签字，应留一名直系家属陪同。

小儿哭闹或不配合检查需镇静，1～3岁受检者多需用药物镇静，如肌注鲁米那，或口服水合氯醛等。

二、腹部超声

腹部脏器位置较浅，周围干扰较少，非常适合于超声检查。有些器官如胰腺、肾脏、前列腺、精囊腺、子宫、卵巢等，尽管位置较深，但可以透过周围无回声或低回声结构如充满水的胃、充盈的膀胱、腰大肌等，声能衰减少，也能得到很满意的声像图。

（一）腹部超声的正常表现

腹部超声探查是按器官进行的，最常检查的部位有肝脏、胆囊、脾脏、胰腺和肾脏等。

1. 肝脏（图21－12） 内部回声呈弥漫性细小均匀点状回声，辉度强弱相当。肥胖者因脂肪的衰减较大，肝区深部的回声异常稀少。肝内的门静脉、肝静脉可呈圆形或椭圆形。正常肝内胆管不易显示，当胆内胆管扩张时，可清晰显示其管状液性暗区。

正常肝脏左叶的前后径＜7cm，右叶厚度通常为12～14cm。左叶的下缘角＜45°，右叶的下缘角＜75。

2. 胆囊（图21－13） 纵切面呈梨形，但个体差异大，亦可呈圆形或椭圆形。轮廓清晰，壁厚薄一致，曲线自然光整。胆囊内为无回声暗区，后壁回声增强。正常胆囊长径＜9cm，宽径＜3cm，胆囊壁厚度一般为1～2mm。

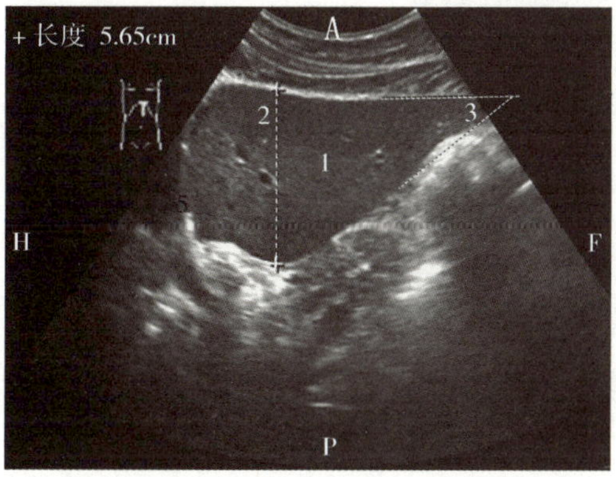

图21－12　肝左叶纵切面

1肝左叶；2左叶前后径；3肝左叶下缘角

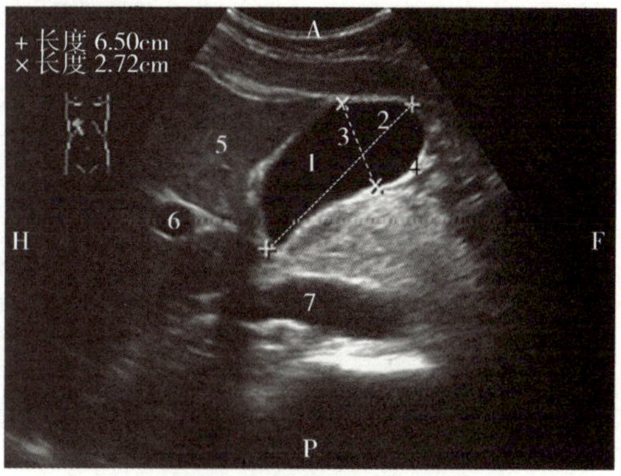

图21－13　胆囊纵切面

1胆汁；2胆囊长径；3胆囊宽径；4胆囊壁；5肝脏；6门静脉；7下腔静脉

3. 胰腺（图 21－14） 长轴切面呈一条宽带状结构环绕在椎体前方，边界整齐、光滑。纵切时，胰头呈椭圆形，胰体呈近似三角形，胰尾呈梭形或菱形。可显示主胰管，呈内径均匀、无饱满感的管状结构。一般胰头厚度＜2.5cm，胰体、胰尾＜2cm，主胰管内径 1～2mm。胰腺内部呈均匀性细小光点回声，常稍强于肝脏回声。

4. 脾脏 在肋间斜切面上呈半月形（图 21－11），外侧缘呈弧形，内侧缘内陷处为脾门。脾包膜呈光滑的细带状回声。脾实质呈低回声，一般稍低于肝脏，分布均匀。

脾脏肋间斜切面上，从脾下极最低点到上极最高点间的距离为脾脏长度，正常＜12cm。从脾门至外侧缘弧形切线的连线为脾脏厚度，正常＜4cm，脾门处脾静脉内径＜0.8cm。

5. 肾脏 纵向切面呈蚕豆形（图 21－15），右肾略偏下。左肾脏因靠近脾脏，可见单驼峰征。肾窦超声成像呈强回声，肾实质呈低回声。右肾略长于左肾。从肾椎体底部测量肾皮质厚度 7～10mm。如果肾椎体边界不清，可测量肾实质厚度为 15～20mm。

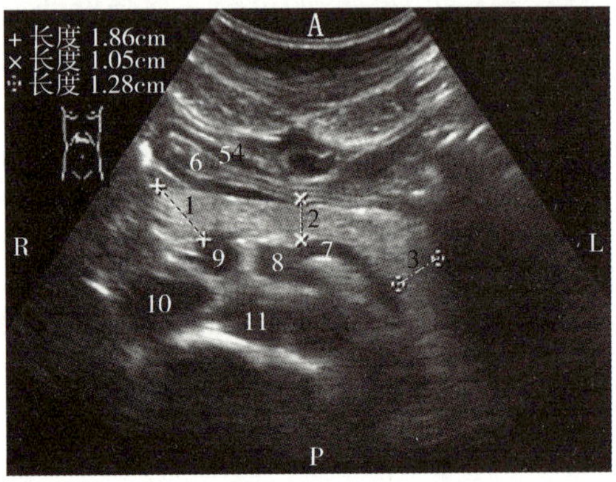

图 21－14 胰腺长轴切面

1 胰头厚度；2 胰颈厚度；3 胰体厚度；4 胃浆膜层；5 胃肌层；6 胃腔；7 脾静脉；8 肠系膜上动脉；9 肠系膜上静脉；10 下腔静脉；11 腹主动脉

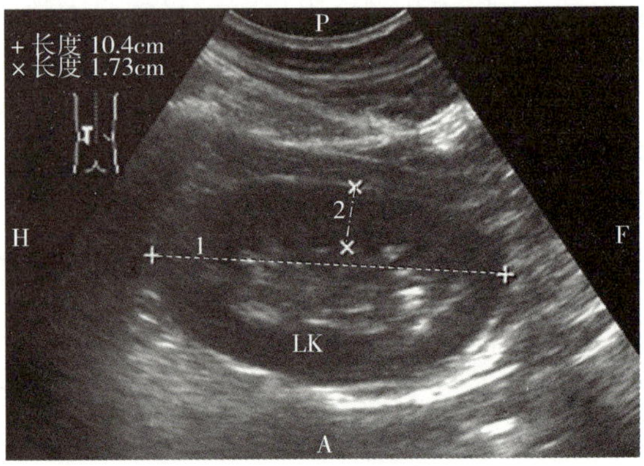

图 21－15 肾脏纵向切面

1 肾长径；2 肾皮质厚度；3 脾脏。正常成人肾脏长 10～12cm

6. 膀胱 横切面上（图 21－16），男性膀胱呈椭圆形，女性膀胱的后方有子宫压迹。纵切面上，膀胱略呈三角形。膀胱壁为条状回声，厚 1～3mm，随膀胱充盈程度而变化。膀胱里面的黏膜层回声略低，外面的肌层和浆膜层为高回声。在膀胱三角区左右两上角，各有一个输尿管出口呈丘样隆起。彩色血流图可显示喷出的尿液，呈红色。在膀胱三角的下角尿道内口呈一小凹状，其周围为膀胱颈。

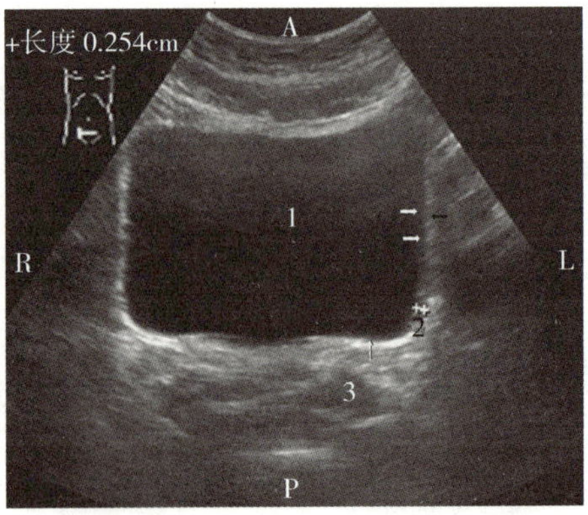

图 21－16 膀胱横切面

1 尿液；2 膀胱壁厚度；3 子宫体；粗白箭头膀胱内壁弱回声；粗黑箭头膀胱外壁强回声；细白箭头输尿管开口

7. 前列腺（图 21－17） 横切呈左右对称的栗子形或新月形，包膜回声光滑、整齐。内部呈均匀散在细点状回声。在中心处，可见到尿道的强点状回声。前列腺的正常左右径 4cm，上下径 3cm，前后径 2cm。

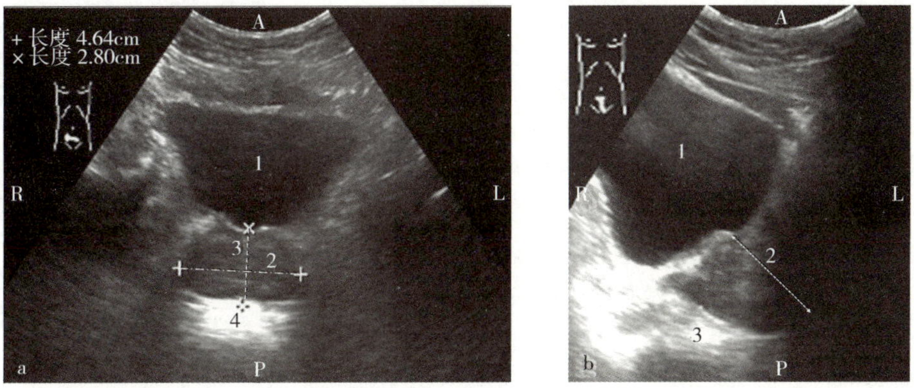

图 21－17 前列腺测量

a. 横切面 1 膀胱；2 前列腺左右径；3 前列腺前后径

b. 纵切面 1 膀胱；2 前列腺上下径；3 直肠

8. 子宫（图 21－18） 边界清楚，内部回声均匀，宫腔线居中。内膜随月经周期发生变化，月经干净后第 4～6 天，内膜为一薄线状回声。排卵前后，内膜增厚呈三线二区回声。黄体中后期，内膜更厚，三线消失，呈强回声。

9. 卵巢（图 21－19） 位于子宫两侧，髂内血管内侧。周边皮质有卵泡而回声偏低，中间髓质回声较强，髓质内有血流信号。每个月经周期一般有一个优势卵泡发育、排卵，黄体形成。

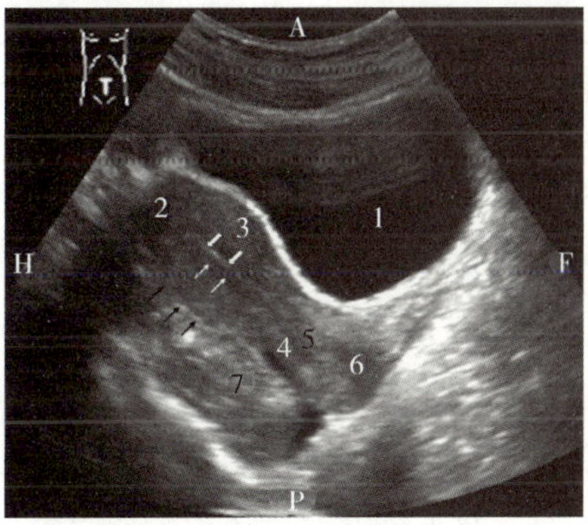

图 21－18 子宫纵切面

1 膀胱；2 宫底；3 宫体；4 宫颈；5 宫颈管；6 阴道；7 直肠；粗白箭头宫腔线；细白箭头子宫内膜；细黑箭头子宫浆膜

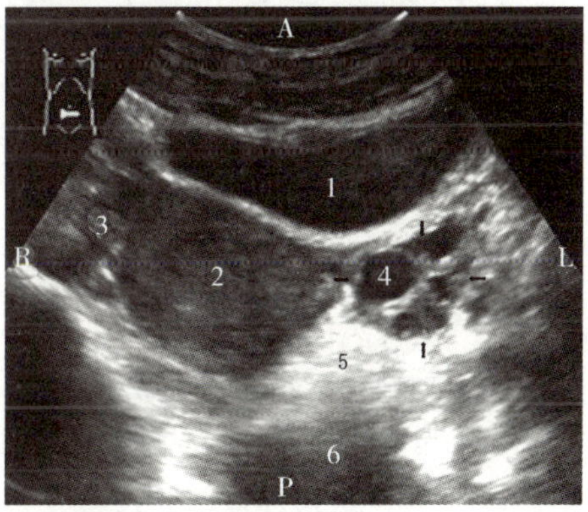

图 21－19 卵巢横切面

1 膀胱；2 宫底；3 右侧卵巢；4 左侧卵泡；5 直肠；6 骶椎；粗黑箭头左侧卵巢

（二）腹部常见病的超声表现

1. 脂肪肝 脂肪肝是由于肝细胞内脂肪微滴堆积所致，正常人肝组织中含有少量的脂肪，如甘油三酯、磷脂、糖脂和胆固醇等，其重量约为肝重量的 3%～5%，如果肝内脂肪蓄积太多，超过肝重量的 5%或在组织学上肝细胞 50%以上有脂肪变性时，就可称为脂肪肝。典型脂肪肝的超声显示肝脏体积正常或稍增大，形态饱满，肝脏实质回声光点细密，近场呈云雾状，远场回声减低，比肾皮质及脾脏回声强，部分实质内可见片状低回声区，肝内管道显示不清。

2. 肝硬化（图 21－20） 早期肝脏因大量纤维组织增生而肿大，左右叶径线增大，侧缘角、下缘角增大。肝包膜不光整，呈锯齿状改变。肝内回声光点增粗，可出现结节状回声。肝硬化晚期肝叶比例失调，表现为肝左叶大、尾状叶大、右叶小。门静脉可增粗，血吸虫肝硬化门静脉增粗更为明显，常大于14mm。脾大，上下径可大于13cm，脾门厚度可大于5cm。有腹水形成，则在肝表面与腹壁间、肝肾之间出现清晰的液性暗区。胆囊壁水肿，呈双层改变。血吸虫肝硬化则肝内血管网络及其他管腔结构排列紊乱，呈网格状强回声，出现所谓“地图状”回声。

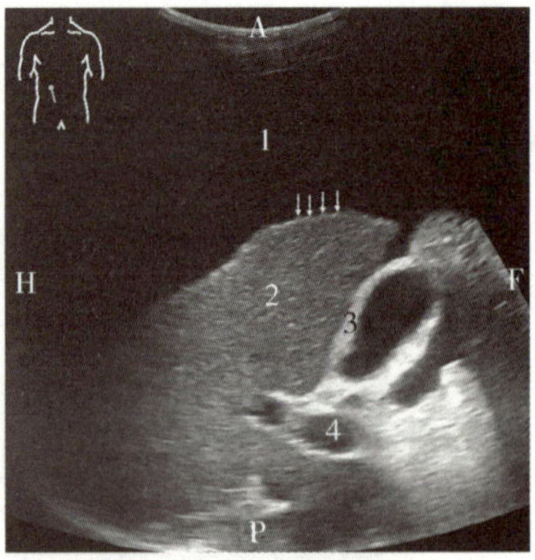

图 21－20 肝硬化

1 腹水；2 肝内回声光点增多增粗；3 胆囊壁增厚回声增强；4 门静脉增粗；细白箭头肝边缘毛糙呈锯齿状

3. 囊肿（图 21－21） 肝、肾、卵巢、胰腺易患囊肿性病变。肝、肾、卵巢囊肿多为先天性的，胰腺容易发生炎性囊肿（假囊肿），均为良性病变。囊肿的壁薄而光滑，境界清晰，内部呈无回声暗区。较大的囊肿内部可有分隔或呈多房性改变。囊肿后壁及其后方回声增强。常有两侧壁声失落征象，表现为两侧内收的边界声影。

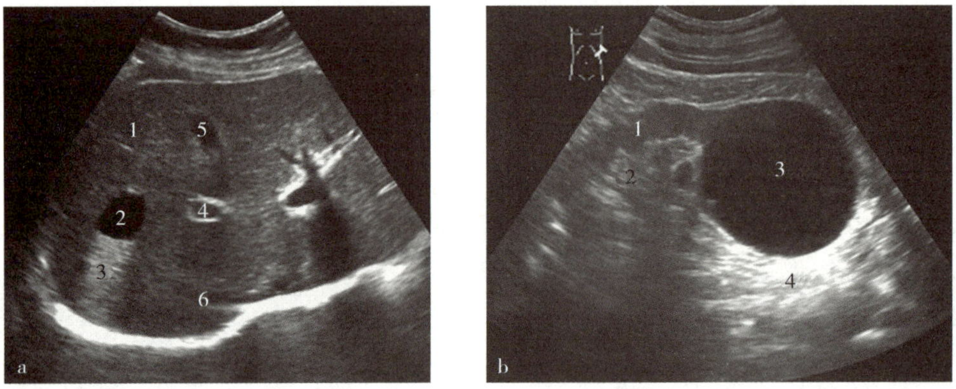

图 21－21 囊肿

a. 肝囊肿 1 肝脏；2 囊肿的无回声暗区；3 后方回声增强呈慧星尾征；4 门静脉分支；5 肝静脉分支；6 肝右静脉

b. 左肾囊肿 1 肾皮质；2 肾髓质；3 囊肿的无回声暗区；4 后方回声增强

4. 肝海绵状血管瘤（图 21－22） 以高回声型最多见，其内部回声均匀，致密，呈筛孔状；低回声型较少见，近年来有增多趋势。多见于中等大小的肝血管瘤中，其内部以低回声为主，周边常有高回声条状结构环绕，呈花瓣状或浮雕状改变；混合回声型主要见于较大的肝血管瘤中，内有高回声、低回声及无回声等混合，呈现粗网络状或蜂窝状结构，分布不均，强弱不等。

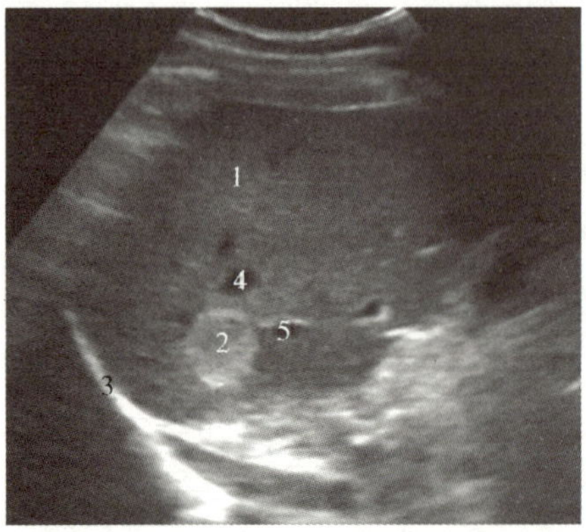

图 21－22 肝海绵状血管瘤

1 肝脏；2 肿瘤强回声；3 膈肌；4 肝静脉分支；5 门静脉分支

5. 肝癌　肝切面形态失常，除早期外，肝脏轮廓及外形均有异常。浅表部肿块，肝表面隆起，出现驼峰征。边缘肿块可使下缘角、侧缘角增大。肝顶部近面肿瘤，可使局部横膈凸起。癌块的回声多种多样（图 21－23），可分为以下几型。

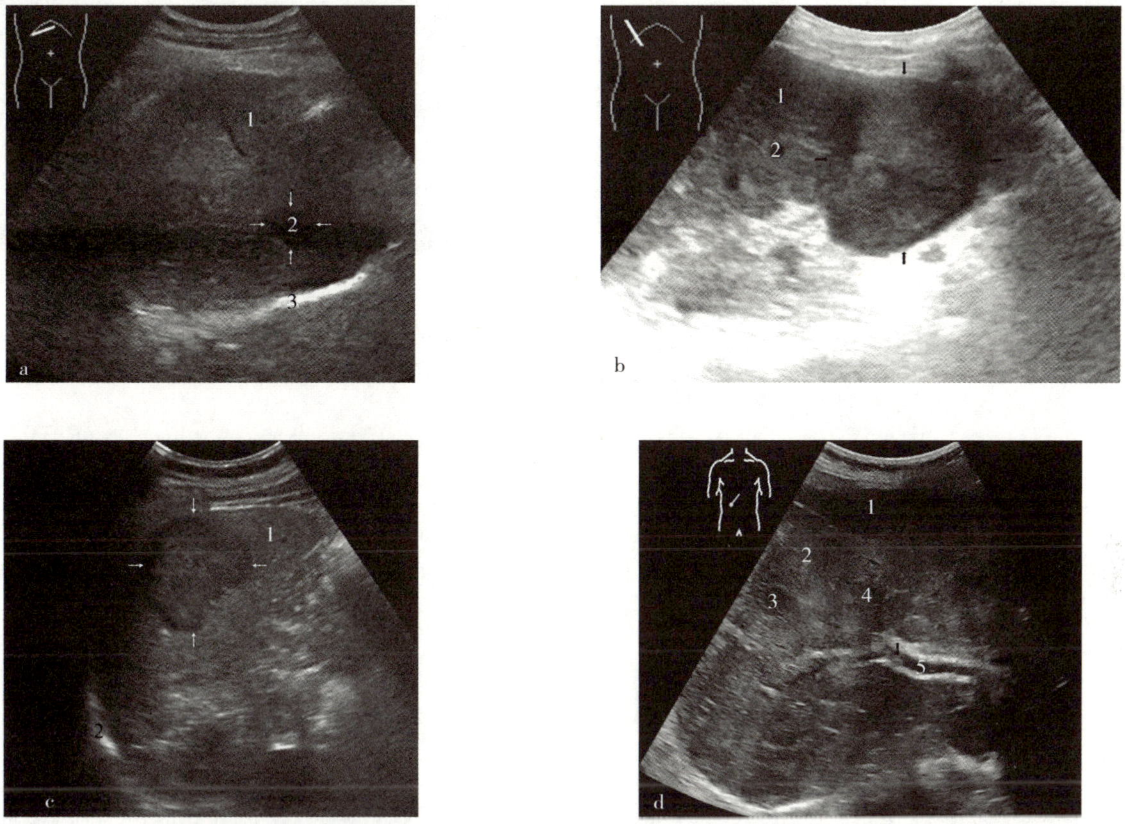

图 21－23　肝癌

a. 回声减低型　1 肝脏；2 低回声灶；细白箭头边界较清

b. 回声增强型　1 肝脏；2 肝静脉分支；粗黑箭头边界清晰

c. 等回声型　1 肝脏；2 膈肌；细白箭头边界清晰

d. 弥漫型　1 腹水；2 肝脏；3 低回声团块；4 低回声斑片；5 门静脉右支；粗黑箭头癌栓

（1）回声减低型　癌肿回声较周围肝组织低，边界清楚，见于单个结节性癌肿。

（2）回声增强型　切面内见有一个或多个大小不等的块状强回声区，周围绕以低回声暗带。巨块型肝癌可见巨大强回声区，边缘轮廓不规则，周围可出现卫星状小点状回声。有时块状回声周围也有低回声带。

（3）等回声型　癌块回声接近邻近的肝组织，小块状回声边界清晰，周围可有暗带包绕。多见于小肝癌。

（4）混合型　强、弱回声混杂在一起，边界清晰，多见于巨块型或融合成块型癌肿。

（5）弥漫型　肝内弥漫分布不规则点状和斑块状回声，分布不均，边界不清，结构紊乱。多见于弥漫型肝癌。

（6）液化型　癌肿内有边缘不规则的无回声暗区，但后方的远端回声无增强。有的病灶可呈现“靶环征”，多见于肝癌液化。

6. 肝转移瘤　以消化系统的癌组织由门静脉转入肝内为多，但乳腺癌、肺癌、淋巴肉瘤等都易转入肝内。转移性肝瘤常侵犯全肝，癌组织呈大小不一的结节。声像图表现（图 21－24）可归纳如下。

（1）“牛眼样”块状回声型　肝内可见单个或多个块状回声，其与周围肝组织之间有一个回声减弱环，癌肿中心液化呈低回声或无回声，三者共同构成“牛眼征”。如乳腺癌、胃癌等的肝转移。

（2）低回声或无回声型　肝内常见一个或多个低回声或无回声病灶，边缘比较光滑、整齐。病变常呈圆形而类似肝囊肿，但其后壁远端回声增强不明显，两侧边界声影外展。多见于淋巴肉瘤或其他肿瘤的肝内转移。

（3）混合型　肝内肿块有液性的无回声区，也有实性的强回声区，它们混合存在。多见于卵巢腺癌的肝内转移。

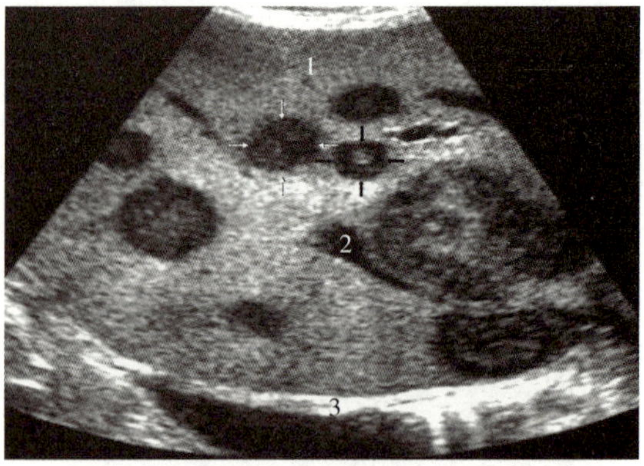

图 21－24　肝转移瘤

1 肝脏；2 肝静脉分支受压；3 膈肌；细白箭头混杂回声灶；粗黑箭头牛眼征

7. 急性胆囊炎　胆囊体积增大，其上下径、前后径均明显大于正常。胆囊壁弥漫性增厚，中间为弱回声带，黏膜面和浆膜面回声较强而构成“双边征”（图 21－25）。胆囊透声差，后方增强效应相对减弱，胆汁无回声暗区内出现云雾状回声。大部分病例可在颈部找到嵌顿之结石。超声墨菲征阳性。

8. 慢性胆囊炎　部分病例胆囊萎缩，胆囊体积明显缩小，囊腔变窄，胆汁充盈差。也有少数病例出现胆囊积液，胆囊体积增大。胆囊壁明显增厚、粗糙，回声增强（图 21－26）。但也有部分病例的胆囊壁增厚不明显。多伴有胆结石。高脂餐后超声复查，胆囊收缩功能差。

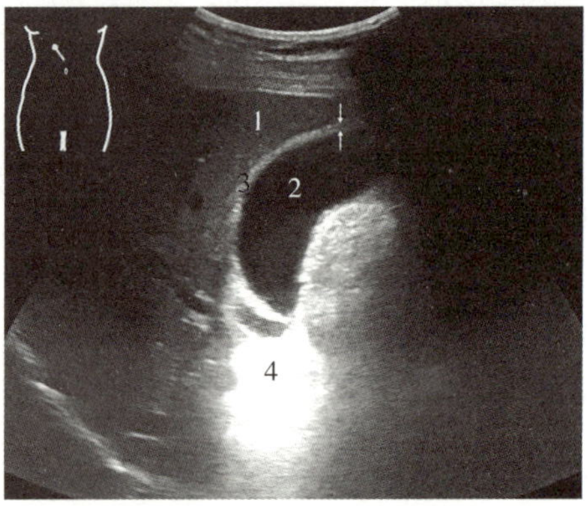

图 21－25　急性胆囊炎

1 肝脏；2 胆囊；3 胆囊壁增厚；细白箭头“双边”征

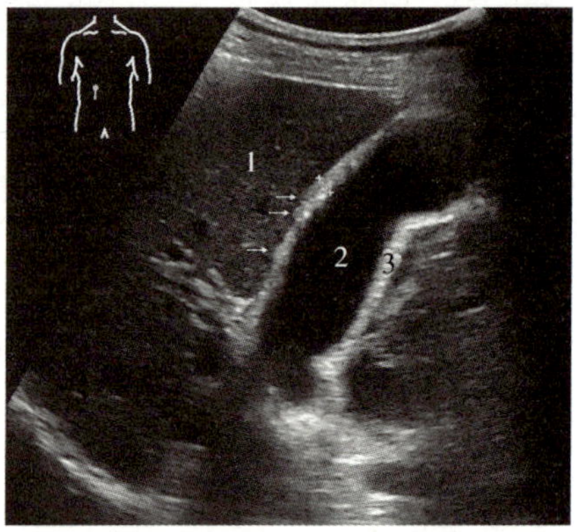

图 21－26　慢性胆囊炎

1 肝脏；2 胆囊；3 胆囊壁增厚；细白箭头边缘毛糙

9. 胆囊结石　在胆囊液性暗区内出现沙粒样或团块状强回声（图 21－27），较大结石仅显示其前缘新月形或弧形回声。结石的强回声后方出现声影，其宽度与结石的强回声一致。结石受重力影响，随体位改变而移位。二维超声是诊断胆囊结石最简单、最有效的方法。

（1）息肉样胆囊癌（图 21－28）　早期，肿块大小 10～25mm，广基底，突向胆囊腔内的中等回声，其后方无声影。晚期，肿块增大，出现胆囊壁局部或广泛增厚，胆囊腔内可充满肿瘤组织，原无回声胆汁被肿瘤回声影替代，成为实体胆囊。

（2）弥漫性胆囊癌（图 21－29）　癌组织沿胆囊壁浸润性生长，显示胆囊壁不均匀增厚。胆囊腔明显变小，而且很不规则。

（3）晚期胆囊癌　病变侵及邻近组织，可在肝门区显示肿大的淋巴结等回声影。胰头部淋巴结肿大，除有胰头肿大的声影外，还可出现肝内胆管梗阻后扩张的超声表现。

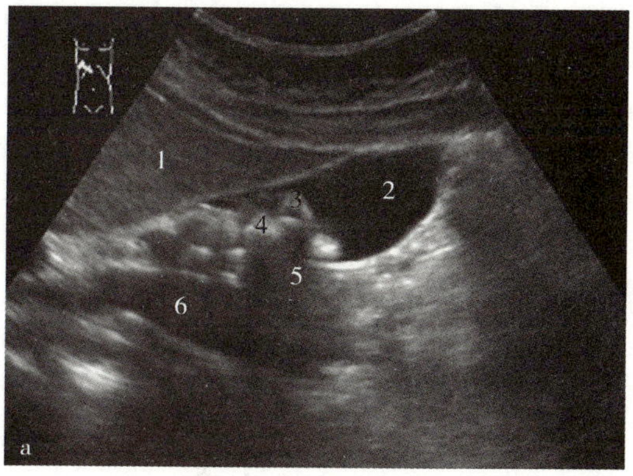

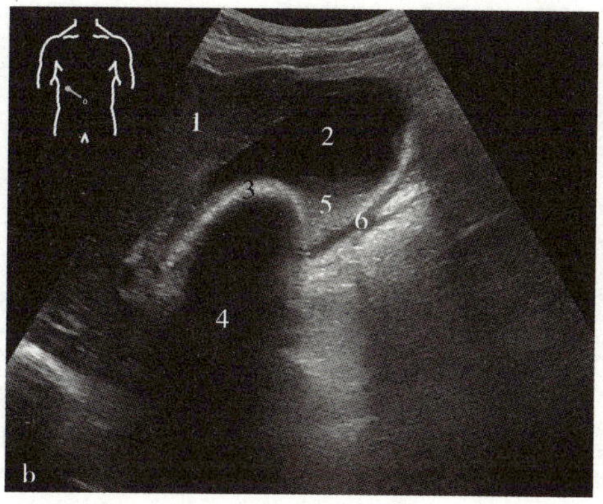

图 21－27　胆囊结石

a. 泥沙型　1 肝脏；2 胆汁；3 沙粒样结石；4 粟粒样结石；5 声影；6 下腔静脉

b. 团块型　1 肝脏；2 胆汁；3 结石强回声光团；4 声影；5 胆囊结石；6 胆囊壁水肿

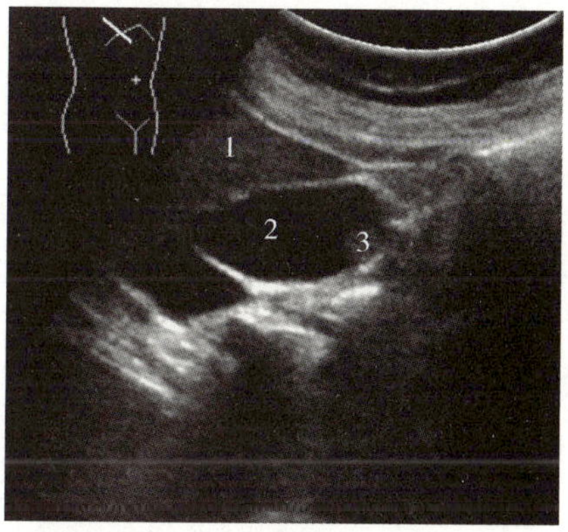

图 21－28　息肉样胆囊癌

1 肝脏；2 胆囊；3 息肉样癌块

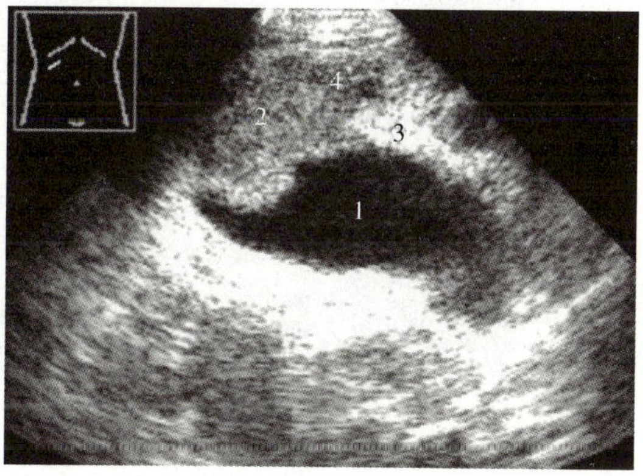

图 21－29　弥漫性胆囊癌

1 胆囊；2 癌块与胆囊壁无界限；3 胆囊壁增厚；4 癌向周围侵犯

11. 急性胰腺炎（图 21－30）　当炎症局限在某一部位，则出现胰腺的局限性肿大；炎症扩散至整个胰腺时，则出现弥漫性肿大。胰腺外形可出现局部隆起或呈波浪形改变。胰腺呈弥漫性肿大时，其外形尚规则。胰腺内部回声明显减弱，呈现透声暗区，其后方有回声增强效应。当胰腺极度肿胀时，可出现下腔静脉、肠系膜上静脉受压，甚至可压迫胆总管，出现胆管扩张。

12. 慢性胰腺炎（图 21－31）　胰腺体积略增大或在正常范围内，外形不规则，轮廓比较模糊，常与周围结构分不清。内部回声增多，增强，分布不均匀。胰管扩张，甚至呈囊状改变和扭曲现象。胰腺局部如出现无回声暗区，表示有假性囊肿形成。

13. 胰腺癌（图 21－32）　癌肿所在部位之胰腺体积呈局灶性增大，当癌肿侵犯整个胰腺时，则胰腺弥漫性增大。胰腺外形不规则，癌肿部位向外突出，呈分叶状向周围伸展。胰腺回声不均匀，回声强度比正常肝脏点状回声低，肿瘤低回声区与周围分界较清，少数病例癌肿可显示增强块状回声。癌肿后方有声衰减。近胰头、胰颈部的癌肿常引起体、尾部胰管的扩张、迂曲。

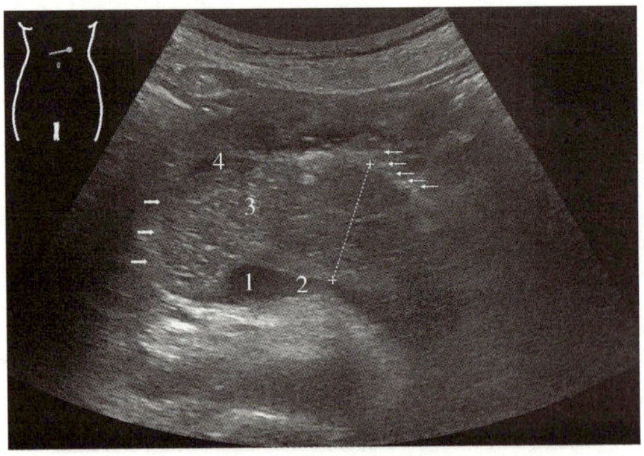

图 21-30　急性胰腺炎

1 肠系膜上静脉；2 脾静脉；3 胰腺肿大；4 胰周渗出；细白箭头波浪形边缘；粗白箭头胰头向右增大

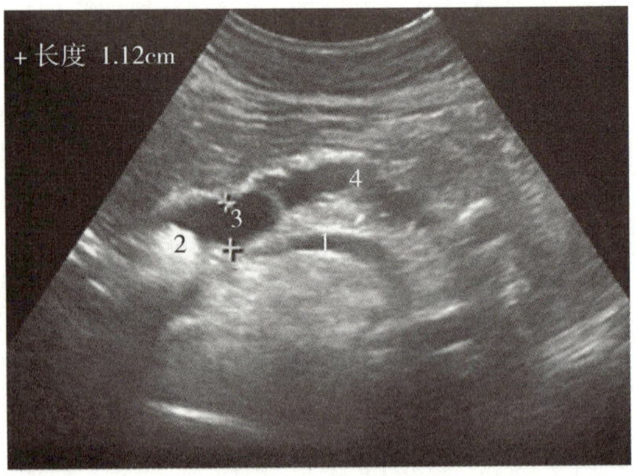

图 21-31　慢性胰腺炎

1 脾静脉；2 结石；3 胰管囊状扩张；4 胰管扭曲

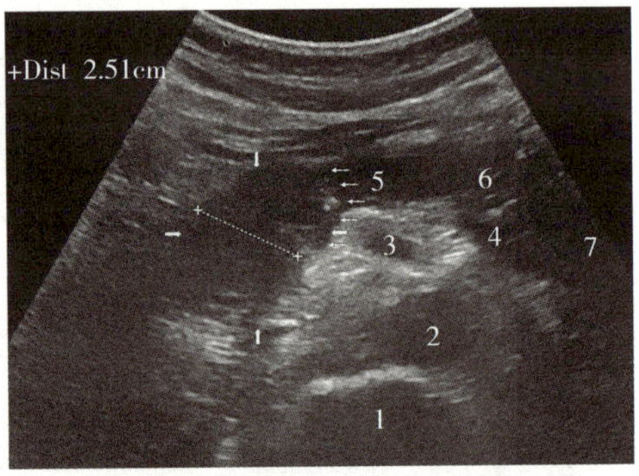

图 21-32　胰头癌

1 椎体；2 腹主动脉；3 肠系膜上动脉；4 脾静脉；5 胰颈；6 胰体；7 胰尾；粗白箭头胰头不规则增大；细白箭头表示胰头与胰颈分界

14. 肾癌　肿瘤呈圆形或椭圆形异常回声团块，边界较清楚。回声形式多样（图 21-33），可呈低回声、较强回声、等回声、混合回声等。瘤体内部有新鲜血肿或坏死液化灶时，为边缘不规则的无回声区。如有钙化则呈点、块状强回声伴声影。较大的肿瘤向肾脏表面突起，使肾脏轮廓呈现局限性增大，表面凹凸不平。肿瘤向内生长可压迫或侵犯肾窦。肿瘤与周围组织分界较清楚，但晚期肾癌向周围广泛浸润时，边界常不清楚。肾癌转移可致肾门、腹膜后淋巴结肿大，肝脏、肾上腺及对侧肾脏等脏器出现异常团块状低回声灶。

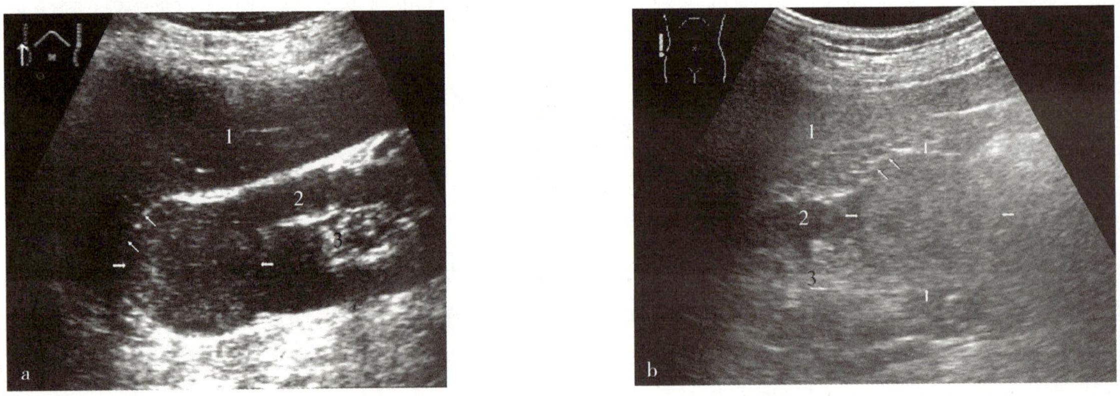

图 21-33　肾癌

a. 等回声肾癌，b. 强回声肾癌　1 肝脏；2 肾皮质；3 肾窦脂肪；细白箭头明显占位效应；粗白箭头癌肿边界不清晰

15. 脾脏破裂（图 21-34）　分为脾脏包膜下破裂、脾脏实质破裂和真性脾脏破裂三种类型。

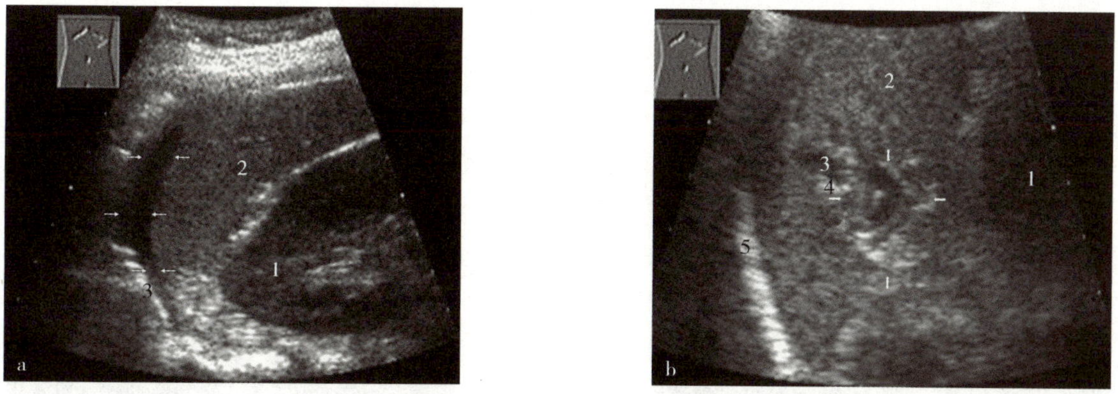

图 21－34 脾破裂

a. 包膜下破裂 1 左肾；2 脾脏；3 左膈；细白箭头包膜下血肿

b. 实质破裂 1 左肾；2 脾脏；3 血肿低回声区；4 血肿高回声区；5 左膈；粗白箭头血肿区

（1）脾脏包膜下破裂 表现为脾脏体积增大，破裂处为不规则的低回声区或无回声区。脾脏包膜明显隆起，病灶后壁回声增强。

（2）脾脏实质破裂 脾脏增大，局部回声紊乱、不均。脾脏内散在出血灶，可呈不规则回声增强或回声减低区。有血肿形成，则呈圆形或椭圆形无回声暗区。

（3）真性脾脏破裂 是脾脏的包膜与实质同时破裂，发生腹腔内大量出血。脾脏形态失常，体积缩小。破裂处脾脏边缘回声显示不清。脾脏实质回声紊乱、不均，脾脏周围和腹腔内出现无回声暗区。

16. 膀胱癌（图 21－35） 膀胱壁回声中断或消失，甚至与膀胱周围组织之间没有分界。肿瘤的基底部，沿膀胱壁生长，呈低回声。肿块呈乳头状或菜花状中等回声乃至高回声，突向膀胱腔内。彩色血流图像，显示肿瘤的基底部有彩色动脉血流进入肿瘤。

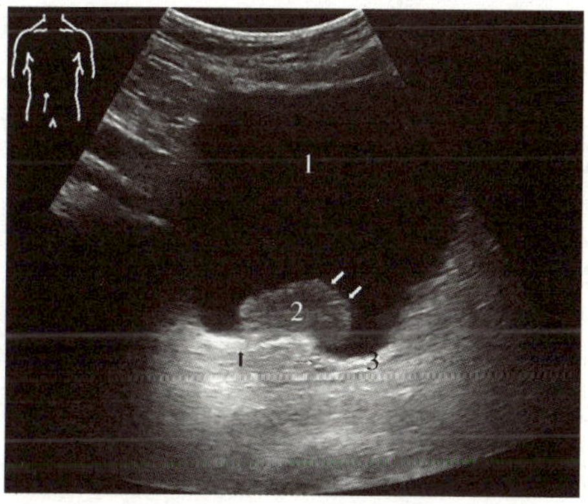

图 21－35 膀胱癌

1 膀胱；2 肿块；3 膀胱壁增厚；粗白箭头肿块边缘呈锯齿状；粗黑箭头膀胱壁破坏；细白箭头肿块沿壁生长

17. 前列腺增生（图 21－36） 前列腺形态增大，各径线测量值超标。内部回声可均匀或不均匀增强，也可呈结节状改变。内腺明显增大，外腺可呈不同程度受压。正常前列腺的内、外腺前后径比例接近 1∶1，一般不超过 2∶1，而前列腺增生患者的内外腺前后径比例达到 2.5∶1 以上。中叶增生明显时，可突向膀胱腔内。但前列腺包膜回声连续完整，界限清楚。

18. 前列腺癌（图 21－37） 前列腺不规则增大，左右不对称，癌块较大，可向外突出。内部回声不均，局部出现点状或团块状回声或大小不等的低回声暗区，后方常有回声衰减。前列腺包膜回声间断或不规则。

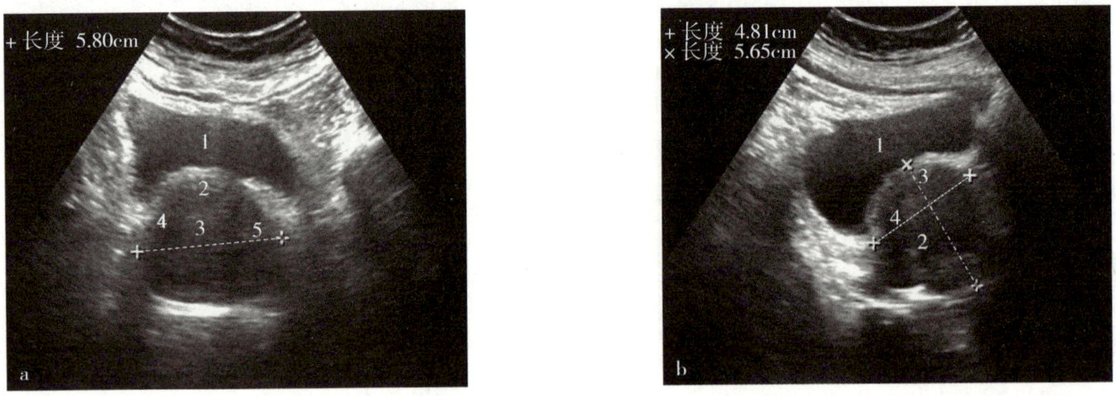

图 21－36　前列腺增生

a. 横切面　1 膀胱；2 中叶增生；3 内腺增大；4 外腺受压；5 左右径

b. 纵切面　1 膀胱；2 前列腺；3 前后径；4 上下径

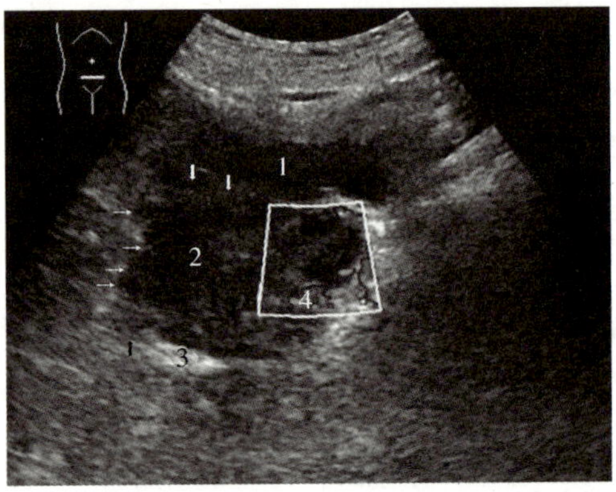

图 21－37　前列腺癌

1 膀胱；2 肿块；3 直肠；4 前列腺肿瘤；粗白箭头肿块侵犯膀胱；粗黑箭头肿块侵犯直肠；细白箭头包膜不规则

19. 子宫肌瘤　可分为肌壁间肌瘤、黏膜下肌瘤和浆膜下肌瘤，主要表现如下。

（1）子宫增大　肌壁间肌瘤和黏膜下肌瘤子宫常呈匀称性增大，浆膜下肌瘤和较大或较多的肌壁间肌瘤子宫易呈不规则增大。

（2）异常回声　肌瘤内部多为较弱的回声，也可呈旋涡状不均质回声。

（3）分类表现（图 21－38）①肌壁间肌瘤：表现为子宫肌层内异常结节状回声，多呈低回声。较大的肌瘤伴后方回声衰减，瘤体与宫壁正常肌层之间界限较清晰。②黏膜下肌瘤：肌瘤紧贴宫腔，也可以完全突入宫腔。带蒂的黏膜下肌瘤可以突入宫颈管内，形成宫颈管内实性占位。③浆膜下肌瘤：由子宫肌层向其外面的浆膜下突出致子宫变形。可以完全突出宫体，与宫体间仅以一蒂相连。向两侧突出，则形成阔韧带肌瘤。

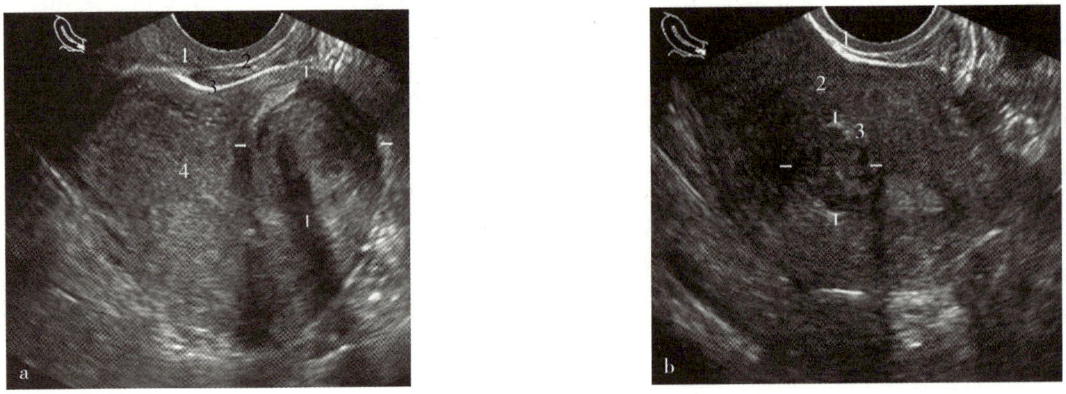

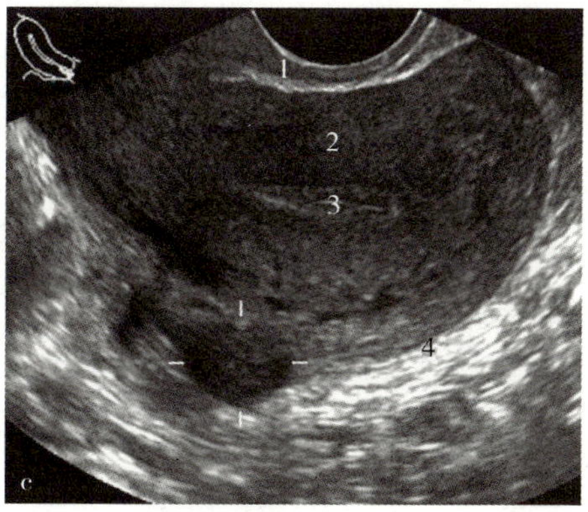

图 21-38　子宫肌瘤阴道超声

a. 肌壁间肌瘤　1 宫颈；2 宫颈浆膜；3 宫体浆膜；4 宫体；粗白箭头肌瘤位于肌壁内呈不均匀等回声

b. 黏膜下肌瘤　1 宫颈；2 宫体；3 宫腔；粗白箭头肌瘤紧贴宫腔黏膜呈不均匀等回声

c. 浆膜下肌瘤　1 宫颈；2 宫体；3 宫腔；4 子宫浆膜；粗白箭头肌瘤突出宫外紧贴浆膜呈较均匀低回声

三、心脏超声

心脏的超声诊断主要应用超声检查心脏的二维解剖结构，应用 **M** 超显示心瓣膜、心室壁、房间隔、室间隔等在心动过程中的功能改变，应用彩色多普勒超声检查心脏及大血管内的血流状况，而且能做血液动力学方面的定量分析。可用于心脏检查的医学影像诊断方法很多，心脏瓣膜病变的诊断首选 **M** 超，先天性心脏病的诊断首选彩超。

（一）心脏超声的正常表现

1. M 超　在二维超声声像图上确立取样线位置，即可在 M 型超声像图上显示各质点振动波形，从而分析并测量取样线上各质点随时间变化而记录到的活动轨迹。

（1）主动脉瓣曲线（图 21-39）　显示主动脉根部回声呈两条平行的同步运动曲线，心脏收缩期向前，舒张期向后。主动脉瓣右冠状动脉瓣及无冠状动脉瓣在心室收缩时开放呈六边形，舒张期关闭呈一条线。

（2）二尖瓣曲线（图 21-40）　左心室收缩期二尖瓣关闭，前叶向后，后叶向前，两叶紧闭（C 点）。CD 段为左心室等容收缩期，前、后叶合成一条线。左心室舒张期二尖瓣开放，前叶迅速前移到高峰（E 点），靠近室间隔。左心室快速充盈期，二尖瓣前叶迅速后退一小步至 F 点，并维持一段时间（FG 段为左心室等容舒张期）。左心房收缩时，二尖瓣前叶又向前移形成 A 峰。左心室舒张期，二尖瓣前叶曲线呈双峰形。二尖瓣后叶的活动与前叶反向，曲线与前叶曲线成倒影（镜像关系）。

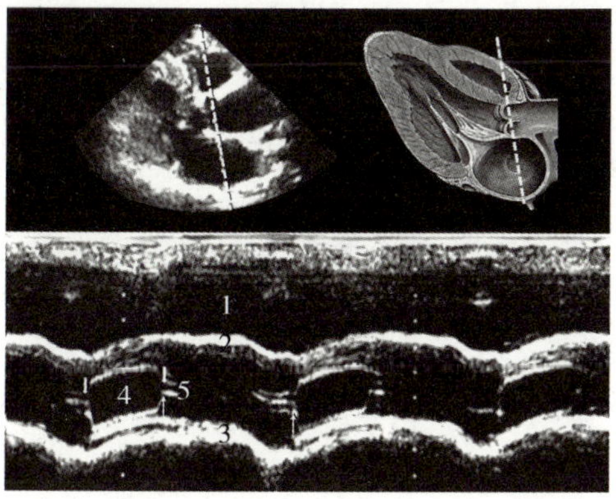

图 21-39　主动脉瓣 M 超曲线

1 右心室；2 主动脉前壁；3 主动脉后壁；4 主动脉瓣开放；5 主动脉瓣关闭；粗白箭头主动脉瓣开放期；细白箭头主动脉瓣关闭期

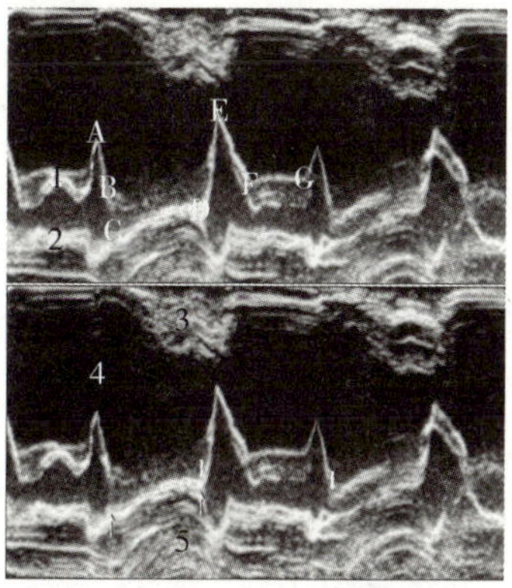

图 21-40　二尖瓣 M 超曲线

1 二尖瓣前瓣；2 二尖瓣后瓣；3 室间隔；4 左心室；5 左心室后壁；粗白箭头二尖瓣开放（左心室舒张）期；细白箭头二尖瓣关闭（左心室收缩）期

2. 二维超声常用的心脏切面

（1）左心室长轴切面（图21－41） 探头置于胸骨左缘心前区2～5肋间，切面自主动脉根部至心尖部，主要显示左心室长轴切面。

声像图上，最前面的心腔为右心室，其后方有室间隔。室间隔后面的心腔是左心室的流出道。在前面，与左心室流出道相连的是主动脉根部，其中间索条状强回声为主动脉瓣。在后面，与左心室流出道相连的是左心房。在左心室与左心房之间有二尖瓣前、后叶及腱索。

M超查主动脉瓣和二尖瓣常用此切面定位，也是观察主动脉瓣和二尖瓣的常用切面。

（2）心尖四腔心切面（图21－42） 探头置于心尖搏动点内侧，相当于男性左乳头下方位置。声束指向心底部，相当于右肩方向。声束略偏下，显示的是左、右心室的流入道层面。

声像图上，心尖部靠近探头，室间隔和房间隔长轴与声束方向一致，室间隔在前，较厚。室间隔和房间隔的两侧从前向后分别有左、右心室和左、右心房。

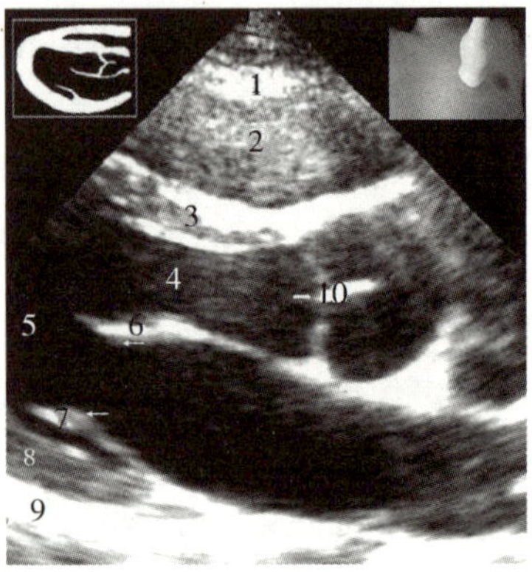

图21－41 心前区左心室长轴切面

1右心室前壁；2右心室；3室间隔；4左心室流出道；5左心室流入道；6二尖瓣前瓣；7二尖瓣后瓣；8心室后壁；9心包膜；10主动脉瓣；粗白箭头主动脉瓣关闭；细白箭头二尖瓣开放

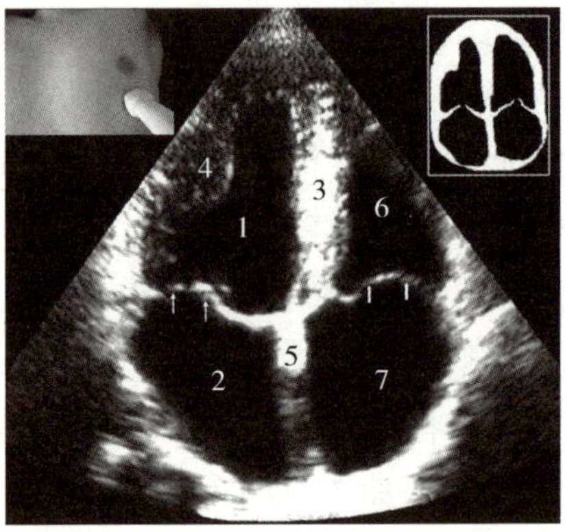

图21－42 心尖四腔切面

1左心室；2左心房；3室间隔；4乳头肌；5房间隔；6右心室；7右心房；粗白箭头三尖瓣关闭；细白箭头二尖瓣关闭

（3）心尖五腔心切面（图21－43） 探头位置和方向同心尖四腔心切面，但声束略偏上。显示的是左、右心室的流出道和主动脉根部。左心室与主动脉根部相连，在主动腔内有索条状主动脉瓣强回声，左室收缩期开放，舒张期关闭。

（4）剑突下四腔心切面（图21－44） 探头置于剑突下，声束向左上后方探查，室间隔和房间隔长轴与声束方向垂直。紧靠探头的是肝右叶，其后方的心腔为右心室。右心室再向后有室间隔与后方的左心室相隔。与右心室相连的是右心房，与左心室相连的是左心房。左、右两心房之间的是房间隔。此层面观察房、室间隔最好。

（二）心脏常见病的超声表现

这里介绍的是适宜于超声检查的心脏常见病变，所以不包括高血压性心脏病、冠心病、肺源性心脏病等。

1. 风湿性心脏病二尖瓣狭窄 以M超显示最佳。

（1）M超 左心室舒张期，二尖瓣的瓣口开放面积明显缩小，前、后叶同向运动，前叶曲线双峰减弱或消失。最特征性表现是二尖瓣曲线呈“城墙样”改变（图21－45）。

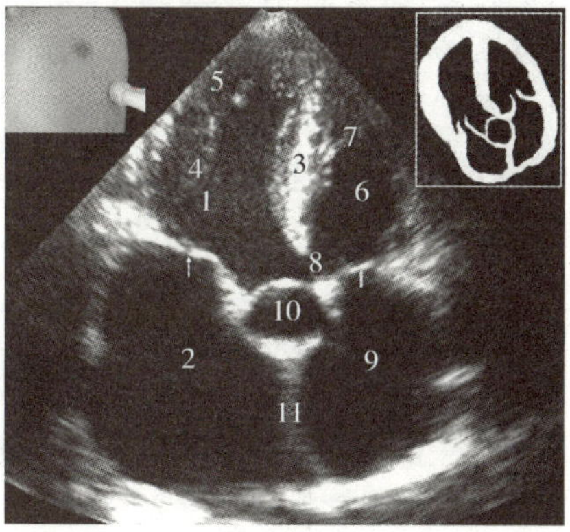

图 21－43　心尖五腔切面

1 左心室；2 左心房；3 肌部室间隔；4 乳头肌；5 左心室壁；6 右心室；7 节制索；8 膜部室间隔；9 右心房；10 主动脉瓣；11 房间隔；粗白箭头三尖瓣关闭；细白箭头二尖瓣关闭

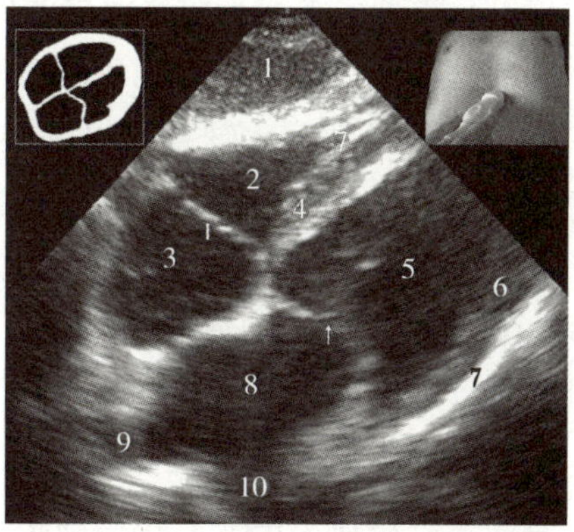

图 21－44　剑突下四腔心切面

1 肝左叶；2 右心室；3 右心房；4 肌部室间隔；5 左心室；6 左心室后壁；7 节制索；8 右心房；9 右下肺静脉；10 左下肺静脉；粗白箭头三尖瓣关闭；细白箭头二尖瓣关闭

（2）二维超声（图 21－46）　直接显示二尖瓣的瓣叶增厚、钙化呈强回声，瓣尖呈鼓槌状。左心室舒张早期，瓣尖开放受限，瓣膜中部突向左心室腔内呈气球样改变。左心房及右心室增大，左心房内易有血栓形成。

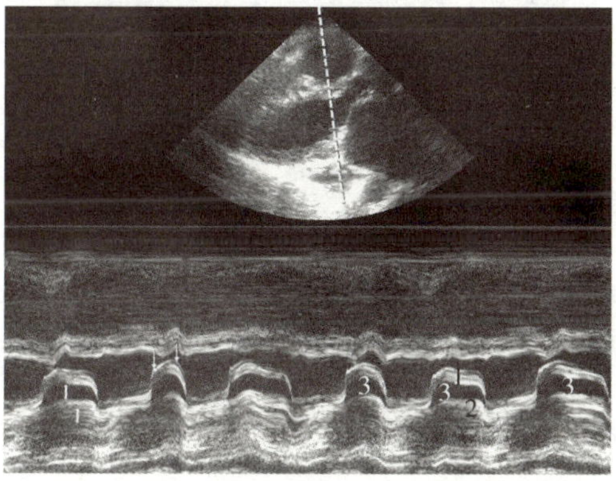

图 21－45　二尖瓣狭窄 M 超

1 二尖瓣前瓣；2 二尖瓣后瓣；3 心律不齐；4 肌部室间隔；5 左心室；6 左心室后壁；7 节制索；8 右心房；9 右下肺静脉；10 左下肺静脉；粗白箭头二尖瓣后瓣与前瓣同向运动；细白箭头二尖瓣前瓣双峰消失

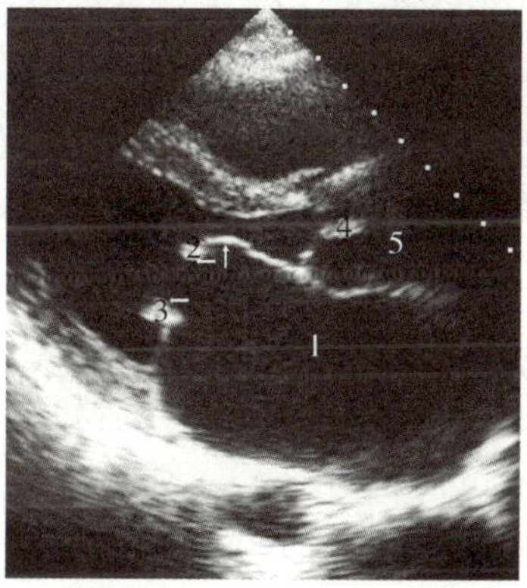

图 21－46　二尖瓣狭窄 B 超

1 左心房增大；2 二尖瓣前瓣钙化呈鼓槌状；3 二尖瓣后瓣钙化呈鼓槌状；4 主动脉瓣；5 升主动性；粗白箭头二尖瓣开放受限；细白箭头二尖瓣前瓣呈气球样前突

（3）彩色多普勒超声　左心室舒张期，通过瓣口的五彩血流束变细。

2. 二尖瓣关闭不全。

（1）M 超（图 21－47）　左心室收缩期，二尖瓣前、后叶曲线之间有缝隙。根据此缝隙的间距直接判断二尖瓣关闭不全的程度。如果有二尖瓣脱垂，于左心室收缩期瓣叶呈弓形凹陷称“吊床样”改变。

（2）二维超声　二尖瓣口在关闭时有裂隙，瓣叶增厚，回声增强。左心室收缩期，如二尖瓣瓣叶向左心房侧呈弓背样拱起，越过瓣环平面，则提示有二尖瓣脱垂。如果有二尖瓣腱索断裂，在左心室收缩期整个瓣叶可突入左心房，舒张期又回到左心室。左心房、左心室都增大，二尖瓣的活动幅度大。

（3）彩色多普勒　在左心室收缩期以蓝色为主的五彩反流血流束经二尖瓣口射入左心房，可依据反流血流束的长度或者面积来对反流程度进行分级。

（4）脉冲多普勒显示　收缩期负向高速湍流频谱。

3. 先天性心脏病房间隔缺损　以剑突下四腔心切面观察最理想。

（1）二维超声（图 21－48）　剑突下四腔心切面直接显示房间隔缺损部回声失落，右心房、右心室增大，肺动脉增宽，室间隔异常运动。

（2）彩色多普勒（图 21－49）　在心尖四腔心切面上可清晰显示，红色血流由左心房经缺损处流入右心房，并指向三尖瓣。肺动脉内可见花色彩色血流束（右心室血流增加所致）。

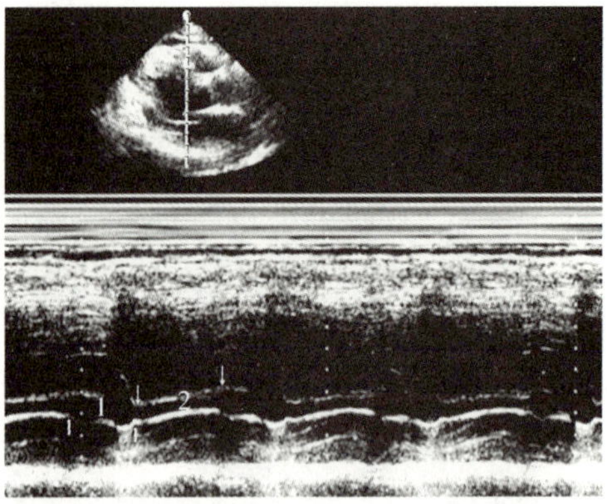

图 21－47　二尖瓣关闭不全 M 超

1 二尖瓣波形不规则；2 二尖瓣前后瓣闭合不全；粗白箭头二尖瓣开放期；细白箭头二尖瓣关闭期

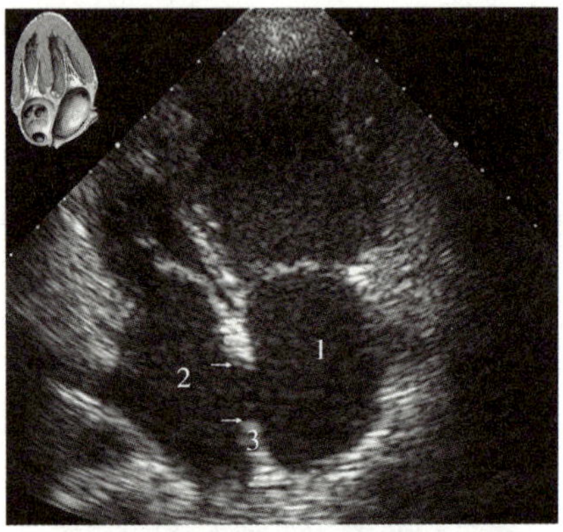

图 21－48　房间隔缺损 B 超

1 右心房增大；2 左心房；3 房间隔；细白箭头房间隔缺损处

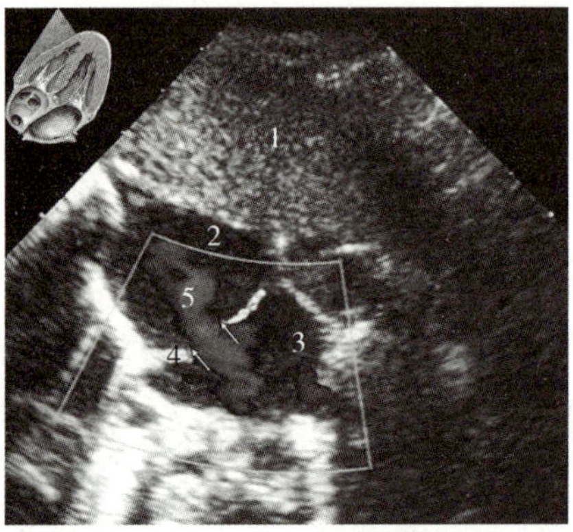

图 21－49　房间隔缺损彩超

1 肝左叶；2 右心房增大；3 左心房增大；4 房间隔；5 红色血流提示左向右分流；细白箭头房间隔缺损处

4. 先天性心脏病室间隔缺损　最常见的先天性心脏病。可单独存在，也可作为复杂性心脏畸形的一部分。

二维超声显示其直接征象是室间隔回声失落（图 21－50），可明确诊断。间接征象有左房、左室及右室增大，肺动脉增宽。

彩色多普勒显示，以红色为主的多色彩血流束从左心室经室间隔缺损处进入右心室。病情严重到有肺动脉高压时，左心室舒张期有右向左分流的蓝色血流。

5. 先天性心脏病动脉导管未闭　二维超声直接征象：胸骨旁主动脉根部短轴切面肺动脉分叉处或左肺动脉根部有管道与后方的降主动相连。

彩色多普勒显示，以红色为主的彩色血流从降主动脉经未闭的动脉导管进入主肺动脉，沿外侧壁上升达肺动脉瓣口（图 21－51），持续整个心动周期。

6. 心包积液少量积液　位于心脏后壁的后方，呈窄条状液性暗区（图 21－52）。积液量多时，则伴有心前壁的前方、心尖部液性暗区。右心室前壁搏动增强，呈波浪式运动。大量积液时，前后心壁均同向摆动，心壁运动减弱。包裹性心包积液呈局限性液性暗区，其中可见絮状或索条状强回声，是心包纤维化的表现。

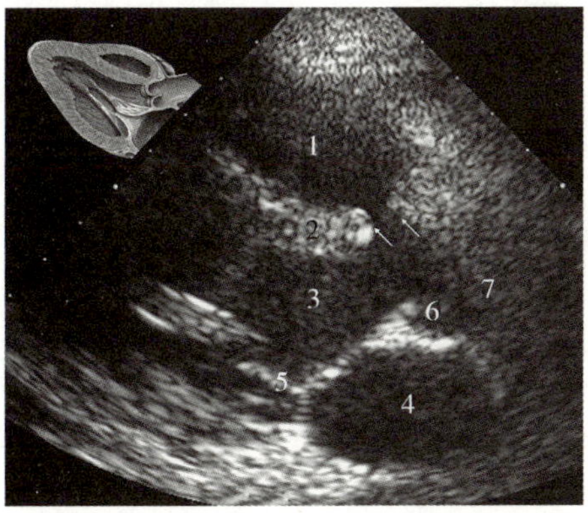

图 21－50 室间隔缺损 B 超

1 右心室增大；2 室间隔；3 左心室；4 左心房；5 二尖瓣；6 主动脉瓣；7 主动脉腔；细白箭头室间隔缺损处

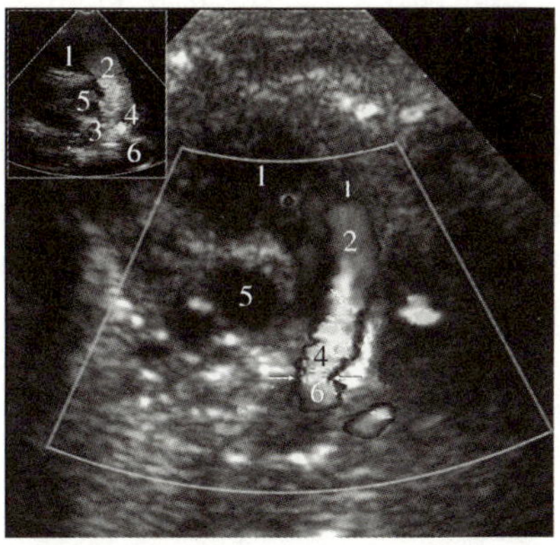

图 21－51 动脉导管未闭彩超

1 右心室；2 主肺动脉；3 左肺动脉；4 右肺动脉；5 升主动脉；6 降主动脉；细白箭头动脉导管未闭处；粗白箭头升主动脉流向主肺动脉的红色血流

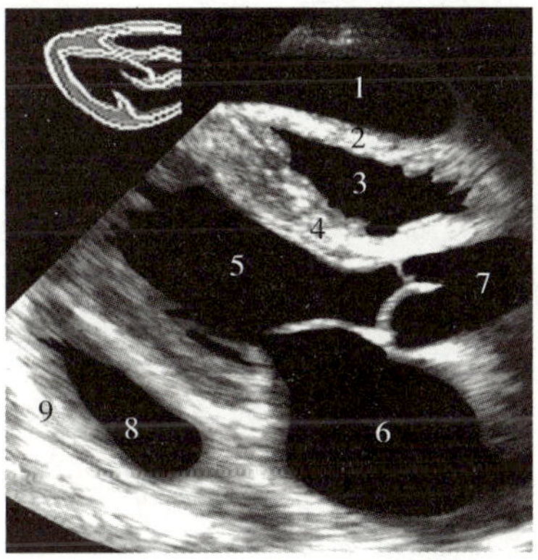

图 21－52 心包积液 B 超

1 前面的心包腔积液；2 右心室前壁；3 右心室；4 室间隔；5 左心室；6 左心房；7 升主动脉；8 后面的心包腔积液；9 后面的心包膜

（熊兴容）

目标检测

答案解析

一、选择题

【A1/A2 型题】

1. 下列医学影像检查方法中最容易获得靶器官任意断面图像的是
   A. DR　　B. CT　　C. 超声
   D. MRI　　E. PET－CT
2. 下列检查方法中无放射线损伤的是
   A. DR　　B. CT　　C. 超声

D. MRI　　E. PET－CT

3. 下列检查方法中多用于检查心脏瓣膜的是

A. A超　　B. B超　　C. 彩超

D. M超　　E. CT

4. 彩超检查红色表示

A. 动脉血流　　B. 静脉血流　　C. 流向探头的血流

D. 背离探头的血流　　E. 涡流

5. 下列组织结构中属于无回声的是

A. 胸水和腹水　　B. 脾脏　　C. 肝脏

D. 结石　　E. 钙化

6. 声像图标识中“R”表示

A. 前面　　B. 右侧　　C. 足侧

D. 后面　　E. 头侧

7. 超声检查时，探头与皮肤的接触面不动，左右改变探头角度。该探查方法是

A. 连续断面法　　B. 立体扇形断面法　　C. 十字交叉法

D. 适度加压法　　E. 增强法

8. 腹部超声要求患者空腹的目的是

A. 胆囊饱满　　B. 降低血糖　　C. 减少胃内容物

D. 还要做其他检查　　E. 需口服造影剂

9. 心脏超声检查前要求就诊者

A. 空腹　　B. 口服造影剂　　C. 膀胱充盈

D. 排空膀胱　　E. 穿着宽松易穿脱的衣服

10. 妇科超声不能了解的是

A. 子宫卵巢的位置、大小、内部结构及以周邻的关系

B. 判断盆腔是否有肿块

C. 判断肿块物理性质及内部细节

D. 判断肿块病理性质

11. 腹部超声检查，正常肝脏左叶的前后径小于

A. 3cm　　B. 5cm　　C. 7cm

D. 9cm　　E. 11cm

12. 超声检查胰腺，一般胰头厚度小于

A. 1cm　　B. 1.5cm　　C. 2cm

D. 2.5cm　　E. 3cm

13. 脾实质回声一般稍低于

A. 膈肌　　B. 肝脏　　C. 胰腺

D. 肾脏　　E. 胆囊

14. 肝脏声像图提示，肝内血管网络及其他管腔结构排列紊乱呈“地图状”，可诊断为

A. 脂肪肝　　B. 肝血管瘤　　C. 慢乙肝肝硬化

D. 血吸虫性肝硬化　　E. 弥漫性肝癌

15. 肝部超声检查发现肝内有一直径4cm大小圆形病灶。壁薄而光滑，境界清晰，内部呈无回声暗

区。最可能的诊断为

A. 肝囊肿　　B. 脂肪肝血管瘤　　C. 结节型肝癌

D. 肝血管瘤　　E. 肝转移瘤

16. 肝部超声检查发现肝内有一直径 2.5cm 大小圆形病灶。呈强回声，边缘清晰规则，内部有血管穿入征。最可能的诊断为

A. 肝囊肿　　B. 脂肪肝血管瘤　　C. 结节型肝癌

E. 肝转移瘤　　D. 肝血管瘤　　E. 肝转移瘤

17. 患者，男性，52 岁，农民。腹胀，不思饮食半年多。腹部超声检查发现有腹水，肝内出现“地图状”回声。提示该患者有

A. 肝血管瘤　　B. 弥漫型肝癌

C. 慢性乙型肝炎肝硬化晚期　　D. 血吸虫肝硬化

E. 肝转移瘤

18. 患者，女性，48 岁，教师。感觉胃部不适，餐后疼痛。B 超检查发现胆囊壁处有强回声光团，其后方有声影，随体位改变而移位。当诊断为

A. 急性胆囊炎　　B. 慢性胆囊炎　　C. 胆结石

D. 息肉样胆囊癌　　E. 弥漫性胆囊癌

二、思考题

患者，女性，46 岁。大便干结呈柏油样 1 周，每天 2～3 次，量不多。有慢性乙型肝炎病史 15 年。现在想明确：①是否有食管静脉曲张，程度如何？②肝硬化的程度，是否有脾功能亢进，门静脉高压的程度，有无腹水？③是否并发肝癌？

根据患者的现状，请你帮助选择最适宜的医学影像检查方法并写一份检查前的注意事项给患者。

书网融合……

本章小结　　微课　　题库

第二十二章　MRI 诊断

PPT

学习目标

1. 通过本章学习，重点把握各组织器官的正常 MRI 表现、常见疾病的 MRI 典型表现。

2. 学会运用所学知识为受检者选择适宜的 MRI 检查序列，具有严肃认真、耐心细致的工作态度，做好 MRI 检查前解释工作，消除受检者对 MRI 的恐惧心理，具有良好的医患沟通能力。

情境导入

情境描述　患者男性，84 岁，高血压病史 10 年。无明显诱因出现头痛、头晕，右侧肢体乏力伴吐词不清、流涎，无恶心、呕吐，无耳鸣、意识障碍、肢体抽搐等。

讨论　该患者的首选医学影像学检查是什么？该检查的诊断与鉴别诊断是什么？

第一节　MRI 检查技术

微课

核磁共振成像（magnetic resonance imaging，MRI）是利用原子核在磁场内产生共振的原理，加上射频脉冲激励产生信号，经计算机处理重建显示人体内部解剖的一种影像检查技术。磁共振人体成像被誉为 20 世纪最重大的医学技术发明之一。

素质提升

磁共振成像技术是重要的医学成像技术之一，在生命科学、理化科学等领域广泛应用。磁共振成像技术能够反映物质结构的差异性、物质代谢等多方面信息，具有无辐射，组织对比度和分辨率高，多方向成像等优点。

邬学文先生，中国波普学事业创始人之一，中国核磁共振事业奠基人。1958 年，原华东师范大学在副校长邬学文教授的主导下成立了核磁共振实验室，并牵头成立波谱学教研室，组织人员翻译教材，落实波谱专业的招生工作。在那个教学物资极度匮乏的时代，邬学文先生自己撰写教材、自主研发教学仪器及实验仪器，解决了我国近代物理实验器械匮乏的局面。邬学文先生带领专家团队，创造了国内磁共振事业的多个第一：第一台“超再生核四极共振波谱仪”、第一台“自旋回波波谱仪”以及宽谱线、高分辨率等，开创了磁共振仪器研发与产业化的先河。邬学文先生在研究核磁共振学科的同时，积极开展多学科渗透，以学科交叉为突破口，研究生物大分子、有机高分子及医疗成像等。邬学文先生联合国内外知名专家先后在国内成功举办了多届磁共振学习班，为磁共振事业储备大量人员，推动我国磁共振事业的发展，为磁共振科研和教学做出了重要贡献。

一、MRI 成像原理

"共振"是我们在日常生活中常见的一种自然现象，如一个静止的音叉在另一个振动音叉的不断作用下能引起同步振动。人体内含量最多的原子是氢，其原子核内只含 1 个质子，而不含中子，最不稳定，最易受外加磁场影响而发生磁共振现象。

将受检者安置在磁场中，通过射频线圈发射射频脉冲，人体内的氢质子吸收一定的能量而产生磁共振现象。中止射频脉冲，被激发的氢质子又把所吸收的能量逐步释放出来，并恢复到原来的平衡状态，这一恢复过程称为弛豫过程。在弛豫过程中氢质子释放能量并发出 MRI 信号，检测系统接收这些 MRI 信号，经过计算机处理后形成磁共振图像。

我们把恢复到原来平衡状态所需的时间称为弛豫时间（RT），以毫秒为单位。有纵向弛豫时间（T_1）和横向弛豫时间（T_2）两种。通常人体组织的 T_1 值为数百毫秒，T_2 值比 T_1 值小数十毫秒。人体正常组织与病理组织的 T_1 值相对恒定，但相互之间又有一定的差别，T_2 值也是如此。如果 MRI 图像主要反应组织间 T_1 值的差别，为 T_1 加权像，简称 T_1WI，高信号代表 T_1 弛豫时间较短，如脂肪；如果 MRI 图像主要反应组织 T_2 值得差别，为 T_2 加权像，简称 T_2WI，高信号代表 T_2 弛豫时间较长，如脑脊液（表 22－1）。

表 22－1　人体组织 MRI 比较

比较	脑白质	脑灰质	液体	骨皮质、钙化灶	骨髓、脂肪、蛋白质
T_1WI	白灰	灰	黑	黑（无信号）	白（高信号）
T_2WI	灰	白灰	白	黑	白

二、MRI 检查序列

MRI 检查的目的是利用不同的脉冲序列获取不同成像参数的影像，可分为常规和特殊两类扫描序列。

（一）常规扫描序列

MRI 常规扫描序列包括普通扫描（平扫）和增强扫描。

1. 普通扫描　不向血管内注入对比剂的一般性扫描，适用于绝大多数患者，初诊患者一般均需普通扫描。平扫可获得 T_1WI、T_2WI、质子密度加权成像（PDWI）等（图 22－1）。水抑制成像技术（FLAIR）可抑制自由水（如脑脊液）的信号，而含有结合水的病灶则为高信号。通过脂肪抑制技术去掉脂肪信号的图像，增加图像组织对比度，对观察解剖结构、全面了解病变情况有重要作用，辨别脂肪组织和非脂肪组织。脂肪抑制技术主要包括 3 类：以 T_1 弛豫时间差异，如 STIR；以水脂进动频率差异，如 SPIR、SPAIR；以水脂分离技术，如 mDixon TSE。

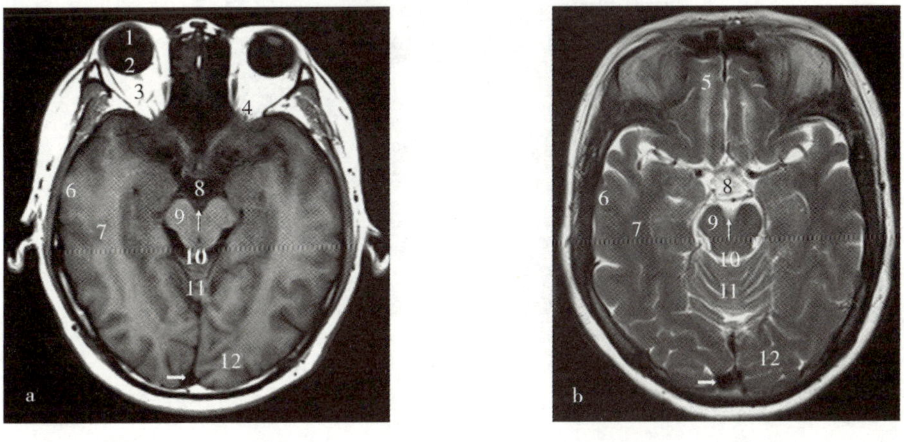

图 22－1　头部 MRI 横断面，鞍上池层

a. T_1WI，b. T_2WI　1 右侧晶状体；2 玻璃体；3 球后脂肪；4 左侧视神经；右侧大脑额叶；6 脑灰质；7 脑白质；8 鞍上池；9 右侧大脑脚；10 四叠体池；11 小脑蚓部；12 左侧大脑枕叶；白箭头脚间池；粗白箭头上矢状窦

2. 增强扫描（图 22-2） 即静脉内注入对比剂后的扫描，一般是在普通扫描发现病变或可疑有病变后选用的扫描方法。增强检查可分为两种情况：即注入对比剂后靶组织的信号强度增加和信号强度减小。前者可称正增强，后者为负增强。

（二）特殊扫描序列

MRI 检查时为了达到理想的成像效果，使用一些特殊技术配合成像，可获得优良的影像效果，提高 MRI 诊断准确率。

1. 磁共振血管成像（MRA） MRA 是一种无创的脑血管成像方法，有动脉检查技术和静脉检查技术两大类，主要有时间飞跃（TOF）、相位对比法（PC）和黑血法。广泛应用于全身血管检查，能非常清晰地显示细小血管（图 22-3）。

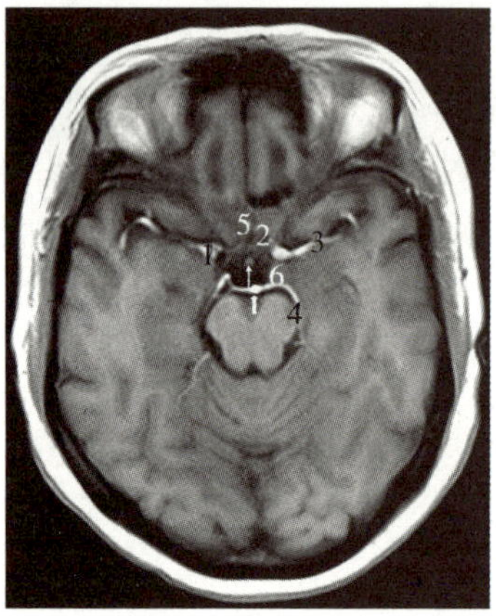

图 22-2 头部 MRI 横断面，鞍上池层增强

1 右侧颈内动脉；2 左侧大脑前动脉；3 左侧大脑中动脉；4 左侧大脑后动脉；5 前交通支动脉；6 后交通支动脉；粗白箭头基底动脉；细白箭头垂体柄

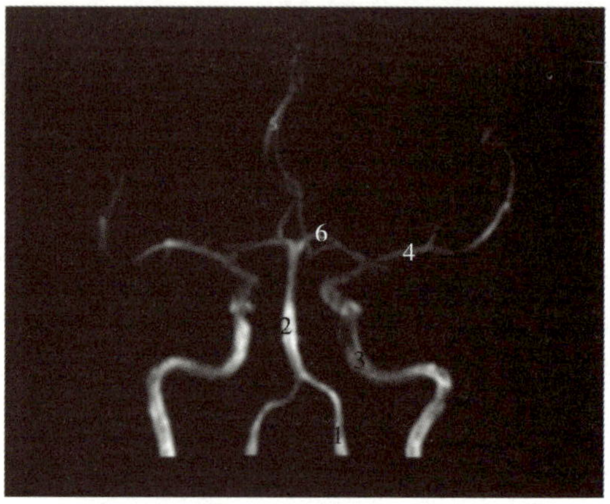

图 22-3 头颅 MRA 正面观

1 椎动脉；2 基底动脉；3 颈内动脉；4 大脑中动脉；5 大脑前动脉；6 大脑中动脉

2. 磁共振水成像（MRH） 利用水的长 T_2 特性，即长 TR 加特长 TE 使含水器官显影，对流速慢或停滞的液体如胆汁、尿液、脑脊液、囊肿、胸膜腔积液、心包积液、腹水等非常灵敏。相关的检查技术有磁共振胆胰管造影（MRCP）、磁共振尿路成像（MRU）、磁共振脊髓成像（MRM）等（图 22-4）。

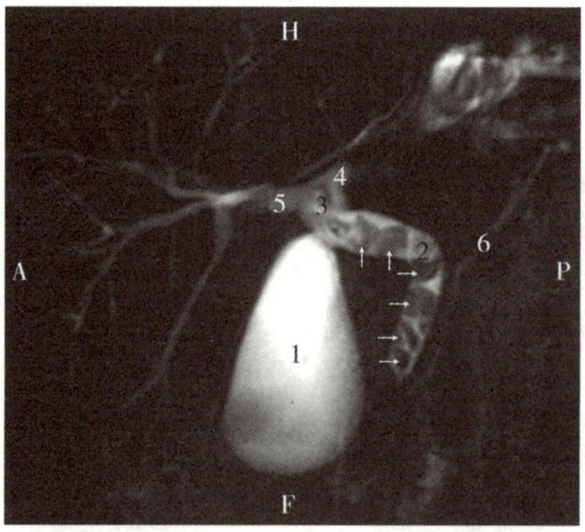

图 22-4 胆总管结石 MRCP 前面观

1 胆囊；2 胆总管；3 肝总管；4 左肝管；5 右肝管；6 总胰管；细黑箭头肝总管结石

3. 功能磁共振成像（fMRI） 是反映脑组织功能状态的 MRI 技术，包括弥散加权成像（DWI）、弥散张量成像（DTI）、灌注成像（PWI）、动脉自旋标记（ASL）、血液氧饱和水平检测（BOLD）、磁共振波谱成像（MRS）等（图 22－5）。DWI 在临床上主要用于脑梗死的早期诊断，反映病理状态下的水分子布朗运动。DTI 是一种描述活体大脑结构的无创方法，多用于脑梗死、脑肿瘤等，可模拟纤维束走行。PWI 在临床上用于脑梗死的预后推测、脑梗死的溶栓治疗效果和脑肿瘤的定性诊断等。ASL 是无创评估组织灌注的方法。BOLD 技术主要用于探测脑内各功能区的位置和对各种刺激反应程度，能为神经外科开颅术精确定位。MRS 临床应用主要有 ^{1}H 和 ^{31}P 波谱，^{1}H 的 MRS 是无创性研究人体器官组织代谢以及生化改变进行化合物定量分析的唯一方法，^{31}P 的 MRS 用于某些酶缺乏的肌肉代谢病变和心肌病变的诊断。

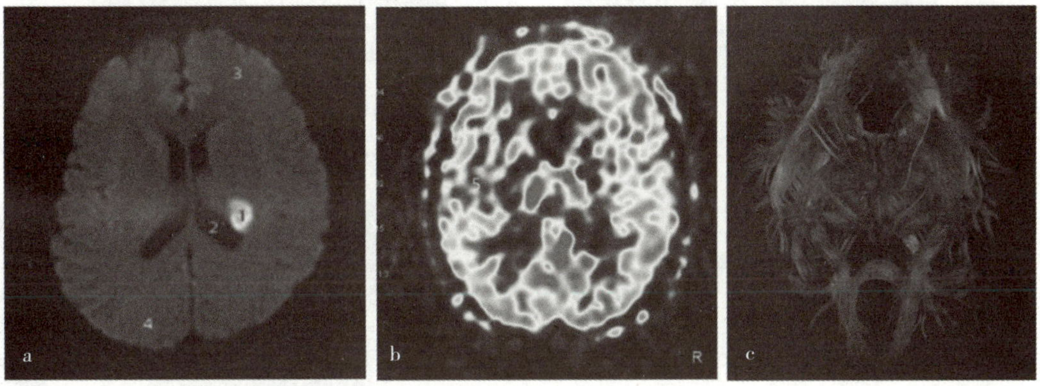

图 22－5 A. 脑梗死 DWI 横断面；b. ASL；c. DTI

1 梗死区高信号；2 左侧侧脑室；3 左侧额叶；4 右侧枕叶；
5 右侧颞叶灌注降低

三、MRI 影像特点

1. 多参数成像 各组织、器官的 T_1、T_2 以及质子密度值具有一定差异，在 MRI 图像上呈灰阶不同，有利于病变的诊断。MRI 图像高信号，影像白；低信号，影像黑。

2. 多方位成像 MRI 通过改变梯度磁场的方向获得不同方位扫描层面（图 22－6），可以形成任意方位图像，常用的有横断面、冠状面、矢状面和任意斜面图像，综合分析即可对病变发生位置进行精确的三维定位。

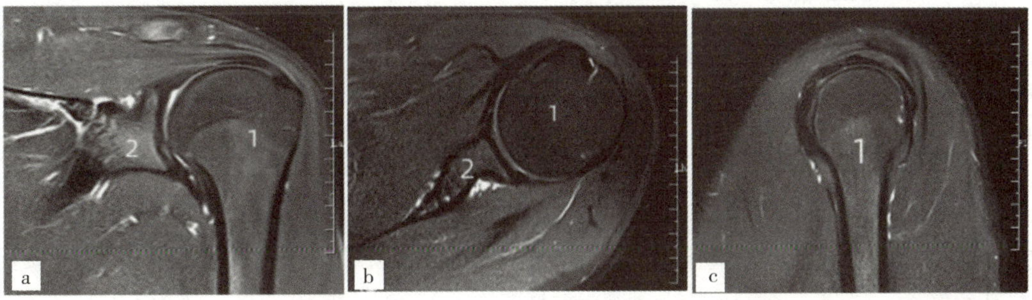

图 22－6 肩关节 T_2WI 压脂

a. 冠状面，b. 横断面，c. 矢状面 1 肱骨；2 肩胛骨

3. 组织分辨率高 人体含有体重 70% 以上的水，水中的氢核是磁共振信号的主要来源，其余信号来自脂肪、蛋白质和其他化合物中的氢质子。选用适当的扫描脉冲序列，在中枢神经系统能很好地区分脑灰质、脑白质、神经核，在骨关节影像上可清晰显示肌肉、肌腱（图 22－7）、韧带、筋膜、骨髓、

关节软骨、半月板、椎间盘和周围脂肪等组织。

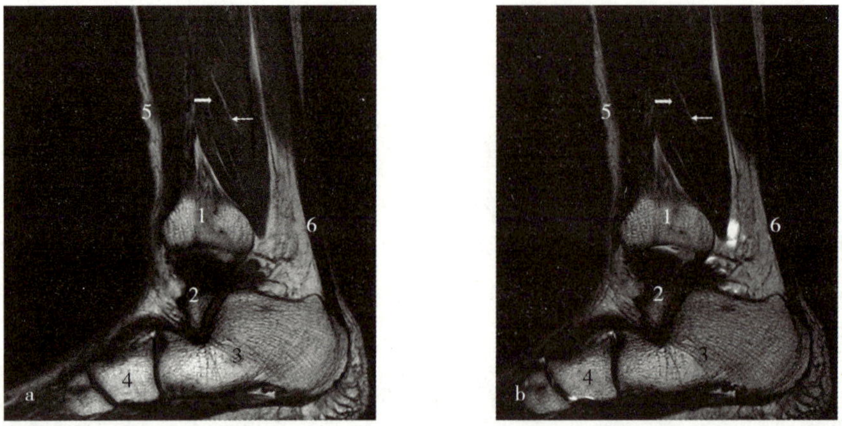

图 22－7　踝关节，正中矢状面

a. T_1WI，b. T_2WI　1 胫骨；2 距骨；3 跟骨；4 足舟骨；5 皮下脂肪；6 跟腱；粗白箭头肌束；细白箭头肌间隙（脂肪）

4. 流空效应　心脏与血管内快速流动的血液，把接收到的 MRI 信号带到检测范围以外，所以测不到 MRI 信号，在 T_1WI 或 T_2WI 中均呈黑影，即流空效应。因此，MRI 平扫即可显示心脏和较大动脉的结构（图 22－8）。

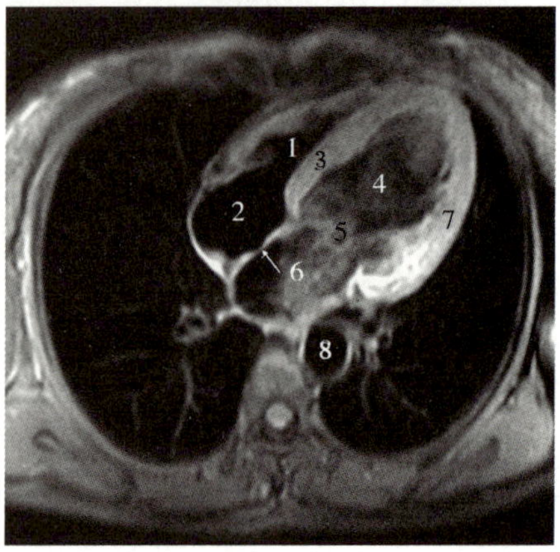

图 22－8　心脏横断面，四腔心切面

1 右心室；2 右心房；3 室间隔；4 左心室；5 二尖瓣；6 左心房；7 左心室后壁；8 降主动脉；细白箭头房间隔

5. 多种伪影因素　与 CT 相比，MRI 虽然无骨质伪影而使后颅凹的解剖结构和病变显示更清晰。但是导致磁共振产生伪影的因素较多，影响影像质量。MRI 伪影主要来自设备、运动和金属异物 3 个方面，常见的有化学位移伪影、卷褶（包绕）伪影、截断伪影、运动伪影、流动伪影、静电伪影、金属伪影等。尽管大多数伪影可以通过补偿技术加以克服，但 MRI 的质量控制仍很复杂。

四、MRI 检查注意事项

一般而言，MRI 检查是安全的，无不良反应。但是 MRI 机器的磁场强度很大，机器磁体用液氯降温周边温度较低，机器对电磁波和磁性物质非常敏感。所以检查前必须做好充分的准备工作。

（一）检查前准备

1. 提供详细的申请单　申请单主要包括受检者的姓名、性别、年龄、病区、住院号等一般情况。还有现病史、既往史、主要症状和体征、生化检测结果和其他医学影像检查资料，临床印象及本次检查部位和检查目的等。

2. 提醒受检者及家属

（1）腹部 MRI 检查，禁食或检查前少量饮水。盆腔 MRI 检查，须在操作人员指导下饮水，保证检查时膀胱适度充盈。

（2）检查过程中需制动以保证图像质量，做胸部和腹部检查要训练受检者呼吸、屏气。指导他们通过对讲系统与操作人员对话。

（3）让受检者及家属明白，增强扫描所用对比剂的目的、意义及可能发生的不良反应等。

（4）对烦躁好动的高危患者以及婴幼儿，在医师指导下使用镇静剂，以配合检查。

（5）进入检查室之前，必须去除受检者身上尤其是扫描部位带有的物品如发夹、拉链、钢笔、硬币、项链、文胸钩、皮带、手表、信用卡、手机甚至人民币纸币等，它们可导致局部磁场扭曲、影像变形。染发剂、睫毛膏等化妆品也含有磁性物质，在头部检查前应予以清洗，以保证影像质量。

（二）MRI 检查限度

MRI 检查也有其弱点，应有选择性地应用。

1. 对钙化灶不敏感 医学影像普遍是黑底背，而钙化灶 MRI 检查也呈黑色（无信号）。有些病变如肺内肿块、脑肿瘤等，钙化灶对它们的诊断及鉴别诊断很有意义，当首选 CT 检查。

2. 禁忌金属物体 受检者体内有金属异物或置入人体内的假体器件，尤其有铁磁性的，能取出者，可以取出后再检查。如检查头部 MRI 要取下金属假牙；检查盆部及腰骶部 MRI 的女性受检者，要取出子宫内金属节育环，检查后再放回去。不愿意取出者，则建议做其他相关检查。

危重患者不能将铁磁性推车、担架及急救设备如心电监护仪、人工呼吸机、氧气瓶等带入检查室。所以生命体征不稳定的急诊患者不宜做 MRI 检查。

3. 禁查 MRI 情况 包括：①装有人工心脏瓣膜、心脏起搏器及神经刺激器者；②装有颅内动脉瘤金属夹者；③怀疑有眼球内金属异物或耳内植入金属假体者。

4. MRI 设备 噪音大温度低需做好解释和保暖工作。对精神紧张、有恐惧症、有癫病的患者，家属愿意在机器旁陪同，方可检查。对怀孕三个月内的受检者应延期检查。随时为受检者盖好棉被。

第二节 MRI 临床应用

MRI 图像对软组织分辨率最高，常用的检查部位有头部、腹部和脊柱与四肢。

一、头部 MRI 应用

MRI 的软组织高分辨率和没有颅骨伪影，能使脑灰质、脑白质、神经核等结构清晰显示。无论是显示头部正常解剖还是头部病变，MRI 检查均优于 CT。

（一）头部 MRI 正常表现

1. T_1WI 脑灰质呈较低信号，脑白质呈较高信号，脑脊液为低信号。特点是：脑白质偏白，脑灰质偏灰，脑脊液呈黑色。

皮下脂肪、颅骨的板障呈高信号。颅骨的内板和外板、硬脑膜、乳突气房等含气腔隙均为无信号区。肌肉呈中等强度信号即灰色。脑动脉因流空效应呈无信号。静脉血流较慢可呈高信号。

2. T_2WI 与 T_1WI 相反，脑灰质呈较高信号，脑白质呈较低信号，脑脊液为高信号。特点是：脑白质偏灰，脑灰质偏白，脑脊液呈白色。其他上述组织结构信号同 T_1WI（图 22－9）。

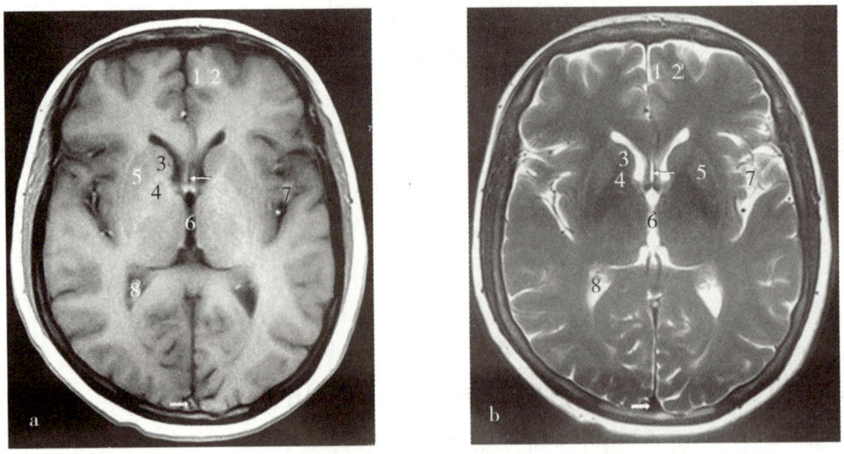

图 22－9　正常头部 MRI 横断面（三室上部层）

a T_1WI，b. T_2WI　1 脑灰质；2 脑白质；3 尾状核头；4 内囊膝部；5 豆状核；6 第三脑室；7 外侧裂池；8 侧脑室三角区；细白箭头透明隔腔

（二）头部常见病 MRI 表现

1. 颅内血肿　MRI 表现与血肿的期龄相关，可分为四期（表 22－2）。

（1）超急性期　出血后 24 小时之内者，血浆被吸收而形成血栓状物，血肿周围有水肿。T_1WI 和 T_2WI 信号强度均略高于脑实质，周围有水肿，有占位效应。

（2）急性期　出血后 1～3 天，红细胞的细胞膜完整，细胞内的氧合血红蛋白释放出氧变成脱氧血红蛋白，MRI 只能显示占位效应，以及由水肿所致的信号强度变化。血肿在 T_1WI 上呈等信号，在 T_2WI 上呈低信号，周围水肿带在 T_1WI 上呈低信号，在 T_2WI 上呈高信号。此时血肿在 CT 像上呈高密度灶。

（3）亚急性期　出血后 4～14 天，红细胞的细胞膜由完整到破裂演变，细胞内出现的正铁血红蛋白外溢。血肿（图 22－10）在 T_1WI 和 T_2WI 上均呈高信号，DWI 呈高信号，周围仍有水肿带。此时血肿，在 CT 像上常显示为等密度灶。

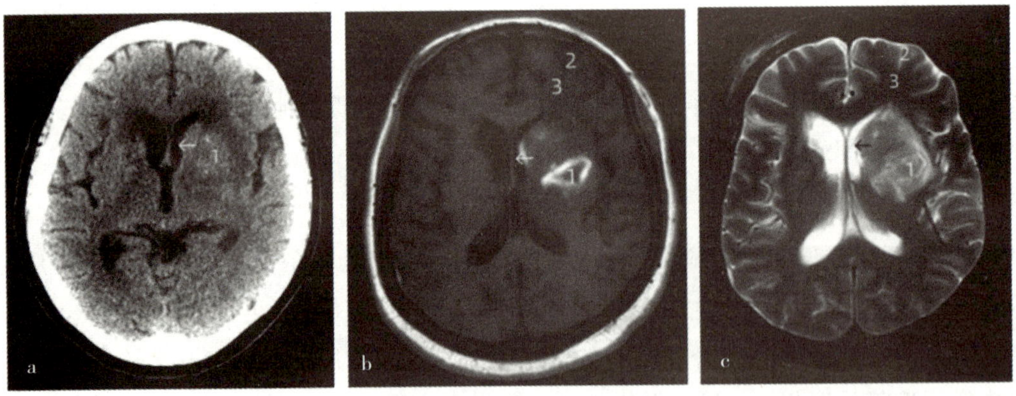

图 22－10　左侧基底节区亚急性期出血 横断面

a. CT 平扫，b. MRI T_1WI，c. MRI T_2WI　1 血肿；2 脑灰质；3 脑白质；箭头 侧脑室体部受压

（4）慢性期　为 2 周以后的血肿。血肿逐渐吸收或液化，中心部位呈 T_1WI 低信号，T_2WI 高信号，DWI 呈低信号。血肿周边的巨噬细胞内有明显的含铁血黄素沉积，呈 T_1WI 稍低信号，T_2WI 低信号环。血肿周围的水肿带消失。

表 22－2 血肿不同时期的 MRI 特征

血肿分期	时间	血肿成分	T_1WI	T_2WI	T_2－FLAIR
超急性期	＜24h	氧合血红蛋白	低信号	高信号	高信号
急性期	1～3d	脱氧血红蛋白	等信号	低信号	低信号
亚急性期早期	3～7d	正铁血红蛋白	外高内低	外高内低	外高内低
亚急性期晚期	7～14d	正铁血红蛋白	高信号	高信号	高信号
慢性期	＞14d	含铁血黄素	低信号	高信号	低信号

颅内急性期血肿 MRI 检查远不如 CT 敏感，但亚急性期血肿 MRI 检查远比 CT 敏感。对于一些微小的出血灶，SWI 具有较高的敏感性，显示为类圆形低信号灶。所以应按患者的病程选择恰当的医学影像检查方法。

2. 脑梗死 脑梗死为脑血管闭塞引起的脑组织缺血性坏死，MRI 检查能够发现 6 小时以内的超急性期脑梗死，特别是 PWI、ASL 序列，对于 2 小时左右的早期缺血敏感，而 CT 检查，在 24 小时内仍很难显示。而且 MRI 对显示出血性脑梗死还有独特的价值。

缺血早期（图 22－11），T_1WI 呈低信号，T_2WI 呈高信号，T_2－FLAIR 呈高信号，DWI 呈高信号，ADC 图呈低信号，PWI、ASL 可见脑血流量降低，PWI－DWI 的不匹配界定了缺血半暗带。MRA 可见动脉血管的狭窄、中断。慢性期表现为 T_1WI 呈低信号，T_2WI 呈高信号，T_2－FLAIR 呈低信号，DWI 呈低信号，ADC 图呈高信号。

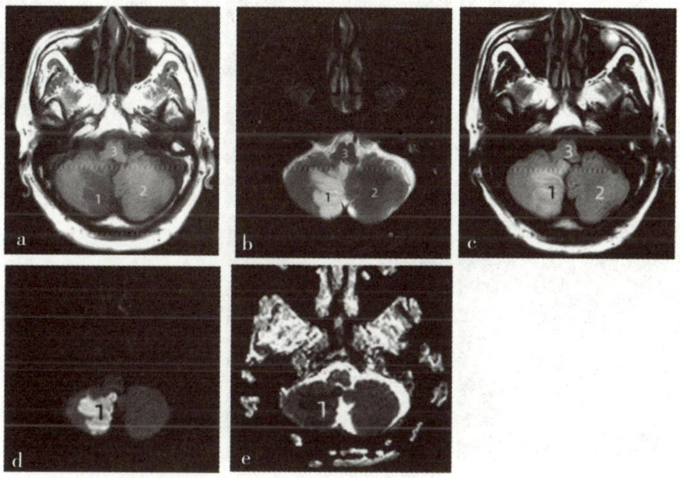

图 22－11 急性期脑梗死（横断面）

a. T_1WI，b. T_2WI，c. FLAIR，d. DWI，e. ADC 1 急性期梗死灶；2 小脑半球；3 桥脑

3. 颅内动脉瘤 MRI 显示颅内动脉瘤优于 CT。无血栓形成的动脉瘤（图 22－12）在 T_1WI 和 T_2WI 上均呈圆形或椭圆形的囊状无信号区，边界清晰锐利，可见到其与管状动脉壁相连。巨大的动脉瘤常伴有腔内血栓形成。与 CT 不同，MRI 平扫即可显示动脉瘤，但＜1cm 的动脉瘤易漏诊。磁共振血管壁高分辨率成像在动脉瘤的风险评估中具有重要价值。

4. 脑肿瘤 肿瘤的信号主要与肿瘤的细胞间隙水含量有关。但是肿瘤伴发出血、坏死、囊变、钙化、肿瘤血管、脂肪成分和黑色素等物质，均影响肿瘤的信号强度和形态特征。

（1）脑胶质细胞瘤（图 22－13） 根据胶质瘤分级的不同，其 MRI 影像特征各异。Ⅰ级、Ⅱ级胶质瘤呈 T_1WI 低信号和 T_2WI 高信号，大多数增强未见强化，而Ⅱ级可出现不均匀强化；Ⅲ级间变性胶质瘤呈高低混合信号，强化不均匀；Ⅳ级胶质母细胞瘤呈花环样强化。肿瘤周围常伴有不同程度的水肿，表现为 T_1WI 低信号、T_2WI 高信号，增强无强化。MRS 显示 Cho 峰增高，Cho/NAA、Cho/Cr 值升

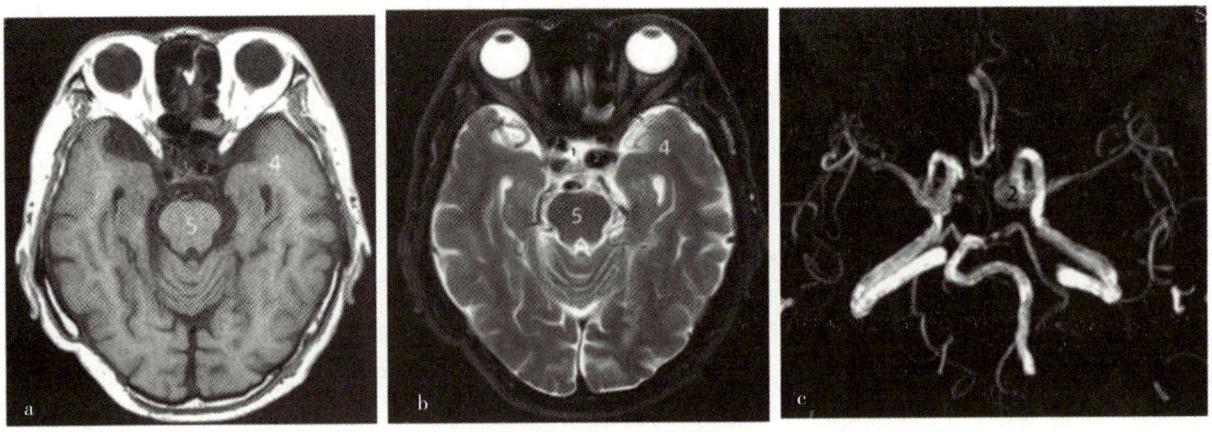

图 22－12　颅内动脉瘤（横断面）

a. T_1WI，b. T_2WI，c. MRA　1 鞍上池；2 瘤体；3 颈内动脉；4 颞叶；5 中脑

高。MRI 可显示囊变、坏死和出血。少突胶质细胞瘤大多数伴有特征性的条形钙化，MRI 对钙化的显示远不如 CT，所以对少突胶质细胞瘤的医学影像诊断还是首选 CT。当然，SWI 在鉴别出血和钙化方面具有优势。

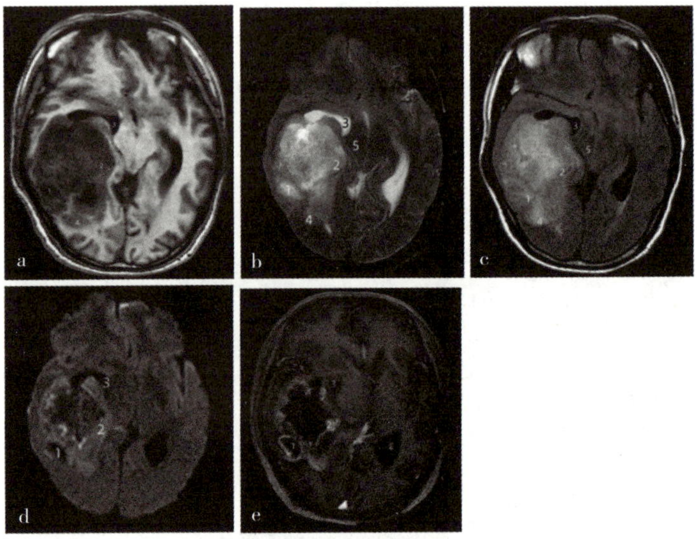

图 22－13　胶质母细胞瘤（横断面）

a. T_1WI，b. T_2WI，c. FLAIR，d. DWI，e. T_1WI 增强

1 囊变区；2 不规则瘤体；3 侧脑室前角受压移位；4 瘤周水肿；5 脑干

（2）脑膜瘤　肿瘤在 T_1WI 多呈等或稍低信号，T_2WI 呈等或稍高信号，多数 DWI 呈等信号，其内信号可不均匀，部分周围可有较轻的脑水肿带。增强扫描多呈均匀强化，肿瘤邻近的脑膜发生“鼠尾样”强化称为“脑膜尾征”，为其特征性表现（图 22－14）。瘤内钙化呈点状不规则无信号区。邻近骨质增生可致颅骨内、外板的无信号带呈火山口样增厚。

（3）垂体瘤　垂体微腺瘤的直径小于 10mm，在 T_1WI 上呈等或稍低信号，PDWI 上呈等信号，T_2WI 上呈高信号，动态增强是垂体中局灶性低信号区，呈“慢进慢出”；伴垂体上缘上凸，垂体柄向健侧偏移。有时病灶可呈高信号，可能为出血性垂体微腺瘤，表现为 T_1WI 高信号。垂体大腺瘤更易于诊断，向鞍上和鞍旁扩展，在冠状面或矢状面上肿瘤通过鞍隔向上生长，受鞍隔限制形成左右或前后对称的切迹，称为“蚁腰征”或“蜂腰征”（图 22－15）。

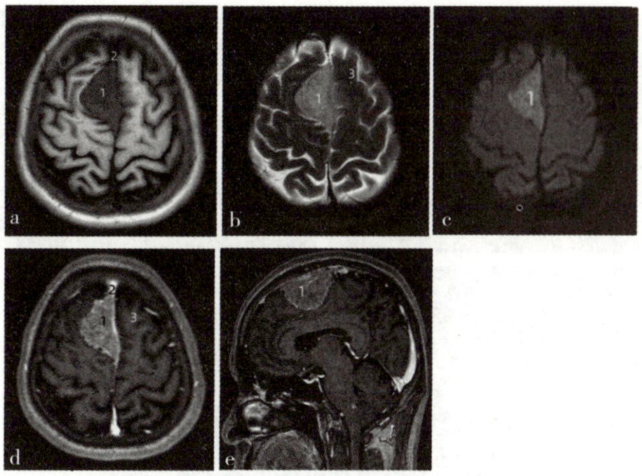

图 22－14 脑膜瘤（横轴位＋矢状面）

a. T_1WI，b，T_2WI，c. DWI，d. T_1WI 增强 横轴位，e. T_1WI 增强矢状面

1 瘤体；2 大脑镰；3 额叶；箭头 脑膜尾征

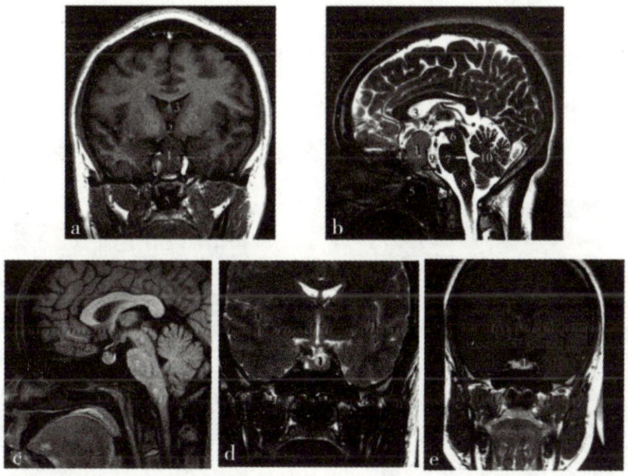

图 22－15 垂体瘤（a～b 垂体大腺瘤；c～d～e 垂体微腺瘤）

a、c. 冠状面 T_1WI，b. 矢状面 T_2WI，d. 冠状面 T_2WI，e. 冠状面 T_1WI 增强

1 瘤体；2 第三脑室；3 侧脑室前角；4 颈内动脉虹吸段；5 鼻咽腔；6 中脑；7 桥脑；8 延髓；9 桥池；10 小脑；

细白箭头 蚁腰征；细黑箭头 基底动脉；粗白箭头 第四脑室

（4）脑转移瘤 一般转移瘤（图22－16）在 T_1WI 上呈低信号，在 T_2WI 上呈高信号，DWI 呈高信号，周围有明显的指状水肿带环绕，增强扫描呈均匀或不均匀强化。有出血者，T_1WI 和 T_2WI 均为高信号；有囊变者，则囊变区 T_1WI 为低或无信号，T_2WI 为高信号；转移性黏液腺癌和转移性黑色素瘤等在 T_1WI 上呈高信号。MRS 提示 NAA 峰、Cr 峰降低或消失。脑膜转移可见结节状或不规则脑膜增厚、强化。

二、腹部 MRI 应用

腹部 MRI 检查常规使用 T_1WI 和 T_2WI 作横断面、冠状面和矢状面成像。DWI 序列是一个非常重要的序列，增强扫描在疾病的诊断中具有必要性。比较先进的 MRI 机器可辅以心电门控、呼吸门控等技术，以减少腹部移动伪影。

（一）腹部 MRI 正常表现

MRI 图像上腹部脏器的解剖形态与 CT 图像相似。

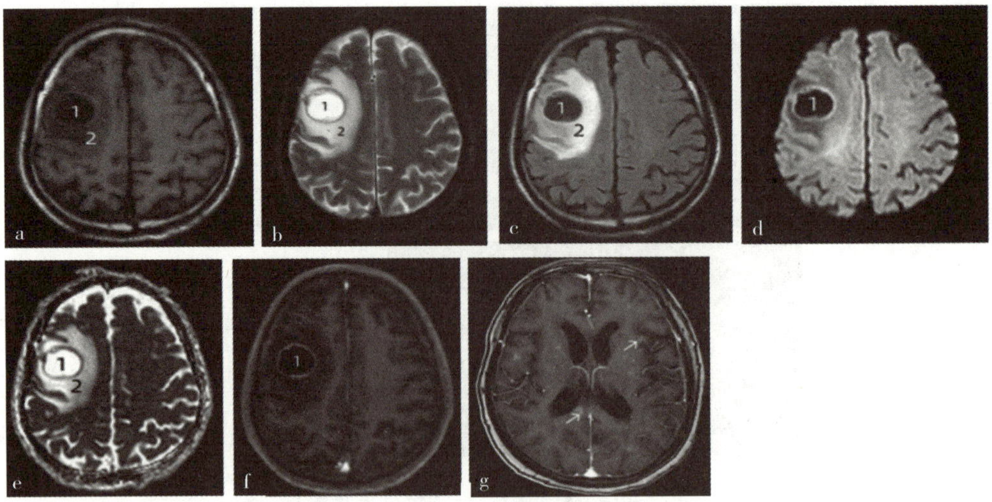

图 22－16　脑转移瘤（横断面）

a. T_1WI，b. T_2WI，c. FLAIR，d. DWI，e. ADC，f、g. T_1WI 增强

1 囊性转移灶；2 瘤周水肿区；白箭头结节性转移灶

1. 肝脏（图 22－17） 内部结构均匀，信号强度中等。在 T_1WI 和 T_2WI 上肝脏的信号略低于脾脏，但高于背部肌肉。靠近横膈部分的肝脏，MRI 显示比 CT 清晰。门静脉、肝静脉主干由于流空效应呈极低信号。腹部脂肪组织呈很强的高信号，脂肪抑制序列上呈低信号。肠腔内的气体则为极低信号。

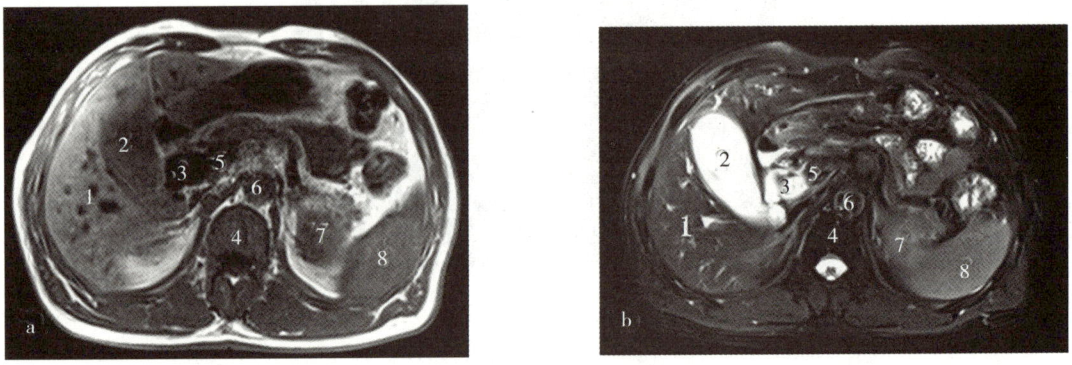

图 22－17　腹部 MRI（横断面）

a. T_1WI，b. T_2WI　1 肝脏；2 胆囊；3 十二指肠；4 椎体；5 下腔静脉；6 腹主动脉；7 左肾上极；8 脾脏

2. 胰腺（图 22－18） 在 T_1WI 和 T_2WI 上，呈均匀的较低信号，与肝的信号相似，增强扫描胰腺均匀强化。其背侧的脾静脉因流空效应而呈无信号血管影，勾画出胰腺的后缘，可作为识别胰腺的标志。腹膜后脂肪组织显示为高信号，描绘出胰腺的前缘。十二指肠内液体在 T_2WI 上呈高信号。T_1WI 脂肪抑制序列是显示胰腺的最佳序列。

3. 肾脏（图 22－19） 在周围高信号或中等信号脂肪组织的对比下，清晰显示肾实质的软组织信号，边缘光滑整齐。在 T_1WI 上，肾皮质含水量低于髓质，呈较高信号。在 T_2WI 上，肾的皮质和髓质难以分辨，均呈较高信号。肾窦脂肪在 T_1WI 和 T_2WI 上分别呈高信号和中等信号。肾盏常难以显示，而肾盂多呈水样信号。肾动脉和肾静脉呈无信号带状影，自肾门区分别指向腹主动脉和下腔静脉。

4. 膀胱（图 2－20） 充盈的尿液在 T_1WI 上呈均匀低信号，在 T_2WI 上呈均匀高信号。膀胱壁为厚度一致的薄环，在 T_1WI 稍高于尿液信号，在 T_2WI 上低于腔内尿液信号。

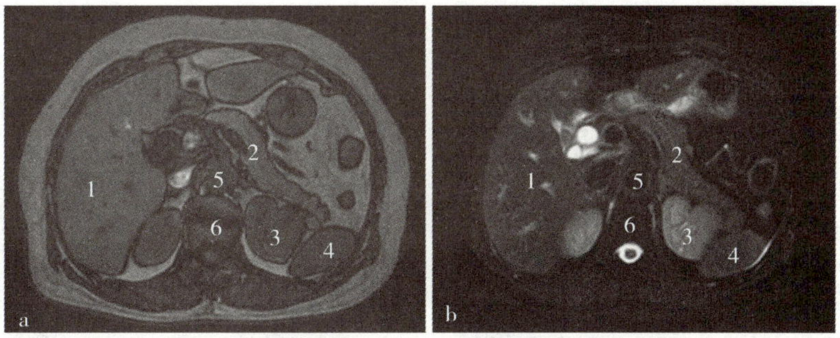

图 22－18　胰腺（横断面）

a. T_1WI，b. T_2WI 压脂　1 肝脏；2 胆囊；3 肾脏；4 脾脏；5 腹主动脉；6 腰椎

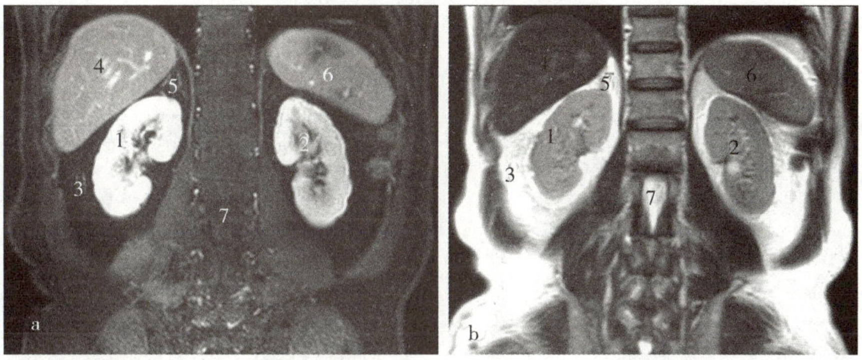

图 22－19　肾脏（冠状面）

a. T_1WI 压脂，b. T_2WI　1 肾皮质；2 肾窦脂肪；3 肾周脂肪囊；4 肝脏；5 肾上腺；6 脾脏；7 腰椎脊膜囊

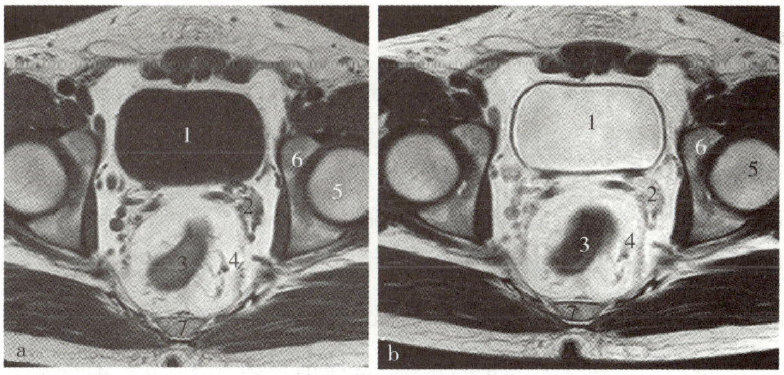

图 22－20　男性膀胱横断面

a. T_1WI，b. T_2WI　1 膀胱；2 精囊腺；3 直肠；4 坐骨直肠窝；5 右侧股骨头；6 左侧髋臼；7 尾椎

5. 前列腺（图 22－21）　在 T_1WI 上呈均匀较低信号，类似肌肉，各区结构分解不清。在 T_2WI 上能显示前列腺各区的组织结构，位于中心的移行区和中央区呈较低信号；位于外围的周围区呈较高信号；前列腺周围有高信号的脂肪组织，其中可见蜿蜒状低信号影为前列腺周围静脉丛；前列腺周边有光滑整齐的环状低信号，为前列腺被膜。

6. 子宫（图 22－22）　在 T_1WI 上，宫体、宫颈为均匀一致的较低信号影，与周围高信号脂肪组织形成鲜明对比。在 T_2WI 上，可清楚显示宫体、宫颈和阴道。

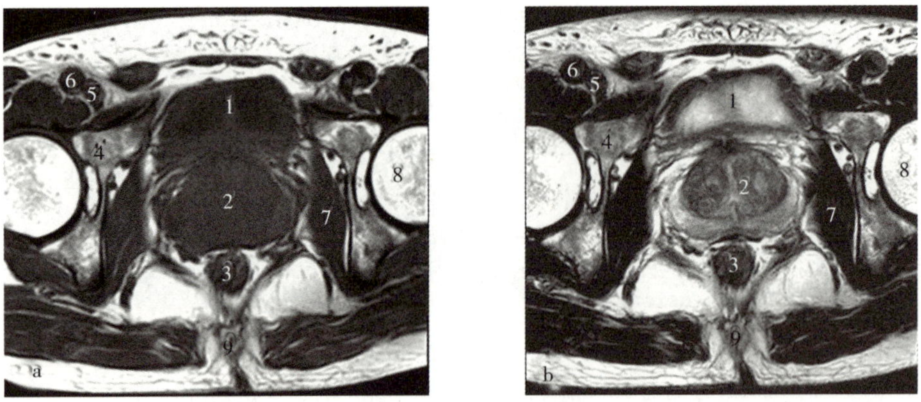

图 22－21　前列腺（横断面）

a. T_1WI，b. T_2WI　1 膀胱；2 前列腺；3 直肠；4 坐骨；5 右侧髂总静脉；6 右侧髂总动脉；7 髂腰肌；8 股骨头；9 尾椎

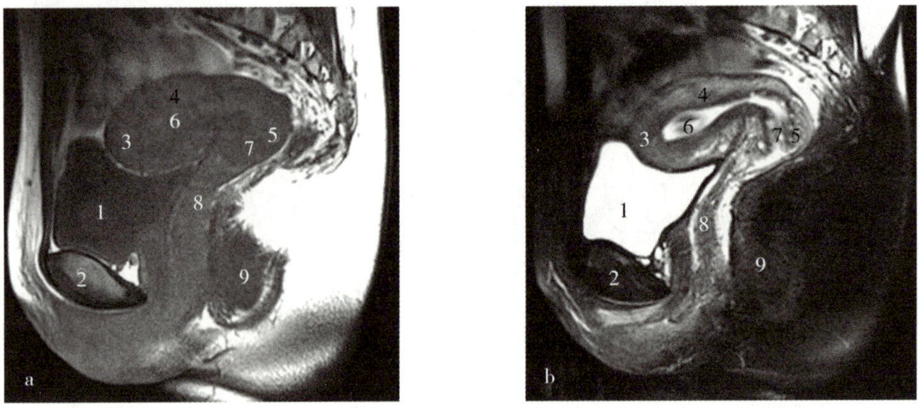

图 22－22　子宫（正中矢状面）

a. T_1WI，b. T_2WI　1 膀胱；2 耻骨；3 宫底；4 宫体；5 宫颈；6 宫腔；7 宫颈管；8 阴道；9 直肠

（1）宫体　子宫体由内至外分别为内膜层、结合带层、肌层、浆膜层，在 T_2WI 上子宫内膜和宫腔内分泌物为位于中心的高信号区；子宫内膜与肌层间间可见一带状低信号区，为结合带层；子宫肌层多为中等信号；宫肌外层为位于周围的中等信号区。

（2）宫颈　自内向外有四层信号区，即含有黏液的宫颈管高信号区；宫颈黏膜为中等信号区；宫颈纤维化基质为低信号区；宫颈肌层为中等信号区。这种信号分层表现与生理状态有关，绝经后的妇女分层不明显。

（3）阴道　在 MRI 矢状面上显示最佳，壁在 T_1WI 上呈中等信号，在 T_2WI 上呈低信号。

7. 卵巢（图 22－23）　青春期卵巢在 T_1WI 上呈均匀低信号，和周围的高信号脂肪组织形成鲜明对比。在 T_2WI 上，卵巢周围的卵泡呈高信号，而中心部为低至中等信号。绝经后妇女卵巢难以显示。

（二）腹部常见病 MRI 表现

MRI 对腹部脏器内血管瘤的敏感性很高，适用于肝海绵状血管瘤与肝癌、肝内转移瘤的鉴别诊断。MRI 诊断肝硬化，可直接显示肝硬化结节及食管和胃底曲张的静脉，使用特殊的造影剂能够鉴别肝硬化结节和小肝癌。MRI 检查梗阻性黄疸，能区分梗阻部位的高低。

1. 肝血管瘤（图 22－24）　多为海绵状血管瘤，是肝脏最常见的良性肿瘤。在 T_1WI 上呈均匀稍低信号，在 T_2WI 上随回波时间（TE）延长，血管瘤的信号强度递增，甚至能超过胆囊信号。在重 T_2WI

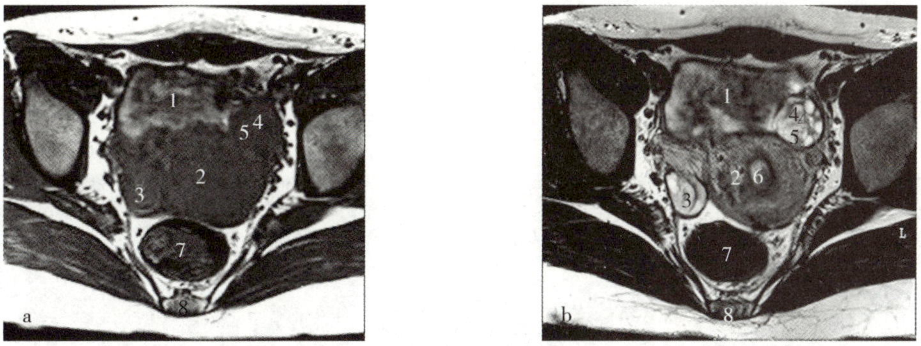

图 22－23 卵巢横断面

a. T_1WI，b. T_2WI 1 回肠；2 宫底；3 右侧卵巢；4 左侧卵巢；5 卵泡；6 宫腔；7 直肠；8 尾椎

上信号强度最高，称之为“灯泡征”，90% 以上的血管瘤具有此 MRI 特征。在 DWI 上呈均匀高信号。海绵状血管瘤动态增强早期周边结节样强化，随着时间的延长逐渐向中心充盈。

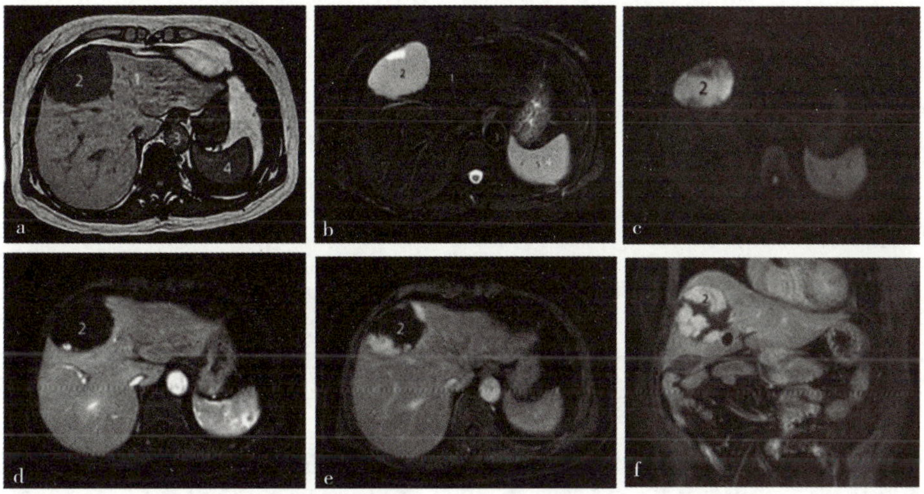

图 22－24 肝海绵状血管瘤

a. T_1WI，b. T_2WI 压脂，c. DWI，d. T_1WI 增强动脉期，e. T_1WI 增强门脉期，

f. T_1WI 增强 延迟期 冠状面 1 肝左叶；2 海绵状血管瘤；3 腹主动脉；4 脾脏

2. 肝细胞肝癌（图 22－25） 在 T_1WI 上，呈稍低信号，边界常不清晰，有时与正常肝组织难以辨别。在 T_2WI 上，信号稍高于正常肝组织。巨块型肝癌内常有脂肪变性、出血、坏死等改变，于 T_1WI 及 T_2WI 可出现不均匀性混杂信号。在 DWI 上呈高信号，增强后肝癌实质部分强化，边缘更清晰，坏死区无强化，呈典型的“快进快出”。如有包膜，延迟扫描包膜可见强化。可清晰显示门静脉内有无癌栓。

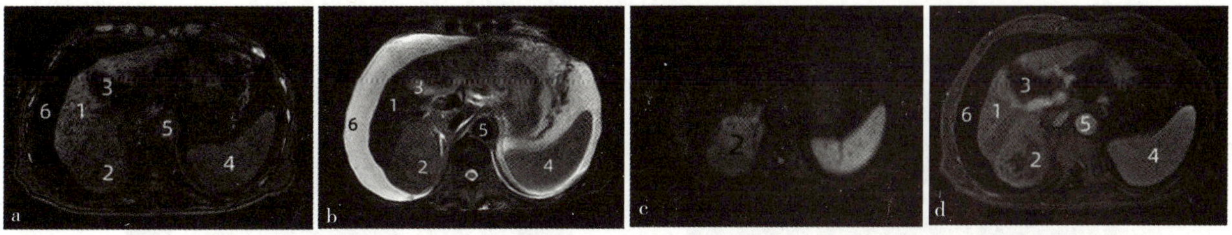

图 22－25 肝细胞癌横断面

a. T_1WI，b. T_2WI 压脂，c. DWI，d. T_1WI 增强 1 肝脏；2 肿瘤不均匀信号；3 胆囊；4 脾脏；5 腹主动脉；6 腹水

3. 急性胰腺炎（图 22－26） 胰腺水肿增大，轮廓不清，在 T_1WI 上信号减低，在 T_2WI 上信号增

高，其内信号可不均匀，胰腺周围渗出呈 T_1WI 低信号、T_2WI 高信号影，继发感染液化坏死可有脓肿形成。如果胰腺组织坏死增强无强化。胰腺内有出血，在 T_1WI 和 T_2WI 上都呈高信号。有假性囊肿形成，则呈圆形或类圆形的 T_1WI 低信号、T_2WI 高信号，边界清晰，囊内信号均匀，囊壁光滑锐利，增强后囊肿壁有强化。

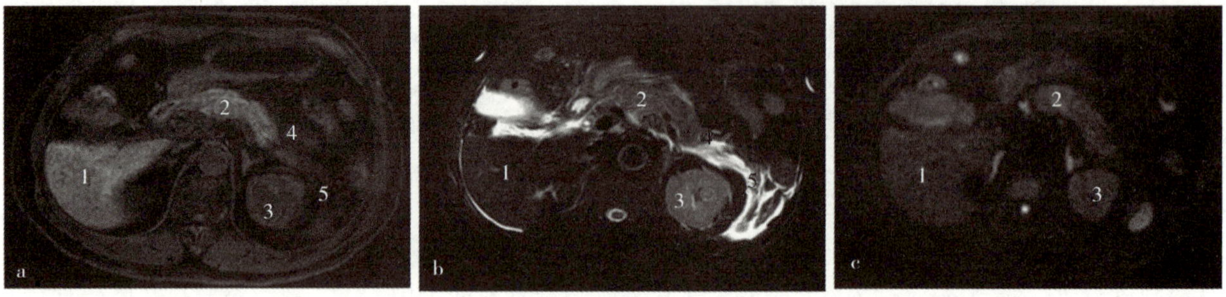

图 22－26　急性胰腺炎（横断面）

a. T_1WI，b. T_2WI 压脂，c. DWI　1 肝脏；2 胰腺边界模糊；3 肾脏；4 胰周渗出；5 肾前筋膜炎性反应

4. 胰腺癌（图 22－27）　胰腺局限性增大，轮廓不规则。在 T_1WI 上，肿瘤呈低或等信号，其中坏死区信号更低。在 T_2WI 上，肿瘤呈等、高信号，信号不均，坏死区信号更高。在 DWI 上多呈高信号。增强扫描病灶呈轻度强化，低于周围正常的胰腺组织。胆管和胰管同时扩张即“双管征”，是诊断胰头癌的重要依据。MRCP 可以清楚地显示胰管梗阻的部位、形态和程度。MRI 能清晰显示胰腺癌向肝脏、肝门、腹膜后间隙等转移的情况。

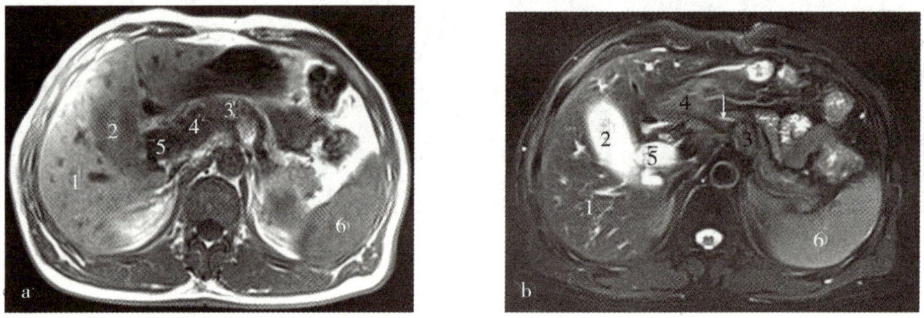

图 22－27　胰腺癌（横断面）

a. T_1WI，b. T_2WI 压脂　1 肝右叶；2 胆囊；3 胰体部；4 胰头部肿块；5 十二指肠球部；6 脾脏；细白箭头胰管阻塞、扩张

5. 肾癌（图 22－28）　在 T_1WI 上肿块多呈低信号，肿瘤内出血、囊变、坏死而信号不均匀，在 T_2WI 上多呈混杂信号，DWI 上呈高信号。肿块边缘易出现假包膜征象，在 T_2WI 高信号周围见低信号带。典型的肾透明细胞癌增强扫描皮质期肿块明显不均匀强化，呈“快进快出”型。MRI 检查更重要的是能确定肾静脉和下腔静脉内有无瘤栓，瘤栓处血管内的流空信号消失。

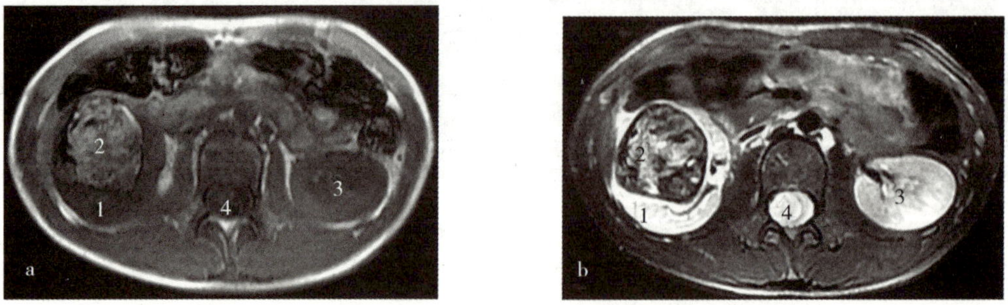

图 22－28　肾癌（横断面）

a. T_1WI，b. T_2WI 压脂　1 右肾；2 肾癌信号不均；3 左肾；4 脊膜囊

6. 膀胱癌（图 22－29） 膀胱癌好发于膀胱三角区及双侧壁。膀胱壁局限性不规则增厚，肿块从膀胱壁突向腔内，表面常常凹凸不平。在 T_1WI 上肿瘤信号强度接近正常膀胱壁，T_2WI 上多为中等信号，信号强度显著高于正常膀胱壁，在 DWI 上为高信号增强，肿瘤早期强化，其强化程度明显高于正常膀胱壁。MRI 检查既可准确显示肿瘤侵犯的范围和程度，又可确定有无周围组织的侵犯和远处转移。

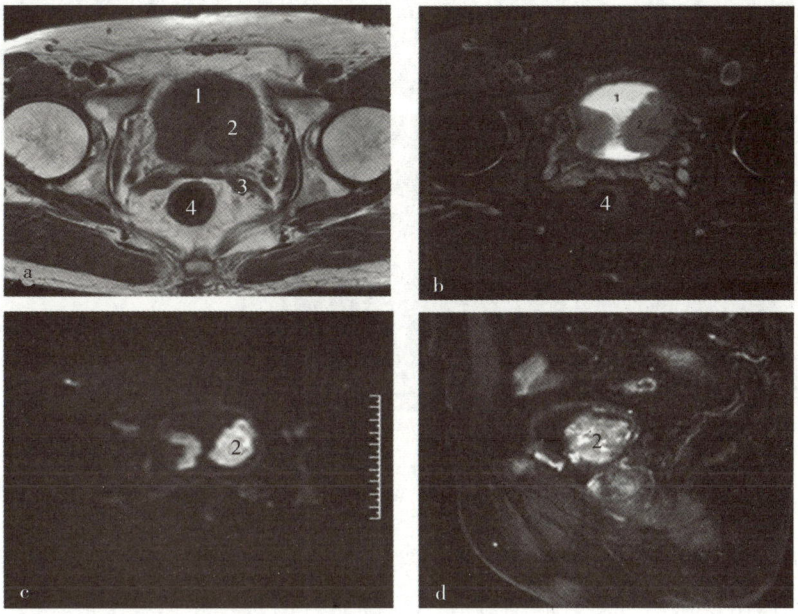

图 22－29　膀胱癌（横断面）

a. T_1WI，b. T_2WI 压脂，c. DWI，d. T_1WI 增强矢状面　1 膀胱腔；2 膀胱癌；3 精囊腺；4 直肠

7. 前列腺增生（图 22－30） 前列腺增生好发于移行区，前列腺呈均匀性增大，在 T_1WI 上呈均匀低信号。在 T_2WI 上呈高、低相间的混杂信号，前列腺周围区受压变薄，但保持正常较高信号；中心区和移行区体积明显增大。DWI 一般无弥散受限。以腺体增生为主者，呈结节状不均匀高信号；以基质增生明显者，呈中等信号。

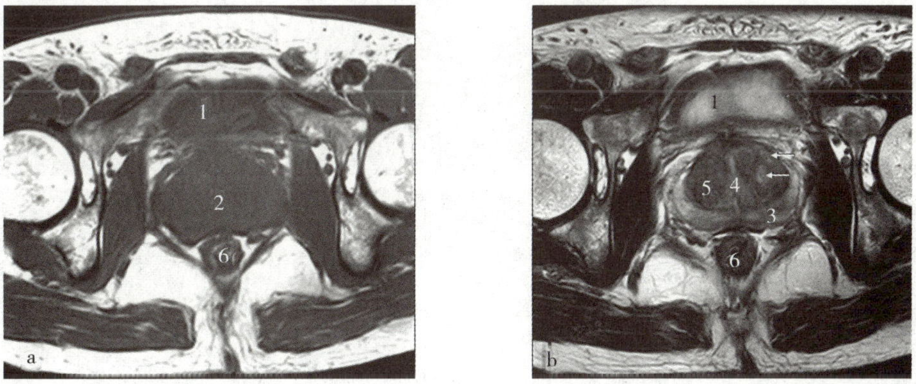

图 22－30　前列腺增生　横断面

a. T_1WI，b. T_2WI　1 膀胱腔；2 前列腺；3 周围区受压变薄；4 中心区信号增高；5 移行区体积增大；6 直肠；细白箭头增生结节

8. 前列腺癌（图 22－31） 前列腺癌好发于周围区，在 T_1WI 上，癌肿与正常组织信号接近，很难识别。在 T_2WI 上，于正常较高信号的周围区内出现低信号结节影，DWI 呈明显高信号，ADC 图呈低信号，有助于早期诊断。增强，呈早期强化，强化曲线多呈流出型。MRS 提示 Cit 峰值明显降低，(Cho + Cre)/Cit 值增高。

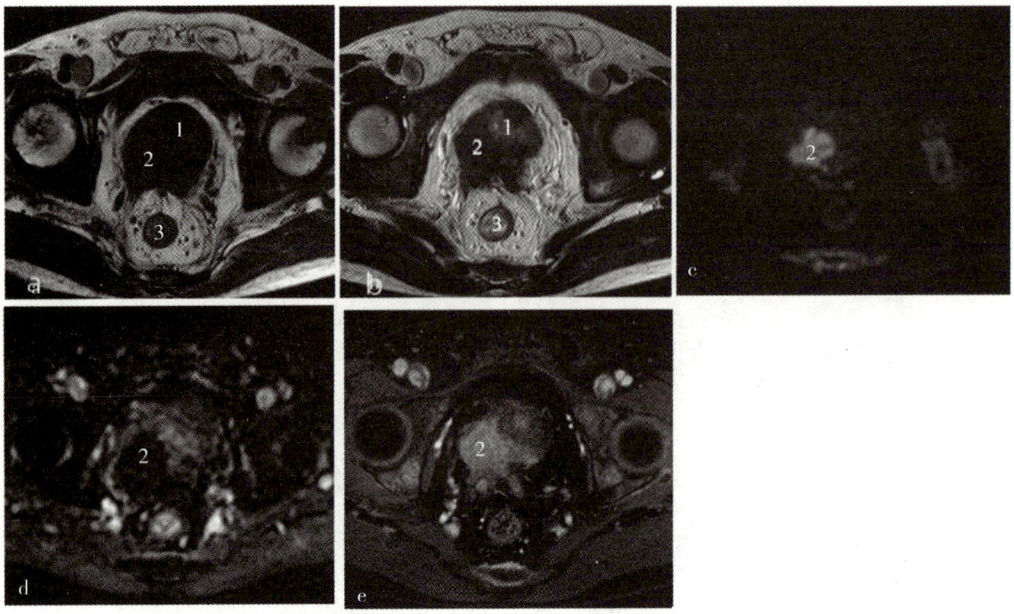

图 22－31 前列腺癌

a. T_1WI，b. T_2WI，c. DWI，d. ADC，e. T_1WI 增强　1 前列腺；2 类圆形肿块；3 直肠

MRI 检查发现被膜连续性中断或局部病变向外突出，提示被膜已有破坏，肿瘤外侵。肿瘤向外扩展可致前列腺周围脂肪内出现低信号影，周围静脉丛移位而且信号发生改变。精囊受累可致其体积增大，并于 T_2WI 上信号减低。

9. 子宫肌瘤（图 22－32） 在 T_1WI 上，肌瘤的信号与正常子宫肌的信号相似。在 T_2WI 上，肌瘤呈边界清晰的低信号，与正常宫肌信号形成鲜明对比。在 DWI 上，子宫肌瘤可呈低、等或高信号，不具有特异性。肌瘤信号会随着变性而改变，常见的肌瘤变性有囊性变、脂肪变性、红色变性及玻璃样变。增强扫描，肌瘤不均匀强化，其强化程度低于正常子宫肌。

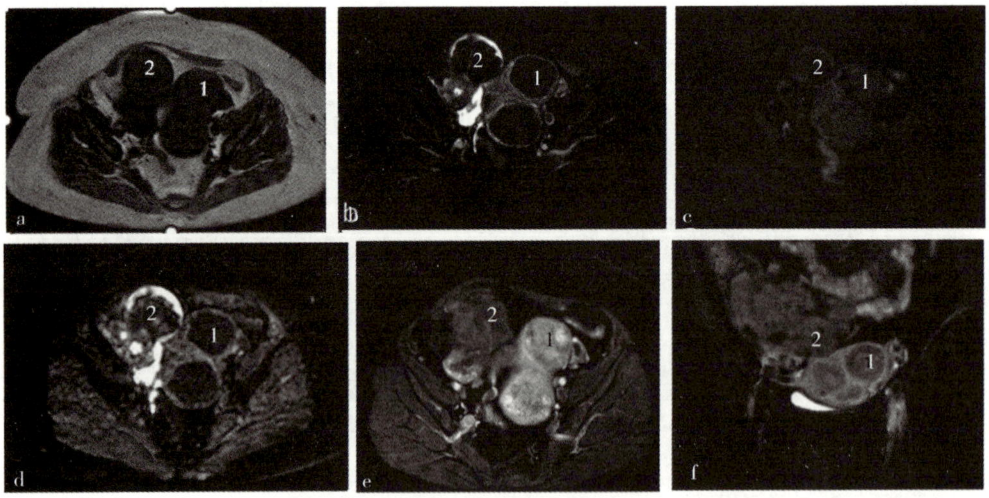

图 22－32 子宫肌瘤

a. T_1WI，b. T_2WI，c. DWI，d. ADC，e. T_1WI 增强（横断面），f. T_1WI 增强（冠状面）1 肌壁间肌瘤，2 阔韧带肌瘤

MRI 检查是发现和诊断子宫肌瘤的最敏感方法，可检测出小至 3mm 的肌瘤，能够清楚地显示肌瘤位置、大小、变性以及与周围结构的关系。

三、骨与关节 MRI 应用

MRI 显示软组织结构敏感性很高，可以清楚地分辨肌肉、肌腱、韧带、筋膜、脂肪、半月板、椎间盘等软组织。

（一）骨与关节 MRI 正常表现

MRI 能很好地显示骨骼、关节和软组织的解剖形态和结构（表 22－3）。

表 22－3 骨与关节 MRI 正常表现

结构	T_1WI	T_2WI	PDWI
骨皮质	低信号	低信号	低信号
骨松质	稍高信号	稍高信号	稍高信号
骨髓腔	高信号	高信号	高信号
关节软骨	中等信号	稍高信号	中等信号
关节囊纤维层	低信号	低信号	低信号
肌腱、韧带	低信号	低信号	低信号
肌肉	稍低信号	低信号	稍低信号
关节腔积液	低信号	高信号	高信号

1. 骨骼（图 22－33） 骨皮质呈极低信号，在里面的骨松质和骨外软骨组织的衬托下，清晰显示其大小、形态和结构。骨髓信号的强弱与所含的脂肪和水分相关。在 T_1WI 上，新生儿红骨髓的信号强度等于或低于肌肉；儿童和成人的红骨髓信号高于肌肉，但低于脂肪。在 T_2WI 上，红骨髓的信号强度能高到皮下脂肪的程度。黄骨髓的信号与皮下脂肪相似。

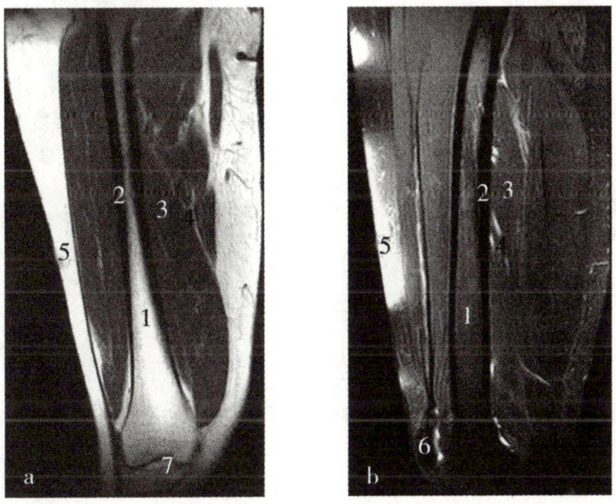

图 22－33 股部

a. 冠状面 T_1WI，b. 矢状面 T_2WI 压脂 1 股骨的骨松质；2 骨皮质；3 肌束；4 肌间隙；5 皮下脂肪；6 髌骨；7 膝关节

2. 关节（图 22－34） 关节软骨为关节骨端最外层厚 1～6mm 的弧形 T_2WI 中等或较高信号影，信号较均匀，表面光滑。关节软骨下的骨性关节面为一薄层清晰锐利的低信号影。骨性关节面下的骨髓腔在 T_1WI 和 T_2WI 上均呈高信号。关节囊的纤维层呈光滑连续的低信号。关节囊内、外韧带在 T_1WI、T_2WI 上均呈低信号。关节腔内的少量滑液在 T_1WI 上呈薄层低信号，在 T_2WI 上呈高信号。

3. 软组织（图 22－35） 软组织中纤维组织间隔和肌腱、韧带等均呈薄层低信号影。骨骼肌在 T_1WI 上呈中等偏低信号，在 T_2WI 上呈低信号；粗大的神经呈中等信号。

4. 脊柱（图 22－36） 在矢状面和冠状面图像上，可显示脊柱的序列结构。矢状面上椎体后缘中部有短的条状凹陷，为椎基静脉影，呈低或无信号影。椎间盘在 T_1WI 上呈较低信号；在 T_2WI 上髓核呈高信号，纤维环呈低信号。所有脊柱上的韧带均呈低信号。在 T_1WI 上脑脊液的信号比脊髓低，在 T_2WI

上脑脊液信号比脊髓高，MRI 很容易分辨出脑脊液和脊髓。

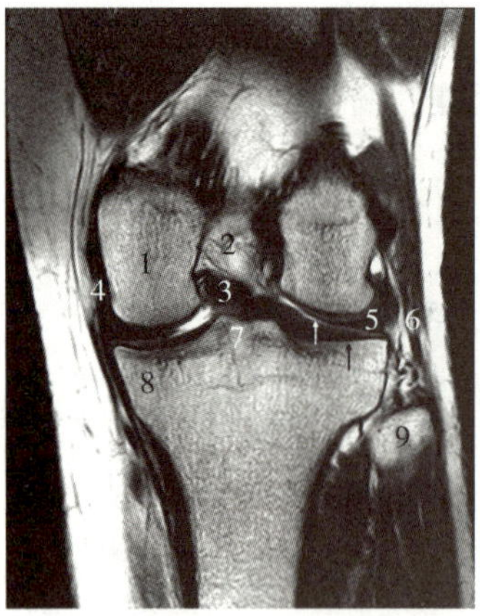

图 22－34　膝关节（冠状面）

1 左侧股骨内侧髁；2 髁间脂肪；3 前交叉韧带；
4 内侧副韧带；5 外侧半月板；6 侧外副韧带；
7 髁间隆突；8 胫骨内侧髁；9 腓骨头；
细白箭头 胫骨外侧关节软骨；细黑箭头 胫外侧平台

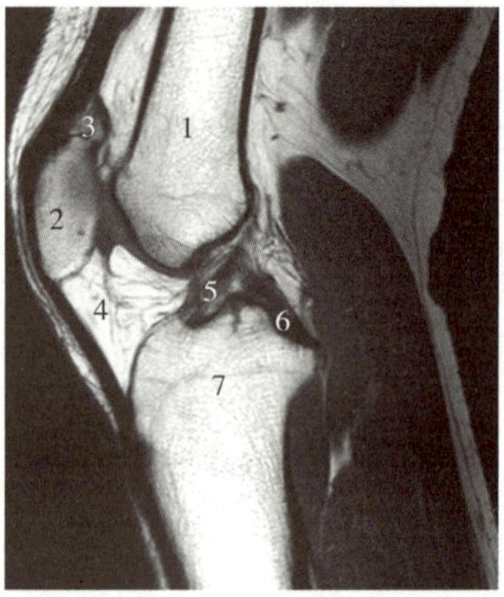

图 22－35　膝关节（正中矢状面）

1 股骨；2 髌骨；3 髌上囊；4 髌下脂体；
5 前交叉韧带；6 后交叉韧带；7 胫骨

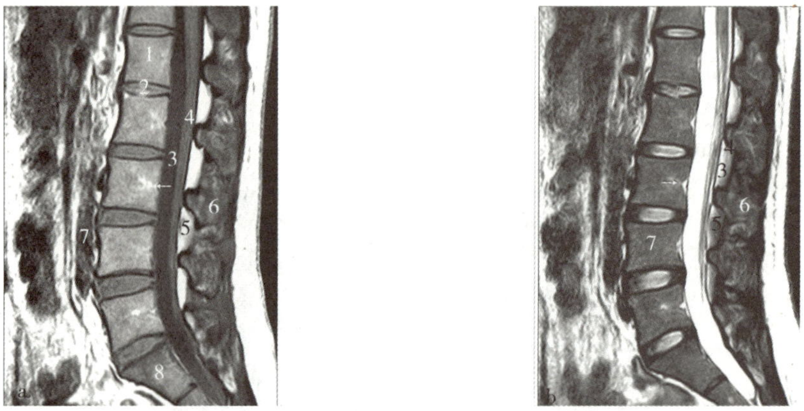

图 22－36　腰椎（正中矢状面）

a. T_1WI，b. T_2WI　1 第一腰椎；2 第一、二椎间盘；3 脑脊液；4 马尾；5 硬膜外脂肪囊；6 第三腰椎棘突；7 腹主动脉；8 第一骶椎

（二）骨与关节常见病 MRI 表现

骨与关节疾病的医学影像检查首选 DR，MRI 是骨与关节疾病医学影像诊断的一种有效补充手段。

1. 半月板撕裂（图 22－37）　正常半月板都呈低信号，形态规则，MRI 是诊断半月板损伤的最佳手段。以 T_2WI 加脂肪抑制序列显示半月板最好，关节滑液和关节软骨均为高信号，与低信号的半月板形成良好对比。半月板损伤分级如下。Ⅰ级：半月板内点、片状高信号影并不延伸到表面；Ⅱ级：半月板内水平、线形高信号，可延伸至半月板的关节囊缘，但未达到关节面缘；Ⅲ级：半月板内高信号延伸至关节面缘。诊断半月板撕裂必须在矢状面和冠状面上都看到半月板内线样高信号影延伸至其表面。

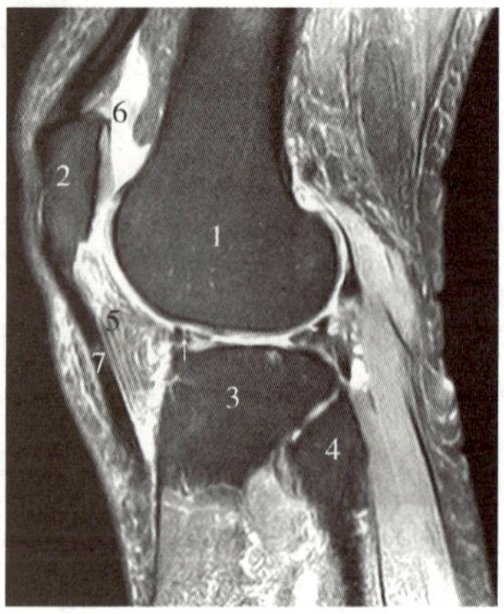

图 22－37　半月板断裂（矢状面）T_2WI 压脂

1 股骨；2 髌骨；3 胫骨；4 腓骨；5 髌下脂体；6 髌上囊积液；7 髌韧带；细白箭头　半月板纵向断裂处

2. 交叉韧带损伤（图 22－38）　膝关节韧带包括前交叉韧

带、后交叉韧带、内侧副韧带、外出副韧带、髌韧带、髌支持带等，又以前交叉韧带、内侧副韧带最易损伤。膝外旋 15°～20°的 MRI 矢状面，显示前交叉韧带最佳。正常前交叉韧带呈条形或扇形低信号，在股骨附着处较宽。膝关节伸直或轻度屈曲时，后交叉韧带在矢状面上呈弓形低信号。MRI 是显示交叉韧带撕裂的最佳影像诊断手段，其特征为：冠状面和矢状面上见不到正常的交叉韧带；交叉韧带中断、增粗，边缘不规则呈波浪状；其内出现局灶性或弥漫性 T_2WI 高信号影。

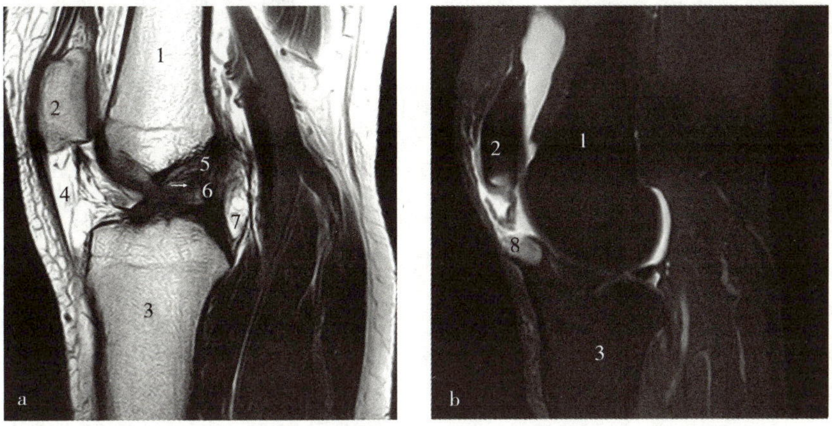

图 22－38　a 前交叉韧带撕裂 矢状面；b 髌韧带断裂 矢状面

1 股骨；2 髌骨；3 胫骨；4 髌下脂肪垫；5 前交叉韧带；6 后交叉韧带；7 滑膜囊；8 髌韧带；

细白箭头 韧带断裂处呈混杂信号

3. 颈椎病　是一系列颈椎退行性病变。

（1）退变期　颈椎前、后缘有骨质增生形成的骨刺，在 MRI 图像上呈低信号。椎间盘变性在矢状面上可显示其变薄、真空现象、含水量减少等，在 T_2WI 上信号降低。

（2）间盘源性期　颈椎的椎间盘变性包括膨出、突出、脱出，常伴椎管狭窄。①单纯椎间盘症（颈型颈椎病），变性的椎间盘变薄，在 T_1WI 上，信号欠清，在 T_2WI 上信号降低甚至消失。颈椎病因静脉回流受阻，血流变慢，椎基静脉呈高信号线状影。②椎间盘突出症（图 22－39），清晰显示突出物，仍与椎间盘相连。硬脊膜囊与脊髓被突出物挤压变形和移位，椎管狭窄。③椎间盘脱出症，显示脱出的髓核与间盘分离，可有上下位置偏移或左右位置偏移。对脊髓与神经根的挤压均重于椎间盘突出症。

（3）骨源性期　增生的骨刺压迫邻近的组织，可引起神经根型、脊髓型（图 22－40）、椎动脉型、交感神经型、食管压迫型、混合型等 6 型颈椎病。骨质增生呈低信号，不如 CT 清晰。MRI 显示脊髓、脊神经根、椎动脉、食管等受压情况优于 CT。

（4）脊髓变性期　突出与脱出的椎间盘、增生的骨刺均可致脊髓变性，表现为 T_2WI 上信号高信号。MRI 直接显示脊髓受压的原因，以及脊髓变性的程度。

4. 腰椎间盘突出症　是骨科、康复科门诊最常见的疾病之一，也是腰腿痛最为多见的原因。按轻重程度分类如下。

（1）腰椎间盘膨出（图 22－41）　椎间盘变薄，在 T_2WI 上信号变低或不均匀。纤维环后突，可伴撕裂，但尚未压迫脊膜囊，可见静脉丛回流受阻的高信号影。在横断面上，显示椎间盘范围左右匀称地超出椎体外缘。

（2）腰椎间盘突出（图 22－42）　在矢状面上，可见脊柱腰段生理性前突消失，椎间盘变扁，信号不均；椎间盘后突，硬脊膜囊局部受压；腰椎管脂肪线被突出的椎间盘截断，硬膜外脂肪移位；突出上下可见硬脊膜外静脉丛受压的纵向高信号；突出物与椎间盘在同一水平，无上下移位征象。横断面上，可见脊髓或（和）脊神经根受压。

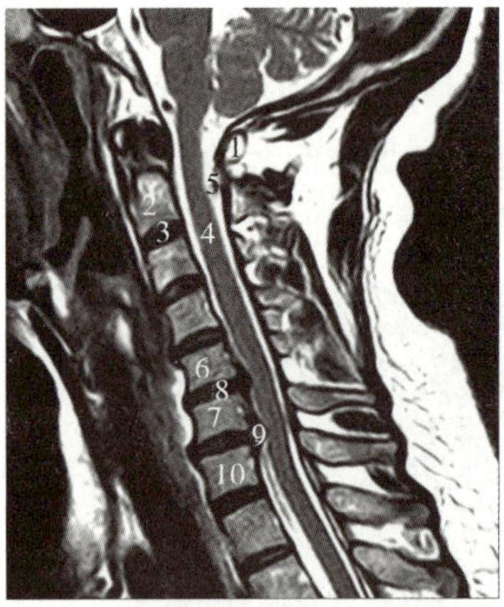

图 22－39　颈椎椎间盘突出症正中矢状面（T_2WI）

1 寰椎后弓；2 枢椎椎体；3 椎间盘信号变低；4 颈髓；5 脑脊液；6 第五颈椎；7 第六颈椎；8 第五、六椎间盘变扁；9 第六、七椎间盘纤维环后突，压迫到脊髓；10 第七颈椎

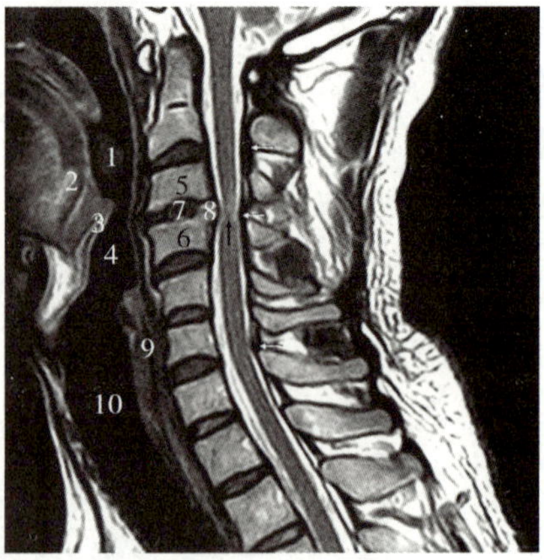

图 22－40　脊髓型颈椎病正中矢状面（T_2WI）

1 腭垂；2 舌根；3 会厌；4 喉咽；5 第三颈椎；6 第四颈椎；7 第三、四椎间盘变扁，信号变低；8 第三、四椎间盘纤维环后突，压迫到脊髓；9 食管；10 气管；细白箭头黄韧带增生压迫脊髓；细黑箭头脊髓变性信号变高

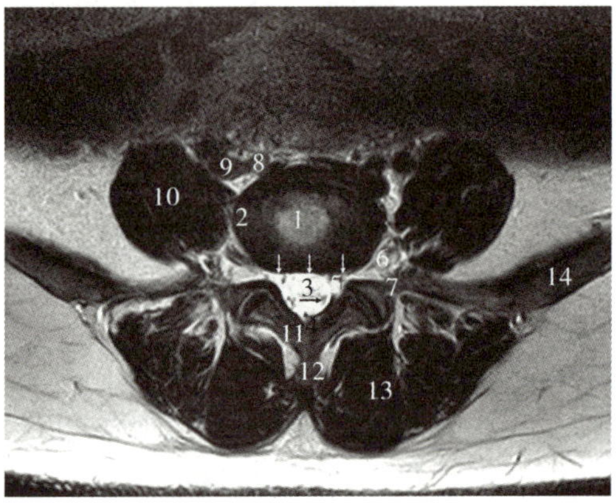

图 22－41　腰椎的椎间盘膨出横断面（T_2WI）

1 髓核；2 纤维环；3 脊膜囊；4 硬膜外脂肪囊；5 神经根；6 脊神经前支；7 脊神经后支；8 右侧髂总动脉；9 右侧髂总静脉；10 右侧腰大肌；11 椎弓板；12 棘突；13 左侧竖脊肌；14 左侧髂翼；细白箭头纤维环匀称性向后膨大；细黑箭终丝

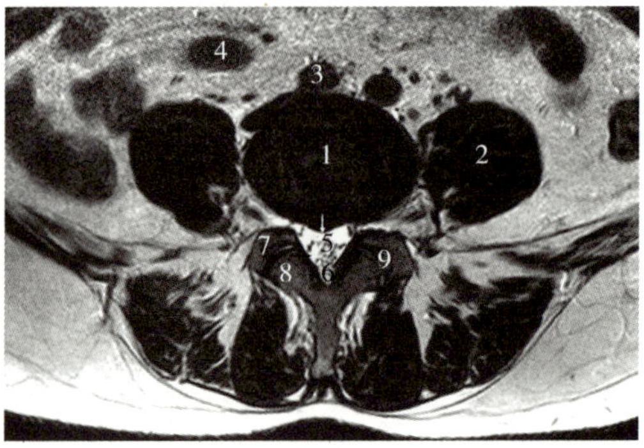

图 22－42　腰椎的椎间盘突出症横断面（T_2WI）

1 椎间盘信号变低；2 左侧腰大肌；3 右侧髂总动脉；4 右侧髂总静脉；5 脊膜囊；6 硬膜外脂肪囊；7 下一个椎体的上关节突；8 下关节突；9 左侧关节突关节；细白箭头纤维环局部向后膨突压迫到脊膜囊

（3）腰椎间盘脱出（图 22－43）　MRI 直接显示纤维环断裂，除具有与腰椎间盘突出相似的 MRI 征象外，还具有其特征性 MRI 征象。矢状面上，可见脱出的髓核在椎管内向上或向下移位，可达 1cm。横断面上，可见脱出的髓核向左或向右移位。增强扫描，脱出的椎间盘可有强化。

5. 腰椎爆裂性骨折　是腰椎与软组织严重损伤的一种不稳定型骨折，常合并内脏及脊髓损伤。MRI 表现因病程不同信号特点也有所变化。

（1）急性期（图 22－44）　可见椎体粉碎性骨折，正常结构与形态丧失，骨折片向前、后、上、下移位。受损椎体上、下缘骨皮质低信号带失去完整性，变得凹凸不平，部分嵌入椎体。受损椎体，在 T_1WI 上呈低信号，在 T_2WI 上呈高信号，信号极不均匀，在 T_2WI 压脂序列上显示最佳。MRI 上可见椎间盘损伤、韧带撕裂及脊髓损伤，可见 T_2WI 高信号。

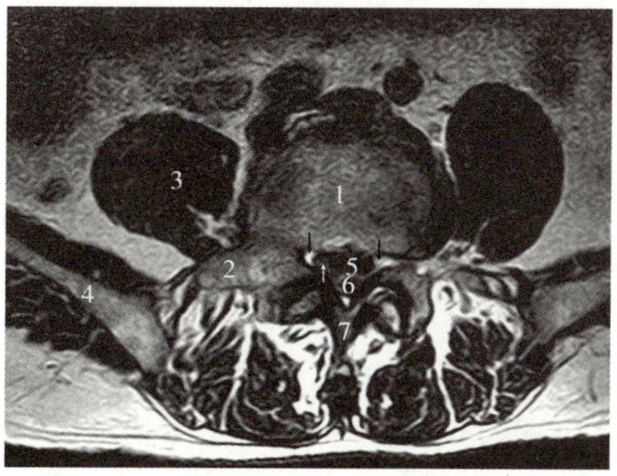

图 22-43　腰椎的椎间盘脱出症横断面（T_2WI）

1 椎体；2 右侧横突；3 右侧腰大肌；4 右侧髂翼；5 纤维环断裂突入椎管；6 脊膜囊受压移位、变形；7 棘突；细白箭头神经根受压；细黑箭头硬膜外脂肪囊受压移位、变形

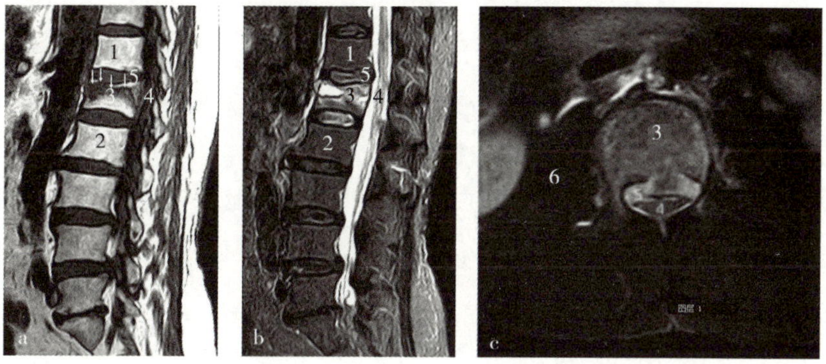

图 22-44　急性腰椎爆裂性骨折

a. T_1WI 矢状面，b. T_2WI 压脂 矢状面，c. T_2WI 压脂 横断面

1 第一腰椎；2 第三腰椎；3 第二腰椎；4 脊膜囊受压；5 骨性椎管狭窄；6 腰大肌

（2）慢性期　水肿与渗出消退，骨块融合。骨折片与母骨的界限分明，游走的碎骨片边缘清晰。

6. 腰椎压缩性骨折（图 22-45）　在矢状面上，可见典型的椎体楔形变，常伴有上下椎间盘压缩损伤。骨折处的信号改变与爆裂性骨折相同。椎旁软组织往往肿胀，在 T_2WI 上呈高信号。

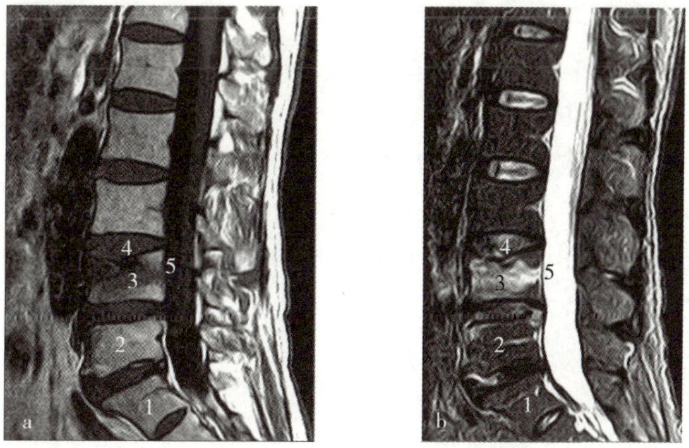

图 22-45　腰椎压缩性骨折正中矢状面

a. T_1WI，b. T_2WI 压脂　1 第一骶椎；2 第五腰椎；3 第四腰椎楔形变，信号不均；4 第三、四椎间盘；5 脊膜囊

（万平华　林小翼）

目标检测

答案解析

一、选择题

【A1/A2 型题】

1. 在磁共振成像中，主要利用的人体粒子是

A. 氧质子　　B. 氢质子　　C. 电子

D. 氧中子　　E. 氢中子

2. MRI 成像下列组织结构中在 T_1WI 和 T_2WI 上都表现为黑色的是

A. 脑白质　　B. 脑灰质　　C. 脑脊液

D. 脂肪　　E. 钙化

3. MRCP 是指

A. 磁共振血管成像　　B. 磁共振尿路成像　　C. 磁共振胆胰管造影

D. 磁共振弥散加权成像　　E. 磁共振波谱成像

4. 头部 MRI 检查，脑灰质呈较低信号，脑白质呈较高信号，脑脊液为低信号。该图像是

A. T_1WI　　B. T_2WI　　C. PDWI

D. MRIA　　E. DWI

5. 下列检查方法中对膝关节半月板和韧带损伤比较敏感的是

A. 正侧位片　　B. CT　　C. 超声

D. MRI　　E. DSA

6. MRI 平扫即可显示心脏和较大动脉的结构，是因为

A. 组织识别率高　　B. 空间分辨率高　　C. 密度分辨率高

D. 流空效应　　E. 多普勒效应

7. 钙化灶对病变的诊断及鉴别诊断很有意义时，当首选的医学影像检查方法是

A. 正侧位片　　B. CT　　C. 超声

D. MRI　　E. DSA

8. 突发半身不遂 2 小时的患者，首选的医学影像检查方法是

A. 头部正侧位片　　B. 头部 CT 平扫　　C. 头部 CT 增强

D. 头部 MRI 平扫　　E. 头部 MRI 增强

9. 急性期脑内血肿的 MRI 特征是

A. 在 T_2WI 上呈低信号　　B. 在 T_2WI 上呈高信号　　C. 在 T_2WI 呈中等信号

D. 在 T_1WI 呈明显低信号　　E. 在 T_1WI 呈高信号

10. 下列检查方法中对脑梗死灶比较敏感的是

A. CT 平扫　　B. CT 增强　　C. MRI T_1WI

D. MRI T_2WI　　E. MRA

11. 对少突胶质细胞瘤的医学影像诊断，首选

A. DSA　　B. DR　　C. CT

D. MRI　　E. PET/CT

12. 脑膜瘤 MRI 检查特征性表现为
    A. 等信号　B. 病灶位于颅内、脑外　C. 脑回受压明显
    D. 脑膜尾征　E. 指样水肿灶
13. 医学影像检查，作为识别胰腺的标志性结构是
    A. 胃后壁　B. 门静脉　C. 肠系膜上静脉
    D. 脾静脉　E. 腹腔干动脉
14. 医学影像检查，鞍上池内发现 2cm 大小圆形结构，T_1WI 和 T_2WI 上均呈圆或椭圆形的囊状无信号区，边界清晰锐利。最可能的诊断是
    A. 颅内动脉瘤　B. 脑胶质细胞瘤　C. 脑膜瘤
    D. 垂体瘤　E. 脑转移瘤
15. 头部 MRI 检查发现颅内占位性病变，有“脑膜尾征”。最可能的诊断是
    A. 颅内动脉瘤　B. 脑胶质细胞瘤　C. 脑膜瘤
    D. 垂体瘤　E. 脑转移瘤
16. 头部 MRI 检查发现颅内内占位性病变，有“蚁腰征”。最可能的诊断是
    A. 颅内动脉瘤　B. 脑胶质细胞瘤　C. 脑膜瘤
    D. 垂体瘤　E. 脑转移瘤
17. 骨皮质显示为黑色的影像检查方法是
    A. DR　B. CT 平扫　C. CT 增强
    D. MRI　E. DSA
18. 患者，男性，46 岁，常感腹部不适。腹部超声检查提示肝内有一 3.5cm 大小圆形病灶。MRI 检查提示有灯泡征，当诊断为
    A. 肝囊肿　B. 肝脓肿　C. 肝血管瘤
    D. 肝癌　E. 肝转移瘤

【A3/A4 型题】

（19～20 题共用题干）

患者，男性，52 岁。爬楼梯时不慎跌倒臂部着地 2 天。现腰部正中间明显酸痛，伴右腿放射痛。

19. 如果要检查有无腰椎压缩性骨折，最简便的检查方法是
    A. 腰椎正侧位片　B. 腰椎 CT 平扫　C. 腰椎 CT 增强
    D. 腰椎 MRI 平扫　E. 腰椎 MRI 增强
20. 如果要检查有无椎间盘突出压缩到脊神经，最好的检查方法是
    A. 腰椎正侧位片　B. 腰椎 CT 平扫　C. 腰椎 CT 增强
    D. 腰椎 MRI 平扫　E. 腰椎 MRI 增强

二、思考题

患者，男性，64 岁。腰骶部酸痛 3 年，在下部腰椎处有明显压痛，两侧腰大肌处无压痛。疼痛从上向下发展，现有右腿到第一、二足趾痛 1 个月余。请问：该患者可能有哪些病变？最好做什么影像检查项目？有可能看到哪些改变？

书网融合……

本章小结　微课　题库

第五篇　器械检查

第二十三章　心电图检查

PPT

学习目标

1. 通过本章学习，重点把握心电图各波段的组成和命名、常规心电图导联、正常心电图波形特点及正常值、常见异常心电图的特征。

2. 学会正常心电图和常见异常心电图的识图，具有严谨细致的工作态度和以人为本的爱伤观念。

第一节　临床心电图的基本知识

情境导入

情境描述　患者，男性，58 岁。活动后胸闷、心悸半年，曾在当地医院诊断为“冠心病”。2 小时前，患者在搬重物时突然感到胸骨后压榨性疼痛，伴大汗、恶心、呕吐，有濒死感，休息并含服硝酸甘油后疼痛不能缓解。患者无药物过敏史，吸烟 21 年。查体：T 36.5℃，P 95 次/分，R 22 次/分，BP 135/85mmHg。

讨论　该患者应首选什么检查协助诊断？

一、心电图产生的原理

心脏在机械收缩前会产生电激动，心脏电激动产生的微小电流可经人体组织传导至体表。心电图（ECG）是利用心电图机自体表记录的心脏每一心动周期所产生电活动变化的曲线图形。

心肌细胞在静息状态时保持极化状态，膜外排列带正电荷的阳离子，膜内排列相同数量带负电荷的阴离子，膜内外保持动态平衡，不产生电位变化，细胞膜表面无电位差，此时如用探查电极描记，则描记出一水平线。当极化的细胞膜某一部分受到一定程度的机械、电流或化学性刺激达到阈值时，该处相应的离子通道开放，引起膜内外阴、阳离子流动，使细胞膜内外正、负离子的分布发生逆转，即膜外侧带负电荷而膜内侧带正电荷，此过程称为除极过程。细胞膜外已除极的部分，电位较低，称作电穴；尚未除极的部分，电位较高，称作电源。电穴和电源，构成一对电偶，其电源在前，电穴在后。电流由电源流向电穴，并且沿着细胞膜向前推进，产生动作电流，直至整个细胞完成除极。利用电流计可以记录到除极的电流曲线，称为除极波。如将探查电极放在电源一侧，可记录到一个正向波；探查电极放在电穴一侧，可记录到一个负向波；探查电极放在细胞的中央，则可记录到一个先正后负的双向波形。除极完毕后，细胞处于除极化状态，此时细胞膜外均变成负电荷，无电位变化，电流曲线回到等电位线上。除极进行速度快，除极波陡直而窄。

除极结束后，心肌细胞耗能将大量阳离子转移至细胞外，膜外侧带正电荷而膜内侧带负电荷，开始了复极过程。对于单个细胞而言，复极自先除极端开始。由此而产生的电偶，其电穴在前，电源在后。如将探查电极放在电穴一侧，可记录到一个负向波；探查电极放在电源一侧，可记录到一个正向波；探查电极放在细胞的中央，则可记录到一个先负后正的双向波形。复极完毕后细胞恢复到极化状态，此时细胞膜外均变成正电荷，无电位变化，电流曲线回到等电位线上。复极进行速度慢，复极波圆钝而宽（图 23－1）。

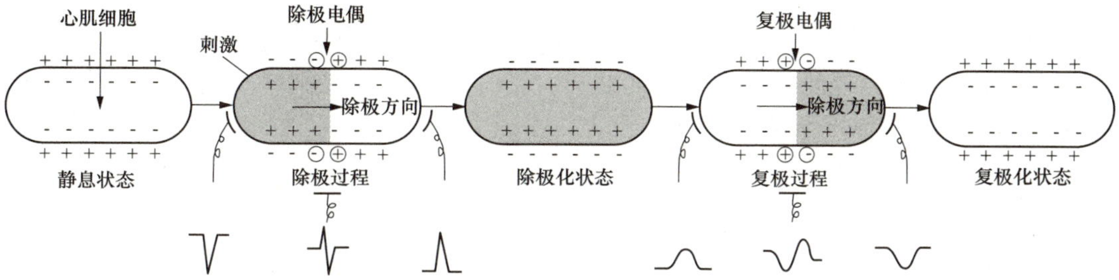

图 23－1　单个心肌细胞的除极和复极过程，以及检测电极与除极和复极波形方向的关系

心脏是由很多细胞构成的复杂器官，正常人心室的除极从心内膜向心外膜方向进行，而复极则从心外膜面向心内膜面进行。因此，体表所记录的心电图的复极波方向常与除极波方向一致，这与单个心肌细胞不同。其产生机制尚不十分清楚，可能与心外膜面温度高、所受压力小、血供好等有关。

二、心电图各波段的组成和命名

正常的心电活动始于窦房结，经由心脏的特殊传导系统进行传导：窦房结→结间束（前、中、后）→房室结→希氏束→束支（左、右）→浦肯野纤维，最后兴奋心室（图 23－2）。这种先后有序的电激动传播，引起一系列的电位改变，形成了心电图上的相应的波和段，依次被命名为 P 波、PR 段、QRS 波群、ST 段、T 波及 U 波等（图 23－3）。

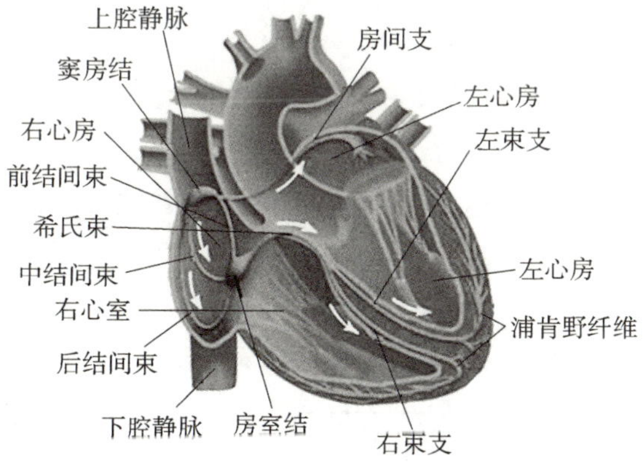

图 23－2　心脏特殊传导系统

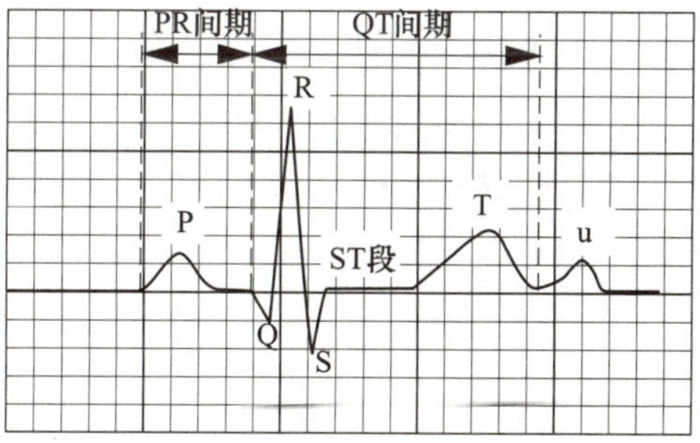

图 23－3　心电图各波、段的组成

1. P 波　心房除极波，反映心房的除极过程。

2. PR 段（实为 PQ 段，传统称为 PR 段）　反映心房复极过程及房室结、希氏束、束支的电活动；P 波与 PR 段合计为 PR 间期，反映自心房开始除极至心室开始除极的时间。

3. QRS 波群　心室除极波，反映心室除极的全过程。正常心室除极始于室间隔左侧中上部，自左向右方向除极；随后左右心室游离壁从心内膜朝心外膜方向除极；左心室基底部与右心室肺动脉圆锥部是心室最后除极部位。QRS 波群因检测电极的位置不同而呈多种形态，已统一命名如下：首先出现的位于参考水平线以上的正向波称为 R 波；R 波之前的负向波称为 Q 波；R 波之后的第一个负向波是 S 波；继 S 波之后再出现正向波是 R′波；R′波后再出现负向波称为 S′波；如果 QRS 波群只有负向波，则称为 QS 波。至于采用 Q 或 q、R 或 r、S 或 s 表示，应根据其幅度大小而定（图 23－4）。

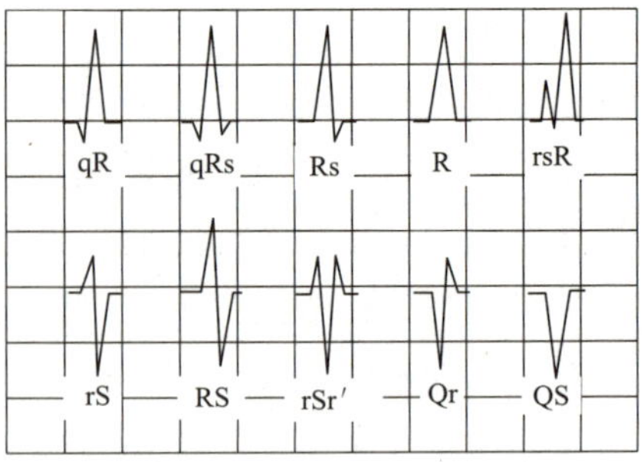

图 23－4　QRS 波群命名示意图

4. ST 段和 T 波　ST 段反映心室的缓慢复极过程，T 波反映心室的快速复极过程。从心室开始除极至心室复极完毕全过程的时间称为 QT 间期。

5. U 波　是在 T 波后出现的一个低而宽的波形，其确切的形成机制尚不清楚。U 波明显增高常见于低血钾；U 波倒置可见于高血压和冠心病。

三、心电图导联系统

在人体不同部位放置电极，并通过导联线与心电图机电流计的正负极相连，这种记录心电图的电路连接方法称为心电图导联。在长期临床心电图实践中，已形成了一个由 Einthoven 创设且目前广泛使用的国际通用导联系统，称为常规 12 导联体系。

（一）常规心电图导联

1. 肢体导联　包括标准肢体导联（Ⅰ、Ⅱ、Ⅲ）及加压肢体导联（aVR、aVL、aVF）。标准肢体导联测量的是两个电极所在部位之间的电位差。假定左、右上肢及左下肢为等距离的三点，这三点与心脏的距离亦相等，连接这三点构成等边三角形，即 Einthoven 三角（图 23－5）。分别将这 3 处肢体连接于心电图机正、负两极，这就组成了 3 个标准肢体导联Ⅰ、Ⅱ、Ⅲ（图 23－6）。加压肢体导联是将左、右上肢及左下肢的三个电极各通过 5000 欧姆电阻连接在一起，称为中心电端，其电位几乎为零，作为无关电极，接心电图机的负极；探查电极分别放在左、右上肢及左下肢，接心电图机的正极，构成了左上肢导联（VL），右上肢导联（VR），左下肢导联（VF）。但此种导联描记的波幅小，不易观察。在此基础上进一步改进，即在描记某一肢体导联时，将该肢体与中心电端的连线切断，所得波形较原波形电压增加 50%，此即加压左上肢导联（aVL）、加压右上肢导联（aVR），加压左下肢导联（aVF）（图 23－7）。

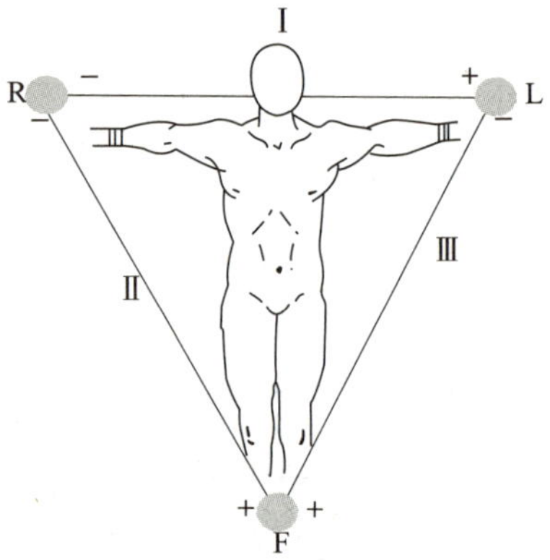

图 23－5　艾氏三角及标准导联的导联轴

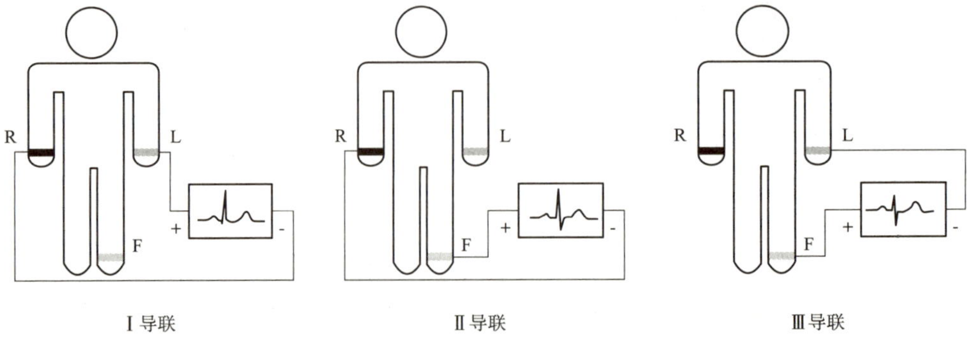

图 23－6　标准导联的电极位置及其正、负极连接方式

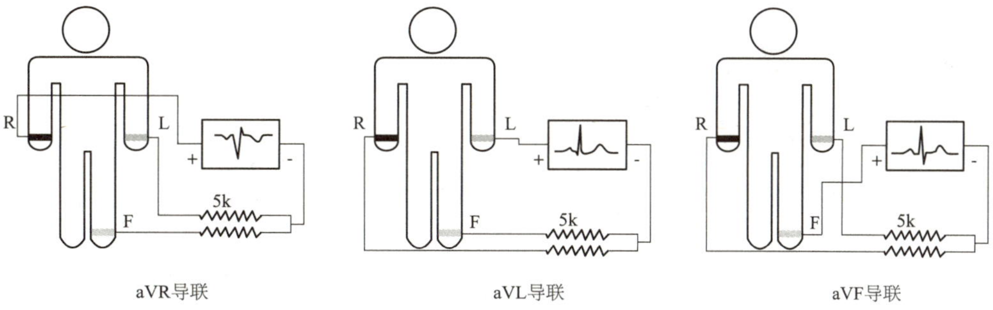

图 23－7　加压肢体导联的电极位置及其正、负极连接方式

2. 胸导联　包括 V_1～V_6导联。将探查电极放在胸壁的规定位置，并与心电图机的正极相连，无关电极（中心电端）与心电图机的负极相连形成胸导联（图 23－8）。电极具体安放位置及意义见表 23－1，体表连接见图 23－9。

表 23－1　常规胸导联电极安放位置及意义

常规胸导联	电极安放位置	意义
V_1	胸骨右缘第 4 肋间	反映右室壁的电位变化
V_2	胸骨左缘第 4 肋间	
V_3	V_2与 V_4连线的中点	反映左、右心室过渡区的电位变化
V_4	左锁骨中线与第 5 肋间相交处	
V_5	左腋前线与 V_4同一水平处	反映左室壁的电位变化
V_6	左腋中线与 V_4同一水平处	

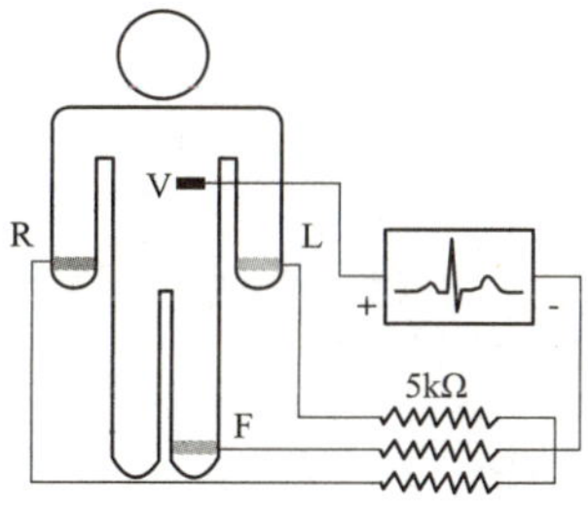

图 23－8　胸导联电极连接方式

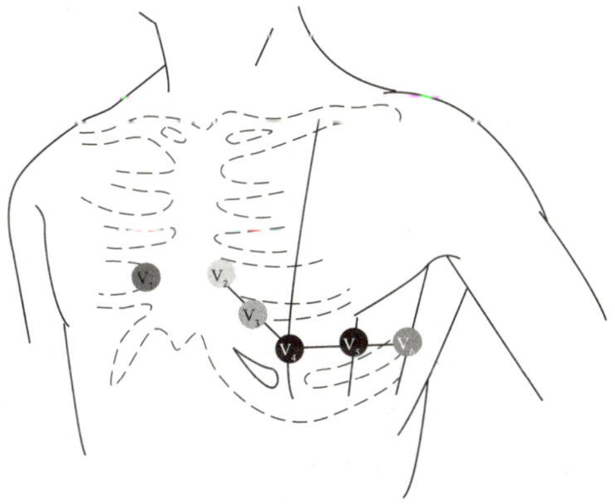

图 23－9　胸导联检测电极位置

（二）导联轴

每一个导联正、负两极间均可画出一条假想的直线，称为导联轴。根据 Einthoven 提出的等边三角形学说，标准肢体Ⅰ、Ⅱ、Ⅲ导联的导联轴形成一个等边三角形，将其平行移动，使之与 aVR、aVL、aVF 的导联轴一并通过坐标图的轴中心点，便构成额面六轴系统（图 23－10）。此坐标系统采用 ±180°的角度标志。以左侧为 0°，顺钟向的角度为正，逆钟向者为负。每个导联轴从中心点被分为正负两半，每个相邻导联间的夹角为 30°。同法可画出各胸导联的导联轴（图 23－11），0 点为电偶中心，电位为零，近检测电极的一侧为正，另一侧为负。

临床上诊断后壁心肌梗死还常选用 V_7～V_9导联：V_7位于左腋后线 V_4水平处；V_8位于左肩胛骨线 V_4

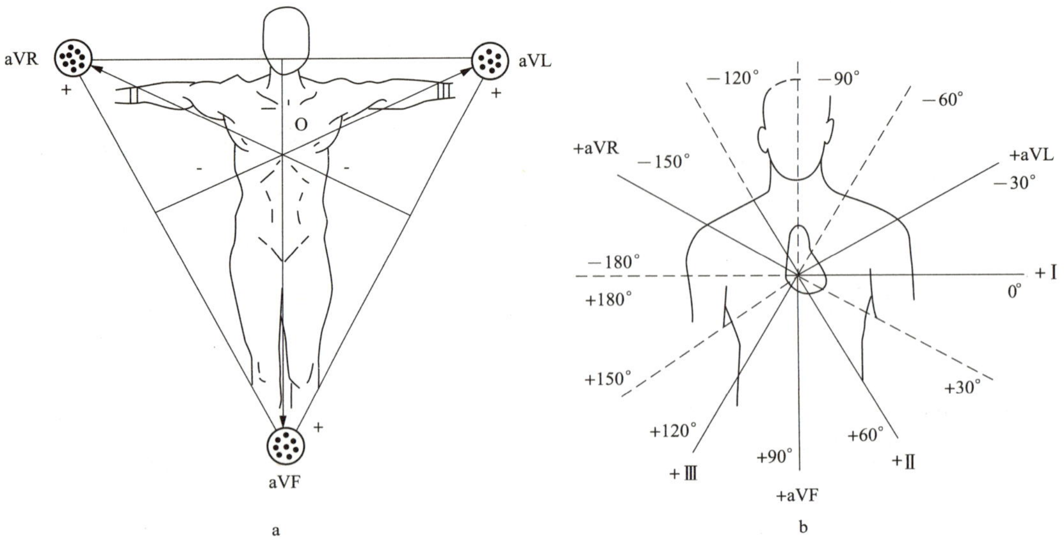

图 23-10　肢体导联的导联轴

a. 加压肢体导联的导联轴　b. 肢体导联额面六轴系统

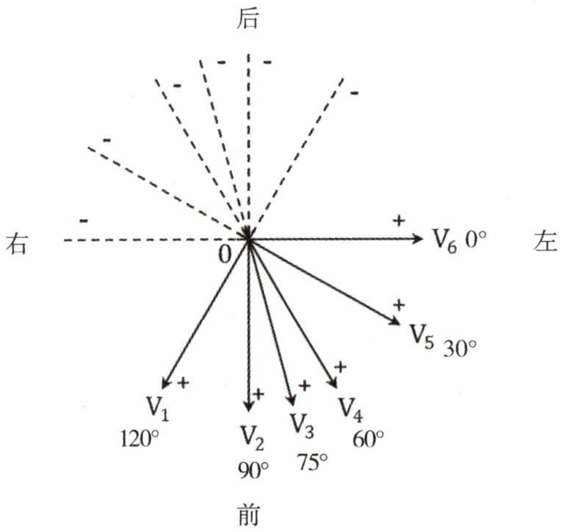

图 23-11　胸导联的导联轴

水平处；V_9位于左脊旁线 V_4水平处。小儿心电图或诊断右心病变有时需选用 V_{3R} ~ V_{6R}导联，电极放置右胸部与 V_3 ~ V_6导联对称处。

素质提升

黄宛教授是新中国心血管内科的开拓者，为中国的心电图学、心导管学的应用和发展做出了里程碑式的奠基性工作。1950 年 8 月黄宛教授放弃美国优越的条件，带着心电图“单极导联”的原理和应用毅然回到祖国，在艰苦条件下奠定了国内标准 12 导联心电图检查方法。黄宛教授是中国心电图学的奠基者。他主编了《临床心电图学》《临床心电图谱》等书籍。特别是《临床心电图学》已连续六版，成为我国广大心脏病医生公认的国内经典的心电图专业著作。作为未来医疗队伍的一员，我们应该学习黄宛教授对医学事业的执着热爱、无私奉献精神，努力为将来祖国医疗卫生事业作出应有的贡献。

第二节　心电图的测量和正常数据

一、心电图的测量

心电图多描记在特殊的记录纸上（图 23－12）。心电图记录纸由间隔为 1mm 的纵线、横线交织的小方格组成。当走纸速度为 25mm/s 时，每两条纵线间（1mm）表示 0.04 秒，当标准电压 1mV＝10mm 时，两条横线间（1mm）表示 0.1mV。

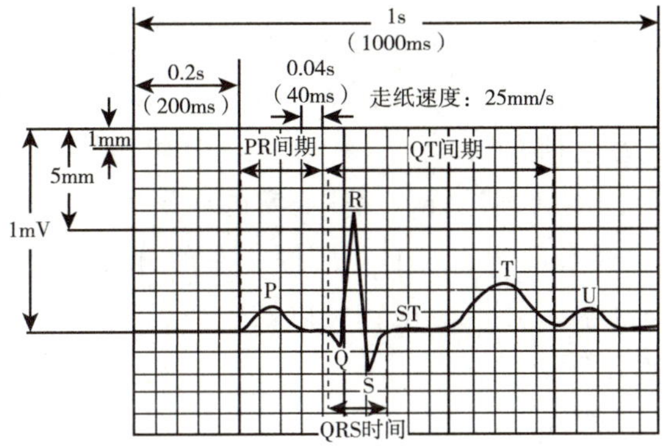

图 23－12　心电图各波段的测量

（一）心率的测量 微课

测量心率时，可根据心律是否规则，采取不同的测量方法。

1. 心律规则时，只需要测量一个 RR（或 PP）间隔的时间（秒），即一个心动周期的时间，然后被 60 除即可求出。例如 RR 间隔为 0.8 秒（20 个小方格），则心率为 60/0.8＝75（次/分）。

2. 当心率不规则，即 RR（或 PP）间隔时间不一致时，可先数 6 秒的心搏数，然后乘以 10 可作为心率。例如在心电图上显示 6 秒内的心搏数是 10 次，可粗略计算出心率为 10×10＝100（次/分）。

（二）各波段振幅的测量

P 波振幅测量以 P 波起始前的水平线为参考水平；QRS 波群、J 点、ST 段、T 波和 U 波振幅测量统一采用 QRS 起始部水平线作为参考水平。如 QRS 起始部为一斜段，应以 QRS 波起点作为测量参考点。测量正向波形的高度时，应以参考水平线上缘垂直地测量到波的顶端；测量负向波形的深度时，应以参考水平线下缘垂直地测量到波的底端。

（三）各波段时间的测量

1. 单导联心电图仪记录　①P 波及 QRS 波群时间应选择 12 个导联中最宽的 P 波及 QRS 波群进行测量；②PR 间期应选择 12 个导联中 P 波宽大且有 Q 波的导联进行测量；③QT 间期测量应取 12 个导联中最长的 QT 间期。

2. 12 导联同步心电图仪　①测量 P 波和 QRS 波群时间，应分别从 12 导联同步记录中最早的 P 波起点测量至最晚的 P 波终点以及从最早 QRS 波群起点测量至最晚的 QRS 波群终点；②PR 间期应从 12 导联同步心电图中最早的 P 波起点测量至最早的 QRS 波群起点；③QT 间期应从 12 导联同步心电图中最早的 QRS 波群起点至最晚的 T 波终点。

一般规定，测量各波时间应自波形起点的内侧缘测量至波形终点的内侧缘。

（四）心电轴的测量

心电轴指的是平均 QRS 心电轴，是心室除极过程中全部瞬间向量的综合（平均 QRS 向量），借以代表心室除极过程这一总时间内的平均电势方向和强度。心电轴与Ⅰ导联正（左）侧段夹角的度数来表示平均心电轴的偏移方向。

1. 测定方法 临床上最常用、最简单的方法是根据Ⅰ和 aVF 导联 QRS 波群的主波方向，或结合Ⅱ导联 QRS 波群的主波方向，估测电轴是否发生偏移。精确的方法可采用分别测算Ⅰ和Ⅲ导联的 QRS 波群振幅的代数和，然后将这两个数值分别在Ⅰ导联及Ⅲ导联上画出垂直线，求得两垂直线的交叉点。电偶中心 0 点与该交叉点相连即为心电轴，该轴与Ⅰ导联正侧的夹角即为心电轴的角度（图 23－13）。另外，也可将Ⅰ和Ⅲ导联 QRS 波群的振幅代数和值通过查专用的心电轴表直接查得心电轴的角度。

2. 心电轴偏移及临床意义 正常心电轴的范围为－30°～＋90°；电轴位于－30°～－90°范围为电轴左偏；位于＋90°～＋180°范围为电轴右偏；位于－90°～－180°范围为电轴方向不确定（图 23－14）。心电轴的偏移一般受心脏在胸腔内的解剖位置、两侧心室的质量比例、心室内传导系统的功能、激动在室内传导状态以及年龄、体型等因素影响。左心室肥厚、左前分支阻滞等可使心电轴左偏；右心室肥厚、左后分支阻滞等可使心电轴右偏；不确定电轴可以发生在正常人（正常变异），亦可见于某些病理情况，如肺心病、冠心病、高血压等。

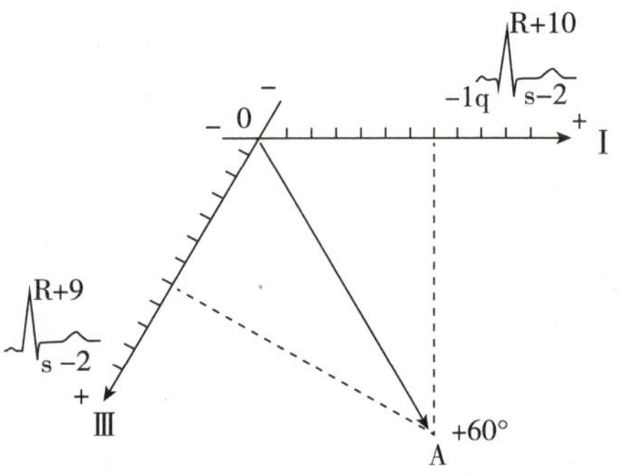

图 23－13　振幅法测量心电轴

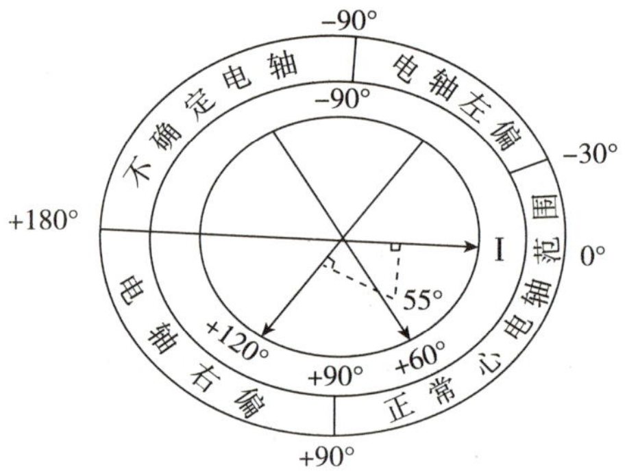

图 23－14　正常心电轴及其偏移

（五）心脏循长轴转位

自心尖向心底部方向观察，设想心脏可循其本身长轴作顺钟向或逆钟向转位。一般 V_1 至 V_5 导联，R 波振幅逐渐增大，S 波振幅逐渐减少，V_3 或 V_4 导联呈 RS 型，R/S≈1。顺钟向转位时，正常在 V_3 或 V_4 导联出现的波形转向左心室方向，即出现在 V_5、V_6 导联上；逆钟向转位时，正常 V_3 或 V_4 导联出现的波形转向右心室方向，即出现在 V_1、V_2 导联上。正常人可出现转位图形，提示可能为心电位的变化，并非都是心脏在解剖上转位的结果。明显的顺钟向转位见于右心室肥厚，逆钟向转位可见于左心室肥厚（图 23－15）。

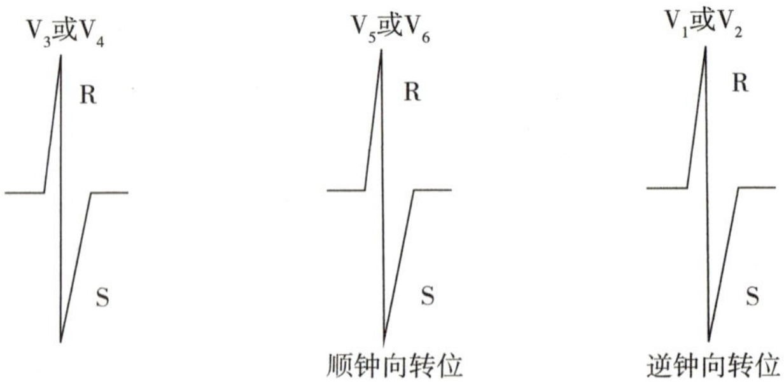

图 23－15　心电图图形转位判断方法示意图

二、正常心电图波形特点和正常值

正常 12 导联心电图波形见图 23－16。

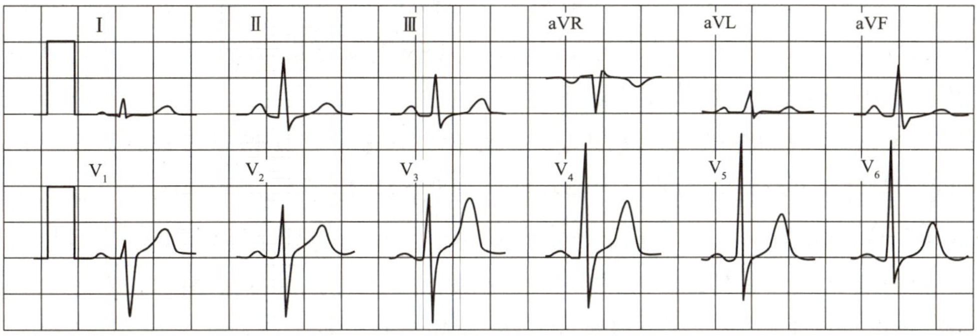

图 23－16　正常心电图

1. P 波　代表心房除极的电位变化。

（1）形态　P 波的形态在大部分导联上呈钝圆形，有时可出现小的切迹或粗钝。

（2）方向　P 波方向在Ⅰ、Ⅱ、aVF、V_4～V_6导联向上，aVR 导联向下，其余导联呈双向、倒置或低平均可。

（3）时间　正常人 P 波时间 <0.12 秒。

（4）振幅　P 波振幅在肢体导联 <0.25mV，胸导联 <0.20mV。

P 波时间延长多见于左心房肥大，振幅超过正常值多见于右心房肥大。如果 P 波在Ⅰ、Ⅱ、aVF 导联倒置，而在 aVR 导联直立，则称为逆行 P 波，表示激动起源于房室交界区。

2. PR 间期　从 P 波的起点至 QRS 波群的起点，代表心房开始除极至心室开始除极的时间。成人正常值为 0.12～0.20 秒，随心率快慢及年龄可有轻度变化。在幼儿及心动过速的情况下，PR 间期相应缩短；在老年人及心动过缓的情况下，PR 间期可略延长，但一般不超过 0.22 秒。PR 间期延长，常见于房室阻滞。

3. QRS 波群　代表心室除极的电位变化。

（1）时间　正常成年人 QRS 波群时间 <0.11 秒，多数在 0.06～0.10 秒。

（2）形态和振幅　在肢体导联，Ⅰ、Ⅱ导联的 QRS 波群主波一般向上，Ⅲ导联的 QRS 波群主波方向多变。aVR 导联的 QRS 波群主波向下，可呈 QS、rS、rSr′或 Qr 型。aVL 与 aVF 导联的 QRS 波群可呈 qR、Rs 或 R 型，也可呈 rS 型。正常人 aVR 导联的 R 波 <0.5mV，Ⅰ导联的 R 波 <1.5mV，aVL 导联的 R 波 <1.2mV，aVF 导联的 R 波 <2.0mV。在胸导联，正常人 V_1、V_2导联多呈 rS 型，V_1的 R 波 <1.0mV。V_5、V_6导联 QRS 波群可呈 qR、qRs、Rs 或 R 型，且 R 波一般 <2.5mV。正常人胸导联的 R 波自 V_1～V_5逐渐增高，V_6的 R 波一般低于 V_5的 R 波。通常 V_2的 S 波较深，V_2～V_4导联的 S 波逐渐变浅。V_1的 R/S <1，V_5的 R/S >1。在 V_3或 V_4导联，R 波和 S 波的振幅大体相等。

QRS 波群振幅（正向波与负向波振幅的绝对值相加）在 6 个肢体导联中均应≥0.5mV 或 6 个胸导联中均应≥0.8mV，否则称为低电压。可见于肺气肿、心包积液等，偶见于正常人。

（3）Q 波　正常人的 Q 波时间一般≤0.03 秒（除Ⅲ和 aVR 导联外），Ⅲ导联 Q 波的宽度可达 0.04 秒。aVR 导联出现较宽的 Q 波或呈 QS 波均属正常。正常情况下，Q 波≤同导联 R 波振幅的 1/4。正常人 V_1、V_2导联不应出现 Q 波，但偶尔可呈 QS 波。超过正常范围的 Q 波，即 Q 波过深或过宽均称为异常 Q 波，常见于心肌梗死。

（4）R 峰时间　指 QRS 起点至 R 波顶端垂直线的间距。如有 R′波，则应测量至 R′峰；如 R 峰呈切迹，应测量至切迹第二峰。正常 R 峰时间在 V_1、V_2导联一般≤0.03 秒，在 V_5、V_6导联≤0.05 秒。R 峰时间延长见于心室肥大、预激综合征及心室内传导阻滞。

4. J 点　QRS 波群的终末与 ST 段起始的交接点称为 J 点。

J 点大多在等电位线上，通常随 ST 段的偏移而发生移位。可因心室除极尚未完全结束，部分心肌已开始复极致使 J 点上移。或者由于心动过速等原因，使心室除极与心房复极并存，导致心房复极波（Ta 波）重叠于 QRS 波群的后段，从而发生 J 点下移。

5. ST 段 自 QRS 波群的终点至 T 波起点间的线段，代表心室缓慢复极过程。正常情况下，ST 段多为一等电位线，有时亦可有轻微的偏移，但在任一导联，ST 段下移应≤0.05mV。成人 V_2和 V_3导联的 ST 段抬高可达 0.2mV 或以上，且抬高幅度男性明显高于女性。在肢体导联和 V_4～V_6导联，ST 段抬高一般≤0.1mV。部分正常人，尤其是年轻人，可因局部心外膜区心肌细胞提前复极化，导致部分导联 J 点上移、ST 段呈现凹面向上抬高（常出现在 V_2～V_5导联及Ⅱ、Ⅲ、aVF 导联），通常称之为早期复极，大多属正常变异。

ST 段下移超过正常范围，见于心肌缺血和心肌损伤。ST 段上升超过正常范围，见于急性心肌梗死、急性渗出性心包炎、变异型心绞痛等。

6. T 波 代表心室快速复极时的电位变化。

（1）形态　正常 T 波形态两肢不对称，前半部斜度较平缓，后半部斜度较陡。

（2）方向　T 波方向大多与 QRS 波群主波的方向一致。T 波方向在Ⅰ、Ⅱ、V_4～V_6导联向上，aVR 导联向下，Ⅲ、aVL、aVF、V_1～V_3导联可以向上、双向或向下。若 V_1的 T 波方向向上，则 V_2～V_6导联就不应再向下。

（3）振幅　除Ⅲ、aVL、aVF、V_1～V_3导联外，其他导联 T 波振幅一般不应低于同导联 R 波的 1/10，否则为 T 波低平。在胸导联 T 波有时可高达 1.2～1.5mV 尚属正常。

T 波轻度升高一般无重要意义，如果显著升高，可见于心肌梗死的超急性期和高钾血症。当 T 波低平或倒置，则见于心肌损伤、心肌缺血、低钾血症等。

7. QT 间期 自 QRS 波群的起点至 T 波终点，代表心室除极和复极全过程所需的时间。QT 间期长短与心率的快慢密切相关，心率越快，QT 间期越短，反之则越长。正常心率时，QT 间期的正常范围为 0.32～0.44 秒。

QT 间期延长，见于心肌损害、心肌缺血、心肌炎、低钙血症、低钾血症及某些药物作用等，QT 间期延长使心肌易颤期延长，容易引起心室颤动。QT 间期缩短，见于洋地黄效应、高钙血症等。

8. U 波 在 T 波之后 0.02～0.04 秒出现的振幅很低小的波称为 U 波，方向与 T 波一致，以 V_2～V_3导联最明显，其产生机制目前仍未完全清楚。U 波明显增高常见于低钾血症。U 波倒置可见于高血压和冠心病。

三、小儿心电图特点

小儿的生理发育过程迅速，其心电图变化也较大。总的趋势可概括为自起初的右心室占优势型转变为左心室占优势型的过程。具体有如下特点。

1. PR 间期短，QT 间期略长。
2. P 波时间稍短，电压于新生儿期稍高。
3. 婴幼儿 QRS 波群形态呈右心室占优势型。V_1导联多呈高 R 波，V_5、V_6导联常有深 S 波。
4. T 波的变异较大，于新生儿期，其肢体导联及右胸导联常出现 T 波低平、倒置（图 23－17）。

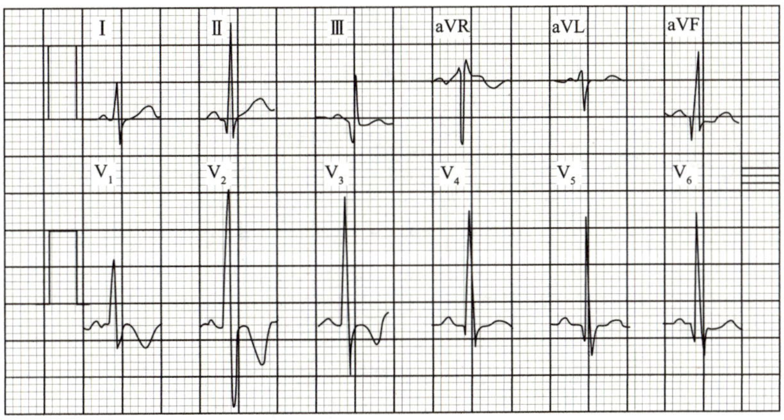

图 23－17　小儿心电图（11 个月婴儿）

第三节　心房肥大、心室肥厚

一、心房肥大

心房壁较薄，当心房长期负荷过重时，多出现心房扩大而较少表现心房肌增厚。心电图上主要表现为 P 波振幅、除极时间及形态改变。

（一）右心房肥大

正常情况下右心房先除极，左心房后除极（图 23－18a）。当右心房肥大时，右心房除极时间延长，使其与左心房共同除极时间增多，但总的心房除极时间并未延长。故心电图主要表现为 P 波电压增高（图 23－19）。

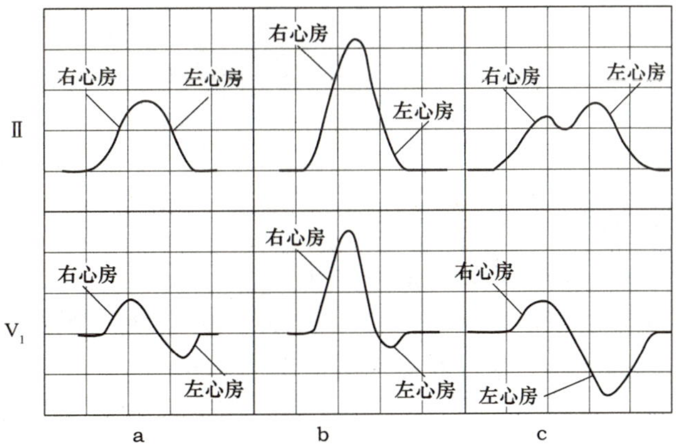

图 23－18　心房肥大时 P 波形态变化示意图

a. 正常　b. 右心房肥大　c. 左心房肥大

1. P 波形态高尖，振幅≥0.25mV，以Ⅱ、Ⅲ、aVF 导联表现最为明显，又称“肺型 P 波”，常见于肺源性心脏病患者。

2. V_1 导联 P 波直立时，电压≥0.15mV，若 P 波呈双向时，其振幅的算术和≥0.20mV。

3. P 波电轴右移超过 75°。

注意：上述 P 波异常改变除了右心房肥大，还可见于心房内传导阻滞、各种原因引起的右心房负荷增加、心房梗死等。

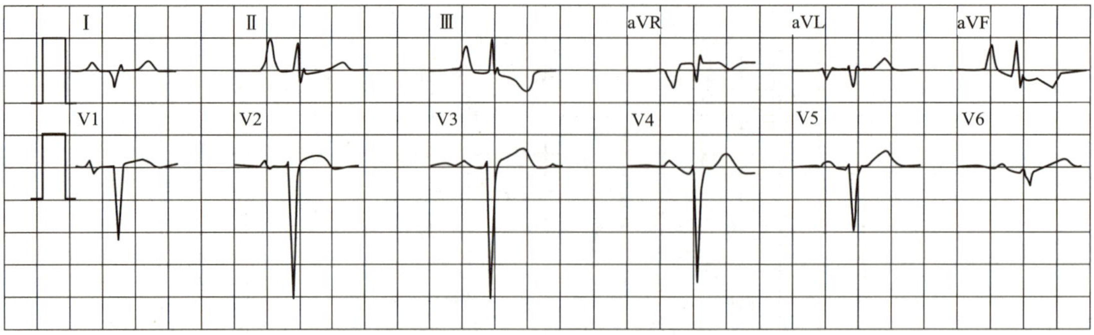

图 23－19　右心房肥大（肺型 P 波）

（二）左心房肥大

由于左心房最后除极，当左心房肥大时，心电图主要表现为心房除极时间延长（图 23－20）。

1. P 波增宽，时间≥0. 12 秒，P 波常呈双峰型，两峰间距≥0. 04 秒，以Ⅰ、Ⅱ、aVL 导联明显，又称“二尖瓣型 P 波”，常见于二尖瓣狭窄患者。

2. V_1 导联上出现以负向波为主的正、负双向型 P 波。将 V_1 导联负向 P 波的时间乘以负向 P 波振幅，称为 P 波终末电势（P_{tf}）。P_{tfV_1}（绝对值）≥0. 04mm · s。

3. PR 段缩短，P 波时间与 PR 段时间之比＞1. 6。

注意：上述 P 波异常改变除了左心房肥大，还可见于心房内传导阻滞、各种原因引起的左心房负荷增加、心房梗死等。

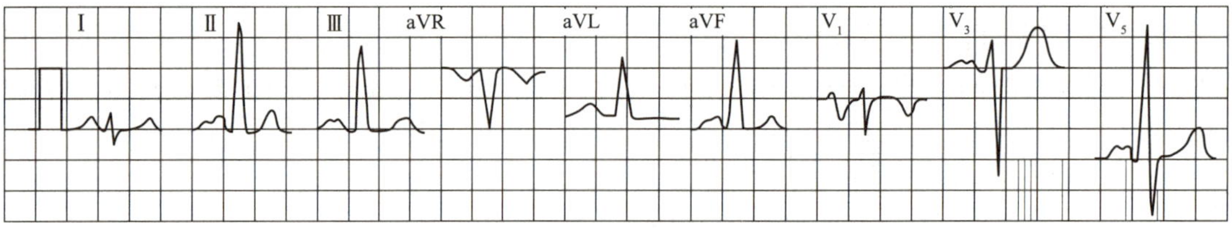

图 23－20　左心房肥大（二尖瓣型 P 波）

（三）双心房肥大

1. P 波时间≥0. 12 秒，振幅≥0. 25mV。

2. V_1 导联 P 波高大双向，上下振幅均超过正常范围。

需要指出的是，上述所谓“肺型 P 波”及“二尖瓣型 P 波”，并非慢性肺源性心脏病及二尖瓣疾病所特有，故不能称为具有特异性的病因学诊断意义的心电图改变。

二、心室肥厚

当心室舒张期或（和）收缩期负荷过重时，使心室壁应力增加，导致心室肌纤维增粗、增长，形成心室壁肥厚和心室腔扩张，影响心室肌的除极和复极，引起心电图发生变化。

（一）左心室肥厚

正常左心室的位置位于心脏的左后方，且左心室壁明显厚于右心室，故心室除极波呈左心室占优势的特征。左心室肥厚可使左心室优势的情况显得更为突出。心电图上可出现如下改变（图 23－21）。

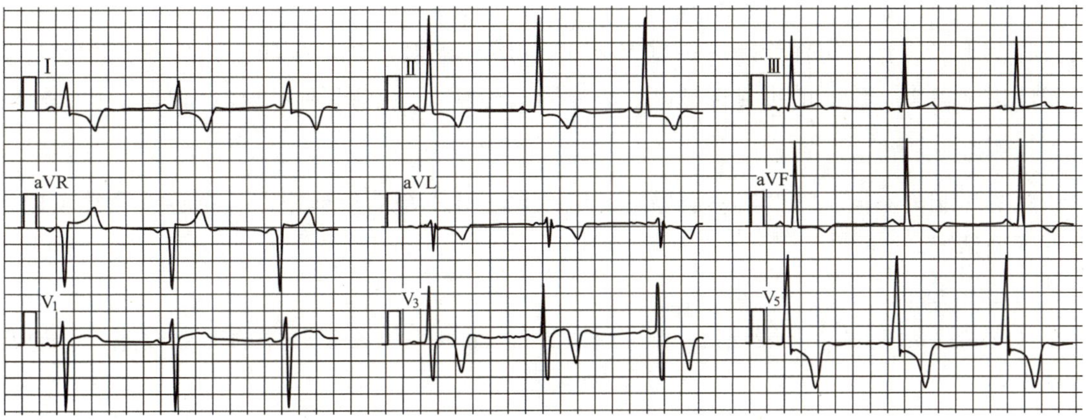

图 23－21　左心室肥厚伴劳损

1. QRS 波群电压改变

（1）胸导联　R_{V_5}或 R_{V_6} >2.5mV；$R_{V_5}+S_{V_1}$ >4.0 mV（男性）或 >3.5mV（女性）。

（2）肢体导联　R_{aVL} >1.2mV；R_{aVF} >2.0mV；R_{I} >1.5mV；$R_{I}+S_{III}$ >2.5mV。

2. QRS 波群时间延长到 0.10～0.11 秒。

3. QRS 心电轴左偏。

4. 在 R 波为主的导联（如 V_5、V_6导联）上，其 ST 段可压低 >0.05mV，T 波低平、双向或倒置；在以 S 波为主的导联（如 V_1导联）上反而可见 T 波直立。

上述心电图表现中，在符合一项或几项 QRS 电压增高标准的基础上，结合其他阳性指标之一，一般支持左心室肥厚的诊断。符合条件越多，则诊断的可靠性越大。若仅有 QRS 电压增高，而无其他任何阳性指标者，诊断左心室肥厚应慎重。

（二）右心室肥厚

右心室壁厚度仅有左心室壁的 1/3，轻度右心室肥厚心电图难以显示，一旦出现典型的右心室肥厚心电图改变，提示出现相当程度的右心室肥厚。右心室肥厚可具有如下心电图表现（图 23－22）。

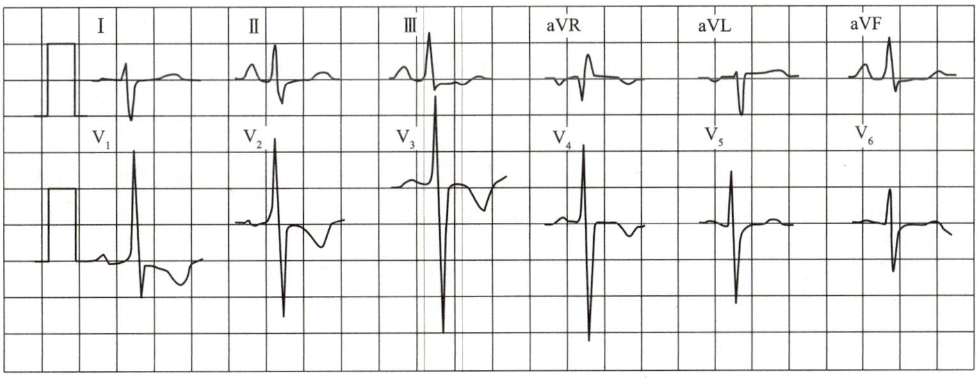

图 23－22　右心室肥厚

1. QRS 波群电压改变

（1）胸导联　V_1导联 R/S≥1，呈 R 型或 Rs 型，重度右心室肥厚可使 V_1导联呈 qR 型（除外心肌梗死）；V_5导联 R/S≤1 或 S 波比正常加深，$R_{V_1}+S_{V_5}$ >1.05mV（重症 >1.2mV）。

（2）肢体导联　aVR 导联以 R 波为主，R/q 或 R/S≥1；R_{aVR} >0.5mV。

2. 心电轴右偏≥＋90°（重症可＞＋110°）。

3. 继发 ST－T 改变 V_1、V_2导联 ST 段压低，T 波倒置。

诊断右心室肥厚，有时定性诊断（依据 V_1导联 QRS 形态及电轴右偏等）比定量诊断更有价值。一般来说，阳性指标愈多，诊断的可靠性越高。心电图对诊断右心室肥厚的准确性较高，敏感性较低。

（三）双侧心室肥厚

与诊断双心房肥大不同，双侧心室肥厚的心电图表现并不是简单地把左、右心室异常表现相加。心电图可出现下列情况。

1. 大致正常心电图。

2. 单侧心室肥厚心电图 只表现出一侧心室肥厚，而另一侧心室肥厚的图形被掩盖，通常以左心室肥厚多见。

3. 双侧心室肥厚心电图 既表现右心室肥厚的心电图特征（如 V_1导联 R 波为主，电轴右偏等），又存在左心室肥厚的某些征象（如 V_5导联 R/S＞1，R 波振幅增高等）（图 23－23）。

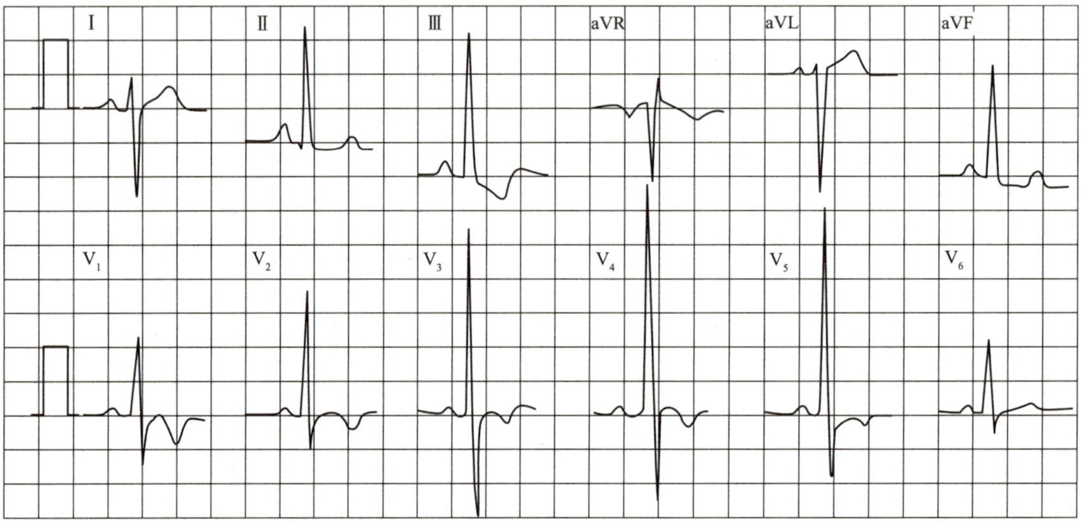

图 23－23 双心室肥厚

第四节 心肌缺血与 ST－T 异常改变

心肌缺血常发生于冠状动脉粥样硬化基础上。当某部分心肌缺血时，将影响心室复极的正常进行，并可使缺血区相关导联发生 ST－T 异常改变。心肌缺血的心电图改变类型取决于缺血发生部位、严重程度及持续时间。

一、心肌缺血的心电图类型

（一）缺血型心电图改变

正常情况下，心外膜处的动作电位时程较心内膜短，心外膜完成复极早于心内膜，因此心室复极过程可看作是从心外膜开始向心内膜方向推进。发生心肌缺血时，复极过程发生改变，心电图上出现 T 波变化。

（1）若心内膜下心肌缺血，这部分心肌复极时间较正常时更加延迟，使原来存在的与心外膜复极向量相抗衡的心内膜复极向量减小或消失，致 T 波向量增加，出现高大的 T 波。例如，下壁心内膜下缺血，Ⅱ、Ⅲ、aVF 导联 T 波高耸；前壁心内膜下缺血，$V_2 \sim V_4$导联 T 波高耸。

（2）若心外膜下心肌缺血（包括透壁性心肌缺血），心外膜动作电位时程比正常时明显延长，从而引起心肌复极顺序的逆转，即心内膜开始先复极。此时面向缺血区的导联记录出倒置的 T 波。例如，下壁心外膜下缺血，Ⅱ、Ⅲ、aVF 导联 T 波倒置；前壁心外膜下缺血，$V_2 \sim V_4$导联 T 波倒置。

（二）损伤型心电图改变

心肌缺血除了可出现 T 波改变外，还可以出现损伤型 ST 改变，包括 ST 段压低及 ST 段抬高两种类型。

心肌损伤时，ST 向量从正常心肌指向损伤心肌。心内膜下心肌损伤时，ST 向量背离心外膜面指向心内膜，使位于心外膜面的导联出现 ST 段压低。缺血区导联上 ST 段下移≥0. 10mV，持续 1 分以上，具有诊断价值，以呈水平型及下斜型下移意义较大。

心外膜下心肌损伤时（包括透壁性心肌缺血），ST 向量指向心外膜面导联，引起 ST 段抬高。急性冠状动脉完全闭塞时，立即引起 ST 段呈损伤型抬高（多因冠状动脉痉挛所致），ST 段抬高的导联数目越多，心肌损伤范围越大。ST 段抬高程度越重，心肌损伤程度越重。多见于变异型心绞痛。

二、临床意义

心肌缺血的心电图可仅仅表现为 ST 段改变或者 T 波改变，也可同时出现 ST－T 改变。临床上可发现约一半的冠心病患者未发作心绞痛时，心电图可以正常，而仅于心绞痛发作时记录到 ST－T 动态改变。约 10% 的冠心病患者在心肌缺血发作时心电图可以正常或仅有轻度 ST－T 变化。典型的心肌缺血发作时，面向缺血部位的导联常显示缺血型 ST 段压低（水平型或下斜型下移≥0. 1mV）和（或）T 波倒置（图 23－24）。有些冠心病患者心电图可呈持续性 ST 改变（水平型或下斜型下移≥0. 05mV）和（或）T 波低平、负正双向和倒置，而于心绞痛发作时出现 ST－T 改变加重或伪性改善。若 T 波倒置深尖，双肢对称，则称为“冠状 T 波”，反映心外膜下心肌缺血或透壁性心肌缺血。变异型心绞痛（冠状动脉痉挛为主要因素）多引起暂时性 ST 段抬高并常伴有高耸 T 波，这是急性严重心肌缺血的表现，若 ST 段持续抬高，提示可能发生心肌梗死。

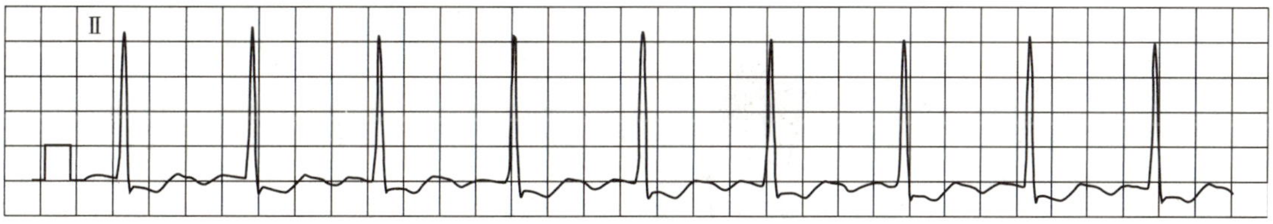

图 23－24　患者心绞痛发作时的Ⅱ导联（ST 段压低 >0. 1mV）

三、鉴别诊断

心电图上 ST－T 改变可以是各种原因引起的心肌复极异常的共同表现，并非心肌缺血所特有，故在做出心肌缺血的诊断时，一定要结合临床进行鉴别。

第五节　心肌梗死

心肌梗死是由于供应心脏的冠状动脉突然完全闭塞，使相应供血的心肌发生缺血、损伤甚至坏死，属于冠心病的严重类型。除了出现临床症状及心肌坏死标记物升高外，心电图的特征性改变及其演变规律对确定心肌梗死的诊断和治疗方案，以及判断患者的病情和预后起着重要作用。

一、基本图形及机制

冠状动脉发生闭塞后，随着时间的推移在心电图上先后出现缺血型 T 波、损伤型 ST 段和坏死型 Q 波三种类型的图形改变，且呈动态演变过程。各部分心肌接受不同冠状动脉分支的血液供应，因此图形改变常具有明显的区域特点。心电图显示的电位变化是梗死后心肌多种心电变化综合的结果。

（一）缺血型 T 波改变

冠状动脉急性闭塞后，最早出现的变化是缺血性 T 波改变。心内膜下心肌缺血时，使面向缺血区的导联出现 T 波高耸直立，双肢对称，波顶变尖，基底部变窄。心外膜下心肌缺血时，则面向缺血区的导联 T 波倒置。缺血使心肌复极时间延长，引起 QT 间期延长。

（二）损伤型 ST 段改变

随着心肌缺血时间的延长，缺血程度进一步加重，就会出现“损伤型”心电图改变，主要表现为面向损伤心肌的导联出现 ST 段抬高。关于急性心肌缺血的心肌梗死引起 ST 段抬高的机制至今仍不清楚，通常认为与“损伤电流”有关。ST 段明显抬高可形成单向曲线。一般来说损伤改变不会持久，要么恢复，要么进一步发生心肌坏死。

（三）坏死型 Q 波改变

心肌更进一步的缺血，可导致细胞变性、坏死。坏死的心肌细胞丧失了电活动，该部分心肌不能产生心电向量，而正常心肌仍照常除极，而产生一个与梗死部位相反的综合向量。心电图特征为：在面向坏死区的导联上可见异常 Q 波（时间≥0.04 秒，振幅≥1/4R）或者呈 QS 波。一般认为：梗死的心肌直径 >20 ~ 30mm 或厚度 >5mm 才可产生病理性 Q 波。

临床上，若心电图上病理性 Q 波、ST 段抬高及 T 波倒置三种改变同时存在，则急性心肌梗死的诊断基本确立（图 23 - 25）。

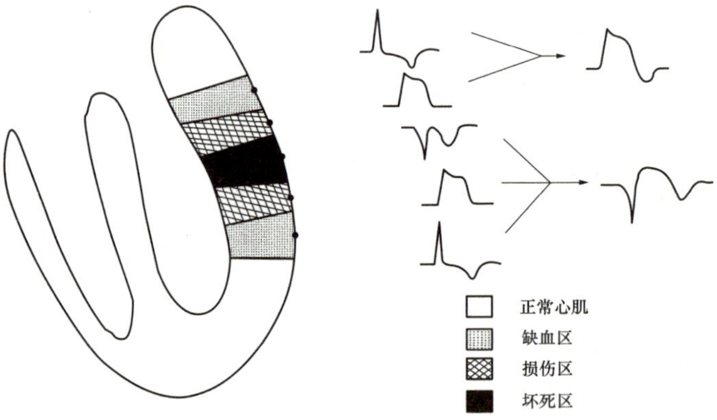

图 23 - 25　急性心肌梗死后心电图上产生的特征性改变

二、心肌梗死的图形演变及分期

急性心肌梗死发生后，心电图的变化随着心肌缺血、损伤、坏死的发展和恢复而呈现一定演变规律。根据心电图图形的演变过程和演变时间可分为超急性期、急性期、亚急性期（近期）和陈旧期（愈合期）（图 23 - 26）。但是，由于临床上静脉溶栓治疗，冠状动脉介入治疗的广泛应用，使闭塞的冠状动脉及时再通，大大缩短各期的进程，甚至不再呈现下述典型的心电图演变过程。

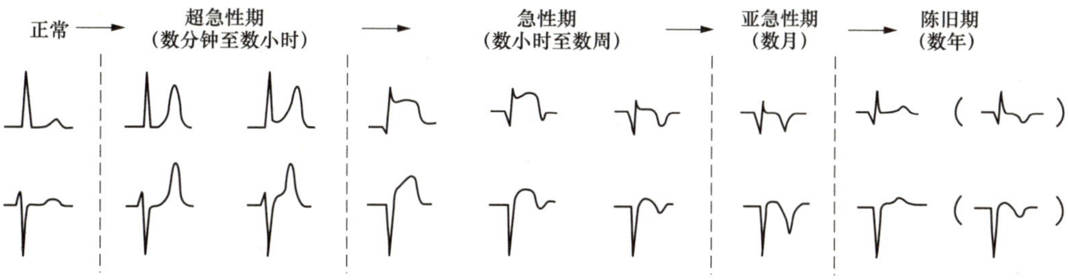

图 23-26 心肌梗死后心电图演变过程

1. 超急性期（亦称超急性损伤期） 急性心肌梗死发病数分钟后，首先出现短暂的心内膜下心肌缺血，表现为T波高耸；随后迅速出现ST段上斜型或弓背向上型抬高，与高耸直立T波相连。由于急性损伤性阻滞，可见QRS波振幅增高，并轻度增宽，但尚未出现异常Q波。这些表现一般仅持续数小时，此期若能及时有效干预和治疗，可避免发展为心肌梗死或使已发生梗死的范围趋于缩小（图23-27）。

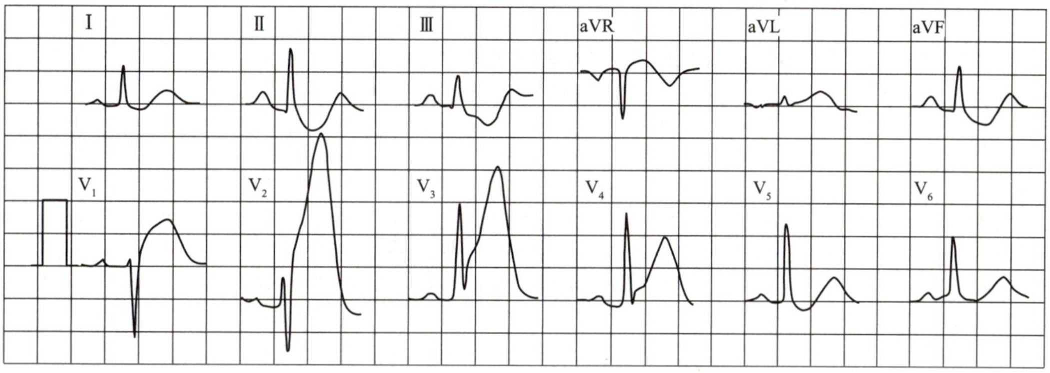

图 23-27 急性前壁心肌梗死（超急性期）

2. 急性期 此期开始于梗死后数小时或数日，可持续到数周，心电图呈现一个动态演变过程。ST段呈弓背向上抬高，抬高显著者可形成单向曲线，继而逐渐下降；面向坏死区导联出现R波振幅降低或丢失，出现异常Q波或QS波；T波由直立开始倒置，并逐渐加深。坏死型的Q波、损伤型ST段抬高和缺血型的T波倒置在此期内可同时并存（图23-28、图23-29）。

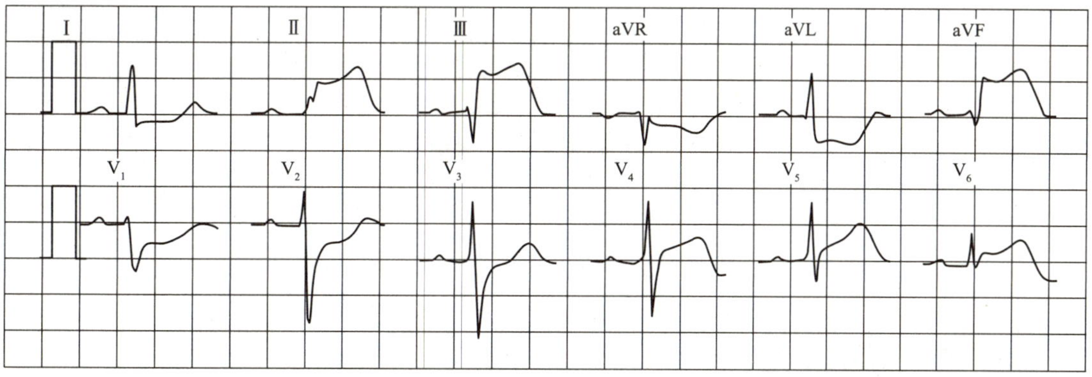

图 23-28 急性下壁心肌梗死（急性期）

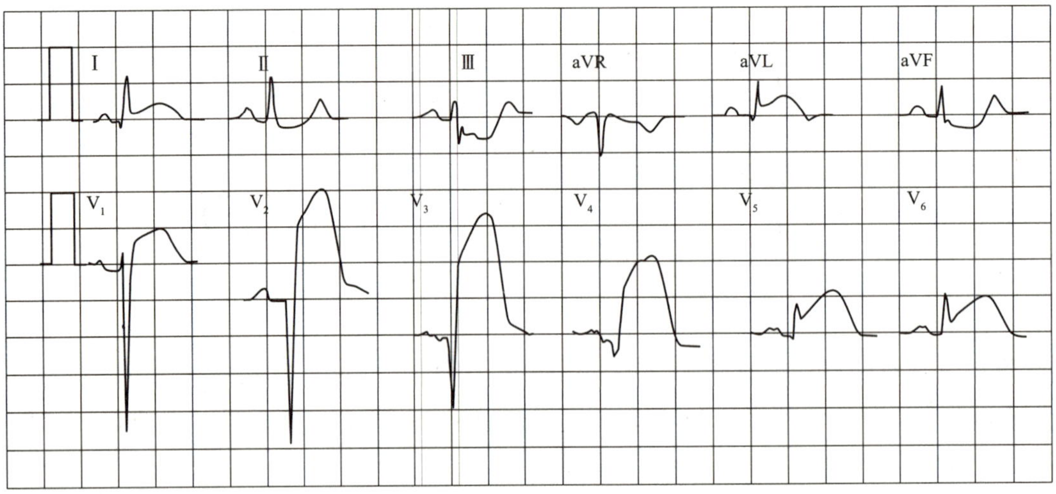

图 23-29　急性高侧壁 + 广泛前壁心肌梗死（急性期）

3. 亚急性期　出现于梗死后数周至数月，此期以坏死及缺血图形为主要特征。抬高的 ST 段恢复至基线，对称倒置的 T 波由深变浅，逐渐恢复，坏死型 Q 波持续存在（图 23-30）。

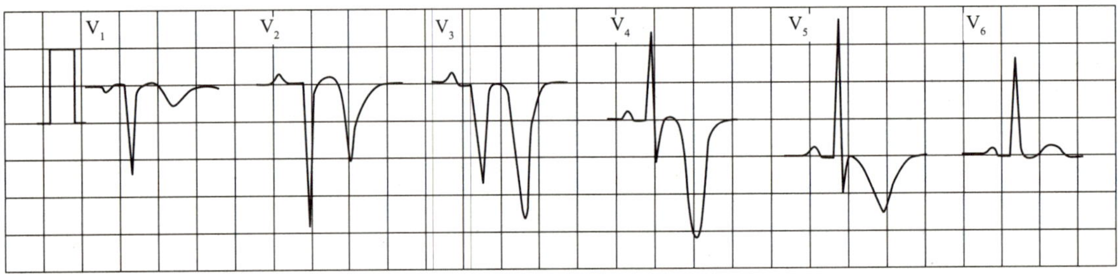

图 23-30　前壁心肌梗死（亚急性期）

4. 陈旧期　常出现在急性心肌梗死后数月至数年，ST 段和 T 波恢复正常或 T 波持续倒置、低平，趋于恒定不变，残留下坏死型的 Q 波。理论上异常 Q 波将持续存在。但随着瘢痕组织的缩小和周围心肌的代偿性肥大，其范围在数年后有可能明显缩小。小范围梗死的图形改变有可能变得很不典型，异常 Q 波甚至消失（图 23-31）。

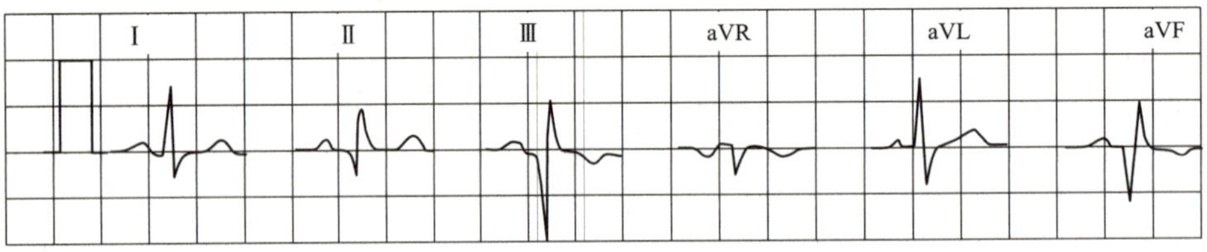

图 23-31　下壁心肌梗死（陈旧期）

三、心肌梗死的定位诊断

心肌梗死的部位主要根据心电图坏死型图形（异常 Q 波或 QS 波）出现于哪些导联而作出判断。心肌梗死的范围基本上与冠状动脉的分布一致，因此，心电图的定位基本上与病理一致（表 23-3）。前间壁或前壁心肌梗死多为左前降支发生闭塞（最常发生）；侧壁和后壁心肌同时发生梗死多为左回旋支发生闭塞；下壁心肌梗死大多为右冠状动脉闭塞，少数为左回旋支闭塞所致；下壁心肌梗死同时合并右心室梗死时，往往是右冠状动脉近端发生闭塞。

心肌梗死的部位主要根据心电图坏死型图形（异常 Q 波或 QS 波）出现于哪些导联而做出判断，但在急性心肌梗死发病早期（数小时内），尚未出现坏死型 Q 波，心肌梗死的部位可根据 ST 段抬高或压低，以及 T 波异常（增高或深倒置）出现于哪些导联来判断。

表 23－3　急性心肌梗死心电图定位诊断

部位	导联
前间壁	V_1、V_2、V_3
前壁	V_3、V_4、(V_5)
前侧壁	V_5、V_6
广泛前壁	V_1、V_2、V_3、V_4、V_5
正后壁	V_7、V_8、V_9
高侧壁	Ⅰ、aVL
下壁	Ⅱ、Ⅲ、aVF
下侧壁	Ⅱ、Ⅲ、aVF、V_4、V_5、V_6
下后壁	Ⅱ、Ⅲ、aVF、V_7、V_8、V_9
右心室	V_{3R}、V_{4R}、V_{5R}

第六节　心律失常

正常心脏激动起源于窦房结，通过心房内的前、中、后 3 条结间束传至房室结、希氏束、左右束支及浦肯野纤维，最后激动心室。如果心脏激动的起源异常或（和）传导异常，心脏的节律失去正常活动的规律时，称为心律失常。

一、心律失常的分类

心律失常的种类较多，表现各异，按发生原理，主要分为激动起源异常和激动传导异常两大类。

1. 激动起源异常

（1）窦性心律失常　指窦房结起搏点节律或频率发生异常。

（2）异位心律　指起源于窦房结以外的心脏激动或心律。包括被动性心律及主动性心律。

2. 激动传导异常　最多见的一类为传导阻滞，包括传导延缓或传导中断；另一类为激动传导通过房室之间的附加异常旁路，使心肌某一部分提前激动，属传导途径异常。

3. 激动起源和传导双重异常　如并行心律、异位心律伴外出阻滞等。

4. 人工心脏起搏器引起的心律失常　指在安装人工心脏起搏器后出现的心律失常。

- 心律失常
  - 激动起源异常
    - 窦性心律失常：过速、过缓、不齐、停搏
    - 异位心律
      - 被动性：逸搏与逸搏心律（房性、房室交界性、室性）
      - 主动性
        - 期前收缩（房性、房室交界性、室性）
        - 心动过速（房性、房室交界性、室性）
        - 扑动与颤动（心房、心室）
  - 激动传导异常
    - 生理性传道障碍：干扰与脱节
    - 病理性传导阻滞
      - 窦房阻滞
      - 房内阻滞
      - 房室阻滞
      - 室内阻滞
    - 传导途径异常：预激综合征

二、窦性心律及窦性心律失常

凡是由窦房结激动引起的心律称为窦性心律，属于正常节律。

（一）窦性心律的心电图特征

窦性心律的心电图特点：①P 波规律出现，P 波形态表明激动来自窦房结，即在Ⅰ、Ⅱ、aVF、V_4 ~ V_6导联直立，在 aVR 导联倒置；②成年人的静息心率为 60 ~ 100 次/分（图 23 – 32）。

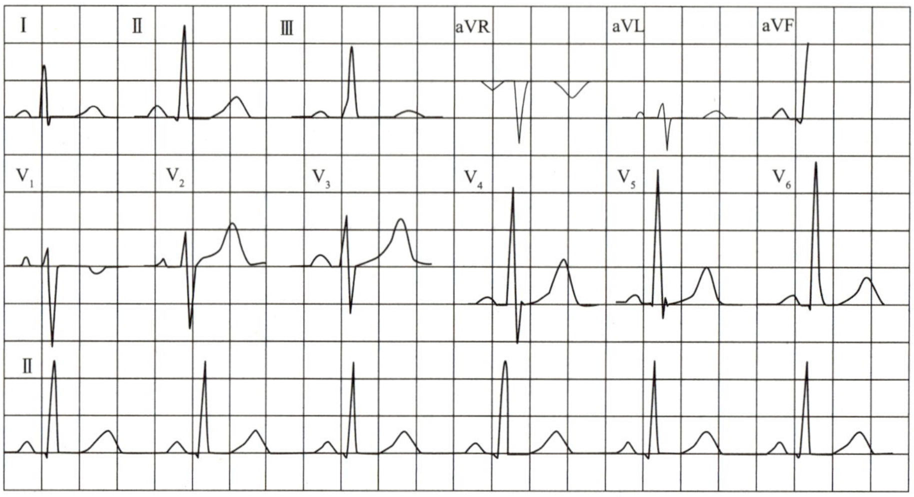

图 23 – 32　正常窦性心律

（二）窦性心动过速

窦性心动过速的主要特征为 PP 间隔均匀且小于 3 个大格（15 个小方格）。

1. 心电图特征　①具有窦性心律的特点；②成人心率 > 100 次/分（1 岁以内 > 140 次/分，1 ~ 6 岁 > 120 次/分）；③PR 间期及 QT 间期缩短，可伴有继发性 ST 段轻度压低和 T 波振幅降低（图 23 – 33）。

2. 病因　①生理情况：常见于运动、情绪紧张、饮酒、饮浓茶或咖啡、过量吸烟等。②病理情况：见于高热、甲状腺功能亢进、严重贫血、急性失血、心肌炎、休克、心功能不全等。③药物：见于应用阿托品、肾上腺素等。

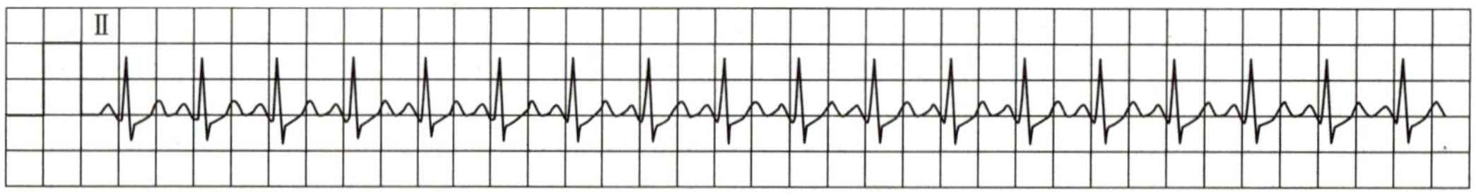

图 23 – 33　窦性心动过速

（三）窦性心动过缓

1. 心电图特征　①具有窦性心律的特点；②成人心率 < 60 次/分（图 23 – 34）。

2. 病因　①生理情况：常见于运动员、老年人、重体力劳动者、睡眠等情况。②病理情况：可见于颅内压增高、甲状腺功能减退、胆汁淤积性黄疸、高钾血症等。③药物：见于应用 β – 受体阻滞剂或洋地黄过量等。

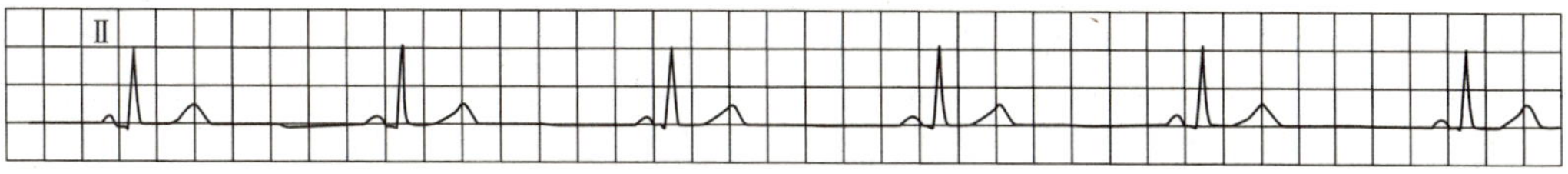

图 23－34　窦性心动过缓

（四）窦性心律不齐

1. 心电图特征　①具有窦性心律的特点；②同一导联中 PP 间期或 RR 间期相差 >0.12 秒；③常与窦性心动过缓同时存在（图 23－35）。

2. 病因　①生理情况：常见于健康儿童和青少年。②病理情况：可见于自主神经功能失调、更年期综合征等，也可见于器质性心脏病。③药物：见于洋地黄中毒等。若吸气时心率快，呼气时心率慢，称为呼吸性窦性心律不齐，多见于青少年一般无临床意义。

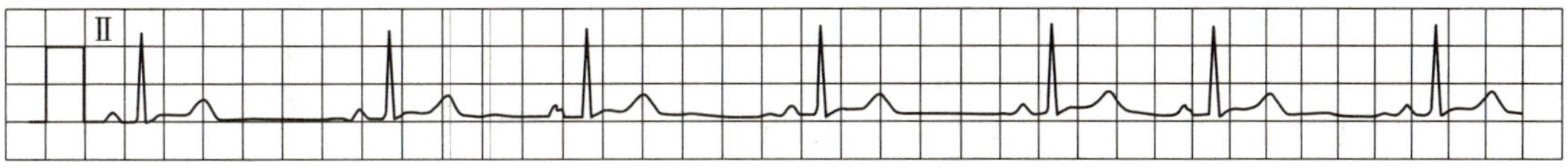

图 23－35　窦性心动过缓伴窦性心律不齐

（五）窦性停搏

是指在规律的窦性心律中，有时因迷走神经张力增大或窦房结功能障碍，窦房结在较长时间内停止发放激动，使心房或整个心脏暂停活动，又称为窦性静止。

1. 心电图特征　①具有窦性心律的特点；②正常的 PP 间隔中突然出现 P 波脱落，形成长 PP 间距，且长 PP 间期与正常 PP 间期不成倍数关系；③窦性停搏后常出现逸搏或逸搏心律（图 23－36）。

2. 病因　①生理情况：见于迷走神经张力增大，如咽部刺激、颈动脉窦按压、气管插管。②病理情况：见于急性心肌梗死、窦房退行性纤维化等。③药物：见于应用洋地黄和奎尼丁过量等。

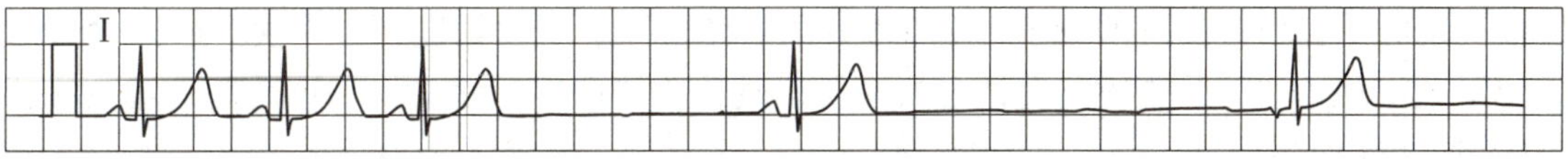

图 23－36　窦性停搏伴交界性逸搏

（六）病态窦房结综合征

病态窦房结综合征是由于窦房结或其周围组织病变，引起一系列缓慢性心律失常，可伴有头晕、黑矇、晕厥等临床表现。

1. 心电图特征　①持续的窦性心动过缓，心率 <50 次/分，且不易用阿托品等药物纠正；②窦性停搏或窦房阻滞；③在显著窦性心动过缓基础上，常出现室上性快速心律失常（房速、房扑、房颤等），又称为慢－快综合征；④若病变同时累及房室交界区，可出现房室传导障碍，或发生窦性停搏时，长时间不出现交界性逸搏，此即称为双结病变（图 23－37）。

2. 病因　①特发性窦房结退行性变；②冠状动脉粥样硬化性心脏病：尤其是右冠状动脉病变，窦房结动脉供血不足；③心肌病变：如心肌炎、心肌病、心肌淀粉样变性等；④其他：如心脏手术、药物中毒等。以上因素引起窦房结及其周围组织缺血、变性、纤维化甚至钙化，导致窦房结功能障碍。

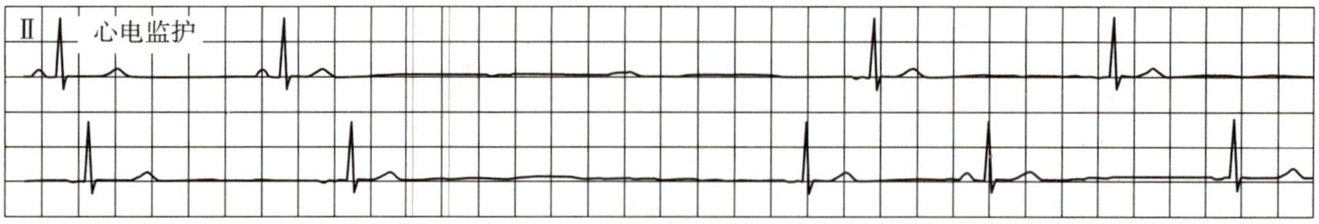

图 23-37 病态窦房结综合征

动态心电图监测中夜间出现的窦性停搏

三、期前收缩

期前收缩又称“过早搏动”（早搏），是指起源于窦房结以外的异位起搏点提前发出的激动，是临床最常见的心律失常。期前收缩的产生机制包括：①异位起搏点的兴奋性增高；②折返激动；③触发活动。根据异位搏动发生的部位，可分为房性、交界性和室性期前收缩，其中以室性期前收缩最为常见，房性次之，交界性比较少见。

描述期前收缩心电图特征时常用到下列术语。

联律间期：指异位搏动与其前窦性搏动之间的时距。

代偿间歇：指期前出现的异位搏动代替了一个正常窦性搏动，其后出现一个较正常心动周期为长的间歇。交界性及室性期前收缩，由于异位节律点距窦房结较远，不易侵入窦房结，故不干扰窦房结固有节律，联律间期与代偿间歇之和恰等于或大于正常心动周期的 2 倍，此称为完全代偿间歇。房性期前收缩由于异位节律点距窦房结较近，常易逆传侵入窦房结，引起窦房结节律重整，使窦房结以此时为起点提前发放激动，其联律间期与代偿间歇之和小于正常心动周期的 2 倍，此称为不完全性代偿间歇。

间位性期前收缩：又称插入性期前收缩，指夹在两个相邻正常窦性搏动之间的期前收缩，其后无代偿间歇。

单源性期前收缩：指期前收缩来自同一异位起搏点或有固定的折返径路，在同一导联上其形态、联律间期相同。

多源性期前收缩：指在同一导联中出现 2 种或 2 种以上形态及联律间期互不相同的异位搏动。如联律间期固定，而形态各异，则称为多形性期前收缩，其临床意义与多源性期前收缩相似。

频发性期前收缩：依据出现的频度可分为偶发（ <5 次/分）和频发（ ≥5 次/分）。频发性期前收缩可呈联律形式出现，如期前收缩与窦性心搏交替出现称为二联律，每 2 个窦性心搏后出现 1 次期前收缩称为三联律，以此类推。

1. 室性期前收缩 心电图表现为：①期前出现的 QRS-T 波群，其前无 P 波或无相关 P 波；②期前出现的 QRS 波群宽大畸形，时限通常≥0.12 秒，T 波方向多与 QRS 波群主波方向相反；③完全性代偿间歇（图 23-38、图 23-39）。

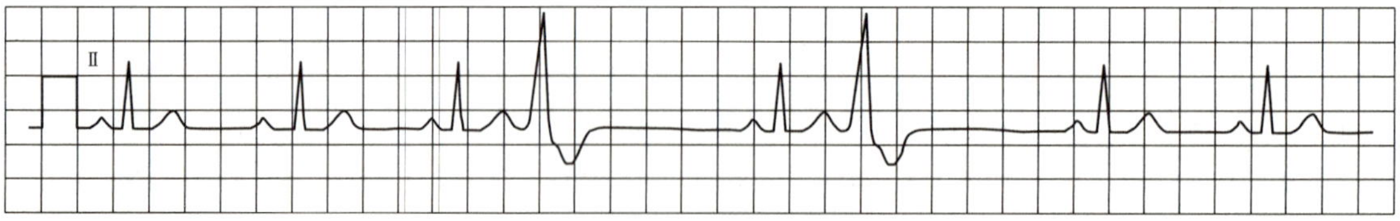

图 23-38 室性期前收缩

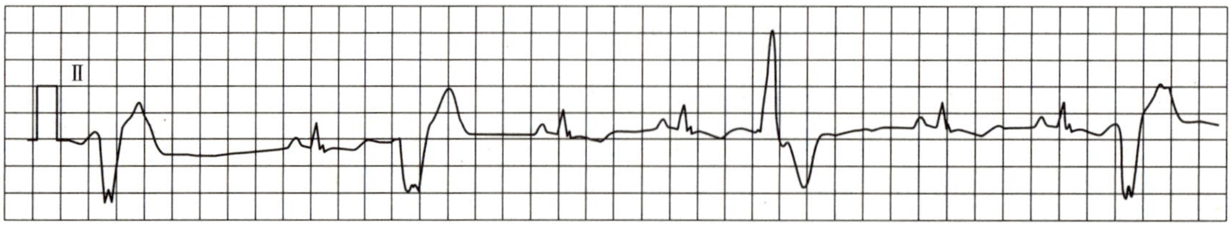

图 23-39 多源室性期前收缩

2. 房性期前收缩　心电图表现：①期前出现的异位P′波，其形态与同导联窦性P波不同；②P′R间期 >0.12秒；③QRS波群形态和时间基本正常，若合并室内差异传导，则宽大畸形；④代偿间歇多不完全。

若房性期前收缩发生较早，房室交界区尚处于前一激动的绝对不应期时，其传导中断，此称为房性期前收缩未下传；若落在相对不应期则传导延缓，P′R间期 >0.20秒（图23-40、图23-41）。

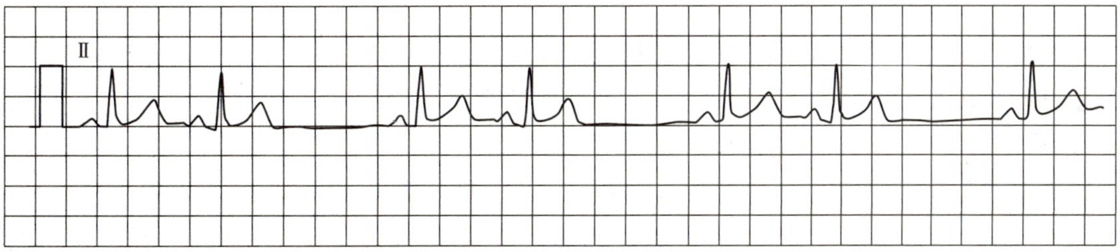

图23-40　房性期前收缩二联律

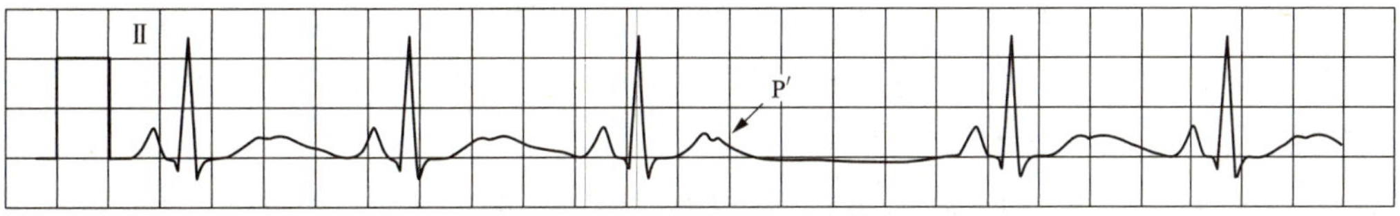

图23-41　未下传的房性期前收缩

3. 交界性期前收缩　心电图表现：①提前出现的QRS-T波，其前无窦性P波，QRS-T形态与窦性下传者基本相同；②可出现逆行P′波（P波在Ⅱ、Ⅲ、aVF导联倒置，aVR导联直立），可发生于QRS波群之前（P′R间期 <0.12秒）或QRS波群之后（RP′间期 <0.20秒），或者与QRS波群相重叠；③大多为完全性代偿间歇（图23-42、图23-43、图23-44）。

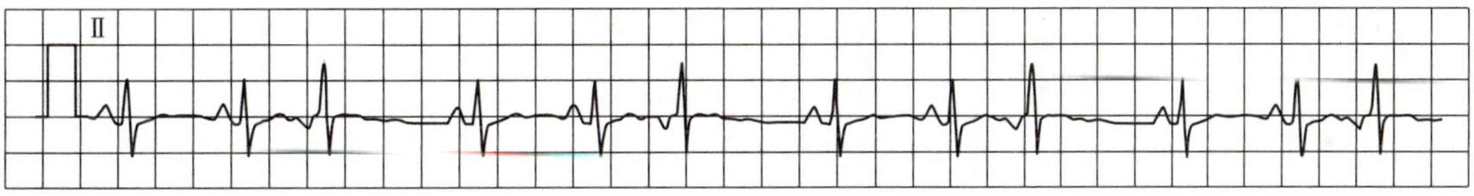

图23-42　交界性期前收缩（逆行P′波在QRS波群之前）

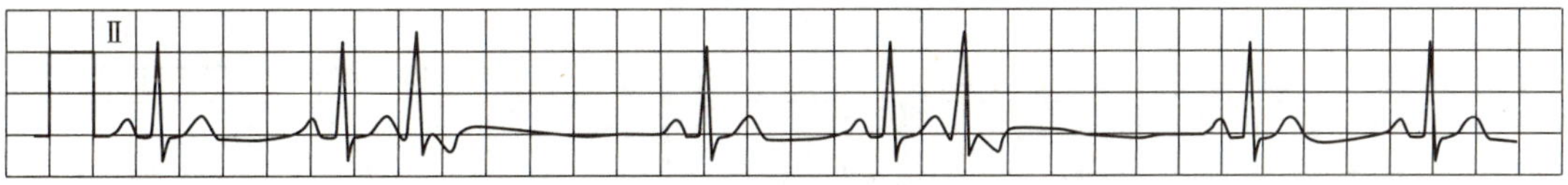

图23-43　交界性期前收缩（逆行P′波在QRS波群之后）

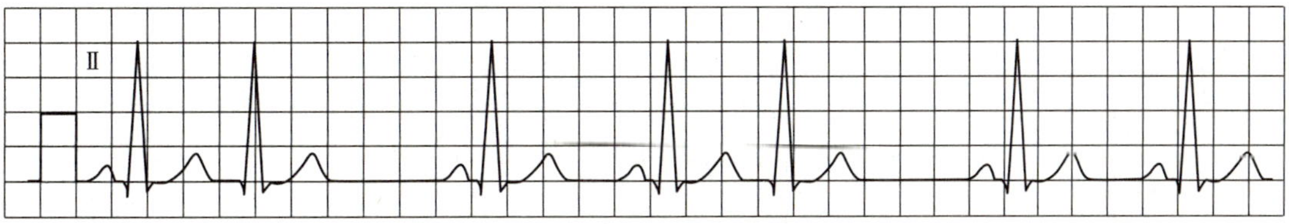

图23-44　交界性期前收缩（QRS波群前后均无逆行P′波）

四、逸搏与逸搏心律

当高位起搏点发生病变或受抑制而出现停搏或节律明显减慢时（如病态窦房结综合征），或激动因传导障碍不能下传时（如窦房或房室阻滞），或其他原因造成长的间歇时（如期前收缩后的代偿间歇等），作为一种保护性措施，低位起搏点被迫发出1个或一连串的冲动，激动心房或心室，从而减轻或避免由于心室长时间停搏造成的不良后果。仅发生1~2个激动称为逸搏，连续3个以上逸搏称为逸搏心律。按异位节律起源部位的不同，可分为房性、交界性和室性3种。其QRS波群的形态特点与各相应的期前收缩相似，两者的差别是期前收缩属提前发生，为主动节律，而逸搏则在长间歇后出现，属被动节律。临床上以房室交界性逸搏最为多见，室性逸搏次之，房性逸搏较少见。

1. 房性逸搏与逸搏心律 心电图表现为长间歇后出现的P′－QRS－T波群，符合房性早搏的特点；房性逸搏连续出现3次或3次以上，表现为慢而整齐的节律，频率在50~60次/分，称房性逸搏心律。

2. 交界性逸搏与逸搏心律 心电图表现为长间歇后出现的P′－QRS－T波群，符合交界性早搏的特点；交界性逸搏连续出现3次或3次以上，表现为慢而整齐的节律，频率在40~50次/分，称交界性逸搏心律。

3. 室性逸搏与逸搏心律 心电图表现为长间歇后出现的QRS－T波群，符合室性早搏的特点；室性逸搏连续出现3次或3次以上，表现为缓慢而略不整齐的节律，频率在20~40次/分，称为室性逸搏心律。若心室率<22次/分，称为室性自主心律。

逸搏及逸搏心律一般不会单独存在，多在严重的窦性心动过缓、显著的窦性心律不齐、二度以上房室传导阻滞、期前收缩的长间歇后或连续房性期前收缩未下传的情况下伴发。

五、异位性心动过速

当异位节律点兴奋性增强或折返激动时，连续出现3次或3次以上的异位心律，称为异位性心动过速，根据异位节律点发生的部位，可分为房性、交界性及室性心动过速。

1. 阵发性室上性心动过速 理应分为房性以及与房室交界区相关的心动过速，但常因P′不易辨别，故统称为室上性心动过速（室上速）。可发生于无器质性心脏病者，如过劳、情绪激动、烟酒过量等，也可发生于器质性心脏病、肺部疾病、电解质紊乱等。

心电图特点：①频率一般在160~250次/分，节律快而规则；②QRS波群形态、时间一般正常，若伴有束支阻滞或室内差异性传导时，QRS波群宽大畸形；③心动过速有突发、突止的特点（图23－45）。

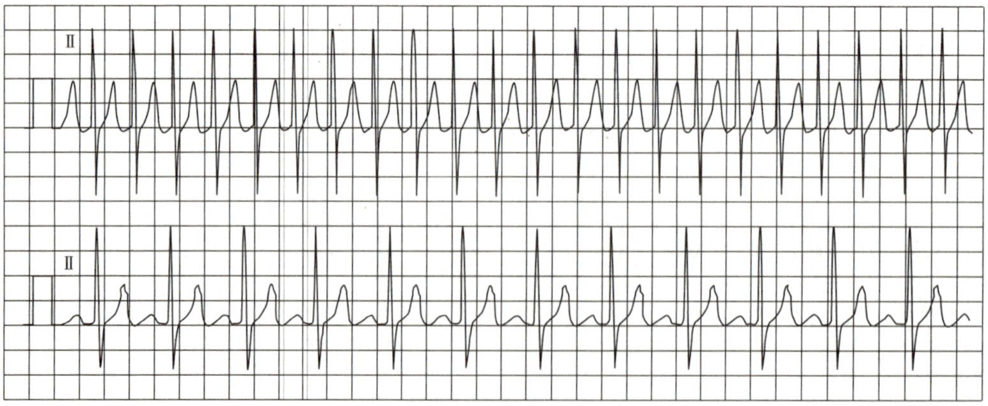

图23－45 阵发性室上性心动过速

上图为阵发性室上性心动过速发作时，下图为恢复窦性心律时心电图

2. 阵发性室性心动过速 是一种严重的心律失常，多见于冠心病、心肌病、心力衰竭、二尖瓣脱垂、心瓣膜病等器质性心脏病；也可见于代谢障碍、电解质紊乱、长QT间期综合征等，偶可见于无器

质性心脏病。

心电图特点：①频率为 140～200 次/分，节律可稍不齐。②QRS 波群宽大畸形，时间≥0.12s。③如能发现 P 波，P 波频率慢于 QRS 波群频率，P 波与 QRS 波群无固定关系，形成房室分离现象。④可有室性融合波及心房激动夺获心室（图 23－46）。

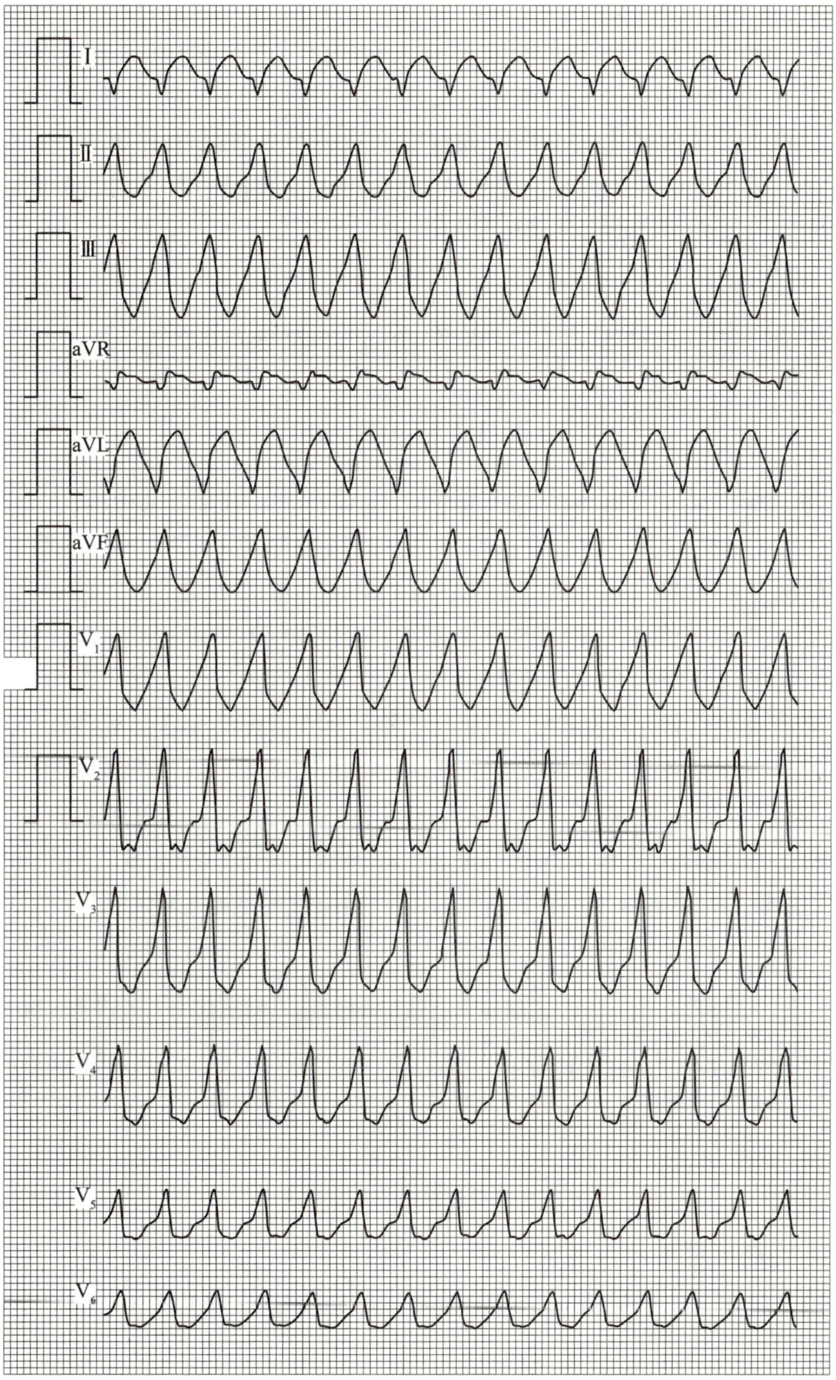

图 23－46　阵发性室性心动过速

六、扑动与颤动

扑动与颤动可出现于心房或心室，是一种较阵发性心动过速频率更快的主动性异位心律，主要的电生理基础为心肌的兴奋性增强，不应期缩短，同时伴有一定的传导障碍，形成环形激动及多发微折返。扑动是一种快速匀齐的节律，颤动是一种快速、细小而杂乱的节律。

1. 心房扑动 关于典型心房扑动的发生机制已比较清楚，属于房内大折返环路激动。心房扑动大多为短阵发性，可转为心房颤动或窦性心律。

（1）心电图特点 ①正常 P 波消失，代之以快速、连续、规则的锯齿状扑动波（F 波），多数在Ⅱ、Ⅲ、aVF 导联中清晰可见。F 波间无等电位线，频率为 240 ~ 350 次/分。②常以固定房室比例（2∶1 或 4∶1 较常见）下传，故心室律常规则。心房扑动如伴 1∶1 房室传导可引起严重的血流动力学改变，应及时处理。如果房室传导比例不恒定或伴有文氏现象，则心室律不规则。③QRS 波群形态正常，若伴有束支阻滞，QRS 波群宽大畸形。④如果 F 波的大小和间距有差异，且频率 >350 次/分，称不纯性心房扑动或称非典型心房扑动（图 23 –47）。

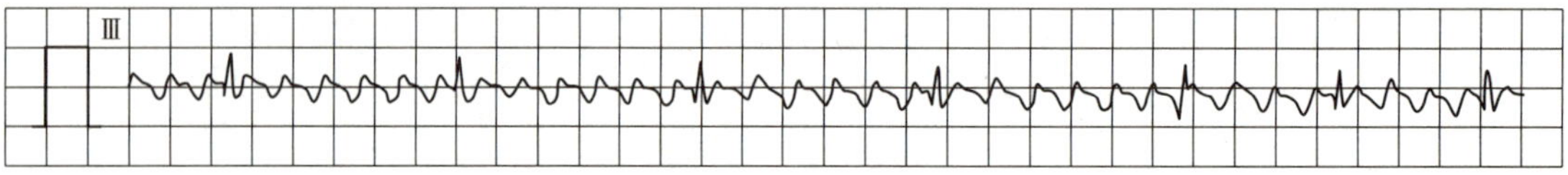

图 23 –47 心房扑动

（2）意义 心房扑动可见于各种器质性心脏病，如冠心病、高血压心脏病、心肌病、风湿性心脏病等，也可见于肺梗死、心力衰竭、甲状腺功能亢进、酒精中毒等。近年，对于典型的房扑通过射频消融三尖瓣环到下腔静脉口之间的峡部区域，可以阻断折返环，从而达到根治目的。

2. 心房颤动 心房颤动是临床上常见的心律失常。心房颤动可以是阵发性或持续性，大多发生在器质性心脏病基础上，多与心房扩大、心肌受损、心力衰竭等有关。但也有少部分房颤患者无明显器质性心脏病。发生心房颤动的机制比较复杂，目前认为多数为心房内多个小折返激动所致，少数为局灶触发机制。心房颤动时整个心房失去协调一致的收缩，心排血量降低，且易形成附壁血栓。

（1）心电图特点 ①正常 P 波消失，代之以大小不等、形态各异、节律不规则的颤动波（f 波），通常以 V_1 导联最明显；②房颤波可较粗大，亦可较细小，频率为 350 ~ 600 次/分；③RR 间期绝对不齐；④QRS 波群形态一般正常，若房颤伴室内差异性传导时，易出现增宽变形的 QRS 波群（图 23 –48）。

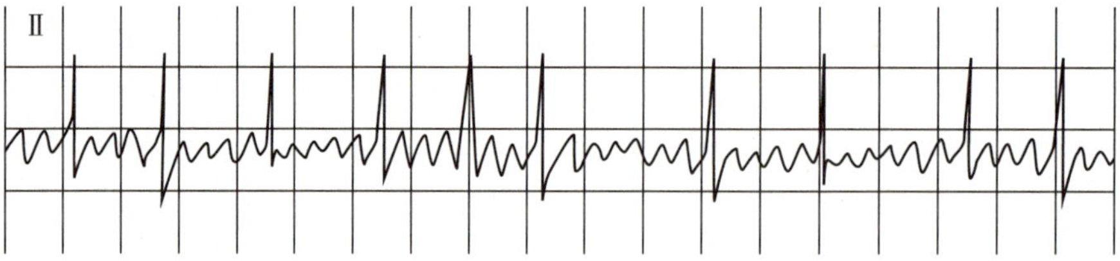

图 23 –48 阵发性心房颤动

（2）意义 心房颤动可见于各种器质性心脏病，如风湿性心脏病、冠心病、高血压心脏病、心肌病、感染性心内膜炎、肺源性心脏病等；也可见于无明显器质性心脏病患者，于情绪激动、运动、大量饮酒等情况下出现。

3. 心室扑动与心室颤动 是最严重的致死性心律失常，此时心室丧失了正常的舒缩活动，泵血功能丧失，其血流动力学影响等同于心室停顿。心室扑动常不能持久，不是很快恢复，便会转为室颤而导致死亡。

（1）心电图特点 正常 QRS 波群、ST 段、T 波均消失，心室扑动呈连续、匀齐的正弦曲线样波形，频率为 200 ~ 250 次/分；心室颤动为大小不等、极不匀齐的低小波，频率为 200 ~ 500 次/分（图 23 –49、图 23 –50）。

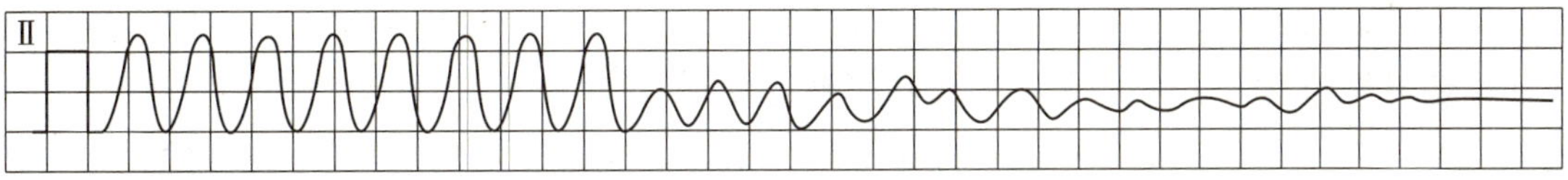

图 23－49　心室扑动与心室颤动

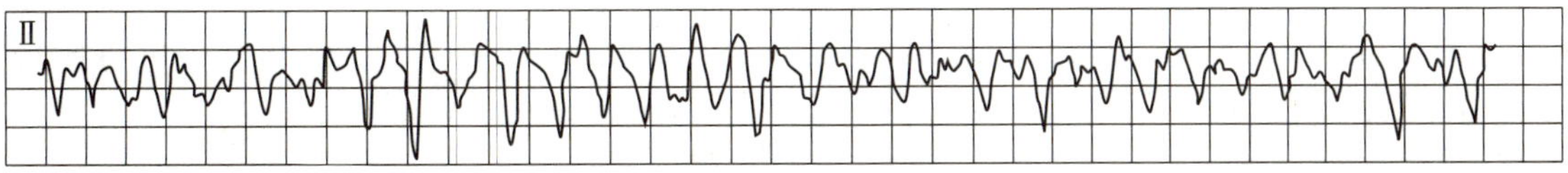

图 23－50　心室颤动

（2）意义　可见于严重的缺血性心脏病；应用抗心律失常药物，特别是引起 QT 间期延长与扭转型室性心动过速的药物；电解质紊乱；严重缺氧；预激综合征合并心房颤动与极快的心室率；电击伤等。

七、传导异常

心脏传导异常包括病理性传导阻滞、生理性干扰与脱节以及传导途径异常。

（一）传导阻滞

激动在心脏传导过程中，由于心肌某部位不应期延长，造成传导延缓或中断，形成传导阻滞。其病因可由各种器质性心脏病引起或传导系统退行性变，亦可由迷走神经张力增强或药物所致。

阻滞按发生的部位分为窦房传导阻滞、房内传导阻滞、房室传导阻滞和室内传导阻滞。按阻滞程度可分为一度（传导延缓）、二度（部分激动传导发生中断）和三度（传导完全中断）。

1. 窦房传导阻滞　常规心电图不能直接描记出窦房结电位，只能通过窦性 P 波的节律变化，间接推测窦房结传导障碍，故一度窦房阻滞不能观察到。三度窦房阻滞难与窦性停搏相鉴别。只有二度窦房阻滞出现心房和心室漏搏时才能诊断。心电图表现为 PP 间期逐渐缩短，于出现漏搏后 PP 间期又突然延长呈文氏现象，此为二度Ⅰ型窦房阻滞（图 23－51）；在规律的窦性 PP 间期中突然出现一个长间歇，这一长间歇恰等于正常窦性 PP 间期的整倍数，此称二度Ⅱ型窦房阻滞（图 23－52）。

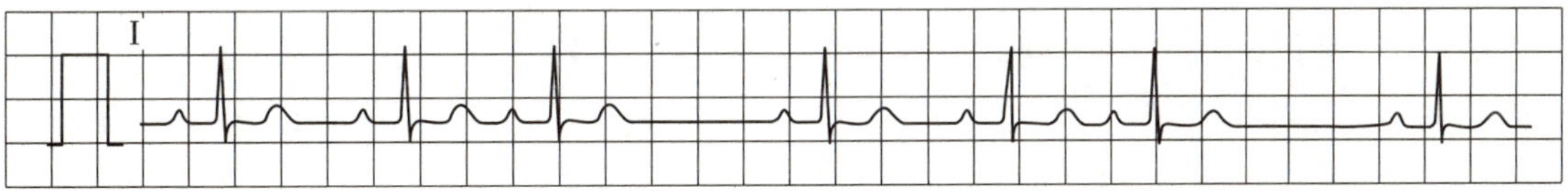

图 23－51　二度Ⅰ型窦房传导阻滞

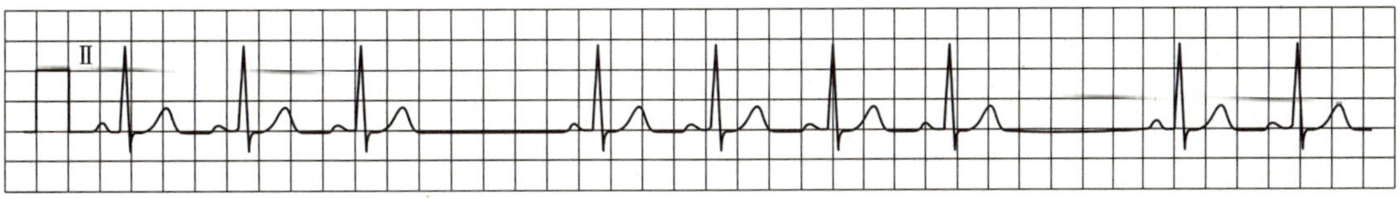

图 23－52　二度Ⅱ型窦房传导阻滞

2. 房内传导阻滞　心房内有前、中、后三条结间束连接窦房结与房室结，同时也激动心房。连接右心房与左心房主要为上房间束（系前结间束的房间支，又称 Bachmann 束）和下房间束。房内传导阻滞一般不产生心律不齐，以不完全性房内阻滞多见。心电图表现为：P 波增宽≥0.12s，出现双峰，切迹间距≥0.04s，与左心房肥大的心电图表现相类似。完全性房内阻滞较少见。心电图表现为在正常窦性 P 波之外，还可见与其无关的异位 P′波或心房颤动波或心房扑动波，自成节律。

3. 房室传导阻滞 是临床上常见的一种心脏传导阻滞。通常分析 P 与 QRS 波群的关系可以了解房室传导情况。阻滞部位可发生在房室结、希氏束、束支等不同部位。常见于器质性心脏病，少数可见于迷走神经张力增高的正常人。根据阻滞的程度不同，可分为一、二、三度房室传导阻滞 3 种。

（1）一度房室传导阻滞 指房室传导时间延长，但心房的每次激动均能传入心室。心电图特点：①PR 间期延长。成人 PR 间期 >0.20s（老年人 PR 间期 >0.22s），或对两次检测结果进行比较，心率没有明显改变而 PR 间期延长 >0.04s。②每个 P 波后面均有 QRS 波群（图 23－53）。

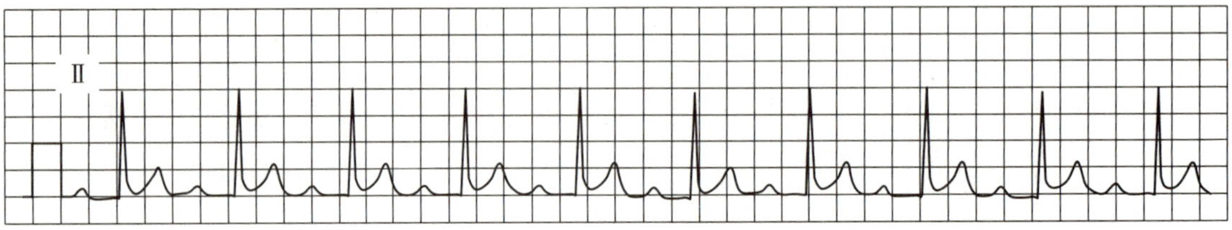

图 23－53 一度房室传导阻滞

（2）二度房室传导阻滞 指一部分心房激动不能下传至心室，心电图表现为部分 P 波后有 QRS 波群脱漏，分两种类型。

1）二度Ⅰ型房室传导阻滞：P 波规律出现；PR 间期逐渐延长（每次延长的绝对增加值递减），直至 P 波下传受阻，脱漏 1 个 QRS 波群，漏搏后 PR 间期缩短，之后又复逐渐延长，如此周而复始地出现，称为文氏现象；RR 间期逐渐缩短，脱漏形成的长 RR 间期短于任 2 个短 RR 间期之和；QRS 波群形态一般正常；通常以周期内 P 波数与 QRS 波群数的比例来表示房室阻滞的程度，例如 4∶3 传导表示 4 个 P 波中有 3 个 P 波下传至心室形成 3 个 QRS 波群，有 1 个 P 波不能下传形成心室漏搏（图 23－54）。

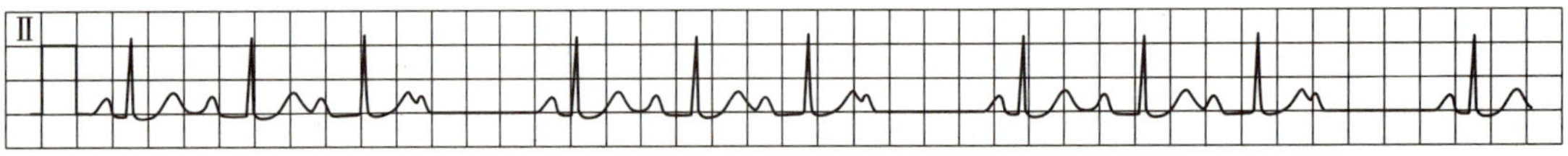

图 23－54 二度Ⅰ型房室传导阻滞

2）二度Ⅱ型房室传导阻滞：PR 间期恒定（正常或延长），部分 P 波后无 QRS 波群。凡连续出现 2 次或 2 次以上的 QRS 波群脱漏者，称高度房室阻滞。例如呈 3∶1、4∶1 传导的房室传导阻滞等（图 23－55）。

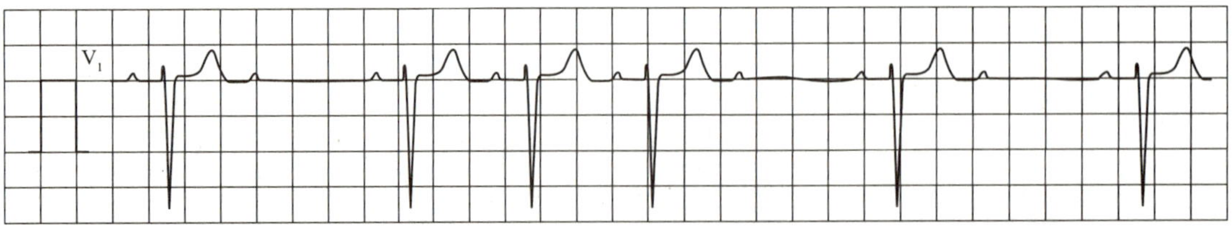

图 23－55 二度Ⅱ型房室传导阻滞

二度Ⅰ型房室阻滞较Ⅱ型常见。前者多为功能性病变，预后较好；后者多属器质性损害，易发展为完全性房室阻滞，预后较差。

（3）三度房室传导阻滞　又称完全性房室传导阻滞。由于心房冲动完全不能下传，在阻滞部位以下的潜在起搏点就会发放激动，形成逸搏心律。

心电图特点：①心房、心室各自激动，P 波与 QRS 波群完全无关（PR 间期不固定），P 波频率高于 QRS 波频率。②QRS 波群形态及心室率与心室逸搏点位置有关，如果位于希氏束分叉以上，QRS 波群形态正常，心室率 40 ~ 60 次/分；若位于希氏束分叉以下，QRS 波群宽大畸形，心室率 <40 次/分（图 23 - 56）。若激动绝大多数不能下传，偶尔出现下传心室者，称为几乎完全性房室阻滞。

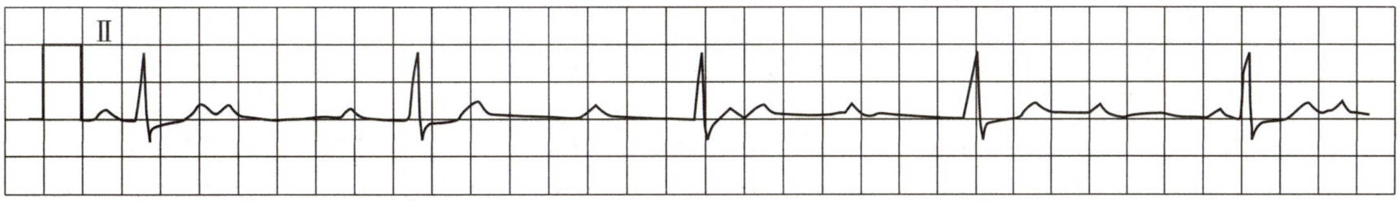

图 23 - 56　三度房室传导阻滞

4. 室内传导阻滞　是指室上性的激动在心室内（希氏束分叉以下）传导过程中发生异常。希氏束在室间隔上方分为左束支和右束支分别支配左心室和右心室。左束支又进一步分为左前分支和左后分支。他们可以分别发生不同程度的传导障碍。一侧束支阻滞时，激动从健侧心室跨越室间隔后再缓慢地激动阻滞一侧的心室，在时间上可延长 40 ~ 60 毫秒以上。根据 QRS 波群的时限是否≥0.12s 分为完全性与不完全性束支阻滞。

（1）右束支阻滞　右束支细而长，主要由单侧冠状动脉分支供血，不应期比左束支长，易发生阻滞。右束支阻滞可见于各种器质性心脏病，也可见于健康人。

心电图特点：①QRS 波群时间≥0.12s；②V_1或 V_2导联 QRS 波群呈 rsR′型或 M 形，此为最具特征性的改变；Ⅰ、V_5、V_6导联 S 波增宽，其时限≥0.04 秒；③ 继发 ST - T 改变（即 ST - T 方向与 QRS 波群终末方向相反，V_1、V_2导联 ST 段轻度压低，T 波倒置；Ⅰ、V_5、V_6导联 T 波直立）（图 23 - 57）。

若 QRS 波群时间 <0.12 秒，为不完全性右束支传导阻滞。

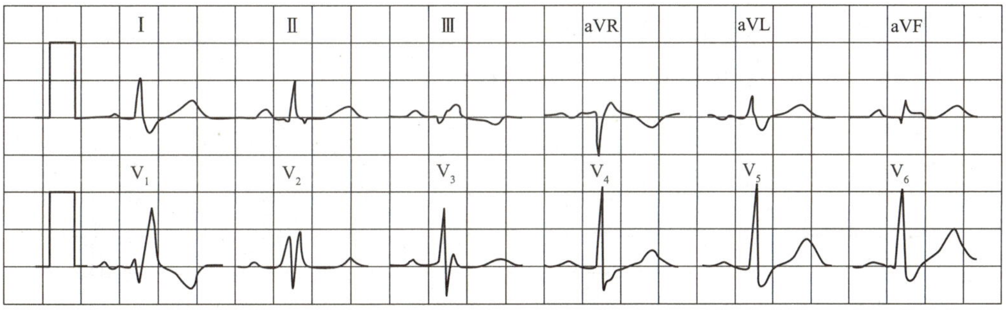

图 23 - 57　完全性右束支传导阻滞

（2）左束支阻滞　左束支粗而短，由双侧冠状动脉分支供血，不易发生传导阻滞。故左束支阻滞大多为器质性病变所致。

心电图特点：①QRS 波群时间≥0.12s；②V_1、V_2导联呈 QS 型或 rS 型（r 波较小，S 波深而宽）；Ⅰ、V_5、V_6导联 R 波增宽、顶峰粗钝或有切迹，q 波一般消失；③继发 ST - T 改变（一般 ST - T 方向与 QRS 波群主波方向相反）（图 23 - 58）。

若 QRS 波群时间 <0.12 秒，为不完全性左束支阻滞。

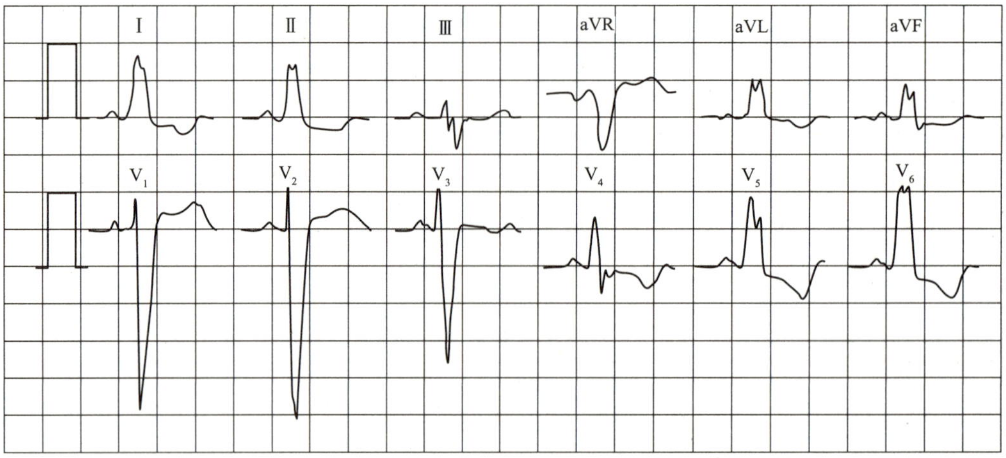

图 23-58 完全性左束支阻滞

（3）左前分支阻滞　左前分支细长，支配左心室左前上方，主要由左前降支供血，易发生传导障碍。

心电图特点：①QRS 波群心电轴左偏 -45°～-90°；②Ⅰ、aVL 导联 QRS 波群呈 qR 型；Ⅱ、Ⅲ、aVF 导联 QRS 波群呈 rS 型；③QRS 时间轻度延长，但 <0.12 秒（图 23-59）。

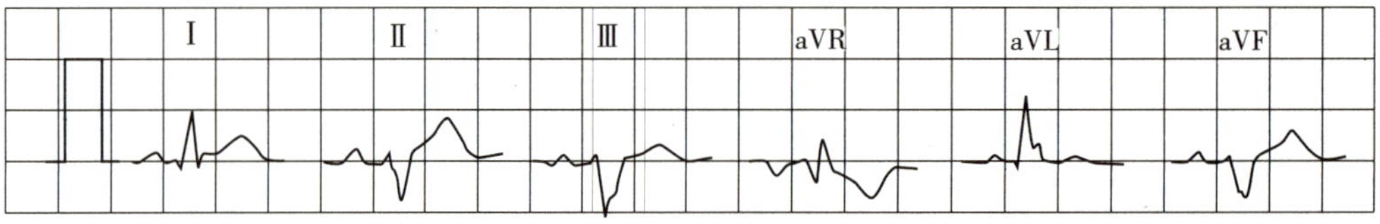

图 23-59 前分支阻滞

（4）左后分支阻滞　左后分支较粗，具有双重血液供应，故左后分支阻滞比较少见。

心电图特点：①QRS 波群心电轴右偏 +90°～+180°；②Ⅰ、aVL 导联 QRS 波群呈 rS 型；Ⅱ、Ⅲ、aVF 导联呈 qR 型；③QRS 时间轻度延长，但 <0.12 秒（图 23-60）。

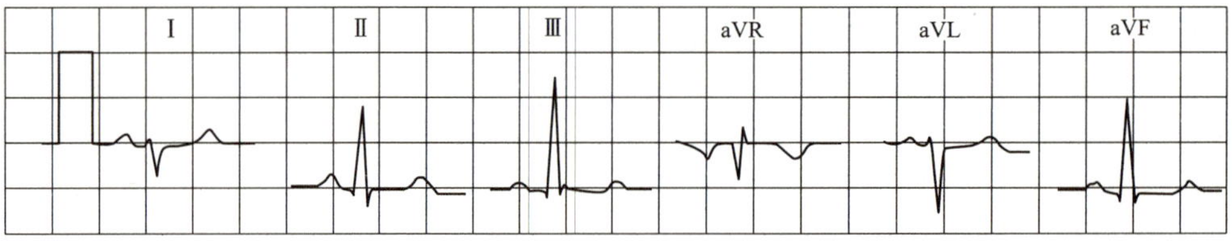

图 23-60 左后分支阻滞

临床上诊断左后分支阻滞时应首先排除引起心电轴右偏的其他原因，如肺源性心脏病、肺气肿、极度垂位心、广泛侧壁心肌梗死等。

（二）干扰与脱节

正常的心肌细胞在一次兴奋后具有较长的不应期，对于接踵而来的激动表现出不能应激（发生在有效不应期）或应激缓慢（发生在相对不应期），这种现象称为干扰。干扰现象可以发生在心脏的各个部位，最常见的部位是房室交界区。干扰是一种生理现象，应注意与传导阻滞鉴别。

当心脏两个独立的起搏点并行的产生激动时，可发生一系列的干扰现象，称为干扰性房室脱节，简称脱节。

（三）预激综合征

预激综合征是指在正常的房室结传导途径之外，还存在附加的特殊肌束（旁路），心房激动可部分（或全部）经旁路下传，形成特殊的心电图表现。预激综合征有以下类型。

1. 经典型预激综合征　又称 WPW 综合征，是一种最常见的房室旁路。其解剖学基础为房室环存在直接连接心房与心室的一束纤维（Kent 束）。窦房结激动或心房激动可经传导很快的旁路纤维下传，使部分心室肌提前激动，同时经正常房室结途径下传激动其他部分心室肌。心电图特点：①PR 间期缩短 <0. 12s；② QRS 波群增宽≥0. 12s；③QRS 波群起始部有预激波（delta 波）；④P－J 间期正常；⑤出现继发性 ST－T 改变。

根据 V_1 导联 delta 波极性及 QRS 主波方向可对旁路进行初步定位。如 V_1 导联 delta 波正向且以 R 波为主，则一般为左侧旁路（图 23－61）；如 V_1 导联 delta 波负向或 QRS 主波以负向波为主，则大多为右侧旁路（图 23－62）。

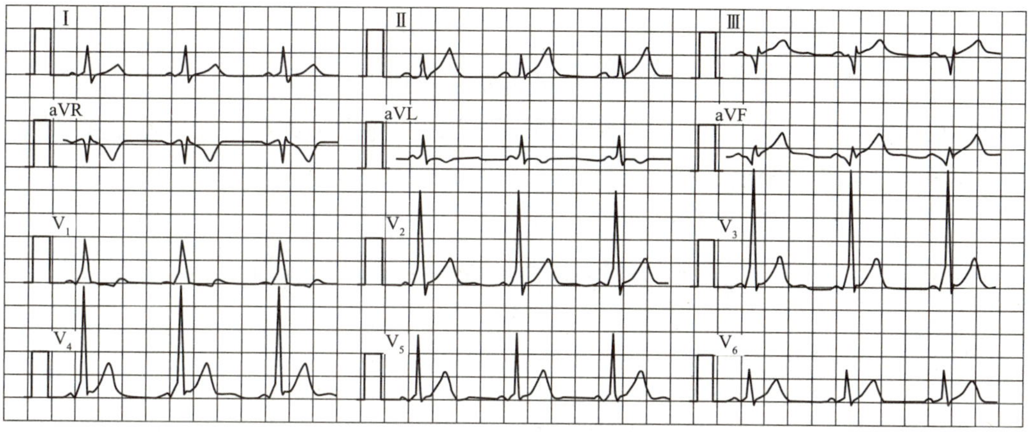

图 23－61　WPW 综合征（左侧旁路）

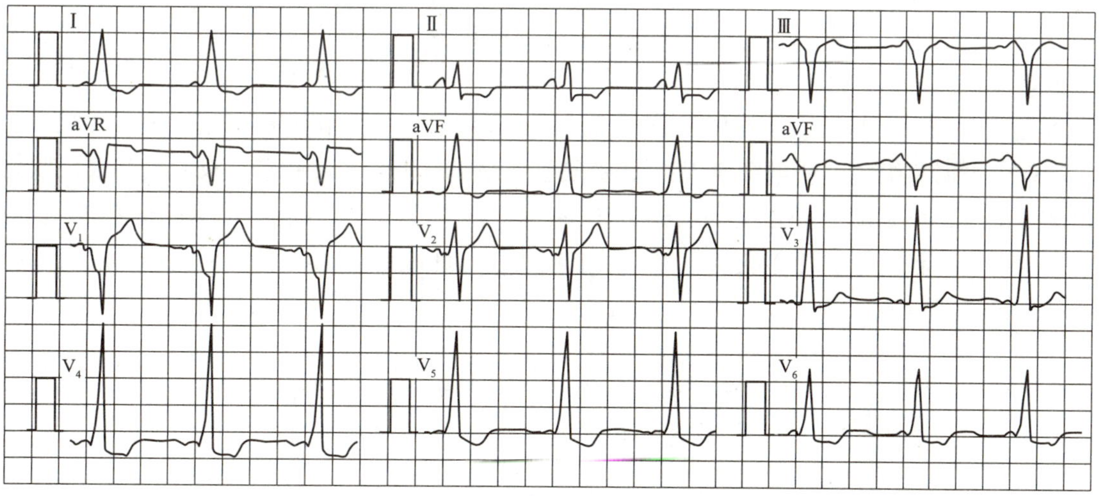

图 23－62　WPW 综合征（右侧旁路）

2. 短 PR 综合征　又称 LGL 综合征。目前 LGL 综合征的解剖生理有两种观点：①附加肌束（James 束）自心房绕过房室结，终止于希氏束；②房室结较小、发育不全或房室结内存在一条传导速度快的通道引起房室结加速传导。心电图上表现为 PR 间期 <0. 12 秒，但 QRS 波群起始部无预激波（delta 波）（图 23－63）。

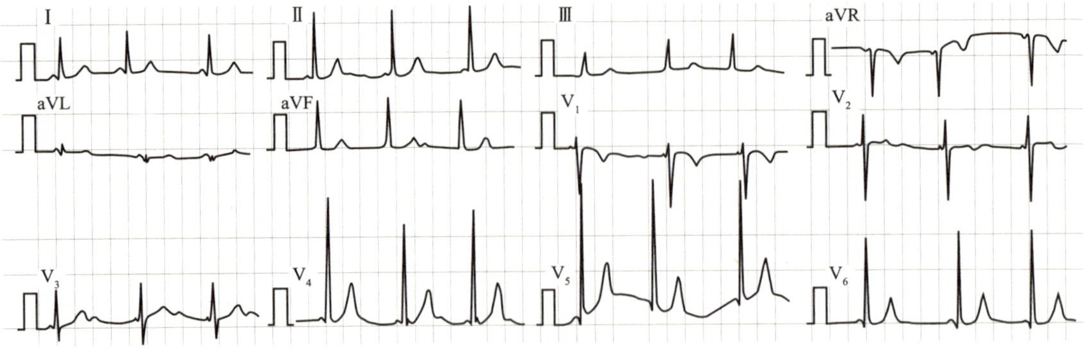

图 23-63 短 PR 综合征

3. Mahaim 型预激综合征 Mahaim 纤维束是连接右心房与右束支远端或右心房与三尖瓣环下右心室的旁路。该纤维具有类房室结样特征，其传导缓慢，故 PR 间期正常但 QRS 波群起始部有预激波（delta 波）。

预激综合征多见于健康人，其主要危害是常可引发房室折返性心动过速。WPW 综合征如合并心房颤动，还可引起快速的心室率，甚至发生室颤，属一种严重心律失常类型。近年随着导管射频消融术的发展，已可对预激综合征进行根治。

第七节 药物和电解质紊乱对心电图的影响

一、药物对心电图的影响

临床上某些药物可影响心肌的除极和复极过程，从而产生一系列心电图变化。常见的药物有洋地黄、胺碘酮等。心电图的改变可以反映药物的治疗作用及其不良反应。

1. 洋地黄类 洋地黄类药物的治疗剂量与中毒剂量十分接近，应用安全范围狭窄，个体差异性较大，用药后容易出现中毒反应。洋地黄类药物的治疗剂量和中毒剂量可引起心电图发生不同变化，前者称为洋地黄效应或洋地黄作用心电图，后者则称为洋地黄中毒或洋地黄过量心电图。

（1）洋地黄效应 洋地黄直接作用于心室肌，使动作电位的 2 位相缩短以至消失，并减少 3 位相坡度，因而动作电位时程缩短。心电图表现：①ST 段呈下垂型压低，T 波低平、双向或倒置，双向 T 波往往是初始部分倒置，终末部分直立变窄，典型 ST-T 常呈“鱼钩样”改变。②QT 间期缩短（图 23-64、图 23-65）。以上改变在以 R 波为主的导联上较明显。此改变与药物剂量无关，只说明近期内用过洋地黄，称为洋地黄效应。

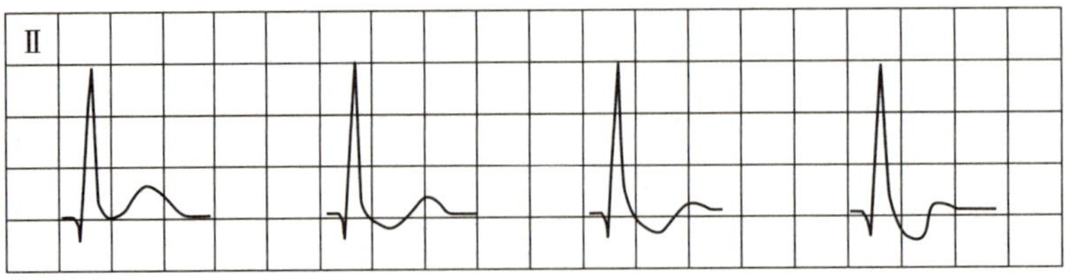

图 23-64 应用洋地黄后逐渐形成特征性“鱼钩样”的 ST-T 改变模式图

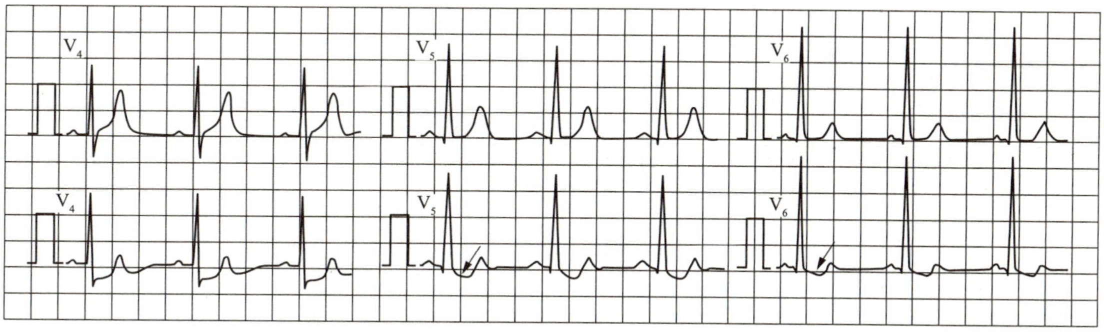

图 23－65　洋地黄效应（ST－T 呈鱼钩样改变）

（2）洋地黄中毒　洋地黄中毒患者可出现胃肠道症状和神经系统症状，但出现各种心律失常则是洋地黄中毒的主要表现。常见的心律失常有：室性期前收缩，多呈频发性（二联律或三律）及多源性，严重时可出现室性心动过速（特别是双向性心动过速），甚至是心室颤动。交界性心动过速伴房室脱节，房性心动过速伴不同比例的房室传导阻滞也是常见的洋地黄中毒的表现。洋地黄中毒还可出现房室传导阻滞，当出现二度或三度房室传导阻滞时，则是洋地黄严重中毒表现。另外，也可发生窦性停搏、窦房阻滞、心房扑动、心房颤动等。

2. 奎尼丁　奎尼丁是临床上用于治疗心律失常的 I_A 类抗心律失常药，对心电图有较明显的作用。奎尼丁治疗剂量时的心电图特征是：①Q－T 间期延长；②T 波低平或倒置；③U 波增高；④P 波稍宽可有切迹，P－R 间期稍延长。奎尼丁中毒时的心电图特征是：①Q－T 间期明显延长；②QRS 时限明显延长，超过原来 25% 以上（若达到 50% 应立即停药）；③各种程度的房室传导阻滞，以及窦性心动过缓、窦性静止或窦房阻滞；④各种室性心律失常，严重者可发生扭转型室性心动过速，甚至心室颤动引起晕厥和突然死亡。

3. 胺碘酮　胺碘酮是目前常用的广谱抗心律失常药物，其主要作用是延长动作电位时间。心电图主要表现为 QT 间期延长，若超过原 QT 间期 25% 时应减量或停药。中毒时可反复出现扭转型室性心动过速，甚至心室颤动。

其他抗心律失常药，如索他洛尔、维拉帕米、美西律、普罗帕酮等应用过程中，均可出现心电图改变，主要表现为窦性心动过缓、房室阻滞及室内阻滞、期前收缩、阵发性心动过速等，故在应用过程中，应定期检查心电图。

二、电解质紊乱对心电图的影响

血清电解质浓度的增高与降低，会影响心肌的除极与复极及激动的传导，导致心电图发生改变。值得注意的是心电图虽有助于电解质紊乱的诊断，但与血清电解质浓度水平并不完全一致，需结合病史和临床表现进行综合判断。

1. 高钾血症　血清钾浓度 >5. 5mmol/L 时为高钾血症。高钾血症所致的心电图特征与血清钾浓度密切相关。①血清钾 >5. 5mmol/L 时，QT 间期缩短，T 波高尖，基底变窄，两肢对称，呈“帐篷状”，此为高钾血症最早出现且最常见的心电图变化。②血钾 >6. 5mmol/L 时，QRS 波群开始增宽，PR 及 QT 间期延长，R 波电压降低及 S 波加深，ST 段压低。③血钾 >7. 0mmol/L，QRS 波群进一步增宽，PR 及 QT 间期进一步延长，P 波增宽、振幅减低甚至消失，有时实际上窦房结仍在发出激动，沿 3 个结间束经房室交界传入心室，因心房肌受抑制而无 P 波，称之为“窦室传导”。④P 波增宽，振幅减低，甚至消失，出现“窦室传导”（心房肌麻痹）。⑤高钾血症的最后阶段，宽大的 QRS 波甚至与 T 波融合呈正弦波。高钾血症可引起室性心动过速、心室扑动或心室颤动，甚至心脏停搏（图 23－66）。

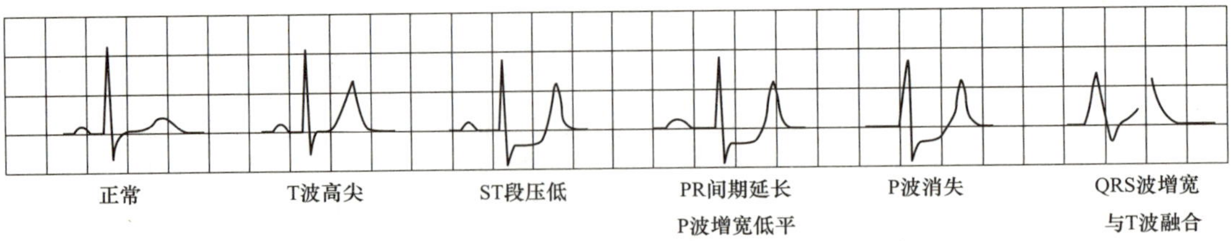

图 23－66　高钾血症：随血钾水平逐渐升高引起的心电图改变示意图

2. 低钾血症　血清钾浓度＜3.5mmol/L 时为低钾血症。心电图表现为：①T 波低平或倒置，S－T 段压低；②U 波增高（U 波＞0.1mV 或 U/T＞1 或 T－U 融合、双峰）；③QT 间期一般正常或轻度延长，表现为 QT－U 间期延长；④严重低钾血症，可使 QRS 波群时限延长，P 波振幅增高。低钾血症可引起各种心律失常，如室性期前收缩、房性或室性心动过速、房室阻滞等（图 23－67）。

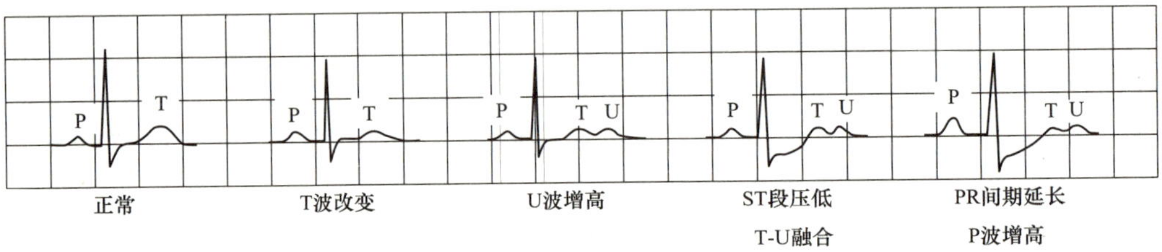

图 23－67　低钾血症：随血钾水平逐渐降低引起的心电图改变示意图

3. 高钙血症和低钙血症　高钙血症的心电图特征有 ST 段缩短或消失，QT 间期缩短。严重高钙血症（如快速静注钙剂时），可发生窦性停搏、窦房阻滞、室性期前收缩、室性心动过速等。

低钙血症的心电图特征有：ST 段明显延长，Q－T 间期延长；T 波变窄、低平或倒置，一般很少发生心律失常。

第八节　心电图的分析方法和临床应用

一、心电图分析方法和步骤

1. 全面的一般性阅读，观察各导联的排列顺序，确认定标电压、走纸速度等。

2. 识别、分析 P 波，确定主导心律；观测 PP 或 RR 间距是否匀齐并计算出心率。

3. 通过观察Ⅰ、Ⅲ导联 QRS 波群主波方向，了解心电轴的偏移情况。

4. 观察并测量 P 波、PR 间期、QRS 波群、ST 段、T 波、QT 间期，判断是否正常。

5. 对较复杂的心律失常先应确定基础心律（是窦性心律还是异位心律），观察 P 波和 QRS 波群的形态及规律，测量 PP 间距和 RR 间距并结合 PR 间期分析二者之间的关系和规律，从而确定心律失常类型。

6. 阅读临床提供的申请单，给合患者的年龄、性别、症状、体征，做出心电图诊断，即：心电图正常；心电图大致正常；心电图不正常（对于有明显异常的心电图，直接做出肯定性诊断，如心房颤动、急性心肌梗死等。对于不能肯定的诊断，可以写“提示”或“可疑”诊断）。

二、心电图的临床应用

1. 对各种心律失常的诊断具有肯定价值。

2. 心电图特征性变化和演变规律为心肌梗死的诊断提供可靠依据。

3. 可协助房室肥大、心肌受损、心肌缺血、药物作用和电解质紊乱的诊断。

4. 心电图和心电监护已广泛应用于各种危重患者的抢救、手术麻醉、航天、登山等领域。

第九节　其他常用心电图检查

一、动态心电图

动态心电图是指连续记录 24 小时或更长时间的心电图。该项检查技术于 1957 年首先由美国学者 Norman J. Holter 提出，1961 年进入临床应用，因而又称之为 Holter 监测。动态心电图检查具有常规心电图等其他检查不能替代的作用和价值，已成为临床上广泛使用的无创性心血管病检查和诊断常规手段之一。

（一）动态心电图监测系统

动态心电图监测系统主要由记录系统和回放分析系统两部分组成。

1. 记录系统　由导联线和记录器组成。导联线一端与固定在受检者身上的电极相连，另一端与记录器连接。记录器目前通常采用数字固态式记录器类型。记录器佩戴在受检者身上，可以连续记录和储存 24 小时或更长时间的心电信号。

2. 回放分析系统　主要由计算机系统和心电分析软件组成。回放系统能自动对固态记录器记录到的 24 小时心电信号进行分析。分析人员通过人机对话方式对计算机分析的心电图资料进行检查、判定、修改和编辑，最后打印出异常心电图图例以及有关的数据和图表，并做出诊断报告。

（二）检查方法

为了不妨碍受检者的活动，电极一般均固定在躯体胸部。目前动态心电图多采用双极导联系统，为常规体表心电图导联的模拟导联。常用导联及电极安放位置如下。

1. CM_5 导联（模拟 V_5）　正极置于 V_5 位置，负极置于右锁骨下窝中、外 1/3 处。该导联对检出缺血性 ST 段下移最为敏感，且记录到的 QRS 波群振幅最高，是常规使用的导联。

2. CM_1 导联（模拟 V_1）　正极置于 V_1 位置，负极置于左锁骨下窝中、外 1/3 处。该导联可清楚地显示 P 波，分析心律失常时常用此导联。

3. M_{aVF} 导联（模拟 aVF）　正极置于左腋前线肋缘，负极置于左锁骨下窝中、外 1/3 处。该导联主要用于检测左室下壁的心肌缺血改变。

4. CM_2 或 CM_3 导联（模拟 V_2 或 V_3）　正极置于 V_2 或 V_3 的位置，负极置于右锁骨下窝中、外 1/3 处。怀疑患者有变异性心绞痛（冠状动脉痉挛）时，宜联合选用 CM_3 和 M_{aVF} 导联。

无关电极可放置胸部的任何部位，一般置于右胸第 5 肋间腋前线或胸骨下段中部。

现在 12 导联动态心电图在临床上的应用日益广泛，其采集记录的心电信号，更接近于常规 12 导联心电图的长时程同步全信息采集记录，为科研和临床提供了更为丰富的心电信息。

（三）临床应用范围

动态心电图可以检测到常规心电图检查不易发现的一过性异常心电图改变。还可以结合分析受检者的生活日志，了解患者的症状、活动状态及服用药物等与心电图变化之间的关系。其临床应用范围如下。

1. 心悸、眩晕、气促、头昏、晕厥、胸痛等症状性质的判断。

2. 心律失常的定性、定量诊断。

3. 通过对 ST 段变化的检测，对评价心肌缺血有一定意义。

4. 评价心肌缺血及心律失常的药物疗效。

5. 评定心脏病患者的日常生活能力。

6. 选择安装起搏器的适应证，评定起搏器的功能，检测与起搏器有关的心律失常。

7. 医学科学研究和流行病学调查，如用于特定人群中研究某些药物对心电图的影响、正常人心率的生理变动范围等。

二、心电图运动负荷试验

心电图运动负荷试验简称运动试验，是通过一定负荷量的生理运动，了解患者生理及病理变化的技术，判断是否存在心肌缺血及发现早期冠心病的一种检测方法。虽然心电图运动负荷试验与冠状动脉造影结果相比有一定比例的假阴性和假阳性，但由于运动试验方便、安全、无创伤，可重复多次进行，仍被认为是一项重要的检查手段。

（一）运动试验的作用机制

生理情况下，运动引起心率和心肌耗氧量增加，同时冠状动脉血流量也随之相应增加。当冠状动脉发生病变而狭窄到一定程度时，患者在静息状态下可以不发生心肌缺血，运动试验使心肌耗氧量增加，但狭窄的冠状动脉血流量增加却相对不足，从而引起心肌缺血，心电图出现缺血性改变。

（二）运动负荷量

应根据患者的年龄和病情设定运动负荷量。运动负荷量分为极量与亚极量两档。极量是指运动使受检者心率达到自己生理极限的负荷量；亚极量是指心率达到85% ~90%最大心率的负荷量，在临床上大多采用亚极量负荷试验。例如，60 岁的受检者最大心率为：220 - 60 = 160（次/分），亚极量负荷试验的心率应为：160 ×85% =136（次/分）。60 岁以下受检者一般常规选择经典的 Bruce 运动方案分级标准（表 23 -4）。对于年龄较大或者心功能不全者，亦选用 Bruce 修订方案分级标准（表 23 -5）。

表 23 -4　经典的 Bruce 方案分级标准

级别	时间（min）	速度（km/h）	坡度（°）
1	3	2.7	10
2	3	4.0	12
3	3	5.4	14
4	3	6.7	16
5	3	8.0	18
6	3	8.8	20
7	3	9.6	22

表 23 -5　Bruce 修订方案分级标准

级别	时间（min）	速度（km/h）	坡度（°）
1	3	2.7	0
2	3	2.7	5
3	3	2.7	10
4	3	4.0	12
5	3	5.4	14
6	3	6.7	16
7	3	8.0	18

（三）运动试验的方法

1. 踏车运动试验　是让受检者在装有功率计的踏车上做踏车运动，以速度和阻力调节负荷大小，负荷量分级依次递增，直至受检者心率达到亚极量标准。

2. 平板运动试验　这是目前应用最广泛的运动负荷试验方法。让受检者在活动的平板上走动，根据所选择的运动方案，仪器自动以平板的坡度及速度来调节负荷量，其运动强度逐步分级依次递增，直到受检者心率达到亚极量标准。

运动试验前应描记受检者卧位和立位 12 导联心电图并测量血压作为对照。运动中持续监测心电图改变，并按预定方案每 3 分钟记录一次心电图及血压，运动中每当运动负荷量增加一级时也应记录心电图。在心率达到亚极量负荷量时，应继续在此基础上保持 1～2 分钟才终止运动。运动终止后即刻，以后每 2 分钟重复记录心电图，直至心率恢复到运动前水平，一般至少观察 6 分钟。若 6 分钟以后缺血性 ST－T 改变仍未恢复，应适当延长观察时间。分析运动前、运动中、运动后的心电图变化以判断结果。

（四）运动试验的适应证和禁忌证

1. 适应证　①对不典型胸痛或可疑冠心病患者进行鉴别诊断；②评估冠心病患者的心脏负荷能力；③评价冠心病的药物治疗、介入治疗效果；④进行冠心病易患人群流行病学调查筛选试验。

2. 禁忌证　①急性心肌梗死或心肌梗死合并室壁瘤；②不稳定型心绞痛；③心力衰竭；④中、重度瓣膜病或先天性心脏病；⑤急性或严重慢性疾病；⑥严重高血压患者；⑦急性心包炎或心肌炎；⑧急性肺栓塞、主动脉夹层；⑨严重主动脉瓣狭窄；⑩严重残疾不能运动者。

患者在运动过程中出现下列情况之一时，应立即终止试验：① 增加运动负荷时出现血压和（或）心率降低，收缩压下降≥10mmHg。② 出现严重心律失常影响血流动力学者。③出现剧烈的心绞痛或心电图出现缺血型 ST 段下移≥0.2mV 者。④出现眩晕、视物模糊、面色苍白或发绀者。

（五）运动试验结果的判断

目前国内外较公认的判断踏车或平板运动试验的阳性标准如下。

1. 运动中出现典型的心绞痛。

2. 运动中心电图出现 ST 段下斜型或水平型下移≥0.1mV，持续时间 >1 分钟。

在评价运动试验结果时，应特别注意不能将心电图运动试验阳性等同于冠心病，也不能将心电图运动试验阴性者完全排除冠心病，应结合临床其他资料进行综合判断。

（王　照）

目标检测

答案解析

一、选择题

【A1/A2 型题】

1. 在心电图上，QRS 波反映
   A. 心房除极　　B. 心房复极　　C. 心室除极
   D. 心室复极　　E. 窦房结除极

2. 正常情况下，P 波倒置出现在心电图的
   A. Ⅰ导联　　B. Ⅱ导联　　C. aVR 导联

D. aVF 导联　　E. $V_3 \sim V_6$导联

3. 心电图显示 P 波增宽，时间大于 0.11s，并有切迹，应考虑

A. 左心房肥大　　B. 右心房肥大　　C. 左心室肥大

D. 左心室肥大　　E. 全心肥大

4. 心室律绝对不齐的心电图是

A. 房性心动过速伴 2∶1 传导　　B. 心房扑动伴 4∶1 传导

C. 室上性心动过速　　D. 室性心动过速

E. 心房颤动

5. 患者，男性，65 岁。以持续胸痛 2 个小时急诊入院。查心电图：V_1、V_2、V_3导联 ST 段抬高与 T 波融合成单向曲线，应考虑为

A. 急性前间壁心肌梗死　　B. 急性下壁心肌梗死

C. 陈旧性下壁心肌梗死　　D. 急性心内膜下心肌梗死

E. 陈旧性侧壁心肌梗死

6. 关于室性期前收缩的心电图特点不正确的是

A. 提前出现的宽大 QRS 波群　　B. 宽大 QRS 波群前无相关 P 波

C. 其 T 波方向与 QRS 主波方向相反　　D. 代偿间期不完全

E. QRS 波群时限≥0.12 秒

7. 二度Ⅰ型房室传导阻滞，文氏现象的心电图特征是

A. PR 间期进行性缩短　　B. RR 间距进行性延长

C. 固定的房室 3∶1 传导　　D. PR 间期进行性延长，伴 QRS 波群脱漏

E. 固定的房室 4∶1 传导

8. 关于心电图的价值，下列不正确的是

A. 能确诊心律失常　　B. 能确诊心肌梗死

C. 辅助诊断房室肥大　　D. 能反映心动能状态

E. 辅助诊断高钾血症

9. 下壁心肌梗死心电图表现在

A. V_1、V_2、V_3　　B. Ⅰ、aVF、V_6

C. Ⅱ、Ⅲ、aVF　　D. V_3、V_4、V_5

E. V_7、V_8、V_9

10. 下列属于正常心电图表现的是

A. QT 间期 0.12～0.20 秒　　B. P 波电压≥0.25mV

C. P 波时间 <0.12 秒　　D. QRS 时间 >0.11 秒

E. $RV_5 \geq 4.0mV$

二、思考题

简述房性期前收缩的心电图特点。

书网融合……

本章小结　　微课　　题库

第二十四章　肺功能检查

PPT

学习目标

1. 通过本章学习，重点把握肺功能检查的临床应用及检查结果的临床意义、通气功能障碍分型以及阻塞性肺气肿的判定依据。

2. 学会对检查结果进行分析及临床逻辑思维能力，具有良好的医患沟通能力，科学、严谨的学习态度和工作作风。

情境导入

情境描述　患者，男性，40 岁。因吞咽困难 30 天，不能进食 3 天入院。病程中伴口渴、尿少、体重下降。查体：神志清楚，烦躁，T 36.6℃，P 89 次/分，R 25 次/分，BP 90/55mmHg。实验室检查：Na^+ 152mmol/L，K^+ 3.2mmol/L，HCO_3^- 18mmol/L，$PaCO_2$ 38mmol/L。

讨论　上述实验室检查结果提示什么？如何进行血液气体分析？

肺功能检查是运用呼吸生理知识和现代检查技术探索人体呼吸系统功能状态的检查。检查内容主要包括肺容积、通气、换气、血流和呼吸动力等项目。通过肺功能检查可对受检者呼吸生理功能的基本状况做出质和量的评价，明确肺功能障碍的程度和类型。肺功能检查对研究疾病的发病机制、病理生理、明确诊断、指导治疗、判断疗效和疾病的康复、劳动力的鉴定以及评估胸腹部大手术的耐受性等都有重要意义。微课

素质提升

1939 年蔡翘等首先报告大学生和中学生肺活量的测定。1951 年吴锦秀测定 6414 名健康学生的肺活量。1956 年吴绍青等发表了通气功能检测方法以及中国人通气功能数据。从 1956 年以后，吴绍青、张仲扬、汪士、高启文、何国钧、薛汉麟、王鸣岐和陈民孝等医学工作者对肺功能的研究和临床应用做了大量工作，包括残气测定、时间肺活量测定、最大通气量的测定、分测肺功能测定等。1961 年吴绍青等编著了我国第一部肺功能检查的专著——《肺功能测验在临床上的应用》对我国的肺功能的研究和临床应用起到了很好的促进应用。

医务人员应对患者进行健康宣教，告知患者肺功能检查可尽早检查出是否有肺部或者呼吸道病变。医务人员要提高服务意识，这样可以在很大程度上减轻这些病变带来的痛苦，也可以降低这些疾病的治疗难度。

第一节　通气功能检查

肺通气功能检查是呼吸功能检查中最基本的检查项目，包括肺泡的含气量、气流在气道中的流速及其影响。肺泡内含气量受肺与胸部扩张或回缩的影响发生相应改变形成 4 种基础肺容积和 4 种基础肺

容量。

一、肺容积

肺容积指在安静情况下，测定一次呼吸所出现的容积变化，不受时间限制，具有静态解剖学意义，包括潮气容积（VT）、补吸气容积（IRV）、补呼气容积（ERV）和残气容积（RV），他们之间彼此互不重叠。肺容量是由两个或两个以上的基础肺容积组成，包括深吸气量（IC）、功能残气量（FRC）、肺活量（VC）、肺总量（TLC）（图 24－1）。

功能残气量和残气容积不能直接测定，而需要应用气体分析方法间接测算，常用方法有密封式氦稀释法和氮稀释法。其他各项均可直接测定。

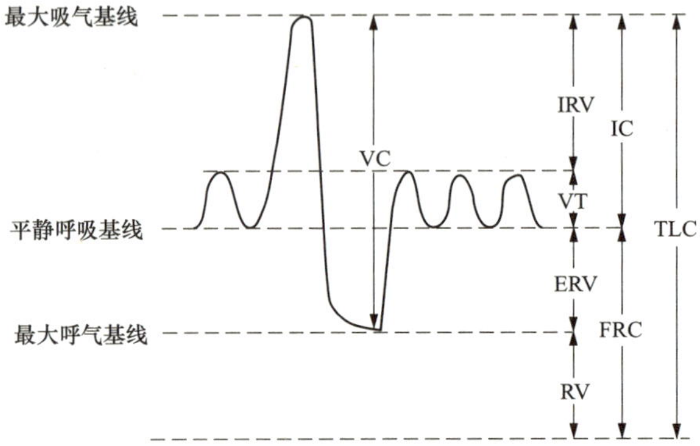

图 24－1　肺容量及其各构成部分

VT，潮气容积；IRV，补吸气容积；ERV，补呼气容积；RV，残气容积；
IC，深吸气量；FRC，功能残气量；VC，肺活量；TLC，肺总量

1. 潮气容积（VT）　是指平静呼吸时每次吸入或呼出的气量。正常成人参考值约为 500ml。

2. 补吸气容积（IRV）　是指平静吸气末再用力吸气所吸入的最大气量。正常成人参考值：男性约 2160ml、女性约 1400ml。

3. 补呼气容积（ERV）　是指平静呼气末再用力呼气所呼出的最大气量。正常成人参考值：男性（1609±492）ml、女性（1126±338）ml。

4. 残气容积（RV）　是指最大呼气末残留于肺内的气量。正常成人参考值：男性（1615±397）ml、女性（1245±336）ml。

5. 深吸气量（IC）　是指平静呼气末尽最大力量吸气所吸入的最大气量，即 IC＝VT＋IRV。正常成人参考值：男性为（2617±548）ml，女性为（1970±381）ml。

6. 功能残气量（FRC）　是指平静呼气末肺内所含气量，即 FRC＝ERV＋RV。正常成人参考值：男性（3112±611）ml、女性（2348±479）ml。

7. 肺活量（VC）　是指尽力吸气后所能呼出的最大气量，即 VC＝IC＋ERV。正常成人参考值：男性（4217±690）ml、女性（3105±452）ml。实测值占预计值的百分比＜80% 为减低，其中 60%～79% 为轻度、40%～59% 为中度、＜40% 为重度。

8. 肺总量（TLC）　是指最大限度吸气后肺内所含气量，即 TLC＝VC＋RV。正常成人参考值：男性约 5020ml、女性约 3460ml。

二、通气功能

通气功能反映的是动态的容量变化，又称动态肺容量，指单位时间内随呼吸运动进出肺的气体量和

流速。

（一）肺通气量

1. 每分钟静息通气量（VE）　指静息状态下每分钟呼出气的量，等于潮气容积（VT）×每分钟呼吸频率（RR/min）。正常成人参考值：男性（6663±200）ml、女性（4217±160）ml。>10L/min 提示通气过度，可造成呼吸性碱中毒；<3L/min 提示通气不足，可造成呼吸性酸中毒。平静呼吸的潮气容积中，约 25% 来自肋间肌的收缩，75% 依赖膈肌运动完成。

2. 最大自主通气量（MVV）　是指在 1 分钟内以最大的呼吸幅度和最快的呼吸频率呼吸所得的通气量。可用来评估肺组织弹性、气道阻力、胸廓弹性和呼吸肌的力量，是临床上常用作通气功能障碍、通气功能储备能力考核的指标。

成人正常参考值：男性（104±2.71）L、女性（82.5±2.17）L。通常以实测值占预计值的百分比进行判定，<80% 为异常。临床常见于阻塞性肺疾病、呼吸肌功能障碍、胸廓、胸膜、弥漫性肺间质疾病和大面积肺实变等。

作为通气储备能力考核指标常以通气储备百分比表示，计算公式为：

$$\text{通气储量\%} = \frac{\text{每分钟最大通气量} - \text{每分钟静息通气量}}{\text{每分钟最大通气量}} \times 100\%$$

通气储备百分比被认为是胸部手术术前判断肺功能状况、肺合并症发生风险的预测指标以及职业病劳动能力鉴定的指标。正常值>95%，若<86% 提示通气储备不足，气急阈为 60%～70%。

（二）用力肺活量

用力肺活量（FVC）是指深吸气至肺总量（TLC）位后以最大力量、最快的速度所能呼出的全部气量。嘱受检者深吸气至肺总量位后，以最大力量、最快的速度开始呼气，记录其用力呼气肺活量曲线，并计算出第 1、2、3 秒所呼出气量各占 FVC 的百分率。正常人 3 秒内可将肺活量全部呼出，第 1、2、3 秒所呼出气量各占 FVC 的百分率正常分别为 83%、96%、99%。一般以第 1 秒用力呼气容积（FEV_1）及 1 秒率（$FEV_1/FVC\%$）作为判定指标。正常成人参考值：男性（3179±117）ml、女性（2314±48）ml；$FEV_1/FVC\%$ 均>80%。

用力肺活量是测定呼吸道有无阻力的重要指标。阻塞性通气障碍患者，如慢性阻塞性肺疾病、支气管哮喘急性发作的患者，由于气道阻塞、呼气延长，其 FEV_1 和 $FEV_1/FVC\%$ 均降低，但在可逆性气道阻塞中，如支气管哮喘，在应用支气管扩张剂后，其值亦可较前改善。限制性通气障碍时，如弥漫性肺间质疾病、胸廓畸形等患者可正常，甚至可达 100%，因为此时虽呼出气流不受限制，但肺弹性及胸廓顺应性降低，呼气运动迅速减弱停止，使肺活量的绝大部分在极短时间迅速呼出。

（三）最大呼气中段流量

最大呼气中段流量（MMEF/MMF）是根据用力肺活量曲线而计算得出用力呼出 25%～75% 的平均流量。将用力肺活量起、止两点间平均分为四等份，取中间 50% 的肺容量与其所用呼气时间（最大呼气中段时间 MET）相比所得值。正常成人男性为（3452±1160）ml/s、女性为（2836±946）ml/s。

因 MMF 主要取决于 FVC 非用力依赖部分，与用力无关，其改变主要受小气道直径影响，故可作为评价早期小气道阻塞的指标。

（四）肺泡通气量

肺泡通气量（VA）是指安静状态下每分钟进入呼吸性细支气管及肺泡与气体交换的有效通气量。正常成人潮气容积为 500ml，其中 150ml 为无效腔气。无效腔气不参与气体交换，仅在呼吸细支气管以上气道中起传导作用，亦称为解剖无效腔。若按呼吸频率 15 次/分计算，其静息通气量为 7.5L/min，减除无效腔气，即肺泡通气量为5.25L/min。但进入肺泡中气体，若无相应肺泡毛细血管血流与之进行气体交流，也同样会产生无效腔效应，称肺泡无效腔。解剖无效腔加肺泡无效腔称生理无效腔（V_D）。正常情况下因通气/血流比值正常，肺泡无效腔量小至可忽略不计，故生理无效腔基本等于解剖无效腔。VA =（$V_T - V_D$）× RR 或 VA = VT ×（1 − V_D/V_T）× RR，由此可见肺泡通气量受无效腔与潮气容积比率（V_D/V_T）影响，正常 V_D/V_T = 0.3 ~ 0.4，比值小则有效肺泡通气量增加；反之则减少，如 V_D/V_T = 0.7 时，VT 仍为 500ml，RR 15/min，则 VA = 500ml ×（1 − 7/10）× 15/min = 2.25L/min。故浅速呼吸的通气效率逊于深缓呼吸。

（五）临床应用

1. 通气功能的判断 临床上通气功能测定是肺功能测定的基本内容，是一系列肺功能检查中的初筛项目。根据上述各项指标，并结合气速指数（正常为1），可对通气功能做出初步判断、判断肺功能状况和通气功能障碍类型。

$$\text{气速指数} = \frac{MVV\ \text{实测值} / \text{预计值}\ \%}{VC\ \text{实测值} / \text{预计值}\ \%}$$

通气量储备能力用通气储量%来表示，95%为正常，若<86%提示通气储备不佳，<70%提示通气功能严重损害。

（1）肺功能不全分级 见表24－1。

表24－1 肺功能不全分级

	VC 或 MVV 实测值/预计值%	FEV_1/FVC%
基本正常	>80	>70
轻度减退	80 ~ 71	70 ~ 61
显著减退	70 ~ 51	60 ~ 41
严重减退	50 ~ 21	≤40
呼吸衰竭	≤20	

（2）通气功能障碍分型 依通气功能损害的性质可分为阻塞性通气障碍（以流速降低为主）、限制性通气障碍（以肺容量减少为主）及混合性通气障碍。其分型的鉴别见表24－2。

表24－2 通气功能障碍分型

类型	FEV_1	FVC	FEV_1/FVC%	RV	TLC	VC	MVV	气速指数
阻塞性	↓	正常或↓	↓↓	↑	↑	正常或↓	↓↓	<1.0
限制性	↓或正常	↓	正常或↑	正常或↓	↓	↓↓	↓或正常	>1.0
混合性	↓↓	↓	↓	不定	不定	↓	↓	1.0

注：↓下降 ↑上升

（3）肺通气功能障碍的程度 通气功能障碍程度的判断应结合临床资料，其划分目的是协助临床医师判断疾病的严重程度。目前临床常依照 FEV_1 占预计值百分比来判断（表24－3）。

表24－3 通气功能障碍的程度分级

严重程度	FEV_1 占预计值百分比
轻度	≥70%，但<正常值下限，或 FEV_1/FVC<正常值下限
中度	60% ~ 69%
中重度	50% ~ 59%
重度	35% ~ 49%
极重度	<35%

2. 阻塞性肺气肿的判断　可根据 RV/TLC% 结合肺泡氮浓度的测定，对阻塞性肺气肿的程度做出判断（表 24-4）。

表 24-4　阻塞性肺气肿程度的判断

	RV/TLC（%）	平均肺泡氮浓度（%）*
无肺气肿	≤35	2.47
轻度肺气肿	36~45	4.43
中度肺气肿	46~55	6.15
重度肺气肿	≥56	8.4

注：*指呼吸纯氧 7 分钟末测得的呼气末氮浓度。

第二节　换气功能检查

外呼吸进入肺泡的氧通过肺泡毛细血管进入血循环，而血中的二氧化碳通过弥散排到肺泡，这个过程称为“换气”，也称为“内呼吸”。肺有效的气体交换与通气量、血流量、吸入气体的分布和通气/血流比值以及气体的弥散有密切关系。

一、通气/血流比值

肺有效的气体交换不仅要求有足够的通气量和血流量，而且要求通气与血流灌注（即通气/血流比值，$\dot{V}/\dot{Q}$）在数量上比例适当。在静息状态下，健康成人每分钟肺泡通气量（VA）约 4L，血流量（Q）约 5L，$\dot{V}/\dot{Q}$ 比值为 0.8。但是肺内不同肺间区的 $\dot{V}/\dot{Q}$ 比值存在很大差异，究其原因是受重力、体位和肺容积的影响，其中重力和体位的影响最大。直立位时单位肺容积的通气肺底部最多，肺尖部最少；而肺血流亦同样为肺底部最多，肺尖部最少，结果导致 $\dot{V}/\dot{Q}$ 比值从肺底向肺尖进行性增高，但通过生理上的调节，使整个肺的 $\dot{V}/\dot{Q}$ 取得适当的比值，以保证最有效的气体交换。在病理情况下，局部血流障碍时，进入肺泡的气体，由于未能和充足的血流交换，$\dot{V}/\dot{Q}$ 比值 >0.8，出现无效腔气增加；反之，局部气道阻塞，$\dot{V}/\dot{Q}$ 比值 <0.8，成为无效灌注，而导致静-动脉分流效应。上述两种情况均可造成换气功能障碍，导致缺氧。

$\dot{V}/\dot{Q}$ 比值失调是肺部疾病产生缺氧的主要原因。临床上见于肺实质、肺血管疾病，如肺炎、肺不张、呼吸窘迫综合征、肺梗死和肺水肿等。

二、肺泡弥散功能

肺泡弥散是肺泡内气体中和肺泡壁毛细血管中的氧和二氧化碳，通过肺泡壁毛细血管膜进行气体交换的过程。以弥散量（D_L）作为判定指标。肺泡弥散量是指肺泡膜两侧气体分压差为 1mmHg 条件下，气体在单位时间（1min）所能通过的气体量（ml）。影响肺泡毛细血管弥散的因素有弥散面积、弥散距离、肺泡与毛细血管的氧分压差、气体分子量、气体在介质中的溶解度、肺泡毛细血管血流以及气体与血红蛋白的结合力。氧气与二氧化碳在肺内的弥散过程不同，相同温度下，两种气体弥散的相对速率与该气体分子量平方根成反比、与气体在介质中的溶解度成正比，计算结果，二氧化碳的弥散速率为氧气的 21 倍，实际上不存在二氧化碳弥散功能的障碍，故临床上弥散障碍是指氧而言，其后果是缺氧。临床常用一氧化碳（CO）气体单次呼吸法测定弥散量。

1. 测定方法 有单次呼吸法、恒定状态法和重复呼吸法三种。临床上较常用单次呼吸法。正常值为：男性18.23～38.41ml/(mmHg·min)；女性20.85～23.9ml/(mmHg·min)。

2. 临床意义 D_L值与年龄、性别、体位、身材等相关，男性大于女性，青年人大于老年人。弥散量如小于正常预计值的80%，则提示有弥散功能障碍。

（1）D_L降低 常见于肺间质纤维化、石棉肺、肺气肿、肺结核、气胸、肺部感染、肺水肿、先天性心脏病、风湿性心脏病、贫血等。

（2）D_L增加 可见于红细胞增多症、肺出血等。

第三节 血气分析

血液气体和酸碱平衡正常是体液内环境稳定、机体赖以健康生存的一个重要方面。血中有生理效应的气体是氧（O_2）和二氧化碳（CO_2），CO_2不仅与O_2有关，而且与酸碱平衡有关。血液气体分析可以了解O_2的供应及酸碱平衡状况，是抢救危重患者和手术中监护的重要指标之一。血液气体分析（血气分析）的标本有采自于动脉和静脉血两种，但临床上常用动脉血。两者的差别能更准确地判断组织气体代谢及其伴随的酸碱失调的状况以及准确地解释结果，例如采血对结果的影响等。

一、标本采集

合理的采血部位（桡动脉、肱动脉、股动脉）；严格地隔绝空气，在安静状态下，采集肝素抗凝血；标本采集后立即送检，若血标本不能及时送检，应将其保存在4℃环境中，但不得超过2小时；吸氧者若病情许可应停止吸氧30分钟后再采血送检，否则应标记给氧浓度与流量。

二、血气分析主要的测定指标

动脉血气分析指标中，血气分析仪可直接测定的有动脉氧分压、动脉二氧化碳分压、动脉氢离子浓度，然后根据相关的方程式由上述三个测定值计算出其他多项指标，从而判断肺换气功能及酸碱平衡的状况。

1. 动脉血氧分压（PaO_2） 是指血液中物理溶解的氧分子所产生的压力。健康成人随年龄增大而降低。正常值95～100mmHg。其临床意义如下。

（1）判断有无缺氧和缺氧的程度 造成低氧血症的原因有肺泡通气不足、通气血流（V/Q）比例失调、分流及弥散功能障碍等。当PaO_2在20mmHg（2.67kPa相应血氧饱和度32%）以下，由于不同组织器官间氧降阶梯消失，脑细胞不能再从血液中摄氧，有氧代谢不能正常进行，生命难以维持。根据PaO_2的高低将低氧血症分为轻、中、重三型，轻度80～60mmHg；中度60～40mmHg；重度 $<$40mmHg。

（2）判断有无呼吸衰竭的指标 $PaO_2<60$mmHg，并可除外其他因素（如心脏内分流等）所致的低氧血症，即可诊断为呼吸衰竭。呼吸衰竭根据动脉血气分为Ⅰ型和Ⅱ型。Ⅰ型是指缺氧而无CO_2潴留（$PaO_2<60$mmHg，$PaCO_2$降低或正常）；Ⅱ型是指缺氧伴有CO_2潴留（$PaO_2<60$mmHg，$PaCO_2>$ 50mmHg）。

2. 动脉血氧饱和度（SaO_2） 是指动脉血氧与血红蛋白（Hb）结合的程度，是单位Hb含氧百分数。正常值为95%～98%。其临床意义如下。

（1）可作为判断机体是否缺氧的一个指标，但是反映缺氧并不敏感，而且有掩盖缺氧的潜在危险。主要原因是由于血红蛋白离解曲线（ODC）呈S形的特性，即PaO_2在60mmHg以上，曲线平坦，在此段即使PaO_2有大幅度变化，SaO_2的增减变化很小，即使PaO_2降至57mmHg，SaO_2仍可接近90%；只有

PaO_2在57mmHg以下，曲线呈陡直，PaO_2稍降低，SaO_2即明显下降。因此，SaO_2在较轻度的缺氧时尽管PaO_2已有明显下降，SaO_2可无明显变化。

（2）ODC受pH、$PaCO_2$、温度等因素影响而左右移动，进而影响Hb与氧结合的速度、数量。pH降低，曲线右移，虽SaO_2略降低，但氧合血红蛋白易释放氧，有利于提高组织氧分压，相反，pH升高，曲线左移，会加重组织缺氧。

3. 动脉血二氧化碳分压（$PaCO_2$） 是指物理溶解在动脉血中的CO_2（正常时每100ml中溶解2.7ml）分子所产生的张力。CO_2是有氧代谢的最终产物，经血液运输至肺排出。CO_2在血中有三种形式存在，即物理溶解、化学结合和水合形成碳酸。其物理溶解量与CO_2溶解系数（α）、温度有关，38℃时α为0.0301mmol/（L·mmHg）；37℃时α为0.0308mmol/（L·mmHg）；故当$PaCO_2$为40mmHg时，溶解的CO_2量为1.2mmol/L（2.7ml/dl），相当于动脉全血CO_2全部含量的5%。正常值35～45mmHg。

其临床意义如下。

（1）判断呼吸衰竭类型与程度的指标　Ⅰ型呼吸衰竭，$PaCO_2$可正常或略降低；Ⅱ型呼吸衰竭，$PaCO_2$必须>50mmHg；肺性脑病时，$PaCO_2$一般应>70mmHg。

（2）判断呼吸性酸碱平衡失调的指标　$PaCO_2$>45mmHg提示呼吸性酸中毒；$PaCO_2$<35mmHg提示呼吸性碱中毒。$PaCO_2$升高可由通气量不足引起，如慢阻肺、哮喘、呼吸肌麻痹等疾病；呼吸性碱中毒表示通气量增加，见于各种原因所致的通气增加。

（3）判断代谢性酸碱失调的代偿反应　代谢性酸中毒时经肺代偿后$PaCO_2$降低，最大代偿极限为$PaCO_2$降至10mmHg。代谢性碱中毒时经肺代偿后$PaCO_2$升高，其最大代偿极限为$PaCO_2$升至55mmHg。

4. pH 是表示体液氢离子的浓度的指标或酸碱度　由于细胞内与细胞直接接触的内环境之pH测定技术上的困难，故常用血液pH测定来间接了解。血液pH实际上是未分离血细胞的动脉血浆中氢离子浓度［H^+］的负对数值。正常值7.35～7.45，平均7.40。pH可作为判断酸碱失调中机体代偿程度的重要指标。pH<7.35为失代偿性酸中毒，存在酸血症；pH>7.45为失代偿性碱中毒，有碱血症；pH正常可有三种情况，即无酸碱失衡、代偿性酸碱失衡、混合性酸碱失衡。临床上不能单用pH值区别代谢性与呼吸性酸碱失衡，尚需结合其他指标进行判断。

5. 标准碳酸氢盐（SB） 是指在38℃，血红蛋白完全饱和，经$PaCO_2$为40mmHg的气体平衡后的标准状态下所测得的血浆HCO_3^-浓度。正常值22～27mmol/L，平均24mmol/L。SB准确反映代谢性酸碱平衡的指标。SB一般不受呼吸的影响。

6. 实际碳酸氢盐（AB） 是指在实际$PaCO_2$和血氧饱和度条件下所测得血浆HCO_3^-含量。正常值22～27mmol/L。

其临床意义如下。

（1）AB同样反映酸碱平衡中的代谢性因素，与SB的不同之处在于AB尚在一定程度上受呼吸因素的影响。

（2）AB增高可见于代谢性碱中毒，亦可见于呼吸性酸中毒经肾脏代偿时的反映。慢性呼吸性酸中毒时，AB最大代偿可升至45mmol/L；AB降低既见于代谢性酸中毒，亦见于呼吸性碱中毒经肾脏代偿的结果。

（3）当AB>SB，提示呼吸性酸中毒；AB<SB，提示呼吸性碱中毒；AB=SB<正常值，提示代谢性酸中毒；AB=SB>正常值，提示代谢性碱中毒；AB=SB=正常值，提示代谢平衡。

7. 缓冲碱（BB） 是指血液（全血或血浆）中一切具有缓冲作用的碱性物质（负离子）的总和，包括HCO_3^-、血红蛋白和血浆蛋白和HPO_4^{2-}。HCO_3^-是BB的主要成分，约占50%。是反映代谢性因素的指标。正常值45～55mmol/L，平均50mmol/L。BB反映机体对酸碱平衡失调时总的缓冲能力，不受呼吸因素、CO_2改变的影响。BB减少提示代谢性酸中毒，BB增加提示代谢性碱中毒。

8. 剩余碱（BE） 是指在38℃，血红蛋白完全饱和，经$PaCO_2$为40mmHg的气体平衡后的标准状态下，将血液标本滴定至pH=7.40所需要的酸或碱的量，表示全血或血浆中碱储备增加或减少的情况。需加酸者表示血中有多余的碱，BE为正值；相反，需加碱者表明血中碱缺失，BE为负值。正常值±2.3mmol/L。BE不受呼吸因素影响，只反映代谢性因素的指标，与SB的意义大致相同。

9. 血浆CO_2含量（$T-CO_2$） 是指血浆中以各种形式存在的CO_2总量。主要包括结合形式的HCO_3^-和物理溶解的CO_2。正常值25.2mmol/L。当CO_2潴留和代谢性碱中毒时$T-CO_2$增加；而过度通气和代谢性酸中毒时$T-CO_2$降低。

10. 阴离子间隙（AG） 是指血浆中的未测定阴离子（UA）与未测定阳离子（UC）的差值（即AG=UA-UC）。AG升高数=HCO_3^-下降数。正常值8～16mmol/L。

其临床意义如下。

（1）高AG代谢性酸中毒以产生过多酸为特征，常见于乳酸酸中毒、尿毒症、酮症酸中毒。

（2）正常AG代谢性酸中毒，又称为高氯型酸中毒，可由HCO_3^-减少（如腹泻）、酸排泄衰竭（如肾小管酸中毒）或过多使用含氯的酸（如盐酸精氨酸）。

（3）判断三重酸碱失衡中AG增大的代谢性酸中毒>30mmol/L时肯定酸中毒；20～30mmol/L时酸中毒可能性很大；17～19mmol/L时只有20%有酸中毒。

三、酸碱平衡失调类型及血气特点

机体通过酸碱平衡调节机制调节体内酸碱物质含量及其比例，维持血液pH在正常范围内的过程，称为酸碱平衡。体内无论是酸性物质还是碱性物质过多，超出机体的代偿能力，或者肺和肾脏功能障碍使调节酸碱平衡功能发生障碍，均可导致酸碱平衡的失调，使血浆中HCO_3^-与H_2CO_3的浓度及其比值的变化超出正常范围。酸碱平衡失调在临床上表现有多种类型，包括有单纯性酸碱失调和混合性酸碱失调。如果动脉血气pH<7.35称为酸血症；pH>7.45称为碱血症。酸血症和碱血症是酸碱平衡失调所致血液pH变化的最终结果。有酸血症或碱血症必定有酸中毒或碱中毒，有酸中毒或碱中毒不一定有酸血症或碱血症；也就是说在单纯性酸碱平衡失调时，酸中毒导致酸血症，碱中毒导致碱血症。但在混合性酸碱失调（两种或两种以上的酸碱失调同时存在）时，动脉血pH取决于各种酸碱平衡失调相互平衡后的结果。

酸中毒或碱中毒是指机体内以HCO_3^-、$PaCO_2$为原发改变引起pH变化的病理生理过程。以HCO_3^-下降为原发改变称为代谢性酸中毒，以HCO_3^-升高为原发改变称为代谢性碱中毒；以$PaCO_2$升高为原发改变称为呼吸性酸中毒；以$PaCO_2$下降为原发改变称为呼吸性碱中毒。在以上这些单纯性酸碱平衡失调时体内的调节机制必定会加强，以恢复$[HCO_3^-]/[H_2CO_3]$达到正常水平，这种过程即为代偿过程。代偿后，如果$[HCO_3^-]/[H_2CO_3]$比值恢复到20/1，血浆pH则可维持在正常范围，称为代偿性酸碱平衡失调；若代偿后$[HCO_3^-]/[H_2CO_3]$比值不能达到20/1，则称为失代偿性酸碱平衡失调。常见的酸碱平衡失调类型可见于下列几种。

（一）代谢性酸中毒

是指以HCO_3^-下降为原发改变而引起的一系列病理生理过程。引起代谢性酸中毒主要由于机体产酸过多、排酸障碍和碱性物质损失过多原因所致。临床上机体产酸过多可见于糖尿病、禁食时间过长、急慢性酒精中毒所致的酮症酸中毒；高热、外伤、严重感染与休克、缺氧、大量使用水杨酸类药物等可出现乳酸酸中毒；肾脏疾病所致尿毒症和碱的丢失以及酸摄入过多等导致酸中毒。

血气改变的特点为：AB、SB、BB 下降，pH 接近或达到正常，BE 负值增大，$PaCO_2$下降。当机体不能代偿时，$PaCO_2$正常或增高，pH 下降。

（二）呼吸性酸中毒

呼吸性酸中毒是指因呼吸功能障碍导致原发的血浆 $PaCO_2$升高所致 H^+浓度增加，pH 下降的病理生理过程。常见于多种呼吸系疾病如慢性阻塞性肺疾病、哮喘、胸廓畸形、呼吸肌麻痹、异物阻塞以及其他可以累及呼吸系统的疾病均可降低肺泡通气量，致 CO_2潴留，产生呼吸性酸中毒。

血气改变的特点为：急性呼吸性酸中毒时，$PaCO_2$增高，pH 下降，AB 正常或略升高、BE 基本正常。肾脏代偿时，$PaCO_2$每升高 1.0mmHg，HCO_3^-约可增加 0.07mmol/L；慢性呼吸性酸中毒时，$PaCO_2$增高，pH 正常或降低，AB 升高，AB > SB，BE 正值增大。$PaCO_2$每升高 1.0mmHg，HCO_3^-经代偿后约可增加 0.3 ~ 0.4mmol/L（平均 0.35mmol/L）。但肾脏代偿有一定的限度，急性呼吸性酸中毒时，HCO_3^-不超过 32mmol/L。慢性呼吸性酸中毒时 HCO_3^-不超过 45mmol/L。

（三）代谢性碱中毒

代谢性碱中毒是指原发的血浆 HCO_3^-升高而引起的一系列病理生理过程。当体液中 H^+和 Cl^-丧失或 HCO_3^-含量增加，均可引起代谢性碱中毒。临床常见的原因包括大量丢失胃液、严重低血钾或低血氯、库欣综合征等致经肾脏丢失 H^+以及输入过多碱性物质等。

血气改变的特点为：AB、SB、BB 增高，pH 接近正常，BE 正值增大，$PaCO_2$上升。机体失代偿时，$PaCO_2$反而降低或正常，pH 上升。

（四）呼吸性碱中毒

呼吸性碱中毒是指由于过度通气使血浆 $PaCO_2$下降引起的一系列病理生理过程。各种导致肺泡通气增加，体内 CO_2排出减少的疾病如癔症、颅脑损伤、脑炎、脑肿瘤以及缺氧等，均可发生呼吸性碱中毒。机械通气应用不当亦易引起呼吸性碱中毒。

血气改变的特点为：$PaCO_2$下降，pH 正常或升高，AB 在急性呼吸性碱中毒时正常或轻度下降，慢性呼吸性碱中毒时下降明显，AB < SB，BE 负值增大。肾脏代偿反应效率在急、慢性期不同。急性呼吸性碱中毒时 $PaCO_2$ 每下降 1.0mmHg，HCO_3^- 减少 0.2mmol/L；慢性呼吸性碱中毒时 $PaCO_2$ 每下降 1.0mmHg，HCO_3^-减少 0.5mmol/L，Cl^-内移，血清 Ca^{2+}降低。

（五）呼吸性酸中毒合并代谢性酸中毒

呼吸性酸中毒合并代谢性酸中毒是指急、慢性呼吸性酸中毒合并不适当的 HCO_3^-下降，或者代谢性酸中毒合并不适当的 $PaCO_2$增加所致呼吸性酸中毒合并代谢性酸中毒。多见于慢性阻塞性肺疾病患者，由于呼吸道阻塞，肺泡通气量下降，CO_2潴留，导致呼吸性酸中毒；又由于缺氧，体内乳酸堆积，导致代谢性酸中毒。

血气改变的特点为：$PaCO_2$上升、正常或轻度下降，pH 明显降低，AB、SB、BB 减少、正常或轻度升高，BE 负值增大。

（六）呼吸性酸中毒合并代谢性碱中毒

呼吸性酸中毒合并代谢性碱中毒是指急、慢性呼吸性酸中毒合并不适当的 HCO_3^-升高，或者代谢性碱中毒合并不适当的 $PaCO_2$增加所致呼吸性酸中毒合并代谢性碱中毒。见于慢性阻塞性肺疾病患者，除有 CO_2潴留、呼吸性酸中毒外，还可因利尿不当、低血钾、低血氯等引起代谢性碱中毒。

血气变化特点为：$PaCO_2$上升，pH 值升高、正常或下降，AB 明显增加，并超过预计代偿的限度；急性呼吸性酸中毒时 HCO_3^-的增加不超过 3 ~ 4mmol/L，BE 正值增大。

（七）呼吸性碱中毒合并代谢性酸中毒

呼吸性碱中毒合并代谢性酸中毒是指为呼吸性碱中毒伴有不适当下降的 HCO_3^- 下降或代谢性酸中毒伴有不适当的 $PaCO_2$ 减少。各种引起肺泡通气量增加的疾病如肺炎、肺间质性疾病、感染性发热等可产生呼吸性碱中毒，同时因肾功能障碍、机体排酸减少而产生代谢性酸中毒。

血气改变特点为：$PaCO_2$ 下降，AB、SB、BB 减少，BE 负值增大，pH 升高或大致正常。并可根据公式计算机体的代偿限度以区别呼吸性碱中毒机体发挥代偿功能。慢性呼碱代偿最大范围 12～15mmol/L；急性呼碱代偿最大范围 18mmol/L。若 HCO_3^- 的减少量在上述范围内则属机体代偿功能，若超出上述范围则有代谢性酸中毒同时存在。

（八）呼吸性碱中毒合并代谢性碱中毒

呼吸性碱中毒合并代谢性碱中毒是指血浆 HCO_3^- 增加同时合并 $PaCO_2$ 减少，为呼吸性碱中毒合并代谢性碱中毒。两者并存使 pH 增高明显，可引起严重碱血症，预后极差。各种引起肺泡通气量增加的疾病如肝硬化患者并肝肺综合征时，因肺内分流、低氧血症致通气量增加、体内 CO_2 减少而发生呼吸性碱中毒，同时又因利尿剂治疗而发生代谢性碱中毒。

血气改变的特点为：$PaCO_2$ 下降、正常或轻度升高，pH 明显上升，AB 增加、正常或轻度下降，BE 正值增大。

（邹怡航）

目标检测

答案解析

选择题

【A1/A2 型题】

1. 下列属于换气功能检查的是
   A. 肺容积测定　B. 气体分布　C. 肺通气量测定　D. 最大呼气流量－容积曲线　E. 血液气体分析
2. 关于肺功能检查，下列不正确的是
   A. 了解呼吸功能的基本状态
   B. 观察肺功能损害的可复性
   C. 做出病因诊断
   D. 区别原发性和继发性红细胞增多症
   E. 识别器质性和非器质性呼吸困难
3. 下列不是通气功能检查的是
   A. 肺通气量　B. 用力肺活量　C. 最大呼气中段流量　D. 肺泡通气量　E. 肺泡弥散功能
4. 下列属于肺容积测定的是
   A. 肺活量　B. 最大通气量　C. 用力肺活量　D. 每分钟静息通气量　E. 最大呼气中段流速

5. 下列属通气功能检查的是

A. 弥散功能测定　　B. 最大呼气中段流速

C. 通气/血流比值测定　　D. 肺顺应性测定

E. 血气分析

6. 血气分析中标准碳酸氢盐的平均值为

A. 22mmol/L　　B. 26mmol/L　　C. 27mmol/L

D. 20mmol/L　　E. 24mmol/L

7. 低氧血症中型为

A. 80～60mmHg　　B. 60～40mmHg　　C. 20～40mmHg

D. 10～20mmHg　　E. 60～70mmHg

书网融合……

本章小结　　微课　　题库

第二十五章 内镜检查

PPT

学习目标

1. 通过本章学习，重点把握各种内镜检查适应证和禁忌证、各种内镜检查前的准备以及上、下消化道疾病在内镜下的表现。

2. 学会对检查结果进行分析及临床逻辑思维能力，具有良好的医患沟通能力及科学、严谨的学习态度和工作作风。

情境导入

情境描述 患者，女性，50岁。上腹部隐痛不适6年余，近一个多月来逐渐加重，服用制酸剂后有所改善，食欲尚可，便潜血（++）。胃肠钡餐摄片见胃小弯水平部黏膜纹理紊乱，胃壁僵直不规则。

讨论 该患者的诊断是什么？可做什么检查来辅助诊断？

内镜自19世纪发明至今已先后经历4代，依次分别是硬式内镜、可屈式内镜、纤维内镜和电子内镜。第三代纤维内镜曾经在临床应用较为广泛。随着电子技术的推广与普及，第四代电子内镜取代纤维内镜，得到广泛应用。电子内镜图像经视频处理器处理后，直接显示在电视屏幕上，图像清晰、逼真、分辨率高。同时可供多人观看，便于教学和会诊，并有录像、摄影等多种功能，便于资料保存和研究。目前，内镜除用来检查消化系统、呼吸系统、泌尿系统和妇科等管道器官外，还可以检查胸腔和腹腔内一些实质性脏器。内镜的用途越来越广泛，除了用于疾病诊断方面外，在治疗方面也显现出其多样性和优越性，如取出腔内异物、拆除缝线、对出血病灶喷洒或注射止血药物、钳夹止血、电灼、电凝止血、食管静脉曲张结扎或硬化治疗、食管狭窄的扩张、息肉切除、病变黏膜局部切除、切开奥迪括约肌取石或减压及各种腹腔镜手术等。内镜检查和治疗虽较安全，但也存在一定的风险及并发症，检查和治疗前需充分告知患者或其近亲属，征得同意并签署知情同意书。

素质提升

1906年10月15日，杨英福出生在浙江诸暨十九都皇里村，因家境贫困，他从小帮持家务，上学时断时续。1932年考入国立上海医学院，大学期间他勤奋学习，接受了严格系统的医学教育和训练，这为他后来出国深造打下了良好的基础。

1939年，杨英福流亡到广西柳州乡下，由于劳累过度，胃部大出血，当时无针无药无输液设备，只能让护士出身的妻子自配盐水在皮下注射，痛苦难耐。正因为有了这次惨痛经历，杨英福下定决心从事胃肠病研究。

1950年，在兰州大学医学院附属医院门诊部，时任院长的杨英福教授用他从美国带回来的Wolf. Schindler半屈式胃镜对一位胃病患者进行了检查，从此开启了我国胃镜诊疗技术的新纪元。

作为兰州大学临床医学学科以及兰大一院、兰大二院共同的创建者，“中国胃镜之父”杨英福为甘肃的医疗事业做出了突出贡献。由他一手创办的消化科也在其打造的良好平台下取得卓越成绩，已成为兰州大学医学相关专业硕士、博士点之一。虽然先生离世了，但他留下的宝贵财富仍滋养着每一个年轻的医学后辈。

第一节 上消化道内镜检查 微课

上消化道内镜检查包括食管、胃、十二指肠的检查，是应用最早、进展最快的内镜检查，通常亦称胃镜检查。

一、适应证

食管、胃、十二指肠疾病，诊断不清时均可进行此项检查。主要适应证如下。

1. 吞咽困难、胸骨后疼痛、烧灼、上腹部疼痛、不适、饱胀、食欲下降等上消化道症状，原因不明者。

2. 不明原因的上消化道出血。早期做急诊胃镜不仅有助于病因和病变部位的诊断，还可同时在内镜直视下进行治疗。

3. X 线钡餐检查不能确诊或不能解释的上消化道病变，特别是黏膜病变和疑有肿瘤需进行活检者。

4. 虽已确诊但需要长期随访观察的上消化道病变，如溃疡病、萎缩性胃炎、术后胃、反流性食管炎、Barrett 食管等。

5. 药物治疗前后对比观察或手术后随访。

6. 需作内镜治疗的患者，如取出异物、镜下止血及食管静脉曲张的硬化剂注射与结扎、食管管腔狭窄扩张、息肉摘除等。

二、禁忌证

随着器械的改良和技术的进步，禁忌证较过去明显减少。下列情况属禁忌证。

1. 严重心肺疾患，如严重心律失常、心力衰竭、心肌梗死急性期、严重呼吸衰竭及支气管哮喘发作期等。轻症心肺功能不全不属禁忌，必要时酌情在监护条件下进行，以保证安全。

2. 休克、昏迷等危重状态。

3. 神志不清、精神失常，不能合作者。

4. 食管、胃、十二指肠穿孔急性期。

5. 严重咽喉疾病、腐蚀性食管炎、巨大食管憩室、主动脉瘤及严重颈胸段脊柱畸形者。

6. 急性传染性肝炎或胃肠道传染病一般暂缓检查；慢性乙型肝炎、丙型肝炎或慢性乙型肝炎表面抗原携带者、获得性免疫缺陷综合征（AIDS）患者应备有特殊的消毒措施。

三、方法

1. 检查前准备

（1）检查前禁食 8 小时。有胃排空延缓者，须禁食更长时间；有幽门梗阻者，应洗胃后再检查。

（2）阅读胃镜申请单，简要询问病史，作必要体格检查，了解检查的适应证，有无危险性及禁忌证。做好解释工作，消除患者恐惧心理，以取得患者的合作。

（3）麻醉　检查前5～10分钟，吞服含1%丁卡因胃镜胶（10ml）或2%利多卡因喷雾咽部2～3次，前者兼具麻醉及润滑作用，目前应用较多。

（4）镇静剂　一般无需使用镇静剂。过分紧张者可用地西泮5～10mg肌注或静注。做镜下治疗时，为减少胃蠕动，可术前10分钟用山莨菪碱10mg或阿托品0.5mg。

（5）口服去泡剂　可用二甲硅油去除十二指肠黏膜表面泡沫，使视野更加清晰。此项不作为必须要求。

（6）检查胃镜及配件　注意光源、送水、送气阀及吸引装置，操纵部旋钮控制的角度等。检查胃镜的线路、电源开关及监视器屏幕影像。此外，内镜室应具有监护设施、氧气及急救用品。

2. 检查方法要点

（1）患者取左侧卧位，双腿屈曲，头垫低枕，使颈部松弛，松开领口及腰带，取下义齿。

（2）口边置弯盘，嘱患者咬紧牙垫，铺上消毒巾或毛巾。

（3）医生左手持胃镜操纵部，右手持胃镜先端约20cm处，直视下将胃镜经咬口插入口腔，缓缓沿舌背、咽后壁插入食管。嘱患者深呼吸，配合吞咽动作可减少恶心，有助于插管。注意动作轻柔，避免暴力。勿误入气管。

（4）胃镜先端通过齿状线缓缓插入贲门后，在胃底部略向左、向上可见胃体腔，推进至幽门前区时，俟机进入十二指肠球部，再将先端右旋上翘90°，操纵者向右转体90°，调整胃镜深度，即可见十二指肠降段及乳头部。由此退镜，逐段观察，配合注气及抽吸，可逐一检查十二指肠、胃窦、胃角、胃体、胃底及食管各段病变。注意各部位的大小、形态、黏膜皱襞、黏膜下血管、分泌物性状以及胃蠕动情况。特别应注意勿遗漏胃角上部、胃体垂直部及贲门下病变。

（5）对病变部位可摄像、染色、局部放大、活检、刷取细胞涂片及抽取胃液检查助诊。

（6）退出胃镜时尽量抽气防止腹胀。被检查者2小时后进温凉流质或半流质饮食。

四、并发症

1. 一般并发症　喉头痉挛、下颌关节脱臼、咽喉部损伤感染、腮腺肿大、食管贲门黏膜撕裂等。

2. 严重并发症

（1）心跳骤停、心肌梗死、心绞痛等　是由于插镜刺激迷走神经及低氧血症所致，一旦发生应立即停止检查，积极抢救。

（2）食管、胃肠穿孔　多由于操作粗暴，盲目插镜所致。如发生食管穿孔会即刻出现胸背上部剧烈疼痛及纵隔颈部皮下气肿。X线摄片可确诊，应急诊手术治疗。

（3）感染　操作时间过长有发生吸入性肺炎的可能，镜下治疗如硬化剂注射、激光、扩张等治疗可发生局部继发感染。可术后使用抗生素3天。为防止乙型、丙型病毒性肝炎传播，要求患者在胃镜检查前检测乙型、丙型肝炎病毒标志，对阳性者用专门胃镜检查，并对内镜进行包括水洗、酶洗、药洗在内的彻底消毒。

（4）低氧血症　多由于内镜压迫呼吸道引起通气障碍或因患者紧张憋气所致。停止检查后给予吸氧一般都能好转。

五、常见上消化道疾病的内镜表现

胃镜下常见的疾病有炎症、溃疡和肿瘤，其次还有息肉、食管－胃底静脉曲张、食管贲门黏膜撕裂、憩室、异物、寄生虫等。

（一）慢性胃炎

上消化道有急性炎症时，一般不做内镜检查，故报告多为慢性炎症，以慢性胃炎多见。

1. 慢性非萎缩性胃炎（以往称浅表性） 是指不伴有胃黏膜萎缩性改变，胃黏膜层见以淋巴细胞和浆细胞为主的慢性炎症细胞浸润。根据炎症分布的部位，可再分为胃窦胃炎、胃体胃炎和全胃炎。胃镜下主要表现为红斑（点、片状或条状）、黏膜粗糙不平、出血点（斑）、黏膜水肿、渗出等。

2. 慢性萎缩性胃炎 指黏膜已经发生了萎缩性改变。慢性萎缩性胃炎因不同病因又再分为多灶萎缩性胃炎和自身免疫性胃炎两类。胃镜下慢性萎缩性胃炎有两种类型，即单纯萎缩性胃炎和萎缩性胃炎伴增生。前者主要表现为黏膜红白相间，白相为主、血管显露、色泽灰暗、皱襞变平甚至消失；后者主要表现为黏膜呈颗粒状或结节状。

（二）溃疡

内镜检查是诊断胃溃疡的最佳手段，可直视观察溃疡形态，并进行染色、活检及细胞学检查。

1. 活动期 可见圆形或椭圆形凹陷，直径多在 0.5～1.5cm 之间，底部覆以白苔、血痂或血凝块，周围黏膜充血、水肿，呈堤状隆起。

2. 愈合期 溃疡缩小、变浅、表面薄白苔，边缘光滑整齐，周边水肿消失，再生上皮明显呈红色栅状，溃疡边缘可见黏膜皱襞向中央集中。

3. 瘢痕期 溃疡消失，为再生上皮覆盖，黏膜发红，呈栅状，向心性呈放射状排列。

（三）肿瘤

以胃癌和食管癌多见，胃镜是确诊此类疾病的最佳检查方法。

1. 早期胃癌 仅累及黏膜或黏膜下层，多无淋巴结转移。此时，肿瘤表现为微小的隆起或凹陷，直径一般不超过 1cm，需仔细观察，并结合活体组织病理学检查做出诊断。进展期胃癌可根据其镜下形态分为隆起型、溃疡型和浸润型，鉴别一般不难。浸润型胃癌胃壁变得僵硬、增厚、扩张受限，缺乏蠕动，形成皮革胃，易被忽视。

2. 食管癌 以鳞状上皮癌多见，占 90% 左右，此外还有腺癌和未分化瘤等。早期食管癌镜下表现为黏膜局部糜烂，光泽较差，表面呈颗粒状、微小乳头状，有时与炎症不易区别，需进行活体组织病理学检查。

第二节　结肠镜检查

一、适应证

1. 不明原因的便血、大便习惯改变；有腹痛、肿块、消瘦、贫血等征象，怀疑有结、直肠及末端回肠病变者。
2. 钡剂灌肠或乙状结肠镜检查结肠有狭窄、溃疡、息肉、癌肿、憩室等病变，需进一步确诊者。
3. 转移性腺癌、CEA、CA199 等肿瘤标志物升高，需寻找原发病灶者。
4. 炎症性肠病的诊断与随诊。
5. 结肠癌术前确诊，术后随访；息肉摘除术后随访。
6. 行镜下止血、息肉切除、整复肠套叠和肠扭转、扩张肠狭窄及放置支架解除肠梗阻等治疗。

二、禁忌证

1. 肛门、直肠严重狭窄。

2. 急性重度结肠炎，如急性细菌性痢疾、急性重度溃疡性结肠炎及憩室炎等。
3. 急性弥漫性腹膜炎、腹腔脏器穿孔、多次腹腔手术、腹内广泛粘连及大量腹水者。
4. 妊娠期妇女。
5. 严重心肺功能衰竭、精神失常及昏迷患者。

三、方法

1. 检查前准备 肠道准备是检查成功的前提。检查前1日进流质饮食，当晨禁食。肠道清洁常用的有两种。

（1）泻药灌肠法 目前最常用，尤其适用于内镜下电凝切除、激光及微波等情况。常用泻药有蓖麻油25～30ml或硫酸镁25～30g，于检查前3小时顿服后即饮水2000ml，30分钟后排出稀水便无粪质时即插镜检查。如仍有粪便，可再用温开水1000ml灌肠2～3次，若遇便秘者，可连服两晚泻药。泻药忌用液状石蜡，因可损坏内镜前端橡胶外皮。灌肠避免用肥皂水，可致肠黏膜充血，混淆诊断。

（2）甘露醇法 即20%甘露醇500ml和5%葡萄糖生理盐水1000ml混合液于检查前1天傍晚口服，导致渗透性腹泻，但应注意甘露醇可在大肠内被细菌分解产生可燃气体“氢”，如行高频电凝术有引起爆炸的危险。

2. 检查方法要点

（1）国内多采用双人操作检查，亦可单人操作。镜检难度较胃镜为大，需要术者与助手默契配合，共同完成。

（2）嘱患者穿上带空洞的检查裤，取左侧卧位，双腿屈曲。

（3）术者先做直肠指检，了解有无肿瘤、狭窄、痔疮、肛裂等。此后助手将肠镜先端涂上润滑剂（一般用硅油，不可用液状石蜡，可损坏肠镜前部橡胶外皮）后，嘱患者张口呼吸，放松肛门括约肌，以右手示指按压镜头，使镜头滑入肛门，此后按术者指令循腔进镜。

（4）遵照循腔进镜原则，少量注气，适当钩拉、去弯曲直、防袢、解袢等插镜原则，助手随时用沾有硅油的纱布润滑镜身，逐段缓慢插入肠镜。特别注意抽吸气体使肠管缩短，在脾曲、肝曲处适当钩拉、旋镜，并配合患者呼吸及体位进镜，以减少转弯处的角度，缩短检查距离。

（5）助手按检查要求以适当的手法按压腹部，以减少肠管弯曲及结袢，防止乙状结肠、横结肠结袢，对检查特别有帮助。

（6）到达回盲部的标志为内侧壁皱襞夹角处可见圆形、椭圆形漏斗状的阑尾开口，Y字形（画盘状）的盲尖皱襞及鱼口样的回盲瓣。打开强光灯，部分患者在右下腹体表可见到集中的光团。在回盲瓣口尽可能调整结肠镜前端角度，候机插入或挤入回盲瓣，观察末端回肠15～30cm范围的肠腔与黏膜。

（7）退镜时，操纵上下左右旋钮，灵活旋转前端，环视肠壁，适量注气、抽气，逐段仔细观察，注意肠腔大小、肠壁及袋囊情况。对转弯部位或未见到结肠全周的肠段，调整角度钮及进镜深度，甚至适当更换体位，重复观察。

（8）对有价值的部位摄像、取活检及细胞学等检查助诊。

（9）做息肉切除及止血治疗者，应用抗生素数天，半流食和适当休息3～4天。

四、并发症

1. 肠穿孔 可发生剧烈腹痛、腹胀，有急性弥漫性腹膜炎体征，X线腹部透视下可见膈下游离气体。一经确诊应立即手术治疗。

2. 肠出血 多由于插镜损伤、活检过度、电凝止血不足等引起，应予避免。

3. 肠系膜裂伤 罕见于操作粗暴，如有腹腔粘连时易造成肠系膜裂伤，少量出血可保守治疗，大量出血至血压下降时，应剖腹探查作相应处理。

4. 心脑血管意外 由于检查时过度牵拉刺激迷走神经引起反射性心律失常，甚至心跳骤停。高血压患者检查时情绪紧张可加重高血压，引起脑血管意外，应立即拔出镜子，进行抢救。

5. 气体爆炸 有报道口服20%甘露醇作肠道准备后，再作息肉电切时可引起肠道气体爆炸。故行息肉电切时应避免使用甘露醇，或先采用6.7%低浓度甘露醇（即20%甘露醇500ml加5%葡萄糖生理盐水1000ml）作肠道准备，在息肉电切前反复注气，吸气2～3次，有助于降低肠道内可燃性气体浓度，避免发生爆炸。

五、常见结肠疾病的内镜表现

1. 炎症疾病 可分特异性和非特异性两类。前者有寄生虫、阿米巴、结核、细菌性痢疾及假膜性肠炎；非特异性者有克罗恩（Crohn）病、溃疡性结肠炎、缺血性肠炎及放射性肠炎等。

（1）肠结核 多见于回盲部，镜下可见环状分布的溃疡或淋巴组织增生引起的假息肉隆起，大小不等的结核结节或肿块凸入肠腔，表面高低不平，可使结肠变形。

（2）溃疡性结肠炎 急性期肠黏膜充血、水肿，分泌亢进，湿润，可有针尖大小的红色斑点和黄白色点状物，发展下去可形成大小不等的溃疡，周围为炎症黏膜，病变为对称性，有黏稠的分泌物或血性分泌物。肠腔痉挛，半月皱襞减少。在慢性期，发作时同急性期现象，但黏膜有假性息肉形成，也可有炎症，很少有瘢痕狭窄。

（3）克罗恩病 为节段跳跃性分布，早期可见小结节，当病变侵及黏膜层时形成溃疡，圆形或卵圆形，大小2～5mm，边缘发红，不凸起，溃疡基底有灰黄色苔，不易擦去，出血较少，溃疡周围黏膜可正常，病变为非对称性。也可有糜烂或脓性分泌物。病变进展可使肠壁增厚，结肠袋消失，有卵石样改变，可伴肠腔狭窄。

（4）慢性结肠炎 原因不明的腹泻，镜下表现为黏膜充血、水肿，光泽度增加，血管纹理不清，可见密集糜烂或炎性分泌物。

2. 结肠良性肿瘤

（1）息肉及息肉病 大肠息肉是起源于上皮、隆起于黏膜表面的赘生物。息肉表面光滑或糜烂出血，有蒂、无蒂或亚蒂，单发或多发，大小不一，＞1cm的易恶变。

（2）腺瘤 分管状腺瘤、绒毛状腺瘤及混合型腺瘤，靠活检证实。

（3）家族性息肉病 是家族遗传性多发性息肉，大量密集分布于全结肠，较小而带蒂。

3. 结肠恶性肿瘤 进展期大肠癌分型如下。①息肉型：其体积常＞3cm，表面不光滑，有糜烂出血，组织脆，常伴脓性分泌物，严重时可有肠腔狭窄；②溃疡型：溃疡深而大、不规则，基底高低不平，黄绿苔，周边不规则而有堤状隆起，有糜烂出血；③溃疡浸润型；④浸润型：肠腔狭窄，高低不平，糜烂出血，可伴浅表溃疡和脓性分泌物，可因肠腔狭窄而镜端不能通过，肠腔形态也发生改变，结肠袋消失，蠕动消失，结肠变短而强直。

第三节 支气管镜检查

一、适应证

1. 不明原因咯血，需明确出血部位和咯血原因者，或原因和病变部位明确，但内科治疗无效或反复大咯血而又不能行急诊手术需局部止血治疗者。

2. X线胸片示块影、肺不张、阻塞性肺炎，疑为肺癌者。

3. X线胸片阴性，但痰细胞学阳性的“隐性肺癌”者。

4. 性质不明的弥漫性病变、孤立性结节或肿块，需钳取或针吸肺组织作病理切片或细胞学检查者。

5. 原因不明的肺不张或胸腔积液者。

6. 原因不明的喉返神经麻痹和膈神经麻痹者。

7. 不明原因的干咳或局限性喘鸣者。

8. 吸收缓慢或反复发作性肺炎。

9. 需用双套管吸取或刷取肺深部细支气管的分泌物作病原学培养，以避免口腔污染。

10. 用于治疗，如取支气管异物、肺化脓症吸痰及局部用药、手术后痰液潴留吸痰、肺癌局部瘤体的放疗和化疗等。另外，对于气道狭窄患者，可在纤支镜下行球囊扩张或放置镍钛记忆合金支架等介入治疗。

二、禁忌证

1. 对麻醉药过敏者以及不能配合检查的受检者。

2. 有严重心肺功能不全、严重心律失常、频发心绞痛者。

3. 全身状况极度衰弱不能耐受检查者。

4. 凝血功能严重障碍以致无法控制的出血者。

5. 主动脉瘤有破裂危险者。

6. 新近有上呼吸道感染或高热、哮喘发作、大咯血者需待症状控制后再考虑作纤维支气管镜检查。

三、检查方法

1. 术前准备 术前向患者说明检查目的、意义、大致过程和配合的方法，以消除患者的顾虑，使检查顺利进行。受检者需有近期胸部 X 线片，包括正侧位片、必要时有断层片或胸部 CT 片，以确定病变位置。有出血倾向者需作凝血时间和血小板计数等检查。对年老体弱、心肺功能不佳者作心电图和肺功能检查。术前受检者禁食 4 小时。术前半小时肌内注射阿托品 0.5mg 和地西泮 10mg。

2. 局部麻醉 常用 2% 利多卡因溶液，可咽喉喷雾，也可在纤支镜镜管插入气管后滴入或经环甲膜穿刺注入。

3. 操作步骤 患者一般取平卧位，不能平卧者可取坐位。术者用左手或右手持纤维支气管镜的操纵部，拨动角度调节环和钮，持镜经鼻或口腔插入，找到会厌与声门，观察声门活动情况。当声门张开时，将镜快速送入气管，在直视下边向前推进边观察气管内腔，达到隆突后观察隆突形态。见到两侧主支气管开口后，先进入健侧再进入患侧，依据各支气管的位置，拨动操纵部调节钮，依次插入各段支气管，分别观察支气管黏膜是否光滑、色泽是否正常、有无充血水肿、渗出、出血、糜烂、溃疡、增生、结节与新生物以及间嵴是否增宽、管壁有无受压、管腔有无狭窄等。对直视下的可见病变，先活检，再用毛刷刷取涂片，或用 10ml 灭菌生理盐水注入病变部位进行支气管灌洗作细胞学或病原学检查。对某些肺部疾病尚需行支气管肺泡灌洗。

四、临床应用

1. 协助疾病诊断

（1）肺癌的诊断 纤支镜检查可大大提高肺癌的确诊率，尤其是对于管内增殖型及管壁浸润型。此时可以通过钳检技术获取诊断，但在钳检时特别要注意第一次活检的钳夹，要求部位准确、钳夹肿瘤的基部，若表面附有坏死样物需反复吸引或钳出后再取肿瘤组织。为提高诊断阳性率可通过多种采样方法，如针吸、钳检、刷检和冲洗。

（2）肺不张的诊断 肺不张常见的原因包括肿瘤、炎症和结核以及某些特殊病因如血块、异物、外伤和术后等。而纤支镜的检查对于肺不张病因的鉴别有非常重要的意义。在临床工作中发现了不少胸部 CT 诊断为“肿瘤”而纤支镜镜下为异物（骨头）的病例。

（3）对胸片正常的咯血患者的诊断 通过纤支镜检查可明确有无肺癌、出血的部位，同时可以清除血块、局部止血。但是对于大咯血患者的纤支镜检查时机问题存在争议，多数人认为患者仍有少量咯血时进行纤支镜检查的效果最好。

（4）肺部感染性病变的诊断 通过纤支镜冲洗液可行细菌、结核的培养，为肺部感染性疾病提供病原学诊断，尤其是不典型肺结核和支气管结核的诊断。

（5）弥漫性肺部间质性疾病的诊断 可通过经纤支镜肺活检或肺泡灌洗液来进行诊断。

（6）胸膜疾病的诊断 对于原因不明的胸腔积液诊断是临床难题。胸液细胞学检查和胸膜活检的结果常常不令人满意。以纤支镜代胸腔镜检查可提高诊断率，但对于伴有咯血或肺部病变者纤支镜的检查对诊断的价值优于胸膜活检。

2. 协助疾病的治疗

（1）用于呼吸衰竭的救治 在各种原因所致的呼吸衰竭时，可因分泌物黏稠阻塞气道，此时可利用纤支镜通过气管插管的内径口或气管切开的气管套管口或直接插镜进行床边吸痰，常可取得良好效果。

（2）胸外伤及胸腹手术后并发症的治疗 由于胸外伤、胸腹手术后限制了患者的咳嗽动作，使血液或痰液滞留导致肺不张或肺部感染等并发症。通过纤支镜吸引可避免或减少并发症的发生。

（3）取异物 由于纤支镜取异物视野大、患者痛苦小已广泛应用于临床。但对于异物留置时间长，异物周围被肉芽组织包绕时取异物时需要慎重，因为此种情况特别易出血。

（4）肺部感染性疾病的治疗 对于有大量分泌物的肺脓肿、支气管扩张等，可通过纤支镜吸引分泌物以及局部给药治疗。

（5）用于大气道狭窄的介入治疗。

五、并发症

纤维支气管镜检查已经广泛应用于临床。据文献报道其一般并发症的发生率为0.3%，较严重并发症的发生率为0.1%，病死率为0.04%。而且并发症的发生率与病例选择、操作者的技术水平有关。主要并发症有出血、气胸、发热、喉痉挛、麻醉药反应等，偶见心跳骤停。

1. 喉痉挛 本症多为麻醉药所致的严重并发症，亦可在给支气管哮喘或慢性阻塞性肺疾病患者插镜时发生。除了喉痉挛以外，还可出现抽搐、呼吸抑制，甚至心跳骤停。为防止该并发症的发生，于术前一定要详细询问药物过敏史以及基础疾病史。对有基础疾病者最好给予氧气吸入。

2. 低氧血症 一般认为插镜时约80%的患者 PaO_2 下降，其下降幅度在10mmHg左右，操作时间越长，下降幅度越大。低氧血症可诱发心律失常、心肌梗死，甚至心跳骤停。

3. 术中、术后出血 凡施行了组织活检者均有不同程度出血，亦有因细胞刷检后局部黏膜刷破出血或因插管中剧烈咳嗽而诱发出血。少量出血，可自行或经局部注入止血药后停止，大出血时除经纤维支气管镜及时负压吸引外，还需局部注入稀释的肾上腺素或稀释的凝血酶，不易经纤维支气管镜吸出时应及时换气管插管或金属硬质直管支气管镜吸引，并及时采取全身的止血药物治疗。

4. 气胸 本并发症主要是由肺活检引起。发生率为1%～6%，也有少数发生在气管腔内直视下活检。据临床报道极少发生死亡，仅约50%的人需进行胸腔闭式引流处理。

5. 术后发热 本症发生率约6%。继发肺部细菌感染、菌血症，甚至术后出现致死性败血症也偶有发生。

纤维支气管镜检查已经广泛应用于临床。并发症的发生率与病例选择、操作者的技术水平有关。主要并发症有出血、气胸、发热、喉痉挛、麻醉药反应等。

（邹怡航）

目标检测

答案解析

一、选择题

【A1/A2 型题】

1. 胃镜检查的适应证不包括
   A. 疑有上消化道疾病者
   B. 上消化道出血及不明原因贫血者
   C. 所有上腹部疼痛患者
   D. 胃炎、溃疡的疗效判断和监测
   E. 疑有占位、溃疡和其他不明性质疾病者
2. 纤维结肠镜检查的适应证不包括
   A. 急性消化道大出血后
   B. 原因不明的血便和黏液血便患者
   C. 直肠严重狭窄
   D. 排便不畅或大便形状明显改变者
   E. 潜血试验反复阳性和慢性腹泻者
3. 用胃镜检查不能诊断的是
   A. 胃炎　B. 胃溃疡　C. 胃癌
   D. 胃部感染的病原体　E. 十二指肠溃疡
4. 患者，男性，50 岁。上腹隐痛不适，近一个多月来逐渐加重，便潜血（+++），胃镜下见溃疡周边不整齐，底部不平，黏膜脆易出血应考虑的诊断是
   A. 胃溃疡　B. 胃窦炎　C. 慢性萎缩性胃炎
   D. 胃黏膜脱垂　E. 胃癌
5. 患者，男性，30 岁。低热，咳嗽并痰中偶带血丝 20 天。最可能的诊断是
   A. 肺癌　B. 肺脓肿　C. 肺结核球
   D. 支气管肺炎　E. 纵隔淋巴肉瘤
6. 患者，男性，65 岁。低热，咳嗽并痰中带血丝 3 个月。胸片显示有少量胸膜腔积液。为确诊，进一步检查应首选
   A. 胸部 CT　B. 剖胸探查　C. 胸腔镜检查
   D. 支气管镜检查　E. 经胸壁穿刺活组织检查
7. 患者，女性，18 岁。吃饭时不小心将花生吸入气管，感呼吸困难，为求进一步诊治，进一步必须做
   A. 纵隔镜检查　B. 放射性核素扫描　C. 结核菌素试验
   D. 支气管镜检查　E. 晨痰培养加药敏试验

二、思考题

患者，男性，57 岁。间断剑突下疼痛 3 年，加重伴呕吐 4 天。

患者 3 年前出现剑突下疼痛，呈隐痛，无放射，多发生于饥饿时，进餐后缓解。上述症状间断发作，以秋冬季交替时多发，未系统诊治，4 天来上述症状加重，伴上腹胀、呕吐，呕吐物含有隔夜食物。无发热。发病以来睡眠及大小便均正常，体重无明显下降。无烟酒嗜好。无肿瘤家族史。

查体：T 36.2℃，P 72 次/分，R 18 次/分，BP 120/80mmHg。浅表淋巴结未触及肿大，巩膜无黄染，双片未闻及干湿啰音，心界不大，心率 72 次/分，律齐。腹平软，剑突下压痛（+），无反跳痛。

肝脾肋下未触及，Murphy 征（-），移动性浊音（-），肠鸣音 3 次/分，双下肢无水肿。

实验室检查：血常规示 Hb 126g/L，RBC 4.2×10^{12}/L，WBC 7.5×10^{9}/L，N 0.68，Plt 205×10^{9}/L。便常规镜检（-），潜血（-）。

请问：患者最可能的诊断是什么？此时可做些什么检查来明确诊断？

书网融合……

本章小结　　微课　　题库

第六篇　常用诊断技术

第二十六章　临床常用诊疗技术

学习目标

1. 通过本章学习，重点把握常见诊疗技术的操作步骤、适应证、禁忌证。

2. 学会常见诊疗技术操作过程中的注意事项，具有在上级医师指导下规范进行常见诊疗技术操作的能力，并能正确书写操作记录；具有爱伤观念，正确进行告知和填写知情同意书。

情境导入

情境描述　患者，女性，68 岁。以咳嗽、左侧胸痛 1 个月余，进行性呼吸困难 1 周就诊。查体：呼吸 30 次/分，心率 112 次/分，血压 88/55mmHg，危重病容、半卧位，气管右偏，左肺叩诊浊音，呼吸音低。X 线胸片示左侧大量胸腔积液，纵隔右偏。

讨论　如何给该患者进行诊断性胸腔穿刺术？

第一节　胸膜腔穿刺术

PPT

胸膜腔穿刺术是通过穿刺用于明确胸腔积液性质、抽液减压或通过穿刺胸膜腔内给药等。

【适应证】

1. 诊断性穿刺，以确定积液的性质。
2. 穿刺抽液或抽气以减轻对肺的压迫，或抽吸脓液治疗脓胸。
3. 胸腔内注射药物或人工气胸治疗。

【禁忌证】

1. 体质衰弱、病情危重难以耐受或有精神疾病及不合作者。
2. 对麻醉药过敏。
3. 未纠正的凝血功能障碍或重症血小板减少患者。
4. 穿刺部位或周围有感染患者。

【操作流程】

1. 准备工作

（1）仪表端庄，着装整洁，剪指甲，戴帽子、口罩，六步法洗手。

（2）用物准备 胸腔穿刺包、无菌胸腔引流管及引流瓶、碘伏、麻醉剂、无菌棉签、无菌手套、注射器、试管、无菌纱布以及胶布。

（3）医患沟通 告知穿刺必要性与可行性，缓解压力。交待检查目的、可能出现的并发症等，并签知情同意书。

（4）确定患者的病情、体征 测量脉搏和血压、胸部重点查体，查看X线片和检查报告（B超）。

（5）选择合适体位 患者取面向椅背坐位，两前臂置于椅背上，前额伏于前臂，自然呼吸。卧床患者可取半坐位，前臂上举抱于枕部。

（6）选择穿刺点 选择胸部叩诊浊音最明显部位，如腋前线第5肋、腋中线第6肋、腋后线第7肋、肩胛下角线第7~8肋间为穿刺点，包裹性积液可结合X线或超声检查确定。穿刺点用蘸甲紫（龙胆紫）的棉签或其他标记笔在皮肤上标记。

（二）操作步骤

1. 消毒铺单，用碘伏以穿刺点部位自内向外进行皮肤消毒3遍，消毒范围直径约15cm，打开胸腔穿刺包，戴无菌手套，覆盖消毒洞巾，检查胸腔穿刺包器械（注意胸穿针是否通畅、与之相连的橡皮管是否通畅和密闭），铺盖消毒孔巾。

2. 麻醉，助手协助检查并打开2%利多卡因，术者以5ml注射器抽取2ml，竖直排气后，在穿刺部位以45°角打出皮丘，再垂直进针，回吸确认无出血后，推麻药，自皮肤至胸膜壁层逐层麻醉。拔针后用无菌纱布局部按压几秒钟，待麻醉药物充分吸收。待麻醉药物充分吸收。如穿刺点为肩胛线或腋后线，肋间沿下位肋骨上缘进麻醉针，如穿刺点为腋中线或腋前线则取两肋之间进针。

3. 将胸穿针与抽液用50ml注射器连接，关闭两者之间的开关，保证闭合紧密不漏气。术者以一手示指与中指固定穿刺部位皮肤，另一手持穿刺针沿麻醉处缓慢刺入，当针锋抵抗感消失时，打开闭合开关，进行抽液。助手用止血钳（或胸穿包的备用钳）协助固定穿刺针，以防损伤肺组织。注射器抽满后，关闭开关，记录抽液量，留取标本，分别装入各个标本小瓶中，填写检验单，送检标本。

4. 拔针抽液结束，在呼气末屏住气，拔出穿刺针。局部消毒，覆盖无菌纱布，稍用力压迫片刻，胶布固定。

5. 整理用物清洁器械，整理用物及操作场所，医疗垃圾分类处置，作穿刺记录。嘱患者平卧休息，测血压并观察病情。

（三）注意事项

1. 抽吸液体时不可过快、过多，第一次抽吸液量不超过600ml，以后每次一般不超过1000ml；如果抽液过多、过快，导致胸内压突然下降则易诱发肺水肿。

2. 局部麻醉应充分，固定好穿刺针，避免刺破肺组织。夹紧乳胶管避免气体进入胸腔。

3. 穿刺过程中患者出现头晕、面色苍白、出汗、心悸、气短时，立即停止操作并给予适当处理。

4. 抽液后患者应卧床休息，必要时复查胸透，观察有无气胸并发症。

素质提升

将穿刺针刺入体腔抽取分泌物做化验，向体腔注入气体或造影剂做造影检查，或向体腔内注入药物的一种诊疗技术。

随着医学不断发展与进步，医学穿刺术种类越来越多。常用穿刺术有以下几种。①脑或脊髓腔穿刺术：包括硬脑膜下腔穿刺术、脑室穿刺术、脑血管穿刺术和腰椎穿刺术。②胸部体腔穿刺术：包括胸膜腔穿刺术、心包穿刺术。③腹部体腔和脏器穿刺术：包括腹腔穿刺术、肝脏穿刺术、肾脏穿刺术、膀胱穿刺术和子宫穿刺术。④骨髓穿刺术：有髂脊穿刺，脊椎棘突穿刺和胸骨穿刺。⑤淋巴结穿刺术。⑥关节腔穿刺术。⑦血管穿刺术：常见的如股动脉穿刺、股静脉穿刺和锁骨下静脉穿刺；目的是抽血化验，输血及置入导管做血管造影。⑧鼻腔穿刺：对于鼻窦内积脓较多而又不易排出者可用此法，常用于上颌窦炎。

穿刺术作为医学重要诊疗技术，并非没有副作用，如果操作不当，可导致严重后果。作为医学生，一定熟知每种穿刺术的适应证和禁忌证，做好与患者的沟通，规范操作、精益求精，努力让自己成长为具有仁心仁术的医者。

第二节　腹膜腔穿刺术 微课

PPT

腹膜腔穿刺术常用于明确腹腔积液的性质与病原、抽液减压或（和）治疗等。

【适应证】

1. 诊断性穿刺，以确定腹腔积液的性质，协助确定病因。
2. 大量腹水致呼吸困难或腹部胀痛时，穿刺放液减轻症状。
3. 腹腔内给药物。

【禁忌证】

1. 腹腔内广泛腹膜粘连者。
2. 有肝性脑病先兆、包虫病及巨大卵巢囊肿者。
3. 大量腹水伴有严重电解质紊乱者。
4. 精神异常或不能配合者。
5. 妊娠中后期。
6. 有明显出血倾向者。

【操作流程】

1. 准备工作

（1）仪表端庄，着装整洁，剪指甲，戴帽子、口罩，六步法洗手。

（2）用物准备　腹腔穿刺包、腹带、碘伏、麻醉剂、无菌棉签、无菌手套、注射器、试管、无菌纱布以及胶布。

（3）医患沟通　核查患者，询问有无药物过敏史（特别是局部麻醉药），同时嘱患者排空膀胱。告知穿刺必要性与可行性、可能出现的并发症等，并签署知情同意书。

（4）确定患者的病情、体征　测量脉搏和血压、量体重、腹围，行腹部检查，根据移动性浊音确认有无腹水及量。查看 X 线片和检查报告（B 超）。

（5）选择合适体位　患者取仰卧位或侧卧位。

（6）选择适宜的穿刺点　①脐与耻骨联合上缘间连线的中点上方 10cm 偏左或右 15cm，此处无重要器官，穿刺较安全易愈合；②脐与左髂前上棘连线的中外 1/3 交界处，此处肠管较游离不易损伤，也可避免损伤腹壁下动脉，为常用穿刺点；③侧卧位，取脐平面与腋前线或腋中线交点处，适用于少量腹腔积液的诊断性穿刺；④B 超指导下定位穿刺，适用于少量或包裹性腹腔积液。

2. 操作步骤

（1）消毒铺单　用碘伏以穿刺点部位自内向外进行皮肤消毒 3 遍，消毒范围直径约 15cm，打开穿刺包，戴无菌手套，覆盖消毒洞巾，检查包内物品是否齐全，注意检查腹穿针与抽液用注射器连接后是否通畅、有无漏气。

(2) 麻醉 助手协助检查并打开2%利多卡因，术者以5ml注射器抽取2ml，竖直排气后，在穿刺部位以45°角打出皮丘，再垂直进针，回吸确认无出血后，推麻药，自皮肤至腹膜壁层逐层麻醉。拔针后用无菌纱布局部按压几秒钟，待麻醉药物充分吸收。

(3) 穿刺 术者左手固定穿刺部位皮肤，右手持针经麻醉处垂直刺入腹壁，待针锋抵抗感突然消失时，示针尖已穿过腹膜壁层。助手戴手套后，用消毒血管钳协助固定针头，术者抽取腹水，并留样送检。诊断性穿刺，可直接用20ml或50ml注射器及适当针头进行。大量放液时，可用8号或9号针头，并于针座接一橡皮管，以输液夹子调整速度，将腹水引入容器中记量并送化验检查（第1管液体应舍弃，不做化验用）。

(4) 拔针 抽液结束拔出穿刺针，局部消毒，覆盖无菌纱布，稍用力压迫片刻，胶布固定，多头腹带包扎。

(5) 整理用物 清洁器械，整理用物及操作场所，医疗垃圾分类处置（400ml腹水加1g疫克灵粉，保留30分钟后，倒入专门倾倒医疗污物的渠道），作穿刺记录。

(6) 标本送检 根据临床需要填写检验单，分送标本（腹水常规4ml，腹水生化2ml，细菌培养5ml，腹水病理250ml以上并沉渣）。

(7) 术后观察 嘱患者平卧位休息，再次测量腹围、脉搏、血压、检查腹部体征，观察有无病情变化。

3. 注意事项

(1) 抽吸液体时不可过快、过多，肝硬化患者一次放腹水一般不超过3000ml，过多放液可诱发肝性脑病和电解质紊乱。

(2) 若腹腔积液流出不畅，可将穿刺针稍作移动或稍变换体位。

(3) 术中应随时询问患者有无头晕、恶心、心悸等症状，并密切观察患者呼吸、脉搏及面色等，若有异常应停止操作，并作适当处理。

(4) 放液后应拔出穿刺针，覆盖消毒纱布，再用胶布固定。大量放液后应束以多头腹带，以防腹压骤降，内脏血管扩张引起休克。

(5) 对大量腹水患者，为防止漏出，可斜行进针，皮下行驶1～2cm后再进入腹腔。术后嘱患者平卧，并使穿刺孔位于上方以免腹水漏出。若有漏出，可用蝶形胶布或火棉胶粘贴。

第三节 腰椎穿刺术

PPT

腰椎穿刺术是一种通过腰椎穿刺采集脑脊液标本、测定颅内压力、椎管内或鞘内给药，达到诊断和治疗神经系统疾病目的的操作技术。

【适应证】

1. 了解脑脊液性质明确诊断。
2. 测颅压。
3. 了解蛛网膜下隙是否梗阻。
4. 鞘内注射给药。

【禁忌证】

1. 可疑颅内高压、后颅窝占位病变、脑疝形成者。

2. 休克、衰竭或濒危患者。
3. 准备进行脊髓造影或气脑造影者。
4. 穿刺部位有感染。
5. 有严重的凝血功能障碍患者或出血倾向者。

【操作流程】

1. 准备工作

（1）仪表端庄，着装整洁，剪指甲，戴帽子、口罩、六步法洗手。

（2）用物准备　腰椎穿刺包、测压管、消毒剂、麻醉剂、无菌棉签、无菌手套、5ml 注射器、试管、无菌纱布以及胶布。

（3）操作前准备　核对患者，签署知情同意书；测量生命体征，观察意识，检查眼底，判断是否存在眼底水肿，查看头颅 CT、MRI 影像资料，评估全身状况。如果患者躁动需要先镇静。

（4）选择合适体位　侧卧于硬板床上，背部与床面垂直，脊柱与床平行，头向前胸部屈曲，双手抱膝紧贴腹部，使躯干呈弓形。

（5）确定穿刺点选择　以双侧髂嵴最高点连线与后正中线的交点为穿刺点，在皮肤上作一标记，此处，相当于第 3～4 腰椎棘突间隙，有时也可在上一或下一腰椎间隙进行。穿刺部分充分暴露。

2. 操作步骤

（1）消毒铺单　用碘伏以穿刺点部位自内向外进行皮肤消毒 3 遍，消毒范围直径约 15cm。打开腰穿包，戴无菌手套，覆盖消毒洞巾，检查腰穿包内物品是否齐全，注意穿刺针是否通畅。

（2）麻醉　助手协助检查并打开 2% 利多卡因，术者以 5ml 注射器抽取 2% 利多卡因 2ml，竖直排气后，在穿刺部位以 45°打出皮丘，再垂直进针，回吸确认无出血后，推麻药，自皮肤到椎间韧带逐层麻醉。拔针后用无菌纱布局部按压几秒钟，待麻醉药物充分吸收。

（3）穿刺　术者用左手固定穿刺点皮肤，右手持穿刺针，垂直背部刺入皮下，针尖稍斜向头部，缓慢推进。成人进针深度 4～6cm，儿童 2～4cm。当针头穿过韧带与硬脊膜时，有阻力突然消失的落空感。此时可将针芯慢慢抽出（以防脑脊液迅速流出，造成脑疝），见脑脊液流出后，插入针芯。用手固定穿刺针，嘱助手协助患者稍放松体位，接上测压管测量压力（正常侧卧位脑脊液压力为 70～180mmH_2O 或 40～50 滴/分）。撤去测压管，收集脑脊液 2～5ml 送检。如需作培养时，应用无菌操作法留标本（注意：①穿刺时腰穿针的针尖斜面应平行于身体长轴，以避免损伤硬脊膜纤维，减少腰穿后头痛；②每次穿刺针推进时必须先将针芯插入）。

（4）拔针　术毕，将针芯插入后一起拔出穿刺针，局部消毒，覆盖消毒纱布，稍用力压迫片刻，用胶布固定。

（5）整理用物　清洁器械，整理用物及操作场所，医疗垃圾分类处置，作穿刺记录。

（6）标本送检　无菌试管收集脑脊液 2～5ml 送检常规（第 1 管标本不能送检常规及细胞学检查）、生化、细胞学、病原学等。如需做培养时，应用无菌试管送检标本。

（7）术后观察　嘱患者去枕俯卧（如有困难则平卧）4～6 小时，多饮水，以免引起术后低颅压性头痛。测量脉搏、血压，观察有无病情变化。

3. 注意事项

（1）术中的沟通与观察　呼吸、脉搏、面色异常停止操作，并做相应处理。

（2）鞘内给药时，先放出等量脑脊液，然后再等量置换性药液注入。

（3）术后处理　定时测血压、脉搏、呼吸，观察病情变化；清洁器械及操作场所。

（4）做好穿刺记录。

第四节　骨髓穿刺术

PPT

骨髓穿刺术是采集骨髓液的一种常用诊断技术。其目的是通过骨髓细胞形态学、细胞遗传学、造血干细胞培养、病原生物学等检查对疾病进行诊断、鉴别诊断、疗效观察及预后判断。

【适应证】

各种血液病的诊断、鉴别诊断及疗效观察如下。

1. 不明原因的红细胞、白细胞、血小板数量或形态学异常者。
2. 不明原因的肝、脾、淋巴结肿大或长期发热者。
3. 其他某些寄生虫病或传染病需要通过骨髓细菌培养或涂片寻找致病原。

【禁忌证】

1. 穿刺部位有感染者、晚期妊娠的孕妇。
2. 严重出血的血友病。

【操作流程】

1. 准备工作

（1）仪表端庄，着装整洁，剪指甲，戴帽子、口罩，六步法洗手。

（2）用物准备　骨髓穿刺包、碘伏、麻醉剂、无菌棉签、无菌手套、注射器、试管、无菌纱布以及胶布。

（3）医患沟通　核对患者，告知穿刺必要性与可行性，签署知情同意书；测量生命体征，观察意识，查看检查报告如血常规、凝血功能等，确认需要的操作无误。

（4）选择合适体位　由穿刺部位决定。胸骨及髂前上棘穿刺时取仰卧位。髂后上棘穿刺时取俯卧位。腰椎棘突穿刺时取坐位或侧卧位。小儿胫骨穿刺取仰卧位。

（5）确定穿刺点　①髂前上棘穿刺点在髂前上棘后1～2cm，此处骨面较平坦、易固定，操作方便且安全，是最常见的穿刺点。②髂后上棘穿刺点在骶椎两侧，臀部上方骨性突出部位。③胸骨穿刺点胸骨柄、胸骨体相当于第2肋间隙的部位。此处骨髓含量丰富，但胸骨较薄，其后有大血管和心房，穿刺时务必小心。④腰椎棘突穿刺点在腰椎棘突突出的部位。此处穿刺难度大，不常用。⑤小儿胫骨穿刺点在胫骨粗隆下1cm之前内侧。

2. 操作步骤

（1）消毒铺单　用碘伏以穿刺点为中心，由内向外环形消毒皮肤，直径15cm。注意勿留空隙，棉签不要返回已消毒区域。检查消毒日期，打开穿刺包检查消毒指示卡，检查骨穿包内物品是否完备，戴无菌手套，以穿刺点为中心覆盖消毒洞巾，注意无菌原则，不可由有菌区向无菌区方向拉动孔巾。

（2）麻醉　抽吸2%利多卡因2ml，注射前注意核对麻药。首先从穿刺点水平进针，打一皮丘，垂直骨面逐层浸润麻醉直至骨膜，注意每次注射麻药之前要回抽，无血液方可注射麻药。

（3）穿刺过程　将骨髓穿刺针固定器固定在适当的长度上（髂后和髂前上棘穿刺约为15cm，胸骨穿刺为10cm），左手拇指和示指固定穿刺部位，右手持穿刺针与骨面垂直刺入（胸骨穿刺时，穿刺针与骨面成30°～40°斜行刺入），当针尖接触骨质后，左右旋转穿刺针，缓缓刺入，当有突破感且穿刺针已固定在骨内时，表明穿刺针已进入骨髓腔。

（4）抽取骨髓液　拔出针芯，接上10ml或20ml干燥的注射器，适当用力抽吸（若穿刺针确在骨髓腔内，抽吸时患者有轻微酸痛感），随即有少量红色骨髓液进入注射器中。骨髓液抽取量以0.1～0.2ml

为宜。

（5）涂片　取下注射器，重新插入针芯。将抽取的骨髓液滴于载玻片上，快速涂片数张，备送形态学及细胞化学染色检查。如需作骨髓液细菌培养，再接上注射器，抽吸骨髓液 2～3ml 注入培养瓶内。

（6）拔针　术毕，将插入针芯的穿刺针拔出，局部消毒，覆盖消毒纱布，稍用力压迫片刻，用胶布固定。

（7）整理用物　清洁器械，整理用物及操作场所，医疗垃圾分类处置，作穿刺记录。

（8）标本送检　根据需要填写检验单，送检标本。同时作周围血涂片，以作对照。

（9）术后观察　卧床休息 1 天，保持针孔处干燥 2～3 天。

3. 注意事项

（1）向患者及其家属充分告知病情及进行该项操作的目的、过程、可能风险及需要配合的事项。术前检查出、凝血时间，询问有无出血倾向及麻醉药过敏史。

（2）注射器与穿刺针必须干燥，以免发生溶血。骨髓液抽出后应立即涂片，避免凝固。

（3）穿刺针头进入骨质后避免摆动过大，以免折断。如胸骨穿刺，用力不可过猛，穿刺不可过深，以防穿透内侧骨板而发生意外。

（4）做细胞形态学检查时，抽吸液量不宜超过 0.2ml，否则会使骨髓液稀释，影响结果判断。如做细菌培养，应先留取形态学检查标本后，再抽取 1～2ml 送检。

（5）干抽　操作正确，但仍不能抽取到骨髓液或仅吸出少许稀薄血液，则为“干抽”。可见于骨髓纤维化、骨髓有核细胞过度增生等。多次干抽时应进行骨髓活检。

第五节　心包腔穿刺术

PPT

【适应证】

1. 判定积液的性质与病原体。
2. 有心包填塞时，穿刺抽液以减轻症状。
3. 化脓性心包炎时，穿刺排脓、注药。

【禁忌证】

1. 主动脉夹层致心包积液者。
2. 以心脏扩大为主而积液量少者。
3. 有严重出血倾向或凝血功能障碍者应慎重考虑利弊。

【操作流程】

1. 准备工作

（1）仪表端庄，着装整洁，剪指甲，戴帽子、口罩、六步法洗手。

（2）用物准备　常规消毒治疗盘；无菌心包穿刺包（或一次性中心静脉导管穿刺包），内有心包穿刺针（针座接胶管），5ml 和 50ml 注射器，7 号针头，血管钳，洞巾，纱布；其他用物如 1% 利多卡因，无菌手套，试管，量杯等；备用心电图机，抢救药品，心脏除颤器和简易呼吸器。

（3）医患沟通　核查患者，询问有无药物过敏史（特别是局部麻醉药），同时嘱患者体位配合。告知穿刺必要性与可行性、可能出现的并发症等，并签署知情同意书。

（4）患者一般取坐位或半卧位，暴露前胸、上腹部。仔细叩出心浊音界，选好（或 B 超引导下）穿刺点。常用的部位有胸骨左缘、胸骨右缘、心尖部及剑突下。

2. 操作步骤

（1）消毒局部皮肤，覆盖消毒洞巾，在穿刺点自皮肤至心包壁层做局部麻醉。

（2）将连于穿刺针的橡胶皮管夹闭，穿刺针在选定且局麻后的部位进针。

（3）缓慢负压下进针，见到液体从针管流出时，提示穿刺针已进入心包腔，如果有心脏搏动撞击针尖感时，应稍退针少许，以免划伤心脏，同时固定针体。

（4）进入心包腔后，助手将注射器接于橡皮管上，放开钳夹处，缓慢抽液，当针管吸满后，取下针管前，应先用止血钳夹闭橡皮管，以防空气进入。记录抽液量，留标本送检。

（5）抽液完毕，拔出针头或套管，覆盖消毒纱布，压迫数分钟，并以胶布固定，必要时可留置导管。

3. 注意事项

（1）严格掌握适应证。因心包穿刺术有一定危险性，应由有经验医师操作或指导，并应在心电监护下进行穿刺，较为安全。

（2）术前须进行心脏超声检查，确定液平段大小与穿刺部位，选液平段最大、距体表最近点作为穿刺部位，或在超声显像指导下进行穿刺抽液更为准确、安全。

（3）如抽出鲜血应立即停止抽吸，并严密观察有无心脏压塞出现。

（4）操作应轻柔，进针切忌强力快速，进入心包后应随时细察针尖感觉。如有搏动感，提示针尖已触及心脏或已刺入心肌，应立即退针。抽液或冲洗时动作需轻缓。

（5）抽液速度宜缓慢，首次抽液量以 100ml 左右为宜，以后每次抽液 300～500ml，避免抽液过多导致心脏急性扩张。

第六节　胃管植入术

PPT

【适应证】

1. 急性胃扩张的患者。
2. 上消化道穿孔或胃肠道梗阻的患者。
3. 急腹症有明显胀气的患者或较大腹部手术前等。
4. 昏迷或不能经口进食者，如口腔疾患、口腔和咽喉手术后的患者。
5. 不能张口的患者，如破伤风患者。
6. 早产儿和病情危重的患者以及拒绝进食的患者。

【禁忌证】

1. 鼻咽部有癌肿或急性炎症导致鼻腔阻塞、严重呼吸困难的患者。
2. 食管静脉曲张、上消化道出血、心力衰竭和重度高血压患者。
3. 腐蚀性胃炎、食管或贲门狭窄或梗阻患者。

【操作流程】

1. 准备工作

（1）仪表端庄，着装整洁，剪指甲，戴帽子、口罩、六步法洗手。

（2）器械准备　备一次性胃管、弯盘、钳子或镊子、10ml（20ml）注射器、纱布、治疗巾、石蜡油、棉签、胶布、治疗碗、温开水、夹子及听诊器等。

（3）检查胃管是否通畅，长度标记是否清晰。

（4）插管前先检查鼻腔通气情况，选择通气顺利一侧鼻孔插管。

（5）医患沟通　核查患者，询问有无药物过敏史（特别是局部麻醉药），告知穿刺必要性与可行性、可能出现的并发症等，并签署知情同意书。

2. 操作步骤

（1）洗手，备齐用物，携至患者床旁，核对患者信息，并向家属解释插胃管的目的以及注意事项。

（2）嘱患者取平卧位或半卧位，选择无损伤较宽的一侧鼻孔进行操作。

（3）用石蜡油润滑胃管前段，左手持纱布托住胃管，右手持镊子夹住胃管前端。

（4）沿一侧鼻孔缓慢插入到咽喉部（14～16cm 处），嘱患者做吞咽动作，同时将胃管送下。插入深度为 45～55cm（患者前额发际至胸骨剑突的距离或鼻尖至耳垂在至胸骨剑突的距离），然后用胶布固定胃管于鼻翼处。

3. 注意事项

（1）注意检查胃管是否在胃内。

抽：胃管末端接注射器抽吸，如有胃液抽出，表示已插入胃内。

听：用注射器从胃管内注入少量空气，同时置听诊器于胃部听诊，如有气过水声，表示胃管已插入胃内。

看：将胃管末端置于盛水碗内应无气体逸出，如有气泡连续逸出且与呼吸一致，表示误入气管内。

（2）证实胃管在胃内后，将胃管末端折叠用纱布包好，用夹子夹住，置患者枕旁备用。留置胃管的患者要定时注意口腔卫生与护理。

（3）昏迷患者插入时应头后仰，当胃管插入会咽部约 15cm，左手托起头部使下颌靠近胸骨柄，加大咽部通道的弧度，使胃管延后壁滑行至所需插入长度。

第七节　三腔二囊管压迫术

PPT

门静脉高压引起的食管 - 胃底静脉曲张破裂出血、药物治疗无效的患者，或内镜下硬化剂注射或套扎术后再出血，一般止血治疗无效者可暂时使用三腔二囊管压迫术止血，为后续有效的止血起“桥梁”作用。

【适应证】

食管 - 静脉曲张破裂出血。

【禁忌证】

（1）咽喉食管肿瘤或手术致食管狭窄。

（2）病情危重或深昏迷不合作者。

（3）胸腹部动脉瘤者。

（4）严重冠心病、高血压、心功能不全者慎用。

【操作流程】

1. 准备工作

（1）仪表端庄，着装整洁，剪指甲，戴帽子、口罩、六步法洗手。

（2）用物准备　三腔两囊管、50ml 注射器、止血钳 3 把、治疗盘、无菌纱布、液体石蜡、0.5kg 重沙袋（或盐水瓶）、血压表、绷带、宽胶布。

（3）医患沟通　核对姓名、性别、床号等，同时嘱咐患者操作前注意事项；交代检查目的、可能出现的并发症等，并签字；再次确认患者的病情、体征；再次查体测量脉搏和血压，查看检查报告（B

超）和X线片，确认需要的操作无误。

（4）戴手套，检查患者有无鼻息肉、鼻甲肥厚、鼻中隔弯曲。选择鼻腔大的一侧，清除鼻腔内结痂，用湿棉签清洁鼻孔。

（5）检查三腔二囊管（有无漏气和充气后有无偏移，通向双气囊和胃腔的管道是否通畅）。远端45、60、65cm处管外有记号，标明管外端至贲门、胃、幽门的距离，以判断气囊所在位置。并预估插管深度，即三腔管比对从前额发际至胸骨剑突的距离。

2. 操作步骤

（1）将胃囊及食管囊内气体抽尽，用血管钳夹闭。再用液体石蜡涂抹三腔二囊管使其润滑。选择鼻腔大的一侧，清除鼻腔内结痂及分泌物。

（2）患者取侧卧位或平卧位，头偏向一边。铺巾，放置弯盘，自鼻腔内插入三腔二囊管，到达咽部时嘱患者吞咽配合，当达到65cm处，并在胃管内抽得胃液时，提示三腔二囊管已达胃部。

（3）用注射器向胃囊内注入空气200～300ml，将开口部反折弯曲后，用血管钳夹住，向外牵拉三腔二囊管，遇阻力时表示胃囊已达胃底部，在有中等阻力的情况下，用宽胶布固定于患者面部。将管外端打结一绷带，用500g重沙袋或盐水瓶通过滑轮固定于床架上持续牵引。

（4）若观察仍有活动性出血，继续用注射器向食管囊注入空气100～150ml，再用止血钳夹住管端。

（5）食管囊每8～12小时放气一次，胃囊每12～24小时放气一次，时间15～30分钟，并将三腔二囊管向胃内送少许以减轻胃底部压力，改善局部黏膜血循环，减压后定时抽取胃内容物观察有否再出血。每次充气前必须口服液体石蜡15ml，以润滑食管黏膜，防止囊壁与粘连。

（6）气囊压迫一般为3～4天，如继续出血可适当延长，出血停止24小时后，放气再观察24小时，如无出血可拔管。

3. 注意事项

（1）插管时应将气囊内空气抽尽，插管能浅勿深，先向胃气囊注气，然后再向食管气囊注气。

（2）三腔二囊管外用液体石蜡充分润滑，术者操作轻柔，嘱患者配合吞咽动作，不强行插管，牵拉方向与鼻孔成一直线。

（3）术中大出血需将患者头偏向一边，尽量吐出口中血块，防止窒息。必要时使吸痰器吸引。

（4）术后密切观察有无心律失常及呼吸困难等并发症出现。

第八节　吸痰术

PPT

【适应证】

用于危重患者、年老体弱、昏迷、麻醉未清醒等各种原因造成的不能有效咳嗽者，帮助其清除呼吸道分泌物、呕吐物，保持呼吸道通畅，预防并发症发生。

【禁忌证】

1. 肺出血时不宜频繁吸痰。
2. 气管内注入肺表面活性物质半小时内不宜吸痰。
3. 颅底骨折。

【操作流程】

1. 准备工作

（1）仪表端庄，着装整洁，剪指甲，戴帽子、口罩，六步法洗手。

（2）用物准备　无菌治疗盘内放置吸痰管、治疗碗（内盛生理盐水）、注射器、手套、弯盘、纱布。必要时备压舌板、开口器、拉舌器等检查设备（如中心性负压吸引或电动吸引器）性能和管道连接是否正确。

（3）医患沟通　核对姓名、性别、床号等，同时嘱咐患者操作前注意事项；交代检查目的及可能出现的并发症等。

2. 操作步骤

（1）协助患者采取舒适仰卧位，头偏向操作者。昏迷者可用开口器或压舌板帮助启开口腔。

（2）连接吸引器，调节负压。右手戴手套，连接吸痰管，试吸生理盐水，检查管道是否通畅。左手将导管末端折叠，右手持吸痰管从鼻孔（或口颊部）插入至咽部，当吸气时顺势插入气管，插入一定深度时开放导管折叠处进行吸痰，动作轻柔，从深部向上提拉，左右旋转，直至吸净。每次插入吸痰时间不超过15秒，以免缺氧。如痰未吸净，休息2～3分钟再吸。

（3）拔出吸痰管后吸入生理盐水冲洗吸痰管，操作完毕后，关闭吸引器，吸痰管泡入消毒液中，清理物品及操作时留在患者面部的污物，立即洗手，患者安置舒适，整洁，做好患者心理护理。

3. 注意事项

（1）正确掌握吸痰时机。

（2）吸痰动作要求轻柔而迅速，每次时间不超过15秒钟，吸痰过程中严密观察患者生命体征变化，在生命体征不稳定时及时停止。

（3）在进食后半小时内谨慎吸痰。

（4）严格执行无菌操作，治疗盘内用物，每日更换1～2次，吸痰管每次更换，勤做口腔护理。吸引口鼻腔的吸痰管严禁再进行气管内吸引。

（5）如痰液黏稠，可叩拍胸背以振动痰液或交替使用超声雾化吸入，使痰液稀释，便于吸出。

（6）小儿吸痰时，吸痰管宜细，吸力要小。

（7）吸痰过程中，及时观察呼吸频率的改变，吸出物的性状、量及颜色等。

第九节　吸氧术

PPT

【适应证】

1. 呼吸系统肺源性心脏病、哮喘、重症肺炎、肺水肿、气胸等。
2. 心血管系统心源性休克、心力衰竭、心肌梗死、严重心律失常。
3. 中枢神经系统颅脑外伤、各种原因引起的昏迷等。
4. 其他如严重的贫血、出血性休克、一氧化碳中毒、麻醉药物及氰化物中毒、大手术后、产程过长等。

【禁忌证】

1. 氧中毒。
2. 严重呼吸功能衰竭，应考虑呼吸机等治疗。

【操作流程】

1. 准备工作

（1）仪表端庄，着装整洁，剪指甲，戴帽子、口罩、六步法洗手。

（2）用物准备　中心供氧氧气装置、一次性吸氧管、蒸馏水、治疗碗内盛温开水、棉签、弯盘、手电筒、用氧记录单、笔。

（3）医患沟通　核对姓名、性别、床号等，同时嘱咐患者操作前注意事项，交代操作目的。

2. 操作步骤　操作者洗手，将所用物品携至床旁，核对患者，向患者解释操作目的取得患者同意，戴口罩，协助患者取舒适卧位。用手电筒检查患者鼻腔，用湿棉签清洁两侧鼻孔，安装氧气表并检查是否漏气，连接吸氧管调节氧流量，润滑吸氧管并检查是否通畅，将吸氧管轻轻插入两侧鼻孔内并妥善固定。记录给氧时间、给氧流量，并向患者及家属交代注意事项。清洁患者面部及整理床位。

3. 注意事项

（1）严格遵守操作规程，注意用氧安全，做好“四防”，即防震、防热、防火、防油。氧气筒放阴凉处，周围严禁烟火、易燃品，至少距火炉5m，距暖气1m，以防引起燃烧。

（2）用氧过程中注意观察用氧效果，从而选择适当的用氧浓度。

1）根据患者P、R、BP、精神、皮肤等。

2）测定动脉血气分析。

（3）严格按照操作程序，插管前先调节流量；中途调节流量时，先分离接管，再调流量；停止吸氧时先取下鼻导管，再关流量开关。

（4）持续用氧者，每日更换鼻导管两次以上，双侧鼻孔交替插管，并及时清除鼻腔分泌物。氧气筒内氧气不可用尽，应保留筒内压5kg/cm^2，以防再次充气引起爆炸。

（5）对未用或已用空的氧气筒，应分别悬挂“满”或“空”的标志，以避免急用时搬错而影响抢救速度。

（6）氧疗副作用有氧中毒、肺不张、呼吸道分泌物干燥等，需注意预防。

第十节　导尿术

PPT

【适应证】

1. 需要直接从膀胱导出不受污染的尿标本，作细菌培养，测量膀胱容量、压力及检查残余尿量，鉴别尿闭及尿潴留，以助诊断。

2. 尿潴留。

3. 盆腔内器官术前，为患者导尿，以排空膀胱，避免手术中误伤。

4. 昏迷、尿失禁或会阴部有损伤时，保留导尿管以保持局部干燥，清洁。某些泌尿系统疾病手术后，为促使膀胱功能的恢复及切口的愈合，常需做留置导尿术。

5. 抢救休克或垂危病员，正确记录尿量、比重，以观察肾功能。

【禁忌证】

急性尿道炎、急性前列腺炎等有急性泌尿系统感染的患者。

【操作流程】

1. 准备工作

（1）仪表端庄，着装整洁，剪指甲，戴帽子、口罩、六步法洗手。

（2）用物准备　一次性无菌导尿包，治疗碗内置空针、纱布、手套一付，弯盘，油布治疗巾，治疗卡，手消毒液。

（3）医患沟通　核查患者，告知操作的必要性与可行性、可能出现的并发症等，并签署知情同意书。

2. 操作步骤

（1）患者仰卧，两腿屈膝外展，臀下垫油布或中单。患者先用肥皂液清洗外阴；男患者翻开包皮清洗。

（2）以2%红汞或0.1%新洁尔灭或0.1%洗必泰溶液由内向外环形消毒尿道口及外阴部，然后在外阴部盖无菌洞巾，男性则用消毒巾裹住阴茎，露出尿道口。

（3）术者戴无菌手套站于患者右侧，以左手拇、示二指挟持阴茎，女性则分开小阴唇露出尿道口，右手将涂有无菌润滑油的导尿管慢慢插入尿道，导尿管外端用止血钳夹闭，将其开口置于消毒弯盘中。男性进入15～20cm，女性入6～8cm，松开止血钳，尿液即可流出。

（4）需作细菌培养者，留取中段尿于无菌试管中送检。

（5）将导尿管夹闭后再徐徐拔出，以免管内尿液流出污染衣物。如需留置导尿时，则以胶布固定尿管，以防脱出，外端以止血钳夹闭，管口以无菌纱布包好，以防尿液逸出和污染；或接上留尿无菌塑料袋，挂于床侧。

3. 注意事项

（1）严格无菌操作，预防尿路感染。

（2）插入尿管动作要轻柔，以免损伤尿道黏膜。若插入时有阻挡感可更换方向再插，见有尿液流出时再插入2cm，勿过深或过浅，尤忌反复抽动尿管。

（3）选择导尿管的粗细要适宜，对小儿或疑有尿道狭窄者，尿管宜细。

（4）对膀胱过度充盈者，排尿宜缓慢以免骤然减压引起出血或晕厥。

（5）测定残余尿时，嘱患者先自行排尿，然后导尿。残余尿量一般为5～10ml，如超过100ml，则应留置导尿。

（6）留置导尿时，应经常检查尿管固定情况，是否有脱出，必要时以无菌药液每日冲洗膀胱一次；每隔5～7日更换尿管一次，再次插入前应让尿道松弛数小时，再重新插入。

第十一节　简易呼吸器使用

PPT

【适应证】

1. 可治疗各种原因引起的急性呼吸衰竭，包括呼吸窘迫综合征（ARDS）。
2. 可用于慢性呼吸衰竭急性加剧的情况。
3. 重度急性肺水肿和哮喘持续状态。
4. 小儿心胸外科的术中、术后通气支持。
5. 呼吸功能不全者纤维支气管镜检查，颈部和气管手术，通常采用高频通气支持。

【禁忌证】

1. 气胸与纵隔隔膜积气。
2. 大量胸腔积液。
3. 肺大疱。
4. 急性心梗伴有心功能不全者。但气胸、支气管胸膜瘘、急性心肌梗塞、心功能不全者，必要时可使用高频通气。

【操作流程】

1. 准备工作

（1）仪表端庄，着装整洁，剪指甲，戴帽子、口罩，六步法洗手。

（2）用物准备 简易呼吸器（包括面罩、鸭嘴阀、呼气阀、呼吸囊、储氧袋等）。

（3）医患沟通 核查患者，告知操作的必要性与可行性、可能出现的并发症等，并签署知情同意书。

2. 操作步骤

（1）判断患者有无意识，判断患者呼吸及颈动脉搏。

（2）摆放体位，解开患者衣领、腰带、暴露胸部，去枕，床放平，垫按压板，清理呼吸道，取下假牙。

（3）开放气道（压额抬颌法），使用简易呼吸器，EC 手法固定面罩。有氧源时，连接氧气，8～10L/M，检查压力安全阀；无氧源时，撤除储气安全阀、储氧袋及氧气连接管。挤压简易呼吸器每次持续 1 秒钟，每分钟 10～12 次；如与胸外按压配合，比例为 2∶30。

（4）再次判断呼吸，安置患者，整理用物，消毒简易呼吸器。

3. 注意事项

（1）操作中注意观察胸廓是否随简易呼吸器送气而上下起伏。

（2）透过面罩观察患者口唇颜色是否转红。

（3）操作过程中始终保持气道通畅。

（4）呼气时面罩内是否呈雾状以判断有无自主呼吸。

（5）储氧袋必须与外接氧源一起使用，对有自主呼吸的患者应顺应其自主呼吸。对于呼吸减慢的患者可于两次呼吸间行一次或数次人工呼吸。挤压的节律：挤压时不可时大时小，时快时慢，以免损伤患者肺组织。对于清醒的患者，要做好心理疏导。指导患者“吸气、呼气”。

第十二节 穿脱隔离衣

PPT

【目的】

用于保护医务人员避免受到血液、体液和其他感染性物质污染。

【适应证】

1. 接触经接触传播的感染性疾病如传染病患者等时。
2. 对患者实行保护性隔离时，如大面积烧伤患者、骨髓移植等患者的治疗时。
3. 可能受到患者血液、体液、分泌物、排泄物喷溅时。

【操作流程】

1. 准备工作

（1）仪表端庄，着装整洁，剪指甲，戴帽子、口罩，六步法洗手。

（2）用物准备 隔离衣

2. 操作步骤

A）穿隔离衣

（1）手持衣领取隔离衣，清洁面朝自己。将衣领两端向外折，对齐肩缝，露出肩袖内口。

（2）一手持衣领，另一手伸入袖内并向上抖，注意勿触及面部。

（3）一手将衣领向上拉，使另一手露出。依法穿好另一袖。

（4）两手持衣领顺边缘由前向后扣好领扣，然后扣好袖口或系上袖带。

（5）从腰部向下约5cm处自一侧衣缝将隔离衣后身向前拉，见到衣边捏住，依法将另一边捏住，两手在背后将两侧衣边对齐，向一侧按压折叠，以一手按住，另一手将腰带拉至背后压住折叠处，在背后交叉，回到前面打一活结，系好腰带。

B）脱隔离衣

（1）解开腰带，在前面打一活结。

（2）解开袖口，塞入袖袢内，充分暴露双手。

（3）执行手卫生。

（4）解开领扣，一手伸入另一侧袖口内，拉下衣袖过手（用清洁手拉袖口内清洁面），用遮盖着的手在外面拉下另一衣袖；解开腰带，两手在袖内使袖子对齐，双臂逐渐退出。

（5）双手持领，将隔离衣两边对齐（如挂在缓冲区的隔离衣，清洁面向外；如挂在污染区的隔离衣，污染面向外），挂在勾上。（等待手术时双手拱手于胸前，或置于胸前特制的衣袋里保持）

3. 注意事项

（1）隔离衣的大小合适、无破损。穿隔离衣前，准备好工作中一切需要物品，避免穿隔离衣到清洁区取物。

（2）穿隔离衣时，避免接触清洁物，系衣领时，勿使衣袖触及面部、衣领及工作帽，需将内面工作服完全遮盖。隔离衣内面及衣领为清洁区。穿脱时，要注意避免污染。

（3）穿隔离衣后，只能在规定区域内进行活动，不得进入清洁区。

（4）隔离衣每班更换，如有潮湿或污染，应立即更换。

（5）解袖口时，不可使衣袖外侧塞入袖内。

（6）穿脱隔离衣过程中避免污染衣领和清洁面，始终保持衣领清洁。

（7）执行手卫生时不能沾湿隔离衣，隔离衣也不可触及其他物品。

（王晓芹）

目标检测

答案解析

一、选择题（A 型题）

1. 关于胸膜腔穿刺术，下述选项不正确的是
   - A. 穿刺选在胸部叩诊实音最明显部位进行
   - B. 常取肩胛线或腋后线第 9 肋间以下
   - C. 也可选腋中线第 6～7 肋间
   - D. 腋前线第 5 肋间
   - E. 包裹性积液可结合 X 线或超声波检查确定
2. 胸腔穿刺抽液引起急性肺水肿是由于
   - A. 穿刺损伤肺组织
   - B. 抽液过多、过快，胸内压突然下降
   - C. 胸膜过敏反应
   - D. 穿刺损伤肺血管
   - E. 空气栓塞
3. 下列禁作骨髓穿刺的是
   - A. 显著血小板减少
   - B. 粒细胞缺乏症
   - C. 重度贫血

D. 血友病　　　　　　　E. 恶性组织细胞病

二、思考题

患者，男性，53 岁。以腹胀 2 个月就诊。查体：腹部明显膨隆，左下腹部见静脉曲张，腹壁张力高，移动性浊音阳性。诊断为肝硬化大量腹腔积液。作为接诊医生，请思考需要为该患者做哪项检查？操作步骤及注意事项是什么？

书网融合……

本章小结　　微课　　题库

第七篇　病历书写及临床思维方法

第二十七章　病历书写

PPT

学习目标

1. 通过本章学习，重点把握病历书写的种类、格式和内容，掌握住院病历的内容书写格式与要求，熟悉门诊病历的格式及内容。

2. 学会在上级医师指导下进行病史采集、体格检查、综合分析辅助检查结果，能将上述资料进行系统整理、写出格式正确、符合要求的完整病历；具有实事求是、严谨细致的工作作风，增强规范意识。

为规范我国医疗机构病历书写行为，提高病历质量，保障医疗质量和医疗安全，结合当前医疗机构管理和医疗质量管理面临的新形势和新特点，2010 年原国家卫生部修订和颁布了《病历书写基本规范》。在此规范中，将病历定义为医务人员在医疗活动过程中形成的文字、符号、图表、影像、切片等资料的总和，包括门（急）诊病历和住院病历。病历书写则是指医务人员通过问诊、查体、辅助检查、诊断、治疗和护理等医疗活动获得有关资料，并进行归纳、分析、整理形成医疗活动记录的行为。

病历不仅真实反映患者病情，也直接反映医院医疗质量、学术水平及管理水平，为医疗、科研、教学提供极其宝贵的基础资料，也为医院管理提供不可缺少的医疗信息。同时，在涉及医疗纠纷时，病历是帮助判定法律责任的重要依据，在基本医疗保险制度的改革中，病历又是有关医疗付费的凭据。因此，病历既是医疗工作的全面记录，也是一种重要的法律证据。书写完整而规范的病历是每个医师必须掌握的一项临床基本功，病历书写质量的优劣是考核临床医师实际工作能力的客观检验标准之一。

第一节　病历书写的基本要求

微课

情境导入

情境描述　某医院电子病历系统在进行升级时出现漏洞。医师邹某利用该漏洞，擅自篡改某患者已经归档的电子病历，并打印替换了原纸质病历、冒签其他医师姓名。

讨论　病历作为记录医疗行为的主要载体，应保证其真实性，不能随意修改，更不能篡改。本案例中，邹某的行为违反了什么规定？

病历反映了疾病发生、发展、转归和诊疗情况的全过程，是临床医师进行正确诊断、抉择治疗和制定预防措施的科学依据。病历可以展示各个专科技术的发展，也可以呈现医学发展成就和创新精神。病历书写有基本的要求。

一、客观、真实、准确、及时、完整、规范

病历不能掺杂主观臆测，更不能虚构，必须客观地、真实、准确地反映病情和诊疗经过。同时，病历应按各种文件完成时间的要求及时书写。如：门（急）诊病历要及时书写，入院记录应于患者入院后24小时内完成。危重患者的病历应及时完成，因抢救危重患者未能及时书写病历的，应在抢救结束后6小时内据实补记，并注明抢救完成时间和补记时间。各项记录应注明记录时间，具体到分钟，日期和时间一律使用阿拉伯数字书写，采用24小时制记录。

病历具有特定的格式，临床医师必须按规定格式进行系统而完整书写。例如：门（急）诊病历记录分为初诊病历记录和复诊病历记录，有其特有的格式。入院记录格式分为传统式入院记录和表格式入院记录两种，两者记录的格式和项目基本上是一致的。前者系统而完整，便于资料储存和人才培训；后者简便、省时，便于计算机管理，有利于病历的规范化。

书写病历时要注意：

1. 各种表格栏内必须按项认真填写，无内容者画“/”或“—”。

2. 每张记录用纸均须完整填写眉栏（患者姓名、住院号、科别、床号）及页码，以避免与其他患者混淆。

3. 度量衡单位一律采用中华人民共和国法定计量单位。

4. 各种检查报告单应分门别类按日期顺序整理好归入病历。

二、字迹工整，签名清晰

病历书写应当文字工整，字迹清晰，以便他人阅读。

病历书写应当使用蓝黑墨水或碳素墨水笔，需复写的病历资料可用蓝色或黑色油水的圆珠笔。过敏药物、异常的化验报告单用红色墨水笔标记。计算机打印的病历应当符合病历保存的要求。各项记录书写结束时应在右下角签全名，字迹应清楚易认。某些医疗活动需要的“知情同意书”还应有患者或其授权人（法定代理人）签字。

三、表述准确，用词恰当

书写病历时要运用规范的汉语和汉字，要使用通用的医学词汇和术语，力求语言精练、准确，语句通顺、标点符号正确。

1. 以《新华字典》为准，规范使用汉字，避免错别字。两位以上的数字一律用阿拉伯数字书写。

2. 病历书写应当使用中文和医学术语，通用的外文缩写和无正式中文译名的症状、体征、疾病名称、药物名称可以使用外文。但疾病名称不能中外文混用，如肝Ca。为避免不必要的纠纷，除如“CT”等已为众所周知的外文缩写外，建议在诸如医患沟通记录、各类知情同意书、病危（重）通知书、出院记录等需告知患方有关诊断或诊疗方案的医疗文书中，仍应使用中文书写。

3. 疾病诊断、手术、各种治疗操作的名称书写和编码应符合《国际疾病分类》（ICD-10、ICD-9-CM-3）的规范要求。患者述及的既往所患疾病名称和手术名称应加引号。

四、审阅严格，修改规范

书写过程中出现错字时，应当用双线划在错字上，保留原记录清楚、可辨，注明修改时间，并签

名。不得采用刮、粘、涂等方法掩盖或去处原来的字迹。

上级医务人员有审查和修改下级医务人员所书写病历的责任。实习医务人员、试用期医务人员书写的病历，应当经过本医疗机构注册的医务人员审阅、修改并签名。审查修改应保持原记录清楚可辨，并注明修改时间。上级医师审核签名应在署名医师的左侧，并以斜线相隔。进修医务人员由医疗机构根据其胜任本专业工作实际情况认定后书写病历。

五、法律意识，尊重权利

病历是具有法律效力的医疗文件，是涉及医疗纠纷和诉讼的重要依据，病历书写中应特别重视相关的法律问题。

在病历书写中应注意体现患者的知情权和选择权，医务人员应当将治疗方案、治疗目的、检查和治疗中可能发生的不良后果以及对可能出现的风险和预处理方案如实告知患者或家属，并在病历中详细记载，由患者或授权人（法定代理人）签字确认，以保护患者的知情权。诊疗过程中应用新的治疗方法、输血、麻醉、手术等多种治疗手段，治疗中可能发生的不良后果，均需与患者或授权人（法定代理人）充分沟通，并将结果记录在案，患者对诊疗方法自主决定应签字确认，充分体现患者自主选择权。在充分尊重患者权利，贯彻“以人为本”的人文理念的同时，医务人员也保存了相关的证据，以保护医患双方的合法权利。

按照有关规定须取得患者书面同意方可进行的医疗活动（如特殊检查、特殊治疗、手术、试验性临床医疗等)，应当由患者本人签署同意书。患者因病无法签字时，应当由其授权的人员签字；患者不具备完全民事行为能力时，应当由其法定代理人签字；为抢救患者，在法定代理人或被授权人无法及时签字的情况下，可由医疗机构负责人或者被授权的负责人签字。

因实施保护性医疗措施不宜向患者说明情况的，应当将有关情况告知患者近亲属，由患者近亲属签署知情同意书，并及时记录。患者无近亲属的或者患者近亲属无法签署同意书的，由患者的法定代理人或者关系人签署同意书。

总之，书写规范病历是每个医生必备的基本功，它既可以锻炼医生认真负责、严谨求精的工作作风，又可以培养医师临床思维能力，提高业务水平。从医院角度来讲，病历可以反映医院医疗质量、技术水平和管理水平，既是临床科研的基础资料，又是生动的教科书。

素质提升

2015 年，一位老人向北京大学人民医院妇科主任王世军医生求诊时出示了几张自家长辈的病历复印件让他过目，看到病历的落款，王医生发现这份病历竟然出自我国现代妇产科泰斗林巧稚之手。这份病历写于 1946 年，共有 5 页，一半中文，一半英文，书写端正，内容详尽。这样高颜值的手写病历，林巧稚医生一共写了 70 多年。相比这些对于林巧稚医生而言再普通不过的病历，她无数次为患者牺牲个人利益的可贵精神更加值得被世人铭记。

作为首届中科院院士中的唯一一名女性，林巧稚医生终身未婚，没有子女，她在产房度过了半个多世纪的春秋，亲手迎接了 5 万多个孩子来到人间，人们称她为“万婴之母”，她说“我的唯一伴侣就是床头那部电话，我是一辈子的值班医生。”

1983 年 4 月 22 日，林巧稚医生病逝于北京，享年 82 岁。她在去世前嘱咐将其遗体用于医学研究，将奉献一词诠释到了极致。为医学事业舍弃了爱情、婚姻和子女的林巧稚医生，把一生都交给了病患，林巧稚医生秉承着博爱的理念拯救了万千母婴，也将其毕生所学尽数传授给后辈以造福后世。

第二节 病历书写种类、格式及内容

病历一般分两类，即住院病历和门（急）诊病历。

一、住院病历

住院病历是指患者住院后，医务人员对患者疾病进行检查、诊断、治疗等医疗活动的记录，也是对患者的病史、医疗资料加以归纳、整理、综合、分析后，按规定的格式和要求书写的患者的医疗健康档案。内容包括住院病历首页、入院记录、病程记录（含抢救记录）、疑难病例讨论记录、会诊意见、上级医师查房记录、体温单、医嘱单、化验单（检验报告）、医学影像资料、特殊检查（治疗）同意书、手术同意书、麻醉记录单、手术及手术护理记录单、病理资料、护理记录、出院记录（或死亡记录）、死亡病例讨论记录等。

（一）入院记录的书写格式与内容

入院记录是指患者入院后，由经治医师通过问诊、查体、辅助检查获得有关资料，并对这些资料归纳分析书写而成的记录。分为入院记录、再次或多次入院记录、24 小时内入出院记录、24 小时内入院死亡记录。

入院记录应由本医疗机构注册的医师书写，并于患者入院后 24 小时内完成。内容包括：

1. 患者一般情况 包括姓名、性别、年龄、民族、婚姻状况、出生地、职业、入院时间、记录时间、病史陈述者，需逐项填写，不可空缺，记录时间应记录到分钟。

2. 主诉 主诉是指促使患者就诊的主要症状（或体征）及持续时间。要求简明精练，一般 1 ~ 2 句，20 字左右。主诉一般用症状学名词，原则上不用诊断名称或辅助检查结果代替。但在一些特殊情况下，疾病已明确诊断，住院的目的是为进行某项特殊治疗（如化疗、放疗）者，可用病名，如白血病患者入院定期化疗。一些无症状（或体征）的临床实验室、医学影像检查异常结果也可作为主诉，如“发现血压升高 2 个月”。主诉症状多于一项时，应按发生时间先后顺序分别列出，一般不超过 3 个。

3. 现病史 现病史是指患者本次疾病的发生演变诊疗等方面的详细情况，是住院病历书写的重点内容，应当结合问诊内容，经整理分析后，围绕主诉按时间顺序书写进行描写。现病史的主要内容应包括：发病情况、主要症状特点及其发展变化情况、伴随症状、发病以来诊治经过及结果、发病以来的一般情况，以及与鉴别诊断有关的阳性或阴性资料等。

4. 既往史 既往史是指患者过去的健康和疾病情况，内容包括既往一般健康状况、疾病史、传染病史、预防接种史、手术外伤史、输血史、食物或药物过敏史等。对患者提供的诊断、手术名称、过敏药物需加引号。手术外伤史应写明因何种疾病在何地做何种手术、手术日期、手术结果，外伤日期、部位、程度、诊疗及结果等。

5. 个人史 记录出生地及长期居留地，生活习惯及有无烟、酒等嗜好，常用药物，职业与工作条件及有无工业毒物粉尘、放射性物质接触史，有无冶游史。

6. 婚育史、月经史 婚育史记录婚姻状况、结婚年龄、配偶健康状况、子女状况、性生活情况等。生育史按足月分娩数 - 早产数 - 流产或人流数 - 存活数顺序写明，如足月产 0 次，无早产，流产 2 次，现存子女 0 人，可简写为 0 - 0 - 2 - 0 或用孕 2 产 0 表示。并记录计划生育措施。

女性患者月经史应记录初潮年龄、行经期天数、间隔天数、末次月经时间（或闭经年龄）等情况，采用月经式来表示，记录格式为：

初潮年龄 $\frac{行经期（天）}{月经周期（天）}$ 末次月经时间（LMP）或绝经年龄

同时记录月经量、颜色，有无血块、痛经、白带等情况。

7. 家族史 记录直系亲属和与本人生活密切相关的亲属健康状况，有无与患者类似疾病，有无传染或家族遗传倾向的疾病。如已死亡，应记录死亡原因及年龄。

8. 体格检查 应当按照系统循序进行书写。内容包括体温、脉搏、呼吸、血压，一般情况，皮肤、黏膜，全身浅表淋巴结，头部及其器官，颈部，胸部（胸廓、肺部、心脏、血管），腹部（肝、脾等），直肠肛门，外生殖器，脊柱，四肢，神经系统等。专科体格检查情况应当根据专科需要记录专科特殊情况。

（1）生命体征 具体记录的内容及格式见下：体温 ℃，脉搏 次/分，呼吸 次/分，血压 / mmHg。

（2）一般状况 发育（正常、异常），体型（无力型、正力型或超力型），营养（良好、中等、不良、肥胖），神志（清楚、模糊、昏睡、谵妄、昏迷），体位（自主、被动、强迫），面容与表情（安静、忧虑、烦躁、痛苦、急、慢性病容或特殊面容），步态，检查能否合作。

（3）皮肤、黏膜 色泽（正常、潮红、苍白、发绀、黄染、色素沉着），温度，湿度，弹性，有无水肿、皮疹、瘀点、紫癜、皮下结节、肿块、蜘蛛痣、肝掌、溃疡和瘢痕，毛发的生长及分布。

（4）淋巴结 全身或局部淋巴结有无肿大（部位、大小、数目、硬度、活动度或粘连情况，局部皮肤有无红肿、波动、压痛、瘘管、瘢痕等）。

（5）头部及其器官

①头颅：大小、形状，有无肿块、压痛、瘢痕，头发（量、色泽、分布）。

②眼：眉毛（脱落、稀疏），睫毛（倒睫），眼睑（水肿、运动、下垂），眼球（凸出、凹陷、运动、斜视、震颤），结膜（充血、水肿、苍白、出血、滤泡），巩膜（黄染），角膜（云翳、白斑、软化、溃疡、瘢痕、反射、色素环），瞳孔（大小、形态、对称或不对称、对光反射及调节与辐辏反射）。

③耳：有无畸形、分泌物、乳突压痛，听力情况。

④鼻：有无畸形、鼻翼扇动、分泌物、出血、阻塞，有无鼻中隔偏曲或穿孔和鼻窦压痛等。

⑤口腔：气味，有无张口呼吸，唇（畸形、颜色、疱疹、皲裂、溃疡、色素沉着），牙齿（龋齿、缺齿、义齿、残根，斑釉齿，注明位置），牙龈（色泽、肿胀、溃疡、溢脓、出血、铅线），舌（形态、舌质、舌苔、溃疡、运动、震颤、偏斜），颊黏膜（发疹、出血点、溃疡、色素沉着），咽（色泽、分泌物、反射、腭垂位置），扁桃体（大小、充血、分泌物、假膜），喉（发音清晰、嘶哑、喘鸣、失音）。

⑥颈部：对称，有无强直，有无颈静脉怒张、肝颈静脉回流征、颈动脉异常搏动，气管位置，甲状腺（大小、硬度、压痛、结节、震颤、血管杂音）。

（6）胸部 胸廓（对称、畸形，有无局部隆起或塌陷、压痛），呼吸（频率、节律、深度），乳房（大小、乳头、有无红肿、压痛、肿块和分泌物），胸壁有无静脉曲张、皮下气肿等。

（7）肺

①视诊：呼吸运动（两侧对比），呼吸类型，有无肋间隙增宽或变窄。

②触诊：呼吸运动度、语颤（两侧对比），有无胸膜摩擦感、皮下捻发感等。

③叩诊：叩诊音分布，肺上界、肺下界及肺下界移动度。

④听诊：呼吸音（性质、强弱，异常呼吸音及其部位），有无干湿音和胸膜摩擦音。语音传导（增

强、减弱、消失）等。

（8）心

①视诊：心前区隆起，心尖搏动或心脏搏动位置，范围和强度。

②触诊：心尖搏动的性质及位置，有无震颤（部位、时相）和心包摩擦感。

③叩诊：心脏左、右浊音界，可用左、右第 2、3、4、5 肋间距前正中线的距离（cm）表示，须注明左锁骨中线距前正中线的距离（cm），心脏是否扩大。

④听诊：心率、心律、心音，P_2和 A_2强度的比较，有无心音分裂、额外心音、杂音（部位、性质、时相，连续性、强度、传导方向以及与运动、体位和呼吸的关系）、心包摩擦音等。

⑤血管桡动脉：脉搏频率，节律（规则、不规则、脉搏短绌），有无奇脉和交替脉等，搏动强度，动脉壁弹性，紧张度。

周围血管征：有无毛细血管搏动、射枪音、水冲脉和动脉异常搏动。

（9）腹部　腹围（有腹腔积液或腹部包块等疾病时测量）。

①视诊：形状（对称、平坦、膨隆、凹陷），呼吸运动，胃肠蠕动波，有无皮疹、色素、条纹、瘢痕、腹壁静脉曲张（及其血流方向），疝和局部隆起（器官或包块）的部位、大小、轮廓，腹部体毛。

②触诊：腹壁紧张度，有无压痛、反跳痛、液波震颤、肿块（部位、大小、形状、硬度、压痛、移动度、表面情况、搏动）。

肝脏：大小（右叶以右锁骨中线肋下缘，左叶以前正中线剑突下至肝下缘多少厘米表示），质地（Ⅰ度：软；Ⅱ度：韧；Ⅲ度：硬），表面（光滑度），边缘，有无结节、压痛和搏动等。

胆囊：大小，形态，有无压痛、Murphy 征。

脾脏：大小，质地，表面，边缘，移动度，有无压痛摩擦感，脾脏明显大时以二线测量法表示。

肾脏：大小、形状、硬度、移动度，有无压痛。

膀胱：膨胀。

③叩诊：肝上界在第几肋间，肝浊音界（缩小、消失），肝区叩击痛，有无移动性浊音、高度鼓音、肾区叩击痛等。

④听诊：肠鸣音（正常、增强、减弱、消失、金属音），有无振水音和血管杂音等。

（10）肛门、直肠　视病情需要检查。有无肿块、裂隙、创面。直肠指诊（括约肌紧张度，有无狭窄、肿块、触痛、指套染血；前列腺大小、硬度，有无结节及压痛等）。

（11）外生殖器　根据病情需要做相应检查。

①男性：包皮，阴囊，睾丸，附睾，精索，有无发育畸形、鞘膜积液。

②女性：检查时必须有女医护人员在场，必要时请妇科医师检查。包括外生殖器（阴毛、大小阴唇、阴蒂、阴阜）和内生殖器（阴道、子宫、输卵管、卵巢）。

（12）脊柱　活动度，有无畸形（侧凸、前凸、后凸）、压痛和叩击痛等。

（13）四肢　有无畸形，杵状指（趾），静脉曲张，骨折及关节红肿、疼痛、压痛、积液、脱臼、强直、畸形，水肿，肌肉萎缩，肌张力变化或肢体瘫痪等。

（14）神经反射

①生理反射：浅反射（角膜反射、腹壁反射、提睾反射），深反射（肱二头肌、肱三头肌及膝腱、跟腱反射）。

②病理反射：Babinski 征、Oppenheim 征、Gordon 征、Chaddock 征、Hoffmann 征。脑膜刺激征：颈项强直、Kernig 征、Brudzinski 征。

必要时做运动、感觉等及神经系统的其他特殊检查。

（15）专科情况　如外科、耳鼻咽喉科、眼科、妇产科情况等，需写“专科情况”，主要记录与本专科有关的体征征，前面体格检查中的相应项目不必重复书写。

9. 辅助检查　指入院前所做的与本次疾病相关的主要实验室和器械检查及其结果。应分类按检查时间顺序记录检查结果，如系在其他医疗机构所做检查，应当写明该机构名称、检查号和时间。

10. 病历摘要　简明扼要、高度概述病史要点，体格检查、实验室及器械检查的重要阳性和具重要鉴别意义的阴性结果，字数在300字以内为宜。

11. 初步诊断　初步诊断是指经治医师根据患者入院时情况，综合分析所作出的诊断。诊断名称应确切，分清主次，顺序排列，主要疾病在前，次要疾病在后，并发症列于有关主病之后，伴发病排列在最后。诊断应尽可能的包括病因诊断、病理解剖部位和功能诊断。对一时难以肯定诊断的疾病，可在病名后加“?”。一时既查不清病因，也难以判定在形态和功能方面改变的疾病，可暂以某症状待诊或待查作为诊断，并应在其后注明一两个可能性较大或待排除疾病的病名，如“发热待查，肺结核?”。

12. 修正诊断　凡以症状待诊的诊断以及初步诊断不完善或不符合的诊断，上级医师在诊疗过程中应做出“修正诊断”，修正诊断可打印新的一页“修正诊断”，并注明修正日期，修正医师也需要签名。随着诊疗活动的进展，医师对之前的诊断可以进行多次修正和补充，可表述为“第一次修正诊断”、“第二次修正诊断”等，需注明日期，同时修正医师签名。

13. 医师签名　书写入院记录的医师在初步诊断的右下角签全名，字迹应清楚易认。

（二）住院期间常用医疗文件

1. 再次或多次入院记录　再次或多次入院记录，是指患者因同一种疾病再次或多次住入同一医疗机构时书写的记录。要求及内容基本同入院记录。主诉是记录患者本次入院的主要症状（或体征）及持续时间；现病史中要求首先对本次住院前历次有关住院诊疗经过进行小结，然后再书写本次入院的现病史。

2. 24小时内入出院记录、24小时内入院死亡记录　患者入院不足24小时出院，可书写24小时内入出院记录。内容包括患者姓名、性别、年龄、职业、入院时间、主诉、入院情况、入院诊断、诊疗经过、出院情况、出院诊断、出院医嘱、医师签全名。患者入院不足24小时死亡的，可写24小时内入院死亡记录，内容和24小时内入出院记录基本相同，只是将出院诊断项改为死亡原因，死亡诊断。

3. 病程记录　病程记录是指继入院记录之后，对患者病情和诊疗过程所进行的连续性记录。内容包括患者的病情变化情况、重要的辅助检查结果及临床意义、上级医师查房意见、会诊意见、医师分析讨论意见、所采取的诊疗措施及效果、医嘱更改及理由、向患者及其近亲属告知的重要事项等。

病程记录不仅要真实、及时，还要有分析判断和计划总结，注意全面系统、重点突出、前后连贯，反映出诊断的过程和健康问题的管理及主管医师的诊疗水平甚至全院的诊疗水平。病程记录的内容及要求如下。

（1）首次病程记录　首次病程记录是指患者入院后由经治医师或值班医师书写的第一次病程记录，应当在患者入院8小时内完成。首次病程记录的内容包括：①病例特点：应当在对病史、体格检查和辅助检查进行全面分析、归纳和整理后写出本病例特征，包括阳性发现和具有鉴别诊断意义的阴性症状和体征等。②拟诊讨论（诊断依据及鉴别诊断）：根据病例特点，提出初步诊断和诊断依据；对诊断不明的写出鉴别诊断并进行分析；并对下一步诊治措施进行分析。③诊疗计划：提出具体的检查及治疗措施安排。

（2）日常病程记录　日常病程记录是指对患者住院期间诊疗过程的经常性、连续性记录。由经治医师书写，也可以由实习医务人员或试用期医务人员书写，但应有经治医师签名。书写日常病程记录时，首先标明记录时间，另起一行记录具体内容。对病危患者应当根据病情变化随时书写病程记录，每天至少1次，记录时间应当具体到分钟。对病重患者，至少2天记录一次病程记录。对病情稳定的患者，至少3天记录一次病程记录。

记录的内容包括患者的病情变化情况，重要辅助检查结果及临床意义、上级医师查房意见、会诊意见、医师分析讨论意见、所采取的诊疗措施及效果、医嘱更改及理由、向患者及其近亲属告知的重要事项等。

（3）上级医师查房记录　上级医师查房记录指上级医师在查房时对患者病情、诊断、鉴别诊断、当前治疗措施疗效的分析及下一步诊疗意见的记录，属于病程记录的重要内容，代表上级医师及本医院的医疗水平。

在临床医疗活动中，必须履行三级医师逐级负责，逐级请示。即主治医师应对住院医师的诊疗工作负责，副主任医师、主任医师应对主治医师的诊疗工作负责，形成一个完整的诊疗体系。三级查房（主任、主治、住院医师）记录是原卫生部规定的必做项目，下级医师应在查房后及时完成，在病程记录中要明确标记，并另起一行。主治医师首次查房记录应当于患者入院48小时内完成。内容包括查房医师的姓名、专业技术职务、补充的病史和体征、诊断依据与鉴别诊断的分析及诊疗计划等。主治医师日常查房记录间隔时间视病情和诊疗情况确定，内容包括查房医师的姓名、专业技术职务、对病情的分析和诊疗意见等。科主任或具有副主任医师以上专业技术职务任职资格医师查房的记录，内容包括查房医师的姓名、专业技术职务、对病情的分析和诊疗意见等。

同时要注意，上级医师的查房记录必须由查房医师审阅并签名。书写上级医师查房记录时，应在记录日期后，注明上级医师的姓名及职称，下级医师应如实记录上级医师的查房情况，尽量避免写“上级医师同意诊断、治疗”等无实质内容的记录。记录内容应包括对病史和体征的补充、诊断依据、鉴别诊断的分析和诊疗计划。

（4）疑难病例讨论记录　疑难病例讨论记录是指由科主任或具有副主任医师以上专业技术任职资格的医师主持、召集有关医务人员对确诊困难或疗效不确切病例讨论的记录。内容包括讨论日期、主持人、参加人员姓名及专业技术职务、具体讨论意见及主持人小结意见等。

（5）交（接）班记录　交（接）班记录是指患者经治医师发生变更之际，交班医师和接班医师分别对患者病情及诊疗情况进行简要总结的记录。交班记录应当在交班前由交班医师书写完成；接班记录应当由接班医师于接班后24小时内完成。

交班记录紧接病程记录书写，接班记录紧接交班记录书写，不另立专页，但需在横行适中位置标明“交班记录”或“接班记录”字样。交班记录应简明扼要地记录患者的主要病情、诊断治疗经过、手术患者的手术方式和术中发现，计划进行而尚未实施的诊疗操作、特殊检查和手术，患者目前的病情和存在问题，今后的诊疗意见、解决方法和其他注意事项。接班记录应在复习病历及有关资料的基础上，再重点询问和体格检查，力求简明扼要，避免过多重复，着重书写今后的诊断、治疗的具体计划和注意事项。

（6）转科记录　转科记录是指患者住院期间需要转科时，经转入科室医师会诊并同意接收后，由转出科室和转入科室医师分别书写的记录。

转科记录包括转出记录和转入记录。转科记录内容包括入院日期、转出或转入日期，转出、转入科室，患者姓名、性别、年龄、主诉、入院情况、入院诊断、诊疗经过、目前情况、目前诊断、转科目的及注意事项或转入诊疗计划、医师签名等。

转出记录由转出科室医师在患者转出科室前书写完成（紧急情况除外），转出记录应特别注意交代清楚患者当前的病情和治疗及转科时需注意事项，患者转科后尚需继续进行的本科治疗项目也应详细交代；转入记录由转入科室医师于患者转入后24小时内完成。

（7）阶段小结　阶段小结是患者住院时间较长，由经治医师每月所做的病情及诊疗情况的总结。阶段小结的内容包括入院日期、小结日期，患者姓名、性别、年龄、主诉、入院情况、入院诊断、诊疗经过、目前情况、目前诊断、诊疗计划、医师签名等。

交（接）班记录、转科记录可代替阶段小结。

（8）抢救记录　抢救记录是患者病情危重，采取抢救措施时需做的记录。因抢救急危患者，未能及时书写病历的，有关医务人员应当在抢救结束后6小时内据实补记，并加以注明。抢救记录要详细叙述病情变化经过情况、按时间顺序记录所采取的具体措施、参加抢救的医务人员姓名及专业技术职称等。记录抢救时间应当具体到分钟。

（9）有创诊疗操作记录　有创诊疗操作记录是指在临床诊疗活动过程中进行的各种诊断、治疗性操作（如胸腔穿刺等）的记录，应当在操作完成后即刻书写。内容包括操作名称、操作时间、操作步骤、结果及患者一般情况，记录过程是否顺利、有无不良反应，术后注意事项及是否向患者说明，操作医师签名。

（10）会诊记录（含会诊意见）　会诊记录是指患者在住院期间需要其他科室或者其他医疗机构协助诊疗时，分别由申请医师和会诊医师书写的记录。会诊记录应另页书写，内容包括申请会诊记录和会诊意见记录。申请会诊记录应当简要载明患者病情及诊疗情况、申请会诊的理由和目的，申请会诊医师签名等。常规会诊意见记录应当由会诊医师在会诊申请发出后48小时内完成，急会诊时会诊医师应当在会诊申请发出后10分钟内到场，并在会诊结束后即刻完成会诊记录。会诊记录内容包括会诊意见、会诊医师所在的科别或者医疗机构名称、会诊时间及会诊医师签名等。申请会诊医师应在病程记录中记录会诊意见执行情况。

（11）术前小结　术前小结是指在患者手术前，由经治医师对患者病情所做的总结。内容包括简要病情、术前诊断、手术指征、拟施手术名称和方式、拟施麻醉方式、注意事项，并记录手术者术前查看患者相关情况等。

（12）术前讨论记录　术前讨论记录是指因患者病情较重或手术难度较大，手术前在科主任或具有副主任医师以上专业技术任职资格的医师主持下，对拟实施手术方式和术中可能出现的问题及应对措施所做的讨论。讨论内容包括术前准备情况、手术指征、手术方案、可能出现的意外及防范措施、参加讨论者的姓名及专业技术职务、具体讨论意见及主持人小结意见、讨论日期、记录者的签名等。

（13）麻醉术前访视记录　麻醉术前访视记录是指在麻醉实施前，由麻醉医师对患者拟施麻醉进行风险评估的记录。麻醉术前访视可另立单页，也可在病程中记录。内容包括姓名、性别、年龄、科别、病案号，患者一般情况、简要病史、与麻醉相关的辅助检查结果、拟行手术方式、拟行麻醉方式、麻醉适应证及麻醉中需注意的问题、术前麻醉医嘱、麻醉医师签字并填写日期。

（14）麻醉记录　麻醉记录是指麻醉医师在麻醉实施中书写的麻醉经过及处理措施的记录。麻醉记录应当另页书写，内容包括患者一般情况、术前特殊情况、麻醉前用药、术前诊断、术中诊断、手术方式及日期、麻醉方式、麻醉诱导及各项操作开始及结束时间、麻醉期间用药名称、方式及剂量、麻醉期间特殊或突发情况及处理、手术起止时间、麻醉医师签名等。

（15）手术记录　手术记录是指手术者书写的反映手术一般情况、手术经过、术中发现及处理等情况的特殊记录，应当在术后24小时内完成。特殊情况下由第一助手书写时，应有手术者签名手术记录应当另页书写，内容包括一般项目（患者姓名、性别、科别、病房、床位号、住院病历号病案号）、手术日期、术前诊断、术中诊断、手术名称、手术者及助手姓名、麻醉方法、手术经过、术中出现的情况及处理等。

手术经过记录包括：①术时患者体位，皮肤消毒方法，无菌巾的铺盖，切口部位、方向、长度，解剖层次及止血方式。②探查情况及主要病变部位、大小、与邻近脏器或组织的关系；肿瘤应记录有无转移、淋巴结肿大等情况，如与临床诊断不符合时，更应详细记录。③手术的理由、方式及步骤，应包括离断、切除病变组织或脏器的名称及范围；修补、重建组织与脏器的名称；吻合口大小及缝合方法；缝线名称及粗细号数；引流材料的名称、数目和放置部位；吸引物的性质及数量。手术方式及步骤必要时可绘图说明。④术毕敷料及器械的清点情况。⑤送检化验。培养、病理标本的名称及病理标本的肉眼所见情况。⑥术中患者耐受情况，失血量，术中用药，输血量，特殊处理和抢救情况。术中麻醉情况，麻醉效果是否满意。

（16）手术安全核查记录　手术安全核查记录是指由手术医师、麻醉医师和巡回护士三方，在麻醉实施前、手术开始前和患者离室前，共同对患者身份、手术部位、手术方式、麻醉及手术风险、手术使用物品清点等内容进行核对的记录，输血的患者还应对血型、用血量进行核对。应由手术医师、麻醉医师和巡回护士三方核对、确认并签字。

（17）手术清点记录　手术清点记录是指巡回护士对手术患者术中所用血液、器械、敷料等的记录，应当在手术结束后即时完成。手术清点记录应当另页书写，内容包括患者姓名、住院病历号（或病案号）、手术日期、手术名称、术中所用各种器械和敷料数量的清点核对、巡回护士和手术器械护士签名等。

（18）术后首次病程记录　术后首次病程记录是指手术者或第一助手医师在患者术后即时完成的病程记录。记录内容包括：手术时间、术中诊断、麻醉方式、手术方式、手术简要经过、术后处理措施、术后应当特别注意观察的事项等。术后病程记录应连记3天，以后按病程记录规定要求记录。伤口愈合情况及拆线日期等应在术后病程记录中反映。

（19）麻醉术后访视记录　麻醉术后访视记录是指麻醉实施后，由麻醉医师对术后患者麻醉恢复情况进行访视的记录。麻醉术后访视可另立单页，也可在病程中记录。内容包括姓名、性别、年龄、科别、病案号，患者一般情况、麻醉恢复情况、清醒时间、术后医嘱、是否拔除气管插管等，如有特殊情况应详细记录，麻醉医师签字并填写日期。

（20）出院记录　出院记录是指经治医师对患者此次住院期间诊疗情况的总结，应当在患者出院后24小时内完成。出院记录要求另立专页，一式两份，正页归入病历，附页交患者或近亲属。内容主要包括入院日期、出院日期、入院情况、入院诊断、诊疗经过、出院诊断、出院情况、出院医嘱、医师签名等。出院记录由经治医师书写，主治医师审签，书写要认真、具体，以供患者复诊或随访时使用。

（21）死亡记录　死亡记录是指经治医师对死亡患者住院期间诊疗和抢救经过的记录，应当在患者死亡后24小时内完成。死亡记录另立专页，并在横行适中位置标明“死亡记录”。死亡记录由经治医师书写，科主任或具有副主任医师以上专业技术任职资格的医师审签。内容包括入院日期、死亡时间、入院情况、入院诊断、诊疗经过（重点记录病情演变、抢救经过）、死亡原因、死亡诊断等。记录死亡时间应当具体到分钟。

（22）死亡病例讨论记录　死亡病例讨论记录是在患者死亡一周内，由科主任或具有副主任医师以上专业技术职务任职资格的医师主持，对死亡病例进行讨论、分析的记录。内容包括讨论日期、主持人及参加人员姓名、专业技术职务、具体讨论意见及主持人小结意见、记录者的签名等。

（23）病重（病危）患者护理记录　病重（病危）患者护理记录是指护士根据医嘱和病情对病重（病危）患者住院期间护理过程的客观记录。病重（病危）患者护理记录应当根据相应专科的护理特点书写。内容包括患者姓名、科别、住院病历号（或病案号）、床位号、页码、记录日期和时间、出入液量、体温、脉搏、呼吸、血压等病情观察、护理措施和效果、护士签名等。记录时间应当具体到分钟。

（三）知情同意书

根据《中华人民共和国执业医师法》《医疗机构管理条例》《医疗事故处理条例》和《医疗美容服

务管理办法》，凡在临床诊治过程中，需行手术治疗、特殊检查、特殊治疗、实验性临床医疗和医疗美容的患者，应对其履行告知义务，并详尽填写同意书。

经治医师必须亲自使用通俗语言向患者或其授权人、法定代理人告知患者的病情、医疗措施、目的、名称、可能出现的并发症及医疗风险等，并及时解答其咨询。同意书必须经患者或其授权人、法定代理人签字，医师签全名。同意书一式两份，医患双方各执一份。由患者授权人或其法定代理人签字的，应提供授权人的授权委托书。

1. 手术同意书 手术同意书是指手术前，经治医师向患者告知拟施手术的相关情况，并由患者签署是否同意手术的医学文书。内容包括术前诊断、手术名称、术中或术后可能出现的并发症、手术风险、患者签署意见并签名、经治医师和术者签名等。

2. 麻醉同意书 麻醉同意书是指麻醉前，麻醉医师向患者告知拟施麻醉的相关情况，并由患者签署是否同意麻醉意见的医学文书。内容包括患者姓名、性别、年龄、病案号、科别、术前诊断、拟行手术方式、拟行麻醉方式，患者基础疾病及可能对麻醉产生影响的特殊情况，麻醉中拟行的有创操作和监测，麻醉风险、可能发生的并发症及意外情况，患者签署意见并签名、麻醉医师签名并填写日期。

3. 输血治疗知情同意书 输血治疗知情同意书是指输血前，经治医师向患者告知输血的相关情况，并由患者签署是否同意输血的医学文书。输血治疗知情同意书内容包括患者姓名、性别、年龄、科别、病案号、诊断、输血指征、拟输血成分、输血前有关检查结果、输血风险及可能产生的不良后果、患者签署意见并签名、医师签名并填写日期。

4. 特殊检查、特殊治疗同意书 特殊检查、特殊治疗同意书是指在实施特殊检查、特殊治疗前，经治医师向患者告知特殊检查、特殊治疗的相关情况，并由患者签署是否同意检查、治疗的医学文书。内容包括特殊检查、特殊治疗项目名称、目的、可能出现的并发症及风险、患者签名、医师签名等。

（四）住院病历中其他记录和文件

1. 病危（重）通知 病危（重）通知是指因患者病情危重时，由经治医师或值班医师向患者家属告知病情，并由患方签名的医疗文书。内容包括患者姓名、性别、年龄、科别，目前诊断及病情危重情况，患方签名、医师签名并填写日期。一式两份，一份交患方保存，另一份归病历中保存。

2. 医嘱单 医嘱是指医师在医疗活动中下达的医学指令。

医嘱单分为长期医嘱单和临时医嘱单。长期医嘱单内容包括患者姓名、科别、住院病历号（或病案号）、页码、起始日期和时间、长期医嘱内容、停止日期和时间、医师签名、执行时间、执行护士签名。临时医嘱单内容包括医嘱时间、临时医嘱内容、医师签名、执行时间、执行护士签名等。医嘱内容及起始、停止时间应当由医师书写。医嘱内容应当准确、清楚，每项医嘱应当只包含一个内容，并注明下达时间，应当具体到分钟。医嘱不得涂改。需要取消时，应当使用红色墨水标注“取消”字样并签名。

一般情况下，医师不得下达口头医嘱。因抢救急危患者需要下达口头医嘱时，护士应当复诵一遍。抢救结束后，医师应当即刻据实补记医嘱。

3. 辅助检查报告单 辅助检查报告单是指患者住院期间所做各项检验、检查结果的记录。内容包括患者姓名、性别、年龄、住院病历号（或病案号）、检查项目、检查结果、报告日期、报告人员签名或者印章等。

4. 体温单 体温单为表格式，以护士填写为主。内容包括患者姓名、科室、床号、入院日期、住院病历号（或病案号）、日期、手术后天数、体温、脉搏、呼吸、血压、大便次数、出入液量、体重、住院周数等。

（五）住院病案首页

住院病案首页是医务人员使用文字、符号、代码、数字等方式，将患者住院期间相关信息精练汇总在特定表格中形成的病历数据摘要。住院病案首页是病案中信息最集中、最重要、最核心的部分，内容包括患者基本信息、住院过程信息、诊疗信息、费用信息等。住院病案首页由经治医师于患者出院或死亡后24小时内完成，经病案编码员审核编码后上传至与医疗保险机构及医疗行政管理机构联网的信息平台。医疗保险机构通过住院病案首页信息，审核医疗行为的合理性与必需性，并作为统筹支付的重要依据。医疗行政管理机构通过住院病案首页信息反映出的疾病严重治疗的复杂性和可用资源的丰富性，评价医疗机构和专科的医疗服务水平 住院病案首页填写要求客观、真实、及时、规范、完整。

住院病案首页应当使用规范的疾病诊断和手术操作名称，疾病诊断、手术、各种治疗操作的名称书写和编码应符合《国际疾病分类》(ICD－10 和 ICD－9－CM－3) 的规范要求，疾病诊断依据和手术相关记录应在病案中可追溯。推荐采用国际流行的“SOAP”模式，即从首次病程记录开始分别按主观资料（Subjective information，S）、客观资料（Objective data，O）、评估（Assessment，A）、计划（Plan，P）方式，记录患者本次住院诊疗过程中的主诉及所有相关问题，列出充分的诊断依据，作出完整的疗效评价和处理计划，这种记录方式条理清晰、避免遗漏，便于住院病案首页填写时资料的提取与审核。

二、门（急）诊病历

门（急）诊病历内容包括门（急）诊病历首页、门（急）诊手册封面、病历记录、化验单（检验报告）、医学影像检查资料等。

（一）门（急）诊病历首页（封面）

门诊病历封面应设有姓名、性别、出生年月、民族、婚姻、职业、住址、工作单位、药物过敏史、身份证号及门诊病历编号等栏目，并认真填写完整。

儿科患者、意识障碍患者、创伤患者及精神病患者就诊须写明陪伴者姓名及与患者的关系，必要时写明陪伴者工作单位、家庭住址和联系电话。

（二）门（急）诊病历记录

门（急）诊病历记录分为初诊病历记录和复诊病历记录。

1. 初诊病历记录 书写内容应当包括就诊时间、科别、主诉、现病史、既往史，阳性体征、必要的阴性体征和辅助检查结果，诊断及治疗意见和医师签名等。急诊病历书写就诊时间应当具体到分钟。

（1）主诉 主要症状及持续时间。

（2）病史 现病史要重点突出（包括本次患病的起病日期、主要症状、他院诊疗情况），并简要叙述与本次疾病有关的过去史、个人史及家族史（不需列题）。

（3）体格检查 重点记录阳性体征及有助于鉴别诊断的阴性体征。急危重患者必须记录患者体温、脉搏、呼吸、血压、意识状态等。

（4）实验室检查、特殊检查或会诊记录 患者在其他医院所作检查，应注明该医院名称及检查日期。

（5）初步诊断 如暂不能明确，可在病名后用“?”，并尽可能注明复诊医师应注意的事项。

（6）处理措施

①处方及治疗方法记录应分行列出，药品应记录药名、剂量、总量、用法。②进一步检查措施或建议。③休息方式及期限。

（7）法定传染病，应注明疫情报告情况。

（8）医师签全名。

2. 复诊病历记录 书写内容应当包括就诊时间、科别、主诉、病史、必要的体格检查和辅助检查结果、诊断、治疗处理意见和医师签名等。

（1）上次诊治后的病情变化和治疗反应，不可用“病情同前”字样。

（2）体格检查着重记录原来阳性体征的变化和新的阳性体征。

（3）需补充的实验室或器械检查项目。

（4）3次不能确诊的患者，接诊医师应请上级医师会诊，上级医师应写明会诊意见及会诊日期和时间并签名。

（5）诊断对上次已确诊的患者，如诊断无变更，可不再写诊断。

（6）处理措施要求同初诊。

（7）持通用门诊病历变更就诊医院、就诊科别或与前次不同病种的复诊患者，应视作初诊患者并按初诊病历要求书写病历。

（8）医师签全名。

（三）急诊留观记录

急诊患者因病情需要留院观察期间的记录，重点记录观察期间病情变化和诊疗措施，记录简明扼要，并注明患者去向。

（四）门（急）诊抢救记录

抢救危重患者时，应当书写抢救记录，书写内容及要求按照住院病历抢救记录要求执行。

三、表格式住院病历

表格式住院病历主要对主诉和现病史以外的内容进行表格化书写，项目内容完整且省时，有利于资料储存和病历的规范化管理。

表格式病历设计，应根据表格式病历规范和病历表格印制规范要求，结合本专科病种特点和要求，选派高年资临床专家负责研究设计，报省卫生行政部门备案，经省、自治区或直辖市卫生行政部门审批后使用。初学者应首先学会书写完整病历，而不能依靠表格式病历，待书写熟之后，为了临床工作需要，再使用表格式住院病历。

四、电子病历

电子病历是指医务人员在医疗活动过程中，使用信息系统生成的文字、符号、图表、图形、数字、影像等数字化信息，并能实现存储、管理、传输和重现的医疗记录，是病历的一种记录形式，包括门（急）诊病历和住院病历。医疗机构使用电子病历系统进行病历书写，应当遵循客观、真实、准确、及时、完整、规范的原则。

（一）电子病历的功能

电子病历可让病历书写者按照《病历书写基本规范》格式及内容“写出”病历，随后可以打印出完整病历，并保留文本以供他用。系统设置了一些录入、编辑及支持功能，还可以提供临床试验病例及教学病例标识、查阅相关知识库等。

电子病历系统可为患者建立个人信息数据库（包括姓名、性别、出生年月、民族、婚姻状况、职业、工作单位、住址、有效身份证件号码、社会保障号码或医疗保险号码、联系电话等）授予唯一标识号码并确保与患者的医疗记录相对应。

电子病历可对医嘱下达、传递及执行进行管理，并能校正医嘱使之完整合理；提供药物、耗材、诊疗项目等资料；还有对医嘱的医保政策符合性进行自动检查和提示的功能；对药品应用的管理功能等。还具有检验报告的管理功能，特别是危急结果提示功能、影像展现及测量功能等。展现功能，如以趋势图展现患者的生命体征、历次检查结果等。

电子病历系统还可为病历质量监控、医疗卫生服务信息及数据统计分析和医疗保险费用审核提供技术支持，包括医疗费用分类查询、手术分级管理、临床路径管理、单病种质量控制、平均住院日、术前平均住院日、床位使用率、合理用药监控、药物占总收入比例的医疗质量管理与控制指标的统计，利用系统优势建立医疗质量考核体系，提高工作效率，保证医疗质量，规范诊疗行为，提高医院管理水平。电子病历系统还可以不断扩展，如传染病上报、区域医疗信息对接共享等。

（三）电子病历的书写和管理

1. 电子病历书写按照原卫生部《病历书写基本规范》执行。

2. 电子病历系统为操作人员提供专有的身份识别手段，并设置有相应权限，操作人员对本人身份标识的使用负责。医务人员采用身份标识登录电子病历系统完成操作并确认后，系统限制医务人员电子签名。实习医务人员、试用期医务人员记录的病历，应经过在本医疗机构合法执业的医务人员审阅、修改并予电子签名确认。医务人员修改时，电子病历系统应进行身份识别、保存历次修改痕迹、标记准确的修改时间和修改人信息。

3. 门（急）诊电子病历记录以接诊医师录入确认即为归档，归档后不得修改。住院病历在患者出院时经上级医师审核后归档。归档后的电子病历由电子病历管理部门统一管理，必要时可打印纸质版本，打印的纸质版本需统一规格、字体、格式等。门（急）诊电子病历由医疗机构保管的，保存时间自患者最后一次就诊之日起不少于 15 年；住院电子病历保存时间自患者最后一次出院之日起不少于 30 年。

4. 电子病历系统应具有严格的复制管理功能，不同患者的信息不得复制。患者诊疗活动过程中产生的非文字资料，如 CT、磁共振、超声等医学影像信息、心电图、录音、影像等，应纳入电子病历系统管理，确保随时调阅、内容完整。对于目前还不能电子化的知情同意书、植入材料条形码等医疗信息资料，可采取措施使之信息化后纳入电子病历并留存原件。

总之，电子病历系统还处于不断改进完善的过程之中，国家卫生及计划生育委员会已发布《电子病历系统功能规范（试行）》，为电子病历系统的规范、应用和发展提供了重要的指导依据。

五、打印病历内容及要求

打印病历是指应用字处理软件编辑生成并打印的病历（如 Word 文档、WPS 文档等）。打印病历应当按照本规定的内容录入并及时打印，由相应医务人员手写签名。

打印病历应当统一纸张、字体、字号及排版格式，字迹清楚易认，符合病历保存期限和复印的要求。打印过程中应当按照权限要求进行修改，已完成录入打印并签名的病历不得修改。

（董　靖）

目标检测

答案解析

一、选择题

1. 因抢救急危患者未能及时书写病历的，有关医务人员应当在抢救结束后（　）内据实补记，并加以注明

A. 6 小时　　B. 8 小时　　C. 24 小时　　D. 48 小时

2. 入院记录应当于入院后（　）小时内完成

A. 24　　B. 48　　C. 36

D. 72　　E. 不限时间

3. 书写日常病程记录时，对病情稳定的患者，至少（　）天作一次病程记录

A. 1　　B. 2　　C. 3

D. 4　　E. 5

4. 手术记录应在术后（　）小时内完成

A. 6　　B. 12　　C. 24

D. 36　　E. 48

5. 关于主诉的书写要求，以下正确的是

A. 胸痛 2 小时后出现头晕　　B. 心慌、气促 4 天伴双下肢水肿

C. 发热 2 小时，咳嗽、咳痰 5 天　　D. 咳嗽、咳痰 3 天，咯血 2 小时

E. 糖尿病 7 年，多尿、多饮 3 天

6. 一般病程记录的内容包括下列各项，但除外

A. 患者自觉症状　　B. 病情变化

C. 各项实验室检查结果　　D. 住院超过半个月可作阶段小结

E. 治疗情况

7. 患者，女性，胸痛入院。10 年前确诊为乳腺癌，既往诊断冠心病、高血压、糖尿病。入院后确诊急性前壁心肌梗死，经抢救无效死亡。主要诊断应选择

A. 乳腺恶性肿瘤　　B. 糖尿病

C. 急性前壁心肌梗死　　D. 冠状动脉粥样硬化性心脏病

E. 高血压

8. 不是病历书写基本规则和要求的是

A. 内容要真实　　B. 描述要准确　　C. 检查要齐全

D. 格式要规范　　E. 书写要全面

二、思考题

请简述病历书写的基本要求。

书网融合……

本章小结　　微课　　题库

第二十八章　临床思维方法

学习目标

1. 通过本章学习，重点掌握诊断疾病的步骤和要点，理解临床思维的基本原则、常用方法及应用。

2. 学会在上级医师指导下通过科学的临床思维方式把握各类常见多发疾病诊断的关键点，具有严谨细致的工作作风。

情境导入

情境描述　某青年男性，主诉中上腹疼痛3小时。

讨论　腹痛是临床常见症状，病因极为复杂，包括炎症、肿瘤、出血、梗阻、穿孔、创伤及功能障碍等。如何结合临床资料对该患者做出初步诊断？

临床思维是指在临床实践中用来收集和评价资料以及做出诊断和处理判断的推理过程。诊断疾病过程中的临床思维就是将疾病的一般规律应用到判断特定个体所患疾病的思维过程，即临床诊断推理。诊断疾病是医生最重要也是最基本的临床实践活动之一，也是医生认识疾病及其客观规律的过程。

第一节　诊断疾病的步骤

疾病的诊断过程，就是医师对疾病的认识和判断过程。诊断疾病的程序主要包括四个步骤。

一、临床资料的获取

临床资料主要包括病史采集、体格检查、实验室及其他检查，通过病史采集和体格检查获得的数据，与初步的实验室检查结果一起，共同形成了初步诊断推理的基础。搜集资料一定要做到全面和系统，通过对临床资料的获取，使医师对疾病的主要表现及特点、疾病的演变过程、诊治情况有一个清楚的认识，为初步诊断打下基础。

1. 病史采集　病史采集是疾病诊断的重要环节，全面系统、真实可靠的病史可以解决近半数以上的诊断问题。病史采集的方法主要是问诊，也包括查阅患者的各种病历资料。症状是病史的主体，症状的特点及其发生，发展和演变，对形成诊断起着至关重要的作用。但症状不等于疾病，只是患者的主观异常感受，医师应透过症状并结合基础医学知识，从病理生理、病理解剖的深度去认识疾病的本质。

2. 体格检查　体格检查是在病史采集的基础上进行的，既要系统全面，又要重点突出。规范而正确的体格检查所发现的阳性体征和阴性表现，都可以成为诊断的重要依据。在体格检查中，要注意补充和核实病史资料，边查边问，边查边想，思考症状、体征与诊断的关系，保证资料的完整性、真实性、准确性。

3. 辅助检查　在获得病史和体格检查资料的基础上，选择合理的辅助检查，必将使临床诊断更准确、更可靠。切忌单凭某项检查结果来诊断疾病，因为任何检查都有其局限性，有些结果甚至可能出现假阳性、假阴性。目前医学检查项目繁多，在选择检查时，要掌握该项目的适应证、检查时机和临床意义，了解该项检查的敏感性、特异性和安全性，分析其成本与实际效果是否合理，特别是有创检查或高成本检查时尤要慎重。

二、综合分析

疾病的表现是复杂多样的，患者所述病史也可能是琐碎、凌乱，甚至有些虚假、隐瞒或遗漏等现象，因此要对各种临床资料进行分析、综合和评价，确定主要临床问题并准确表述临床问题，结合辅助检查，医生应对疾病的主要临床表现及特点、疾病的演变情况、治疗效果等有清晰明确的认识，为进行鉴别诊断，提出初步诊断打下基础。

三、初步诊断

将病史采集、体格检查、辅助检查所获得的资料进行综合分析、归纳比较，医师根据掌握的医学知识和临床经验，比较其与哪些疾病的症状、体征、病情相同或相近，把可能性较大的几个疾病排列出来，逐一进行鉴别，形成假设或印象，亦即初步诊断。由于受到疾病处于早期或发展不充分病情变化的复杂性和医师认识水平的局限性等影响，初步诊断可能带有片面性、主观性，其只能为疾病进行必要的治疗提供依据，为确立或修正诊断奠定基础。

四、确立或修正诊断

疾病的诊断不是一次就能完成的，需要通过临床实践不断验证。这就要求临床医生根据病情的变化不断地验证或修改自己原有的诊断，在继续发展的疾病面前多次证实、补充、修改，如此循环往复，直到得出正确的诊断。

对于新的发现、新的检查结果，要随时发现问题，提出问题，通过查阅文献资料、上级医师查房等形式解决问题。对于经过多种检查一时不能确诊的疑难病例，进行试验性治疗也是一公认可行的准则。但它必须是针对性强、疗效可靠、观察评价指标明确的疗法，不可随意使用。同时在疾病的诊治过程中，对疑难病例、特殊病例可进行病例讨论或组织会诊，使最初的诊断被确定、被补充，也可被推翻，而由新的、正确的诊断取而代之。

诊断疾病不能撒大网，必须按照诊断疾病的四个步骤进行，这种认识疾病的程序不能遗漏，不能跨越，一般不容颠倒。在诊断疾病过程中，这种思维程序应该成为医生自觉的临床实践活动和临床思维方法。

第二节　临床诊断思维的方法

临床思维方法是医师在认识疾病、判断疾病和治疗疾病等临床实践过程中所采用的一种逻辑推理方法，是将疾病一般规律应用到判断特定个体所患疾病的思维过程。科学的临床思维方法有两大要素，即临床实践和科学思维。要求医师不仅需要掌握丰富的医学知识，还需具备社会学、生物学、心理学等诸多学科的知识，需要通过反复的临床实践训练。在认识、判断和治疗疾病的过程中，始终贯穿医师的思维活动。科学的临床思维方法是开启诊断和治疗大门的钥匙，是医师认识疾病、处理疾病的能力体现。

一、临床诊断思维方法

1. 推理　推理是医师获取临床资料或诊断信息到形成结论的中间思维过程，即获得诊断信息－推理－形成诊断。推理可帮助医生认识诊断依据之间的关系，正确认识疾病、提高医生的思维能力，是临床诊断最常见的思维方法。常见的推理方式如下。

（1）假设演绎推理 是临床上最常用的临床思维方法，将患者资料进行整合，找出主要问题，通过推理和想象提出可能性诊断假设。例如：假设诊断患者患有上尿路感染，在此基础上，按该疾病的一般规律演绎出患者可能有尿频、尿急、尿痛等现象，能够演绎解释的已知症状越多，尿路感染的诊断假设就越可靠，如果该患者除了有上述症状外，还存在发热、腰痛、血尿等现象，那么患者得了尿路感染的假设就获得了更大的证据支持，也就更为可靠。如果能够从诊断假设演绎出关于未知事实的预测越多，并且后来都被证实，例如患者几天后尿中培养出了大肠埃希菌，则该诊断假设概率越高。再经过治疗实验，按尿路感染治疗患者痊愈，就说明诊断假设是正确的。

（2）归纳推理 是从个别和特殊的临床表现导出一般或普遍性的结论。医师收集到的每个诊断依据都是个别的，而根据这些诊断依据提出的临床初步诊断就是由个别上升到一般，由特殊性上升到普遍性的过程和结果。

（3）类比推理 是根据两个或两个以上疾病在临床表现上有某些相同或相似，而其中一个或两个疾病还有某些不同之处，经过比较、鉴别、推论而确定其中一个疾病。我们在临床上常常应用类比推理来进行鉴别诊断。

2. 求证 进一步获取更多有于证实诊断证据的过程，即获得诊断信息—得出初步印象—获取更多诊断信息—证实诊断。如以心悸、消瘦为主诉就诊的患者，医师很快反应是否是“甲状腺功能亢进症”，随即追问患者有无多食易饥、怕热多汗、性格改变等，体检甲状腺是否肿大，实验室检查甲状腺激素是否升高，最终得出“甲状腺功能亢进症”肯定或否定的诊断结论。

3. 对照 是将获得的诊断信息逐一与疾病诊断标准对照而形成临床诊断，即获得诊断信息—对照诊断标准—形成诊断。这种思维方法要求医师熟知疾病的诊断标准，且既往有该疾病临床诊断实践的体验。

4. 一证定论 依据某个特异性诊断依据确定或除外某个疾病，即获得特异性诊信息，肯定或排除某个诊断。这种思维方法包括两种情况，一种是依据某个特异性诊断表现确定某个疾病，另一种是根据某病不应存在的特异性表现否定某病的诊断。这种思维方法要求医师对这些独特的病理征象具有正确的分辨能力和高度的把握能力。

5. 经验再现 医生在临床实践过程中积累的知识和技能称为临床经验，在临床诊断疾病的各个环节中都起着重要作用。在临床诊断疾病过程中，经验再现的例子很多，但应注意“同病异征”和“同征异病”的现象。经验再现只有与其他诊断疾病的临床思维方法结合起来，才能更好地避免诊断失误。

二、诊断思维的基本原则

1. “一元论”原则 尽可能用一种疾病去解释患者的全部临床表现。若患者的临床表现确实不能用一种病解释时，再考虑合并有其他疾病的可能。

2. 常见病与多发病原则 在选择第一诊断时首先选择常见病、多发病，若并存有几种诊断可能性时，也要首先考虑常见病、多发病。这种选择符合概率分布的基本原理，可以明显减少诊断的失误和提高诊断的效率。

3. 器质性疾病原则 在器质性疾病与功能性疾病鉴别有困难时，首先考虑器质性疾病的诊断，以免错过最佳的治疗时机。诊断功能性疾病之前必须肯定排除器质性疾病。

4. 可治性疾病原则 当诊断有两种可能性时，一种是可治且疗效好，而另一种是目前尚无有效治疗且预后较差。基于医学伦理学的原则，此时在诊断上应首先考虑前者。这样可最大限度地减轻患者痛苦，充分体现患者生命健康权利。当然对后者亦不能忽略。

5. 实事求是原则 医师必须实事求是地对待客观现象，对每一个出现的问题进行合理的解释，忌讳仅仅根据自己的知识范围和局限的临床经验任意取舍。

6. 以患者为整体的原则 在诊断时应充分考虑心理－社会的因素，要避免见病不见人的现象，以患者为整体，抓准重点和关键的临床现象。

三、诊断思维中应注意的问题

在临床诊断思维中，医师要敏锐细致的观察病情，运用符合逻辑的临床思维程序，客观正确的分析评价每一个疾病，不断积累临床经验，丰富自己的医学知识。

1. 现象与本质 患者的症状、体征及各项检查结果都是疾病的现象，都具有一定的临床意义，即反映着疾病的本质。熟练掌握各种临床表现的临床意义是我们诊断疾病的基础。如发热是现象，感染和非感染性因素是发热的本质；多尿、多饮是现象，血糖升高才是多尿、多饮的本质。

2. 主要表现与次要表现 在各种临床表现和实验室检查的资料中，真正对诊断起决定性作用的不过少数几个，如风湿性心脏瓣膜病二尖瓣狭窄的心尖区舒张期隆隆样杂音，急性胰腺炎的血清淀粉酶升高，血行播散型肺结核时胸片上的粟粒性结核病变等，这些主要表现对确立诊断至关重要。

3. 局部与整体 机体是统一而不可分割的整体，在对某一疾病做出诊断时，不能忽视疾病对整体所带来的影响，在考虑治疗方案时更不能忽视对整体的治疗。如痈是由金黄色葡萄球菌感染引起的多个邻近毛囊的深部感染。除表现为大片浸润性紫红斑、化脓、组织坏死等局部症状外，还可以伴有发热、畏寒、头痛、食欲缺乏等全身症状，严重者可继发毒血症、败血症导致死亡。

4. 共性与个性 不同的疾病有相同的征象，即这些疾病的共性。而同一征象在不同疾病中又各有其独特的临床特点，即该病的个性。抓共性，可以就某些临床表现进行全面考虑而不致漏诊。抓个性有利于详细鉴别、减少误诊。如全身性水肿可见于心源性、肾源性、肝源性、营养不良性、内分泌性、特发性水肿等，水肿是这些疾病的共性。

5. 典型与不典型 疾病虽有共同的特征和表现，但由于个体之间存在着差异，使疾病在患病个体表现为各自的特殊性。此外，同一疾病在自然病程的不同时期，不同的个体也会有不同程度的差别。虽然大多数疾病呈现典型的临床表现，易于识别，但由于医师的认识水平、患者耐受性不同，受到经过治疗或合并多种疾病的干扰影响，特别是年老体弱、疾病晚期、婴幼儿等往往表现不典型，极易造成诊断困难。

四、常见诊断失误原因分析

1. 病史采集不完善 包括医师问诊缺乏耐心和技巧，分析取舍不当；患者表述不清或故意隐瞒、夸大病情；家属代诉病史不完整等，使采集的病史不能真实反映疾病个体的特征和演变规律。

2. 体格检查不细致 医师在体检中不认真、不规范，对已有的病变体征未能发现或在检查中遗漏关键征象。

3. 过分依赖实验室及辅助检查 任何检查都有其适应证和局限性，如不加分析地依赖检查结果或对检查结果解释错误，都可能得出错误的结论。

4. 缺乏正确的临床思维方法 先入为主，主观臆断，不能客观、全面地收集、分析和评价临床资料，让个案的经验或错误的印象占据了思维的主导地位，致使判断偏离了疾病的本质。

5. 医学知识和临床经验不足 临床疾病复杂多变，同一种疾病在不同的个体可呈现不同的表现，不同的疾病又可有相同或类似的症状或体征，特别是对一些病情复杂、临床表现不典型以及罕见疾病，由于知识匮乏，经验不足，若再未能及时有效地学习，则易导致误诊。

第三节　诊断内容书写格式与要求

诊断是通过疾病的表现来认识疾病内在属性的客观反映，是医师制订治疗方案的依据，必须全面概括、条理清楚且重点突出。一个完整的疾病诊断应包括患者所患的全部疾病，诊断内容包括：

1. 病因诊断　根据典型的临床表现和（或）检查结果，明确提出致病原因，如风湿性心脏瓣膜病、病毒性肝炎、缺铁性贫血等。病因诊断指明了致病的原因和本质，对疾病的发展、转归、治疗和预防都有指导意义，是最重要的也是最理想的临床诊断内容。

2. 病理解剖诊断　是对病变部位、范围、性质及组织结构变化做出的判断，如二尖瓣狭窄、慢性淋巴细胞性甲状腺炎、肾小球肾炎等。此诊断的确立可根据组织学检查或由临床表现联系病理学知识而提出。

3. 病理生理诊断　是疾病引起的机体功能变化的诊断，如心力衰竭、甲状腺功能亢进症等。它不仅是机体和脏器功能判断所必需的，也可由此做出疾病预后和患者劳动力的鉴定。

4. 并发症的诊断　在发病机制上与主病密切相关的疾病称为并发症，是原发病的发展或是在原发病的基础上导致机体脏器的进一步损害，诊断列在原发病之后。如 2 型糖尿病并发视网膜病变，肝硬化并发肝性脑病等。

5. 伴发疾病诊断　伴发病是指同时存在的、与主要诊断的疾病不相关的疾病，排在诊断的最后，如慢性支气管炎伴发胃溃疡、食管癌伴发颈椎病等。

6. 疾病的分型与分期　不少疾病有不同的分型与分期，其治疗及预后意义各不相同，诊断中亦应予以明确。如高血压有原发性高血压和继发性高血压，糖尿病有 1 型、2 型、妊娠期糖尿病和其他特殊类型。对疾病进行分型、分期可以充分发挥其对治疗选择的指导作用。

7. 症状或体征原因待诊诊断　在临床实际工作中，有些一时难以明确诊断的疾病，临床上常常用主要症状或体征的原因待诊作为临时诊断，如"发热原因待诊""腹部包块性质待查"等。对于待诊病例应按可能性大小排列，在其下注明初步考虑可能性较大的疾病或待排除的疾病。如发热原因待诊：①右下肺炎？②肺结核？③肺癌？对"待诊"患者提出诊断的倾向性有利于合理安排进检查和治疗，并应尽可能在规定时间内明确诊断。

诊断一般写在病历末页的右下方，并有医师签名。在进行诊断书写时，要求病名要规范，书写要标准。疾病诊断名称的书写和编码要符合《国际疾病分类》（ICD－10）的规范要求，要将诊断写全。如初步诊断为多项时，应当主次分明，选择对就诊者健康危害最大、医疗花费最多、住院时间最长的疾病作为病历首页的主要诊断，将导致死亡的疾病作为第一诊断，同时不要遗漏那些不常见的疾病和其他疾病的诊断。

临床综合诊断内容和格式举例如下：

诊断举例：

1. 风湿性心瓣膜病（病因诊断）

主动脉瓣关闭不全（病理形态诊断）

左心功能不全，心功能Ⅲ级（病理生理诊断）

2. 亚急性感染性心内膜（并发症）

3. 龋齿（伴发疾病）

（董　靖）

目标检测

答案解析

一、选择题

1. 常见诊断失误的原因不包括
   A. 病史资料不完整、不确切
   B. 多数情况下以一元论为指导
   C. 完全依赖辅助检查
   D. 先入为主、主观臆断
   E. 医学知识不足、缺乏临床经验
2. 疾病的诊断依赖
   A. 收集整理
   B. 分析综合
   C. 初步诊断
   D. 验证或修正诊断
   E. 以上全部
3. 下列违反诊断思维基本原则的是
   A. 首先考虑常见病
   B. 首先考虑器质性病变
   C. 首先考虑所在医院擅长的疾病
   D. 首先考虑单一诊断
   E. 首先考虑多发病
4. 男，23 岁，平素体健。3 天前淋雨，2 天前突然出现高热，体温 40℃，伴寒战，咳铁锈色痰，感呼吸困难，胸片示右下肺近心缘处大片密度均匀的实变影，查体口周存在疱疹。本患者最可能的诊断是
   A. 结核性胸膜炎
   B. 上呼吸道感染
   C. 支原体肺炎
   D. 肺炎链球菌肺炎
   E. 克雷伯杆菌肺炎
5. 下面哪项不是正确的分析、综合、评价资料的方法
   A. 仅仅关注最突出的一项阳性结果
   B. 严谨分析检查结果
   C. 重视阳性检查发现
   D. 不忽视阴性结果
   E. 不孤立地看待每一项异常表现

书网融合……

本章小结

参考文献

[1] 许有华，樊华．诊断学［M］.8 版．北京：人民卫生出版社，2019.
[2] 张颖，陈方军．诊断学［M］.5 版．北京：北京大学医学出版社，2021.
[3] 万学红，卢雪峰．诊断学［M］.9 版．北京：人民卫生出版社，2019.
[4] 韩萍，于春水．医学影像诊断学［M］.4 版．北京：人民卫生出版社，2019.
[5] 于广会，肖成明．医学影像诊断学［M］．北京：中国医药科技出版社，2020.
[6] 宛玲，陈云华．诊断学［M］．北京：中国医药科技出版社，2018.